Wulf-Dietrich Rose

Krebsgifte

erkennen und vermeiden

Handbuch der krebs-
verursachenden Chemikalien,
Kunststoffe und Strahlen

Mosaik Verlag

Einbandgestaltung: Mascha Blömer

© 1987 Mosaik Verlag GmbH, München / 5 4 3 2 1
Satz: Filmsatz Schröter GmbH, München
Druck und Bindung: Clausen & Bosse, Leck
Printed in Germany. ISBN 3-570-04245-6

Danksagung

Bei der Arbeit an diesem Buch haben mir viele Menschen mit Rat und Tat, Wissen und Erfahrung zur Seite gestanden. An dieser Stelle möchte ich ihnen dafür danken. Mein besonderer Dank gilt Robert Zischg, Siegfried Brockert und Bernhard Rose, die wesentliche Teile dieses Buches mit erarbeitet haben. Auch Margit Schönberger sowie dem Mosaik Verlag danke ich für ihr Engagement am Zustandekommen dieses hoffentlich für viele hilfreichen Buches.

Inhalt

7

Krebsgifte –
das wahre Gesicht der Chemie

E s ist schwer, der Wahrheit ins Auge zu sehen, aber wir müssen es – aus Liebe zu unseren Kindern, deren Kindern und allen weiteren Generationen. Und die Wahrheit ist:
▷ Wenn es über Deutschland regnet, fallen unter anderem krebserzeugende Pflanzenschutzmittel-Wirkstoffe vom Himmel, die irgendwo verdunstet sind.[1]
▷ Weltweit gibt es mit großer Wahrscheinlichkeit keine Muttermilch mehr, die frei ist von krebserzeugenden Chemikalien.[2]
▷ Wer in Industrieländern etwas ißt oder trinkt, muß davon ausgehen, daß er krebserzeugende Chemikalien in sich aufnimmt.[3]
▷ Es ist unwahrscheinlich, daß es noch irgendein auf der Erde wachsendes Naturprodukt gibt, das nicht durch krebserzeugende Chemikalien belastet ist.

Und so wird es für etliche der nächsten Generationen bleiben. Doch die folgenden Generationen verfügen nicht über das abwehrstarke biologische Erbgut, dem wir zu verdanken haben, daß zur Zeit «nur» jeder vierte an Krebs stirbt. Krebserzeugende Chemikalien wirken in der Regel nämlich auch erbgutverändernd, und da sie inzwischen, wie in allen menschlichen Organen, auch in der männlichen Samenflüssigkeit vorkommen, tragen sie schon vor der Geburt dazu bei, daß Krebs heute bei Kindern bereits die zweithäufigste Todesursache ist, daß Kinder sogar schon krebskrank geboren werden. Worauf warten wir noch?

Und die Zahl der an Krebs Erkrankten nimmt weltweit ständig zu. Von den Milliardenbeträgen, die jährlich in der ganzen Welt für die Krebsforschung ausgegeben werden, fließt der größte Teil in lediglich wirtschaftlichen Interessen gehorchende Forschungsrichtungen, die der Werbeslogan der amerikanischen Krebsgesellschaft vorzugeben scheint: «Das unangenehmste an Krebs kann eines Tages der Stich der Spritze sein, die man bekommt, um ihn zu verhüten.»[4]

Unmöglich ist es nicht, daß eines Tages die Vierteljahresspritze angeboten wird, mit der das Krebsrisiko gesenkt werden kann. Der herstellenden chemischen Industrie wäre ein großer Markt sicher, und auch mehr Freiheit bei der Produktion von Krebsgiften. Daß die krebserzeugenden Eigenschaften einer Chemikalie praktisch immer einhergehen mit zahlreichen anderen gesundheitsschädigenden Wirkungen, kann die an unseren Krankheiten Verdienenden doch nur herausfordern – vorausgesetzt, es bleibt uns angesichts der seit Jahren ständig steigenden Krankheitskosten noch genügend Geld. Machen wir uns nichts vor! Schon jetzt ist nachzurechnen, daß in zehn Jahren mindestens jeder dritte Bundesbürger an Krebs stirbt, weil bereits heute bei entsprechend vielen Menschen der Krebsentstehungsprozeß nicht mehr aufzuhalten ist. Die Basis dieser Rechnung:

1. Gegenwärtig stirbt fast jeder vierte Bundesbürger an Krebs. Da zwischen der krebsverursachenden Wirkung und dem Zeitpunkt des Erkennens bzw. Behandelns der Krebserkrankung in der Regel 25 Jahre liegen[5], ist die jetzige Krebshäufigkeit auf die vor 25 Jahren bestehende Belastungssituation zurückzuführen.

2. Schätzungsweise 60 Prozent aller Krebsfälle werden durch Chemikalien verursacht.[6]

In den letzten 25 Jahren hat sich das Risiko krebserzeugender Einflüsse mindestens auf das Zehnfache erhöht.[7] Die Gefährdung durch krebserzeugende Chemikalien beginnt zwar schon bei niedrigster Dosierung, steigt dann aber dosisabhängig.[8]

Auch wenn zu diesem Sachverhalt im Detail viele Wenn und Aber möglich sind – die Zunahme krebserzeugender Chemikalien, Kunststoffe und Strahlen in den letzten 25 Jahren zwingt, davon auszugehen, daß jedes zweite der heute lebenden Kinder an Krebs sterben wird. Wir müssen das jetzt erkennen und alles dafür tun, daß dieser furchtbaren Entwicklung Einhalt geboten wird.

Dazu wird es nicht genügen, der Bundesregierung in stundenlangen beschämenden Wortgefechten 2,1 Millionen Mark für die psychosoziale Betreuung krebskranker Kinder abringen zu wollen, wie Petra Kelly es versucht hat.[9] Folgende Frage muß gestellt werden: Welchen Prozentsatz an Krebstodesfällen hält die Bundesregierung für noch vertretbar als «Preis» für die Vorteile, die Produkte aus krebserzeugenden Chemikalien bieten?

Und wenn die Bundesregierung ausweichend antwortet, daß sie alles tut, um das Krebsrisiko zu senken, muß weiter gefragt werden: Warum gibt die Bundesregierung nicht einmal ein Prozent des Geldes, das für die Krebsforschung bereitgestellt wird, dafür aus, uns über die sicherste und notwendigste Krebsverhütungsmaßnahme zu informieren, nämlich den Kontakt mit krebserzeugenden Chemikalien, Produkten und Einflüssen zu meiden, wo immer es geht?

Führende Krebsforscher vertreten seit Jahren den Standpunkt, daß Krebs im Prinzip eine vermeidbare Krankheit ist und daß mit dem Schutz vor Kanzerogenen etwa 90 Prozent des Krebsproblems gelöst werden könnten.[10] Ist das der Bundesregierung nicht bekannt? Weiß sie nicht, daß die Weltgesundheitsorganisation schätzt, daß zwischen 75 und 85 Prozent aller Krebsfälle durch Umwelteinflüsse hervorgerufen werden?[11]

Der Rat von Sachverständigen präzisierte diesen Sachverhalt bereits 1978 in seinem für die Bundesregierung erarbeiteten Umweltgutachten: «Durch Tierversuche ist unzweifelhaft nachgewiesen, daß es chemische Stoffe gibt, die Krebs erzeugen können. Auch für den Menschen gibt es eine Reihe von Beispielen einer Krebserzeugung durch bestimmte Stoffe. Da, zumindest in Tierversuchen, klare Beziehungen zwischen der Dosis krebserzeugender Stoffe und der Häufigkeit des Auftretens bestimmter Krebse gefunden worden sind, muß demnach Krebserzeugung als eine Schadstoffwirkung aufgefaßt werden.»[12]

Besitzt die Bundesregierung diese Erkenntnisse nicht?

Vor mehr als 30 Jahren hat der Krebsforscher Professor Herrmann Druckrey die Summationswirkung krebserzeugender Chemikalien anhand des Lebensmittelzusatzstoffs Buttergelb bewiesen.[13] Diese Chemikalie besitzt im Gegensatz zu vielen anderen Karzinogenen die günstige Eigenschaft, daß sie nach kurzer Zeit vom Körper vollständig ausgeschieden wird.

Buttergelb zählt nicht zu den starken Karzinogenen, denn wie die Versuche von Professor Druckrey zeigten, erzeugt es bei Laborratten erst in einer Dosis von einem Gramm Leberkrebs. Die verschwindend kleinen Mengen, die der Mensch von diesem Lebensmittelfarbstoff bis zum Verbot zu sich nahm, wurden deshalb anfangs nicht als Krebsrisiko gewertet.

Professor Druckrey setzte jedoch seine Versuche fort und mischte ein Gramm Buttergelb in verschwindend kleinen Einzeldosen von einigen Milligramm über lange Zeit dem täglichen Futter der Versuchstiere bei.[14] Auf diese Art wurden die Versuche realistischer und vergleichbarer mit dem täglichen geringen Chemiekonsum des heutigen Menschen.

Das überraschende Ergebnis: Auch diesmal trat Krebs auf, und zwar genau zu dem Zeitpunkt, als die Tiere insgesamt ein Gramm erhalten hatten – obwohl sie ihre tägliche Dosis nach wenigen Stunden wieder vollständig ausgeschieden hatten![15]

Professor Druckrey: «Aus diesen Ergebnissen folgte der wichtige Schluß, daß die Wirkung aller, auch der kleinsten Einzeldosen vollkommen irreversibel über die ganze Lebenszeit fortbesteht, und daß alle Einzelwirkungen sich verlustlos summieren, bis nach Überschreitung einer kritischen Schwelle Krebs auftritt. Eine unterschwellige Einzeldosis gibt es hier also nicht. Selbst kleinste Dosen können verheerende Wirkungen haben, wenn sie über genügend lange Zeit immer wieder auf den Organismus einwirken. Diese Gefahren können nicht ernst genug genommen werden.» [16]

Diesen Wirkungstyp bezeichnet Professor Druckrey als Summationswirkung. Stellt sich da nicht die Frage: Warum werden in der Bundesrepublik Deutschland mehrere tausend Wissenschaftler und Beamte damit beschäftigt, angeblich unbedenkliche Grenzwerte für erwiesenermaßen krebserzeugende Chemikalien in Lebensmitteln und Bedarfsgegenständen zu finden, wenn es keine unbedenkliche Dosis eines krebserzeugenden Stoffs gibt?

Kennt die Bundesregierung nicht die Warnungen des von ihr selbst eingesetzten Rats von Sachverständigen vor der Unkalkulierbarkeit chemischer Kombinationswirkungen? Er stellte bereits 1978 in dem erwähnten Gutachten fest: «Kombinationseffekte sind Wirkungen, die aus der gleichzeitig an oder aufeinanderfolgenden Einwirkung mehrerer oder vieler Umweltchemikalien auf einen Organismus resultieren. Mögliche Kombinationswirkungen sind von offensichtlicher Bedeutung in der Beurteilung der Gesamtbelastung eines Organismus durch eine Vielzahl potentieller Schadstoffe, wie sie für die derzeitige Umweltsituation charakteristisch ist.

Werden zwei oder mehrere Giftstoffe gleichzeitig aufgenommen, so ist die Folge nicht immer ein bloßes Nebeneinander der Wirkungen der Einzelstoffe (rein additive Wirkung). Das Zusammentreffen der Stoffe im Organismus kann zu einer unerwarteten Wirkungsverstärkung (synergistische Wirkung) oder zu einer Wirkungsabschwächung (antagonistische Wirkung) oder auch zu qualitativ neuen Wirkungen führen. Schließlich kann es, wenn zwei Stoffe in jeweils ‹unterschwelliger› Dosis aufgenommen werden, zu einer Wirkung kommen, obwohl jeder der Stoffe allein wirkungslos wäre.

Die systematische wissenschaftliche Untersuchung von Kombinationseffekten steht noch aus und ist durch die offensichtliche Vielfalt von Kombinationsmöglichkeiten stark erschwert. Die Voraussage von Kombinationseffekten einer gegebenen Stoffkombination ist daher derzeit unmöglich und ist auch in absehbarer

Zukunft nicht zu erwarten.«[17] Auf diesen Sachverhalt weisen die renommiertesten Toxikologen in aller Welt seit Jahren immer häufiger hin.[18] Bisher scheinen nicht einmal Ansätze dafür zu bestehen, auch nur die einfachsten Mechanismen der Kombinationswirkungen zu verstehen, die durch vom Menschen produzierte chemische Substanzen und Verbindungen unvermeidbar entstehen.

Ist es denn aus der Sicht der Bundesregierung vertretbar, die Chemisierung aller Lebensbereiche ständig auszuweiten, ohne daß die geringste Aussicht darauf besteht, die das ganze Volk und kommende Generationen betreffenden Folgen so rechtzeitig abzuschätzen, daß die schon jetzt sicher eintretenden irreparablen Schäden begrenzt werden können?

Die Bundesregierung sollte auch Stellung nehmen zu folgendem Sachverhalt: Der in Tierversuchen erkannte Nachweis, daß ein Stoff Krebs erzeugt, führt in der Praxis nicht zu der Folgerung, daß ein für den Menschen krebserzeugendes Potential vorliegt. Im Gegenteil. Die Übertragbarkeit von Ergebnissen aus Tierversuchen auf den Menschen wird von den betroffenen Industriekreisen und ihr nahestehenden Wissenschaftlern fast immer erfolgreich bestritten, wie z.B. bei Formaldehyd.

Hingegen werden Ergebnisse aus 90tägigen Tierversuchen, die keinen Nachweis über ein krebserzeugendes Potential einer chemischen Substanz erbrachten, als Grundlage dafür verwendet, diesen Stoff offiziell als unbedenklich für den Menschen einzustufen und die Produktion zuzulassen, z.B. Kunststoffzusätze.[19]

Diese Praxis ist zynisch und die entsprechenden Versuche an Hunderttausenden Tieren sinnlos, weil ungünstige Tierversuchsergebnisse nicht zu Konsequenzen führen und günstige Ergebnisse aus Kurzzeitversuchen einen billigen Freibrief für die Hersteller, aber keine ausreichende Sicherheit für die Verbraucher bieten!

In der bisherigen Praxis erfolgten in der Regel erst dann Verwendungs- und Produktionsverbote für krebserzeugende Stoffe, wenn eine bestimmte Chemikalie bei einer großen Zahl von Menschen eindeutig genug Krebs verursacht hat, wie z.B. Benzol.

Da Versuche am Menschen zur wissenschaftlichen Überprüfung der Frage, ob die im Tierversuch krebserzeugenden Stoffe beim Menschen auch so wirken, aus «ethischen» Gesichtspunkten nicht durchgeführt werden, laufen so lange unfreiwillige Großversuche an Millionen Menschen, bis die amtlichen Gesundheitsschützer den Herstellern und Verarbeitern krebserzeugender Substanzen ausreichend viele Krebstote nachgewiesen haben.

Erst dann kommt es zur Abstimmung zwischen Managern, Beamten, Wissenschaftlern und Politikern über «freiwillige» Selbstbeschränkungsmaßnahmen für den langfristigen Austausch der für den Menschen krebserzeugenden Chemikalie – durch eine, deren krebserzeugendes Potential noch nicht erwiesen ist.

Ein Verzicht auf Millionen Tierversuche wäre im Prinzip dann möglich, wenn diese ohnehin laufenden unfreiwilligen Massenversuche an ebenfalls Millionen Menschen intensiv ausgewertet würden. Dadurch würden außerdem jährlich viele tausend Menschen weniger an Krebs sterben müssen, weil ihre Erkrankung früher erkannt werden könnte.

Was hindert uns daran, angesichts unnötiger Tierversuche die Krebstoten genauer zu zählen und die Ursache ihres Todes besser zu ergründen? Ist es die Angst, den von uns allen mitverschuldeten Tatsachen ins Gesicht zu sehen? Ist es der Egoismus, dem es nicht viel ausmacht, wenn der vorgesetzte Arbeitskollege mit 50 den Stuhl räumt? Oder ist es der Wunsch, so weitermachen zu wollen, und wenn es nicht mehr geht – nach mir die Sintflut?

Um aus diesem Dilemma herauszukommen (vorausgesetzt wir haben überhaupt noch eine Chance!), gibt es einige Ansätze. Sie liegen z. B. im eigenen Handlungsbereich und in der großartigen, aber wenig genutzten Möglichkeit, den politischen Entscheidungsträgern klarzumachen, was wir wollen. Wenn es heute heißt, daß vom Krebs mehr leben als daran sterben, dann deutet das an, daß sehr viel Geld dort fließt, wo es um Krebs geht. Auch unseren Politikern werden wissenschaftlich sehr fundiert erscheinende Gründe genannt, unser Geld so und nicht anderes, natürlich zu unserem Wohl, auszugeben.

Ein Beispiel: Nach Angaben der Kommission der europäischen Gemeinschaft wurde festgestellt, daß ein großer Teil der krebserzeugenden Chemikalien ebenfalls mutagen wirkt, also das Erbgut verändert.[20] Diese Entdeckung ist von großer praktischer Bedeutung. Die Prüfung von Chemikalien auf mutagene Wirkung könnte relativ zuverlässige Voraussetzungen über die krebserzeugende Wirkung ermöglichen. Solche Untersuchungen könnten einfacher, schneller und billiger als herkömmliche Tierexperimente Auskunft über das krebserzeugende Potential der meisten am Markt angebotenen Stoffe geben, weil sie mit Bakterien durchgeführt werden können.[21]

Da es dabei jedoch um etwa 100 000 Stoffe geht, sind für die Tests auch im günstigsten Fall erhebliche finanzielle Mittel aufzuwenden, die letztlich vom Verbraucher aufgebracht werden müssen. Dennoch kann das Ergebnis weitgehend wertlos sein,

▷ weil mehrere, an sich nicht krebserzeugende Substanzen unter Umständen eine nicht vorhersehbare krebserzeugende Kombinationswirkung bilden können;
▷ weil wissenschaftlich gesicherte Erkenntnisse darüber, daß eine chemische Substanz beim Menschen Krebs erzeugen kann, bisher in der Regel nicht zu einem Produktionsverbot geführt haben, da solche Maßnahmen offenbar politisch nicht durchgesetzt werden können.

Zweifellos ist es wissenschaftlich reizvoll, in weltweiter Kooperation in wenigen Jahren Auskunft über das krebserzeugende Potential der meisten Alltagschemikalien zu erhalten. Und wir sollten von keinem Wissenschaftler erwarten, daß er Geld gebenwollende Beamte und Politiker darauf hinweist, daß vor allem ein Vollzugsdefizit bei der Durchsetzung von Anwendungsbeschränkungen und Produktionsverboten für Chemikalien besteht, deren krebserzeugendes Potential für den Menschen seit langem unstrittig ist, statt immer weiter zu forschen und aus den Ergebnissen minimalste Konsequenzen zu ziehen.

Für dieses Defizit an Umsetzung vorhandener Erkenntnisse über krebserzeugende und krebsverdächtige chemische Substanzen ein Beispiel: In der Antwort der Bundesregierung auf eine kleine Anfrage des Abgeordneten Dr. Ehmke und der Fraktion Die Grünen heißt es: «Grundsätzlich werden Substanzen, die sich im Tierversuch als eindeutig kanzerogen erwiesen haben, im Interesse des Arbeits- und Gesundheitsschutzes auch als für den Menschen krebserzeugend angesehen. Etwas anders gilt nur dann, wenn besondere Umstände für einzelne Stoffe den Ausschluß eines Krebsrisikos für den Menschen erlauben. Solche Umstände können sich aus der Exposition, der Toxizität des Stoffes, seinem Verhalten in und außerhalb des menschlichen Organismus ergeben, wobei die Erkenntnisse zum Mechanismus der Krebsentstehung berücksichtigt werden.»[22]

Eine Schätzung des National Cancer Institute in Washington aus dem Jahr 1981 stuft von den bisher durch Tierversuche getesteten Substanzen 1600 bis 2800 als krebsverdächtig ein.[23] In der von der Senatskommission zur Prüfung gesundheitsschädlicher Arbeitsstoffe jährlich neu herausgegebenen MAK-Werte-Liste (siehe *Glossar*) werden lediglich 80 Stoffe als krebserzeugend ausgewiesen und besondere Schutz- und Überwachungsmaßnahmen bei ihrer Verwendung vorgeschlagen.

Der Arbeits- und Gesundheitsschutz orientiert sich in der Bundesrepublik Deutschland vorzugsweise an der MAK-Werte-Liste. Wenn in dieser Liste nur für einen verschwindend geringen Teil der bisher im Tierversuch erwiesenen Kanzerogene Schutzmaß-nahmen verlangt werden, ist der von der Bundesregierung aufge-stellte Grundsatz bisher nicht grundsätzlich erfüllt, sondern nur ausnahmsweise.

Die Bundesregierung tritt also nur mit Wortgewalt dafür ein, daß Substanzen, die sich im Tierversuch als eindeutig kanzerogen erwiesen haben, im Interesse des Arbeits- und Gesundheitsschut-zes auch für den Menschen als krebserzeugend angesehen wer-den. Sie legt nämlich nicht den aktuellen international vorhande-nen Wissensstand zugrunde, sondern sehr unvollständige und von allerlei Interessen abhängige nationale Listen.

Diesem Beispiel lassen sich zahlreiche weitere aus allen Le-bensbereichen anschließen. Es zeigt sich: Wenn wir darauf war-ten, daß «von oben» viel mehr dafür getan wird, unser Krebsrisiko erheblich zu senken, werden wir lange warten müssen. Im Grunde haben wir es auch nicht nötig, uns darauf zu verlassen, daß andere darauf achten, wieviel krebserzeugendes Potential uns «nach dem derzeitigen Wissensstand» nicht schadet.

Deutschland wird auch als «Land der Vereine» bezeichnet; nutzen wir doch die Möglichkeiten mehr als bisher, durch Bürger-initiativen und Verbraucherorganisationen Druck auf Krebsgifte produzierende Industriezweige auszuüben. Wenn wir nur Pro-dukte kaufen würden, deren Inhaltsstoffe voll deklariert sind, würden viele Hersteller innerhalb kurzer Zeit ihre Produktrezep-turen sicherlich ändern, um weiter produzieren und verkaufen zu können.

Warum versuchen unsere Verbraucherorganisationen eigent-lich nicht einmal, die Kennzeichnung von Produkten mit krebser-zeugendem Potential mit einem deutlichen Symbol für Krebs durchzusetzen? Die Strukturen, dafür einen spürbaren Kaufboy-kott zu organisieren, sind doch vorhanden!

Die realistische Vorstellung, daß der weitaus größte Teil des derzeitigen krebserzeugenden chemischen Potentials in unserem Land innerhalb kurzer Zeit lediglich durch ein konsequentes Einkaufsverhalten aus der Welt geschafft bzw. erst gar nicht produziert werden würde, sollte uns Mut machen.

Dieses Buch will in dieser Richtung vorarbeiten, indem es zeigt, durch welche Kaufentscheidungen wir unser eigenes Krebsrisiko und das unserer Mitmenschen vergrößern würden und welche Möglichkeiten bestehen, dieses Risiko zu verringern.

Die unheimliche Macht
der chemischen Industrie

Etwa zwei Millionen Menschen mit Krebs leben in der Bundesrepublik. Jedes Jahr kommen weitere 200000 bis 300000 dazu, und rund 160000 sterben jährlich bei uns an dieser Krankheit. Damit sind Krebserkrankungen nach den Krankheiten des Herz-Kreislauf-Systems in der Bundesrepublik die zweithäufigste Todesursache: für Männer und Frauen und – nach Verkehrsunfällen – auch für Kinder!

Wie groß das Krebsproblem bei uns allerdings wirklich ist, zeigt sich an der «unscheinbaren» Tatsache, daß die hier angegebenen Zahlen nur Schätzwerte sind. Im Gegensatz zu anderen Industrieländern, z. B. den USA, werden Krebserkrankungen bei uns nämlich nicht in einem Krebsregister systematisch erfaßt und dann nach möglichen regionalen Krebsursachen ausgewertet. Warum? Mächtige Interessen stehen, wie wir später in diesem Kapitel noch sehen werden, dagegen, daß wir allzuviel über Krebs wissen.

Ein ähnlich düsteres Bild muß bei uns für die Krebsforschung, besonders die Krebsursachenforschung gezeichnet werden. In den vergangenen Jahren und Jahrzehnten hat sie nur wenig Licht in die geheimnisvollen Entstehungs- und Wirkungsmechanismen dieser «Pest des zwanzigsten Jahrhunderts» bringen können.

Es erscheinen zwar monatlich weltweit mehr als 1000 neue Untersuchungsergebnisse auf dem Gebiet der Krebsforschung in den einschlägigen Fachzeitschriften (Nebeneffekt: Selbst für den Fachmann ist es schwierig, stets über den neuesten Stand der Forschung unterrichtet zu sein). Trotz der großen Fülle von Informationen aber mangelt es auch heute noch in vielen Bereichen an ausreichend gesichertem Wissen, um das Phänomen Krebs in all seinen Ausformungen erklären zu können.

Das müssen selbst die Experten des Bundesministeriums für Forschung und Technologie in einer Broschüre zum aktuellen Stand der Krebsforschung vom September 1986 zugeben: «Die vorliegenden Kenntnisse sind trotz aller wissenschaftlichen Fortschritte noch bruchstückhaft. Eine Abklärung der Ursache der Krebserkrankungen oder ein grundlegendes Verständnis des Erkrankungsprozesses ist wegen der Komplexität des Krebsgeschehens bis heute nicht erreicht.»[1]

Man weiß vieles, aber nicht genug, und damit wird der Spekulation über die möglichen Auslöser von Krebserkrankungen Tür und Tor geöffnet.

Je nach eigenem politischen Standort wird der schwarze Peter zwischen den Verantwortlichen in Politik, Wirtschaft und Wissenschaft hin und her geschoben, ohne dem betroffenen Bundesbürger einen Weg aus der Krankheit weisen zu können. Oder zu wollen? Denn das bereits vorhandene Wissen vor allem über die Krebsursachen würde ausreichen, um mit gezielten Maßnahmen die Krebssterblichkeit zu vermindern. Wenn, ja wenn nicht handfeste wirtschaftliche Interessen solche Schritte beharrlich verhinderten.

Sind zwei Millionen Krebskranke selbst schuld an ihrer Krankheit?

Auch von offizieller Seite wird heute die Schuld an Krebs oft den Kranken selbst in die Schuhe geschoben. Als nach vielen Jahren der vergeblichen Suche nach Krebsviren eine neue Suchrichtung benötigt wurde, entdeckten regierungsnahe Wissenschaftler, Gesundheitsbehörden und Politiker den Wohlstandsbürger und seine Lebensgewohnheiten als Krebsursache.[2]

Recht so. Uns geht's zu gut. Selbst schuld – so etwa die Logik: Rauchen, unmäßiger Alkoholkonsum und ungesunde, vor allem zu fette Ernährung gelten in Verbindung mit der generell zunehmenden psychischen Labilität der Bürger nach Ansicht mancher Experten in verschiedenen Behörden und Institutionen als Hauptauslöser der Volksseuche Krebs.

So scheut sich denn auch das Bundesministerium für Forschung und Technologie nicht, festzustellen: «Von den bisher bekannten Risikofaktoren müssen an erster Stelle diejenigen genannt werden, die mit dem persönlichen Lebensstil in Verbindung stehen.[3] Die Tatsache, daß maßgebliche Wissenschaftler, Beamte und Politiker die wahren Krebsgifte nicht beim Namen nennen, hat weitreichende Folgen.

Wie soll denn «jeder Bürger auch in seiner Lebensweise zur Verhütung von Krebserkrankungen beitragen»[4], wie Professor Harald zur Hausen, der Vorstandsvorsitzende des Deutschen Krebsforschungszentrums fordert, solange die obersten Gesundheitsschützer Verschleierungspolitik betreiben?

Sie sagen zwar wahrheitsgemäß, daß Rauchen das Krebsrisiko erhöht, aber sie verschweigen, daß es heute vor allem deshalb ein Krebsgift ist, weil es in Kombination mit den allgegenwärtigen Umweltchemikalien zu potenzierender Wirkung kommt. Das beweisen Untersuchungen an Arbeitsplätzen, und das zeigt sich auch darin, daß in Ländern mit einer geringeren chemischen Verseuchung aller Lebensgrundlagen, z.B. in Griechenland oder Süditalien, Raucherkrebs so gut wie unbekannt ist – obwohl nicht weniger oder leichter geraucht wird.[5]

Sie sagen zwar wahrheitsgemäß, daß Alkoholgenuß das Krebsrisiko erhöht, aber sie verschweigen, daß Alkohol heute vor allem deshalb ein Krebsgift ist, weil unser Organismus dadurch mit der chemischen Belastung schlechter fertig wird.[6] Hinzu kommt, daß sehr viele Chemikalien in Kombination mit Alkohol eine gefährlich verstärkte Wirkung entfalten.[7]

Sie sagen zwar wahrheitsgemäß, daß fette Nahrungsmittel das Krebsrisiko erhöhen, aber sie verschweigen, daß Fett heute vor allem deshalb ein Krebsgift ist, weil viele Chemikalien fettlöslich sind und sich deshalb vorzugsweise in fettreichen Nahrungsmitteln anreichern.[8]

Es grenzt eigentlich an Volksverdummung, wenn man uralte Lebensgewohnheiten wie Rauchen, Alkoholgenuß oder fettes Essen als die Krebsauslöser schlechthin abstempelt und ignoriert, daß Wissenschaftler in aller Welt die Chemikalienflut der letzten 30 Jahre eindeutig als Krebsursache Nummer eins erkannt haben.[9]

Mit dieser Theorie des Wer-Krebs-bekommt-hat-selber-Schuld wird der Blick von denen weggelenkt, die an Krebs verdienen. Zahllose Industriebranchen leben heute weitgehend oder ausschließlich von der Produktion krankmachender, in vielen Fällen sogar krebserregender bzw. -fördernder Konsum- und Gebrauchsgüter, wobei der Verbraucher in den meisten Fällen gar nicht um die Gefährlichkeit der Güter weiß, mit denen er tagtäglich zu tun hat.

In den Vereinigten Staaten hat man diese Zusammenhänge schon längst erkannt und von öffentlicher Seite auch entsprechend reagiert. Ein Bericht des White House Council on Environmental Quality vom Sommer 1980 führt den Anstieg der Krebsrate in den USA klipp und klar vornehmlich auf die weite Verwendung von Industriechemikalien zurück und beklagt, daß von den bereits bekannten kanzerogenen Stoffen bislang nur ein Teil reguliert oder verboten ist.

Brauchen wir ein Krebsregister?

Ein anderes mustergültiges Beispiel für den hinhaltenden Widerstand von Wirtschaft und Politik gegen eine wirksame Krebsprävention bietet die sich bereits seit Jahren hinziehende Diskussion um die Einführung eines flächendeckenden Krebsregisters in der Bundesrepublik. Nur mit einem solchen Register ist es, so jedenfalls der Tenor der Befürworter einer solchen Maßnahme, möglich, lokale Krebsnester ausfindig zu machen und von dort auf mögliche Krebsursachen schließen zu können.

Erste Ansätze zur regionalen Erfassung von Krebserkrankungen zeigten sich beim 1979 erschienenen *Krebsatlas der Bundesrepublik Deutschland*[10], der die Verteilung der verschiedensten Krebsarten vorerst nur auf der Ebene der Bundesländer darstellen konnte. Kleinere regionale Einheiten konnten bislang noch nicht untersucht werden, da sich manche Bundesländer weigerten, die hierfür notwendigen Daten zur Verfügung zu stellen.

Erst eine solch differenzierte Krebssterblichkeits-Statistik aber würde die Suche nach krebsverursachenden Stoffen, die von den deutschen Industriebetrieben in Luft, Wasser und Boden abgegeben werden, wirklich sinnvoll machen – auch wenn der konkrete Nachweis immer noch schwierig genug wäre und sich die betreffenden Unternehmen wohl heftig gegen entsprechende Vorwürfe zur Wehr setzen würden.

Doch nicht nur die Industrie allein hat ein «verständliches» Interesse an der Verhinderung eines solchen umfassenden Krebsregisters, auch die Ärzteschaft kann sich mit diesem Gedanken nicht gerade anfreunden: Eine zentrale Erfassung der Krebsneuerkrankungen und ihres Verlaufs würde auch eine regionale Qualitätskontrolle der Krebsbehandlung ermöglichen und somit die Tätigkeit der Ärzte transparenter machen.

Bleibt noch der Einwand, ein zentrales Krebsregister würde zu einer weiteren «Verdatung» der Bundesbürger führen. Aber: Finden wir uns nicht schon längst in zahlreichen Datenbanken und -sammlungen wieder? Zumal der mögliche gesellschaftliche Nutzen eines Krebsregisters wohl höher einzustufen sein dürfte als der Nachteil, der dem einzelnen aus einer solchen Maßnahme erwächst. Es sollte zudem beim heutigen Stand der Sicherheitstechnik ein leichtes sein, die Weitergabe dieser sensiblen persönlichen Daten zu verhindern und somit den einzelnen weitgehend in seiner Privatsphäre zu schützen.

Zu groß allerdings dürfen die Erwartungen an ein Krebsregister auch nicht sein. Es wäre nur ein Schritt, einer von vielen, auf dem Weg zur Bekämpfung der Krebssterblichkeit. Und es könnte sogar ein Schritt sein, der – so wie man bei uns mit dem Problem umgeht – andere Schritte verhindert. Die Aufstellung eines Krebsregisters ist nämlich eine langwierige und mühevolle Sache – und die

Politiker könnten sich dann wieder hinter ihrem Standardsatz verstecken, daß wir erst forschen, forschen und nochmals forschen müssen, ehe sie handeln können.

Auf den Punkt gebracht hat dies Michael Wunder, als er in einem Referat auf einer Fraktionssitzung der Grünen im September 1985 gemeint hat: «Wir haben in der Bundesrepublik weniger ein Defizit des Wissens über krebserregende Substanzen, vielmehr ein Defizit des Handelns, ein Vollzugsdefizit des vorhandenen Wissens.» [11]

Aus dieser wichtigen Erkenntnis ist auch die zentrale Forderung an die Politik von morgen zu formulieren: sich endlich aus den engen Maschen der mächtigen Industrie und ihrer Lobby zu lösen und so schnell wie möglich alle jene Schritte zu unternehmen, die der Lawine der potentiell kanzerogenen chemischen Stoffe Einhalt gebieten. Ansonsten werden wohl auch in Zukunft Hunderttausende in der Bundesrepublik einen vermeidbaren Krebstod sterben müssen.

Erlaubt ist, was nicht ausdrücklich verboten ist

Und damit sind wir bei dem eigentlichen Kernproblem angelangt: Chemie ist unser ganzes Leben. Chemie ist das Alpha und Omega unserer modernen Industriegesellschaft. Wir können nicht mehr ohne sie leben, aber noch schwerer mit ihr. Einige Zahlen mögen dies, auch wenn sie nur Richtwerte sein können, veranschaulichen: Der Chemical Abstract Service hat bisher rund acht Millionen definierte, zum allergrößten Teil synthetische Chemikalien registriert. Täglich kommen weltweit weitere 800 bis 1000 hinzu. Nicht eingerechnet sind dabei die zahlreichen Zwischenprodukte, Verunreinigungen und Abfallstoffe, die bei der Synthese der meisten dieser Stoffe anfallen.

Zum Glück gelangt der Großteil dieser chemischen Zeitbomben nie in Umlauf, so daß der Durchschnittsbürger wenigstens von einem Teil der Lawine verschont bleibt. Nichtsdestoweniger kommen jährlich weltweit noch immer zwischen 600 und 800 Chemikalien neu auf den Markt.

Die Zahl der amtlich erfaßten, im Handel befindlichen Chemikalien in Europa und damit auch in der Bundesrepublik liegt gegenwärtig bei rund 100 000. Wie viele dieser Substanzen krebserregend sind, läßt sich schwer sagen; eine Schätzung des National Cancer Institute in Washington aus dem Jahre 1981 stuft etwa 5000 bis 22 000 dieser Verbindungen als krebserregend ein. Getestet wurden bisher aber erst 4000 bis 8000 Substanzen, wobei sich 1600 bis 2800 durch Tierversuche als krebsverdächtig erwiesen. Als eindeutig für den Menschen krebserregend stellten sich angeblich «erst» 20 bis 40 Verbindungen heraus – die wirkliche Zahl dürfte aber um ein Vielfaches höher liegen![12]

Die International Agency for Research on Cancer der Weltgesundheitsorganisation (WHO) wiederum hat in einer mehr als 15jährigen Forschungsarbeit bislang 30 chemische Verbindungen als eindeutig krebserregend und weitere 63 als wahrscheinlich krebserregend klassifiziert. 115 Chemikalien haben sich zudem im Tierversuch als kanzerogen erwiesen, wobei die Krebsgefährlichkeit für den Menschen noch nicht schlüssig nachgewiesen werden konnte.

Angesichts dieser Zahlen wird deutlich, daß die Suche nach den möglichen krebserregenden Wirkungen dieser Stoffe der Suche nach der berühmten Stecknadel im Heuhaufen gleichen muß: Erst in komplizierten und damit extrem fehleranfälligen Auswahlverfahren können Substanzen ermittelt werden, bei denen sich die aufwendigen Analyseverfahren zur Aufdeckung möglicher Krebsrisiken auch tatsächlich lohnen. Während bei der Synthese neuer Chemikalien der Zeitaufwand relativ gering ist, steigt er bei den notwendigen Testverfahren schier ins Unermeßliche. Carsten Alsen und Otmar Wassermann meinen hierzu in einer Studie zur gesellschaftspolitischen Relevanz der Umwelttoxikologie: «So kann der sichere Nachweis einer krebserregenden oder erbgutschädigenden Wirkung einer Chemikalie schon im Tierversuch Jahre benötigen. Die toxikologische Forschung braucht daher weit über drei Jahre (!), um mit erheblichem Finanzaufwand Mindestinformationen über die Toxizität einer einzigen Substanz zu sammeln.»[13]

Und bis dieser Nachweis gelungen ist, wird munter weiter synthetisiert und produziert. Erlaubt ist, was nicht verboten ist. Wer aber führt die Nachweise?

Die Forschung behindert sich selbst

Es sind nicht allein die technischen und analytischen Schwierigkeiten, die die Aufdeckung und nähere Bestimmung von kanzerogenen Stoffen erschweren bzw. fast unmöglich machen. Es sind vielmehr auch die Rahmenbedingungen, unter denen Forschung in den Industriestaaten und damit auch in der Bundesrepublik betrieben werden muß: «Selbst der geringe Wert solcher lücken-

24

haften Daten steht und fällt oft mit der wissenschaftlichen und moralischen Qualifikation, das heißt, der Kritikfähigkeit der Untersucher, ihrer Zivilcourage und dem ihnen z.B. in Industrie und Behörden eingeräumten Freiraum, ihre Ergebnisse unverfälscht veröffentlichen zu dürfen. Behinderung und Unterdrückung sind hierbei eher die Regel als die Ausnahme.»[14]

Und gerade mit der wissenschaftlichen Qualifikation der deutschen Toxikologen und vor allem der Umwelttoxikologen ist es nach Meinung der beiden genannten Experten heute nicht gerade zum besten bestellt: So ist das Fach «Toxikologie» in der Bundesrepublik nicht einmal ein eigenes Studienfach. Nur besonders engagierte Studenten der Medizin oder der Naturwissenschaften können sich in einer Art «Zusatzausbildung» das nötige toxikologische Spezialwissen aneignen. Und diese Ausbildung kann aufgrund der knappen Ausstattung an den wenigen hierfür geeigneten Hochschulinstituten und Überwachungsbehörden keineswegs den Standard erreichen, der für eine sinnvolle und effektive toxikologische Forschung dringend notwendig wäre.

Für diese an sich paradoxe Situation in unserer chemiedurchwirkten Gesellschaft gibt es leider eine ebenso einfache wie unerfreuliche Erklärung: Die deutsche Industrie bildet nämlich die von ihr benötigten Toxikologen selbst aus und verhindert so wirksam das angesichts der Chemikalienflut absolut notwendige Heranreifen eines unabhängig denkenden und handelnden wissenschaftlichen Nachwuchses. Zum Nachteil vor allem auch all jener Entscheidungsträger in Politik und Wirtschaft, die eigentlich auf Gutachten wirklich unabhängiger Experten angewiesen sind, um guten Gewissens entsprechende umweltpolitische Maßnahmen treffen zu können.

Aber auch die Ausbildung an den Universitäten selbst verhindert wirksamen Schutz vor Krebsgiften: So vermittelt etwa der Studienplan der Chemiker in Deutschland weder ökologische Zusammenhänge noch toxikologische Grundkenntnisse, so daß den Chemikern von morgen, von individuellen Ausnahmen einmal abgesehen, jegliche kritische Distanz zu ihrem späteren beruflichen Handeln fehlt. Mit dem manchmal erschreckenden Resultat, daß selbst ausgebildete Chemiker in ihren Industrielabors oft fahrlässig mit krebserregenden Chemikalien hantieren und sich der damit verbundenen Gefahren für ihr eigenes Leben und ihre eigene Gesundheit gar nicht bewußt sind.

Dieser von der Industrie ganz gezielt gesteuerte und von staatlichen Stellen fast uneingeschränkt in Kauf genommene Mangel an ausgebildeten Umwelttoxikologen hat übrigens auf lange Sicht gesehen sehr negative Auswirkungen auch auf die deutsche Volkswirtschaft, wie Alsen und Wassermann einhellig feststellen: «Umwelttoxikologisch ausgebildete Fachleute sollten in der gesamten Wirtschaft und unabhängig von der Betriebsgröße eine Selbstverständlichkeit sein, wenn umweltbelastende Produktion betrieben wird oder Abgas- oder Abfallprobleme anfallen. Nicht nur Recycling und Abfallvermeidung könnten hierdurch den nötigen Nachdruck erhalten, auch die Innovation bei der Herstellung unschädlicher Güter würde gefördert.»[15]

Was nimmt es da wunder, wenn es angesichts dieser dominierenden Stellung der Industrie in der universitären und vor allem außeruniversitären Forschung in der Bundesrepublik nicht gerade zum besten bestellt ist und viele Forschungsaktivitäten im Sande verlaufen. Deshalb hat vor nunmehr sieben Jahren bereits eine internationale Expertenkommission der Deutschen Forschungsgemeinschaft der Bonner Regierung gehörig die Leviten gelesen und eine für die deutsche Krebsforschung beschämende Bilanz gezogen.

So kritisierten die Verfasser der Studie insbesondere die mangelnde Koordination der einzelnen Forschungsprogramme und die fehlende Zielgerichtetheit der Forschung insgesamt. Die deutschen Krebsforscher untersuchten mehr oder weniger das, was in der internationalen Krebsforschung eben aktuell war oder was die einzelnen Forscher selbst für wichtig ansahen. Mit dem Ergebnis, daß zwar der Output an publizierten Forschungsergebnissen ungeheuer anstieg, ohne daß die Forschung aber insgesamt entscheidend von der Stelle kam. Christian Bachmann beurteilt diese Problematik in seinem Buch *Die Krebsmafia* ganz nüchtern: «Im Jahre 1980 fanden allein in der Bundesrepublik 14 Krebskongresse statt, dazu mindestens ebenso viele von internationaler Bedeutung im übrigen Europa und in den Vereinigten Staaten. Deutsche Krebsforscher veröffentlichten zwischen 1969 und 1977 mindestens 8858 Arbeiten. Dieser ausufernden Flut von Forschungsergebnissen sind selbst die Fachleute nicht mehr gewachsen. Sie müssen sich spezialisieren und wissen immer mehr über immer weniger.»[16]

Erst der genannte Expertenbericht der Deutschen Forschungsgemeinschaft scheint die Bonner Forschungsförderer allmählich auf Trab gebracht und zu vermehrten Anstrengungen in der Koordination der deutschen Krebsforschung angehalten zu haben. So hat das Bundesministerium für Forschung und Technologie im Rahmen des Gesamtprogramms zur Krebsbekämpfung mittlerweile ein Sondergremium *Kooperation und Koordinierung von Krebsforschung* ins Leben gerufen. Dieses ist unter anderem mit der Aufgabe betraut, eine gemeinsame und ständig fortzuschreibende Liste der geförderten Forschungsthemen herauszugeben und damit die deutsche Krebsforschung wenigstens in ersten Ansätzen in geordnetere Bahnen zu leiten.

Noch immer mutet es allerdings als ein Kuriosum an, daß die größte Forschungseinrichtung in der Bundesrepublik Deutschland, die sich gegenwärtig mit Krebsforschung befaßt, nämlich das Deutsche Krebsforschungszentrum in Heidelberg, über keine eigenen klinischen Einrichtungen verfügt und damit auf die Zusammenarbeit mit anderen Kliniken und Institutionen angewiesen ist. Ein Zustand, der zwar schon vielerorts bemängelt und beklagt worden ist, der aber immer noch einer sinnvollen Lösung harrt.

Dies ist nicht zuletzt auf ein Problem zurückzuführen, das in der Diskussion um die deutsche Krebsforschung zumeist ausgeblendet bleibt – nämlich der persönliche Ehrgeiz der Krebswissenschaftler und der Ärzteschaft. Forschung vollzieht sich heute nicht mehr im luftleeren Raum, sondern im harten Konkurrenzkampf der einzelnen Forschungseinrichtungen und Forscher um Einfluß, Karriere, Macht – und vor allem um Geld für die Fortsetzung der bisherigen Forschungsarbeit. So konzentriert sich auch die deutsche Forschung nur allzu gerne auf jene «aktuellen Probleme», die in den verschiedenen Großlabors gerade bearbeitet werden. Wem es in diesem Wettlauf als erstem gelingt, entsprechende Erfolgsmeldungen hervorzubringen, dem ist dann auch ein Platz auf der Ehrentribüne der Wissenschaft sicher.

Christian Bachmann bezweifelt in seinem bereits erwähnten Buch sogar, daß die Krebsforscher tatsächlich an entscheidenden Durchbrüchen interessiert seien: «Man braucht sich nur einmal zu überlegen, was passieren würde, wenn ein Forscherteam das Krebsproblem endgültig lösen könnte. Die ganze Krebsforschung würde überflüssig, Tausende von Forschern würden arbeitslos oder müßten sich nach anderen Fragestellungen umsehen. Deshalb kann ein Krebsforscher im Prinzip gar nicht daran interessiert sein, daß in anderen Labors große Fortschritte gemacht werden. Werden aber andererseits überhaupt keine Fortschritte gemacht, dann droht die Gefahr, daß niemand mehr bereit ist, die Forschung zu finanzieren.» [17]

Sitzen nun diese «Forschungspäpste» einmal an dem von ihnen angestrebten Platz an der Sonne, sind sie von dort auch kaum mehr wegzubringen: Sie sind in allen wichtigen wissenschaftlichen Gremien, Beiräten, Kommissionen vertreten, die über die

Fördermittel für die Forschung entscheiden, und können darüber befinden, welchen Weg die künftige Forschung zu gehen hat. Daß dabei Ansätze, die außerhalb der etablierten Lehrmeinungen stehen und die damit die wissenschaftliche Nomenklatur in Gefahr zu bringen drohen, kaum zum Zug kommen werden, liegt nur allzu klar auf der Hand.

Wie es überhaupt für diese Wissenschaftler lohnender ist, auf ausgefahrenen Bahnen zu forschen, als wissenschaftliches Neuland zu betreten, wo es zahlreiche Hindernisse zu überwinden und den eigenen Ruf aufs Spiel zu setzen gilt. So beschäftigt sich beispielsweise die deutsche Forschung schon seit Jahrzehnten mit der Analyse einiger weniger Schwermetalle und Kohlenwasserstoffe, da diese aufgrund bestimmter chemischer Eigenschaften relativ gut meßbar sind. Sobald es aber darum geht, Substanzen, die oft aus Dutzenden, manchmal sogar aus Hunderten von verschiedenen Einzelstoffen bestehen, zu erforschen, muß die heutige Forschung passen. Ganz zu schweigen von der Erfassung der erheblichen Risiken der Kombinationseffekte, die die quantitativ und qualitativ sich ständig verändernden Schadstoffmischungen auf den menschlichen Organismus haben.

Und noch ein allerletztes illustratives Beispiel für das «Beharrungsvermögen» der deutschen Krebsforschung: Während sich in den USA seit der Verabschiedung des richtungweisenden Toxic Substances Control Act im Januar 1977 die Forschungsanstrengungen auf die Untersuchung chemischer Krebsursachen konzentriert haben, nimmt in der Bundesrepublik die Krebs-Virus-Forschung noch immer einen hohen Stellenwert ein. Selbst in der bereits angeführten Zwischenbilanz der Forschungsförderung zur Krebsforschung vom September 1986 ist von einer entscheidenden Verlagerung der Forschungsschwerpunkte wenig zu spüren.

Die Interessen der Industrie

Die genannten Unzulänglichkeiten in der deutschen Krebsforschung kommen allerdings nicht von ungefähr, sondern wurzeln in der «Vernetzung» von Industrie, Politik, Wissenschaft und Forschung in der Bundesrepublik. Vermehrte und vor allem genauere Untersuchungen Tausender von Chemikalien in unserem täglichen Leben würden wohl eines ganz klar und deutlich vor Augen führen: daß ein nicht unerheblicher Teil der Industrieprodukte krebserregend oder zumindest krebsfördernd ist! Wer hat daran Interesse?

Schon jetzt hat die Industrie ernsthafte Schwierigkeiten, sich der immer heftiger werdenden Kritik an ihren Erzeugnissen zu erwehren und die manchmal schon fast erdrückenden Verdachtsmomente zu zerstreuen. Was ihr um so einfacher und problemloser gelingt, je weniger gesicherte wissenschaftliche Erkenntnisse über die beanstandeten Stoffe vorliegen.

Die Geheimhaltung von entsprechenden Produktdaten gehört zum Hauptinstrumentarium der chemischen Industrie, sich lästigen Nachforschungen über ihre Aktivitäten und die Risiken ihrer Produkte zu entziehen. Weder erhält der interessierte Verbraucher zuverlässige und verständliche Angaben über die Zusammensetzung und die Toxizität der von ihm erstandenen Waren, noch werden die Entsorgungswege der Abfälle und sonstiger brisanter Materialien offengelegt. Was in unsere Flüsse und Seen und in unsere Luft kommt und kommen darf, ist – das scheint jedenfalls der Standpunkt der Industrie zu sein – ausschließlich Sache des Industrieunternehmens und nicht etwa die des Normalbürgers, der statt dessen die Folgen dieses großzügigen Umgangs mit unserer Natur und Umwelt zu tragen hat.

Die Belastung unseres Grund- und Trinkwassers mit Nitraten und anderen Chemikalien, das Auftreten von halogenierten Kohlenwasserstoffen wie etwa polychlorierten Biphenylen (PCB) in Muttermilch und Samenflüssigkeit sprechen allerdings eine andere, nur allzu deutliche Sprache und führen die Argumentation der Industrie über die Harmlosigkeit ihrer Produkte ad absurdum. Wenn es den deutschen Politikern wirklich ernst ist mit der Gesundheit der Bürger, dann darf die Forderung nach einer umfassenden Kennzeichnungspflicht für alle gefährlichen Produkte der chemischen Industrie und nach einer schonungslosen Offenlegung aller Schadstoffaustritte nicht länger ungehört verhallen.

Den Verantwortlichen der Industrie ist die Gefährlichkeit ihrer Erzeugnisse durchaus bewußt, wie die Ereignisse um die chlorierten Dioxine, die gefährlichsten Ultragifte überhaupt, deutlich gezeigt haben. Viele Gebiete in der Bundesrepublik sind heute noch durch die Ablagerung von Dioxin-Abfällen äußerst bedroht, zumal nicht einmal die genaue Anzahl und die Standorte der Chemiemüllplätze bei uns bekannt sind. Wohl nicht besonders zum Leidwesen der Finanzminister in den einzelnen Bundesländern, würde doch die Sanierung und Entschärfung dieser chemischen Zeitbomben die Budgets schwer belasten.

Die Strategie der Industrie im Umgang mit umweltschutzpolitischen Forderungen folgt dabei einem altbekannten Muster, wie es

Alsen und Wassermann treffend charakterisieren: «Trotz deutlicher Fortschritte im Umweltschutz auch im Industriebereich herrscht bei der überwiegenden Mehrheit schadstoffemittierender Betriebe noch immer das 130 Jahre lang unangefochtene Prinzip der Privatisierung der Gewinne und der Sozialisierung der Folgekosten umwelt- und gesundheitsschädigender Auswirkungen dieser Betriebe.» [18]

Die Konfrontation mit Vorwürfen der Umweltverschmutzung und -gefährdung vollzieht sich nach den beiden Fachleuten in mehreren Stufen: Zuerst werden die Gefahren für die Umwelt bzw. bereits eingetretene Schädigungen überhaupt negiert und mit der Produktion ungestört fortgefahren. Nur wenn die mahnenden Stimmen im eigenen Betrieb oder auch außerhalb nicht verstummen bzw. nicht zum Schweigen gebracht werden können, nehmen die Verantwortlichen des betreffenden Unternehmens erste öffentliche Stellungnahmen vor und versuchen, das Problem generell herunterzuspielen und/oder die Kritiker zu diffamieren.

Wenn auch dies nichts fruchtet, lassen die Schadstoffemittenten den Ruf nach einem lückenlosen wissenschaftlichen Nachweis für die behaupteten Zusammenhänge zwischen den Schadstoffausstößen des Betriebes und den behaupteten Schädigungen erschallen. Dies bringt gleich mehrere unschätzbare Vorteile: Zum einen ist es, wie bereits dargelegt, extrem schwierig, angesichts der vielfältigen Schadstoffursachen einen eindeutigen Kausalzusammenhang überhaupt nachzuweisen. Zum anderen dauern solche Untersuchungen, wenn sie wissenschaftlich haltbare Ergebnisse liefern sollen, Jahre und verschlingen Unsummen von Forschungsgeldern.

Ist es letzlich aber doch gelungen, einen entsprechenden Zusammenhang einigermaßen schlüssig zu beweisen, geht das Unternehmen seinerseits in die Offensive: Es wird nunmehr nach anderen Verursachern Ausschau gehalten, und das ganze Spiel beginnt munter von neuem, mit dem einen Unterschied, daß es nun nicht mehr nur um den Nachweis des Zusammenhangs zwischen Schädigung und einem einzigen Schadstoff geht, sondern um die Erfassung und Analyse von kombinierten Schadstoffeinwirkungen. Daß dabei die eigene Schadstoffemission entsprechend unterbewertet und die von anderen Unternehmen überbewertet wird, versteht sich von selbst.

Ist auch dieser Abwiegelungsversuch wider Erwarten nicht von Erfolg gekrönt, wird nun die Schuld für die Schädigung der Umwelt gar nicht mehr direkt in Abrede gestellt. Im Stile einer glatten Erpressung wird den entscheidungsbefugten Politikern das gefürchtete Arbeitsplatzargument entgegengehalten und mit der Kündigung eines entsprechend hohen Beschäftigtenanteils gedroht. Und Arbeitsplätze kommen bei uns allemal noch vor der Gesundheit der Arbeiter und Angestellten und der Bevölkerung insgesamt. Im Konflikt zwischen Ökonomie und Ökologie hat bislang fast immer die erstere den Sieg davongetragen.

Daß die Industrie dabei auch vor einer bewußten Fehlinformation der Bevölkerung nicht zurückschreckt, zeigen Alsen und Wassermann an einem anschaulichen Beispiel auf: «Der größte Düngemittelhersteller der Bundesrepublik Deutschland finanzierte 1983 großzügig eine wissenschaftlich höchst dilettantische Untersuchung einiger landwirtschaftlicher Untersuchungs- und Forschungsanstalten, welche die alternative, das heißt, Pestizide und Kunstdünger vermeidende Landwirtschaft beurteilen sollte. So wurde der ‹Nachweis› zu erbringen versucht, daß vom alternativen Landbau ohne Pestizid- und Kunstdüngereinsatz erzeugte Produkte ebenso hohe Schadstoffrückstände enthalten, wie die Erzeugnisse der von der chemischen Industrie beherrschten konventionellen Landwirtschaft. Mit großem Propagandaaufwand wurde dieses Wunschergebnis weltweit verbreitet. Kaum verbreitet wurde hingegen die Tatsache, daß die Öffentlichkeit gezielt fehlinformiert worden war.» [19]

Die Politik macht kräftig mit

Doch nicht nur die breite Öffentlichkeit wird in die Irre geführt, auch die Politik ist mittlerweile schon bewußt oder unbewußt zum willfährigen Handlanger der Interessen der chemischen Industrie verkommen. Ja, sie ist sogar zum Teil bereits selbst in die gleiche Sprache und Argumentation verfallen, mit der die Industrie den vielfältigen Anschuldigungen und Vorwürfen entgegentritt und diese abzuschwächen versucht.

So heißt es etwa in der Antwort auf eine große Anfrage der Grünen im Deutschen Bundestag auf die Feststellung, daß der Schadstoffgehalt der Umwelt zu den führenden Krebsverursachern zu rechnen sei: «Dies trifft trotz einer Reihe nachgewiesener oder vermuteter Zusammenhänge nicht zu. Es trifft auch nicht zu, daß Umweltbelastungen ständig zunähmen. Durch die Gesundheits- und Umweltpolitik der Bundesregierung ist vielmehr ein genereller Rückgang der Schadstoffe zu verzeichnen, der sich fortsetzen wird.» [20]

Und an anderer Stelle steht zur Problematik der Übertragbar-

31

keit von Ergebnissen aus Tierversuchen auf den Menschen zu lesen: «Ergebnisse, die sich bei Tierversuchen auf Arzneimittel-wirkungen und toxische Wirkungen von Chemikalien ergeben, lassen nicht ohne weiteres einen zwingenden Schluß auf gleiche Wirkungen bei Menschen zu. Vielmehr ist in jedem Einzelfall ihre Bedeutung für die Anwendung am Menschen zu bewerten, wenn sie zusammen mit allen anderen vorhandenen Erkenntnissen und Daten zu dem Stoff zur Beurteilung seines Risikos herangezogen werden. (...) In dieser Beziehung ist Wertung und Handhabung bei konkreten Arzneien das Ergebnis einer sorgfältigen Risiko-Nutzen-Abwägung.»[21]

Wobei diese Risiko-Nutzen-Abwägung wohl zumeist zugun-sten des Herstellers, in diesem Fall also des Arzneimittelfabrikan-ten, ausgehen dürfte! Mit solchen Aussagen aber wird vor allem der in der wissenschaftlichen Diskussion immer mehr anerkannte Grundsatz negiert, wonach alle im Tierversuch als kanzerogen beschriebenen Stoffe und Substanzen auch für den Menschen als zumindest potentiell kanzerogen zu betrachten seien und deshalb bei diesen Chemikalien allergrößte Vorsicht am Platz ist.[22]

Mit anderen Worten: Eine chemische Substanz hat – so jeden-falls die Sichtweise der Industrie und auch der deutschen Bundes-regierung – so lange als unverdächtig zu gelten, bis der lückenlose oder zumindest erdrückende Nachweis geglückt ist, daß diese auch tatsächlich Krebs verursachen oder fördern kann. Der Mensch wird zum Versuchskaninchen degradiert, an dem neue Chemikalien so lange ausprobiert werden dürfen, bis ein entspre-chender Gefährlichkeitsnachweis tatsächlich erbracht werden kann.

Ebenso unverständlich ist auch die Haltung der obersten Or-gane der Bundesrepublik beim größten Krebsrisiko der zivilisier-ten Welt, dem Rauchen: Vater Staat verdient aus der Tabaksteuer jährlich Milliarden (1985 beispielsweise waren es circa 14,5 Milli-arden Mark) und hat deshalb nur wenig Interesse, sich diesen lukrativen Einnahmeposten beschneiden zu lassen. So beschrän-ken sich die Maßnahmen der deutschen Bundesregierung vor allem auf Aufklärungsarbeit über die möglichen Gefahren und Risiken des Rauchens oder auch auf die teilweise Reduzierung der gefährlichsten Schadstoffe im Tabakrauch, ohne sich aber wirk-lich zu einschneidenderen Maßnahmen durchringen zu können. Passivraucher müssen sich somit auch in Zukunft auf das Wohl-wollen ihrer qualmenden Mitbürger verlassen und dürfen sich von der Versicherung trösten lassen, daß «die Bundesregierung in ihren Bemühungen fortfahren wird, das Rauchen von Kindern und Jugendlichen mit den ihr zu Gebote stehenden Mitteln, insbesondere der gesundheitlichen Aufklärung, zurückzudrängen».[23]

Der betroffene Bundesbürger mag sich fragen, ob man mit Aufklärung und Abwarten allein der schleichenden Vergiftung unseres Lebensraums und der zunehmenden Krebsgefahr wirklich Herr werden kann oder ob nicht vielleicht doch ein Machtwort der Bundesregierung angebracht wäre, das die an unserem Siechtum noch großartig verdienende Industrie endlich in ihre Schranken weist. Selbst wenn sich diese vehement gegen eine derartige Beschneidung ihrer Entscheidungsfreiheit wehren würde.

Und die Mittel, mit denen die Industrie gegen allzu strenge gesetzliche Richtlinien vorgehen könnte, sind in der Tat nicht zu verachten: Da ist zum einen das bereits zitierte Arbeitsplatzargument, das jede besorgte Bundesregierung doppelt und dreifach in Verlegenheit bringen würde. Doch auch die hohe internationale Verflechtung der deutschen Wirtschaft kann als ausgezeichnetes Druckmittel auf die Arbeit der Legislative wirken: Die bundesdeutsche chemische Industrie exportiert mehr als 50 Prozent ihrer Jahresumsatzproduktion ins Ausland; der Anteil der chemischen Industrie an der Gesamtausfuhr der Bundesrepublik liegt bei über zehn Prozent. Diese Exportorientierung macht die deutsche chemische Industrie natürlich immer unabhängiger vom Inlandsabsatz und gibt ihr einen größeren Handlungsspielraum gegenüber der Bundesregierung. Sollte diese ihre Umwelt- und Verbraucherschutzgesetze über das von der Industrie als erträglich angesehene Maß hinaus verschärfen, könnte die Industrie eine verstärkte Umsiedlung ihrer Produktion ins Ausland in Erwägung ziehen.

Diese Position macht sich die chemische Industrie denn auch bei der Umweltgesetzgebung gehörig zunutze, bei der sie schon im Vorfeld der Gesetzesvorbereitung und auch danach, bei der tatsächlichen Erörterung und Verabschiedung, ihre Finger mit im Spiel hat. Auf ihre umfangreichen und massiven Interventionen ist es dann zurückzuführen, daß ursprünglich durchaus von hohem Verantwortungsbewußtsein getragene Gesetzesvorhaben oft nur mehr in sehr verwässerter Form Gesetzeskraft erlangen. Und selbst diese oft kaum mehr wiederzuerkennenden Gesetze werden dann häufig noch dadurch entwertet, daß sich die Industrie möglichst lange Übergangsfristen und -regelungen ausbedingt, um sich in aller Ruhe von problematischen Produktionen trennen zu können und zu umweltfreundlicheren – oder sollte man sagen: gesetzeskonformeren – überzuwechseln.

Ein geradezu mustergültiges Beispiel für die Hinhaltetechnik der Industrie ist die endlose Diskussion um die Einführung eines abgasarmen Autos in Westeuropa, die fast am Widerstand der Automobilindustrie und deren Interessenvertretungen gescheitert wäre. Immerhin ist es den betroffenen Unternehmen gelungen, sich derart lange Übergangsfristen zu sichern, daß es tatsächlich fraglich ist, ob die Maßnahmen noch ausreichen, um unsere Umwelt – und dabei vor allem unsere Wälder – vor dem drohenden Infarkt zu retten.

Mit der Erlassung umweltfreundlicherer Gesetze allein ist es allerdings nicht getan, wenn es darum geht, den Menschen vor den Gefahren der Chemikalienflut zu schützen. Gesetze und Verordnungen können nur so gut sein, wie auch ihre Überwachung und Kontrolle funktioniert. Und auch in diesem Bereich hapert es in der Bundesrepublik: Zum einen fehlen oft entsprechende Meßstellen und Kontrolleinrichtungen, zum anderen mangelt es an ausgebildeten, hochqualifizierten Toxikologen, die die Angaben der Industrie und die Ergebnisse der Meßtechnik entsprechend überwachen und auf ihre Übereinstimmung mit den gesetzlichen Anforderungen hin überprüfen können.

Das Versagen der Verwaltung

Die Überwachung der oft komplizierten Umweltgesetze und -verordnungen unterliegt zudem einem aufgeblähten, häufig nur mehr Eigengesetzlichkeiten gehorchenden Behördenapparat, der seiner ursprünglichen Aufgabe, dem Bürger zu dienen, oft schon entwachsen ist. Ob der ratsuchenden Bevölkerung, die um ihre Gesundheit mehr und mehr besorgt ist, tatsächlich geholfen wird, hängt heute von vielen unwägbaren Faktoren ab, die zu beeinflussen der Industrie allemal leichter fällt als dem einfachen Bürger, dem zur Durchsetzung seiner Forderungen zumeist die Mittel fehlen.

Viele Behörden verfügen aber gar nicht über das notwendige Fachwissen, um die Bevölkerung, selbst wenn sie wirklich wollten, vor den vielfältigen Gefährdungen unserer Umwelt zu schützen, wie Alsen und Wassermann in einer Umfrage feststellen mußten: «Diese desolate Lage der zumindest vom Fachwissen her im Umweltschutz einsetzbaren Behörden wurde aus einer von uns durchgeführten bundesweiten Umfrage bei allen 349 Gesundheitsämtern deutlich. Einige Bundesländer, wie z. B. Bayern, versuchten, ihren Gesundheitsämtern die Beantwortung unseres Fragebogens zu verbieten. Ähnlich ‹fürsorglich› reagierte der

Deutsche Städtetag, der wohl ebenfalls um die Aufdeckung der Hilflosigkeit der Gesundheitsämter bangte und diesen die Nichtbeachtung unseres Fragebogens dringend nahelegte.»[24]

Hinzu kommt, daß insbesondere das Umweltschutzstrafrecht in der Bundesrepublik noch in den Kinderschuhen steckt und die Umweltkriminalität nur allzugern verniedlicht und bagatellisiert wird. Und schließlich sorgt auch noch die Tatsache, daß es den Geschädigten wegen der Komplexität der Schadstoffursachen kaum gelingt, die tatsächlichen Verursacher juristisch dingfest und damit schadenersatzpflichtig zu machen, dafür, daß bestimmte Leute auf Kosten der Bevölkerung weiter ihre Profite ziehen können.

Erst wenn – ähnlich wie in Japan – die Beweislast umgekehrt wird, das heißt, die Verursacher und nicht die Geschädigten zur Beweisführung angehalten sind, wird es möglich sein, die hohe Anzahl der Umweltdelikte auch in der Bundesrepublik auf ein erträgliches Maß zu reduzieren.

Ein gerüttelt Maß an Schuld an der deutschen Umweltmisere tragen auch die Gewerbeaufsichtsämter, die für die Emissionsgenehmigungen zuständig sind, denen es aber – wie vielerorts – an qualifiziertem Personal mangelt. Die Folge dieser unzureichenden personellen Ausstattung ist nur allzuoft eine lähmende Untätigkeit der Behörden, die es den umweltverschmutzenden Betrieben ermöglicht, auch weiterhin gegen gesetzliche Vorschriften und Auflagen und damit gegen das Wohl der Bevölkerung zu handeln. Die Liste fragwürdiger Entscheidungen ist lang und fürwahr kein rühmliches Kapitel; es ist an der Zeit, daß sich auch die deutschen Behörden endlich einmal zu mutigen Entscheidungen durchringen und diese auch gegen die Industrie durchzusetzen imstande sind.

Dazu aber dürfte es in absehbarer Zeit kaum kommen, zumal das Zusammenspiel zwischen Industrie, Behörden und Politikern sich bislang bestens – für alle drei Beteiligten, aber gegen die Interessen der Bürger – bewährt hat. Siedelt sich beispielsweise ein Betrieb auf Einladung eines Bundeslandes in einer bestimmten Region an, erteilt die Behörde – in vorauseilendem Gehorsam gegenüber den entsprechenden Spitzenpolitikern – zumeist großzügige Genehmigungen für Ansiedlung, Inbetriebnahme und vor allem auch die Schadstoffemissionen. Formaljuristisch mögen alle diese Behördenakte vollkommen in Ordnung sein, auf der Strecke bleibt, wieder einmal, der Umweltschutz.

Aber auch den Politikern ist gedient. In Zeiten hoher Arbeitslosigkeit schlägt eine Betriebsansiedlung positiv zu Buche und si-

chert der betreffenden Partei möglicherweise die Wiederwahl.
Zudem sitzen nicht wenige Spitzenpolitiker in zahlreichen Auf-
sichtsräten, Beiräten und Kommissionen und sichern sich so ein
recht einträgliches Zusatzeinkommen. Daß aber eine solche Ver-
filzung von Wirtschaft und Politik nicht gerade zur Objektivität in
politischen Entscheidungen beiträgt, liegt auf der Hand und zeugt
von der Instinktlosigkeit, mit denen manche Spitzenpolitiker dem
Umweltschutzgedanken begegnen.

Unser Chemikaliengesetz:
Wo bleibt die deutsche Gründlichkeit?

Wie groß die Macht der chemischen Industrie tatsächlich ist, läßt
sich nicht zuletzt am Beispiel des deutschen Chemikaliengesetzes
ablesen. Sage und schreibe neun Jahre mußten vergehen, ehe die
deutsche Bundesregierung ihr im Umweltprogramm aus dem
Jahre 1971 abgegebenes Versprechen, die Belastungen durch
Umweltchemikalien entscheidend zu verringern und abzubauen,
wenigstens formal einlöste und ein entsprechendes Umweltgesetz
verabschiedete. Womit sich die Bundesrepublik unter die absoluten Schlußlichter im Konzert der großen westlichen Industriena-
tionen einreihte: Schon im Jahr 1969 machten die Schweizer mit
einem Giftgesetz den umweltpolitischen Anfang, in den 70er
Jahren folgten dann Schweden, Japan, Großbritannien, Kanada,
Norwegen, die USA, Frankreich, Dänemark und schließlich 1980
die Bundesrepublik Deutschland.

Dies wäre noch nicht einmal so schlimm – wenngleich auch
kein Ruhmesblatt für die deutschen Gesetzesmacher –, wenn das
deutsche Chemikaliengesetz wenigstens einer Eigenschaft ent-
spräche, die uns Deutschen im allgemeinen zugeschrieben wird:
deutscher Gründlichkeit. Doch davon keine Spur: Als gravieren-
der und für den Verbraucher unverständlicher Nachteil erweist
sich die Tatsache, daß auch heute keinerlei Zulassungsverfahren
für neue Chemikalien vorgesehen sind, sondern daß die deutschen Gesetzes-«Macher» mit einem simplen Anmeldeverfahren
zufrieden sind. Wer einen neuen Chemiestoff auf den Markt
bringen will, muß diesen lediglich 45 Tage vor der ersten Ver-
marktung in einem Land der Europäischen Gemeinschaften bei
der Dortmunder Bundesanstalt für Arbeits- und Unfallforschung
anmelden. Dieser Anmeldung sind – je nach in Verkehr zu brin-
gender Menge – mehr oder weniger umfangreiche Prüfnachweise
und Angaben beizuschließen. Es verbleiben den Kontrolleuren

somit rund eineinhalb Monate, um die eingereichten Unterlagen zu studieren und auf ihre Zuverlässigkeit und ihren Wahrheitsgehalt zu testen. Ein Unterfangen, bei dem die Kontrollbürokratie wohl gänzlich überfordert sein dürfte, zumal dieser nur wenige wirklich qualifizierte Toxikologen zur Verfügung stehen.

Ganz zu schweigen vom Schildbürgerstreich, die Gründlichkeit der Tests von der zu vermarktenden Menge abhängig zu machen. Ist doch die Toxizität und damit die Gefährlichkeit eines Stoffes von ganz anderen Faktoren abhängig als von seiner Quantität. Liegt die auf den Markt zu bringende Menge gar unter einer Tonne pro Jahr, entfällt sogar das gesamte Anmeldeverfahren.

Um das Maß voll zu machen, haben die Bonner Parlamentarier fast gänzlich auf die nachträgliche Überprüfung der Zehntausende von «alten» Stoffen verzichtet. Ganz im Sinne der chemischen Industrie, die den Politikern vorrechnete, daß eine toxikologische Inventur dieser Altlasten bei der heute verfügbaren Laborkapazität wohl annähernd 500 Jahre dauern würde. Da lohne es sich also erst gar nicht, anzufangen – selbst wenn sich, wie vorsichtige Schätzungen ergeben, unter diesen zumindest 5000 mehr oder weniger krebserregende oder krebsfördernde Substanzen befinden dürften...[25]

Daß es, so jedenfalls die Experten, durchaus billige und relativ schnelle Grundtests gibt, die erste Anhaltspunkte über die Gefährlichkeit eines chemischen Stoffs liefern können, wird dabei von den Verantwortlichen in Politik und Wirtschaft geflissentlich verschwiegen. Immerhin aber, und dies gibt doch noch ein wenig Anlaß zu Hoffnung und Optimismus, besteht auch die Möglichkeit, die alten Stoffe doch noch durch eine «Hintertür» in die Prüfungspflicht einzubeziehen und gefährliche so vom Markt verschwinden zu lassen – sofern sie sich in irgendeiner Weise verdächtig gemacht haben (§ 4, Abs. 2 ChemG).

Um der Bildung einer staatlichen Kommission zuvorzukommen, die sich mit der Durchführung dieser Ausnahmeregelung zu befassen hätte, hat sich jedoch im Sommer 1982 ein «Beratergremium für umweltrelevante alte Stoffe» gebildet, das vor allem aus Vertretern der chemischen Industrie, verschiedener Behörden und einigen Wissenschaftlern zusammengesetzt ist. Fachleute aus den diversen Umweltorganisationen wurden wohl nur aus «purem Zufall» vergessen.

In einem komplizierten, von Kritikern als höchst willkürlich und unausgewogen bezeichneten Ausleseverfahren wurden schließlich 60 Altstoffe ausgewählt, die einer näheren Untersuchung unterzogen und in einem Abschlußbericht endgültig toxikologisch bewertet werden sollten. Das Bundesministerium des Innern ging aber schon damals – wohl für den Fall, daß dieser Bericht allzu hart mit der produzierenden Industrie ins Gericht gehen könnte – auf Distanz: «Eine abschließende Bewertung dieser Stoffe kann erst erfolgen, wenn alle vorhandenen Daten gesammelt und die erforderlichen Prüfungen durchgeführt sind. Die vorgelegte Liste kann deshalb keineswegs als Grundlage für eventuelle administrative Maßnahmen dienen.»[26]

Was Sie über Krebs
wissen sollten

Das Thema ist so allgegenwärtig, daß sich bei vielen Menschen eine Art Mutlosigkeit eingeschlichen haben mag: «Was kann ich schon gegen Krebs tun?» Damit aber sind wir genau beim Thema dieses Buches. Es will – bei aller Anklage gegen die, die Krebsgifte in unser Leben bringen – Mut und Hoffnung machen, daß wir diesen Giften nicht völlig schutzlos ausgeliefert sind, sondern sie erkennen und vermeiden können. Mut und Hoffnung also in einer schwierigen, uns alle bedrohenden Situation. Zugleich will es jenen Es-wird-mich-schon-nicht-treffen-Optimismus, der ja nichts weiter ist als eine Verdrängung des Problems, durch Fakten abbauen. Noch einmal die traurige Statistik: Etwa zwei Millionen Bundesbürger sind zur Zeit an Krebs erkrankt; jedes Jahr sterben von ihnen etwa 160 000, jedes Jahr kommen 200 000 bis 300 000 Kranke hinzu. Diese Zahlen steigen seit Jahren unaufhaltsam.

Es sind schreckliche Zahlen. Aber Mut und Hoffnung sind möglich und lassen sich auch durch Gespräche und Handeln weitergeben. Dafür aber muß man das Wichtigste über die Entstehung und Verhütungsmöglichkeiten von Krebs wissen. Darum geht es in diesem Kapitel.

1. Jede Krebserkrankung beginnt in einer einzigen Ursprungszelle

Schon das gibt Mut und Hoffnung. Hoffnung, weil eine befallene Zelle nicht unseren gesamten Organismus erkranken lassen muß. Auch wenn wir, wie in unserer Industriekultur unvermeidlich, Krebsgiften schon lange ausgesetzt sind, sollte uns das Mut machen, etwas für die eigene Gesundheit und gegen die Verbreitung dieser Gifte zu tun.

Aber im einzelnen: Krebs entsteht im kleinsten Baustein des menschlichen Lebens, in der Zelle. Ihre Zahl ist unvorstellbar groß: Ein erwachsener Mensch mit einem Gewicht von 75 Kilogramm hat nicht weniger als 60 000 000 000 000 oder 60 Billionen Zellen. Ihr Durchmesser erreicht im Durchschnitt jeweils nur rund 0,1 Millimeter. Wie ein winziges Rädchen fügt sich jede einzelne Zelle in das riesige Räderwerk Organismus ein, dessen wesentliche Ordnungsprinzipien wir wahrscheinlich noch gar nicht kennen.[1]

Doch nicht nur der gesamte Organismus selbst mit seinem unglaublich präzisen Zusammenspiel all seiner Teile ist ein Wunderwerk der Natur. Auch die kleine Zelle selbst ist ein hochkompliziertes Regelsystem, in dem sich in jedem Moment Hunderte von Abläufen und Prozessen abspielen. Ständig werden Befehle ausgegeben, verarbeitet und weitergegeben, schneller und genauer, als es selbst die besten Computer heute schon vermögen.

Jede Zelle setzt sich aus zwei großen Bestandteilen zusammen: dem Zellplasma und dem Zellkern. Der Zellkern ist die eigentliche Kommandozentrale. Er enthält die gesamte genetische Information – die berühmte Desoxyribonukleinsäure, kurz auch DNS genannt. Chemisch gesehen ist sie ein höchst komplexes Molekül, das äußerlich einer in sich gewundenen Strickleiter gleicht. Die Sprossen dieser Doppelspirale bilden vier Basen, Adenin, Thymin, Guanin und Cytosin. Ihre Anordnung auf dieser langen Leiter legt – wie die Zeichen in einem Morsealphabet – den Informationsgehalt der DNS fest.[2]

Die Abfolge dieser vier Basen bildet gleichsam das Programm der Zelle, aus dem diese die für sie wichtigen Informationen herauslesen kann. Wobei jede einzelne Zelle auch den Gesamtplan für den Organismus enthält, der mit jeder Zellteilung weitergegeben wird. In der Embryonalzeit, die beim Menschen bekanntlich zwischen 274 und 285 Tagen beträgt, ist die Zelle anfangs noch universell: Sie kann sich zu jeder beliebigen Körperzelle hin entwickeln. Entnimmt man beispielsweise einem Frosch im Vierzellenstadium, also wenn sich die befruchtete Eizelle erst zweimal geteilt hat, die Einzelzellen, entstehen daraus vier Kaulquappen.

Im Verlauf ihrer Entwicklung beginnen sich die Zellen allerdings zu differenzieren und bestimmte Eigenschaften und Funktionen anzueignen. Sie werden etwa zu Haut-, Herz- oder Nervenzellen. In diesem Stadium haben sie dann alle Informationen, die sie nicht für ihre Funktion im Organismus benötigen, aus ihrem Gedächtnis gestrichen. Sie «wissen» nur mehr das, was sie zur Erfüllung ihrer ganz spezifischen Aufgaben wissen müssen.[3]

Der Informationsgehalt der DNS des Menschen ist dementsprechend hoch: Wollte man die – bislang jedoch noch nicht bekannte – Reihenfolge der Basen in der menschlichen DNS auflisten, würde eine solche Tabelle ein Buch mit mehr als einer Million Seiten füllen.[4]

Und hierin liegt auch die große Gefahr für den Informationsspeicher der Zelle: Wenn der Zellkern durch irgendwelche Einflüsse geschädigt und dadurch der DNS-Strang unterbrochen oder mit falschen Informationsstücken geflickt wird, kann die Zelle außer Kontrolle geraten und sich im ungünstigsten Falle zur Krebszelle entwickeln. Doch dazu muß es nicht kommen.

2. Wenn eine Zelle durch Krebs entartet ist, muß noch lange nicht der ganze Organismus an Krebs erkranken
Wie eine gesunde Zelle zu einer Krebszelle umgewandelt wird, ist bis heute noch nicht restlos geklärt. Als gesichert kann jedoch gelten, daß sich diese Transformation in zumindest zwei Phasen vollzieht[5]:

▷ Eine gesunde Zelle wird durch ein oder mehrere Karzinogene – das sind krebserzeugende Stoffe – in eine latente Tumorzelle umgewandelt. Dieser Vorgang ist nicht mehr umkehrbar, wohl aber kann es Jahre, ja sogar Jahrzehnte dauern, bis die schlafende Krebszelle ihre unheilvolle Wirkung zu entfalten beginnt.

▷ In dieser oft langen Entwicklungsphase entscheidet sich dann, ob sich die Zelle tatsächlich in eine Krebszelle umformt oder ob sie in ihrem für den Betroffenen ungefährlichen Zustand verharrt. In dieser Zeit können allerdings Prokarzinogene die latente Tumorzelle aktivieren. (Prokarzinogene sind Stoffe, die zwar die Entstehung von bösartigen Geschwülsten fördern, diese aber nicht allein verursachen können.)

Als krebsauslösend bzw. -fördernd konnten bisher insbesondere drei Faktoren identifiziert werden:

▷ physikalische Einflüsse, wie z.B. energiereiche Strahlen, vor allem radioaktive Strahlung und Röntgenstrahlen, möglicherweise aber auch technisch erzeugte elektromagnetische Strahlung von geringerer Energie. Hierzu gehört auch die Krebsentstehung durch chemisch völlig harmlose Materialien, wie etwa Asbestfasern, die aufgrund ihrer Form zu einem Dauerreiz führen,

▷ bestimmte Krebsviren

▷ chemische Stoffe

Krebs, allein erzeugt durch energiereiche Strahlung, fällt dabei von der Zahl der Erkrankungen her heute noch nicht stark ins Gewicht, und in welchem Ausmaß andere Arten technisch erzeugter Strahlung an der Krebsentstehung beteiligt sind, muß erst noch erforscht werden. Viren als Krebsursache konnten bislang nur in Einzelfällen nachgewiesen werden. Die Mehrzahl der Krebserkrankungen wird also von chemischen Stoffen ausgelöst. Der in der Schweiz lebende Krebsforscher Ivan Vavruch schreibt ihnen ungefähr 60 Prozent aller Krebsfälle zu.[6] Dies ist nicht weiter verwunderlich: Wir alle «baden» heute förmlich in den krebserre-

41

genden Stoffen unserer Umwelt und können uns ihrer unheilvollen Wirkung kaum mehr entziehen.

3. Je mehr krebserregende Stoffe wir von uns fernhalten, desto geringer das Risiko, an Krebs zu erkranken

Beim Menschen wird Krebs nur in den seltensten Fällen durch eine einzige chemische Substanz ausgelöst, sondern durch das additive Zusammenwirken verschiedener Chemikalien. Zum Teil potenzieren sich sogar die Wirkungen mehrerer dieser Stoffe und machen diese dann zu gefährlichen Krebsgiften.

Generell kommt es bei dem Zusammenwirken von chemischen Stoffen zu Kombinationswirkungen; und bei vielen Karzinogenen ist mit einer Summationswirkung zu rechnen. Mehr zur Problematik dieser Wirkungsmechanismen im Kapitel *Krebsgifte – das wahre Gesicht der Chemie*. Auf der anderen Seite können sich – und aus diesem Grunde erkrankt der Mensch auch relativ selten an Krebs – diese Substanzen auch gegenseitig neutralisieren oder in ihrer Wirkung abschwächen.

Die krebserregende Wirkung bestimmter chemischer Stoffe ist übrigens schon seit mehr als 200 Jahren bekannt: Bereits im Jahr 1775 hat der englische Chirurg Sir Percival Pott in einer medizinischen Abhandlung das gehäufte Auftreten von Hodenkrebs bei Schornsteinfegern beschrieben und den Ruß, mit dem sie tagtäglich konfrontiert waren, als Hauptursache für ihre Krebserkrankung erkannt. In den folgenden Jahrzehnten konnten immer mehr dieser Berufskrebse und die sie auslösenden Karzinogene entdeckt werden. Untersuchungen, die eine erhöhte Krebssterblichkeit bei Chemikern und Personen, die sonst ständig mit Chemikalien in Berührung kamen, festgestellt haben, lieferten schließlich weitere Beweise für das Entstehen von bösartigen Tumoren durch chemische Substanzen.[7]

Manchmal genügt zur Krebserkrankung aber auch schon eine einmalige Dosis bestimmter hochtoxischer, also hochgiftiger Stoffe; weit häufiger jedoch ist eine Einwirkung kleinerer Mengen über längere Zeit hinweg für die Umwandlung einer gesunden Zelle in eine Krebszelle erforderlich.

Das ist der Grund, warum es möglich und notwendig ist, krebserregenden Stoffen aus dem Weg zu gehen – manchmal im reinen Wortsinn: indem man bestimmte Umgebungen meidet (so wie sich Röntgenärzte ja auch gegen die Strahlung schützen), meist aber durch Vorsicht bei den Dingen, die wir in unseren Körper aufnehmen: Tabakrauch, Speisen und Getränke, Luftschadstoffe in und außerhalb unserer Wohnungen und Häuser, Materialien der Kleidung oder in bestimmten krebserzeugenden Substanzen, mit denen wir durch Atmung und Berührung in Kontakt kommen. Nicht alle mit Krebs in Verbindung zu bringenden Stoffe lösen von sich allein diese Krankheit aus, viele aber wirken als sogenannte Prokarzinogene. Darunter versteht man chemische Verbindungen, die selbst noch nicht in der Lage sind, Krebs auszulösen, die aber in den Körperzellen selbst durch Stoffwechselvorgänge zu äußerst aktiven Zwischenverbindungen umgewandelt werden können. Diese aktiven Zwischenstoffe (Metabolite) gehen mit Strukturen der Zelle chemische Verbindungen ein und verändern diese, darunter auch die Desoxyribonukleinsäure (DNS), die den genetischen Bauplan der Zelle enthält.

Die Gefährlichkeit der Prokarzinogene für den einzelnen hängt vor allem vom allgemeinen Gesundheitszustand, den Ernährungsgewohnheiten, dem Alter, dem Geschlecht und erblichen Faktoren ab.

Die Prokarzinogene stellen wohl den Großteil jener Stoffe, die für das Entstehen von Krebs letztendlich verantwortlich sind. Erst sie machen viele schlafende Tumorzellen zu einer ernsten Gefahr für den Körper. Zu den prominentesten Vertretern dieser Spezies zählt vermutlich der Tabakrauch, der am Tod vieler tausend Bundesbürger Schuld trägt. Wenn es allerdings gelingt, diesen Prokarzinogenen auszuweichen – und die Möglichkeiten hierzu sind zweifellos gegeben –, könnte auch das Krebsrisiko des einzelnen beträchtlich gesenkt werden.[8]

4. Wir haben in unserem Körper Barrieren gegen Krebs

Mit der Kenntnis der krebserregenden Faktoren einerseits und des Aussehens und der Entwicklung der Krebszellen andererseits erschöpft sich aber auch schon das präzise Wissen der Medizin um den Weg von der gesunden Zelle zur Krebszelle. Was sich zwischen dieser Anfangs- und Endstufe in der Zelle selbst abspielt, liegt auch heute noch zu einem großen Teil im wissenschaftlichen Dunkel und kann nur ungenau und unvollständig beschrieben werden.

Einen großen Schritt im Erkennen der Krebsentstehungsmechanismen brachten die Arbeiten des deutschen Biophysikers F. A. Popp, auf die im Kapitel *Krebsrisiko elektromagnetische Strahlung* näher eingegangen wird. Sie sind geeignet, viele offene Fragen zu beantworten. Doch ist weiterer Forschungsaufwand nötig, um die bisherigen Erkenntnisse wissenschaftlich so abzustützen, daß die sich abzeichnenden weitreichenden Konsequenzen gefordert werden können.

Eines aber ist gewiß: Der menschliche Organismus hat gegen unerwünschte Eindringlinge zahlreiche Barrieren und Hindernisse aufgebaut, die diese erst überwinden müssen, um im Körper selbst aktiv werden zu können.

Im Fall von chemischen Karzinogenen heißt das, daß diese zuerst einmal in den Zellkern selbst gelangen müssen, um mit der DNS reagieren zu können. Nachdem es sich bei den krebserregenden Substanzen meist um chemisch sehr aktive Stoffe handelt, kommt es oft schon im Zellplasma, der schützenden Zellmasse um den Zellkern, zu chemischen Reaktionen, die zur Neutralisierung der unerwünschten «Gäste» führen.[9]

Sollte es das Karzinogen trotzdem schaffen, die Entgiftungsbarrieren im Zellplasma zu überwinden und in den Zellkern zu gelangen, muß es zur Krebsverursachung auch noch mit einem ganz bestimmten Teil der DNS reagieren – nämlich mit einem solchen, der die für die Zellen wichtigen Informationen enthält. Mit anderen Worten: Es muß an jene Stellen im Programm der Zelle andocken, an denen die Zelle ihre Befehle abliest.[10]

Selbst wenn es dem Eindringling gelingt, diese strategisch wichtigen Positionen im Informationsspeicher ausfindig zu machen und mit diesen zu reagieren, ist die Gefahr für das Karzinogen noch längst nicht gebannt: Zelleigene Reparatursysteme kontrollieren ständig das DNS-Molekül auf Schäden und führen auch selbständig Reparaturen an den Strängen der Doppelhelix durch. Erst wenn auch diese Reparatursysteme versagen, wird aus der ursprünglich normalen Zelle eine latente oder bei einer sehr hohen Karzinogenbelastung eine tatsächliche Krebszelle.[11]

Im Regelfall hat die Schädigung des DNS-Speichers noch keine direkte Krebserkrankung zur Folge. Die Zelle bleibt noch im Kontrollbereich des Organismus, selbst wenn sie in ihrem Kern schon irreversibel geschädigt ist. In einer zweiten Phase allerdings können andere Substanzen, unter anderem die bereits angeführten Prokarzinogene, auf die Krebszelle einwirken. Nach dem Prinzip der kleinen, aber um so effektiveren Nadelstiche verhindern sie, daß sich die Zelle von den vielen kleinen Angriffen erholen kann, bis sie schließlich an einem bestimmten Punkt aus dem Kontrollsystem des Organismus ausscheidet und zur tatsächlichen Krebszelle umkippt.

In diesem Stadium beginnt die Zelle ihre spezifischen Eigenschaften zu verlieren und auch ihr Aussehen zu verändern. Dies alarmiert sofort die körpereigenen Abwehrsysteme, die versuchen, die nunmehr auch in ihrem Äußeren veränderten Zellen zu erkennen und zu vernichten. Dieser Stellungskrieg kann sich über lange

Zeit unbemerkt im Körper hinziehen. In dieser Auseinandersetzung setzen sich dann schließlich jene Krebszellen durch, die es am besten verstanden haben, sich den Abwehrreaktionen des Körpers anzupassen, und die so auch den mörderischen Kampf überleben konnten.[12] In ihrem Inneren ist die Krebszelle nunmehr mit der früheren Embryonalzelle vergleichbar, in der noch alle Befehle, die zum Aufbau des Organismus notwendig sind, gespeichert sind und auch abgelesen werden. Während normale Zellen nur mehr ein ganz bestimmtes Programm in ihrem Informationsspeicher in der DNS abrufen können, ist die Krebszelle in der Lage, sich ihren Schaltplan wieder selbst zu gestalten und sich derart von ihrer Umwelt abzukoppeln. So löst sie sich dann aus der übergeordneten Steuerung im Zellverband heraus und wird gegenüber den benachbarten Zellen taub und stumm: Die Biokommunikation ist gestört, unterbrochen. Die Krebszelle kappt alle Verbindungen nach außen und schottet sich wie ein Einzeller ab. Sie will mit den anderen Zellen nichts mehr zu tun haben.[13]

Sie hat jetzt nur mehr eines «im Sinn»: zu wachsen, unaufhörlich zu wachsen. Diesem ungebremsten Wachstumsstreben versucht der Körper mit all seinen immunologischen Abwehrmechanismen Einhalt zu gebieten. Doch dies ist nur im Anfangsstadium der Krebserkrankung noch einigermaßen erfolgreich, wenn es die Immunabwehr nur mit einer relativ geringen Anzahl von Krebszellen zu tun hat. Ab einer gewissen Tumorgröße aber ist das Immunsystem überfordert: Schon ein einziges Gramm Krebsgewebe besteht aus rund einer Milliarde Zellen. Diesen stehen aber nur circa 15 Milliarden Lymphozyten, das sind die Träger der Immunabwehr, gegenüber. Es ist also nur eine Frage der Zeit, bis sie sich geschlagen geben.[14]

Die Abwehrfähigkeit des Körpers hängt dabei auch vom Alter des Betroffenen ab: Wie die Statistiken eindrücklich belegen, ist Krebs vorwiegend ein Problem des alternden Organismus. 75 Prozent aller bösartigen Tumoren treten jenseits des 60. Lebensjahres auf. Zum einen vergeht nämlich oft eine sehr lange Zeit zwischen der Schädigung der DNS und dem tatsächlichen Ausbruch der Krankheit. Zum anderen nimmt auch die Fähigkeit des Körpers, DNS-Reparaturen durchzuführen und körperfremde Stoffe – wie eben die krebserregenden Substanzen – abzuwehren, mit zunehmendem Alter ab. Daraus erklärt sich auch, daß im Endstadium einer Krebserkrankung das menschliche Immunsystem häufig vollkommen zusammenbricht.[15]

Bösartige Tumoren wachsen – im Gegensatz zu den gutartigen

Geschwulsten – sehr rasch. Die Krebszellen drängen dabei das gesunde Gewebe nicht etwa zur Seite, sondern sie infiltrieren und zerstören es.

Trotz seines hemmungslosen Wachstums sind Schädigungen durch den primären Tumor zumeist nicht direkt lebensbedrohend. Kritisch wird die Situation oft erst, wenn die Krebszellen die Gewebeschranken durchbrechen und in die Versorgungsleitungen des Körpers, vor allem in den Blutkreislauf oder das Lymphsystem, geraten. Sie können sich so schließlich im ganzen Körper verteilen und als Krebsmetastasen weiterwachsen. In weiterer Folge beeinträchtigt der Tumor lebenswichtige Funktionen, zerstört unersetzliche Organe wie Leber oder Lunge, wuchert Hohlräume wie die Speise- oder Luftröhre zu oder verengt die Transportsysteme des Körpers. Je früher daher eine Krebserkrankung diagnostiziert werden kann, desto höher sind auch die Heilungschancen.[16]

Doch soweit muß es erst gar nicht kommen. Der Heidelberger Krebsforscher Schmähl macht die Wahrscheinlichkeit einer Krebserkrankung von drei Faktoren abhängig: vom Alter, von den Erbanlagen und vor allem vom Einfluß der äußeren krebserregenden Faktoren.[17] Während sich die beiden erstgenannten unserer Beeinflussung weitgehend entziehen, haben wir die Möglichkeit, unsere Umwelt so zu gestalten, daß wir mit möglichst wenigen Krebsrisiken, vor allem den chemischen Karzinogenen, in Berührung kommen. Nutzen wir doch diese Chance!

Und wir haben noch eine weitere Möglichkeit, das Risiko, an Krebs zu erkranken, zu minimieren. Die Krebsforscher Dr. Rudolf Süss und seine Kollegin Dr. Margarete Malter vom Deutschen Krebsforschungszentrum in Heidelberg haben sie erst vor kurzem (1986) entdeckt. Sie hatten sich gefragt: «Was geschieht, wenn man einer Ratte Zellen einspritzt, die nicht in diesen Organismus gehören? Zum Beispiel Erythrozyten von einem anderen Tier, etwa einem Schaf oder einem Menschen.» Sie waren vom Ergebnis sehr überrascht: «Innerhalb weniger Minuten wurden die fremden, falschen Zellen, die nichts in der Ratte zu suchen hatten, von der Leber abgefangen. Die Leber erwies sich als wirksamstes Filterorgan des Organismus.»[18] Sie berichten weiter: «Tumorzellen sollten für einen Organismus eigentlich auch falsche Zellen sein. Wir haben uns daher die Frage gestellt: Kann die Leber vielleicht auch Tumorzellen abfangen und aus dem Verkehr ziehen. Diese Frage ist von eminent praktischer Bedeutung: Eine Krebsgeschwulst (Primärtumor) wird erst dann gefährlich, wenn Tumorzellen auswandern, sich über die Blut- oder Lymphbahn im ganzen Körper ausbreiten und in den verschiedensten Organen zu Tumorkolonien (Metastasen) auswachsen.

Rein theoretisch sollte die Leber sehr wohl in der Lage sein, Tumorzellen abzufangen, die sich von einem Tumor abgelöst haben und in den Kreislauf eingedrungen sind. Als großes Organ, das im Kreislauf zwischen den großen Gefäßen liegt, wird sie von sehr viel Blut durchströmt (1,5 Liter pro Minute). Für Leukämiezellen (Blutkrebszellen) haben wir den Beweis geführt, daß sie nicht nur in der Leber festgehalten, sondern dort auch zerstört werden.»[19]

Auch der Krebsforscher L. Weiss vom Deutschen Krebsforschungszentrum hat gezeigt, daß Tumorzellen bei der Passage durch die Leber abgebaut werden.[20] Sie kann also tatsächlich als Filter für Tumorzellen wirken. Aus diesem bisher kaum bekannten Sachverhalt läßt sich folgern, daß eine gesunde, funktionstüchtige Leber eine eminent wichtige Rolle spielt bei der Abwehr von Krebszellen. Warum? Jeder von uns trägt solche ständig in sich, und laufend kommen neue dazu. Solange die Leber voll funktionstüchtig ist, kann sie dafür sorgen, daß die Krebszellen nicht überhand nehmen. Wird sie geschädigt oder ist sie überlastet, vermag sie dieser Aufgabe nicht mehr in der erforderlichen Weise nachzukommen. Die Folge ist, daß die Abwehr- und Reparaturkräfte des Körpers, das Immunsystem, überfordert werden und Krebszellen ungehindert wachsen können. Hält die Überforderung längere Zeit an, ist es denkbar, daß die Überlastung zu Krebs führt. Nicht viel anders als bei einem Fluß, in den man ständig giftige Chemikalien hineinschüttet und der dann «umkippt».

Es gilt heute als wissenschaftlich gesichert, daß die Abwehrkräfte des Körpers bei der Entstehung und Bekämpfung von Krebs eine entscheidende Rolle spielen. Bei fast allen Krebskranken läßt sich eine erhebliche Schwächung der Abwehrkräfte beobachten. Andererseits gibt es viele Hinweise dafür, daß ein gestärktes Abwehrsystem in der Lage ist, Krebszellen aus eigener Kraft zu vernichten und damit die Ausbreitung des Leidens zu verzögern, zu stoppen oder gar rückgängig zu machen.[21]

Es ist also sicher sinnvoll, alles zu tun, um die Leber zu entlasten und ihre Funktionsfähigkeit zu verbessern, damit sie ihrer Filteraufgabe in vollem Umfang nachkommen kann. Diesen Gedanken bestätigten die beiden Krebsforscher Malter und Süss mit typischer wissenschaftlicher Vorsicht, als ich sie fragte: «Läßt sich aus Ihren Arbeiten die Empfehlung ableiten, man sollte, wenn man sein individuelles Krebsrisiko verringern will, alles vermeiden, was die gesunde Funktionstüchtigkeit der Leber beeinträchtigt? Und: Würden Sie meinen, daß Krebs nicht entstehen kann, solange die Leber voll funktionsfähig ist?»[22] Hier ihre Antwort: «Die Empfehlung, zur Verringerung des persönlichen Krebsrisikos seine Leber gesund und funktionstüchtig zu halten, ist wohl nicht so direkt aus unseren Arbeiten ableitbar. Ein unvernünftiger Schluß wäre es aber auch nicht. Lebergifte könnten zumindest rein theoretisch neben den Entgiftungen auch die neuentdeckten Tumorzellabwehrfunktionen in Mitleidenschaft ziehen. Krebs kann sicher auch trotz funktionsfähiger Leber entstehen. Warum sollte Lungenkrebs oder Hautkrebs von der Leber abhängig sein? Allerdings, alle Tumorzellen, die im Kreislauf zirkulieren (auf dem Wege zu einer Metastase) können, wieder zumindest rein theoretisch, von der Leber abgefangen und getötet werden. Im Tierexperiment konnten wir zeigen, daß Mäuse mit gestörter Leberabwehr kürzer überlebten als gesunde Mäuse.»[23]

Obwohl hier eine wirksame Möglichkeit der Krebsverhütung erkennbar wird, sind die Chancen, sie zu nutzen, begrenzt: Der größte Teil der bisher untersuchten Chemikalien wirkt leberschädigend.[24]

Hinweise zum Verständnis und Gebrauch des Buches

▷ Krebs kann unter ungünstigen Umständen bereits durch die einmalige Einwirkung eines krebserzeugenden Stoffes, beispielsweise einer Asbestfaser, ausgelöst werden. Die Mehrzahl aller Krebserkrankungen entsteht jedoch durch eine anhaltende Gesamtbelastung vieler krebserzeugender und krebsfördernder Einflüsse, die einzeln in der Regel nicht für eine Krebserkrankung verantwortlich gemacht werden können. Jeder noch so geringe krebserzeugende Einfluß trägt jedoch zur Erhöhung des Risikos bei, an Krebs zu erkranken. In diesem Sinne sind die *Hinweise zum Krebsrisiko* durch einzelne Produkte zu verstehen. Sie basieren auf Erkenntnissen, die sich aus der auf Seite 738 genannten, hauptsächlich verwendeten Fachliteratur und den in den jeweiligen Kapiteln zitierten Quellen ergeben. Bei der Auswahl dieser Literatur wurden amtliche Quellen, die auf allgemein anerkannten Untersuchungsergebnissen beruhen, bevorzugt, um Expertenstreit bzw. Unsicherheit beim Leser zu vermeiden.

Zusätzlich wurden Erkenntnisse und Hinweise von Sachverständigen berücksichtigt, die eine Risikoeinschätzung im Interesse der potentiellen Käufer der aufgeführten Produkte ermöglichen.

▷ Formulierungen wie *Erzeugt Krebs* sind generell so zu verstehen, daß der betreffende Stoff zwar erwiesenermaßen Krebs erzeugen kann, daß bei derartigen Belastungen aber keineswegs immer Krebs entstehen muß. Im Kapitel *Was Sie über Krebs wissen sollten* wird eingehend erklärt, weshalb karzinogene Stoffe nur unter bestimmten Umständen zu Krebserkrankungen führen.

▷ In diesem Buch wurde generell ein Standpunkt eingenommen, der den vorsorglichen Schutz vor erwiesenen Krebsgefahren anstrebt. Dabei wurde von dem heute überwiegend und auch von der Bundesregierung vertretenen Grundsatz ausgegangen, daß Substanzen, die sich im Tierversuch als eindeutig kanzerogen erwiesen haben, im Interesse des Arbeits- und Gesundheitsschutzes auch als für den Menschen krebserzeugend angesehen werden müssen. Da auch in der wissenschaftlichen Literatur meist keine

Unterscheidung dahingehend vorgenommen wird, ob ein Krebsgefährdungspotential für Mensch oder Tier anzunehmen ist, wurde in diesem Buch entsprechend verfahren. Wenn die MAK-Werte-Kommission feststellt, daß die krebserzeugende Wirkung bestimmter Chemikalien bisher nur in Tierversuchen erwiesen ist (und dies im Buch so zitiert wird), betrifft das lediglich die Beweissituation und steht deshalb nicht im Widerspruch zu dem oben wiedergegebenen Grundsatz der Bundesregierung. Genaue Informationen darüber, wie circa 600 der gebräuchlichsten Krebsgifte durch amtliche und/oder halbamtliche Institutionen bewertet werden, enthält das *ABC der Krebsgifte.*

Als Quellen für diese Hinweise dienten in erster Linie:

▷ die MAK-Werte-Liste, herausgegeben von der Senatskommission zur Prüfung gesundheitsschädlicher Arbeitsstoffe;

▷ die IARC-Liste, herausgegeben von der International Agency for Research on Cancer, dem WHO-Krebsforschungsinstitut in Lyon;

▷ die Verordnung über gefährliche Stoffe (Gefahrstoff-Verordnung);

▷ die BAU-Liste, herausgegeben von der Bundesanstalt für Arbeitsschutz und Unfallforschung in Dortmund;

▷ die Schweizer Gift-Liste, herausgegeben vom Bundesamt für Gesundheitswesen in Bern.

In Einzelfällen wurde auf weitere Quellen zurückgegriffen, vor allem dann, wenn diese aktuelle und gesicherte weitergehende Erkenntnisse boten.

▷ Soweit in den einzelnen Kapiteln Produktlisten enthalten sind, wird die Bedeutung der in den jeweiligen Produktgruppen gegebenen *Hinweise zum Krebsrisiko* jeweils vor den Produktlisten erklärt. In vielen Fällen waren zwar weitergehende Bedenken und Hinweise auf ein krebserzeugendes Potential eines Produkts vorhanden, wenn die Wissenschaft jedoch bisher noch keine gerichtssicheren Beweise zur Verfügung stellen konnte, mußte auf konkretere Hinweise verzichtet werden.

▷ Die *Hinweise zum Krebsrisiko* in den Produktlisten beziehen sich auf die jeweils angegebenen Inhaltsstoffe bzw. die Produktart. Um diese Angaben zu erhalten, mußten umfangreiche Recherchen durchgeführt werden. Wie schwierig es oft war, möglichst aktuelle und vollständige Herstellerangaben über die chemische Zusammensetzung der Produkte zu beschaffen, wird am Verhalten der Kosmetikbranche deutlich. Im Kapitel *Krebsrisiko Körperpflegemittel* wird gezeigt, wie sich der zuständige Industrieverband für seine Mitgliedsfirmen einsetzte, um eine zwangsläufige Verunsicherung der Verbraucher bei verstärkter Aufklärung über kosmetische Inhaltsstoffe zu vermeiden.

▷ Viele Hersteller sind verständlicherweise bemüht, Angaben, aus denen der potentielle Käufer auf krebserzeugende Inhaltsstoffe schließen könnte, zu verschweigen oder zumindest so zu deklarieren, daß die Angaben nicht verkaufshemmend wirken. Die geringe Bereitschaft, die chemische Zusammensetzung ihrer Produkte anzugeben, hat für manche Hersteller den Nachteil, daß Rezepturänderungen, bei denen Substanzen herausgenommen wurden, vom Verbraucher nicht bemerkt und in diesem Buch nicht berücksichtigt werden konnten. Ein Nachteil, den sich Hersteller, die ihre Kunden über die chemischen Risiken ihrer Produkte im unklaren lassen wollen, selbst zuzuschreiben haben. So ist nicht auszuschließen, daß es aufgrund unvollständiger Inhaltsstoffangaben zu Hinweisen über das Krebsrisiko gekommen ist, die bei einer weitergehenden Information des Herstellers vermeidbar gewesen wären. Autor und Verlag fordern deshalb die betreffenden Hersteller auf, aktuelle Informationen für etwaige Korrekturen bei Nachauflagen zur Verfügung zu stellen.

Trotz gleicher Angaben in der Spalte *Bekannte Inhaltsstoffe* sind zum Teil unterschiedliche Hinweise zum Krebsrisiko erforderlich gewesen. Das hat verschiedene Gründe: unterschiedliche mengenmäßige Anteile der jeweiligen Inhaltsstoffe; Unterschiede in der Art der Verwendung; es lagen zusätzliche Informationen vor, die berücksichtigt werden mußten.

▷ Wenn ein Produkt aus irgendwelchen Gründen nicht in diesem Buch aufgeführt wird, kann daraus nicht geschlossen werden, daß es kein krebserzeugendes Potential besitzt.

▷ Außer den in diesem Buch behandelten Krebsrisiken gibt es weitere Verwendungszwecke für krebserzeugende Chemikalien. Um sich auch in diesen Fällen über ein mögliches Risiko zu informieren, wurden im *ABC der Krebsgifte* circa 600 gebräuchliche Chemikalien aufgelistet, von denen bekannt ist, daß sie Krebs erzeugen können oder bei denen ein derartiger Verdacht begründet ist. Sie können also über eigene Recherchen in Erfahrung bringen, welche chemischen Stoffe im gegebenen Fall verarbeitet oder eingesetzt werden, und dann im *ABC der Krebsgifte* nachlesen, was über diese Substanzen hinsichtlich ihres Krebsrisikos bekannt ist.

Krebsrisiko Reinigungs-, Pflege- und Waschmittel

Solche Fälle sind inzwischen bekannt, hier ein Beispiel, das sich im Sommer 1984 in Köln ereignet hat und mehrere Schulen betraf: Oft kamen Schüler nach dem Unterricht nach Hause und klagten über Übelkeit, Kopfschmerzen, Leibschmerzen und manchmal auch Sehstörungen. Erst das zufällige Zusammentreffen vieler Eltern bei einem Klassenfest führte dazu, daß die Ursache dieser «Unpäßlichkeiten», die – zur Überraschung der Eltern eben nicht nur ihre eigenen, sondern viele andere Kinder betrafen – gefunden werden konnte: ein Reinigungsmittel zur Pflege des Fußbodens.

Es enthielt – in bezug auf das Gewicht – 1,8 Prozent Benzol. Eine Analyse der Luft in den Klassenräumen ergab dann Konzentrationen von Benzoldampf von bis zu 31 Milligramm pro Kubikmeter, verursacht eben durch den Fußbodenreiniger und das gleichfalls auf der Basis eines Testbenzins hergestellte und deshalb ebenfalls mit Benzol verunreinigte Bohnerwachs. Benzol ist bekannt dafür, daß es Leukämie verursachen kann.[1]

Wer aber nun geglaubt hat, die Schulbehörde hätte spontan auf die Unpäßlichkeiten der Schüler reagiert, der täuscht sich. Die Eltern mußten erst, wie es in einem Bericht heißt, «massiv auftreten», bis diese Reinigungs- und Pflegemittel von der Schulbehörde zumindest vorläufig verboten wurden.

Benzol wird von der Senatskommission zur Prüfung gesundheitsschädlicher Arbeitsstoffe (MAK-Werte-Kommission) als eindeutig krebserzeugender Arbeitsstoff bezeichnet, «der erfahrungsgemäß beim Menschen bösartige Geschwülste zu verursachen vermag».[2] Für solche Chemikalien nennt die MAK-Werte-Kommission keine Grenzwerte, «da keine noch als unbedenklich anzusehende Konzentration angegeben werden kann».[3] Derart hohe Benzolkonzentrationen wie in der erwähnten Schule dürfen an Industriearbeitsplätzen laut den bestehenden Arbeitsschutzvorschriften nicht vorkommen.

Aufschlußreich wären sicherlich Untersuchungen darüber, ob die in vielen Schulen großflächig und häufig verwendeten benzolhaltigen Reinigungsmittel bei den belasteten Schulkindern schon vermehrt zu Leukämie und anderen Krebsformen geführt haben.

Dies ist naheliegend, wenn man von den Erfahrungen an Arbeitsplätzen mit benzolhaltiger Atemluft ausgeht.[4] Gerade bei Leukämie, die eine Latenzzeit von durchschnittlich fünf Jahren hat, wäre ein solcher Zusammenhang relativ leicht nachweisbar.

Sicherlich hat die erschreckende Zunahme von Krebs (vor allem Leukämie) im Kindesalter viele Ursachen, aber wenn nicht damit begonnen wird, eine mögliche Ursache nach der anderen zu finden und auszuschließen, wird Krebs bald die häufigste Todesursache bei Kindern sein.

Ein Blick auf die folgende Produktübersicht mit Angaben zu den Inhaltsstoffen und Hinweisen zum Krebsrisiko läßt erkennen, daß auch viele Reinigungs- und Pflegemittel für den privaten Haushalt Benzin und andere krebserzeugende Stoffe enthalten, die beim Gebrauch freigesetzt werden. Das üblicherweise dabei verwendete Testbenzin enthält laut DIN 51632 außer anderen krebsverdächtigen Bestandteilen auch bis zu 3,5 Prozent des eindeutig krebserzeugenden Benzols.

Der derzeit geringe Wissensstand über das kanzerogene Potential von Benzinen, das unter anderem Hauptbestandteil vieler großflächig verwendeter Fußbodenpflegemittel ist, führt dazu, daß für Benzine einfach keine Verwendungsbeschränkungen oder Grenzwerte bestehen.

Die MAK-Werte-Kommission rechtfertigt dies so: «Die Kommission konnte sich nicht entschließen, einen MAK-Wert für ‹Benzin› anzugeben. Es befinden sich Benzine stark differierender Zusammensetzung im Handel und im Gebrauch (Vergaserkraftstoffe, Spezialbenzine, Testbenzine, Pyrolysebenzin). Die Toxizität dieser Benzine hängt hauptsächlich von dem, je nach Herstellungsverfahren, sehr unterschiedlichen Gehalt an Aromaten ab (Benzol, Toluol, Xylole, Ethylbenzol, iso-Propylbenzol). Der Gehalt an Zusätzen wie Bleitetraethyl und Bleitetramethyl als Antiklopfmittel bedarf ebenso wie der von 1,2-Dibromethan und 1,2-Dichlorethan einer besonderen Bewertung. Bei diesen Benzinen liegen keine reinen Stoffe, sondern verschiedenartige Gemische vor. Da zur Festlegung von MAK-Werten vorgeschlagene Verfahren, die lediglich auf einer rechnerischen Bewertung der Zusammensetzung von Lösemittelgemischen als Flüssigkeiten beruhen, aus grundsätzlichen ärztlich-wissenschaftlichen Erwägungen abgelehnt werden müssen, fühlt sich die Kommission erst dann zu konkreten Äußerungen berechtigt, wenn ihr die Ergebnisse der Untersuchungen definierter Benzin-Dampfgemische vorliegen.»[5]

Und solange diese Ergebnisse nicht zu Maßnahmen führen, dürfen benzinhaltige Reinigungs- und Pflegemittel ihr krebser-

53

zeugendes Potential uneingeschränkt in jeder Wohnung entfalten.

Es ist im Rahmen dieses Buches nur beispielhaft möglich, auf krebserzeugende Bestandteile von Reinigungs- und Pflegemitteln einzugehen; die Angaben zu einzelnen Produkten weisen auf weitere Inhaltsstoffe hin, bei denen ein krebserzeugendes Potential derzeit vermutlich oder erwiesenermaßen besteht.

Bei allen relativ neuen chemischen Stoffen sollte das Fehlen eines Hinweises auf ein Krebsrisiko nicht zu der Annahme verleiten, daß es keines gibt. Es ist genauso wahrscheinlich, daß mangels Langzeiterfahrungen, und da keine Zusammenhänge untersucht worden sind, eine krebserzeugende Wirkung bisher unentdeckt geblieben ist. Wie wenig Interesse seitens der Wissenschaft und der Gesundheitsbehörden daran besteht, ein möglicherweise sehr viele Menschen betreffendes Krebsrisiko abzuklären, zeigt folgendes Beispiel: Optische Aufheller werden den meisten Waschpulvern und fast allen Seifen zugesetzt. In umfangreichen Tierversuchen konnte festgestellt werden, daß diese Zusätze nicht nur einen ungünstigen Einfluß auf die Wundheilung ausüben, sondern daß ihnen sogar eine Schrittmacherfunktion für Malignome (bösartige Krebsgeschwülste) zuzuschreiben ist.[6]

Professor Dr.Dr. Baron von der Universität Düsseldorf, der diese Untersuchungen bereits Anfang der 70er Jahre durchgeführt und Konsequenzen erhofft hatte, wartet noch immer darauf, daß seine Forschungsergebnisse entweder bestätigt oder widerlegt werden: «In der Öffentlichkeit wird immer wieder der Eindruck erweckt, daß meine wissenschaftlichen Arbeiten zum Problem ‹optische Aufheller› nachgeprüft worden seien, natürlich mit negativem Ergebnis. So sind meine mit weit über 1000 Versuchstieren angesetzten experimentellen Arbeiten zur Frage ‹Wundheilungsstörungen durch optische Aufheller› bis heute nicht nachgearbeitet worden.

Meine Untersuchungen am Menschen, welche das Temperaturproblem bei optisch aufgehellten Textilien betreffen, warten ebenfalls auf ihre Nachprüfung.

Meine Versuche zum Nachweis der Wachstumsanregung bösartiger Geschwulstzellen durch Beigabe von Aufhellersubstanz in einer Konzentration, wie sie in Vollwaschmittelpulver üblich ist, zum Geschwulstbrei, sind bisher unwidersprochen geblieben. Wenn eine chemische Substanz die Eigenschaft hat, das Wachstum von Geschwulstzellen anzuregen, so drückt sich darin ein Tatbestand aus, der zu ernsten Überlegungen in aller Öffentlichkeit zwingt.

54

Die optische Aufhellung der Haut kann nicht mehr als ein rein örtlicher, die Keratinschicht betreffender Anfärbungsprozeß ausgelegt werden, sondern ist im Sinne einer Allgemeinwirkung auf den Organismus zu betrachten.»[7] Es stellt sich die Frage, weshalb Tierversuche durchgeführt werden, wenn die Produzenten die Ergebnisse generell als nicht übertragbar auf den Menschen ablehnen und erst die Ergebnisse aus «realistischen Praxistests» am Verbraucher anerkennen.

Wie läßt sich dieses Krebsrikiso verringern?

Da Reinigungs-, Pflege- und Waschmittel über die Atemluft oder durch Hautkontakt unter Umständen erheblichen Einfluß auf die Gesundheit haben können, ist eine gesetzliche Regelung wie bei Arzneimitteln, Lebensmittelzusatzstoffen oder Pflanzenschutzmitteln (nur besser) schon lange überfällig. Zu verlangen wäre, daß Unternehmen, die mit Reinigungs-, Pflege- und Waschmitteln auf den Markt wollen, vorher den Nachweis erbringen müssen, daß sich diese Produkte in realistischen Langzeittests als gesundheitlich unbedenklich erwiesen haben.

Entsprechend dem derzeitigen Wissensstand über krebserzeugende Chemikalien, der besagt, daß für derartige Stoffe keine noch so geringen unbedenklichen Grenzwerte angegeben werden können, dürften Haushaltschemikalien generell nicht aus karzinogenen Stoffen hergestellt werden oder krebserzeugende Verunreinigungen enthalten. Die jetzige Praxis, nach der jeder Hersteller aus einer riesigen Palette hochgiftiger Substanzen möglichst billig zu produzierende und möglichst teuer zu verkaufende Produkte auf den Markt bringen darf, ohne daß irgendeine Kontrollbehörde eingreifen kann, bevor in auffälligem Maß Gesundheitsschäden auftreten, ist ein Musterbeispiel für die starke Präsenz der Chemielobby und die schwache Position der Verbraucher in unserer Gesellschaft.

Für bereits am Markt befindliche Produkte würde die Einführung einer Deklarationspflicht ähnlich der bei Arzneimitteln genügen, um gefährliche Produkte vom Markt verschwinden zu lassen. Denn welche Hausfrau würde z. B. ein Bodenreinigungsmittel kaufen, bei dem folgender Hinweis aufgedruckt ist: «Enthält Trichlorethylen, Formaldehyd, Benzol, Tetrachlor-Kohlenstoff. Im Tierversuch festgestellte Nebenwirkungen: Leukämie, Lungenkrebs, Erbgutveränderungen, Mißbildungen, Persönlichkeitsveränderungen. Achtung: Auch geringe Mengen der eingeatmeten oder über die Haut aufgenommenen Inhaltsstoffe können irreversible Gesundheitsschäden verursachen!»

So oder ähnlich würde eine Deklaration analog der für Arzneimittel bei manchen Reinigungs- und Pflegemitteln aussehen. Sicherlich ist auch heute in vielen Fällen ein Ausweichen auf altbekannte und bewährte, einfache und preiswerte Hausmittel möglich. Fenster lassen sich genausogut mit Essigwasser putzen, und Schmierseife ersetzt viele Spezialreiniger mit krebserzeugendem Potential. Ein Rückschritt auf das Hygieneniveau unserer auf Knien putzenden Großmutter muß dennoch nicht sein. Das beweist das wachsende Angebot an Bio-Reinigern und Bio-Waschmitteln. Und man kann durchaus davon ausgehen, daß die Chemiker unserer Zeit nicht nur extremen technischen Anforderungen gewachsen sind, sondern auch die Möglichkeiten haben, gesundheitlich unbedenkliche anwendungsfreundliche Putzmittel zu entwickeln, wenn dafür die Nachfrage nur groß genug ist.

Bedeutung der Hinweise zum Krebsrisiko
Reinigungs-, Pflege- und Waschmittel

Die Aussage *Hinweise auf krebserzeugende Wirkungen liegen nicht vor* bedeutet, daß sich aus der verwendeten Fachliteratur keine Anhaltspunkte für ein krebserzeugendes Potential dieses Produkts ergeben.

Der Hinweis *Keine Angaben zum Krebsrisiko möglich* mußte erfolgen, wenn die vorliegenden Daten zu den Inhaltsstoffen nicht ausreichten, um mit Hilfe der verwendeten Fachliteratur und der befragten Sachverständigen einen konkreten Hinweis zum Krebsrisiko geben zu können.

Der Hinweis *Amtliche Untersuchungen zum Krebsrisiko sind noch nicht abgeschlossen* bedeutet, daß erst die Ergebnisse zur Zeit laufender Untersuchungen eine konkrete Aussage zum Krebsrisiko ermöglichen werden.

Der Hinweis *Langzeituntersuchungen auf krebserzeugende Kombinationswirkungen fehlen* erfolgte, wenn eine Bewertung des Krebsrisikos wegen fehlender Langzeituntersuchungen auf krebserzeugende Kombinationswirkungen nicht möglich war.

Der Hinweis *Bei Formaldehyd / Formalin / Tetrachlorkohlenstoff /*

Trichlorethylen besteht begründeter Verdacht auf krebserzeugendes *Potential* wurde gegeben, weil die MAK-Werte-Kommission diese Chemikalien als Stoffe mit begründetem Verdacht auf krebserzeugendes Potential eingestuft hat.

Der Hinweis *Derartige Spezialbenzine enthalten in der Regel krebserzeugende Verunreinigungen* erfolgte, wenn die chemisch ungenauen Angaben über die Zusammensetzung des verwendeten Benzingemisches im speziellen Fall keine Abschätzung zur Stärke des kanzerogenen Potentials ermöglichten. Auf das Krebsrisiko der in dieser Produktgruppe eingesetzten Benzine mußte dennoch hingewiesen werden, weil aufgrund der vorliegenden Erkenntnisse davon ausgegangen werden muß, daß alle Benzinarten mehr oder weniger krebserzeugende Bestandteile enthalten.

Der Hinweis *Testbenzin enthält in der Regel krebserzeugende Verunreinigungen* erfolgte, wenn die chemisch ungenauen Angaben über die Zusammensetzung des verwendeten Testbenzins im speziellen Fall keine Abschätzung zur Stärke des kanzerogenen Potentials ermöglichten. Auf das Krebsrisiko von Testbenzin mußte dennoch hingewiesen werden, weil davon ausgegangen werden muß, daß alle Arten Testbenzin mehr oder weniger krebserzeugende Bestandteile enthalten. Selbst die DIN-Norm läßt auch in der Güteklasse mit der höchsten Reinheitsanforderung Verunreinigungen bis zu einem Prozent krebserzeugenden Benzols zu.

Der Hinweis *Die Inhaltsstoffe stehen zum Teil im begründeten Verdacht, Krebs hervorzurufen* wurde gegeben, wenn mindestens eine der laut den vorliegenden Angaben verarbeiteten Chemikalien von der MAK-Werte-Kommission als Stoff mit begründetem Verdacht auf krebserzeugendes Potential eingestuft wurde.

Der Hinweis *Optische Aufheller stehen im begründeten Verdacht, Krebs hervorzurufen* erfolgte aufgrund der im Kapitel *Krebsrisiko Reinigungs-, Pflege- und Waschmittel* zitierten Sachverständigenaussagen.

Der Hinweis *Erheblich erhöhtes Krebsrisiko für die Anwender und die Bewohner damit behandelter Innenräume* bedeutet, daß die Verwendung dieses Produkts in der angegebenen chemischen Zusammensetzung entsprechend der verwendeten Fachliteratur erheblich zur Erhöhung des Krebsrisikos der Anwender und der Bewohner beiträgt.

Krebsrisiko Reinigungs-/Pflegemittel f. Fußböden u. Bodenbeläge

Name und Art des Produkts	Bekannte Inhaltsstoffe	Hinweise zum Krebsrisiko
Ajax Fußbodenreiniger	Tenside, Ammonium- chlorat, Natrium- phosphat	Hinweise auf krebserzeugende Wirkungen liegen nicht vor.
Augusta-Edelhart- wachs Fußbodenpflegemittel	Benzin, Terpentinöl	Derartige Spezialbenzine enthalten in der Regel krebserzeugende Verunreinigungen.
Auro Bienenwachs-Pflege- Emulsion	Bienenwachs, natürliche Har- ze, ätherische Pflanzenöle	Hinweise auf krebserzeugende Wirkungen liegen nicht vor.
Biofa Pflegepolitur für Holz, Stein, Keramik	Bienenwachs, Pflanzenöle	Hinweise auf krebserzeugende Wirkungen liegen nicht vor.
Bodreinöl Bodenpflegemittel	Tenside, Seife, Isopropylalkohol	Keine Angaben zum Krebsrisiko möglich.
Bohnerwachs Typ 4500, 4510, 4520 Parkettwachs	Benzin, Terpen- tinöl, Petroleum, Wachse, Para- fin, Seife	Derartige Spezialbenzine enthalten in der Regel krebserzeugende Verunreinigungen.
Carnauba Fußbodenpflegemittel	Organische Amine	Keine Angaben zum Krebsrisiko möglich.
Ceralyt Fußbodenpflegemittel	Tenside, organi- sche Amine	Keine Angaben zum Krebsrisiko möglich.
Cirine Fußbodenpflegemittel	Benzin	Derartige Spezialbenzine enthalten in der Regel krebserzeugende Verunreinigungen.
Cleaner Emulsion- Spray Fußbodenpflegemittel	Tenside, Formaldehyd	Bei Formaldehyd besteht begründe- ter Verdacht auf krebserzeugendes Potential.
Collonil Bohnerwachs, fest und flüssig	Benzin	Derartige Spezialbenzine enthalten in der Regel krebserzeugende Verunreinigungen.
Conq-R-Dust Fußbodenpflegemittel	Mineralöl, Amyl- acetat	Keine Angaben zum Krebsrisiko möglich.
Crailit Bohnerwachs	Benzin	Derartige Spezialbenzine enthalten in der Regel krebserzeugende Verunreinigungen.

58

Krebsrisiko Reinigungs-/Pflegemittel f. Fußböden u. Bodenbeläge

Name und Art des Produkts	Bekannte Inhaltsstoffe	Hinweise zum Krebsrisiko
Dompfaff Bodenreiniger	Benzin, Tenside	Derartige Spezialbenzine enthalten in der Regel krebserzeugende Verunreinigungen.
Dompfaff Edelhartwachs	Benzin	Derartige Spezialbenzine enthalten in der Regel krebserzeugende Verunreinigungen.
Dorinol Fußbodenreiniger	Seifen, Benzin	Derartige Spezialbenzine enthalten in der Regel krebserzeugende Verunreinigungen.
Dr. Schutz Teppichschaum-Spray	Fluorchlor-kohlenwasser-stoff	Keine Angaben zum Krebsrisiko möglich.
Dry Clean Fußbodenpflegemittel	Dichlormethan, Tetrachlor-ethylen, Benzin, Isopropylalkohol	Erheblich erhöhtes Krebsrisiko für die Anwender und Bewohner damit behandelter Innenräume.
Düssan Fußbodenpflegemittel	Formalin	Bei Formalin besteht begründeter Verdacht auf krebserzeugendes Potential.
Echo Bohnerwachs	Benzin	Derartige Spezialbenzine enthalten in der Regel krebserzeugende Verunreinigungen.
Echo Fußbodenpflegemittel	Trichlorethylen	Bei Trichlorethylen besteht begründeter Verdacht auf krebserzeugendes Potential.
Echo Teppichshampoo	Tenside	Hinweise auf krebserzeugende Wirkungen liegen nicht vor.
Echo Wischwasch	Tenside	Hinweise auf krebserzeugende Wirkungen liegen nicht vor.
Effax Bohnerwachs	Benzin, Terpen-tinöl	Derartige Spezialbenzine enthalten in der Regel krebserzeugende Verunreinigungen.
Effekt Fußbodenpflegemittel	Benzin	Derartige Spezialbenzine enthalten in der Regel krebserzeugende Verunreinigungen.
Elefant Fußbodenpflegemittel	Benzin, Terpen-tinöl, Reini-gungspulver, Seife, Tenside	Derartige Spezialbenzine enthalten in der Regel krebserzeugende Verunreinigungen.

Krebsrisiko Reinigungs-/Pflegemittel f. Fußböden u. Bodenbeläge

Name und Art des Produkts	Bekannte Inhaltsstoffe	Hinweise zum Krebsrisiko
Emerel Fußbodenpflegemittel	Natriumcarbonat	Keine Angaben zum Krebsrisiko möglich.
Emulsion Spray Cleaner Fußbodenpflegemittel	Ethylenglykol, Tenside, Formaldehyd	Bei Formaldehyd besteht begründeter Verdacht auf krebserzeugendes Potential.
Es-Te-forte Fußbodenreinigungsmittel	Schmierseife	Hinweise auf krebserzeugende Wirkungen liegen nicht vor.
Es-Te-Wischpflege Fußodenpflegemittel	Tenside, Seife	Hinweise auf krebserzeugende Wirkungen liegen nicht vor.
Falalyt Fußbodenpflegemittel	Benzin, Toluol, Trichlorethylen	Erheblich erhöhtes Krebsrisiko für die Anwender und Bewohner damit behandelter Innenräume.
Fala-Selbstglanz A Fußbodenpflegemittel	Tenside	Hinweise auf krebserzeugende Wirkungen liegen nicht vor.
Falatop A und G Fußbodenpflegemittel	Tenside	Hinweise auf krebserzeugende Wirkungen liegen nicht vor.
Fanal Fußbodenpflegemittel	Seife, Tenside	Hinweise auf krebserzeugende Wirkungen liegen nicht vor.
Fefax Fußbodenpflegemittel	Tenside	Hinweise auf krebserzeugende Wirkungen liegen nicht vor.
Fixtral Fußbodenpflegemittel	Benzin, Trichlorethylen	Erheblich erhöhtes Krebsrisiko für die Anwender und Bewohner damit behandelter Innenräume.
Fleckentferner Teppichbodenreiniger	Tenside	Hinweise auf krebserzeugende Wirkungen liegen nicht vor.
Flexil Fußbodenpflegemittel	Benzin	Derartige Spezialbenzine enthalten in der Regel krebserzeugende Verunreinigungen.
Fluat Steinpflegemittel	Trichlorethylen	Bei Trichlorethylen besteht begründeter Verdacht auf krebserzeugendes Potential.
Fluatel Fußbodenreiniger	Trichlorethylen, Dichlormethan	Die Inhaltsstoffe stehen teilweise im begründeten Verdacht, Krebs hervorzurufen.

Krebsrisiko Reinigungs-/Pflegemittel f. Fußböden u. Bodenbeläge

Name und Art des Produkts	Bekannte Inhaltsstoffe	Hinweise zum Krebsrisiko
Fluatil Fußbodenpflegemittel	Trichlorethylen, Dichlormethan	Die Inhaltsstoffe stehen teilweise im begründeten Verdacht, Krebs hervorzurufen.
Fußboden Gold Nr. 7050 Fußbodenpflegemittel	Tenside, Isopropylalkohol	Keine Angaben zum Krebsrisiko möglich.
Fußbodenreiniger FR 3 Fußbodenreinigungsmittel	Seife, Tenside	Hinweise auf krebserzeugende Wirkungen liegen nicht vor.
Glänzer Fußbodenpflegemittel	Diethylamin	Langzeituntersuchungen auf krebserzeugende Kombinationswirkungen fehlen.
Glanzperle Bodenwachs	Tenside	Hinweise auf krebserzeugende Wirkungen liegen nicht vor.
Glanzperle Fußbodenpflegemittel	Tenside	Hinweise auf krebserzeugende Wirkungen liegen nicht vor.
Glanzquell Fußbodenpflegemittel	Formalin	Bei Formalin besteht begründeter Verdacht auf krebserzeugendes Potential.
Jon Wax Fußbodenreinigungsmittel	Benzin	Derartige Spezialbenzine enthalten in der Regel krebserzeugende Verunreinigungen.
J.S.L. Fußbodenpflegemittel	Benzin, Treibgase	Derartige Spezialbenzine enthalten in der Regel krebserzeugende Verunreinigungen.
Kava-Wachs Bohnerwachs	Benzin	Derartige Spezialbenzine enthalten in der Regel krebserzeugende Verunreinigungen.
Kik-Wisch-Wachs-Konzentrat Fußbodenpflegemittel	Tenside, Butylglykol	Langzeituntersuchungen auf krebserzeugende Kombinationswirkungen fehlen.
Kinessa Bodenreiniger	Benzin, Tetrachlorethylen, Isopropylalkohol	Derartige Spezialbenzine enthalten in der Regel krebserzeugende Verunreinigungen.
Kinessa Bohnerwachs	Benzin, Isopropylalkohol	Derartige Spezialbenzine enthalten in der Regel krebserzeugende Verunreinigungen.

61

Krebsrisiko Reinigungs-/Pflegemittel f. Fußböden u. Bodenbeläge

Name und Art des Produkts	Bekannte Inhaltsstoffe	Hinweise zum Krebsrisiko
Klar-Glanz Fußbodenpflegemittel	Ammoniak	Keine Angaben zum Krebsrisiko möglich.
Kopalen-flüssig Fußbodenpflegemittel	Benzin	Derartige Spezialbenzine enthalten in der Regel krebserzeugende Verunreinigungen.
Kristallin Fußbodenpflegemittel	Benzin	Derartige Spezialbenzine enthalten in der Regel krebserzeugende Verunreinigungen.
Lavax Fußbodenpflegemittel	Ammoniak	Keine Angaben zum Krebsrisiko möglich.
Loba Bio-Naturseife Seife zur Reinigung von Fußböden	Pflanzliche Fette	Hinweise auf krebserzeugende Wirkungen liegen nicht vor.
Loba Bio Parkett- und Linoleum-Reiniger Reinigungsmittel für Fußböden	Pflanzenwachse und -öle, Lösemittel aus Citrusfrüchteschalen	Hinweise auf krebserzeugende Wirkungen liegen nicht vor.
Luxus Fußbodenpflegemittel	Benzin	Derartige Spezialbenzine enthalten in der Regel krebserzeugende Verunreinigungen.
Noga Bohnerwachs	Benzin, Terpentinöl	Derartige Spezialbenzine enthalten in der Regel krebserzeugende Verunreinigungen.
Noxon Fußbodenpflegemittel	Benzin	Derartige Spezialbenzine enthalten in der Regel krebserzeugende Verunreinigungen.
Öl mit Wachs Fußbodenpflegemittel	Benzin, Terpentinöl	Derartige Spezialbenzine enthalten in der Regel krebserzeugende Verunreinigungen.
Pallmann Edel-Hartwachs fest Bodenpflegemittel	Hartwachs, Lösemittel	Keine Angaben zum Krebsrisiko möglich.
Pallmann Edel-Hartwachs flüssig Hartwachs als Bodenpflegemittel	Hartwachs, Lösemittel	Keine Angaben zum Krebsrisiko möglich.

Krebsrisiko Reinigungs-/Pflegemittel f. Fußböden u. Bodenbeläge

Name und Art des Produkts	Bekannte Inhaltsstoffe	Hinweise zum Krebsrisiko
Pallmann-Parkett-Polish Pflegemittel für Holzböden	Hartwachs, Lösemittel	Keine Angaben zum Krebsrisiko möglich.
Pallmann SC 2000 Fußbodenreiniger	Synthetische Seife, waschaktive Substanzen	Keine Angaben zum Krebsrisiko möglich.
Pallmann Wischpflege Spezial Waschemulsion zur Bodenpflege	Kunstharz, Polyethylen, waschaktive Substanzen	Keine Angaben zum Krebsrisiko möglich.
Parlinol Fußbodenreiniger	Benzin, Tetrachlorkohlenstoff	Erheblich erhöhtes Krebsrisiko für die Anwender und Bewohner damit behandelter Innenräume.
Perdin Fußbodenreiniger	Schmierseife, Isopropanol	Keine Angaben zum Krebsrisiko möglich.
Planta-Rein Fußbodenpflegemittel	Laugen, Tenside	Keine Angaben zum Krebsrisiko möglich.
Pola-Putz Bohnerwachs	Benzin, Terpentinöl	Derartige Spezialbenzine enthalten in der Regel krebserzeugende Verunreinigungen.
Pola-Putz Edel-Bohnerwachs	Benzin, Terpentinöl	Derartige Spezialbenzine enthalten in der Regel krebserzeugende Verunreinigungen.
Pola-Putz Edel-Hartwachs grün	Benzin, Terpentinöl	Derartige Spezialbenzine enthalten in der Regel krebserzeugende Verunreinigungen.
Rapid-Reiniger Fußbodenpflegemittel	Benzin, Toluol, Trichlorethylen	Erheblich erhöhtes Krebsrisiko für die Anwender und Bewohner damit behandelter Innenräume.
Reaktol-Fußbodenpflege Fußbodenpflegemittel	Benzin	Derartige Spezialbenzine enthalten in der Regel krebserzeugende Verunreinigungen.
Regina Hartglanzwachs Fußbodenpflegemittel	Benzin, Terpentinöl	Derartige Spezialbenzine enthalten in der Regel krebserzeugende Verunreinigungen.

63

Krebsrisiko Reinigungs-/Pflegemittel f. Fußböden u. Bodenbeläge

Name und Art des Produkts	Bekannte Inhaltsstoffe	Hinweise zum Krebsrisiko
Rexal Fußbodenreinigungsmittel	Benzin, Trioxybutylen	Derartige Spezialbenzine enthalten in der Regel krebserzeugende Verunreinigungen.
Rowitt-Glanz Fußbodenpflegemittel	Morpholinseife	Keine Angaben zum Krebsrisiko möglich.
Rubinal Fußbodenpflegemittel	Benzin, Trichlorethylen	Erheblich erhöhtes Krebsrisiko für die Anwender und Bewohner damit behandelter Innenräume.
Rykalin Fußbodenpflegemittel	Benzin	Derartige Spezialbenzine enthalten in der Regel krebserzeugende Verunreinigungen.
Sapolyt Reinigungsmittel für Fußböden	Seife	Keine Angaben zum Krebsrisiko möglich.
Sapun Fußbodenpflegemittel	Tenside, Isopropylalkohol	Keine Angaben zum Krebsrisiko möglich.
Sapur Flüssigkonzentrat, Teppich- und Möbelreiniger	Tenside, Isopropylalkohol	Keine Angaben zum Krebsrisiko möglich.
Sapur-Schneefrisch Teppichreiniger	Tenside	Hinweise auf krebserzeugende Wirkungen liegen nicht vor.
SCHUKOLIN Hartwachs mit Plastik	Benzin	Derartige Spezialbenzine enthalten in der Regel krebserzeugende Verunreinigungen.
Sigella Bohnerwachs	Benzin	Derartige Spezialbenzine enthalten in der Regel krebserzeugende Verunreinigungen.
Sigla Fußbodenpflegemittel	Tenside	Hinweise auf krebserzeugende Wirkungen liegen nicht vor.
Sigolit Bohnerwachs, flüssig	Tenside, Ammoniak	Keine Angaben zum Krebsrisiko möglich.
Solitär Hartwachspaste	Benzin	Derartige Spezialbenzine enthalten in der Regel krebserzeugende Verunreinigungen.
Sonja-Wachs Bohnerwachs	Benzin	Derartige Spezialbenzine enthalten in der Regel krebserzeugende Verunreinigungen.

Krebsrisiko Reinigungs-/Pflegemittel f. Fußböden u. Bodenbeläge

Name und Art des Produkts	Bekannte Inhaltsstoffe	Hinweise zum Krebsrisiko
Spezial-Fußbodenreiniger Fußbodenreinigungsmittel	Benzin, Terpentinöl	Derartige Spezialbenzine enthalten in der Regel krebserzeugende Verunreinigungen.
Spezial-Parkettreiniger Parkettreinigungsmittel	Terpentinöl, Tetrachlorethylen	Keine Angaben zum Krebsrisiko möglich.
Tapic Teppichreinigungsmittel	Ammoniak, Formaldehyd	Bei Formaldehyd besteht begründeter Verdacht auf krebserzeugendes Potential.
Teppich-Rein Reinigungsmittel	Benzin, Isopropylalkohol	Derartige Spezialbenzine enthalten in der Regel krebserzeugende Verunreinigungen.
Teppich-Reiniger Reinigungsmittel	Tenside	Hinweise auf krebserzeugende Wirkungen liegen nicht vor.
Teppich- und Polsterreiniger Reinigungsmittel	Tenside, Isopropylalkohol	Keine Angaben zum Krebsrisiko möglich.
Terpentinolin Fußbodenreiniger	Benzin, Terpentinöl	Derartige Spezialbenzine enthalten in der Regel krebserzeugende Verunreinigungen.
Tralin Fußbodenpflegemittel	Seife, Isopropylalkohol	Keine Angaben zum Krebsrisiko möglich.
Tuklar Fußbodenpflegemittel	Alkalische Emulsion	Keine Angaben zum Krebsrisiko möglich.
Unol Fußbodenpflegemittel	Isopropylalkohol, Ammoniak	Keine Angaben zum Krebsrisiko möglich.
Wachs-ex Fußbodenpflegemittel	Xylol, Tenside, Benzin, Alkohol	Erheblich erhöhtes Krebsrisiko für die Anwender und Bewohner damit behandelter Innenräume.
Waxa Fußbodenpflegemittel	Ethylalkohol	Keine Angaben zum Krebsrisiko möglich.
Weyssola Reinigungsöl Fußbodenpflegemittel	Benzin, Trichlorethylen	Erheblich erhöhtes Krebsrisiko für die Anwender und Bewohner damit behandelter Innenräume.

65

Krebsrisiko Reinigungs-/Pflegemittel f. Fußböden u. Bodenbeläge

Name und Art des Produkts	Bekannte Inhaltsstoffe	Hinweise zum Krebsrisiko
Zet-Ge Bohnerwachs	Benzin	Derartige Spezialbenzine enthalten in der Regel krebserzeugende Verunreinigungen.
Zet-Ge Hartglanzbohner-wachs	Benzin	Derartige Spezialbenzine enthalten in der Regel krebserzeugende Verunreinigungen.
Zet Ge «L» Fußbodenreiniger	Benzin, Tetra-chlorethylen	Derartige Spezialbenzine enthalten in der Regel krebserzeugende Verunreinigungen.

Krebsrisiko Schuh- und Lederpflegemittel

Name und Art des Schuh-/Lederpflegem.	Bekannte Inhaltsstoffe	Hinweise zum Krebsrisiko
Agal All-Spray Schuhpflegemittel	Benzin, Tetrachlorethylen, Butylacetat	Derartige Spezialbenzine enthalten in der Regel krebserzeugende Verunreinigungen.
Agal Blitzfit Schuhpflegemittel	Xylol, Methanol, Butylacetat	Keine Angaben zum Krebsrisiko möglich.
Agal Brokat-Pflege Schuhpflegemittel	Tenside	Keine Angaben zum Krebsrisiko möglich.
Agal Creme-Aromelle Schuhpflegemittel	Benzin	Derartige Spezialbenzine enthalten in der Regel krebserzeugende Verunreinigungen.
Agal Dressing Lederpflegemittel	Isopropylalkohol	Keine Angaben zum Krebsrisiko möglich.
Agal Edelpaste Schuhcreme	Benzin, Terpentinöl	Derartige Spezialbenzine enthalten in der Regel krebserzeugende Verunreinigungen.
Agal Farb-Polish Schuhcreme	Benzin, Terpentinöl	Derartige Spezialbenzine enthalten in der Regel krebserzeugende Verunreinigungen.
Agal Feinblank flüssig Schuhpflegemittel	Terpentinöl	Keine Angaben zum Krebsrisiko möglich.
Agal Fettglanzpaste Schuhpflegemittel	Benzin	Derartige Spezialbenzine enthalten in der Regel krebserzeugende Verunreinigungen.
Agal Fortissima Schuhpflegemittel	Benzin	Derartige Spezialbenzine enthalten in der Regel krebserzeugende Verunreinigungen.
Agal Gelee-frappant Schuhcreme	Benzin	Derartige Spezialbenzine enthalten in der Regel krebserzeugende Verunreinigungen.
Agal Glanzsiegel Schuhpflegemittel	Terpentinöl	Keine Angaben zum Krebsrisiko möglich.
Agal Kolibri Schuhpflegemittel	Benzin, Trichlorethylen	Derartige Spezialbenzine enthalten in der Regel krebserzeugende Verunreinigungen. Bei Trichlorethylen besteht begründeter Verdacht auf krebserzeugendes Potential.

Krebsrisiko Schuh- und Lederpflegemittel

Name und Art des Schuh-/Lederpflegem.	Bekannte Inhaltsstoffe	Hinweise zum Krebsrisiko
Agal Lackglanz flüssig Schuhpflegemittel	Terpentinöl	Keine Angaben zum Krebsrisiko möglich.
Agal Lackpaste Schuhpflegemittel	Benzin, Terpentinöl	Derartige Spezialbenzine enthalten in der Regel krebserzeugende Verunreinigungen.
Agal Lederöl Schuhpflegemittel	Benzin	Derartige Spezialbenzine enthalten in der Regel krebserzeugende Verunreinigungen.
Agal Matt Spezial Schuhpflegemittel	Benzin, Terpentinöl	Derartige Spezialbenzine enthalten in der Regel krebserzeugende Verunreinigungen.
Agal Nylon-flip Schuhpflegemittel	Benzin, Terpentinöl	Derartige Spezialbenzine enthalten in der Regel krebserzeugende Verunreinigungen.
Agal Overdress Schuhcreme	Benzin	Derartige Spezialbenzine enthalten in der Regel krebserzeugende Verunreinigungen.
Agal Perlmutt Pflege flüssig Schuhpflegemittel	Terpentinöl	Keine Angaben zum Krebsrisiko möglich.
Agal Polish Schuhcreme	Terpentinöl	Keine Angaben zum Krebsrisiko möglich.
Agal Reiniger Schuhcreme	Benzin, Terpentinöl	Derartige Spezialbenzine enthalten in der Regel krebserzeugende Verunreinigungen.
Agal Reinigungs- tinktur Fleckentferner	Benzin, Tetra- chlorethylen	Derartige Spezialbenzine enthalten in der Regel krebserzeugende Verunreinigungen.
Agal Reptilleder- Pflege Schuhpflegemittel	Benzin	Derartige Spezialbenzine enthalten in der Regel krebserzeugende Verunreinigungen.
Agal Reptil-Spray Schuhpflegemittel	Tetrachlor- ethylen	Amtliche Untersuchungen zum Krebsrisiko sind noch nicht abgeschlossen.
Agal Skin-Fleck Schuhpflegemittel	Benzin	Derartige Spezialbenzine enthalten in der Regel krebserzeugende Verunreinigungen.

Krebsrisiko Schuh- und Lederpflegemittel

Name und Art des Schuh-/Lederpflegem.	Bekannte Inhaltsstoffe	Hinweise zum Krebsrisiko
Agal Sohlenschutz Schuhpflegemittel	Benzin	Derartige Spezialbenzine enthalten in der Regel krebserzeugende Verunreinigungen.
Agal Universal-Shampoo Wildlederpflegemittel	Isopropyl-alkohol, Tenside	Keine Angaben zum Krebsrisiko möglich.
Agal Wildleder-Spray Wildlederpflegemittel	Tetrachlor-ethylen, Trichlorethylen	Bei Trichlorethylen besteht begründeter Verdacht auf krebserzeugendes Potential.
All-over-Spray Schuhpflegemittel	Benzin, Wachse, Freon	Derartige Spezialbenzine enthalten in der Regel krebserzeugende Verunreinigungen.
Annen-Chemie Wildlederspray	Fluorchlor-kohlenwasserstoff	Keine Angaben zum Krebsrisiko möglich.
Centralin Universal-Imprägnierer	Fluorchlor-kohlenwasserstoff	Keine Angaben zum Krebsrisiko möglich.
Centralin All-Spray Imprägnierspray für Leder	Fluorchlor-kohlenwasserstoff	Keine Angaben zum Krebsrisiko möglich.
Collonil C-Perl-Fluid Reptilpflegemittel	Benzin, Trichlorethylen	Derartige Spezialbenzine enthalten in der Regel krebserzeugende Verunreinigungen. Bei Trichlorethylen besteht begründeter Verdacht auf krebserzeugendes Potential.
Creme de Luxe Schuhpflegemittel	Benzin	Derartige Spezialbenzine enthalten in der Regel krebserzeugende Verunreinigungen.
Defensol Schuhpflegemittel	Benzin, Trichlorethylen, Dichlormethan	Die Inhaltsstoffe stehen teilweise im begründeten Verdacht, Krebs hervorzurufen.
Effax Schuhpflegewachs	Benzin, Terpentinöl	Derartige Spezialbenzine enthalten in der Regel krebserzeugende Verunreinigungen.
Elefaspflege Schuhpflegemittel	Benzin	Derartige Spezialbenzine enthalten in der Regel krebserzeugende Verunreinigungen.

69

Krebsrisiko Schuh- und Lederpflegemittel

Name und Art des Schuh-/Lederpflegem.	Bekannte Inhaltsstoffe	Hinweise zum Krebsrisiko
Erdal Lackschuhpflegemittel	Tenside, Alkohol	Keine Angaben zum Krebsrisiko möglich.
Erdal Schuhpflegemittel	Testbenzin	Derartige Spezialbenzine enthalten in der Regel krebserzeugende Verunreinigungen.
Exotan-Spray Schuhpflegemittel	Benzin, Treibgas	Derartige Spezialbenzine enthalten in der Regel krebserzeugende Verunreinigungen.
Fixweiss Schuhpflegemittel	Kalilauge	Keine Angaben zum Krebsrisiko möglich.
Fleckenentfernerspray Schuhpflegemittel	Perchlorethylen, Benzin, Dichlormethan, Treibgas	Die Inhaltsstoffe stehen teilweise im begründeten Verdacht, Krebs hervorzurufen.
Flesawin Lederpflegemittel	Benzin	Derartige Spezialbenzine enthalten in der Regel krebserzeugende Verunreinigungen.
Glanzcreme Schuhcreme	Benzin, Terpentinöl	Derartige Spezialbenzine enthalten in der Regel krebserzeugende Verunreinigungen.
Glanzfett Lederpflegemittel	Benzin, Terpentinöl	Derartige Spezialbenzine enthalten in der Regel krebserzeugende Verunreinigungen.
Glanzpaste Schuhpflegemittel	Benzin, Terpentinöl	Derartige Spezialbenzine enthalten in der Regel krebserzeugende Verunreinigungen.
Golf Premier-Spray Schuhpflegemittel	Benzin, Dichlormethan, Trichlorethylen	Die Inhaltsstoffe stehen teilweise im begründeten Verdacht, Krebs hervorzurufen.
Hochglanz Schuhpflegemittel	Benzin, Terpentinöl	Derartige Spezialbenzine enthalten in der Regel krebserzeugende Verunreinigungen.
Imprägniermittel SMS Schuhpflegemittel	Benzin, Dichlormethan, Trichlorethylen	Die Inhaltsstoffe stehen teilweise im begründeten Verdacht, Krebs hervorzurufen.
Kanisin-Creme Schuhpflegemittel	Benzin, Petroleum	Derartige Spezialbenzine enthalten in der Regel krebserzeugende Verunreinigungen.

Krebsrisiko Schuh- und Lederpflegemittel

Name und Art des Schuh-/Lederpflegem.	Bekannte Inhaltsstoffe	Hinweise zum Krebsrisiko
Kavalier Leder-Spray	Trichlorethylen, Tetrachlorethylen	Bei Trichlorethylen besteht begründeter Verdacht auf krebserzeugendes Potential.
Kavalier-DD-Creme Schuhpflegemittel	Benzin	Derartige Spezialbenzine enthalten in der Regel krebserzeugende Verunreinigungen.
Kroko-Spray-Lackspray Lederpflegemittel	Benzin, Treibgas	Derartige Spezialbenzine enthalten in der Regel krebserzeugende Verunreinigungen.
Lederbalsam Schuhpflegemittel	Benzin	Derartige Spezialbenzine enthalten in der Regel krebserzeugende Verunreinigungen.
Ledermild Schuhpflegemittel	Benzin, Tenside	Derartige Spezialbenzine enthalten in der Regel krebserzeugende Verunreinigungen.
Luxuscreme Schuhpflegemittel	Benzin	Derartige Spezialbenzine enthalten in der Regel krebserzeugende Verunreinigungen.
Majesta Universal Leder Pflege Spray	Fluorchlorkohlenwasserstoff	Keine Angaben zum Krebsrisiko möglich.
Matterhorn Schuhpflegemittel	Benzin	Derartige Spezialbenzine enthalten in der Regel krebserzeugende Verunreinigungen.
Noga Schuhcreme	Benzin, Terpentinöl	Derartige Spezialbenzine enthalten in der Regel krebserzeugende Verunreinigungen.
Polish 99 Schuhpflegemittel	Benzin	Derartige Spezialbenzine enthalten in der Regel krebserzeugende Verunreinigungen.
Quick-Spray Lederpflegemittel	Benzin, Treibgas	Derartige Spezialbenzine enthalten in der Regel krebserzeugende Verunreinigungen.
Saladerm Lederpflegemittel	Benzin	Derartige Spezialbenzine enthalten in der Regel krebserzeugende Verunreinigungen.
Salamanderglanz Schuhpflegemittel	Benzin	Derartige Spezialbenzine enthalten in der Regel krebserzeugende Verunreinigungen.

Krebsrisiko Schuh- und Lederpflegemittel

Name und Art des Schuh-/Lederpflegem.	Bekannte Inhaltsstoffe	Hinweise zum Krebsrisiko
Salamander Lederpflege Lederpflegemittel	Ethylenglykol	Keine Angaben zum Krebsrisiko möglich.
Salamander-Reinigungsmittel Reinigungsmittel	Benzin, Trichlorethylen	Derartige Spezialbenzine enthalten in der Regel krebserzeugende Verunreinigungen. Bei Trichlorethylen besteht begründeter Verdacht auf krebserzeugendes Potential.
Salasin Schuhpflegemittel	Isopropylalkohol, Treibgas	Keine Angaben zum Krebsrisiko möglich.
Samtspray Schuhpflegemittel	Benzin, Treibgas, Dichlormethan	Die Inhaltsstoffe stehen teilweise im begründeten Verdacht, Krebs hervorzurufen.
Schuko-Fix Imprägniermittel	Isopropylalkohol, Toluol, Butanol	Keine Angaben zum Krebsrisiko möglich.
Scotchgard 3 M Imprägnierspray	Fluorchlorkohlenwasserstoff	Keine Angaben zum Krebsrisiko möglich.
Shoe-eze Schuhpflegemittel	Isopropylglykol	Keine Angaben zum Krebsrisiko möglich.
Silberspray Schuhpflege Schuhpflegemittel	Aluminiumbronze	Keine Angaben zum Krebsrisiko möglich.
Solitär Flechtschuhpflegemittel	Benzin	Derartige Spezialbenzine enthalten in der Regel krebserzeugende Verunreinigungen.
Solitär Lackleder-Spray	Benzin, Dichlormethan, Treibgas	Die Inhaltsstoffe stehen teilweise im begründeten Verdacht, Krebs hervorzurufen.
Solitär Lackschuhcreme	Benzin, Terpentinöl	Derartige Spezialbenzine enthalten in der Regel krebserzeugende Verunreinigungen.
Solitär Lackschuhöl	Ethylalkohol, Tenside	Keine Angaben zum Krebsrisiko möglich.

Krebsrisiko Schuh- und Lederpflegemittel

Name und Art des Schuh-/Lederpflegem.	Bekannte Inhaltsstoffe	Hinweise zum Krebsrisiko
Solitär Lederbekleidungspflege	Benzin, Toluol	Derartige Spezialbenzine enthalten in der Regel krebserzeugende Verunreinigungen.
Solitär Lederreiniger	Ethanol	Keine Angaben zum Krebsrisiko möglich.
Solitär Schuh-frisch	Isopropylalkohol, Dichlormethan, Treibgas	Die Inhaltsstoffe stehen teilweise im begründeten Verdacht, Krebs hervorzurufen.
Solitär Wildleder-Spray	Trichlorethylen, Dichlormethan, Treibgas	Die Inhaltsstoffe stehen teilweise im begründeten Verdacht, Krebs hervorzurufen.
Sportlederspray Schuhpflegemittel	Benzin, Tetrachlorethylen, Treibgas	Derartige Spezialbenzine enthalten in der Regel krebserzeugende Verunreinigungen.
Spray Weiß Schuhpflegemittel	Dichlormethan, Treibgas	Die Inhaltsstoffe stehen teilweise im begründeten Verdacht, Krebs hervorzurufen.

Krebsrisiko Waschmittel

Name und Art des Waschmittels	Bekannte Inhaltsstoffe	Hinweise zum Krebsrisiko
Alkena Flüssiges Waschmittel	Synthetische Tenside	Langzeituntersuchungen auf krebserzeugende Kombinationswirkungen fehlen.
Almaca bio Vollwaschmittel	Seife bzw. natürliche Tenside, Zeolith A, Enzyme	Hinweise auf krebserzeugende Wirkungen liegen nicht vor.
Almaca bio Waschcreme	Synthetische Tenside	Langzeituntersuchungen auf krebserzeugende Kombinationswirkungen fehlen.
Almaca bio Weichwasserwaschmittel	Seife bzw. natürliche Tenside, Zeolith A, optische Aufheller	Optische Aufheller stehen im begründeten Verdacht, krebsfördernd zu wirken.
Almaca bio Wollwaschmittel	Synthetische Tenside	Langzeituntersuchungen auf krebserzeugende Kombinationswirkungen fehlen.
Almat Vollwaschmittel	Synthetische Tenside, Phosphat bzw. NTA, EDTA, optische Aufheller, Enzyme	Optische Aufheller stehen im begründeten Verdacht, krebsfördernd zu wirken.
Amway SA 8-plus Vollwaschmittel	Synthetische Tenside, Phosphat bzw. NTA, EDTA, optische Aufheller	Optische Aufheller stehen im begründeten Verdacht, krebsfördernd zu wirken.
Amytis Bio-Wollwaschmittel	Synthetische Tenside	Langzeituntersuchungen auf krebserzeugende Kombinationswirkungen fehlen.
Apesin Desinfektions-Waschmittel	Aldehyde, Ammoniumverbindungen, Phenolderivate	Keine Angaben zum Krebsrisiko möglich.
Aquasin Bleichmittel	Natriumcarbonat, Natriumperborat	Keine Angaben zum Krebsrisiko möglich.

Krebsrisiko Waschmittel

Name und Art des Waschmittels	Bekannte Inhaltsstoffe	Hinweise zum Krebsrisiko
Ariel flüssig Vollwaschmittel	Synthetische Tenside, nicht deklarierte Zusatzstoffe	Langzeituntersuchungen auf krebserzeugende Kombinationswirkungen fehlen.
Ariel phosphatfrei Vollwaschmittel	Synthetische Tenside, Zeolith A, nicht deklarierte Zusatzstoffe	Langzeituntersuchungen auf krebserzeugende Kombinationswirkungen fehlen.
Ariel Vollwaschmittel	Synthetische Tenside, Phosphat bzw. NTA, EDTA, nicht deklarierte Zusatzstoffe	Langzeituntersuchungen auf krebserzeugende Kombinationswirkungen fehlen.
AS Express-Waschmittel	Synthetische Tenside, Phosphat bzw. NTA, EDTA, nicht deklarierte Zusatzstoffe	Langzeituntersuchungen auf krebserzeugende Kombinationswirkungen fehlen.
AS Feinwaschmittel	Synthetische Tenside, Phosphat bzw. NTA, EDTA, nicht deklarierte Zusatzstoffe	Langzeituntersuchungen auf krebserzeugende Kombinationswirkungen fehlen.
AS Gardinenwaschmittel	Synthetische Tenside, Phosphat bzw. NTA, EDTA, nicht deklarierte Zusatzstoffe	Langzeituntersuchungen auf krebserzeugende Kombinationswirkungen fehlen.
AS Vollwaschmittel mit Phosphat	Synthetische Tenside, Phosphat bzw. NTA, EDTA, nicht deklarierte Zusatzstoffe	Langzeituntersuchungen auf krebserzeugende Kombinationswirkungen fehlen.
AS Vollwaschmittel ohne Phosphat	Synthetische Tenside, nicht deklarierte Zusatzstoffe	Langzeituntersuchungen auf krebserzeugende Kombinationswirkungen fehlen.

Krebsrisiko Waschmittel

Name und Art des Waschmittels	Bekannte Inhaltsstoffe	Hinweise zum Krebsrisiko
AS Waschpaste	Synthetische Tenside, nicht deklarierte Zusatzstoffe	Langzeituntersuchungen auf krebserzeugende Kombinationswirkungen fehlen.
ASRI Waschmittel	Tenside, Phosphate	Keine Angaben zum Krebsrisiko möglich.
Aulan Waschmittel	Tenside	Keine Angaben zum Krebsrisiko möglich.
Aula-Weisser Spezialwaschmittel	Tenside, Seifen, Polyphosphate	Keine Angaben zum Krebsrisiko möglich.
Bealin Woll- und Feinwaschmittel	Synthetische Tenside, nicht deklarierte Zusatzstoffe	Langzeituntersuchungen auf krebserzeugende Kombinationswirkungen fehlen.
Beku Flüssiges Konzentrat	Synthetische Tenside, nicht deklarierte Zusatzstoffe	Langzeituntersuchungen auf krebserzeugende Kombinationswirkungen fehlen.
Bio Feinwaschmittel	Synthetische Tenside, Citrate, nicht deklarierte Zusatzstoffe	Langzeituntersuchungen auf krebserzeugende Kombinationswirkungen fehlen.
Bio-Comet Vollwaschmittel-Konzentrat	Synthetische Tenside, Citrate	Langzeituntersuchungen auf krebserzeugende Kombinationswirkungen fehlen.
Bio-Comet Waschcreme	Synthetische Tenside, nicht deklarierte Zusatzstoffe	Langzeituntersuchungen auf krebserzeugende Kombinationswirkungen fehlen.
Bio-Comet Woll- und Feinwaschmittel	Synthetische Tenside, nicht deklarierte Zusatzstoffe	Langzeituntersuchungen auf krebserzeugende Kombinationswirkungen fehlen.
Bio fein Flüssiges Waschmittel	Synthetische Tenside, Citrate, nicht deklarierte Zusatzstoffe	Langzeituntersuchungen auf krebserzeugende Kombinationswirkungen fehlen.

Krebsrisiko Waschmittel

Name und Art des Waschmittels	Bekannte Inhaltsstoffe	Hinweise zum Krebsrisiko
Bio-fix Flüssiges Wasch- mittel	Synthetische Tenside, Citrate	Langzeituntersuchungen auf krebs- erzeugende Kombinationswirkun- gen fehlen.
Bio-fix Waschcreme	Synthetische Tenside, nicht deklarierte Zusatzstoffe	Langzeituntersuchungen auf krebs- erzeugende Kombinationswirkun- gen fehlen.
Bio-fix Wollwaschmittel	Synthetische Tenside, Citrate, nicht deklarierte Zusatzstoffe	Langzeituntersuchungen auf krebs- erzeugende Kombinationswirkun- gen fehlen.
Bioforte Einweichmittel	Tenside, Poly- phosphate	Keine Angaben zum Krebsrisiko möglich.
Biolac Wollpflege-Wasch- mittel	Synthetische Tenside, opti- sche Aufheller, nicht deklarierte Zusatzstoffe	Optische Aufheller stehen im be- gründeten Verdacht, krebsfördernd zu wirken.
Bio-natura Feinwaschmittel	Synthetische Tenside, opti- sche Aufheller, Citrate, nicht deklarierte Zusatzstoffe	Optische Aufheller stehen im be- gründeten Verdacht, krebsfördernd zu wirken.
Biouniversal Seifenpaste	Synthetische Tenside, opti- sche Aufheller	Optische Aufheller stehen im be- gründeten Verdacht, krebsfördernd zu wirken.
Bio-weiss Flüssiges Vollwasch- mittel	Synthetische Aufheller, opti- sche Aufheller, nicht deklarierte Zusatzstoffe	Optische Aufheller stehen im be- gründeten Verdacht, krebsfördernd zu wirken.
Bio-weiss Vollwaschmittel	Synthetische Tenside, opti- sche Aufheller, Citrate	Optische Aufheller stehen im be- gründeten Verdacht, krebsfördernd zu wirken.
Burmat Formel C Vollwaschmittel	Synthetische Tenside, Phos- phat bzw. NTA, EDTA, nicht de- klarierte Zusatz- stoffe	Langzeituntersuchungen auf krebs- erzeugende Kombinationswirkun- gen fehlen.

Krebsrisiko Waschmittel

Name und Art des Waschmittels	Bekannte Inhaltsstoffe	Hinweise zum Krebsrisiko
Burti Feinwaschmittel	Synthetische Tenside, Phosphat bzw. NTA, EDTA, nicht deklarierte Zusatzstoffe	Langzeituntersuchungen auf krebserzeugende Kombinationswirkungen fehlen.
Burti Waschpaste	Synthetische Tenside, nicht deklarierte Zusatzstoffe	Langzeituntersuchungen auf krebserzeugende Kombinationswirkungen fehlen.
Calwa Waschmittel	Tenside, Natriumperborat, Seife, Polyphosphat	Keine Angaben zum Krebsrisiko möglich.
Cardi Gardinenwaschmittel	Synthetische Tenside, Phosphat bzw. NTA, EDTA, nicht deklarierte Zusatzstoffe	Langzeituntersuchungen auf krebserzeugende Kombinationswirkungen fehlen.
Cardi Waschmittel	Tenside, Polyphosphate	Keine Angaben zum Krebsrisiko möglich.
Celin-Super Vollwaschmittel	Tenside, Natriumperborat, Polyphosphate	Keine Angaben zum Krebsrisiko möglich.
Conlei Fein- und Wollwaschmittel	Synthetische Tenside, nicht deklarierte Zusatzstoffe	Langzeituntersuchungen auf krebserzeugende Kombinationswirkungen fehlen.
Dalli Feinwaschmittel	Synthetische Tenside, optische Aufheller, Enzyme, Phosphat bzw. NTA, EDTA, Zeolith A	Optische Aufheller stehen im begründeten Verdacht, krebsfördernd zu wirken.
Dalli Vollwaschmittel	Synthetische Tenside, Phosphat bzw. NTA, EDTA, nicht deklarierte Zusatzstoffe	Langzeituntersuchungen auf krebserzeugende Kombinationswirkungen fehlen.

Krebsrisiko Waschmittel

Name und Art des Waschmittels	Bekannte Inhaltsstoffe	Hinweise zum Krebsrisiko
Dash 3 Vollwaschmittel	Synthetische Tenside, optische Aufheller, Enzyme, Phosphat bzw. NTA, EDTA	Optische Aufheller stehen im begründeten Verdacht, krebsfördernd zu wirken.
Dato Gardinenwaschmittel	Synthetische Tenside, Phosphat bzw. NTA, EDTA, nicht deklarierte Zusatzstoffe	Langzeituntersuchungen auf krebserzeugende Kombinationswirkungen fehlen.
Die Weißen Vollwaschmittel	Synthetische Tenside, Phosphat bzw. NTA, EDTA, nicht deklarierte Zusatzstoffe	Langzeituntersuchungen auf krebserzeugende Kombinationswirkungen fehlen.
Dixan Vollwaschmittel	Synthetische Tenside, Zeolith A, optische Aufheller, Enzyme	Optische Aufheller stehen im begründeten Verdacht, krebsfördernd zu wirken.
dixi Waschmittel	Tenside, Polyphosphate	Keine Angaben zum Krebsrisiko möglich.
Dornil Vollwaschmittel	Tenside, Natriumperborat, Polyphosphate	Keine Angaben zum Krebsrisiko möglich.
Drecora-Super Vollwaschmittel	Synthetische Tenside, Phosphat bzw. NTA, EDTA, nicht deklarierte Zusatzstoffe	Langzeituntersuchungen auf krebserzeugende Kombinationswirkungen fehlen.
Drecotex-Super Feinwaschmittel	Synthetische Tenside, Phosphat bzw. NTA, EDTA, nicht deklarierte Zusatzstoffe	Langzeituntersuchungen auf krebserzeugende Kombinationswirkungen fehlen.

Krebsrisiko Waschmittel

Name und Art des Waschmittels	Bekannte Inhaltsstoffe	Hinweise zum Krebsrisiko
Dr. Schnell Vollwaschmittel	Synthetische Tenside, Zeolith A, nicht deklarierte Zusatzstoffe	Langzeituntersuchungen auf krebserzeugende Kombinationswirkungen fehlen.
Ecover Vollwaschmittel	Synthetische Tenside, optische Aufheller, Citrate, nicht deklarierte Zusatzstoffe	Optische Aufheller stehen im begründeten Verdacht, krebsfördernd zu wirken.
Eubiona Vollwaschmittel-Konzentrat	Synthetische Tenside, Seife bzw. natürliche Tenside, Zeolith A	Langzeituntersuchungen auf krebserzeugende Kombinationswirkungen fehlen.
Eubiona Wollwaschmittel	Synthetische Tenside	Langzeituntersuchungen auf krebserzeugende Kombinationswirkungen fehlen.
Evidur Gardinenwaschmittel	Synthetische Tenside, Phosphat bzw. NTA, EDTA, nicht deklarierte Zusatzstoffe	Langzeituntersuchungen auf krebserzeugende Kombinationswirkungen fehlen.
Fakt Vollwaschmittel	Synthetische Tenside, Phosphat bzw. NTA, EDTA, optische Aufheller, Enzyme, Zeolith A	Optische Aufheller stehen im begründeten Verdacht, krebsfördernd zu wirken.
Farusan Spezialwaschmittel	Tenside, Natriumperborat, Seife, Polyphosphate	Keine Angaben zum Krebsrisiko möglich.
Fein 3 Feinwaschmittel	Synthetische Tenside, Phosphat bzw. NTA, EDTA, nicht deklarierte Zusatzstoffe	Langzeituntersuchungen auf krebserzeugende Kombinationswirkungen fehlen.

Krebsrisiko Waschmittel

Name und Art des Waschmittels	Bekannte Inhaltsstoffe	Hinweise zum Krebsrisiko
Fein + Bunt Feinwaschmittel	Synthetische Tenside, Phosphat bzw. NTA, EDTA, nicht deklarierte Zusatzstoffe	Langzeituntersuchungen auf krebserzeugende Kombinationswirkungen fehlen.
Feinwasch-Nixe Waschmittel	Tenside, Seife, Natriumperborat, Polyphosphat	Langzeituntersuchungen auf krebserzeugende Kombinationswirkungen fehlen.
Fewa Feinwaschmittel	Synthetische Tenside, Zeolith A, nicht deklarierte Zusatzstoffe	Langzeituntersuchungen auf krebserzeugende Kombinationswirkungen fehlen.
Flamil Waschmittel	Waschaktive Substanzen, Perborat, Stabilisatoren, optische Bleichmittel	Langzeituntersuchungen auf krebserzeugende Kombinationswirkungen fehlen.
Flauschi Waschmittel	Tenside	Keine Angaben zum Krebsrisiko möglich.
Flawal Waschmittel	Waschaktive Substanzen, Seife, Perborate, optische Bleichmittel	Langzeituntersuchungen auf krebserzeugende Kombinationswirkungen fehlen.
Fleckrein Einweichmittel	Tenside, Polyphosphate	Keine Angaben zum Krebsrisiko möglich.
Frischer Wind Vollwaschmittel	Synthetische Tenside, Seife bzw. natürliche Tenside, Phosphat bzw. NTA, EDTA, optische Aufheller	Optische Aufheller stehen im begründeten Verdacht, krebsfördernd zu wirken.
Für Fein Feinwaschmittel	Synthetische Tenside, Phosphat bzw. NTA, EDTA, nicht deklarierte Zusatzstoffe	Langzeituntersuchungen auf krebserzeugende Kombinationswirkungen fehlen.

Krebsrisiko Waschmittel

Name und Art des Waschmittels	Bekannte Inhaltsstoffe	Hinweise zum Krebsrisiko
Gabo Einweichmittel	Natriumcarbonat, Tenside	Keine Angaben zum Krebsrisiko möglich.
Genzymat Einweichmittel	Tenside, Polyphosphate	Keine Angaben zum Krebsrisiko möglich.
Haka Neutralseife	Synthetische Tenside	Langzeituntersuchungen auf krebserzeugende Kombinationswirkungen fehlen.
Hakadrett Spezialwaschmittel	Synthetische Tenside, Phosphat bzw. NTA, EDTA, nicht deklarierte Zusatzstoffe	Langzeituntersuchungen auf krebserzeugende Kombinationswirkungen fehlen.
Hakalan Vollwaschmittel	Synthetische Tenside, Phosphat bzw. NTA, EDTA, nicht deklarierte Zusatzstoffe	Langzeituntersuchungen auf krebserzeugende Kombinationswirkungen fehlen.
Hakapon Vollwaschmittel	Synthetische Tenside, Phosphat bzw. NTA, EDTA, optische Aufheller, Enzyme, Zeolith A	Optische Aufheller stehen im begründeten Verdacht, krebsfördernd zu wirken.
Hakasino Waschmittel	Synthetische Tenside, Phosphat bzw. NTA, EDTA, optische Aufheller, nicht deklarierte Zusatzstoffe	Optische Aufheller stehen im begründeten Verdacht, krebsfördernd zu wirken.
Hakasoft Woll- und Feinwaschmittel	Synthetische Tenside, Phosphat bzw. NTA, EDTA, optische Aufheller, nicht deklarierte Zusatzstoffe	Optische Aufheller stehen im begründeten Verdacht, krebsfördernd zu wirken.

Krebsrisiko Waschmittel

Name und Art des Waschmittels	Bekannte Inhaltsstoffe	Hinweise zum Krebsrisiko
Haku Vorwaschmittel	Synthetische Tenside, Phosphat bzw. NTA, EDTA, nicht deklarierte Zusatzstoffe	Langzeituntersuchungen auf krebserzeugende Kombinationswirkungen fehlen.
Hautmild Flüssiges Feinwaschmittel	Synthetische Tenside, nicht deklarierte Zusatzstoffe	Langzeituntersuchungen auf krebserzeugende Kombinationswirkungen fehlen.
Henko Einweichmittel	Synthetische Tenside	Langzeituntersuchungen auf krebserzeugende Kombinationswirkungen fehlen.
Hoffmanns Gardinenwaschmittel	Synthetische Tenside, Phosphat bzw. NTA, EDTA, nicht deklarierte Zusatzstoffe	Langzeituntersuchungen auf krebserzeugende Kombinationswirkungen fehlen.
Hübner's Bio-Fein Flüssiges Feinwaschmittel	Synthetische Tenside, nicht deklarierte Zusatzstoffe	Langzeituntersuchungen auf krebserzeugende Kombinationswirkungen fehlen.
Knopp Wollwaschmittel	Synthetische Tenside	Langzeituntersuchungen auf krebserzeugende Kombinationswirkungen fehlen.
Köppel Seifenwaschmittel	Synthetische Tenside, Seife bzw. natürliche Tenside, optische Aufheller	Optische Aufheller stehen im begründeten Verdacht, krebsfördernd zu wirken.
Korall Feinwaschmittel	Synthetische Tenside, Phosphat bzw. NTA, EDTA, nicht deklarierte Zusatzstoffe	Langzeituntersuchungen auf krebserzeugende Kombinationswirkungen fehlen.
Larix Weichwasser-Waschmittel	Seife bzw. natürliche Tenside	Hinweise auf krebserzeugende Wirkungen liegen nicht vor.

Krebsrisiko Waschmittel

Name und Art des Waschmittels	Bekannte Inhaltsstoffe	Hinweise zum Krebsrisiko
Lavasan Flüssigwaschmittel	Tenside	Keine Angaben zum Krebsrisiko möglich.
Lavawoll Wollwaschmittel	Tenside	Keine Angaben zum Krebsrisiko möglich.
Lavexan Vollwaschmittel	Seife bzw. natürliche Tenside, Zeolith A	Hinweise auf krebserzeugende Wirkungen liegen nicht vor.
Liz Flüssiges Vollwaschmittel	Synthetische Tenside, Seife bzw. natürliche Tenside, optische Aufheller, Enzyme, nicht deklarierte Zusatzstoffe	Optische Aufheller stehen im begründeten Verdacht, krebsfördernd zu wirken.
Luhns Seifen-Vollwaschmittel	Synthetische Tenside, Phosphat bzw. NTA, EDTA, nicht deklarierte Zusatzstoffe	Langzeituntersuchungen auf krebserzeugende Kombinationswirkungen fehlen.
Molkamat Flüssiges Waschmittel	Synthetische Tenside, nicht deklarierte Zusatzstoffe	Langzeituntersuchungen auf krebserzeugende Kombinationswirkungen fehlen.
Mustang Vollwaschmittel	Synthetische Tenside, Phosphat bzw. NTA, EDTA, optische Aufheller, Enzyme, Zeolith A	Optische Aufheller stehen im begründeten Verdacht, krebsfördernd zu wirken.
Natur Biovollwaschmittel	Synthetische Tenside, optische Aufheller, Zeolith A	Optische Aufheller stehen im begründeten Verdacht, krebsfördernd zu wirken.
Naturata Universal-Seifenpaste	Synthetische Tenside, Phosphat bzw. NTA, EDTA	Langzeituntersuchungen auf krebserzeugende Kombinationswirkungen fehlen.

Krebsrisiko Waschmittel

Name und Art des Waschmittels	Bekannte Inhaltsstoffe	Hinweise zum Krebsrisiko
Neutralwasch Waschmittel	Synthetische Tenside, nicht deklarierte Zusatzstoffe	Langzeituntersuchungen auf krebserzeugende Kombinationswirkungen fehlen.
Omo Vollwaschmittel	Synthetische Tenside, Phosphat bzw. NTA, EDTA, optische Aufheller, Enzyme	Optische Aufheller stehen im begründeten Verdacht, krebsfördernd zu wirken.
Omo phosphatfrei Vollwaschmittel	Synthetische Tenside, Zeolith A, nicht deklarierte Zusatzstoffe	Langzeituntersuchungen auf krebserzeugende Kombinationswirkungen fehlen.
Optimal Feinwaschmittel	Synthetische Tenside, Phosphat bzw. NTA, EDTA, nicht deklarierte Zusatzstoffe	Langzeituntersuchungen auf krebserzeugende Kombinationswirkungen fehlen.
Orlit Waschmittel	Tenside, Seife, Polyphosphate	Keine Angaben zum Krebsrisiko möglich.
Orpil Schnellwaschmittel	Tenside, Perborat, Polyphosphate	Keine Angaben zum Krebsrisiko möglich.
Pamoren Biowollwaschmittel	Synthetische Tenside	Langzeituntersuchungen auf krebserzeugende Kombinationswirkungen fehlen.
Pamoren Waschmittel	Synthetische Tenside, Seife bzw. natürliche Tenside, optische Aufheller, Zeolith A	Optische Aufheller stehen im begründeten Verdacht, krebsfördernd zu wirken.
Paxi Vollwaschmittel	Synthetische Tenside, Zeolith A, nicht deklarierte Zusatzstoffe	Langzeituntersuchungen auf krebserzeugende Kombinationswirkungen fehlen.

85

Krebsrisiko Waschmittel

Name und Art des Waschmittels	Bekannte Inhaltsstoffe	Hinweise zum Krebsrisiko
Penny Feinwaschmittel	Synthetische Tenside, Phosphat bzw. NTA, EDTA, nicht deklarierte Zusatzstoffe	Langzeituntersuchungen auf krebserzeugende Kombinationswirkungen fehlen.
Penny Flüssiges Vollwaschmittel	Synthetische Tenside, nicht deklarierte Zusatzstoffe	Langzeituntersuchungen auf krebserzeugende Kombinationswirkungen fehlen.
Penny Vollwaschmittel	Synthetische Tenside, Phosphat bzw. NTA, EDTA, nicht deklarierte Zusatzstoffe	Langzeituntersuchungen auf krebserzeugende Kombinationswirkungen fehlen.
Persil Vollwaschmittel	Synthetische Tenside, Phosphat bzw. NTA, EDTA, optische Aufheller, Enzyme, Zeolith A	Optische Aufheller stehen im begründeten Verdacht, krebsfördernd zu wirken.
Persil phosphatfrei Vollwaschmittel	Synthetische Tenside, Zeolith A, nicht deklarierte Zusatzstoffe	Langzeituntersuchungen auf krebserzeugende Kombinationswirkungen fehlen.
Perwoll Feinwäscheshampoo	Synthetische Tenside	Langzeituntersuchungen auf krebserzeugende Kombinationswirkungen fehlen.
Perwoll Waschmittel mit Weichspüler	Synthetische Tenside, nicht deklarierte Zusatzstoffe	Langzeituntersuchungen auf krebserzeugende Kombinationswirkungen fehlen.
Perwoll Wollwaschmittel	Synthetische Tenside, Phosphat bzw. NTA, EDTA, nicht deklarierte Zusatzstoffe	Langzeituntersuchungen auf krebserzeugende Kombinationswirkungen fehlen.

Krebsrisiko Waschmittel

Name und Art des Waschmittels	Bekannte Inhaltsstoffe	Hinweise zum Krebsrisiko
Plusit Feinwaschmittel	Synthetische Tenside, Phosphat bzw. NTA, EDTA, nicht deklarierte Zusatzstoffe	Langzeituntersuchungen auf krebserzeugende Kombinationswirkungen fehlen.
Plusit Flüssiges Vollwaschmittel	Synthetische Tenside, nicht deklarierte Zusatzstoffe	Langzeituntersuchungen auf krebserzeugende Kombinationswirkungen fehlen.
Plusit phosphatfrei Vollwaschmittel	Synthetische Tenside, Citrate, nicht deklarierte Zusatzstoffe	Langzeituntersuchungen auf krebserzeugende Kombinationswirkungen fehlen.
Point Flüssiges Vollwaschmittel	Synthetische Tenside, nicht deklarierte Zusatzstoffe	Langzeituntersuchungen auf krebserzeugende Kombinationswirkungen fehlen.
Prego Waschmittel	Tenside	Keine Angaben zum Krebsrisiko möglich.
Profimat Einweichmittel	Tenside, Polyphosphate	Keine Angaben zum Krebsrisiko möglich.
Profin Einweichmittel für Wäsche	Polyphosphate	Keine Angaben zum Krebsrisiko möglich.
Rei Feinwaschmittel	Synthetische Tenside, Phosphat bzw. NTA, EDTA, nicht deklarierte Zusatzstoffe	Langzeituntersuchungen auf krebserzeugende Kombinationswirkungen fehlen.
Rei in der Tube Waschpaste	Synthetische Tenside, Phosphat bzw. NTA, EDTA, nicht deklarierte Zusatzstoffe	Langzeituntersuchungen auf krebserzeugende Kombinationswirkungen fehlen.
Rei Wasch- und Reinigungsmittel	Tenside	Keine Angaben zum Krebsrisiko möglich.

Krebsrisiko Waschmittel

Name und Art des Waschmittels	Bekannte Inhaltsstoffe	Hinweise zum Krebsrisiko
Rheno Waschmittel	Seife bzw. natürliche Tenside	Hinweise auf krebserzeugende Wirkungen liegen nicht vor.
Rio Vollwaschmittel	Synthetische Tenside, Citrate, nicht deklarierte Zusatzstoffe	Langzeituntersuchungen auf krebserzeugende Kombinationswirkungen fehlen.
Samtess Flüssiges Wollwaschmittel	Synthetische Tenside, nicht deklarierte Zusatzstoffe	Langzeituntersuchungen auf krebserzeugende Kombinationswirkungen fehlen.
Sanso Wollwaschmittel	Synthetische Tenside, Phosphat bzw. NTA, EDTA, nicht deklarierte Zusatzstoffe	Langzeituntersuchungen auf krebserzeugende Kombinationswirkungen fehlen.
Saptil Waschpaste	Synthetische Tenside, nicht deklarierte Zusatzstoffe	Langzeituntersuchungen auf krebserzeugende Kombinationswirkungen fehlen.
Schmutzler I Waschpulver	Synthetische Tenside, Phosphat bzw. NTA, EDTA, optische Aufheller	Optische Aufheller stehen im begründeten Verdacht, krebsfördernd zu wirken.
Schmutzler II Waschpulver	Synthetische Tenside, Phosphat bzw. NTA, EDTA, optische Aufheller	Optische Aufheller stehen im begründeten Verdacht, krebsfördernd zu wirken.
Schmutzler III Waschpulver	Synthetische Tenside, Phosphat bzw. NTA, EDTA, optische Aufheller	Optische Aufheller stehen im begründeten Verdacht, krebsfördernd zu wirken.
Schmutzler's Feinspül F Flüssiges Feinwaschmittel	Synthetische Tenside, nicht deklarierte Zusatzstoffe	Langzeituntersuchungen auf krebserzeugende Kombinationswirkungen fehlen.

Krebsrisiko Waschmittel

Name und Art des Waschmittels	Bekannte Inhaltsstoffe	Hinweise zum Krebsrisiko
Schmutzler W Waschmittel	Synthetische Tenside, Seife bzw. natürliche Tenside	Langzeituntersuchungen auf krebserzeugende Kombinationswirkungen fehlen.
Schwan weiß Vollwaschmittel	Synthetische Tenside, Zeolith A, optische Aufheller, Enzyme	Optische Aufheller stehen im begründeten Verdacht, krebsfördernd zu wirken.
Selex Feinwaschmittel	Synthetische Tenside, Phosphat bzw. NTA, EDTA, nicht deklarierte Zusatzstoffe	Langzeituntersuchungen auf krebserzeugende Kombinationswirkungen fehlen.
Selex Vollwaschmittel	Synthetische Tenside, nicht deklarierte Zusatzstoffe	Langzeituntersuchungen auf krebserzeugende Kombinationswirkungen fehlen.
Silan Waschmittel	Tenside	Keine Angaben zum Krebsrisiko möglich.
Silex Waschmittel	Tenside, Polyphosphate, Soda	Keine Angaben zum Krebsrisiko möglich.
Sodasan Seifenwaschmittel	Seife bzw. natürliche Tenside, Zeolith A, optische Aufheller, nicht deklarierte Zusatzstoffe	Optische Aufheller stehen im begründeten Verdacht, krebsfördernd zu wirken.
Sonal Waschpulver	Synthetische Tenside, Seife bzw. natürliche Tenside, Phosphat bzw. NTA, EDTA, optische Aufheller	Optische Aufheller stehen im begründeten Verdacht, krebsfördernd zu wirken.
Sonett Seifenwaschmittel	Seife bzw. natürliche Tenside	Hinweise auf krebserzeugende Wirkungen liegen nicht vor.
Sonett Weichwasserwaschmittel	Seife bzw. natürliche Tenside	Hinweise auf krebserzeugende Wirkungen liegen nicht vor.

Krebsrisiko Waschmittel

Name und Art des Waschmittels	Bekannte Inhaltsstoffe	Hinweise zum Krebsrisiko
SOS Flüssiges Feinwaschmittel	Synthetische Tenside, optische Aufheller, nicht deklarierte Zusatzstoffe	Optische Aufheller stehen im begründeten Verdacht, krebsfördernd zu wirken.
SOS Vollwaschmittel	Synthetische Tenside, optische Aufheller, Citrate, nicht deklarierte Zusatzstoffe	Optische Aufheller stehen im begründeten Verdacht, krebsfördernd zu wirken.
Sterns Bio Buntwaschmittelpulver	Seife bzw. natürliche Tenside, optische Aufheller, Citrate	Optische Aufheller stehen im begründeten Verdacht, krebsfördernd zu wirken.
Sterns Bio Fein- und Wollwaschmittel	Synthetische Tenside, Seife bzw. natürliche Tenside, Zeolith A, nicht deklarierte Zusatzstoffe	Langzeituntersuchungen auf krebserzeugende Kombinationswirkungen fehlen.
Sterns Bio Vollwaschmittelkonzentrat	Synthetische Tenside, Seife bzw. natürliche Tenside, Zeolith A, nicht deklarierte Zusatzstoffe	Langzeituntersuchungen auf krebserzeugende Kombinationswirkungen fehlen.
Stodil Vollwaschmittel	Synthetische Tenside, Zeolith A, nicht deklarierte Zusatzstoffe	Langzeituntersuchungen auf krebserzeugende Kombinationswirkungen fehlen.
Sunil Vollwaschmittel	Synthetische Tenside, Phosphat bzw. NTA, EDTA, nicht deklarierte Zusatzstoffe	Langzeituntersuchungen auf krebserzeugende Kombinationswirkungen fehlen.

Krebsrisiko Waschmittel

Name und Art des Waschmittels	Bekannte Inhaltsstoffe	Hinweise zum Krebsrisiko
Super Luzil Waschmittel	Synthetische Tenside, Phosphat bzw. NTA, EDTA, optische Aufheller, Enzyme	Optische Aufheller stehen im begründeten Verdacht, krebsfördernd zu wirken.
Tandil Vollwaschmittel	Synthetische Tenside, Phosphat bzw. NTA, EDTA, optische Aufheller, Enzyme	Optische Aufheller stehen im begründeten Verdacht, krebsfördernd zu wirken.
Tip Feinwaschmittel	Synthetische Tenside, Phosphat bzw. NTA, EDTA, nicht deklarierte Zusatzstoffe	Langzeituntersuchungen auf krebserzeugende Kombinationswirkungen fehlen.
Toptil Vollwaschmittel	Synthetische Tenside, Phosphat bzw. NTA, EDTA, nicht deklarierte Zusatzstoffe	Langzeituntersuchungen auf krebserzeugende Kombinationswirkungen fehlen.
Trend Flüssiges Vollwaschmittel	Synthetische Tenside, nicht deklarierte Zusatzstoffe	Langzeituntersuchungen auf krebserzeugende Kombinationswirkungen fehlen.
Unamat Vollwaschmittel	Synthetische Tenside, Phosphat bzw. NTA, EDTA, optische Aufheller, Enzyme	Optische Aufheller stehen im begründeten Verdacht, krebsfördernd zu wirken.
Uni Vollwaschmittel	Synthetische Tenside, Phosphat bzw. NTA, EDTA, nicht deklarierte Zusatzstoffe	Langzeituntersuchungen auf krebserzeugende Kombinationswirkungen fehlen.
Uniren Universelles Waschmittel	Synthetische Tenside	Langzeituntersuchungen auf krebserzeugende Kombinationswirkungen fehlen.

Krebsrisiko Waschmittel

Name und Art des Waschmittels	Bekannte Inhaltsstoffe	Hinweise zum Krebsrisiko
Univer Waschpaste	Synthetische Tenside, nicht deklarierte Zusatzstoffe	Langzeituntersuchungen auf krebserzeugende Kombinationswirkungen fehlen.
Vizir Flüssiges Vollwaschmittel	Synthetische Tenside, nicht deklarierte Zusatzstoffe	Langzeituntersuchungen auf krebserzeugende Kombinationswirkungen fehlen.
Weißer Riese Vollwaschmittel	Synthetische Tenside, Zeolith A, Phosphat bzw. NTA, EDTA, optische Aufheller, Enzyme, nicht deklarierte Zusatzstoffe	Optische Aufheller stehen im begründeten Verdacht, krebsfördernd zu wirken.
Weiß & Hermle Waschpaste	Synthetische Tenside, optische Aufheller	Optische Aufheller stehen im begründeten Verdacht, krebsfördernd zu wirken.
Wipp-Express plus Waschmittel	Synthetische Tenside, Phosphat bzw. NTA, EDTA, nicht deklarierte Zusatzstoffe	Langzeituntersuchungen auf krebserzeugende Kombinationswirkungen fehlen.
Wogon Waschmittel	Synthetische Tenside, Zeolith A, Phosphat bzw. NTA, EDTA, optische Aufheller, Enzyme	Optische Aufheller stehen im begründeten Verdacht, krebsfördernd zu wirken.

Krebsrisiko Putz-, Reinigungs- und Pflegemittel

Name und Art des Produkts	Bekannte Inhaltsstoffe	Hinweise zum Krebsrisiko
Abacid Desinfektions- und Reinigungsmittel	Aldehyde, Tenside, Wachs	Langzeituntersuchungen auf krebserzeugende Kombinationswirkungen fehlen.
Abfluß-Frei Rohrreiniger	Natriumhydroxid	Hinweise auf krebserzeugende Wirkungen liegen nicht vor.
AFU Topfreiniger	Sulfaminsäure	Keine Angaben zum Krebsrisiko möglich.
Ajax Allzweckreiniger	Tenside, Formalin	Bei Formalin besteht begründeter Verdacht auf krebserzeugendes Potential.
Ajax Scheuerpulver	Quarzmehl, Natriumphosphat, Natriumbromid, Ethylbenzolsulfonat	Langzeituntersuchungen auf krebserzeugende Kombinationswirkungen fehlen.
Ajax 2000 Alkalisches Reinigungsmittel	Natriumphosphat, Natriumbromid, Ethylbenzolsulfonat	Langzeituntersuchungen auf krebserzeugende Kombinationswirkungen fehlen.
Ajax-Glasrein Reinigungsmittel	Tenside, Seife	Keine Angaben zum Krebsrisiko möglich.
Akaflex Fleckenwasser	Chlorethylen	Keine Angaben zum Krebsrisiko möglich.
Aktiv WC-Reiniger	Natriumbisulfat, Natriumchlorid	Keine Angaben zum Krebsrisiko möglich.
Aldasan 2000 Desinfektions- und Reinigungsmittel	Dimethylolcarbamid, Glutaracetal	Keine Angaben zum Krebsrisiko möglich.
Alhydex Desinfektionsmittel	Aldehyde	Keine Angaben zum Krebsrisiko möglich.
Alklar Sprühreiniger	Butylglykol	Keine Angaben zum Krebsrisiko möglich.
Amocid Desinfektionsmittel	Chlorierte Phenole	Die Inhaltsstoffe stehen teilweise im begründeten Verdacht, Krebs hervorzurufen.

Krebsrisiko Putz-, Reinigungs- und Pflegemittel

Name und Art des Produkts	Bekannte Inhaltsstoffe	Hinweise zum Krebsrisiko
Andy-Pulver Putzmittel	Borax, Soda, Salmiak, Tenside	Keine Angaben zum Krebsrisiko möglich.
Anthol Fleckwasser	Tetrachlorethylen	Amtliche Untersuchungen zum Krebsrisiko sind noch nicht abgeschlossen.
Antikratzer Möbelpolitur	Parafinöl, Silicon, Terpentinöl, Testbenzin	Testbenzin enthält in der Regel krebserzeugende Verunreinigungen.
Arika Putzmittel	Seife, Tenside	Keine Angaben zum Krebsrisiko möglich.
Arinex Putzmittel	Seife, Tenside	Keine Angaben zum Krebsrisiko möglich.
Arinex Reinigungsmittel	Tenside, Salzsäure	Keine Angaben zum Krebsrisiko möglich.
AS Backofenspray	Fluorchlorkohlenwasserstoff	Keine Angaben zum Krebsrisiko möglich.
Ata Scheuermilch	Tenside	Keine Angaben zum Krebsrisiko möglich.
Ata Scheuerpulver	Quarzsand, Soda, Phosphate, Salmiak	Hinweise auf krebserzeugende Wirkungen liegen nicht vor.
B 2000 Flüssiges Reinigungsmittel	Tenside, Seifen	Keine Angaben zum Krebsrisiko möglich.
Bac Flächendesinfektionsmittel	Tenside, Phenole	Keine Angaben zum Krebsrisiko möglich.
Bacillocid Desinfektions- und Reinigungsmittel	Aldehyde, Tenside	Langzeituntersuchungen auf krebserzeugende Kombinationswirkungen fehlen.
Bacillol Desinfektionsmittel	Kresolseifen, Phenol	Die Inhaltsstoffe stehen teilweise im begründeten Verdacht, Krebs hervorzurufen.

Krebsrisiko Putz-, Reinigungs- und Pflegemittel

Name und Art des Produkts	Bekannte Inhaltsstoffe	Hinweise zum Krebsrisiko
Baktol Desinfektionsmittel	Alkohol, p-Chlor-m-Kresol, chlorierte Arylphenole, Seife, Phenol	Die Inhaltsstoffe stehen teilweise im begründeten Verdacht, Krebs hervorzurufen.
Baktolan Desinfektionsmittel	p-Chlor-m-Kresol, Phenole	Die Inhaltsstoffe stehen teilweise im begründeten Verdacht, Krebs hervorzurufen.
Baktonium Desinfektionsmittel	Dialkyl-dimethyl-ammonium-salze, Alkyl-dimethylaryl-ammonium-chlorid	Keine Angaben zum Krebsrisiko möglich.
Baktosept Desinfektionsmittel	Quarternäre Ammonium-verbindungen, Propylalkohol, Alkylamine	Keine Angaben zum Krebsrisiko möglich.
Berinex Fliesenreiniger	Salzsäure, Tenside	Keine Angaben zum Krebsrisiko möglich.
BIFF Reinigungsmittel	Tenside, Isopropanol	Keine Angaben zum Krebsrisiko möglich.
Bims Reinigungsmittel	Tenside, Seife	Keine Angaben zum Krebsrisiko möglich.
Bio-Pflegepolitur-Universal Möbelpolitur	Zirbelkiefernöl, Lavendelöl, Naturharz, ätherische Öle, alkoholische Lösung	Hinweise auf krebserzeugende Wirkungen liegen nicht vor.
Blaues Wunder Rohrreiniger	Natrium-hydroxyd, Natriumnitrat	Keine Angaben zum Krebsrisiko möglich.
Blinker Reinigungsmittel	Tenside	Keine Angaben zum Krebsrisiko möglich.
Cefalin stark Reinigungsmittel	Ameisensäure, Salzsäure	Keine Angaben zum Krebsrisiko möglich.

95

Krebsrisiko Putz-, Reinigungs- und Pflegemittel

Name und Art des Produkts	Bekannte Inhaltsstoffe	Hinweise zum Krebsrisiko
Chloramin Zur Scheuerdesinfektion von Räumen und Gegenständen	N-Chlor-toluol-4-sulfonamid-Natrium, aktives Chlor	Langzeituntersuchungen auf krebserzeugende Kombinationswirkungen fehlen.
Chlorothene Reinigungsmittel	1,1,1-Trichlorethan	Langzeituntersuchungen auf krebserzeugende Kombinationswirkungen fehlen.
Chromo radikal Metallputzmittel	Testbenzin, Petroleum, Ammoniak	Testbenzin enthält in der Regel krebserzeugende Verunreinigungen.
Chrom-Polish Chrompflegemittel	Benzin, Ammoniak	Derartige Spezialbenzine enthalten in der Regel krebserzeugende Verunreinigungen.
Cillit Backofenreiniger-Spray	Natriumhydroxid, Tenside, Ethylenglykol	Langzeituntersuchungen auf krebserzeugende Kombinationswirkungen fehlen.
Cillit Chlorpulver-Baddesinfektion	Natriumdichlorisocyanursäure	Keine Angaben zum Krebsrisiko möglich.
Cillit Rohrreiniger	Laugen, Natriumhydroxid, Natriumnitrat	Langzeituntersuchungen auf krebserzeugende Kombinationswirkungen fehlen.
Cillit Stahlblitz Reinigungsmittel	Benzin	Derartige Spezialbenzine enthalten in der Regel krebserzeugende Verunreinigungen.
Cillit Uniputz	Oxalsäure, Sulfaminsäure	Keine Angaben zum Krebsrisiko möglich.
Cillit WC-Reiniger	Natriumbisulfat	Keine Angaben zum Krebsrisiko möglich.
Collo-Imklo WC-Reiniger	Natriumbisulfat, Tenside	Keine Angaben zum Krebsrisiko möglich.
Collonil Fleckenwasser und -reiniger	Trichlorethylen	Bei Trichlorethylen besteht begründeter Verdacht auf krebserzeugendes Potential.
Collonil Shampoo	Benzin, Tenside, Formalin	Die Inhaltsstoffe stehen teilweise im begründeten Verdacht, Krebs hervorzurufen.

Krebsrisiko Putz-, Reinigungs- und Pflegemittel

Name und Art des Produkts	Bekannte Inhaltsstoffe	Hinweise zum Krebsrisiko
Collo-Picobell Universalreiniger	Tenside	Keine Angaben zum Krebsrisiko möglich.
Collosal Reiniger	Isopropyl- alkohol, Poly- phosphate, Ammoniak	Langzeituntersuchungen auf krebs- erzeugende Kombinationswirkun- gen fehlen.
Dan Klorix Sanitärreiniger	Natrium- hypochlorit	Keine Angaben zum Krebsrisiko möglich.
Der General Reinigungsmittel	Tenside	Keine Angaben zum Krebsrisiko möglich.
Der grüne Chlor WC-Reiniger	Natriumbisulfat	Keine Angaben zum Krebsrisiko möglich.
Domestos Sanitärreiniger	Natrium- hypochlorit	Keine Angaben zum Krebsrisiko möglich.
Dompfaff Reinigungsmittel	Benzin	Derartige Spezialbenzine enthalten in der Regel krebserzeugende Verunreinigungen.
Dor Reinigungs- und Spülmittel	Tenside	Keine Angaben zum Krebsrisiko möglich.
Durosept Desinfektionsmittel	Phenol, Seife	Amtliche Untersuchungen zum Krebsrisiko sind noch nicht abgeschlossen.
Drano Rohrreiniger	Natronsalpeter, Ätznatron	Keine Angaben zum Krebsrisiko möglich.
Draso 4 Kaltreiniger	Dichlorethan, Trichlorethylen	Die Inhaltsstoffe stehen teilweise im begründeten Verdacht, Krebs hervorzurufen.
Echo Metallputzmittel	Ammoniak, Oxalsäure	Keine Angaben zum Krebsrisiko möglich.
Echo Rohrreiniger	Natrium- hydroxid, Kaliumhydroxid	Keine Angaben zum Krebsrisiko möglich.
Echo WC-Reiniger	Natriumbisulfat, Sulfaminsäure, Seife	Langzeituntersuchungen auf krebs- erzeugende Kombinationswirkun- gen fehlen.

Krebsrisiko Putz-, Reinigungs- und Pflegemittel

Name und Art des Produkts	Bekannte Inhaltsstoffe	Hinweise zum Krebsrisiko
Echter Fleckenwasser	Natriumdithionit, Seife, Natriumcarbonat	Langzeituntersuchungen auf krebserzeugende Kombinationswirkungen fehlen.
Edel-Wendol Metallputzmittel	Benzin, Ammoniak	Derartige Spezialbenzine enthalten in der Regel krebserzeugende Verunreinigungen.
Eiche Möbelpolitur	Methylalkohol, Terpentinöl	Keine Angaben zum Krebsrisiko möglich.
Elefant Steinreiniger	Tenside, Xylol, Toluol, Buthylglykol	Erheblich erhöhtes Krebsrisiko für die Anwender und Bewohner damit behandelter Innenräume.
Elite Hartwachskonservierer	Benzin	Derartige Spezialbenzine enthalten in der Regel krebserzeugende Verunreinigungen.
Elite Hartwachspolitur	Benzin	Derartige Spezialbenzine enthalten in der Regel krebserzeugende Verunreinigungen.
Elite Kunststoffreiniger	Terpentinöl, Benzin, Tenside	Derartige Spezialbenzine enthalten in der Regel krebserzeugende Verunreinigungen.
Elite Lackreiniger	Benzin, Ammoniak	Derartige Spezialbenzine enthalten in der Regel krebserzeugende Verunreinigungen.
Elite Möbelspray	Fluorchlorkohlenwasserstoff	Keine Angaben zum Krebsrisiko möglich.
Elite Teerentferner	Benzin, Dichlorpropan	Derartige Spezialbenzine enthalten in der Regel krebserzeugende Verunreinigungen.
Elite Universal-Shampoo	Tenside, Isopropylalkohol	Keine Angaben zum Krebsrisiko möglich.
Emulsioncleaner A Reinigungsmittel	Tenside, Butylglykol	Keine Angaben zum Krebsrisiko möglich.
Ena-blitz Backofen- und Grillreiniger-Spray	Fluorchlorkohlenwasserstoff	Keine Angaben zum Krebsrisiko möglich.
Enablitz Herdreiniger	Petroleum, Schwefelsäure	Keine Angaben zum Krebsrisiko möglich.

Krebsrisiko Putz-, Reinigungs- und Pflegemittel

Name und Art des Produkts	Bekannte Inhaltsstoffe	Hinweise zum Krebsrisiko
Enameline Ofenpolitur	Terpentin, Benzin	Derartige Spezialbenzine enthalten in der Regel krebserzeugende Verunreinigungen.
Enzi Reinigungsmittel	Tenside, Seife	Keine Angaben zum Krebsrisiko möglich.
Estella-Neutralreiniger Reinigungsmittel	Tenside	Keine Angaben zum Krebsrisiko möglich.
Etolin Möbelpolitur	Benzin	Derartige Spezialbenzine enthalten in der Regel krebserzeugende Verunreinigungen.
Express Backofenreiniger	Natronlauge	Keine Angaben zum Krebsrisiko möglich.
Extra-prima Metallputzmittel	Benzin, Ammoniak	Derartige Spezialbenzine enthalten in der Regel krebserzeugende Verunreinigungen.
Fanal Fleckenwasser	Trichlorethylen, Alkohol	Bei Trichlorethylen besteht begründeter Verdacht auf krebserzeugendes Potential.
Fanal WC-Reiniger	Natriumbisulfat	Keine Angaben zum Krebsrisiko möglich.
Fanal-Eiche Möbelpflegemittel	Methylalkohol	Keine Angaben zum Krebsrisiko möglich.
Fatal Politur	Benzin	Derartige Spezialbenzine enthalten in der Regel krebserzeugende Verunreinigungen.
Fauch 2 Ölofenreiniger	Kupferchlorid, Glykolderivate, Alkohol	Langzeituntersuchungen auf krebserzeugende Kombinationswirkungen fehlen.
Fauch F-210 Entrußer	Kupferchlorid, Kieselsäure	Keine Angaben zum Krebsrisiko möglich.
Fauch F-400 Reinigungsmittel für Heizkessel	Tenside, Ammoniumcarbonat, Ammoniumphosphat	Langzeituntersuchungen auf krebserzeugende Kombinationswirkungen fehlen.

Krebsrisiko Putz-, Reinigungs- und Pflegemittel

Name und Art des Produkts	Bekannte Inhaltsstoffe	Hinweise zum Krebsrisiko
Fauch-Ruß-Spray Ofenreiniger	Dichlormethan, Fluorchlor-kohlenwasser-stoffe	Die Inhaltsstoffe stehen teilweise im begründeten Verdacht, Krebs hervorzurufen.
Fazit Metallputzmittel	Benzin, Petroleum, Ammoniak	Derartige Spezialbenzine enthalten in der Regel krebserzeugende Verunreinigungen.
Fix Allzweckreiniger	Tenside, Natrium-hydroxid	Keine Angaben zum Krebsrisiko möglich.
Fix WC-Reiniger	Salzsäure, Tenside	Keine Angaben zum Krebsrisiko möglich.
Fix Eiche Neu Möbelpflegemittel	Methylalkohol, Terpentinöl	Keine Angaben zum Krebsrisiko möglich.
Fleckol Politur	Benzin, Toluol	Derartige Spezialbenzine enthalten in der Regel krebserzeugende Verunreinigungen.
Fleckpur Fleckenmittel	Trichlorethylen	Bei Trichlorethylen besteht begrün-deter Verdacht auf krebserzeugen-des Potential.
Fleckwasser	Trichlorethylen, Butylacetat	Bei Trichlorethylen besteht begrün-deter Verdacht auf krebserzeugen-des Potential.
Fleck-Weg Reinigungsmittel	Trichlorethylen, Methylalkohol, Natriumdithionit, Natrium-carbonat, Seife	Bei Trichlorethylen besteht begrün-deter Verdacht auf krebserzeugen-des Potential.
Flex-L Fleckenwasser	Trichlorethylen	Bei Trichlorethylen besteht begrün-deter Verdacht auf krebserzeugen-des Potential.
Fliesenblank Fliesenreiniger	Benzin, Trichlorethylen	Die Inhaltsstoffe stehen teilweise im begründeten Verdacht, Krebs hervorzurufen.
Fliesenreiniger SAR Fliesenreinigungs-mittel	Phosphorsäure	Keine Angaben zum Krebsrisiko möglich.

Krebsrisiko Putz-, Reinigungs- und Pflegemittel

Name und Art des Produkts	Bekannte Inhaltsstoffe	Hinweise zum Krebsrisiko
Formalin Universalreiniger	Formaldehyd	Bei Formaldehyd besteht begründeter Verdacht auf krebserzeugendes Potential.
Frillo Fleckenwasser	Trichlorethylen, Tetrachlorethylen	Bei Trichlorethylen besteht begründeter Verdacht auf krebserzeugendes Potential.
Fürs Rohr Rohrreiniger	Natriumhydroxid	Hinweise auf krebserzeugende Wirkungen liegen nicht vor.
Geco Fleckenwasser	Tetrachlorkohlenstoff	Bei Tetrachlorkohlenstoff besteht begründeter Verdacht auf krebserzeugendes Potential.
Glasklar Fensterputzmittel	Alkohol, Tenside, Ammoniak	Langzeituntersuchungen auf krebserzeugende Kombinationswirkungen fehlen.
Glaspol 615 Fensterputzmittel	Butylglykol, Ammoniak	Keine Angaben zum Krebsrisiko möglich.
Globus Fleckenwasser	Benzin, Trichlorethylen	Die Inhaltsstoffe stehen teilweise im begründeten Verdacht, Krebs hervorzurufen.
Globus Reinigungsmittel	Benzin, Terpentinöl	Derartige Spezialbenzine enthalten in der Regel krebserzeugende Verunreinigungen.
Gloss Autopflegemittel	Benzin, Formaldehyd	Die Inhaltsstoffe stehen teilweise im begründeten Verdacht, Krebs hervorzurufen.
Goldperle Politur	Benzin	Derartige Spezialbenzine enthalten in der Regel krebserzeugende Verunreinigungen.
Goldperle Eiche Möbelpflegemittel	Methylalkohol, Terpentinöl	Keine Angaben zum Krebsrisiko möglich.
Grand Prix Politur	Benzin	Derartige Spezialbenzine enthalten in der Regel krebserzeugende Verunreinigungen.
Griffi Spülmittel	Tenside	Keine Angaben zum Krebsrisiko möglich.
Grundputz Metallputzmittel	Benzin, Petroleum, Ammoniak	Derartige Spezialbenzine enthalten in der Regel krebserzeugende Verunreinigungen.

Krebsrisiko Putz-, Reinigungs- und Pflegemittel

Name und Art des Produkts	Bekannte Inhaltsstoffe	Hinweise zum Krebsrisiko
Gummolin Reinigungsmittel	Benzin, Dichlormethan	Die Inhaltsstoffe stehen teilweise im begründeten Verdacht, Krebs hervorzurufen.
Hartex Reinigungsmittel	Tenside, Seifen	Keine Angaben zum Krebsrisiko möglich.
Hepta Glasreiniger	Isopropanol, Butylglykol	Keine Angaben zum Krebsrisiko möglich.
Hepta Wannenreiniger-Spray	Tenside, Isopropanol	Keine Angaben zum Krebsrisiko möglich.
Hepta-Haushaltsreiniger Reinigungsmittel	Tenside	Keine Angaben zum Krebsrisiko möglich.
Herdweiß – Glanzaktiv Herdputzmittel	Benzin, Tenside	Derartige Spezialbenzine enthalten in der Regel krebserzeugende Verunreinigungen.
hui Abflußreiniger	Natriumhydroxid, Natriumnitrat	Keine Angaben zum Krebsrisiko möglich.
hui Edelstahl blank	Phosphorsäure	Keine Angaben zum Krebsrisiko möglich.
hui Stahlblank	Tenside	Keine Angaben zum Krebsrisiko möglich.
hui Wannenwichtel	Tenside, Sulfaminsäure	Keine Angaben zum Krebsrisiko möglich.
hui WC-Reiniger	Natriumhydrosulfat, Natriumchlorid, Tenside	Langzeituntersuchungen auf krebserzeugende Kombinationswirkungen fehlen.
Imi Reinigungsmittel	Tenside, Seife, Natriumcarbonat	Langzeituntersuchungen auf krebserzeugende Kombinationswirkungen fehlen.
Into-Fensterklar Fensterputzmittel	Benzin, Tenside, Ammoniak	Derartige Spezialbenzine enthalten in der Regel krebserzeugende Verunreinigungen.
Jab Reinigungsmittel	Tenside, Seife	Keine Angaben zum Krebsrisiko möglich.

Krebsrisiko Putz-, Reinigungs- und Pflegemittel

Name und Art des Produkts	Bekannte Inhaltsstoffe	Hinweise zum Krebsrisiko
Juwel Politur	Benzin	Derartige Spezialbenzine enthalten in der Regel krebserzeugende Verunreinigungen.
Juwel Eiche Möbelpflegemittel	Methylalkohol, Terpentinöl	Keine Angaben zum Krebsrisiko möglich.
K 2r Fleckenkapseln	Trichlorethan, Dichlormethan, Tetrachlorethylen	Die Inhaltsstoffe stehen teilweise im begründeten Verdacht, Krebs hervorzurufen.
K 2r Fleckenpaste	Trichlorethan, Dichlorethan, Toluol, Isopropanol	Die Inhaltsstoffe stehen teilweise im begründeten Verdacht, Krebs hervorzurufen.
K 2r Fleckenspray	Fluorchlorkohlenwasserstoff	Keine Angaben zum Krebsrisiko möglich.
K 31 Kaltreiniger	Chlorkohlenwasserstoff	Keine Angaben zum Krebsrisiko möglich.
Kaol Metall-Öl-Politur	Benzin, Seife	Derartige Spezialbenzine enthalten in der Regel krebserzeugende Verunreinigungen.
Kaufhof Ausgußreiniger	Natriumhydroxid, Natriumcarbonat, Natriumpolyphosphat	Langzeituntersuchungen auf krebserzeugende Kombinationswirkungen fehlen.
Kaufhof-Elite Fensterreiniger	Isopropylalkohol, Ammoniak	Keine Angaben zum Krebsrisiko möglich.
Kaufring Allesreiniger	Seife, Tenside	Keine Angaben zum Krebsrisiko möglich.
Kaufring Autowäsche und Lackpflegemittel	Tenside	Keine Angaben zum Krebsrisiko möglich.
Kavalier Fleckenwasser	Trichlorethylen, Tetrachlorethylen	Bei Trichlorethylen besteht begründeter Verdacht auf krebserzeugendes Potential.

Krebsrisiko Putz-, Reinigungs- und Pflegemittel

Name und Art des Produkts	Bekannte Inhaltsstoffe	Hinweise zum Krebsrisiko
Kd Allzweckreiniger Haushaltsreiniger	Salmiak	Hinweise auf krebserzeugende Wirkungen liegen nicht vor.
Kinessa-WC-Rein WC-Reiniger	Natriumbisulfat	Keine Angaben zum Krebsrisiko möglich.
Kosmos Möbel-Kosmetik	Benzin	Derartige Spezialbenzine enthalten in der Regel krebserzeugende Verunreinigungen.
Krautol Betonreiniger	Trichlorethylen, Perchlorethylen	Bei Trichlorethylen besteht begründeter Verdacht auf krebserzeugendes Potential.
Kristallklar Glasreinigungsmittel	Isopropylalkohol, Aceton	Keine Angaben zum Krebsrisiko möglich.
Kronprinz Möbel-Kosmetik	Benzin	Derartige Spezialbenzine enthalten in der Regel krebserzeugende Verunreinigungen.
Lavarein Allzweckreiniger	Pflanzliche Fette, Eiweißhydrolysar, Duftstoffe aus pflanzlichen Ölen	Hinweise auf krebserzeugende Wirkungen liegen nicht vor.
Lavasit Scheuerpulver	Seife, Soda, Quarzmehl, Pflanzenöle	Hinweise auf krebserzeugende Wirkungen liegen nicht vor.
Letterol Reinigungsmittel	Trichlorethylen, Tetrachlorethylen	Bei Trichlorethylen besteht begründeter Verdacht auf krebserzeugendes Potential.
Loba Bio Reiniger Reinigungsmittel	Organische Säuren, Seifen	Hinweise auf krebserzeugende Wirkungen liegen nicht vor.
Luxan Putz- und Pflegemittel	Tenside, Kaliseife	Keine Angaben zum Krebsrisiko möglich.
Lyso Toilettenreiniger	Phosphorsäure	Keine Angaben zum Krebsrisiko möglich.
Lysol-L 63 Desinfektionsmittel	Kresole, Phenol	Die Inhaltsstoffe stehen teilweise im begründeten Verdacht, Krebs hervorzurufen.
Lysosept Reinigungsmittel	Propylenphenol	Keine Angaben zum Krebsrisiko möglich.

Krebsrisiko Putz-, Reinigungs- und Pflegemittel

Name und Art des Produkts	Bekannte Inhaltsstoffe	Hinweise zum Krebsrisiko
Makolin Metallputzmittel	Methylalkohol, Oxalsäure, Ammoniak	Langzeituntersuchungen auf krebserzeugende Kombinationswirkungen fehlen.
Mannit Pflegemittel	Ethylenglykol, Ammoniak, Seife	Langzeituntersuchungen auf krebserzeugende Kombinationswirkungen fehlen.
Maranon Reinigungsmittel	Natriumhypochlorit	Keine Angaben zum Krebsrisiko möglich.
Matticks-Versal-Paste Metallputzmittel	Benzin, Petroleum	Derartige Spezialbenzine enthalten in der Regel krebserzeugende Verunreinigungen.
Meikonol-Paste Metallputzmittel	Benzin, Petroleum	Derartige Spezialbenzine enthalten in der Regel krebserzeugende Verunreinigungen.
Meister Proper Haushaltsreiniger	Tenside, Natriumcarbonat, Polyphosphat	Langzeituntersuchungen auf krebserzeugende Kombinationswirkungen fehlen.
Metallblank-Paste Metallpaste	Benzin, Petroleum	Derartige Spezialbenzine enthalten in der Regel krebserzeugende Verunreinigungen.
Mobbiflot Möbelpflegemittel	Benzin, Treibgase	Derartige Spezialbenzine enthalten in der Regel krebserzeugende Verunreinigungen.
Möbel-Neu-Eiche Möbelpflegemittel	Methylalkohol, Terpentinöl	Keine Angaben zum Krebsrisiko möglich.
Möbelpolish Möbelpflegemittel	Benzin	Derartige Spezialbenzine enthalten in der Regel krebserzeugende Verunreinigungen.
Moltoklar Pinselreiniger	Toluol, Xylolderivate	Keine Angaben zum Krebsrisiko möglich.
Neosin Möbelpflegemittel	Benzin	Derartige Spezialbenzine enthalten in der Regel krebserzeugende Verunreinigungen.
Nikopur Reinigungsmittel	Kalilauge, Terpentinöl	Keine Angaben zum Krebsrisiko möglich.

Krebsrisiko Putz-, Reinigungs- und Pflegemittel

Name und Art des Produkts	Bekannte Inhaltsstoffe	Hinweise zum Krebsrisiko
Niroklar Reinigungsmittel	Tenside, Phosphorsäure, Ammonium-basen	Keine Angaben zum Krebsrisiko möglich.
No-Drop Möbelpolitur	Benzin	Derartige Spezialbenzine enthalten in der Regel krebserzeugende Verunreinigungen.
Noga Fensterputzmittel	Isopropylalkohol	Keine Angaben zum Krebsrisiko möglich.
Nogablink Metallputzmittel	Ammoniak, Oxalsäure	Keine Angaben zum Krebsrisiko möglich.
Null-Null WC-Reiniger	Natriumbisulfat	Keine Angaben zum Krebsrisiko möglich.
Osna aktiv WC-Reiniger	Natrium-carbonat, Borsäure	Keine Angaben zum Krebsrisiko möglich.
Pausi Fleckenentferner	Nadithionit, Natrium-carbonat, Seife	Langzeituntersuchungen auf krebs-erzeugende Kombinationswirkun-gen fehlen.
PaWa-brillant Paste Metallputzmittel	Benzin, Petroleum, Ammoniak	Derartige Spezialbenzine enthalten in der Regel krebserzeugende Verunreinigungen.
Paxi Allzweckreiniger	Tenside, Ammoniak	Keine Angaben zum Krebsrisiko möglich.
Pax-Wachs Reinigungsmittel	Benzin	Derartige Spezialbenzine enthalten in der Regel krebserzeugende Verunreinigungen.
Perfektol Autowachs	Benzin, Petroleum	Derartige Spezialbenzine enthalten in der Regel krebserzeugende Verunreinigungen.
Perplex Fleckenspray	Fluorchlor-kohlenwasser-stoff	Keine Angaben zum Krebsrisiko möglich.
Perplex Fleckenwasser	Perchlorethylen, Trichlorethylen, Toluol, Xylol, Benzin	Die Inhaltsstoffe stehen teilweise im begründeten Verdacht, Krebs hervorzurufen.

Krebsrisiko Putz-, Reinigungs- und Pflegemittel

Name und Art des Produkts	Bekannte Inhaltsstoffe	Hinweise zum Krebsrisiko
Perplex-R Rostfleckenentferner	Flußsäure	Keine Angaben zum Krebsrisiko möglich.
Phänomen Möbelpflegemittel	Benzin	Derartige Spezialbenzine enthalten in der Regel krebserzeugende Verunreinigungen.
Pit-Politur Möbelpflegemittel	Benzin	Derartige Spezialbenzine enthalten in der Regel krebserzeugende Verunreinigungen.
Pledge Möbelpflege	Benzin	Derartige Spezialbenzine enthalten in der Regel krebserzeugende Verunreinigungen.
Pol Metallputzmittel	Benzin, Petroleum, Ammoniak	Derartige Spezialbenzine enthalten in der Regel krebserzeugende Verunreinigungen.
Polana Spezialreiniger	Isopropylalkohol, Tenside	Keine Angaben zum Krebsrisiko möglich.
Polana Spülmittel und Reinigungsmittel	Tenside	Keine Angaben zum Krebsrisiko möglich.
Pola-Putz Fensterreiniger	Isopropylalkohol	Keine Angaben zum Krebsrisiko möglich.
Poliboy Klare Politur	Benzin, Trichlorethylen, Methylethylketon	Die Inhaltsstoffe stehen teilweise im begründeten Verdacht, Krebs hervorzurufen.
Poliboy Möbel-Lack-Politur	Terpentinöl, Benzin	Derartige Spezialbenzine enthalten in der Regel krebserzeugende Verunreinigungen.
Poliboy Schaumreiniger	Seife	Keine Angaben zum Krebsrisiko möglich.
Poliboy Spezialpolitur	Benzin, Tenside	Derartige Spezialbenzine enthalten in der Regel krebserzeugende Verunreinigungen.
Polier-Pit Fleckenwasser	Methylalkohol, Trichlorethylen	Bei Trichlorethylen besteht begründeter Verdacht auf krebserzeugendes Potential.
Polifac 2-fach-Shampoo	Tenside	Keine Angaben zum Krebsrisiko möglich.

Krebsrisiko Putz-, Reinigungs- und Pflegemittel

Name und Art des Produkts	Bekannte Inhaltsstoffe	Hinweise zum Krebsrisiko
Polifac Fleckenwasser	Benzin, Tetrachlorethylen	Derartige Spezialbenzine enthalten in der Regel krebserzeugende Verunreinigungen.
Polifac Hochglanzpolitur	Benzin	Derartige Spezialbenzine enthalten in der Regel krebserzeugende Verunreinigungen.
Polifac Intensiv-Reiniger	Benzin, Butylglykol, Morpholin	Derartige Spezialbenzine enthalten in der Regel krebserzeugende Verunreinigungen.
Polifac Kunststoffreiniger	Tenside, Butylglykol	Keine Angaben zum Krebsrisiko möglich.
Polifac Lack-Dauerschutz	Benzin	Derartige Spezialbenzine enthalten in der Regel krebserzeugende Verunreinigungen.
Polifac Rapid-Reiniger	Benzin, Butylglykol, Morpholin	Derartige Spezialbenzine enthalten in der Regel krebserzeugende Verunreinigungen.
Polifac Teerentferner	Benzin, Xylol, Tetrachlorethylen	Derartige Spezialbenzine enthalten in der Regel krebserzeugende Verunreinigungen.
Polifac Teerentferner-Spray	Benzin, Perchlorethylen, Tenside	Derartige Spezialbenzine enthalten in der Regel krebserzeugende Verunreinigungen.
Polifac Wax-Glanz	Benzin, Terpentinöl	Derartige Spezialbenzine enthalten in der Regel krebserzeugende Verunreinigungen.
Polifac Wax-Politur	Benzin	Derartige Spezialbenzine enthalten in der Regel krebserzeugende Verunreinigungen.
Politur rot und klar Politur	Benzin	Derartige Spezialbenzine enthalten in der Regel krebserzeugende Verunreinigungen.
Praid Möbelpolitur	Benzin	Derartige Spezialbenzine enthalten in der Regel krebserzeugende Verunreinigungen.
Pro-Glanz WPW 117 Reinigungsmittel	Methoxypropylamin	Keine Angaben zum Krebsrisiko möglich.

Krebsrisiko Putz-, Reinigungs- und Pflegemittel

Name und Art des Produkts	Bekannte Inhaltsstoffe	Hinweise zum Krebsrisiko
Pronto Möbelpflegemittel	Aliphatische Kohlenwasserstoffe	Keine Angaben zum Krebsrisiko möglich.
Puronil Schmutzlöser	Terpentinöl, Xylol	Keine Angaben zum Krebsrisiko möglich.
R 7 Abflußreiniger	Natriumnitrat, Ätznatron, Nitrate	Langzeituntersuchungen auf krebserzeugende Kombinationswirkungen fehlen.
Reiniger GW Reinigungsmittel	Tenside	Keine Angaben zum Krebsrisiko möglich.
Repolin Silberputzmittel	Thioharnstoff, Sulfaminsäure	Keine Angaben zum Krebsrisiko möglich.
Rius R Abflußreiniger	Laugen	Keine Angaben zum Krebsrisiko möglich.
Rivonit-Aktiv-Reiniger Reinigungsmittel	Penta-Natriumtriphosphat, Formaldehyd	Die Inhaltsstoffe stehen teilweise im begründeten Verdacht, Krebs hervorzurufen.
Rohrputz Rohrreinigungsmittel	Ätznatron, Tenside, Laugen	Keine Angaben zum Krebsrisiko möglich.
Rorax Abflußreiniger	Ätznatron	Keine Angaben zum Krebsrisiko möglich.
Rubin-Closet-Rein Toilettenreinigungsmittel	Säuren, Natriumbisulfat	Keine Angaben zum Krebsrisiko möglich.
Rupol Metallputzmittel	Benzin, Petroleum, Ammoniak	Derartige Spezialbenzine enthalten in der Regel krebserzeugende Verunreinigungen.
Rupol Metallputzpaste	Benzin, Petroleum, Ammoniak	Derartige Spezialbenzine enthalten in der Regel krebserzeugende Verunreinigungen.
Russetten Rußentferner	Borsäure	Keine Angaben zum Krebsrisiko möglich.
Russol Rußentferner	Ethylenglykol, Kupferchlorid	Keine Angaben zum Krebsrisiko möglich.

109

Krebsrisiko Putz-, Reinigungs- und Pflegemittel

Name und Art des Produkts	Bekannte Inhaltsstoffe	Hinweise zum Krebsrisiko
Saltorkose Mittel zur Raumdesinfektion	Schwefel-kohlenstoff, Formaldehyd	Die Inhaltsstoffe stehen teilweise im begründeten Verdacht, Krebs hervorzurufen.
Schnellreinigungs-Polish Reinigungsmittel	Benzin, Petroleum	Derartige Spezialbenzine enthalten in der Regel krebserzeugende Verunreinigungen.
SCHUKOLIN Essex-Reiniger	Benzin	Derartige Spezialbenzine enthalten in der Regel krebserzeugende Verunreinigungen.
SCHUKOLIN Spezialreinigungsmittel 180	Benzin, Trichlorethylen	Die Inhaltsstoffe stehen teilweise im begründeten Verdacht, Krebs hervorzurufen.
Schwarzol Ofenpflegemittel	Xylol	Keine Angaben zum Krebsrisiko möglich.
SG-Reiniger extra Reinigungsmittel	Tenside, Seife	Keine Angaben zum Krebsrisiko möglich.
Shell Waschpolitur	Benzin	Derartige Spezialbenzine enthalten in der Regel krebserzeugende Verunreinigungen.
Sidol Metallputzmittel	Ammoniakalische Seifenlösung, Ammoniumoxalat, Netz- und Dispergiermittel	Langzeituntersuchungen auf krebserzeugende Kombinationswirkungen fehlen.
Sidolin Fensterputzmittel	Butylglykol, Ammoniak, Isopropylalkohol	Langzeituntersuchungen auf krebserzeugende Kombinationswirkungen fehlen.
Sigofix Entferner Reinigungsmittel	Tenside, Isopropylalkohol, Butylglykol	Langzeituntersuchungen auf krebserzeugende Kombinationswirkungen fehlen.
Simichrompoli Metallputzmittel	Benzin, Petroleum, Ammoniak	Derartige Spezialbenzine enthalten in der Regel krebserzeugende Verunreinigungen.
Sofix Reinigungsmittel	Tenside, Seifen	Keine Angaben zum Krebsrisiko möglich.

Krebsrisiko Putz-, Reinigungs- und Pflegemittel

Name und Art des Produkts	Bekannte Inhaltsstoffe	Hinweise zum Krebsrisiko
Solitär Abwaschmittel	Toluol, Methylethyltketon, Ethylalkohol	Keine Angaben zum Krebsrisiko möglich.
Solitär Atlaspflege	Ethylalkohol	Keine Angaben zum Krebsrisiko möglich.
Solitär Fleckenwasser	Perchlorethylen	Langzeituntersuchungen auf krebserzeugende Kombinationswirkungen fehlen.
Solitär Glanzfettcreme	Benzin	Derartige Spezialbenzine enthalten in der Regel krebserzeugende Verunreinigungen.
Solitär Schaumreiniger	Benzin, Dichlormethan, Tetrachlorethylen, Tenside	Die Inhaltsstoffe stehen teilweise im begründeten Verdacht, Krebs hervorzurufen.
Sonnenglanz Metallputzmittel	Benzin, Petroleum, Ammoniak	Derartige Spezialbenzine enthalten in der Regel krebserzeugende Verunreinigungen.
Sonnengold Metallputzmittel	Benzin, Petroleum, Ammoniak	Derartige Spezialbenzine enthalten in der Regel krebserzeugende Verunreinigungen.
Stahl-fix Metallpflegemittel	Benzin, Xylol	Derartige Spezialbenzine enthalten in der Regel krebserzeugende Verunreinigungen.
Sternglanz Metallputzmittel	Benzin, Petroleum, Ammoniak	Derartige Spezialbenzine enthalten in der Regel krebserzeugende Verunreinigungen.
Super Carnu Lackreiniger	Benzin, Formaldehyd	Die Inhaltsstoffe stehen teilweise im begründeten Verdacht, Krebs hervorzurufen.
Super Pol blau Metallputzpaste	Benzin, Petroleum, Ammoniak	Derartige Spezialbenzine enthalten in der Regel krebserzeugende Verunreinigungen.
Super Versal Metallputzpaste	Benzin, Petroleum, Ammoniak	Derartige Spezialbenzine enthalten in der Regel krebserzeugende Verunreinigungen.
Tarax WC-Reiniger	Natriumhydrogensulfat, Natriumbisulfat	Keine Angaben zum Krebsrisiko möglich.

Krebsrisiko Putz-, Reinigungs- und Pflegemittel

Name und Art des Produkts	Bekannte Inhaltsstoffe	Hinweise zum Krebsrisiko
tenn Putz- und Scheuermittel	Quarzmehl, Polyphosphate, waschaktive Substanzen	Keine Angaben zum Krebsrisiko möglich.
Teral N Fettlösungsmittel	Dichlormethan, Trichlorethylen	Die Inhaltsstoffe stehen teilweise im begründeten Verdacht, Krebs hervorzurufen.
Tereton Reinigungsmittel	Methylacetat	Keine Angaben zum Krebsrisiko möglich.
Teroson Mo Rostlöser	Benzin, Petroleum, Methylenchlorid	Die Inhaltsstoffe stehen teilweise im begründeten Verdacht, Krebs hervorzurufen.
Thompson Fensterputzmittel	Benzin	Derartige Spezialbenzine enthalten in der Regel krebserzeugende Verunreinigungen.
Thompson Möbelpflegemittel	Benzin	Derartige Spezialbenzine enthalten in der Regel krebserzeugende Verunreinigungen.
Total-Eiche Möbelpflegemittel	Methylalkohol, Terpentinöl	Keine Angaben zum Krebsrisiko möglich.
Total Fleckenwasser Fleckenwasser	Trichlorethylen, Methylalkohol	Bei Trichlorethylen besteht begründeter Verdacht auf krebserzeugendes Potential.
TP-Reiniger E Reinigungsmittel	Benzin, Terpentinöl	Derartige Spezialbenzine enthalten in der Regel krebserzeugende Verunreinigungen.
Triumpf Fleckenwasser	Trichlorethylen, Methylalkohol	Bei Trichlorethylen besteht begründeter Verdacht auf krebserzeugendes Potential.
Tulip Reinigungsmittel	Tenside	Keine Angaben zum Krebsrisiko möglich.
Turbo Metallputzmittel	Benzin, Petroleum, Ammoniak	Derartige Spezialbenzine enthalten in der Regel krebserzeugende Verunreinigungen.
Velabit Kaltreiniger	Mineralöl, Xylol, Tenside	Langzeituntersuchungen auf krebserzeugende Kombinationswirkungen fehlen.

Krebsrisiko Putz-, Reinigungs- und Pflegemittel

Name und Art des Produkts	Bekannte Inhaltsstoffe	Hinweise zum Krebsrisiko
Verolyt Wachsentfernungs- mittel	Terpentinöl, Trichlorethylen, Tenside	Bei Trichlorethylen besteht begrün- deter Verdacht auf krebserzeugen- des Potential.
Versal Metallputzmittel	Benzin, Petroleum, Ammoniak	Derartige Spezialbenzine enthalten in der Regel krebserzeugende Verunreinigungen.
Vim Reinigungsmittel, Scheuerpulver	Tenside, Poly- phosphate, Natriumperborat.	Langzeituntersuchungen auf krebs- erzeugende Kombinationswirkun- gen fehlen.
vinet Spezial-Reiniger	Polyphosphate	Keine Angaben zum Krebsrisiko möglich.
Viss mit Salmiak Haushaltsreiniger	Salmiak	Hinweise auf krebserzeugende Wirkungen liegen nicht vor.
Ween Herdputzmittel	Petroleum, Oxalsäure	Keine Angaben zum Krebsrisiko möglich.
Weiss Pflanzen-Kernseife	Pflanzliche Fette	Hinweise auf krebserzeugende Wirkungen liegen nicht vor.
Weiss Schmierseife	Pflanzliche Öle (Soja, Kokos)	Hinweise auf krebserzeugende Wirkungen liegen nicht vor.
Weiss Flüssige Seife Reinigungsmittel	Pflanzliche Öle (Soja, Kokos)	Hinweise auf krebserzeugende Wirkungen liegen nicht vor.
Wenol Metallputzmittel	Benzin, Petroleum, Ammoniak	Derartige Spezialbenzine enthalten in der Regel krebserzeugende Verunreinigungen.
Weyssofix Reinigungsmittel	Tenside	Keine Angaben zum Krebsrisiko möglich.
Weyssola Politur	Ethylalkohol	Keine Angaben zum Krebsrisiko möglich.
Weyssola Universalreinigungs- mittel AW	Benzin, Terpentinöl, Trichlorethylen	Die Inhaltsstoffe stehen teilweise im begründeten Verdacht, Krebs hervorzurufen.
Weyssolin Badewannenputz- mittel	Tenside	Keine Angaben zum Krebsrisiko möglich.
Weyssolin Badrein	Tenside, Sulfaminsäure	Keine Angaben zum Krebsrisiko möglich.

Krebsrisiko Putz-, Reinigungs- und Pflegemittel

Name und Art des Produkts	Bekannte Inhaltsstoffe	Hinweise zum Krebsrisiko
Weyssolin Universalreiniger ERL	Benzin	Derartige Spezialbenzine enthalten in der Regel krebserzeugende Verunreinigungen.
Wunderbar Metallputzmittel	Benzin, Petroleum, Ammoniak	Derartige Spezialbenzine enthalten in der Regel krebserzeugende Verunreinigungen.
Zauberstift Fleckenentferner	Natriumdithionit, Natrium-carbonat, Seife	Langzeituntersuchungen auf krebserzeugende Kombinationswirkungen fehlen.
Zelex-Neutralreiniger Reinigungsmittel	Kalilauge, Tenside	Keine Angaben zum Krebsrisiko möglich.
Zet-Ge Aktivreiniger	Seife, Benzin, Tenside, Butylglykol	Derartige Spezialbenzine enthalten in der Regel krebserzeugende Verunreinigungen.
Zet-Ge Allzweckreiniger	Tenside	Keine Angaben zum Krebsrisiko möglich.
Zet-Ge WC-Reiniger	Natrium-carbonat, Natriumbisulfat	Keine Angaben zum Krebsrisiko möglich.
Zweihorn Hochglanzpolitur	Leichtbenzin, Terpentinersatz, Tenside, Öle	Keine Angaben zum Krebsrisiko möglich.

114

Krebsrisiko Kunststoffe

Obwohl die USA und Japan deutlich aufgeholt haben, wird in der Bundesrepublik – umgerechnet auf die Bevölkerungszahl – weltweit die größte Menge an Kunststoffen produziert. 1986 waren es insgesamt fast zehn Millionen Tonnen. Seit etwa 30 Jahren, nachdem wir uns von der Kohle ab- und zur Petrochemie hingewandt haben, sind sie zu Massenwerkstoffen geworden.

Spitzenreiter in der Herstellung von Kunststoffen sind – in der Reihenfolge der Welt-Produktionsmengen:

▷ Polyethylen (PE)
▷ Polypropylen (PP)
▷ Polyvinylchlorid (PVC)
▷ Polystyrol (PS)
▷ Acrylnitril-Butadien-Styrol (ABS)

Polyvinylchlorid, Polystyrol und Acrylnitril-Butadien-Styrol konnten ihre Stammplätze in der Weltrangliste der Kunststoffe durch ständige Zuwachsraten auch dann noch halten und sogar ausbauen, als erwiesen war, daß ihre chemischen Basisstoffe und Zusätze teilweise krebserzeugend sind. Das kann möglicherweise daran liegen, daß die Kunststoffindustrie noch immer den Eindruck erweckt, ihre Produkte seien, wenn überhaupt, allenfalls bei der Herstellung und bei der Entsorgung ein noch nicht ganz gelöstes Umweltproblem. Die immer zahlreicher werdenden Beweise dafür, daß Produktion, Einsatz und Entsorgung von Bedarfsgegenständen aus Kunststoff das Krebsrisiko der gesamten Erdbevölkerung bedeutend erhöhen, will man nicht wahrhaben. Auch in der neuesten Ausgabe des auflagenstarken *Kunststoff-Taschenbuches* werden die schwerwiegenden gesundheitlichen und ökologischen Schäden der Kunststoffproduktion und -verwendung mit keinem Wort erwähnt. Im Gegenteil: Der einzige Satz, der für einen Umweltaspekt verschwendet wird, lautet: «Mit geringem Energieaufwand für Rohstoffe und Fertigerzeugnisse sind Kunststoffe nachhaltig umweltschonend.» [1]

Begünstigt wird die Verdrängung der wissenschaftlich gesicherten Erkenntnisse über das krebserzeugende Potential von Kunststoffen sicherlich auch dadurch, daß selbst umwelt- und gesundheitsbewußte Menschen über die Nachteile dieser Massenware hinwegsehen: Sie kaufen ihren Bio-Joghurt im PVC-Becher, obwohl bekannt ist, daß diese Becher krebserzeugendes Vinylchlorid an den Joghurt abgeben und bei ihrer Verbrennung TCDD, das Seveso-Dioxin, entsteht. Die Folgen von rund 40 Jahren Kunststoffproduktion und -konsum lassen sich erst in Ansätzen erkennen; doch was bereits sichtbar ist, macht Angst. Die meisten der zur Kunststoffherstellung benötigten Chemikalien haben sich im Wasser, im Boden, in der Luft, in Pflanzen und Tieren, aber auch im menschlichen Körper angereichert. Und die Anreicherung biologisch nur langsam oder gar nicht abbaubarer Chemikalien nimmt weiter zu.

Dieses Kapitel behandelt nur das Thema des krebserzeugenden Potentials, das die gebräuchlichsten Kunststoffe aufgrund ihrer chemischen Ausgangsstoffe besitzen, weil sie ungebundene Reste dieser Chemikalien freisetzen. Nicht erwähnt werden hier die durch krebsverursachende Stoffe oft auch entstehenden Erbgutschäden und andere schwerwiegende Gesundheitsschäden, wie Nervenläsionen, Allergien, Asthma oder Gedächtnisverlust.

Zunächst ist es wichtig, sich einen Überblick über die Bestandteile von Kunststoffen zu verschaffen und aufzuzeigen, welche krebserzeugend sind.

Was enthalten Kunststoffe?

Kunststoffe enthalten in der Regel außer den Grundstoffen zahlreiche Zusatzstoffe wie Weichmacher, Stabilisatoren, Pigmente und sonstige Hilfsstoffe.

Weichmacher

Um Kunststoffe elastisch und weich zu machen, müssen Weichmacher zugesetzt werden; ihr Anteil beträgt je nach Verwendungszweck bis zu 60 Prozent. Werden Kunststoffe mit den Jahren spröde und rissig, dann ist das ein Zeichen dafür, daß ein großer Teil der zugesetzten Weichmacher ausgegast ist. Manche Schaumstoffe schrumpfen dadurch auf weniger als die Hälfte ihres ursprünglichen Umfangs, z.B. Dämmstoffe oder Polsterschaumstoffe.

Auf diese Art gelangen beträchtliche Mengen von Weichmachern in die Luft – innen wie außen –, in der sie natürlich nicht bleiben. Sie gehen über in alles, was dafür aufnahmefähig ist: in den Boden, das Wasser, in Pflanzen und Tiere. Dadurch entsteht eine mit Weichmachern angereicherte Nahrungskette, für die der

Mensch derzeit das bedeutendste «Zwischenlager» ist. Was bedeutet das für uns?

Der Verband der Kunststofferzeugenden Industrie e. V. (VKE) hat am Institut für Pharmakologie und Toxikologie der Universität Münster eine Studie *Zum Thema Weichmacher* finanziert. In dem 1983 veröffentlichten Bericht wird das Ergebnis aus der Sicht des Verbandes so interpretiert: «Zusammenfassend sind keine grundsätzlichen Probleme zu sehen, die einer Verwendung von Phthalaten (die größte Weichmachergruppe, etwa 60 Prozent der Kunststoffweichmacher; Anm. d. Autors) über einen weiteren Bereich entgegenstehen.»[2]

Die über 200 Seiten starke Studie wurde in großer Stückzahl kostenlos verteilt. Sie sollte wohl ein Gegengewicht schaffen zu anderen Erhebungen, die inzwischen in den USA zu einem drastischen Produktionsrückgang bei diesen Weichmachern geführt haben. Eine von vielen: Im Juni 1981 waren dort alle vorliegenden Ergebnisse über Di(2-ethylhexyl)phthalat DEHP (der meistproduzierte Weichmacher in der Gruppe der Phthalate) und seine Verwandten zusammengetragen worden. Das Resümee: DEHP ist im Tierversuch krebserregend, erbschädigend, führt zu Mißbildungen und Entwicklungsstörungen bei Embryos und schädigt die Leber.[3]

Phthalate hat man auch in Lebensmitteln gefunden: Vom amerikanischen Bureau of Foods wurden insgesamt 340 Lebensmittelproben aus verschiedenen Regionen der USA analysiert.[4] Unter anderem konnten folgende Phthalatgehalte nachgewiesen werden:

Maismehl:	bei 62% der Proben bis max. 2,3 ppm (im Mittel 0,17 ppm)
Weißbrot:	bei 65% der Proben bis max. 1,2 ppm
Eier:	bei 50% der Proben bis max. 0,6 ppm (im Mittel 0,06 ppm)
Frühstücksfertigprodukte:	bei 62% der Proben bis max. 3,4 ppm (im Mittel 0,24 ppm)
Fleisch:	bei 56% der Proben bis max. 1,2 ppm (im Mittel 0,63 ppm)
Margarine:	bei 38% der Proben bis max. 56,3 ppm (im Mittel 2,45 ppm)
Käseprodukte:	bei 88% der Proben bis max. 35,3 ppm (im Mittel 5,40 ppm)
Milch:	bei 88% der Proben bis max. 31,4 ppm (im Mittel 7,90 ppm)

Wie aus der Aufstellung ersichtlich, spielt Fett bei der Anreicherung eine wichtige Rolle. Man hat nämlich beobachtet, daß fetthaltige Lebensmittel besonders viele Chemikalien in sich aufnehmen.

Der mahnende Hinweis vieler Ernährungs- und Krebsforscher, nicht zuviel Fett zu sich zu nehmen, trägt daher viel zur Verminderung des Krebsrisikos bei. Nur ist es nicht das Fett an sich, das zur Entstehung von Krebs beiträgt, sondern die Tatsache, daß Chemikalien im Fett besser gespeichert werden.

In der deutschen Fachzeitschrift *Kunststoffe* wurden bereits 1967 Untersuchungsergebnisse über das Freiwerden von Kunststoffbestandteilen veröffentlicht. Die Autoren Woggon et al. aus der DDR nehmen an, daß ein Mensch pro Tag unter normalen Bedingungen über Lebensmittel eine DEHP-Menge von circa 1 mg/kg Körpergewicht zu sich nimmt.[5] Sie haben darauf hingewiesen, daß bei den Weichmachern die Gefahr der Schlepperwirkung auf andere Kunststoffhilfsstoffe sehr groß ist.

PCB – der dioxinhaltige Weichmacher
Bis Anfang der 70er Jahre wurden in der Bundesrepublik auch polychlorierte Biphenyle (PCB) als Weichmacher in Kunststoffen verwendet. Ihr Einsatz wurde drastisch eingeschränkt, als sich herausstellte, daß sie schädlich sind, sehr langsam abgebaut werden und sich infolgedessen in den Nahrungsketten anreichern. Sie waren und sind bis heute in Muttermilch und menschlichen Organen ebenso nachweisbar wie im Nordpoleis und in zahlreichen Tierarten.

Hauptgrund für die in der bundesdeutschen Chemiepolitik unüblich harte Einschränkungsmaßnahme war aber der Anteil an extrem krebserzeugenden Dibenzodioxinen und polychlorierten Dibenzofuranen in den meisten PCB-Gemischen.

Aus umfangreichen Untersuchungen R.K. Bowes et al. ging bereits 1975 hervor, daß PCB üblicherweise polychlorierte Dibenzofurane (PCDF) und polychlorierte Dibenzodioxine (PCDD) enthält.[6]

Überall dort, wo polychlorierte Biphenyle noch freigesetzt werden oder sich angereichert haben, muß deshalb mit krebserzeugenden Dioxinen und Furanen gerechnet werden.

In einem 1980 erstellten Bericht an den Bundesminister für Jugend, Familie und Gesundheit teilen Knöfler und Wüstefeld mit, daß sie in der Atemluft in der Regel PCB-Belastungen zwischen fünf und $28,8\,\text{ng/m}^3$ gemessen haben, in Küchen jedoch bis zu $400\,\text{ng/m}^3$.[7]

Das Austreten von PCB-Weichmachern aus der großflächigen Kunststoffbeschichtung vieler Einbauküchen dürfte den relativ hohen Gehalt an PCB erklären. Mehr über das Krebsrisiko von PCB erfahren Sie im *ABC der Krebsgifte*.

Stabilisatoren und Pigmente
Etwa zwölf Prozent der Produktion des Schwermetalls Cadmium werden als Stabilisator für Kunststoffe, insbesondere für Polyvinylchlorid (PVC) benötigt. Mindestens ebensoviel Cadmium

wird zusätzlich als Pigment für farbige PVC-Produkte und andere Kunststoffe verarbeitet.[8] In Schweden ist seit 1982 die Cadmiumverarbeitung mit wenigen Ausnahmen untersagt. Einer der Gründe ist der auch von der deutschen MAK-Werte-Kommission geäußerte begründete Verdacht, daß Cadmium beim Menschen Krebs erzeugt.[9] Erhebliche Anteile des bei der Produktion von Kunststoffen verarbeiteten Cadmiums gelangen bei der Herstellung und Müllverbrennung in die Umwelt und reichern sich über die Nahrungskette in tierischen und menschlichen Organen an. Aber auch während der Gebrauchsphase wird Cadmium freigesetzt und aufgenommen, und zwar durch Hautkontakt mit den Kunststoffen oder durch das Einatmen von Cadmiumspuren, die durch Abrieb oder Ausdampfen cadmiumhaltiger Kunststoffe in die Luft gelangen.

In der Leber führt Cadmium zu Funktionsstörungen und beeinträchtigt dadurch die zur Krebsverhütung wichtige Filterwirkung der Leber, durch die im Körper zirkulierende Tumorzellen abgetötet werden. Mehr Informationen zur Cadmiumbelastung unserer Lebensmittel finden Sie im Kapitel *Krebsrisiko Ernährung*.

Sonstige Hilfsstoffe

Daß das krebserzeugende Potential von Kunststoffen völlig unkalkulierbar ist, erklärt sich auch dadurch, daß diese generell nicht nur aus einigen wenigen Substanzen bestehen, sondern daß ihnen immer auch zahlreiche Hilfsstoffe (sogenannte Additive) beigesetzt werden.

Welche Hilfsstoffe in einem Kunststoffprodukt in welcher Menge verarbeitet worden sind, ist in der Regel nicht zu erfahren. Es würde auch wenig nutzen. Für so gut wie keinen Hilfsstoff liegen Hinweise auf Langzeitwirkungen vor. Aber selbst wenn man wüßte, daß keines dieser vielen tausend «chemischen Heinzelmännchen» toxische Wirkungen hat (das Gegenteil ist eher der Fall), ließe sich aufgrund der unvermeidbaren Kombinationswirkungen ein krebserzeugendes Potential nicht ausschließen.

Angesichts dieser Situation bleibt den Verbrauchern nur, den Kontakt mit Stoffen zu vermeiden, die erwiesenermaßen krebserzeugend sind oder unter dem Verdacht auf krebserzeugendes Potential stehen.

Das krebserzeugende Potential von PVC

Man kann davon ausgehen, daß fast jeder in der westlichen Welt lebende Mensch täglich Hautkontakt mit Kunststoffen hat, in Kunststoff verpackte Lebensmittel zu sich nimmt und mit Kunststoffausgasungen angereicherte Luft einatmet. Angesichts dieser vielfältigen Kontaktmöglichkeiten lohnt das kritische Hinterfragen der gesundheitlichen Unbedenklichkeit von Kunststoffen, von der wir in der Regel ganz selbstverständlich ausgehen.

Eingehend, wenn auch nicht umfassend, soll das Krebsrisiko am Beispiel des Kunststoffs dargelegt werden, der bisher am gründlichsten untersucht wurde und für den die relativ schärfsten gesetzlichen bzw. staatlichen Auflagen gelten: Polyvinylchlorid (PVC).

Vinylchlorid, der am meisten verwendete Ausgangsstoff von PVC, ist von der MAK-Werte-Kommission als eindeutig krebserregend auch für Menschen eingestuft worden. Etwa 1,5 Millionen Tonnen werden in der Bundesrepublik jährlich vom gebräuchlichsten Massenkunststoff zu Produkten verarbeitet. Ohne PVC wäre die Einrichtung unserer Wohnungen und Arbeitsplätze, die Versorgung mit Strom, Wasser und Lebensmitteln, also unser Lebensstandard, nicht vorstellbar.

Seine wichtigsten Produktgruppen und Einsatzbereiche sind (die Reihenfolge sagt nichts aus über die Produktionsmengen): Verpackungen (z. B. für Lebensmittel), Spielzeug, Fußbodenbeläge, Tapeten, Dekorationsfolien, Sitzmöbel- und Schonbezüge, Duschvorhänge, beschichtete Stahlmöbel, Schuhzeug, Schutzhandschuhe, Regen- und Schutzkleidung, Handtaschen, Ausweishüllen, Büroartikel und vieles mehr.

Für den täglichen Umgang mit diesen und vielen anderen PVC-Produkten gibt es nur für einige wenige Anwendungsbereiche staatliche Auflagen: z. B. für Spielzeug, Windelhosen, Schnuller.

Die «Verordnung zur Begrenzung des Gehalts an monomerem Vinylchlorid in Bedarfsgegenständen» ist die strengste deutsche Verordnung zur Begrenzung gesundheitlicher Risiken durch Kunststoffe. Man muß also davon ausgehen, daß bei der staatlichen Aufsicht über die Kunststoffproduktion, sofern eine solche überhaupt existiert und auch greift, bei allen anderen Kunststoffen noch großzügiger mit unserer Gesundheit umgegangen wird, als dies bei PVC der Fall ist. Ein Beispiel: Babywindelhosen.

Die Kunststoffkommission des Bundesgesundheitsamtes, auf die wir noch ausführlicher zu sprechen kommen, hat 1982 folgendes festgelegt: «Untersuchungen von Windelhosen aus Weich-

PVC (Bedarfsgegenstände im Sinn von § 5 Abs. 1 Nr. 6 des Lebensmittel- und Bedarfsgegenständegesetzes) für Kleinkinder haben gezeigt, daß im Handel immer noch Windelhosen aus weichgemachtem Polyvinylchlorid mit cadmiumhaltigen Stabilisatoren anzutreffen sind. Die Verwendung dieser Stabilisatoren hierfür entspricht jedoch nicht dem gegenwärtigen Stand der Technik; cadmiumfreie Stabilisatoren – aufgeführt in den Empfehlungen des Bundesgesundheitsamtes für PVC und seine Mischpolymerisate – stehen zur Verfügung. Die Hersteller von Windelhosen aus Weich-PVC sollten aus Gründen des präventiven Gesundheitsschutzes auf die Verwendung cadmiumhaltiger Stabilisatoren verzichten. Beim Import von Windelhosen aus diesem Material muß darauf geachtet werden, daß dieses gleichfalls keine cadmiumhaltigen Stoffe enthält.»[10] Aufgrund des massiven Drucks von Verbraucherorganisationen und Bürgerinitiativen sah sich die Kunststoffkommission gezwungen, das unter starkem Krebsverdacht stehende Cadmium aus Windelhosen zu verbannen.

Babywindelhosen dürfen trotz der ihnen zuteil gewordenen Aufmerksamkeit auch weiterhin solche Weichmacher enthalten und freisetzen, die sich im Tierversuch als krebserzeugend erwiesen haben; nämlich Di-(2-ethylhexyl-)Phthalat (DEHP).[11]

Babywindelhosen aus PVC sollten entsprechend den Empfehlungen der Kunststoffkommission auch einen überwiegenden Gehalt an Vinylchlorid in der Gesamtmischung mit anderen giftigen Kunststoffbestandteilen aufweisen.[12]

Wußte man nicht, daß Vinylchlorid zu den wenigen Chemikalien gehört, die die MAK-Werte-Kommission in die Gruppe eindeutig krebserzeugender Stoffe einreiht, «die beim Menschen erfahrungsgemäß bösartige Geschwülste zu verursachen vermögen»?[13] Die Vinylchlorid-Bedarfsgegenstände-Verordnung, die nur für PVC-Produkte gilt, die im Lebensmittelverkehr verwendet werden oder die mit den Schleimhäuten des Mundes in Berührung kommen, verlangt lediglich, daß solche Produkte weniger als ein Milligramm an monomerem Vinylchlorid je Kilogramm enthalten müssen.

Bei anderen PVC-Produkten darf es mehr sein. Und nicht nur vom Vinylchlorid. Es ist noch weitgehend unbekannt, welche Substanzen in welcher Menge aus festen PVC-Erzeugnissen an die Luft abgegeben werden.

Wer wirklich wissen will, was in einem PVC-Kunststoff steckt und eventuell herausdiffundieren kann, kommt um aufwendige Analysen nicht herum. Doch welcher private Verbraucher kann sich das leisten?

Die staatliche MAK-Werte-Kommission ist der Meinung, daß für krebserzeugende Chemikalien wie Vinylchlorid keine als unbedenklich anzusehende Konzentration angegeben werden kann. Professor Henschler, Vorsitzender der Senatskommission zur Prüfung gesundheitsschädlicher Arbeitsstoffe fordert, dafür zu sorgen, daß kein Vinylchlorid aus PVC-Flaschen in Lebensmittel übertreten kann. Es gibt gute Gründe hierfür: In Kanada stellte man fest, daß PVC-Flaschen einen Liter Apfelsaft mit immerhin 3,5 Milligramm Vinylchlorid anreichern können.[14] Dieses Phänomen ist nicht nur auf den Kunststoff PVC beschränkt, und schon gar nicht auf PVC-Flaschen.

Doch das Krebsrisiko durch PVC-Produkte beschränkt sich nicht auf die Gebrauchsphase. Es ist sogar gering im Vergleich zu dem, das bei der Verbrennung von PVC entsteht. In Bielefeld brauchte die Feuerwehr drei Tage, um den Brand eines Parkhauses zu löschen. Dabei verbrannten Holz- und Kunststoffmaterialien. Der Kunststoff PVC zersetzte sich zu schädlichen Gasen, Dämpfen und Rückständen. Später fanden Experten in den Räumen Dioxine, Furane, darunter auch das Supergift 2,3,7,8-TCDD – das Seveso-Dioxin.[15] Aber auch in normalen Wohnungen werden gefährliche Stoffe gefunden, die auf den Gebrauch und die Verbrennung von Kunststoffen zurückzuführen sind.

Was enthält Hausstaub?

Uwe Lahl, der Umweltdezernent der Stadt Bielefeld, legte Ergebnisse von Hausstaubproben vor, die auf ihren Gehalt an krebserzeugenden Dioxinen und Furanen hin analysiert worden waren.

Belastung von Hausstaub mit Dioxinen und Furanen

	pg/g	pg/g
Dioxine		
Summe T_4CDD	11	9
Summe P_5CDD	11	12
Summe H_6CDD	15	13
Summe H_7CDD	150	125
OCDD	445	398
Furane		
Summe T_4CDF	8	7
Summe P_5CDF	10	10
Summe H_6CDF	170	188
Summe H_7CDF	345	326
OCDF	290	257

Quelle: Umweltdezernat der Stadt Bielefeld, Dokumentation des PVC-Hearing am 22. 10. 1986: *Gefährden PVC-Produkte die Umwelt?* Bielefeld 1986

Diese Dioxine und Furane im Hausstaub stammen zum Teil aus Chemikalien, die mit diesen Stoffen verunreinigt sind (z. B. Pentachlorphenol), und aus der Verbrennung von PVC-Produkten im Haus- und Sondermüll in zentralen Großanlagen.[16] Die gefährlichsten Dioxine und Furane (Chlor- und Bromdioxine und Dibenzofurane) entstehen bei der Müllverbrennung, wenn z. B. polybromierte aromatische Flammschutzmittel im Kunststoff vorkommen.

Die kunststofferzeugende Industrie streitet den Zusammenhang zwischen PVC und Dioxinentstehung verständlicherweise heftig ab. Und wie stehen die Behörden dazu? Um die Bevölkerung nicht «unnötig zu verunsichern», greifen sie gelegentlich zu Tricks, wenn sie über die Dioxinfracht aus Müllverbrennungsanlagen berichten, sofern sie es überhaupt tun. Das kritisierten auch die beiden Berliner Wissenschaftler W. Sünderhauf und J. Jager anläßlich des PVC-Hearings der Stadt Bielefeld am 22. 10. 1986: «Die Präsentation von Meßergebnissen in der Öffentlichkeit wird von der Intention der Auftraggeber bestimmt.» Als Beispiel einer Bewertung von Meßergebnissen, die zu Fehlinterpretationen führen können, verwiesen sie auf einen Bericht der Landesanstalt für Immissionsschutz des Landes Nordrhein-Westfalen (LIS) über Dioxinemissionen aus Müllverbrennungsanlagen: «Die LIS hatte die PCDD/PCDF-Konzentration im Reingasstaub von Müllverbrennungsanlagen gemessen und diese als Emission benutzt. Verschiedene weiterführende Untersuchungen zeigen jedoch, daß sich ein Großteil der PCDD/PCDF-Emission bei der auch von der LIS verwendeten Probenahmeapparatur im Kondensat und der ‹Gasphase› des Reingases befindet. Diese wurde in diesem Bereich jedoch nicht miterfaßt. Für die Öffentlichkeit war dieser Unterbefund jedoch nicht klar erkennbar. Die Medien berichteten daher, daß in Nordrhein-Westfalen aus Müllverbrennungsanlagen kein Dioxin emittiert werde.» [17]

Daß PVC gefährlich ist, ist weitgehend bekannt. Weniger bekannt dürfte dagegen sein, daß es womöglich noch (viele?) weitere schwarze Schafe unter den Massenkunststoffen gibt. Folgende sollten mit kritischen Augen betrachtet werden:

Polypropylen (PP) und Polyethylen (PE)

Diese beiden Massenkunststoffe gehören zur großen Gruppe der Polyolefine, die mengenmäßig in Westeuropa lange an der Spitze aller Kunststoffe rangierte und erst 1985 von den Polyvinylchlorid-Kunststoffen überholt wurde. Der chemische Ausgangsstoff für Polyethylen ist Ethylen, für Polypropylen Propylen. Konkrete Hinweise auf krebserzeugende Wirkungen dieser beiden Stoffe sind in der Fachliteratur nicht zu finden.

Ein möglicherweise erhöhtes Krebsrisiko durch die Verwendung von Polyethylen- und Polypropylenprodukten läßt sich jedoch aufgrund der darin auch verarbeiteten Hilfsstoffe (z. B. Stabilisatoren, Katalysatoren, Flammschutzmittel, Emulgatoren etc.) nicht ausschließen.

Die Kunststoffkommission des Bundesgesundheitsamtes hat für die von ihr empfohlenen Hilfsstoffe für Polyethylen und -propylen teilweise sehr strenge Mengenbegrenzungen vorgeschrieben. Daraus lassen sich generell toxikologische Bedenken gegenüber diesen Hilfsstoffen ableiten.

Polyethylen- und Polypropylenkunststoffe werden zum Teil mit anderen Kunststoffen «gemischt». Derartige Mischpolymerisate können und dürfen, ohne daß dies für den Laien erkennbar ist, auch Anteile von Kunststoffen enthalten, deren Monomere, wie etwa Styrol, im Tierversuch Krebs erzeugten.

Ein Hersteller solcher Polyethylen- oder Polypropylenprodukte kann also durchaus behaupten, daß seine Produkte den Empfehlungen der Kunststoffkommission entsprechen.

Polystyrolkunststoff und Styrol-Mischpolymerisate

Polystyrolprodukte bestehen nicht immer nur aus Polystyrol und den Zusatzstoffen. Häufig werden sie mit anderen Kunststoffen modifiziert und dann als Copolymerisate bezeichnet. Die Kunststoffkommission des Bundesgesundheitsamtes empfiehlt den Herstellern von Polystyrolkunststoffen und Copolymerisaten folgendes: «Gegen die Verwendung von modifizierten Polystyrolen (Misch- und Pfropfpolymerisaten und/oder Mischungen von Polymerisaten) bei der Herstellung von Bedarfsgegenständen im Sinn von § 5 Abs. 1 Nr. 1 des Lebensmittel- und Bedarfsgegenständegesetzes vom 15. 8. 1974 (BGBl. I S. 1945) bestehen keine Bedenken, sofern die Bedarfsgegenstände sich für den vorgesehenen Zweck eignen und folgende Voraussetzungen erfüllt sind: 1. Als Monomere dürfen verwendet werden: Styrol, a-Methylstyrol, Vinyltoluol, Divinylbenzol, Acrylnitril, Ethylenoxyd, Butadien.» [18]

Es folgen weitere Chemikalien, über deren Krebsrisiko unterschiedliche Bewertungen oder gar keine Erkenntnisse vorliegen. Unter diesen empfohlenen chemischen Ausgangsstoffen für Polystyrolkunststoffe sind mindestens drei zu finden, die im begründeten Verdacht stehen, Krebs zu erzeugen bzw. deren krebserzeugende Wirkung bei Tieren erwiesen ist: Styrol, Acrylnitril und Butadien.

Styrol

Zum Krebsrisiko durch Styrol äußerte sich 1982 Professor Dr. D. Schmähl, Direktor des Instituts für Toxikologie und Chemotherapie im Deutschen Krebsforschungszentrum: «Es gibt Hinweise, daß die Exposition gegenüber Styrol im Tierexperiment das Krebsrisiko für Mäuse erhöht. (...) Styrol ist mutagen. Die Verbindung ist demnach genotoxisch, das heißt, sie ist in der Lage, das Erbmaterial irreversibel zu schädigen. Die Mehrzahl der genotoxischen Verbindungen wirkt im Tierexperiment bei geeigneter Versuchsanlage kanzerogen. Die bisher vorgelegten Arbeitsplatzstudien sind unzureichend, um die Kanzerogenität von Styrol für den Menschen beurteilen zu können. Der wissenschaftliche Erkenntnisstand erlaubt es nicht, abschließend festzustellen, ob die Exposition gegenüber Styrol für den Menschen ein Krebsrisiko darstellt oder nicht.» [19]

Mehr zum Krebsrisiko von Styrol durch andere Wissenschaftler finden Sie im *ABC der Krebsgifte* und im Kapitel *Krebsrisiko Baumaterial* (Polystyrol-Hartschaum-Dämmstoffe).

Acrylnitril

Die MAK-Werte-Kommission hat Acrylnitril der Gruppe der aufgrund von Tierversuchen «eindeutig als krebserzeugend ausgewiesen Arbeitsstoffe» zugeordnet und verweist auf Untersuchungen, die «die kanzerogene Wirkung von Acrylnitril auch für den Menschen sehr wahrscheinlich gemacht haben». [20]

Butadien

Butadien wird von der MAK-Werte-Kommission ebenfalls der gleichen Gruppe krebserzeugender Stoffe zugeordnet, die sich im

125

Tierversuch als eindeutig krebserzeugend erwiesen haben, und zwar unter Bedingungen, aus denen eine Vergleichbarkeit für den Menschen abgeleitet werden kann.[21]

Kunststoffe aus einer Mischung dieser krebserzeugenden und krebsverdächtigen Chemikalien, denen noch etliche weitere potentiell krebsverdächtige Hilfsstoffe beigefügt werden, gehören zu den am häufigsten eingesetzten technischen Standardkunststoffen. Sie werden als Acrylnitril-Butadien-Styrol-Copolymerisat (ABS) bezeichnet.

Wir haben gesehen, welche zum Teil sehr gefährlichen Stoffe zu Kunststoffen verarbeitet werden. Was nun unternehmen die Behörden und was können wir selbst tun, um uns vor schwerwiegenden Folgen zu schützen?

Die Kunststoffkommission des Bundesgesundheitsamtes

Vor 30 Jahren wurde die Kunststoffkommission im Bundesgesundheitsamt in Bonn ins Leben gerufen. Sie soll über die gesundheitliche Unbedenklichkeit von Kunststoffen im Lebensmittelbereich wachen. Man hatte nämlich erkannt, daß Kunststoffe teilweise erhebliche Anteile der verarbeiteten toxischen Chemikalien langfristig ausgasen oder sie im direkten Kontakt auf alles übertragen, womit sie in Berührung kommen.

Schon die Verlautbarung der amerikanischen Food and Drug Administration (FDA) aus dem Jahr 1956 wäre Grund genug gewesen, zu handeln. Sie hatte bereits damals verlautbart: «Der Begriff ‹unlöslich› ist nur relativ. Keine Substanz ist vollständig unlöslich, und es entspricht nicht der Wirklichkeit, wenn behauptet wird, irgendein Kunststoff sei vollständig unlöslich.»[22]

Die FDA wandte sich damit gegen die schon seinerzeit von der Kunststoffindustrie verbreitete Ansicht, daß Kunststoffe zwar aus teilweise toxischen Chemikalien hergestellt werden, daß diese aber chemisch so gebunden und umgewandelt werden, daß das Endprodukt nichts mehr mit der Gefährlichkeit der chemischen Ausgangsstoffe gemein habe.

Dieses falsche Bild vom hygienischen, ungiftigen Kunststoff hat sich dank eifriger Imagepflege bei dem überwiegenden Teil potentieller Käufer bis heute gehalten.

Doch wenn es so wäre, warum sind dann die von der Kunststoffkommission veröffentlichten *Versuchsbedingungen zur Bestimmung des Übergangs von löslichen Stoffen aus Bedarfsgegenständen aus Kunststoffen und anderen Polymeren auf Lebensmittel oder auf Prüflebensmittel*[23] notwendig geworden?

Die umfangreiche Tätigkeit der Kunststoffkommission des Bundesgesundheitsamtes ist ausschließlich wegen dieses offenbar unvermeidbaren Übergangs von Kunststoffbestandteilen auf Lebensmittel erforderlich.

Man nennt diesen Vorgang «Migration». Außer auf Lebensmittel gehen ungebundene chemische Ausgangsstoffe, sogenannte Restmonomere, und «auswandernde» Zusatzstoffe natürlich auch in die uns umgebende Luft über und gelangen so über die Haut oder durch Einatmen auch in unseren Organismus.

Makaber ist, daß unserer Atemluft und uns selbst weniger staatlicher Schutz vor giftigen Kunststoffen zuteil wird als einem Stück Schweinefleisch in der Folie.

Unter Fachleuten ist das «Migrationsverhalten» von Kunststoffen grundsätzlich unstrittig, wenn auch die dabei freiwerdenden Mengen meist als harmlos bezeichnet werden. Dabei wird jedoch übersehen, daß Krebs ein multifaktorielles Krankheitsgeschehen ist, also eine Folge vieler, genauer gesagt, zu vieler krebserzeugender Einflüsse, die einzeln betrachtet keine akut-toxischen Wirkungen haben müssen.

Die ständige Abgabe toxischer, nicht selten krebserzeugender Kunststoffbestandteile ist zwar nach außen hin ein Tabuthema; viele Hersteller sind jedoch intern auf eine Diskussion vorbereitet.

Ein Beispiel: Als ich kürzlich eine neue Brille benötigte, wurde mir auch ein Produkt angeboten, dessen Linsen nicht aus Glas, sondern aus Kunststoff gefertigt waren. Auf meine eher beiläufige Frage nach der gesundheitlichen Unbedenklichkeit des Kunststoffs erfolgte spontan der Hinweis, daß dieser Kunststoff den Anforderungen entspricht, die das Bundesgesundheitsamt für Kunststoffe im Lebensmittelverkehr vorschreibt. Da diese «Anforderungen» nur im Bundesgesundheitsamt und in der relativ teuren Loseblattsammlung *Kunststoffe im Lebensmittelverkehr* veröffentlicht werden, lassen sich mit diesem Argument meist alle Bedenken vom Verkaufstisch fegen.

Über die Tätigkeit der Kunststoffkommission hat die Öffentlichkeit bisher nie viel erfahren. Die Gründe dafür werden klar, wenn man sich ihre Arbeitsergebnisse, die offiziell als «Empfehlungen des Bundesgesundheitsamtes» bezeichnet werden, eingehend betrachtet.

Diese Empfehlungen haben einen eigenartigen Charakter: Einerseits besitzen sie keine Rechtsform, sie verpflichten die Kunststoffindustrie also zu nichts, andererseits legen sie aufgrund der

Festsetzungsbefugnis, die der § 31 Absatz 2 des Lebensmittel- und Bedarfsgegenstände-Gesetzes dem Bundesgesundheitsamt gibt, fest, wie dieses Gesetz (LMBG) im Rechtsstreit, z. B. zwischen Verbrauchern und Kunststoffherstellern, ausgelegt werden muß. Was empfiehlt nun die Kunststoffkommission? Sie rät den Herstellern von Kunststoffen, für bestimmte Zwecke (z. B. für die Verpackung von Fleisch) bestimmte Kunststoffe, Weichmacher, Stabilisatoren und sonstige Zusatzstoffe zu verwenden, und gibt Höchstmengen an, die nicht überschritten werden sollen.

Bereits bei einem ersten Blick in die Veröffentlichungen der Kommission fällt auf, daß bei den mengenmäßig vorherrschenden chemischen Ausgangsstoffen auch solche empfohlen werden, die sich laut Angaben der MAK-Werte-Kommission für den Menschen (z. B. Vinylchlorid) oder im Tierversuch (z. B. Acrylnitril und Butadien) als krebserzeugend erwiesen haben. Im *ABC der Krebsgifte* erfahren Sie mehr über diese Chemikalien.

Weil die Empfehlungen nicht den Status einer Rechtsnorm besitzen, sind die Kunststoffhersteller keineswegs verpflichtet, die scheinbar so restriktiven Mengenbegrenzungen bei zahlreichen, offenbar ebenfalls gesundheitsschädlichen Zusatzstoffen einzuhalten. Das ist ein nicht zu unterschätzender Vorteil für die Verpackungsindustrie. Dies hat sich z. B. in den letzten Jahren gezeigt, als in etlichen Lebensmitteln und Süßigkeiten (z. B. Gummibärchen) zu hohe Anteile diverser Kunststoffzusätze entdeckt wurden.

Mindestens in dieser Hinsicht sind die auf den ersten Blick streng erscheinenden Grenzwerte lediglich Augenwischerei. Sie haben trotzdem ihren Sinn, ja sogar eine echte Aufgabe: Sie schützen die Kunststoffhersteller nämlich auch vor einer wortgetreuen Auslegung des Lebensmittel- und Bedarfsgegenstände-Gesetzes, die sich für sie sehr nachteilig auswirken würde. In diesem Gesetz sind unter anderem die grundlegenden Bestimmungen verankert, die den Schutz des Verbrauchers vor bedenklichen Inhaltsstoffen in Kunststoffen gewährleisten sollen.

Die Formulierung des Gesetzestextes ist zumindest in den hier interessierenden §§ 30, 31 recht klar und erscheint einem durchschnittlich gebildeten Verbraucher durchaus geeignet, vor gesundheitlichen Schäden durch neuartige Werkstoffe zu schützen.[24]

§ 30 (1)
«Es ist verboten, Bedarfsgegenstände derart herzustellen oder zu behandeln, daß sie bei bestimmungsgemäßem oder vorauszuse-

hendem Gebrauch geeignet sind, die Gesundheit durch ihre stoff-
liche Zusammensetzung, insbesondere durch toxikologisch wirksame Stoffe oder durch Verunreinigungen zu schädigen.»

§ 31 (1)
«Es ist verboten, Gegenstände als Bedarfsgegenstände im Sinne
des § 5 Abs. 1 Nr. 1 gewerbsmäßig so zu verwenden oder für solche
Verwendungszwecke in den Verkehr zu bringen, daß von ihnen
Stoffe auf Lebensmittel oder deren Oberfläche übergehen, ausgenommen gesundheitlich, geruchlich und geschmacklich unbedenkliche Anteile, die technisch unvermeidbar sind.»
  Im Teil 2 des § 31 wird dann allerdings festgelegt, wer darüber
entscheidet, welche und wieviel toxische Anteile auf Lebensmittel
übergehen dürfen.

§ 31 (2)
«Der Bundesminister (für Jugend, Familie, Frauen und Gesundheit; Anm. d. Autors) wird ermächtigt, durch Rechtsverordnungen
mit Zustimmung des Bundesrates, soweit es mit dem Schutz des
Verbrauchers vereinbar ist, für bestimmte Stoffe die Anteile fest-
zusetzen, die als unbedenklich und unvermeidbar im Sinne des
Absatzes 1 anzusehen sind. Der Bundesminister kann die Er-
mächtigung durch Rechtsverordnung mit Zustimmung des Bundesrates auf den Präsidenten des Bundesgesundheitsamtes übertragen; der Präsident des Bundesgesundheitsamtes bedarf zum
Erlaß solcher Rechtsverordnungen nicht der Zustimmung des
Bundesrates.»

Mit diesem Paragraphen hat der Präsident des Bundesgesundheitsamtes gewissermaßen die uneingeschränkte Macht erhalten,
auch ohne Zustimmung des Bundesrates festzulegen, was als
gesundheitlich unbedenklich anzusehen ist. Damit ist dem Verbraucher die Möglichkeit genommen, von einem ordentlichen
Gericht mit Hilfe unabhängiger Sachverständiger entscheiden zu
lassen, ob gegen ein Gesetz verstoßen wurde oder nicht. Was
gesundheitlich unbedenklich ist oder nicht, das entscheidet also
der Präsident des Bundesgesundheitsamtes, das heißt, nicht er,
sondern die von ihm damit betraute Kunststoffkommission.
  Zur rechtlichen Bedeutung der «Empfehlungen» dieser Kommission heißt es im Bundesgesundheitsblatt: «Die Empfehlungen
sind keine Rechtsnormen, sie stellen aber nach dem derzeitigen
Stand der Wissenschaft und Technik fest, unter welchen Bedingungen ein Bedarfsgegenstand aus hochpolymeren Stoffen den

Anforderungen des § 31 Abs. 1 des Lebensmittel- und Bedarfsgegenstände-Gesetzes vom 15. 8. 1974 (BGBl. I S. 1945) entspricht.»[25] Und weiter: «Mit der Erfüllung dieser Voraussetzungen ist die physiologische Unbedenklichkeit der Bedarfsgegenstände sowie die mengenmäßige Begrenzung eventuell migrie-
render Stoffe so weit gegeben, daß die Bedarfsgegenstände dem
§ 31 Abs. 1 des Lebensmittel- und Bedarfsgegenstände-Gesetzes
entsprechen.»[26]

Damit wird unmißverständlich gesagt, daß die Frage, ob ein
Kunststoff den gesetzlichen Anforderungen entspricht, ausschließlich von der Kunststoffkommission des Bundesgesundheitsamtes beantwortet wird – eine gefährliche Machtkonzentra-
tion, wie wir sehen werden.

Richter in eigener Sache

Die personelle Zusammensetzung der amtlichen Kunststoffkommission ist äußerst aufschlußreich. Sie macht auch den für manchen schwer zu verstehenden Sachverhalt verständlich, weshalb
bei uns mit Gesetzeskraft Massenkunststoffe als unbedenklich
gelten, obwohl sie erwiesenermaßen nicht unerhebliche Mengen
ihrer krebserzeugenden Bestandteile auf Lebensmittel, Luft und
Menschen übertragen. «In die Kunststoffkommission des Bundesgesundheitsamtes sind» laut amtlicher Verlautbarung «Vertreter
der analytischen Chemie, der Kunststoffchemie, der Lebensmittelchemie und amtlichen Lebensmittelüberwachung sowie der
Pharmakologie berufen.»

Mehr über die Herkunft dieser Fachleute zu erfahren, ist
schwierig. Im Gegensatz zu der MAK-Werte-Kommission der
Deutschen Forschungsgemeinschaft, die ihre personelle Zusammensetzung jährlich offenlegt und auch erkennen läßt, wer in
wessen Sold steht, firmiert diese Kommission neutral.

Diese Geheimniskrämerei hat ihren Grund. In dieser mit einer
erstaunlichen Machtfülle ausgestatteten Kommission sind keineswegs nur unabhängige Wissenschaftler und Beamte vertreten,
sondern auch ebenso viele Vertreter der großen deutschen Chemiekonzerne, deren Produkte diese Kommission kontrollieren
soll.

Who is Who in der Kunststoffkommission?

Die Kunststoffkommission soll offiziell folgende Aufgaben erfüllen:
Gesundheitliche Beurteilung von Bedarfsgegenständen gemäß § 5 LMBG aus Kunststoffen und anderen Polymeren (Papier und Gummi); Erarbeitung von Einzelrichtlinien für Kunststoffe und andere Polymere (auch im Rahmen der Zusammenarbeit mit der EG); Beratung der im Analysenausschuß der Kunststoffkommission erarbeiteten Prüfmethoden zur Untersuchung von Kunststoffen und anderen Polymeren; Veröffentlichung von Empfehlungen und Prüfmethoden.

Im Jahr 1987 besteht die Kunststoffkommission aus folgenden Mitgliedern:

Bruck, Dr. C. G. vom
Unilever Forschungsgesellschaft
Hamburg

Dunkel, Chem. Dir. K.
Chemisches Untersuchungsamt
Mainz

Fischer, Dr. K.
Hoechst AG
Frankfurt/Main

Hilpert, Dir. Dr. H.
Deutsche Unilever GmbH
Hamburg

Kamm, Dr. W.
Badische Anilin- und Sodafabrik
Ludwigshafen

Kastner, Dr. H.
Landesuntersuchungsinstitut für
Lebensmittel, Arzneimittel und Tierseuchen
Berlin

Kemper, Professor Dr. F. H.
Universität Münster
Institut für Pharmakologie und Toxikologie

Krüger, Dr. R.
Chemische Werke Hüls AG
Marl

Löchner, Dr. F.
Wacker-Chemie GmbH
München

Marquardt, Professor Dr. H.
Universität Hamburg
Pharmakologisches Institut

Piringer, Dr. O
Fraunhofer-Institut
für Lebensmitteltechnologie und Verpackung
München

Pump, Dr. W.
Bayer AG, Leverkusen

Rüdt, Chem. Dir. Dr. U.
Chemische Landesuntersuchungsanstalt
Stuttgart

Zimmer, Dr. H.
Bundesanstalt für Materialprüfung, Berlin
Abteilung 3 Organische Stoffe

Die Kunststoffkommission des Bundesgesundheitsamtes ist demnach, man mag es kaum glauben, bis an die Grenzen der Glaubwürdigkeit mit Lobbyisten der Kunststoffe herstellenden und verarbeitenden Konzerne besetzt. Man muß sich fragen, wie diese Kommission gesundheitliche Anforderungen an Kunststoffe gegen die Interessen der Kunststoffhersteller durchsetzen will. Hinzu kommt, daß die Kunststoffindustrie nicht konzerneigene Kommissionsmitglieder mit gut dotierten Forschungsaufträgen versorgt. So hat z. B. Professor Dr. F. H. Kemper von der Universität Münster im Auftrag des Verbandes der kunststoffverarbeitenden Industrie e. V. (VKE) eine Studie *Zum Thema Weichmacher* erstellt, die außerordentlich industriefreundlich ist. Kritische Fragen über das Zustandekommen der auffällig industriefreundlichen Empfehlungen der Kunststoffkommission werden genährt durch den Umstand, daß diejenigen, denen die Arbeit der Kunststoffkommission angeblich zugute kommen soll, weder mitreden noch zuhören dürfen.

Sie sollten doch wohl mindestens so stark vertreten sein wie diejenigen, denen diese Kommission auf die Finger schauen soll!

Welches Krebsrisiko läßt die Kunststoffkommission zu?

Ursprünglich war die Kunststoffkommission lediglich für Kunststoffe im Lebensmittelbereich zuständig; in den 30 Jahren ihrer Tätigkeit wurde ihre Kompetenz ständig erweitert. Bis zum Jahr 1987 setzte sie Maßstäbe für die angebliche gesundheitliche Unbedenklichkeit der meisten Kunststoffe, die in irgendeiner Weise in direkten Kontakt mit Lebensmittel kommen, aber auch für andere Bedarfsgegenstände, z. B. Spielwaren.

Der von ihr bisher erfaßte Anteil der Kunststoffanwendung liegt aber höchstens bei circa 20 Prozent der Gesamtproduktion. Die restlichen 80 Prozent werden hinsichtlich ihrer gesundheitlichen Unbedenklichkeit praktisch nicht kontrolliert. Darunter sind z. B. riesige Produktionsmengen synthetischer Bodenbeläge. In einem ganz normalen Kunststoffbodenbelag haben Chemiker der Gesellschaft für Strahlen- und Umweltforschung (GSF) circa 200 verschiedene Chemikalien entdeckt.[27] Nur bei wenigen dieser Stoffe wissen wir etwas über akute gesundheitliche Risiken und noch weniger über mögliche Langzeitwirkungen.

Wenn ein Produzent bei der Kunststoffkommission des Bundesgesundheitsamtes erreichen will, daß sie seine neue Chemikalie zur Verarbeitung in solchen Kunststoffen empfiehlt, die als Lebensmittelverpackung verwendet werden, genügt es in der Regel, die Ergebnisse aus dreimonatigen Fütterungsversuchen von Ratten einzureichen; denn es heißt im «Fragebogen zur Beantragung der Aufnahme eines neuen Fabrikationshilfs- oder -zusatzstoffes in die Empfehlung des Bundesgesundheitsamtes für Kunststoffe und andere Polymere, die mit Lebensmitteln in Berührung kommen»: «Notwendig sind insbesondere Angaben über

die akute Toxizität und, im Hinblick auf die Möglichkeit, daß diese Stoffe fortgesetzt von Menschen aufgenommen werden können, auch die Ergebnisse von längerfristigen Tierversuchen; in der Regel 90-Tage-Fütterungsversuche an Ratten. – Außerdem sind Grunddaten über die Genetik dieser Stoffe im tierischen Organismus, wie biologische Halbzeitwerte, Metabolisierung usw., erwünscht. Weitere Untersuchungen, wie die Prüfung einer karzinogenen Wirkung, einer Beeinflussung der Reproduktion, der Embryotoxizität einschließlich der teratogenen Wirkung, der mutagenen Wirkung, können im Einzelfall erforderlich werden.»
Was außer den Ergebnissen aus dem «längerfristigen Tierversuch» von 90 Tagen zusätzlich an Unbedenklichkeitsnachweisen erforderlich ist, liegt also im Ermessen der Kunststoffkommission.

Aber, wie gesagt, die Herstellung eines Kunststoffbodenbelags unterliegt nicht einmal diesen industriefreundlichen Minimalkontrollen. Bodenbeläge dürfen unbegrenzte Mengen beliebiger Chemikalien langfristig an die Zimmerluft ausgasen und per Hautkontakt in den Organismus, beispielsweise am Boden spielender Kinder, einbringen. Und sie tun es auch, genauso wie weiche Vinyltapeten, kunststoffbeschichtete Möbel, Autositze und elektrotechnische Geräte aus Kunststoff.

Wie läßt sich dieses Krebsrisiko verringern?

Sicherlich würde ein Verzicht auf sämtliche Kunststoffprodukte aus krebserzeugenden Chemikalien eher zu einem Zusammenbruch unserer Zivilisation und Wirtschaft führen als das sofortige Abschalten aller Kernkraftwerke. Dennoch könnten wir auf den größten Teil der Kunststoffprodukte ohne allzu große Nachteile verzichten.
▷ Verzichten Sie dort auf Kunststoffprodukte, wo eine große Diskrepanz zwischen Krebsrisiko und Nutzen besteht.
▷ Nehmen Sie keine Gegenstände aus Kunststoff in den Mund, und achten Sie auch darauf, daß Kinder nicht auf Spielsachen, Kugelschreibern oder anderen Kunststoffprodukten kauen.
▷ Vermeiden Sie jeden längeren Hautkontakt mit Kunststoffen.
▷ Kaufen Sie weniger in Kunststoff verpackte Lebensmittel – vor allem wenn sie fetthaltig sind.
▷ Vermeiden Sie auch bei der Lagerung und Zubereitung von Lebensmitteln längeren Kunststoffkontakt, vor allem bei Hitzeeinwirkung.
▷ Bedenken Sie bei jedem Einkauf die Probleme für Mensch und

Umwelt, die Kunststoffe bei der Herstellung, Verwendung und als Müll schaffen – und ziehen Sie andere Produkte vor.
▷ Fragen Sie vor der Kaufentscheidung für unvermeidbare Kunststoffprodukte nach Art und Namen des Kunststoffs. In den folgenden Tabellen sind zahlreiche Kunststoffe mit Hinweisen zum Krebsrisiko aufgeführt. Kaufen Sie zumindest nicht Produkte aus solchen Kunststoffen, deren krebserzeugendes Potential erwiesenermaßen groß ist. Kritisches Verbraucherverhalten könnte nämlich die Kunststoffindustrie schneller dazu bringen, keine krebserzeugenden Chemikalien zu Kunststoffen zu verarbeiten als Gesetze.

Bedeutung der Hinweise zum Krebsrisiko Kunststoffe

Die Aussage *Hinweise auf krebserzeugende Wirkungen liegen nicht vor* bedeutet, daß sich aus der verwendeten Fachliteratur keine Anhaltspunkte für ein krebserzeugendes Potential dieses Produkts ergeben.

Der Hinweis *Keine Angaben zum Krebsrisiko möglich* mußte erfolgen, wenn die vorliegenden Daten zu den Inhaltsstoffen nicht ausreichten, um mit Hilfe der verwendeten Fachliteratur und der befragten Sachverständigen einen konkreten Hinweis zum Krebsrisiko geben zu können.

Der Hinweis *Langzeituntersuchungen zum Krebsrisiko der Zusatzstoffe fehlen* wurde gegeben, wenn Sachverständigenaussagen bzw. die verwendete Fachliteratur Hinweise darauf enthielten, daß in dieser Produktgruppe Zusatzstoffe eingesetzt werden, deren krebsrelevante Langzeitwirkungen bisher nicht untersucht wurden.

Der Hinweis *Unkalkulierbares Krebsrisiko* bedeutet, daß entsprechend der in dieser Kunststoffgruppe zum Einsatz kommenden Chemikalien auf ein krebsförderndes Potential zu schließen ist, das jedoch derzeit in seinem Umfang nicht abschätzbar ist.

Der Hinweis *Langzeituntersuchungen auf krebserzeugende Kombinationswirkungen fehlen* erfolgte, wenn eine Bewertung des Krebsrisikos wegen fehlender Langzeituntersuchungen auf krebserzeugende Kombinationswirkungen nicht möglich war.

Der Hinweis *Styrol bewirkte in Tierversuchen ein erhöhtes Krebsrisiko* bedeutet, daß die verwendete Fachliteratur Hinweise darauf enthält, daß Styrol in Tierversuchen eine Erhöhung des Krebsrisikos bewirkte.

Der Hinweis *Laut Bundesgesundheitsamt dürfen auch in dieser Kunststoffgruppe krebserzeugende Chemikalien verarbeitet werden* bezieht sich auf Empfehlungen der Kunststoffkommission des Bundesgesundheitsamtes, wonach dieser Kunststoffgruppe auch Anteile anderer Kunststoffe beigemischt werden dürfen, die teilweise aus krebserzeugenden Chemikalien bestehen.

Der Hinweis *Beim gebräuchlichsten Polyurethan-Rohstoff, dem TDI, weisen Tierversuche auf ein Krebsrisiko für den Menschen hin* wurde gegeben, um auf ein erhebliches Krebsgefährdungspotential in dieser Kunststoffgruppe aufmerksam zu machen, das mangels Herstellerangaben über die eingesetzten Chemikalien für den Laien nicht erkennbar ist. Aufgrund ihrer chemischen Verwandtschaft muß nach Aussage der befragten Sachverständigen auch bei den übrigen hauptsächlich eingesetzten Isocyanatgruppen mit krebserzeugender Wirkung gerechnet werden.

Der Hinweis *Die verarbeiteten Chemikalien stehen zum Teil im begründeten Verdacht, Krebs hervorzurufen* wurde gegeben, wenn mindestens eine der laut den vorliegenden Angaben verarbeiteten Chemikalien von der MAK-Werte-Kommission als Stoff mit begründetem Verdacht auf krebserzeugendes Potential eingestuft wurde.

Der Hinweis *Bereits geringe Mengen austretendes Vinylchlorid können bei chronischer Aufnahme Krebs erzeugen* erfolgte aufgrund der im Kapitel *Krebsrisiko Kunststoffe* zitierten Literatur und Sachverständigenaussagen. (Unter *chronisch* ist in diesem Fall eine jahrelange Belastung zu verstehen.)

Der Hinweis *Krebserzeugende ungebundene Restmonomere können bei Haut- bzw. Lebensmittelkontakt übergehen* erfolgte dann,
▷ wenn das Produkt unter anderem aus Chemikalien hergestellt wird, die von der MAK-Werte-Kommission als eindeutig krebserzeugend eingestuft wurden, und
▷ wenn austretende Restmonomere dieser krebserzeugenden Chemikalie bei Haut- bzw. Lebensmittelkontakt übergehen können.

Krebsrisiko Kunststoffe

Name und Art des Kunststoffs	Kunststoff- gruppe	Hinweise zum Krebsrisiko
Abu-plast Kunststoffrohre	Polyvinylchlorid	Bereits geringe Mengen austretendes Vinylchlorid können bei chronischer Aufnahme Krebs erzeugen.
Acell Strukturschaum	Reinphenolharz	Die verarbeiteten Chemikalien stehen zum Teil im begründeten Verdacht, Krebs hervorzurufen.
Acella Selbstklebende Folie, Kaschierfolie, Vlies	Polyolefine	Unkalkulierbares Krebsrisiko
Aclacell Zellkunststoff	Vernetztes Polyurethan	Beim gebräuchlichsten Polyurethan-Rohstoff, dem TDI, weisen Tierversuche auf ein Krebsrisiko für den Menschen hin.
Aclaflex Strukturschaum	Vernetztes Polyurethan	Beim gebräuchlichsten Polyurethan-Rohstoff, dem TDI, weisen Tierversuche auf ein Krebsrisiko für den Menschen hin.
Aclamid Kunststoff für zahlreiche Verwendungszwecke	Polyamid	Langzeituntersuchungen zum Krebsrisiko der Zusatzstoffe fehlen.
Aclan Kunststoff für zahlreiche Verwendungszwecke	Polyurethan	Beim gebräuchlichsten Polyurethan-Rohstoff, dem TDI, weisen Tierversuche auf ein Krebsrisiko für den Menschen hin.
Aclathan Kunststoff für zahlreiche Verwendungszwecke	Polyurethan	Beim gebräuchlichsten Polyurethan-Rohstoff, dem TDI, weisen Tierversuche auf ein Krebsrisiko für den Menschen hin.
Aeroflex Kunststoffrohre und -profile	Polyethylen	Laut Bundesgesundheitsamt dürfen auch in dieser Kunststoffgruppe krebserzeugende Chemikalien verarbeitet werden; siehe Seite 124.
Aeroweb Sandwichplatten	Phenoplast	Die verarbeiteten Chemikalien stehen zum Teil im begründeten Verdacht, Krebs hervorzurufen.
Aeroweb Sandwichplatten	Vernetztes Polyurethan	Beim gebräuchlichsten Polyurethan-Rohstoff, dem TDI, weisen Tierversuche auf ein Krebsrisiko für den Menschen hin.

Krebsrisiko Kunststoffe

Name und Art des Kunststoffs	Kunststoff-gruppe	Hinweise zum Krebsrisiko
Afcolène E Schaumstoff	Polystyrol	Styrol bewirkte in Tierversuchen ein erhöhtes Krebsrisiko.
Agalan Dekorations-, Bekleidungs- und Polsterfolien	Polyvinylchlorid	Bereits geringe Mengen austretendes Vinylchlorid können bei chronischer Aufnahme Krebs erzeugen.
Aipor Schaumkunststoff	Polystyrol	Styrol bewirkte in Tierversuchen ein erhöhtes Krebsrisiko.
Airex Schaumkunststoff	Polyvinylchlorid	Bereits geringe Mengen austretendes Vinylchlorid können bei chronischer Aufnahme Krebs erzeugen.
Akulon Kunststoff für zahlreiche Verwendungszwecke	Polyamid	Langzeituntersuchungen zum Krebsrisiko der Zusatzstoffe fehlen.
Alcantara Dekorations-, Bekleidungs-, Polsterfolien	Vernetztes Polyurethan	Beim gebräuchlichsten Polyurethan-Rohstoff, dem TDI, weisen Tierversuche auf ein Krebsrisiko für den Menschen hin.
Algoflon Kunststoff für zahlreiche Verwendungszwecke	Polytetrafluorethylen und Copolymere	Unkalkulierbares Krebsrisiko
Algo-Star Schaumkunststoff	Polystyrol	Styrol bewirkte in Tierversuchen ein erhöhtes Krebsrisiko.
Alkathermic Gartenbau- und Gewächshausfolie	Polyethylen	Laut Bundesgesundheitsamt dürfen auch in dieser Kunststoffgruppe krebserzeugende Chemikalien verarbeitet werden; siehe Seite 124.
Alkorflex Dachbelag	Polyethylen	Laut Bundesgesundheitsamt dürfen auch in dieser Kunststoffgruppe krebserzeugende Chemikalien verarbeitet werden; siehe Seite 124.
Alkorplan Technisches Auskleidungs- und Dichtungsmaterial	Polymere halogenierte Polyolefine	Unkalkulierbares Krebsrisiko

137

Krebsrisiko Kunststoffe

Name und Art des Kunststoffs	Kunststoff-gruppe	Hinweise zum Krebsrisiko
ALKOzell Schaumkunststoff	Polyehtylen	Laut Bundesgesundheitsamt dürfen auch in dieser Kunststoffgruppe krebserzeugende Chemikalien verarbeitet werden; siehe Seite 124.
Alveolux Schaumkunststoff, Schaumfolie	Polyethylen	Laut Bundesgesundheitsamt dürfen auch in dieser Kunststoffgruppe krebserzeugende Chemikalien verarbeitet werden; siehe Seite 124.
Ambla Kunstleder	Weichgemachtes Polyvinylchlorid und Copolymere	Bereits geringe Mengen austretendes Vinylchlorid können bei chronischer Aufnahme Krebs erzeugen.
Amblon Geschäumtes Kunstleder	Weichgemachtes Polyvinylchlorid und Copolymere	Bereits geringe Mengen austretendes Vinylchlorid können bei chronischer Aufnahme Krebs erzeugen.
Ampal Kunststoff für unterschiedlichste Bedarfsgegenstände und Geräte	Ungesättigte Polyester	Langzeituntersuchungen zum Krebsrisiko der Zusatzstoffe fehlen.
Aphrolan Schaumfolie	Polystyrol	Styrol bewirkte in Tierversuchen ein erhöhtes Krebsrisiko.
Aphro Trays Schaumfolie	Polystyrol	Styrol bewirkte in Tierversuchen ein erhöhtes Krebsrisiko.
Aprithan Schaumkunststoff	Vernetztes Polyurethan	Beim gebräuchlichsten Polyurethan-Rohstoff, dem TDI, weisen Tierversuche auf ein Krebsrisiko für den Menschen hin.
Araldit Kunststoff für unterschiedlichste Bedarfsgegenstände und Geräte	Polyamid	Langzeituntersuchungen zum Krebsrisiko der Zusatzstoffe fehlen.
Araldit Kunststoff für zahlreiche Verwendungszwecke	Epoxidharz	Krebserzeugende ungebundene Restmonomere können bei Haut- bzw. Lebensmittelkontakt übergehen.

Krebsrisiko Kunststoffe

Name und Art des Kunststoffs	Kunststoffgruppe	Hinweise zum Krebsrisiko
Armourvin Kunststoffrohre	Weichgemachtes Polyvinylchlorid und Copolymere	Bereits geringe Mengen austretendes Vinylchlorid können bei chronischer Aufnahme Krebs erzeugen.
Arpylene Kunststoff für unterschiedlichste Bedarfsgegenstände und Geräte	Polypropylen	Laut Bundesgesundheitsamt dürfen auch in dieser Kunststoffgruppe krebserzeugende Chemikalien verarbeitet werden; siehe Seite 124.
Arpylene Kunststoff für unterschiedlichste Bedarfsgegenstände	Polystyrol	Styrol bewirkte in Tierversuchen ein erhöhtes Krebsrisiko.
Arpylene Kunststoff für unterschiedlichste Bedarfsgegenstände	Polycarbonat	Keine Angaben zum Krebsrisiko möglich.
Arpylene Kunststoff für unterschiedlichste Bedarfsgegenstände	Polyamid	Langzeituntersuchungen zum Krebsrisiko der Zusatzstoffe fehlen.
Arylef Kunststoff für zahlreiche Verwendungszwecke	Polyarylat	Keine Angaben zum Krebsrisiko möglich.
Astraglas Kunststoffbahnen und technische Folien	Weichgemachtes Polyvinylchlorid und Copolymere	Bereits geringe Mengen austretendes Vinylchlorid können bei chronischer Aufnahme Krebs erzeugen.
Astralon Folien, Bahnen u. ä.	Polyvinylchlorid	Bereits geringe Mengen austretendes Vinylchlorid können bei chronischer Aufnahme Krebs erzeugen.
Astrel Kunststoff für zahlreiche Verwendungszwecke	Polysulfon	Unkalkulierbares Krebsrisiko
Astro Turf Kunststoffbodenbeläge	Polyamid	Langzeituntersuchungen zum Krebsrisiko der Zusatzstoffe fehlen.

Krebsrisiko Kunststoffe

Name und Art des Kunststoffs	Kunststoff- gruppe	Hinweise zum Krebsrisiko
Bakelite Kunststoff für zahlreiche Verwendungszwecke	Phenoplast	Die verarbeiteten Chemikalien stehen zum Teil im begründeten Verdacht, Krebs hervorzurufen.
Bakelite Kunststoff für zahlreiche Verwendungszwecke	Aminoplast	Die verarbeiteten Chemikalien stehen zum Teil im begründeten Verdacht, Krebs hervorzurufen.
Balatros Technisches Material mit Gewebe oder Vlies	Polyamid	Langzeituntersuchungen zum Krebsrisiko der Zusatzstoffe fehlen.
Basotect Schaumkunststoff	Melaminharz	Die verarbeiteten Chemikalien stehen zum Teil im begründeten Verdacht, Krebs hervorzurufen.
Baupur Schaumkunststoff	Vernetztes Polyurethan	Beim gebräuchlichsten Polyurethan-Rohstoff, dem TDI, weisen Tierversuche auf ein Krebsrisiko für den Menschen hin.
Bayblend Kunststoff für unterschiedlichste Bedarfsgegenstände und Geräte	Polystyrol modifiziert mit Butadien und Acrylnitril	Krebserzeugende ungebundene Restmonomere können bei Haut- bzw. Lebensmittelkontakt übergehen.
Bayblend Kunststoff für zahlreiche Verwendungszwecke	Polycarbonat	Keine Angaben zum Krebsrisiko möglich.
Bayfol Folien, Bahnen u. ä.	Polycarbonat	Keine Angaben zum Krebsrisiko möglich.
Baylon Kunststoff für zahlreiche Verwendungszwecke	Polyethylen	Laut Bundesgesundheitsamt dürfen auch in dieser Kunststoffgruppe krebserzeugende Chemikalien verarbeitet werden; siehe Seite 124.
Baypreg Kunststoff für zahlreiche Verwendungszwecke	Vernetztes Polyurethan	Beim gebräuchlichsten Polyurethan-Rohstoff, dem TDI, weisen Tierversuche auf ein Krebsrisiko für den Menschen hin.

Krebsrisiko Kunststoffe

Name und Art des Kunststoffs	Kunststoff-gruppe	Hinweise zum Krebsrisiko
Benecor Dekorations-, Bekleidungs-, Polsterfolie, Kunstleder	Weichgemachtes Polyvinylchlorid und Copolymere	Bereits geringe Mengen austretendes Vinylchlorid können bei chronischer Aufnahme Krebs erzeugen.
Benefol Baudichtungsbahn, Dachbelag	Weichgemachtes Polyvinylchlorid und Copolymere	Bereits geringe Mengen austretendes Vinylchlorid können bei chronischer Aufnahme Krebs erzeugen.
Benelit Möbel-Oberflächenbeschichtung	Polyvinylchlorid	Bereits geringe Mengen austretendes Vinylchlorid können bei chronischer Aufnahme Krebs erzeugen.
Benelit Möbel-Oberflächenbeschichtung	Weichgemachtes Polyvinylchlorid und Copolymere	Bereits geringe Mengen austretendes Vinylchlorid können bei chronischer Aufnahme Krebs erzeugen.
Benova Dekorations-, Bekleidungs-, Polsterfolie	Weichgemachtes Polyvinylchlorid und Copolymere	Bereits geringe Mengen austretendes Vinylchlorid können bei chronischer Aufnahme Krebs erzeugen.
Benvic Kunststoff für unterschiedlichste Bedarfsgegenstände und Geräte	Polyvinylchlorid	Bereits geringe Mengen austretendes Vinylchlorid können bei chronischer Aufnahme Krebs erzeugen.
Benvic Kunststoff für unterschiedlichste Bedarfsgegenstände	Weichgemachtes Polyvinylchlorid und Copolymere	Bereits geringe Mengen austretendes Vinylchlorid können bei chronischer Aufnahme Krebs erzeugen.
Bergacell Kunststoff für zahlreiche Verwendungszwecke	Sekundäres Celluloseacetat	Keine Angaben zum Krebsrisiko möglich.
Bergadur Kunststoff für zahlreiche Verwendungszwecke	Polyterephthalat	Keine Angaben zum Krebsrisiko möglich.
Bergamid Kunststoff für zahlreiche Verwendungszwecke	Polyamid	Langzeituntersuchungen zum Krebsrisiko der Zusatzstoffe fehlen.

Krebsrisiko Kunststoffe

Name und Art des Kunststoffs	Kunststoff-gruppe	Hinweise zum Krebsrisiko
Bergaprop Kunststoff für unterschiedlichste Bedarfsgegenstände	Polypropylen	Laut Bundesgesundheitsamt dürfen auch in dieser Kunststoffgruppe krebserzeugende Chemikalien verarbeitet werden; siehe Seite 124.
Berlene Kunststoffbahnen und technische Folien	Polyolefine	Unkalkulierbares Krebsrisiko
Bicor Folien zum Verpacken und Isolieren, Verbundfolien	Polypropylen	Laut Bundesgesundheitsamt dürfen auch in dieser Kunststoffgruppe krebserzeugende Chemikalien verarbeitet werden; siehe Seite 124.
Bohips Folien zum Verpacken und Isolieren	Polystyrol	Styrol bewirkte in Tierversuchen ein erhöhtes Krebsrisiko.
Bondwave Technisches Material mit Gewebe oder Vlies	Polyvinylchlorid	Bereits geringe Mengen austretendes Vinylchlorid können bei chronischer Aufnahme Krebs erzeugen.
Brandalen Kunststoffrohre	Polyethylen	Laut Bundesgesundheitsamt dürfen auch in dieser Kunststoffgruppe krebserzeugende Chemikalien verarbeitet werden; siehe Seite 124.
Brandalen Kunststoffrohre	Polypropylen	Laut Bundesgesundheitsamt dürfen auch in dieser Kunststoffgruppe krebserzeugende Chemikalien verarbeitet werden; siehe Seite 124.
Brandalen Kunststoffrohre	Polybuten	Unkalkulierbares Krebsrisiko
Buflon Tapetenartiger Wandbelag	Weichgemachtes Polyvinylchlorid und Copolymere	Bereits geringe Mengen austretendes Vinylchlorid können bei chronischer Aufnahme Krebs erzeugen.
Bultex Schaumkunststoff	Polyetherpolyol	Langzeituntersuchungen zum Krebsrisiko der Zusatzstoffe fehlen.
Buna Kunststoff für zahlreiche Verwendungszwecke	Olefin-Dien-Terpolymer	Unkalkulierbares Krebsrisiko

Krebsrisiko Kunststoffe

Name und Art des Kunststoffs	Kunststoffgruppe	Hinweise zum Krebsrisiko
Butacite Kunststoffbahnen und technische Folien	Polyvinylbutyral	Unkalkulierbares Krebsrisiko
Butaclor Kunststoff für zahlreiche Verwendungszwecke	Butadien-Polymerisat	Die verarbeiteten Chemikalien stehen zum Teil im begründeten Verdacht, Krebs hervorzurufen.
Butaclor Kunststoff für zahlreiche Verwendungszwecke	Chloropren-Polymerisat	Unkalkulierbares Krebsrisiko
Bytac Kaschierfolie	Polytetrafluorethylen und Copolymere	Unkalkulierbares Krebsrisiko
Bytac Kaschierfolie	Polytrifluorchlorethylen und Copolymere	Unkalkulierbares Krebsrisiko
Cabelec Kunststoff für elektrotechnische Anwendungszwecke	Polyethylen	Laut Bundesgesundheitsamt dürfen auch in dieser Kunststoffgruppe krebserzeugende Chemikalien verarbeitet werden; siehe Seite 124.
Cabelec Kunststoff für elektrotechnische Anwendungszwecke	Polypropylen	Laut Bundesgesundheitsamt dürfen auch in dieser Kunststoffgruppe krebserzeugende Chemikalien verarbeitet werden; siehe Seite 124.
Cabelec Kunststoff für elektrotechnische Anwendungszwecke	Polyethylen	Laut Bundesgesundheitsamt dürfen auch in dieser Kunststoffgruppe krebserzeugende Chemikalien verarbeitet werden; siehe Seite 124.
Cabelec Kunststoff für elektrotechnische Anwendungszwecke	Polystyrol	Styrol bewirkte in Tierversuchen ein erhöhtes Krebsrisiko.
Cabelec Kunststoff für elektrotechnische Anwendungszwecke	Polyvinylchlorid	Bereits geringe Mengen austretendes Vinylchlorid können bei chronischer Aufnahme Krebs erzeugen.

Krebsrisiko Kunststoffe

Name und Art des Kunststoffs	Kunststoff-gruppe	Hinweise zum Krebsrisiko
Cadon Kunststoff für zahl-reiche Verwendungs-zwecke	Polystyrol modi-fiziert mit Styrol-Maleinsäure-anhydrid-Terpolymere	Styrol bewirkte in Tierversuchen ein erhöhtes Krebsrisiko.
Calfame Geschäumtes Kunst-leder, Kunststoffbah-nen und technische Folien	Vernetztes Polyurethan	Beim gebräuchlichsten Polyurethan-Rohstoff, dem TDI, weisen Tierver-suche auf ein Krebsrisiko für den Menschen hin.
Cambrelle Vlies	Polyterephthalat	Keine Angaben zum Krebsrisiko möglich.
Cambrelle Vlies	Polyamid	Langzeituntersuchungen zum Krebsrisiko der Zusatzstoffe fehlen.
Cameo Tapetenartiger Wand-belag	Weichgemach-tes Polyvinyl-chlorid und Copolymere	Bereits geringe Mengen austreten-des Vinylchlorid können bei chro-nischer Aufnahme Krebs erzeugen.
Carbofol Technisches Ausklei-dungs- und Dich-tungsmaterial	Bitumen	Die verarbeiteten Chemikalien stehen zum Teil im begründeten Verdacht, Krebs hervorzurufen.
Cariflex Kunststoff für zahl-reiche Verwendungs-zwecke	Butadien-Polymerisat	Die verarbeiteten Chemikalien stehen zum Teil im begründeten Verdacht, Krebs hervorzurufen.
Cariflex Kunststoff für zahl-reiche Verwendungs-zwecke	Isopren-Polymerisat	Keine Angaben zum Krebsrisiko möglich.
Cariflex TR Kunststoff für zahl-reiche Verwendungs-zwecke	Thermoplasti-sche Elasto-mere	Keine Angaben zum Krebsrisiko möglich.
Carina Kunststoff für unter-schiedlichste Be-darfsgegenstände und Geräte	Polyvinylchlorid	Bereits geringe Mengen austreten-des Vinylchlorid können bei chro-nischer Aufnahme Krebs erzeugen.

Krebsrisiko Kunststoffe

Name und Art des Kunststoffs	Kunststoffgruppe	Hinweise zum Krebsrisiko
Carlona Kunststoff für unterschiedlichste Bedarfsgegenstände	Polyethylen	Laut Bundesgesundheitsamt dürfen auch in dieser Kunststoffgruppe krebserzeugende Chemikalien verarbeitet werden; siehe Seite 124.
Carlona Kunststoff für unterschiedlichste Bedarfsgegenstände	Polypropylen	Laut Bundesgesundheitsamt dürfen auch in dieser Kunststoffgruppe krebserzeugende Chemikalien verarbeitet werden; siehe Seite 124.
Carpran Folien, Bahnen u. ä.	Polyamid	Langzeituntersuchungen zum Krebsrisiko der Zusatzstoffe fehlen.
Carta Kunststoffrohre	Phenoplast	Die verarbeiteten Chemikalien stehen zum Teil im begründeten Verdacht, Krebs hervorzurufen.
Carta Kunststoffrohre	Melaminharz	Die verarbeiteten Chemikalien stehen zum Teil im begründeten Verdacht, Krebs hervorzurufen.
Carta Kunststoffrohre	Epoxidharz	Krebserzeugende ungebundene Restmonomere können bei Haut- bzw. Lebensmittelkontakt übergehen.
Celion Schaumkunststoff	Polyamid	Langzeituntersuchungen zum Krebsrisiko der Zusatzstoffe fehlen.
Cellair Schaumkunststoff	Polyethylen	Laut Bundesgesundheitsamt dürfen auch in dieser Kunststoffgruppe krebserzeugende Chemikalien verarbeitet werden; siehe Seite 124.
Cellasto Zellkunststoff	Vernetztes Polyurethan	Beim gebräuchlichsten Polyurethan-Rohstoff, dem TDI, weisen Tierversuche auf ein Krebsrisiko für den Menschen hin.
Cellidor Kunststoff für unterschiedlichste Bedarfsgegenstände	Sekundäres Celluloseacetat	Keine Angaben zum Krebsrisiko möglich.
Cellidor Kunststoff für unterschiedlichste Bedarfsgegenstände	Celluloseacetobutyrat	Keine Angaben zum Krebsrisiko möglich.

Krebsrisiko Kunststoffe

Name und Art des Kunststoffs	Kunststoffgruppe	Hinweise zum Krebsrisiko
Cellidor Kunststoff für zahlreiche Verwendungszwecke	Cellulosepropionat	Keine Angaben zum Krebsrisiko möglich.
Cellobond Kunststoff für zahlreiche Verwendungszwecke	Phenoplast	Die verarbeiteten Chemikalien stehen zum Teil im begründeten Verdacht, Krebs hervorzurufen.
Cellobond Kunststoff für unterschiedlichste Bedarfsgegenstände	Modifiziertes Harnstoffharz	Die verarbeiteten Chemikalien stehen zum Teil im begründeten Verdacht, Krebs hervorzurufen.
Cellobond Kunststoff für unterschiedlichste Bedarfsgegenstände	Melaminharz	Die verarbeiteten Chemikalien stehen zum Teil im begründeten Verdacht, Krebs hervorzurufen.
Cellobond Kunststoff für zahlreiche Verwendungszwecke	Epoxidharz	Krebserzeugende ungebundene Restmonomere können bei Haut- bzw. Lebensmittelkontakt übergehen.
Cellobond Kunststoff für zahlreiche Verwendungszwecke	Ungesättigtes Polyester	Langzeituntersuchungen zum Krebsrisiko der Zusatzstoffe fehlen.
Cello M Folien zum Verpakken und Isolieren	Sekundäres Celluloseacetat	Keine Angaben zum Krebsrisiko möglich.
Cellothene Verbundfolie	Polyethylen	Laut Bundesgesundheitsamt dürfen auch in dieser Kunststoffgruppe krebserzeugende Chemikalien verarbeitet werden; siehe Seite 124.
Celoron Kunststoffschläuche	Polyamid	Langzeituntersuchungen zum Krebsrisiko der Zusatzstoffe fehlen.
Celpak Schaumkunststoff	Vernetztes Polyurethan	Beim gebräuchlichsten Polyurethan-Rohstoff, dem TDI, weisen Tierversuche auf ein Krebsrisiko für den Menschen hin.
Celthane Schaumkunststoff	Polyamid, Polyurethan	Langzeituntersuchungen zum Krebsrisiko der Zusatzstoffe fehlen.

Krebsrisiko Kunststoffe

Name und Art des Kunststoffs	Kunststoff-gruppe	Hinweise zum Krebsrisiko
Celuform Strukturschaum, Kunststoffprofile	Polyvinylchlorid	Bereits geringe Mengen austretendes Vinylchlorid können bei chronischer Aufnahme Krebs erzeugen.
Celuka Zellkunststoff	Vernetztes Polyurethan	Beim gebräuchlichsten Polyurethan-Rohstoff, dem TDI, weisen Tierversuche auf ein Krebsrisiko für den Menschen hin.
Celvin Folien, Bahnen u. ä.	Weichgemachtes Polyvinylchlorid und Copolymere	Bereits geringe Mengen austretendes Vinylchlorid können bei chronischer Aufnahme Krebs erzeugen.
Ceno Technisches Material mit Gewebe oder Vlies	Weichgemachtes Polyvinylchlorid und Copolymere	Bereits geringe Mengen austretendes Vinylchlorid können bei chronischer Aufnahme Krebs erzeugen.
Clearseal Folien und Kunstleder	Polyvinylchlorid	Bereits geringe Mengen austretendes Vinylchlorid können bei chronischer Aufnahme Krebs erzeugen.
Colcolor Kunststoff für unterschiedlichste Bedarfsgegenstände, Geräte und Anwendungszwecke in der Elektrotechnik	Polyethylen	Laut Bundesgesundheitsamt dürfen auch in dieser Kunststoffgruppe krebserzeugende Chemikalien verarbeitet werden; siehe Seite 124.
Colcolor Kunststoff für unterschiedlichste Bedarfsgegenstände, Geräte und Anwendungszwecke in der Elektrotechnik	Weichgemachtes Polyvinylchlorid und Copolymere	Bereits geringe Mengen austretendes Vinylchlorid können bei chronischer Aufnahme Krebs erzeugen.
Colcolor Kunststoff für unterschiedlichste Bedarfsgegenstände, Geräte und Anwendungszwecke in der Elektrotechnik	Polypropylen	Laut Bundesgesundheitsamt dürfen auch in dieser Kunststoffgruppe krebserzeugende Chemikalien verarbeitet werden; siehe Seite 124.
Combidur Fensterprofile	Modifiziertes Polyvinylchlorid	Bereits geringe Mengen austretendes Vinylchlorid können bei chronischer Aufnahme Krebs erzeugen.

147

Krebsrisiko Kunststoffe

Name und Art des Kunststoffs	Kunststoff-gruppe	Hinweise zum Krebsrisiko
Combitherm Verbundfolie	Polyamid	Langzeituntersuchungen zum Krebsrisiko der Zusatzstoffe fehlen.
Coremat Vlies	Polyterephthalat	Keine Angaben zum Krebsrisiko möglich.
Coromat Vlies	Polyterephthalat	Keine Angaben zum Krebsrisiko möglich.
Coromed Kunststoffschläuche für medizinische Zwecke	Weichgemach-tes Polyvinyl-chlorid und Copolymere	Bereits geringe Mengen austreten-des Vinylchlorid können bei chro-nischer Aufnahme Krebs erzeugen.
Coroplast Kunststoffrohre und -profile, Folien, Bahnen u. ä.	Polyolefine	Unkalkulierbares Krebsrisiko
Coroplast Kunststoffrohre und -profile, Folien, Bahnen u. ä.	Polymere, halo-genierte Poly-olefine	Unkalkulierbares Krebsrisiko
Coroplast Kunststoffrohre und -profile, Folien, Bahnen u. ä.	Polyphenyl-enoxid	Keine Angaben zum Krebsrisiko möglich.
Corostat Selbstklebende Folie	Weichgemach-tes Polyvinyl-chlorid und Copolymere	Bereits geringe Mengen austreten-des Vinylchlorid können bei chro-nischer Aufnahme Krebs erzeugen.
Corothene Folien, Bahnen u. ä.	Polyethylen	Laut Bundesgesundheitsamt dürfen auch in dieser Kunststoffgruppe krebserzeugende Chemikalien ver-arbeitet werden; siehe Seite 124.
Corotherm Selbstklebende Folie	Weichgemach-tes Polyvinyl-chlorid und Copolymere	Bereits geringe Mengen austreten-des Vinylchlorid können bei chro-nischer Aufnahme Krebs erzeugen.
Corovin Vlies	Polypropylen	Laut Bundesgesundheitsamt dürfen auch in dieser Kunststoffgruppe krebserzeugende Chemikalien ver-arbeitet werden; siehe Seite 124.

Krebsrisiko Kunststoffe

Name und Art des Kunststoffs	Kunststoff-gruppe	Hinweise zum Krebsrisiko
Correx Sandwichplatte	Polypropylen	Laut Bundesgesundheitsamt dürfen auch in dieser Kunststoffgruppe krebserzeugende Chemikalien verarbeitet werden; siehe Seite 124.
Courthene Folien, Bahnen u. ä.	Polyethylen	Laut Bundesgesundheitsamt dürfen auch in dieser Kunststoffgruppe krebserzeugende Chemikalien verarbeitet werden; siehe Seite 124.
Coustiview Dekorations-, Bekleidungs-, Polsterfolie	Weichgemachtes Polyvinylchlorid und Copolymere	Bereits geringe Mengen austretendes Vinylchlorid können bei chronischer Aufnahme Krebs erzeugen.
Cova Folien, Bahnen u. ä.	Weichgemachtes Polyvinylchlorid und Copolymere	Bereits geringe Mengen austretendes Vinylchlorid können bei chronischer Aufnahme Krebs erzeugen.
Crastin Kunststoff für zahlreiche Verwendungszwecke	Polyterephthalat	Keine Angaben zum Krebsrisiko möglich.
Cristallux Kunststoffprofile	Polystyrol	Styrol bewirkte in Tierversuchen ein erhöhtes Krebsrisiko.
Curon Schaumkunststoff	Polyisocyanat	Unkalkulierbares Krebsrisiko
Cuticulan Kunststoffbahnen und technische Folien	Polyethylen	Laut Bundesgesundheitsamt dürfen auch in dieser Kunststoffgruppe krebserzeugende Chemikalien verarbeitet werden; siehe Seite 124.
Cutilan Kunststoffbahnen und technische Folien	Polyethylen	Laut Bundesgesundheitsamt dürfen auch in dieser Kunststoffgruppe krebserzeugende Chemikalien verarbeitet werden; siehe Seite 124.
Cutipylen Folien zum Verpakken und Isolieren	Polypropylen	Laut Bundesgesundheitsamt dürfen auch in dieser Kunststoffgruppe krebserzeugende Chemikalien verarbeitet werden; siehe Seite 124.
Cymel Kunststoff für zahlreiche Verwendungszwecke	Melaminharz	Die verarbeiteten Chemikalien stehen zum Teil im begründeten Verdacht, Krebs hervorzurufen.

Krebsrisiko Kunststoffe

Name und Art des Kunststoffs	Kunststoffgruppe	Hinweise zum Krebsrisiko
Daiamid Kunststoff für unterschiedlichste Bedarfsgegenstände	Polyamid	Langzeituntersuchungen zum Krebsrisiko der Zusatzstoffe fehlen.
Daplen Kunststoff für zahlreiche Verwendungszwecke	Polyethylen	Laut Bundesgesundheitsamt dürfen auch in dieser Kunststoffgruppe krebserzeugende Chemikalien verarbeitet werden; siehe Seite 124.
Daplen Kunststoff für unterschiedlichste Bedarfsgegenstände	Polypropylen	Laut Bundesgesundheitsamt dürfen auch in dieser Kunststoffgruppe krebserzeugende Chemikalien verarbeitet werden; siehe Seite 124.
Dartek Verpackungsfolien und -schläuche	Polyamid	Langzeituntersuchungen zum Krebsrisiko der Zusatzstoffe fehlen.
d-c-fix Selbstklebende Folie	Weichgemachtes Polyvinylchlorid und Copolymere	Bereits geringe Mengen austretendes Vinylchlorid können bei chronischer Aufnahme Krebs erzeugen.
Decelith Kunststoff für unterschiedlichste Bedarfsgegenstände und Geräte	Polyvinylchlorid	Bereits geringe Mengen austretendes Vinylchlorid können bei chronischer Aufnahme Krebs erzeugen.
Decelith Kunststoff für unterschiedlichste Bedarfsgegenstände und Geräte	Modifiziertes Polyvinylchlorid	Bereits geringe Mengen austretendes Vinylchlorid können bei chronischer Aufnahme Krebs erzeugen.
Decelith Kunststoff für unterschiedlichste Bedarfsgegenstände und Geräte	Weichgemachtes Polyvinylchlorid und Copolymere	Bereits geringe Mengen austretendes Vinylchlorid können bei chronischer Aufnahme Krebs erzeugen.
Decola Sperrholz, Faser- und Spanplatten mit Kunstharzdeckschicht	Melaminharz	Die verarbeiteten Chemikalien stehen zum Teil im begründeten Verdacht, Krebs hervorzurufen.

Krebsrisiko Kunststoffe

Name und Art des Kunststoffs	Kunststoffgruppe	Hinweise zum Krebsrisiko
Decorene Tapetenartiger Wandbelag	Weichgemachtes Polyvinylchlorid und Copolymere	Bereits geringe Mengen austretendes Vinylchlorid können bei chronischer Aufnahme Krebs erzeugen.
decospan Sperrholz, Faser- und Spanplatten mit Kunstharzdeckschicht	Melaminharz	Die verarbeiteten Chemikalien stehen zum Teil im begründeten Verdacht, Krebs hervorzurufen.
Degalan S Kunststoff für unterschiedlichste Bedarfsgegenstände	Polyacryl- und Polymethacrylverbindungen	Unkalkulierbares Krebsrisiko
Dehoplast Kunststoffstäbe, technisches Auskleidungs- und Dichtungsmaterial, Kunststoffbahnen und technische Folien	Polyethylen	Laut Bundesgesundheitsamt dürfen auch in dieser Kunststoffgruppe krebserzeugende Chemikalien verarbeitet werden; siehe Seite 124.
Dehoplast Kunststoffstäbe, technisches Auskleidungs- und Dichtungsmaterial, Kunststoffbahnen und technische Folien	Polypropylen	Laut Bundesgesundheitsamt dürfen auch in dieser Kunststoffgruppe krebserzeugende Chemikalien verarbeitet werden; siehe Seite 124.
Dekaprop Kunststoffrohre	Polypropylen	Laut Bundesgesundheitsamt dürfen auch in dieser Kunststoffgruppe krebserzeugende Chemikalien verarbeitet werden; siehe Seite 124.
Dekaprop Kunststoffrohre	Polyphenylen-Sulfid	Unkalkulierbares Krebsrisiko
Delifol Dachbelag	Polyethylen	Laut Bundesgesundheitsamt dürfen auch in dieser Kunststoffgruppe krebserzeugende Chemikalien verarbeitet werden; siehe Seite 124.
Delifol Dachbelag	Bitumen	Die verarbeiteten Chemikalien stehen zum Teil im begründeten Verdacht, Krebs hervorzurufen.

Krebsrisiko Kunststoffe

Name und Art des Kunststoffs	Kunststoff-gruppe	Hinweise zum Krebsrisiko
Delifol Dachbelag	Weichgemach-tes Polyvinyl-chlorid und Copolymere	Bereits geringe Mengen austreten-des Vinylchlorid können bei chro-nischer Aufnahme Krebs erzeugen.
Delignit Kunstharzpreßholz	Phenoplaste	Die verarbeiteten Chemikalien ste-hen zum Teil im begründeten Ver-dacht, Krebs hervorzurufen.
deli-pak Schaumfolie	Polyethylen	Laut Bundesgesundheitsamt dürfen auch in dieser Kunststoffgruppe krebserzeugende Chemikalien ver-arbeitet werden; siehe Seite 124.
Delrin Kunststoff für zahl-reiche Verwendungs-zwecke	Polymethyl-enoxid	Keine Angaben zum Krebsrisiko möglich.
Deltaplan Baustellen-Schutz-folie	Polyethylen	Laut Bundesgesundheitsamt dürfen auch in dieser Kunststoffgruppe krebserzeugende Chemikalien ver-arbeitet werden; siehe Seite 124.
Densite Zellkunststoff	Vernetztes Polyurethan	Beim gebräuchlichsten Polyurethan-Rohstoff, dem TDI, weisen Tierver-suche auf ein Krebsrisiko für den Menschen hin.
Depron Schaumfolie	Polystyrol	Styrol bewirkte in Tierversuchen ein erhöhtes Krebsrisiko.
Derby Kunststoffboden-beläge	Weichgemach-tes Polyvinyl-chlorid und Copolymere	Bereits geringe Mengen austreten-des Vinylchlorid können bei chro-nischer Aufnahme Krebs erzeugen.
Desmopan Kunststoff für zahl-reiche Verwendungs-zwecke	Thermo-plastische Poly-urethan-Elasto-mere	Beim gebräuchlichsten Polyurethan-Rohstoff, dem TDI, weisen Tierver-suche auf ein Krebsrisiko für den Menschen hin.
Diamar Kunststoff für zahl-reiche Verwendungs-zwecke	Polyarylether	Keine Angaben zum Krebsrisiko möglich.
Diarex Kunststoff für unter-schiedlichste Be-darfsgegenstände	Polystyrol	Styrol bewirkte in Tierversuchen ein erhöhtes Krebsrisiko.

Krebsrisiko Kunststoffe

Name und Art des Kunststoffs	Kunststoffgruppe	Hinweise zum Krebsrisiko
Diarex Kunststoff für unterschiedlichste Bedarfsgegenstände	Polystyrol-Butadien	Styrol bewirkte in Tierversuchen ein erhöhtes Krebsrisiko.
Diawrap Verpackungsfolien und -schläuche	Weichgemachtes Polyvinylchlorid und Copolymere	Bereits geringe Mengen austretendes Vinylchlorid können bei chronischer Aufnahme Krebs erzeugen.
Diverrit Kunststoffrohre	Phenoplast	Die verarbeiteten Chemikalien stehen zum Teil im begründeten Verdacht, Krebs hervorzurufen.
Diverrit Kunststoffrohre	Melaminharz	Die verarbeiteten Chemikalien stehen zum Teil im begründeten Verdacht, Krebs hervorzurufen.
Diverrit Kunststoffrohre	Epoxidharz	Krebserzeugende ungebundene Restmonomere können bei Haut- bzw. Lebensmittelkontakt übergehen.
Diverrit Kunststoffrohre	Silicon	Keine Angaben zum Krebsrisiko möglich.
Dowlex Kunststoff für unterschiedlichste Bedarfsgegenstände	Polyethylen	Laut Bundesgesundheitsamt dürfen auch in dieser Kunststoffgruppe krebserzeugende Chemikalien verarbeitet werden; siehe Seite 124.
Drakafoam Schaumkunststoff	Polyetherpolyol	Langzeituntersuchungen zum Krebsrisiko der Zusatzstoffe fehlen.
Dualoy Kunststoffrohre	Epoxidharz	Krebserzeugende ungebundene Restmonomere können bei Haut- bzw. Lebensmittelkontakt übergehen.
Duflex Schaumkunststoff	Weichgemachtes Polyvinylchlorid und Copolymere	Bereits geringe Mengen austretendes Vinylchlorid können bei chronischer Aufnahme Krebs erzeugen.
Duoflex Kunststoffschläuche, Kunststoffprofile	Polyethylen	Laut Bundesgesundheitsamt dürfen auch in dieser Kunststoffgruppe krebserzeugende Chemikalien verarbeitet werden; siehe Seite 124.

153

Krebsrisiko Kunststoffe

Name und Art des Kunststoffs	Kunststoff- gruppe	Hinweise zum Krebsrisiko
Duoflex Kunststoffschläuche, Kunststoffprofile	Weichgemach- tes Polyvinyl- chlorid und Copolymere	Bereits geringe Mengen austreten- des Vinylchlorid können bei chro- nischer Aufnahme Krebs erzeugen.
Duplothan Schaumkunststoff	Vernetztes Polyurethan	Beim gebräuchlichsten Polyurethan- Rohstoff, dem TDI, weisen Tierver- suche auf ein Krebsrisiko für den Menschen hin.
Duplotherm Schaumkunststoff	Vernetztes Polyurethan	Beim gebräuchlichsten Polyurethan- Rohstoff, dem TDI, weisen Tierver- suche auf ein Krebsrisiko für den Menschen hin.
Durabit Dachbelag	Bitumen	Die verarbeiteten Chemikalien stehen zum Teil im begründeten Verdacht, Krebs hervorzurufen.
Duracon Kunststoff für zahl- reiche Verwendungs- zwecke	Polymethylen- oxid	Keine Angaben zum Krebsrisiko möglich.
Duramix Kunststoff für zahl- reiche Verwendungs- zwecke	Ungesättigte Polyester	Langzeituntersuchungen zum Krebsrisiko der Zusatzstoffe fehlen.
Duranex Kunststoff für zahlrei- che Verwendungs- zwecke	Polyterephthalat	Keine Angaben zum Krebsrisiko möglich.
Duraphene Gartenbau- und Gewächshausfolie	Polyethylen	Laut Bundesgesundheitsamt dürfen auch in dieser Kunststoffgruppe krebserzeugende Chemikalien ver- arbeitet werden; siehe Seite 124.
Durapipe Kunststoffrohre	Polyvinylchlorid	Bereits geringe Mengen austreten- des Vinylchlorid können bei chro- nischer Aufnahme Krebs erzeugen.
Durapipe Kunststoffrohre	Polystyrol- Butadien und Acrylnitril	Krebserzeugende ungebundene Restmonomere können bei Haut- bzw. Lebensmittelkontakt über- gehen.

Krebsrisiko Kunststoffe

Name und Art des Kunststoffs	Kunststoff-gruppe	Hinweise zum Krebsrisiko
Durapol Kunststoff für unterschiedlichste Bedarfsgegenstände	Ungesättigte Polyester	Langzeituntersuchungen zum Krebsrisiko der Zusatzstoffe fehlen.
Durapox Kunststoff für zahlreiche Verwendungszwecke	Epoxidharz	Krebserzeugende ungebundene Restmonomere können bei Haut- bzw. Lebensmittelkontakt übergehen.
Durapreg Kunststoff für unterschiedlichste Bedarfsgegenstände	Ungesättigte Polyester	Langzeituntersuchungen zum Krebsrisiko der Zusatzstoffe fehlen.
Duraver E-Cu Kunststoffrohre	Melaminharz	Die verarbeiteten Chemikalien stehen zum Teil im begründeten Verdacht, Krebs hervorzurufen.
Duraver E-Cu Kunststoffrohre	Epoxidharz	Krebserzeugende ungebundene Restmonomere können bei Haut- bzw. Lebensmittelkontakt übergehen.
Duraver E-Cu Kunststoffrohre	Silicon	Keine Angaben zum Krebsrisiko möglich.
Duraver E-Cu Kunststoffrohre	Epoxidharz	Krebserzeugende ungebundene Restmonomere können bei Haut- bzw. Lebensmittelkontakt übergehen.
Durax Kunststoff für unterschiedlichste Bedarfsgegenstände	Phenoplast	Die verarbeiteten Chemikalien stehen zum Teil im begründeten Verdacht, Krebs hervorzurufen.
Durax Kunststoff für unterschiedlichste Bedarfsgegenstände	Aminoplast	Die verarbeiteten Chemikalien stehen zum Teil im begründeten Verdacht, Krebs hervorzurufen.
Durax Kunststoff für unterschiedlichste Bedarfsgegenstände	Ungesättigte Polyester	Langzeituntersuchungen zum Krebsrisiko der Zusatzstoffe fehlen.
Durethan Kunststoff für zahlreiche Verwendungszwecke	Polyamid und Butadien-Polymerisat	Die verarbeiteten Chemikalien stehen zum Teil im begründeten Verdacht, Krebs hervorzurufen.

Krebsrisiko Kunststoffe

Name und Art des Kunststoffs	Kunststoffgruppe	Hinweise zum Krebsrisiko
Durethan Kunststoff für unterschiedlichste Bedarfsgegenstände	Polyamid	Langzeituntersuchungen zum Krebsrisiko der Zusatzstoffe fehlen.
Durethene Verpackungsfolien und -schläuche	Polyethylen	Laut Bundesgesundheitsamt dürfen auch in dieser Kunststoffgruppe krebserzeugende Chemikalien verarbeitet werden; siehe Seite 124.
Durette Kunststoffprofile	Polyvinylchlorid	Bereits geringe Mengen austretendes Vinylchlorid können bei chronischer Aufnahme Krebs erzeugen.
Duripor Schaumkunststoff	Polystyrol	Styrol bewirkte in Tierversuchen ein erhöhtes Krebsrisiko.
Durodet Kunststoff für unterschiedlichste Bedarfsgegenstände	Ungesättigtes Polyester	Langzeituntersuchungen zum Krebsrisiko der Zusatzstoffe fehlen.
Durofol Folien zum Verpakken und Isolieren	Polyvinylchlorid	Bereits geringe Mengen austretendes Vinylchlorid können bei chronischer Aufnahme Krebs erzeugen.
Duropal Dekorative Schichtpreßstoffe	Melaminharz	Die verarbeiteten Chemikalien stehen zum Teil im begründeten Verdacht, Krebs hervorzurufen.
Duthane Folien, Bahnen u. ä.	Gummielastisch vernetzendes Polyurethan	Beim gebräuchlichsten Polyurethan-Rohstoff, dem TDI, weisen Tierversuche auf ein Krebsrisiko für den Menschen hin.
Dutralene Kunststoff für zahlreiche Verwendungszwecke	Thermoplastische Elastomere	Keine Angaben zum Krebsrisiko möglich.
Dutral TP Kunststoff für zahlreiche Verwendungszwecke	Thermoplastische Elastomere	Keine Angaben zum Krebsrisiko möglich.
Dyflor Kunststoff für zahlreiche Verwendungszwecke	Olefin-Dien-Terpolymere	Unkalkulierbares Krebsrisiko

Krebsrisiko Kunststoffe

Name und Art des Kunststoffs	Kunststoff-gruppe	Hinweise zum Krebsrisiko
Dymetrol Kunststoffdrähte und -fäden	Polyamid	Langzeituntersuchungen zum Krebsrisiko der Zusatzstoffe fehlen.
Dynaplant Technisches Ausklei-dungs- und Dich-tungsmaterial	Polyvinylchlorid	Bereits geringe Mengen austreten-des Vinylchlorid können bei chro-nischer Aufnahme Krebs erzeugen.
Dytherm Kunststoff für zahl-reiche Verwendungs-zwecke	Polystyrol, Styrol-Malein-säureanhydrid-Terpolymere	Styrol bewirkte in Tierversuchen ein erhöhtes Krebsrisiko.
Eccosil Schaumkunststoff	Silicon-Gummi	Keine Angaben zum Krebsrisiko möglich.
Eccosorb Schaumkunststoff	Vernetztes Polyurethan	Beim gebräuchlichsten Polyurethan-Rohstoff, dem TDI, weisen Tierver-suche auf ein Krebsrisiko für den Menschen hin.
Eccostock Kunststoffstäbe, Kunststoffbahnen und technische Folien	Polytetrafluor-ethylen und Copolymere	Unkalkulierbares Krebsrisiko
Ecofelt Vlies	Polypropylen	Laut Bundesgesundheitsamt dürfen auch in dieser Kunststoffgruppe krebserzeugende Chemikalien ver-arbeitet werden; siehe Seite 124.
Ecopol Kunststoff für zahl-reiche Verwendungs-zwecke	Polypropylen	Laut Bundesgesundheitsamt dürfen auch in dieser Kunststoffgruppe krebserzeugende Chemikalien ver-arbeitet werden; siehe Seite 124.
Edistir Kunststoff für unter-schiedlichste Bedarfsgegenstände und Geräte	Polystyrol	Styrol bewirkte in Tierversuchen ein erhöhtes Krebsrisiko.
Egerit Kunststoffprofile und -rohre	Polyvinylchlorid	Bereits geringe Mengen austreten-des Vinylchlorid können bei chro-nischer Aufnahme Krebs erzeugen.
Elapor Schaumkunststoff	Vernetztes Polyurethan	Beim gebräuchlichsten Polyurethan-Rohstoff, dem TDI, weisen Tierver-suche auf ein Krebsrisiko für den Menschen hin.

157

Krebsrisiko Kunststoffe

Name und Art des Kunststoffs	Kunststoff-gruppe	Hinweise zum Krebsrisiko
Elast-o-Fluor Kunststoffschläuche	Polytetrafluor-ethylen und Copolymere	Unkalkulierbares Krebsrisiko
Elastollan Kunststoff für zahl-reiche Verwendungs-zwecke	Thermo-plastische Polyurethan-Elastomere	Beim gebräuchlichsten Polyurethan-Rohstoff, dem TDI, weisen Tierver-suche auf ein Krebsrisiko für den Menschen hin.
Elastopal Verschiedene Kunst-stofferzeugnisse	Vernetztes Polyurethan	Beim gebräuchlichsten Polyurethan-Rohstoff, dem TDI, weisen Tierver-suche auf ein Krebsrisiko für den Menschen hin.
Elastopren Schaumkunststoff	Vernetztes Polyurethan	Beim gebräuchlichsten Polyurethan-Rohstoff, dem TDI, weisen Tierver-suche auf ein Krebsrisiko für den Menschen hin.
Elexar Kunststoff für unter-schiedlichste Be-darfsgegenstände in der Elektrotechnik	Thermo-plastische Elastomere	Keine Angaben zum Krebsrisiko möglich.
Elitrex Kunststoff für unter-schiedlichste Be-darfsgegenstände und Geräte	Ungesättigtes Polyester	Langzeituntersuchungen zum Krebsrisiko der Zusatzstoffe fehlen.
Elkoflex Kunststoffschläuche für die Elektrotechnik	Unbekannt	Keine Angaben zum Krebsrisiko möglich.
Elkosil Kunststoffschläuche für die Elektrotechnik	Silicon	Keine Angaben zum Krebsrisiko möglich.
Elkotherm Kunststoffschläuche für die Elektrotechnik	Polyester	Langzeituntersuchungen zum Krebsrisiko der Zusatzstoffe fehlen.
Elkotherm Kunststoffschläuche für die Elektrotechnik	Vernetztes Polyurethan	Beim gebräuchlichsten Polyurethan-Rohstoff, dem TDI, weisen Tierver-suche auf ein Krebsrisiko für den Menschen hin.

Krebsrisiko Kunststoffe

Name und Art des Kunststoffs	Kunststoffgruppe	Hinweise zum Krebsrisiko
Elpeflex Verpackungsfolien und -schläuche, Verbundfolie	Polyethylen	Laut Bundesgesundheitsamt dürfen auch in dieser Kunststoffgruppe krebserzeugende Chemikalien verarbeitet werden; siehe Seite 124.
Elpemoll Schaumfolie	Polyethylen	Laut Bundesgesundheitsamt dürfen auch in dieser Kunststoffgruppe krebserzeugende Chemikalien verarbeitet werden; siehe Seite 124.
Eltex Kunststoff für zahlreiche Verwendungszwecke	Polyethylen	Laut Bundesgesundheitsamt dürfen auch in dieser Kunststoffgruppe krebserzeugende Chemikalien verarbeitet werden; siehe Seite 124.
Eltex Kunststoff für zahlreiche Verwendungszwecke	Polyolefine	Unkalkulierbares Krebsrisiko
Eltex P Kunststoff für zahlreiche Verwendungszwecke	Polypropylen	Laut Bundesgesundheitsamt dürfen auch in dieser Kunststoffgruppe krebserzeugende Chemikalien verarbeitet werden; siehe Seite 124.
Elvacite Kunststoff für zahlreiche Verwendungszwecke	Polymethacrylester	Unkalkulierbares Krebsrisiko
Elvaloy Kunststoff für zahlreiche Verwendungszwecke	Polyethylen	Laut Bundesgesundheitsamt dürfen auch in dieser Kunststoffgruppe krebserzeugende Chemikalien verarbeitet werden; siehe Seite 124.
Elvaloy Kunststoff für unterschiedlichste Bedarfsgegenstände und Geräte	Polyvinylchlorid	Bereits geringe Mengen austretendes Vinylchlorid können bei chronischer Aufnahme Krebs erzeugen.
Elvamide Kunststoff für zahlreiche Verwendungszwecke	Polyamid	Langzeituntersuchungen zum Krebsrisiko der Zusatzstoffe fehlen.
Ensolite Schaumkunststoff	Polyvinylchlorid	Bereits geringe Mengen austretendes Vinylchlorid können bei chronischer Aufnahme Krebs erzeugen.

159

Krebsrisiko Kunststoffe

Name und Art des Kunststoffs	Kunststoff-gruppe	Hinweise zum Krebsrisiko
Eperan Schaumkunststoff	Polyethylen	Laut Bundesgesundheitsamt dürfen auch in dieser Kunststoffgruppe krebserzeugende Chemikalien verarbeitet werden; siehe Seite 124.
Epocast Kunststoff für unterschiedlichste Bedarfsgegenstände und Geräte	Epoxidharz	Krebserzeugende ungebundene Restmonomere können bei Haut- bzw. Lebensmittelkontakt übergehen.
Epoflex Kunststoffbodenbeläge für Elektrotechnik	Epoxidharz	Krebserzeugende ungebundene Restmonomere können bei Haut- bzw. Lebensmittelkontakt übergehen.
Eponac Kunststoff für unterschiedlichste Bedarfsgegenstände und Geräte	Epoxidharz	Krebserzeugende ungebundene Restmonomere können bei Haut- bzw. Lebensmittelkontakt übergehen.
Epoxitherm Kunststoff für unterschiedlichste Bedarfsgegenstände in der Elektrotechnik	Epoxidharz	Krebserzeugende ungebundene Restmonomere können bei Haut- bzw. Lebensmittelkontakt übergehen.
Era Folien und Kunstleder, Kunststoffbahnen und technische Folien	Weichgemachtes Polyvinylchlorid und Copolymere	Bereits geringe Mengen austretendes Vinylchlorid können bei chronischer Aufnahme Krebs erzeugen.
Era Folien und Kunstleder, Kunststoffbahnen und technische Folien	Vernetztes Polyurethan	Beim gebräuchlichsten Polyurethan-Rohstoff, dem TDI, weisen Tierversuche auf ein Krebsrisiko für den Menschen hin.
Ergeplast Kunststoffschläuche, Kunststoffprofile	Polyethylen	Laut Bundesgesundheitsamt dürfen auch in dieser Kunststoffgruppe krebserzeugende Chemikalien verarbeitet werden; siehe Seite 124.
Ergeplast Kunststoffschläuche, Kunststoffprofile	Polyvinylchlorid	Bereits geringe Mengen austretendes Vinylchlorid können bei chronischer Aufnahme Krebs erzeugen.

Krebsrisiko Kunststoffe

Name und Art des Kunststoffs	Kunststoffgruppe	Hinweise zum Krebsrisiko
Ergeplast Kunststoffschläuche, Kunststoffprofile	Polyethylen	Laut Bundesgesundheitsamt dürfen auch in dieser Kunststoffgruppe krebserzeugende Chemikalien verarbeitet werden; siehe Seite 124.
Esbrite Kunststoff für zahlreiche Verwendungszwecke	Polystyrol	Styrol bewirkte in Tierversuchen ein erhöhtes Krebsrisiko.
Escor Kunststoff für zahlreiche Verwendungszwecke	Polyethylen	Laut Bundesgesundheitsamt dürfen auch in dieser Kunststoffgruppe krebserzeugende Chemikalien verarbeitet werden; siehe Seite 124.
Escorene Kunststoff für unterschiedlichste Bedarfsgegenstände und Geräte	Polyethylen	Laut Bundesgesundheitsamt dürfen auch in dieser Kunststoffgruppe krebserzeugende Chemikalien verarbeitet werden; siehe Seite 124.
Escorene alpha Kunststoff für unterschiedlichste Bedarfsgegenstände und Geräte	Polyethylen	Laut Bundesgesundheitsamt dürfen auch in dieser Kunststoffgruppe krebserzeugende Chemikalien verarbeitet werden; siehe Seite 124.
Estaicar Kunststoff für zahlreiche Verwendungszwecke	Ungesättigtes Polyester	Langzeituntersuchungen zum Krebsrisiko der Zusatzstoffe fehlen.
Estane Kunststoff für unterschiedlichste Bedarfsgegenstände und Geräte	Vernetztes Polyurethan	Beim gebräuchlichsten Polyurethan-Rohstoff, dem TDI, weisen Tierversuche auf ein Krebsrisiko für den Menschen hin.
Estane Kunststoff für unterschiedlichste Bedarfsgegenstände und Geräte	Thermoplastische Polyurethan-Elastomere	Beim gebräuchlichsten Polyurethan-Rohstoff, dem TDI, weisen Tierversuche auf ein Krebsrisiko für den Menschen hin.
Estane Kunststoff für unterschiedlichste Bedarfsgegenstände und Geräte	Polystyrol modifiziert mit Butadien und Acrylnitril	Krebserzeugende ungebundene Restmonomere können bei Haut- bzw. Lebensmittelkontakt übergehen.

161

Krebsrisiko Kunststoffe

Name und Art des Kunststoffs	Kunststoffgruppe	Hinweise zum Krebsrisiko
Estyrene Kunststoff für zahlreiche Verwendungszwecke	Polystyrol modifiziert mit Styrol-Maleinsäure-anhydrid-Terpolymeren	Styrol bewirkte in Tierversuchen ein erhöhtes Krebsrisiko.
Ethafoam Schaumkunststoff	Polyethylen	Laut Bundesgesundheitsamt dürfen auch in dieser Kunststoffgruppe krebserzeugende Chemikalien verarbeitet werden; siehe Seite 124..
Eucarigid Kunststoffrohre	Polyvinylchlorid	Bereits geringe Mengen austretendes Vinylchlorid können bei chronischer Aufnahme Krebs erzeugen.
Eurepox Kunststoff für zahlreiche Verwendungszwecke	Epoxidharz	Krebserzeugende ungebundene Restmonomere können bei Haut- bzw. Lebensmittelkontakt übergehen.
Eurocell Schaumkunststoff	Vernetztes Polyurethan	Beim gebräuchlichsten Polyurethan-Rohstoff, dem TDI, weisen Tierversuche auf ein Krebsrisiko für den Menschen hin.
Eurodrain Kunststoffrohre	Polyvinylchlorid	Bereits geringe Mengen austretendes Vinylchlorid können bei chronischer Aufnahme Krebs erzeugen.
Euroflex M Verbundfolie	Polyterephthalat	Keine Angaben zum Krebsrisiko möglich.
Europan Schaumkunststoff	Vernetztes Polyurethan	Beim gebräuchlichsten Polyurethan-Rohstoff, dem TDI, weisen Tierversuche auf ein Krebsrisiko für den Menschen hin.
Europhan Verpackungsfolien und -schläuche	Polyvinylchlorid	Bereits geringe Mengen austretendes Vinylchlorid können bei chronischer Aufnahme Krebs erzeugen.
EURO-PLASTIC Schaumkunststoff	Polyesterpolyol	Langzeituntersuchungen zum Krebsrisiko der Zusatzstoffe fehlen.
EURO-PLASTIC Schaumkunststoff	Polyetherpolyol	Langzeituntersuchungen zum Krebsrisiko der Zusatzstoffe fehlen.
Europlex Folien, Bahnen u. ä.	Polyoxid	Keine Angaben zum Krebsrisiko möglich.

Krebsrisiko Kunststoffe

Name und Art des Kunststoffs	Kunststoff-gruppe	Hinweise zum Krebsrisiko
Evalon Dachbelag	Polyethylen	Laut Bundesgesundheitsamt dürfen auch in dieser Kunststoffgruppe krebserzeugende Chemikalien verarbeitet werden; siehe Seite 124..
Evatane Kunststoff für unterschiedlichste Bedarfsgegenstände und Geräte	Polyethylen	Laut Bundesgesundheitsamt dürfen auch in dieser Kunststoffgruppe krebserzeugende Chemikalien verarbeitet werden; siehe Seite 124.
Evazote Schaumkunststoff	Polyethylen	Laut Bundesgesundheitsamt dürfen auch in dieser Kunststoffgruppe krebserzeugende Chemikalien verarbeitet werden; siehe Seite 124.
Evoprene Kunststoff für zahlreiche Verwendungszwecke	Thermoplastische Elastomere	Keine Angaben zum Krebsrisiko möglich.
Excelon Kunststoffbodenbeläge	Weichgemachtes Polyvinylchlorid und Copolymere	Bereits geringe Mengen austretendes Vinylchlorid können bei chronischer Aufnahme Krebs erzeugen.
Exeltherm Schaumkunststoff	Phenoplast	Die verarbeiteten Chemikalien stehen teilweise im begründeten Verdacht, Krebs hervorzurufen.
Exitflex Kunststoffschläuche	Thermoplastische Elastomere	Keine Angaben zum Krebsrisiko möglich.
Exnor Schaumkunststoff, Kunststoffprofile	Polyvinylchlorid	Bereits geringe Mengen austretendes Vinylchlorid können bei chronischer Aufnahme Krebs erzeugen.
Extir Kunststoff für zahlreiche Verwendungszwecke	Polystyrol	Styrol bewirkte in Tierversuchen ein erhöhtes Krebsrisiko.
Extraflex Folien zum Verpakken und Isolieren	Polyolefine	Unkalkulierbares Krebsrisiko
Extrel Verpackungsfolien und -schläuche	Polypropylen	Laut Bundesgesundheitsamt dürfen auch in dieser Kunststoffgruppe krebserzeugende Chemikalien verarbeitet werden; siehe Seite 124.

Krebsrisiko Kunststoffe

Name und Art des Kunststoffs	Kunststoff- gruppe	Hinweise zum Krebsrisiko
Fablene Folien, Bahnen u. ä.	Weichgemach- tes Polyvinyl- chlorid und Copolymere	Bereits geringe Mengen austreten- des Vinylchlorid können bei chro- nischer Aufnahme Krebs erzeugen.
Fablon Folien, Bahnen u. ä.	Polyethylen	Laut Bundesgesundheitsamt dürfen auch in dieser Kunststoffgruppe krebserzeugende Chemikalien ver- arbeitet werden; siehe Seite 124.
Fablon Folien, Bahnen u. ä.	Weichgemach- tes Polyvinyl- chlorid und Copolymere	Bereits geringe Mengen austreten- des Vinylchlorid können bei chro- nischer Aufnahme Krebs erzeugen.
Fablonex Verbundfolie, Kunst- leder	Polyterephthalat und Polyvinyl- chlorid	Keine Angaben zum Krebsrisiko möglich.
Fablonex Verbundfolie, Kunst- leder	Weichgemach- tes Polyvinyl- chlorid und Copolymere	Bereits geringe Mengen austreten- des Vinylchlorid können bei chro- nischer Aufnahme Krebs erzeugen.
Fabtex Folien und Kunst- leder, Kunststoff- beläge für diverse An- wendungszwecke	Polyethylen	Laut Bundesgesundheitsamt dürfen auch in dieser Kunststoffgruppe krebserzeugende Chemikalien ver- arbeitet werden; siehe Seite 124.
Felor Kunststoffdrähte und -fäden	Polyamid	Langzeituntersuchungen zum Krebsrisiko der Zusatzstoffe fehlen.
Femso Kunststoffprofile und -rohre	Polyolefine	Unkalkulierbares Krebsrisiko
Femso Kunststoffprofile und -rohre	Polyethylen	Laut Bundesgesundheitsamt dürfen auch in dieser Kunststoffgruppe krebserzeugende Chemikalien ver- arbeitet werden; siehe Seite 124.
Femso Kunststoffprofile und -rohre	Thermo- plastische Elastomere	Keine Angaben zum Krebsrisiko möglich.
Femso Kunststoffprofile und -rohre	Polystyrol	Styrol bewirkte in Tierversuchen ein erhöhtes Krebsrisiko.

Krebsrisiko Kunststoffe

Name und Art des Kunststoffs	Kunststoffgruppe	Hinweise zum Krebsrisiko
Femso Kunststoffprofile und -rohre	Polyvinylchlorid	Bereits geringe Mengen austretendes Vinylchlorid können bei chronischer Aufnahme Krebs erzeugen.
Femso Kunststoffprofile und -rohre	Weichgemachtes Polyvinylchlorid und Copolymere	Bereits geringe Mengen austretendes Vinylchlorid können bei chronischer Aufnahme Krebs erzeugen.
Femso Kunststoffprofile und -rohre	Polyvinylidenfluorid	Unkalkulierbares Krebsrisiko
Femso Kunststoffprofile und -rohre	Acetalharz	Keine Angaben zum Krebsrisiko möglich.
Femso Kunststoffprofile und -rohre	Polyamid	Langzeituntersuchungen zum Krebsrisiko der Zusatzstoffe fehlen.
Femso Kunststoffprofile und -rohre	Thermoplastische Polyurethan-Elastomere	Beim gebräuchlichsten Polyurethan-Rohstoff, dem TDI, weisen Tierversuche auf ein Krebsrisiko für den Menschen hin.
Femso Kunststoffprofile und -rohre	Polyterephthalat	Keine Angaben zum Krebsrisiko möglich.
Ferlosa Synthetisches Papier oder Karton	Polyethylen	Laut Bundesgesundheitsamt dürfen auch in dieser Kunststoffgruppe krebserzeugende Chemikalien verarbeitet werden; siehe Seite 124.
Ferroflex Kunststoffrohre, Kunststoffstäbe, technisches Material mit Gewebe oder Vlies, Klebstoff-Trägerfolie	Phenol/Kresol- und Kresolharz	Die verarbeiteten Chemikalien stehen zum Teil im begründeten Verdacht, Krebs hervorzurufen.
Ferroflex Kunststoffrohre, Kunststoffstäbe, technisches Material mit Gewebe oder Vlies, Klebstoff-Trägerfolie	Melaminharz	Die verarbeiteten Chemikalien stehen zum Teil im begründeten Verdacht, Krebs hervorzurufen.

Krebsrisiko Kunststoffe

Name und Art des Kunststoffs	Kunststoffgruppe	Hinweise zum Krebsrisiko
Ferroflex Kunststoffrohre, Kunststoffstäbe, technisches Material mit Gewebe oder Vlies, Klebstoff-Trägerfolie	Modifiziertes Phenolharz	Die verarbeiteten Chemikalien stehen zum Teil im begründeten Verdacht, Krebs hervorzurufen.
Ferroflex Kunststoffrohre, Kunststoffstäbe, technisches Material mit Gewebe oder Vlies, Klebstoff-Trägerfolie	Epoxidharz	Krebserzeugende ungebundene Restmonomere können bei Haut- bzw. Lebensmittelkontakt übergehen.
Ferroflex Kunststoffrohre, Kunststoffstäbe, technisches Material mit Gewebe oder Vlies, Klebstoff-Trägerfolie	Ungesättigtes Polyester	Langzeituntersuchungen zum Krebsrisiko der Zusatzstoffe fehlen.
Ferroflex Kunststoffrohre, Kunststoffstäbe, technisches Material mit Gewebe oder Vlies, Klebstoff-Trägerfolie	Silicon	Keine Angaben zum Krebsrisiko möglich.
Ferroplast Kunststoff für unterschiedlichste Bedarfsgegenstände und Geräte	Modifiziertes Phenolharz	Die verarbeiteten Chemikalien stehen zum Teil im begründeten Verdacht, Krebs hervorzurufen.
Ferrozell Kunststoff für unterschiedlichste Bedarfsgegenstände und Geräte	Phenol/Kresol- und Kresolharz	Die verarbeiteten Chemikalien stehen zum Teil im begründeten Verdacht, Krebs hervorzurufen.
Ferrozell Kunststoff für unterschiedlichste Bedarfsgegenstände und Geräte	Melamin	Die verarbeiteten Chemikalien stehen zum Teil im begründeten Verdacht, Krebs hervorzurufen.

Krebsrisiko Kunststoffe

Name und Art des Kunststoffs	Kunststoff- gruppe	Hinweise zum Krebsrisiko
Ferrozell Kunststoff für unterschiedlichste Bedarfsgegenstände und Geräte	Epoxidharz	Krebserzeugende ungebundene Restmonomere können bei Haut- bzw. Lebensmittelkontakt übergehen.
Ferrozell Kunststoff für unterschiedlichste Bedarfsgegenstände und Geräte	Ungesättigtes Polyester	Langzeituntersuchungen zum Krebsrisiko der Zusatzstoffe fehlen.
Ferrozell Kunststoff für unterschiedlichste Bedarfsgegenstände und Geräte	Silicon	Keine Angaben zum Krebsrisiko möglich.
FF-Kabuflex Kunststoffrohre für Elektrotechnik	Polyethylen	Laut Bundesgesundheitsamt dürfen auch in dieser Kunststoffgruppe krebserzeugende Chemikalien verarbeitet werden; siehe Seite 124.
FF-pordrän Schaumkunststoff	Polystyrol	Styrol bewirkte in Tierversuchen ein erhöhtes Krebsrisiko.
FF-therm Kunststoffrohre	Polyethylen	Laut Bundesgesundheitsamt dürfen auch in dieser Kunststoffgruppe krebserzeugende Chemikalien verarbeitet werden; siehe Seite 124.
FF-therm Kunststoffrohre	Polybuten	Unkalkulierbares Krebsrisiko
Fiberglas Kunststoff für zahlreiche Verwendungszwecke	Ungesättigtes Polyester	Langzeituntersuchungen zum Krebsrisiko der Zusatzstoffe fehlen.
Fibredux Kunststoff für zahlreiche Verwendungszwecke	Epoxidharz	Krebserzeugende ungebundene Restmonomere können bei Haut- bzw. Lebensmittelkontakt übergehen.
Fibrelam Sandwichplatte	Ungesättigtes Polyester	Langzeituntersuchungen zum Krebsrisiko der Zusatzstoffe fehlen.
Fibrelam Samdwichplatte	Epoxidharz	Krebserzeugende ungebundene Restmonomere können bei Haut- bzw. Lebensmittelkontakt übergehen.

Krebsrisiko Kunststoffe

Name und Art des Kunststoffs	Kunststoff-gruppe	Hinweise zum Krebsrisiko
Fibresinol Kunststoff für zahlreiche Verwendungszwecke	Phenoplast	Die verarbeiteten Chemikalien stehen zum Teil im begründeten Verdacht, Krebs hervorzurufen.
Fibresipol Kunststoff für zahlreiche Verwendungszwecke	Polyester	Langzeituntersuchungen zum Krebsrisiko der Zusatzstoffe fehlen.
Filmon CS, BX Verpackungsfolien und -schläuche	Polyamid	Langzeituntersuchungen zum Krebsrisiko der Zusatzstoffe fehlen.
Finathene Kunststoff für zahlreiche Verwendungszwecke	Polyethylen	Laut Bundesgesundheitsamt dürfen auch in dieser Kunststoffgruppe krebserzeugende Chemikalien verarbeitet werden; siehe Seite 124.
Finax Schaumkunststoff	Polystyrol	Styrol bewirkte in Tierversuchen ein erhöhtes Krebsrisiko.
Finnamid Folien zum Verpakken und Isolieren, Verbundfolie	Polyamid	Langzeituntersuchungen zum Krebsrisiko der Zusatzstoffe fehlen.
Fixocor Selbstklebende Folie	Weichgemachtes Polyvinylchlorid und Copolymere	Bereits geringe Mengen austretendes Vinylchlorid können bei chronischer Aufnahme Krebs erzeugen.
Flamolin Kunststoff für zahlreiche Verwendungszwecke	Polyethylen	Laut Bundesgesundheitsamt dürfen auch in dieser Kunststoffgruppe krebserzeugende Chemikalien verarbeitet werden; siehe Seite 124.
Flexadux Kunststoffschläuche	Weichgemachtes Polyvinylchlorid und Copolymere	Bereits geringe Mengen austretendes Vinylchlorid können bei chronischer Aufnahme Krebs erzeugen.
Flexathen Kunststoffprofile, Schaumkunststoff	Polyethylen	Laut Bundesgesundheitsamt dürfen auch in dieser Kunststoffgruppe krebserzeugende Chemikalien verarbeitet werden; siehe Seite 124.
Flexhide Dachbelag	Weichgemachtes Polyvinylchlorid und Copolymere	Bereits geringe Mengen austretendes Vinylchlorid können bei chronischer Aufnahme Krebs erzeugen.

Krebsrisiko Kunststoffe

Name und Art des Kunststoffs	Kunststoff-gruppe	Hinweise zum Krebsrisiko
Flexipack Verbundfolie	Polyethylen	Laut Bundesgesundheitsamt dürfen auch in dieser Kunststoffgruppe krebserzeugende Chemikalien verarbeitet werden; siehe Seite 124.
Flexiphane Verbundfolie	Celluloseester und Polyethylen und Celluloseester	Langzeituntersuchungen auf krebserzeugende Kombinationswirkungen fehlen.
Flexvin Kunststoffschläuche	Weichgemachtes Polyvinylchlorid und Copolymere	Bereits geringe Mengen austretendes Vinylchlorid können bei chronischer Aufnahme Krebs erzeugen.
flo-pak Schaumfolie	Polystyrol	Styrol bewirkte in Tierversuchen ein erhöhtes Krebsrisiko.
Florit Synthetisches Papier oder Karton	Unbekannt	Keine Angaben zum Krebsrisiko möglich.
Fluon Kunststoff für zahlreiche Verwendungszwecke	Polytetrafluorethylen	Unkalkulierbares Krebsrisiko
Fluorex Kaschierfolie	Polyvinylidenfluorid	Unkalkulierbares Krebsrisiko
Fluorex Kaschierfolie	Polyacryl- und Polymethacrylverbindungen	Unkalkulierbares Krebsrisiko
Fluorocomp Kunststoff für zahlreiche Verwendungszwecke	Fluorhaltige Polymere	Unkalkulierbares Krebsrisiko
Fluoroflex Kunststoffprofile und -rohre	Fluorhaltige Polymere	Unkalkulierbares Krebsrisiko
Fluorosint Kunststoffprofile und -rohre, Folien, Bahnen u. ä.	Polytetrafluorethylen und Copolymere	Unkalkulierbares Krebsrisiko
Foamcell Schaumkunststoff	Polyvinylchlorid	Bereits geringe Mengen austretendes Vinylchlorid können bei chronischer Aufnahme Krebs erzeugen.

Krebsrisiko Kunststoffe

Name und Art des Kunststoffs	Kunststoff-gruppe	Hinweise zum Krebsrisiko
Foamex Strukturschaum	Polyvinylchlorid	Bereits geringe Mengen austretendes Vinylchlorid können bei chronischer Aufnahme Krebs erzeugen.
Foamular Schaumkunststoff für Elektrotechnik	Polystyrol	Styrol bewirkte in Tierversuchen ein erhöhtes Krebsrisiko.
Folan Kunststoffbahnen und technische Folien	Modifiziertes Polyvinylchlorid	Bereits geringe Mengen austretendes Vinylchlorid können bei chronischer Aufnahme Krebs erzeugen.
Folioplast Selbstklebende Folie, Kaschierfolie	Polyvinylchlorid	Bereits geringe Mengen austretendes Vinylchlorid können bei chronischer Aufnahme Krebs erzeugen.
Foraflon Kunststoff für zahlreiche Verwendungszwecke	Polytetrafluorethylen und Copolymere	Unkalkulierbares Krebsrisiko.
Foraflon Kunststoff für zahlreiche Verwendungszwecke	Polyvinylidenfluorid	Langzeituntersuchungen auf krebserzeugende Kombinationswirkungen fehlen.
Forco Verpackungsfolien und -schläuche	Polypropylen	Laut Bundesgesundheitsamt dürfen auch in dieser Kunststoffgruppe krebserzeugende Chemikalien verarbeitet werden; siehe Seite 124.
Forex Schaumkunststoff	Polyvinylchlorid	Bereits geringe Mengen austretendes Vinylchlorid können bei chronischer Aufnahme Krebs erzeugen.
Fortilene Kunststoff für zahlreiche Verwendungszwecke	Polypropylen	Laut Bundesgesundheitsamt dürfen auch in dieser Kunststoffgruppe krebserzeugende Chemikalien verarbeitet werden; siehe Seite 124.
Fostalite Kunststoff für zahlreiche Verwendungszwecke	Polystyrol	Styrol bewirkte in Tierversuchen ein erhöhtes Krebsrisiko.
Fosta-Nylon Kunststoff für zahlreiche Verwendungszwecke	Polyamid	Langzeituntersuchungen zum Krebsrisiko der Zusatzstoffe fehlen.

Krebsrisiko Kunststoffe

Name und Art des Kunststoffs	Kunststoffgruppe	Hinweise zum Krebsrisiko
Fosta Tuf-Flex Kunststoff für zahlreiche Verwendungszwecke	Polystyrol modifiziert mit Butadien	Styrol bewirkte in Tierversuchen ein erhöhtes Krebsrisiko.
frelen Schaumkunststoff	Polyethylen	Laut Bundesgesundheitsamt dürfen auch in dieser Kunststoffgruppe krebserzeugende Chemikalien verarbeitet werden; siehe Seite 124.
Fresh-Pak Verpackungsfolien und -schläuche	Polyethylen	Laut Bundesgesundheitsamt dürfen auch in dieser Kunststoffgruppe krebserzeugende Chemikalien verarbeitet werden; siehe Seite 124.
friatherm Kunststoffrohre	Polymethylpenten	Unkalkulierbares Krebsrisiko
friatherm Kunststoffrohre	Polyvinyldichlorid	Bereits geringe Mengen austretendes Vinylchlorid können bei chronischer Aufnahme Krebs erzeugen.
Fric Folien zum Verpakken und Isolieren	Polyethylen	Laut Bundesgesundheitsamt dürfen auch in dieser Kunststoffgruppe krebserzeugende Chemikalien verarbeitet werden; siehe Seite 124.
Friedola Folien, Bahnen u. ä.	Weichgemachtes Polyvinylchlorid und Copolymere	Bereits geringe Mengen austretendes Vinylchlorid können bei chronischer Aufnahme Krebs erzeugen.
Frigolit Schaumkunststoff	Polystyrol	Styrol bewirkte in Tierversuchen ein erhöhtes Krebsrisiko.
Fromoclear Verpackungsfolien und -schläuche	Polyvinylchlorid	Bereits geringe Mengen austretendes Vinylchlorid können bei chronischer Aufnahme Krebs erzeugen.
Fromotan Folien zum Verpakken und Isolieren	Polyvinylchlorid	Bereits geringe Mengen austretendes Vinylchlorid können bei chronischer Aufnahme Krebs erzeugen.
FR-PET Kunststoff für zahlreiche Verwendungszwecke	Polyterephthalat	Keine Angaben zum Krebsrisiko möglich.

Krebsrisiko Kunststoffe

Name und Art des Kunststoffs	Kunststoffgruppe	Hinweise zum Krebsrisiko
Fulcon Verpackungsfolien und -schläuche	Polyvinylchlorid	Bereits geringe Mengen austretendes Vinylchlorid können bei chronischer Aufnahme Krebs erzeugen.
Furnidur Folien zum Verpacken und Isolieren, Möbel-Oberflächenbeschichtung	Unbekannt	Keine Angaben zum Krebsrisiko möglich.
furnit Kaschierfolie	Polyvinylchlorid	Bereits geringe Mengen austretendes Vinylchlorid können bei chronischer Aufnahme Krebs erzeugen.
Gabrite Kunststoff für zahlreiche Verwendungszwecke	Harnstoff- und Thioharnstoffharz	Die verarbeiteten Chemikalien stehen zum Teil im begründeten Verdacht, Krebs hervorzurufen.
Gaflon Kunststoffprofile und -rohre	Polytetrafluorethylen und Copolymere	Unkalkulierbares Krebsrisiko
Gafply Dachbelag	Olefin-Dien-Terpolymere	Unkalkulierbares Krebsrisiko
Gealan Kunststoffrohre, Kunststoffprofile	Weichgemachtes Polyvinylchlorid und Copolymere	Bereits geringe Mengen austretendes Vinylchlorid können bei chronischer Aufnahme Krebs erzeugen.
Geberit Kunststoffrohre	Polyethylen	Laut Bundesgesundheitsamt dürfen auch in dieser Kunststoffgruppe krebserzeugende Chemikalien verarbeitet werden; siehe Seite 124.
Gedex Kunststoff für zahlreiche Verwendungszwecke	Polystyrol	Styrol bewirkte in Tierversuchen ein erhöhtes Krebsrisiko.
Geloy Kunststoff für zahlreiche Verwendungszwecke	Polystyrol modifiziert mit Acrylnitril	Krebserzeugende ungebundene Restmonomere können bei Haut- bzw. Lebensmittelkontakt übergehen.

Krebsrisiko Kunststoffe

Name und Art des Kunststoffs	Kunststoffgruppe	Hinweise zum Krebsrisiko
Genafol Folien zum Verpakken und Isolieren, Kunststoffbahnen und technische Folien, Möbel-Oberflächenbeschichtung	Polyvinylchlorid	Bereits geringe Mengen austretendes Vinylchlorid können bei chronischer Aufnahme Krebs erzeugen.
Genal Kunststoff für zahlreiche Verwendungszwecke	Phenol/Kresol- und Kresolharz	Die verarbeiteten Chemikalien stehen zum Teil im begründeten Verdacht, Krebs hervorzurufen.
Genopak Folien zum Verpakken und Isolieren	Polyvinylchlorid	Bereits geringe Mengen austretendes Vinylchlorid können bei chronischer Aufnahme Krebs erzeugen.
Genotherm Verpackungsfolien und -schläuche	Polyvinylchlorid	Bereits geringe Mengen austretendes Vinylchlorid können bei chronischer Aufnahme Krebs erzeugen.
Geolast Kunststoff für zahlreiche Verwendungszwecke	Thermoplastische Elastomere	Keine Angaben zum Krebsrisiko möglich.
Gerodur Kunststoffrohre	Polyethylen	Laut Bundesgesundheitsamt dürfen auch in dieser Kunststoffgruppe krebserzeugende Chemikalien verarbeitet werden; siehe Seite 124.
Gerodur Kunststoffrohre	Polyvinylchlorid	Bereits geringe Mengen austretendes Vinylchlorid können bei chronischer Aufnahme Krebs erzeugen.
Getadur Sperrholz, Faser- und Spanplatten mit Kunstharzdeckschicht	Melaminharz	Die verarbeiteten Chemikalien stehen zum Teil im begründeten Verdacht, Krebs hervorzurufen.
Getaform Möbeloberflächenbeschichtung	Melaminharz	Die verarbeiteten Chemikalien stehen zum Teil im begründeten Verdacht, Krebs hervorzurufen.
Getalan Sperrholz, Faser- und Spanplatten mit Kunstharzdeckschicht	Melaminharz	Die verarbeiteten Chemikalien stehen zum Teil im begründeten Verdacht, Krebs hervorzurufen.

Krebsrisiko Kunststoffe

Name und Art des Kunststoffs	Kunststoff- gruppe	Hinweise zum Krebsrisiko
Getaplex Sperrholz, Faser- und Spanplatten mit Kunstharzdeck- schicht	Melaminharz	Die verarbeiteten Chemikalien stehen zum Teil im begründeten Verdacht, Krebs hervorzurufen.
Gillite Verbundwerkstoff	Phenoplast	Die verarbeiteten Chemikalien stehen zum Teil im begründeten Verdacht, Krebs hervorzurufen.
Gillite Verbundwerkstoff	Ungesättigtes Polyester	Langzeituntersuchungen zum Krebsrisiko der Zusatzstoffe fehlen.
Gislaved Verpackungsfolien und -schläuche; Iso- lierfolie, Dekorations-, Bekleidungs-, Pol- sterfolie; Buchbinder- material; Gartenbau- und Gewächshaus- folie; technisches Auskleidungs- und Dichtungsmaterial; Dachbelag	Weichgemach- tes Polyvinyl- chlorid und Copolymere	Bereits geringe Mengen austreten- des Vinylchlorid können bei chro- nischer Aufnahme Krebs erzeugen.
Glad Verpackungsfolien und -schläuche	Polyethylen	Laut Bundesgesundheitsamt dürfen auch in dieser Kunststoffgruppe krebserzeugende Chemikalien ver- arbeitet werden; siehe Seite 124.
Gore-tex Vlies	Polytetrafluor- ethylen und Copolymere	Unkalkulierbares Krebsrisiko
Gorlex Folien, Bahnen u. ä.	Polyvinylchlorid	Bereits geringe Mengen austreten- des Vinylchlorid können bei chro- nischer Aufnahme Krebs erzeugen.
Griffolyn Verpackungsfolien und -schläuche; Bau- stellen-Schutzfolie; Gartenbau- und Ge- wächshausfolie	Polyethylen	Laut Bundesgesundheitsamt dürfen auch in dieser Kunststoffgruppe krebserzeugende Chemikalien ver- arbeitet werden; siehe Seite 124.
Grilamid Kunststoff für zahl- reiche Verwendungs- zwecke	Polyamid	Langzeituntersuchungen zum Krebsrisiko der Zusatzstoffe fehlen.

Krebsrisiko Kunststoffe

Name und Art des Kunststoffs	Kunststoff-gruppe	Hinweise zum Krebsrisiko
Grilamid Kunststoff für zahlreiche Verwendungszwecke	Polyetherblockamid	Keine Angaben zum Krebsrisiko möglich.
Grilamid TR 55 Kunststoff für zahlreiche Verwendungszwecke	Polyamid	Langzeituntersuchungen zum Krebsrisiko der Zusatzstoffe fehlen.
Grillodur Kunststoff für zahlreiche Verwendungszwecke	Ungesättigtes Polyester	Langzeituntersuchungen zum Krebsrisiko der Zusatzstoffe fehlen.
Grilon Kunststoff für zahlreiche Verwendungszwecke, vor allem Kunststoffdrähte und -fäden	Polyamid	Langzeituntersuchungen zum Krebsrisiko der Zusatzstoffe fehlen.
Grilpet Kunststoff für zahlreiche Verwendungszwecke	Polyterephthalat	Keine Angaben zum Krebsrisiko möglich.
Guttagena Folien, Bahnen u. ä.	Weichgemachtes Polyvinylchlorid und Copolymere	Bereits geringe Mengen austretendes Vinylchlorid können bei chronischer Aufnahme Krebs erzeugen.
Guttasyn Kunststoffschläuche; Kunststoffprofile; Kunststoffbahnen und technische Folien	Weichgemachtes Polyvinylchlorid und Copolymere	Bereits geringe Mengen austretendes Vinylchlorid können bei chronischer Aufnahme Krebs erzeugen.
Hagulen Kunststoffrohre	Polyethylen	Laut Bundesgesundheitsamt dürfen auch in dieser Kunststoffgruppe krebserzeugende Chemikalien verarbeitet werden; siehe Seite 124.
Harex Kunststoff für zahlreiche Verwendungszwecke	Phenol/Kresol- und Kresolharz	Die verarbeiteten Chemikalien stehen zum Teil im begründeten Verdacht, Krebs hervorzurufen.

Krebsrisiko Kunststoffe

Name und Art des Kunststoffs	Kunststoff-gruppe	Hinweise zum Krebsrisiko
Harex Kunststoff für zahlreiche Verwendungszwecke	Ungesättigtes Polyester	Langzeituntersuchungen zum Krebsrisiko der Zusatzstoffe fehlen.
Haveg Kunststoffprofile und -rohre	Reinphenolharz	Die verarbeiteten Chemikalien stehen zum Teil im begründeten Verdacht, Krebs hervorzurufen.
Heliflex Kunststoffrohre, Kunststoffschläuche	Polymere halogenierte Polyolefine	Unkalkulierbares Krebsrisiko
Helioflex Verpackungsfolien und -schläuche, Verbundfolie	Polyethylen	Laut Bundesgesundheitsamt dürfen auch in dieser Kunststoffgruppe krebserzeugende Chemikalien verarbeitet werden; siehe Seite 124.
Helioplast Verpackungsfolien und -schläuche	Polypropylen	Laut Bundesgesundheitsamt dürfen auch in dieser Kunststoffgruppe krebserzeugende Chemikalien verarbeitet werden; siehe Seite 124.
Heliothen Verbundfolie	Unbekannt	Keine Angaben zum Krebsrisiko möglich.
Heliovir Folien zum Verpakken und Isolieren	Polyvinylchlorid	Bereits geringe Mengen austretendes Vinylchlorid können bei chronischer Aufnahme Krebs erzeugen.
Heliozell Verpackungsfolien und -schläuche	Umgefällter Zellstoff	Keine Angaben zum Krebsrisiko möglich.
Hercocel Kunststoff für zahlreiche Verwendungszwecke	Celluloseester	Keine Angaben zum Krebsrisiko möglich.
Herculon Folien zum Verpakken und Isolieren	Polyethylen	Laut Bundesgesundheitsamt dürfen auch in dieser Kunststoffgruppe krebserzeugende Chemikalien verarbeitet werden; siehe Seite 124.
Herex Zellkunststoff	Polyethylen	Laut Bundesgesundheitsamt dürfen auch in dieser Kunststoffgruppe krebserzeugende Chemikalien verarbeitet werden; siehe Seite 124.

Krebsrisiko Kunststoffe

Name und Art des Kunststoffs	Kunststoffgruppe	Hinweise zum Krebsrisiko
Herex Kunststoffdrähte und -fäden	Polyamid	Langzeituntersuchungen zum Krebsrisiko der Zusatzstoffe fehlen.
Hexacal Schaumkunststoff	Polyisocyanat	Unkalkulierbares Krebsrisiko
Hilex Folien, Bahnen u. ä.	Polyethylen	Laut Bundesgesundheitsamt dürfen auch in dieser Kunststoffgruppe krebserzeugende Chemikalien verarbeitet werden; siehe Seite 124.
Hi-Zex Kunststoff für zahlreiche Verwendungszwecke	Polyethylen	Laut Bundesgesundheitsamt dürfen auch in dieser Kunststoffgruppe krebserzeugende Chemikalien verarbeitet werden; siehe Seite 124.
Hofalon Faser- oder Spanplatte	Unbekannt	Keine Angaben zum Krebsrisiko möglich.
Homanit Faser- oder Spanplatte; Sperrholz, Faser- und Spanplatten mit Kunstharzdeckschicht	Unbekannt	Keine Angaben zum Krebsrisiko möglich.
Hornitex MB Sperrholz, Faser- und Spanplatten mit Kunstharzdeckschicht	Melaminharz	Die verarbeiteten Chemikalien stehen zum Teil im begründeten Verdacht, Krebs hervorzurufen.
Hostadur Kunststoff für zahlreiche Verwendungszwecke	Polyterephthalat	Keine Angaben zum Krebsrisiko möglich.
Hostaflon Kunststoff für zahlreiche Verwendungszwecke	Fluorhaltige Polymere	Unkalkulierbares Krebsrisiko
Hostaform Kunststoff für zahlreiche Verwendungszwecke	Polymethylenoxid	Keine Angaben zum Krebsrisiko möglich.

Krebsrisiko Kunststoffe

Name und Art des Kunststoffs	Kunststoffgruppe	Hinweise zum Krebsrisiko
Hostalen Kunststoff für zahlreiche Verwendungszwecke	Polyethylen	Laut Bundesgesundheitsamt dürfen auch in dieser Kunststoffgruppe krebserzeugende Chemikalien verarbeitet werden; siehe Seite 124.
Hostalen PP Kunststoff für zahlreiche Verwendungszwecke	Polypropylen	Laut Bundesgesundheitsamt dürfen auch in dieser Kunststoffgruppe krebserzeugende Chemikalien verarbeitet werden; siehe Seite 124.
Hostalit Kunststoff für zahlreiche Verwendungszwecke	Polyvinylchlorid	Bereits geringe Mengen austretendes Vinylchlorid können bei chronischer Aufnahme Krebs erzeugen.
Hostaphan Verpackungsfolien und -schläuche, Verbundfolie, Isolierfolie	Polyterephthalat	Keine Angaben zum Krebsrisiko möglich.
Hostaphan Verpackungsfolien und -schläuche, Verbundfolie, Isolierfolie	Polyethylen	Laut Bundesgesundheitsamt dürfen auch in dieser Kunststoffgruppe krebserzeugende Chemikalien verarbeitet werden; siehe Seite 124.
Hostaphan Verpackungsfolien und -schläuche, Verbundfolie, Isolierfolie	Polyvinylidenchlorid und Copolymere	Langzeituntersuchungen auf krebserzeugende Kombinationswirkungen fehlen.
Hostapren Kunststoff für zahlreiche Verwendungszwecke	Polyethylen	Laut Bundesgesundheitsamt dürfen auch in dieser Kunststoffgruppe krebserzeugende Chemikalien verarbeitet werden; siehe Seite 124.
Hostatec Kunststoff für unterschiedlichste Bedarfsgegenstände	Polyacrylether	Langzeituntersuchungen auf krebserzeugende Kombinationswirkungen fehlen.
Howelon Dekorations-, Bekleidungs-, Polsterfolie, Buchbindermaterial	Weichgemachtes Polyvinylchlorid und Copolymere	Bereits geringe Mengen austretendes Vinylchlorid können bei chronischer Aufnahme Krebs erzeugen.
Hutex Kunststoffschläuche, Kunststoffprofile	Isopren-Polymerisat	Keine Angaben zum Krebsrisiko möglich.

Krebsrisiko Kunststoffe

Name und Art des Kunststoffs	Kunststoff-gruppe	Hinweise zum Krebsrisiko
Illmid Schaumkunststoff	Polyimid	Unkalkulierbares Krebsrisiko
Illtec Schaumkunststoff	Melaminharz	Die verarbeiteten Chemikalien stehen zum Teil im begründeten Verdacht, Krebs hervorzurufen.
Ilves Faser- oder Span-platte	Harnstoff- und Thioharnstoff-harz	Die verarbeiteten Chemikalien stehen zum Teil im begründeten Verdacht, Krebs hervorzurufen.
Impolene Kunststoffrohre	Polypropylen	Laut Bundesgesundheitsamt dürfen auch in dieser Kunststoffgruppe krebserzeugende Chemikalien ver-arbeitet werden; siehe Seite 124.
Impolex Kunststoff für zahl-reiche Verwendungs-zwecke	Ungesättigtes Polyester	Langzeituntersuchungen zum Krebsrisiko der Zusatzstoffe fehlen.
Interdur Verpackungsfolien und -schläuche; Möbel-Oberflächen-beschichtung	Modifiziertes Polyvinylchlorid	Bereits geringe Mengen austreten-des Vinylchlorid können bei chro-nischer Aufnahme Krebs erzeugen.
Intertherm Verpackungsfolien und -schläuche, Folien und Kunstleder, Kunststoffbahnen und technische Folien	Weichgemach-tes Polyvinyl-chlorid und Copolymere	Bereits geringe Mengen austreten-des Vinylchlorid können bei chro-nischer Aufnahme Krebs erzeugen.
Intolan Kunststoff für zahl-reiche Verwendungs-zwecke	Olefin-Dien-Terpolymere	Unkalkulierbares Krebsrisiko
Intrasol Gartenbau- und Ge-wächshausfolie	Polyethylen	Laut Bundesgesundheitsamt dürfen auch in dieser Kunststoffgruppe krebserzeugende Chemikalien ver-arbeitet werden; siehe Seite 124.
Irracure Kunststoff für zahl-reiche Verwendungs-zwecke in der Elek-trotechnik	Polyethylen	Laut Bundesgesundheitsamt dürfen auch in dieser Kunststoffgruppe krebserzeugende Chemikalien ver-arbeitet werden; siehe Seite 124.

179

Krebsrisiko Kunststoffe

Name und Art des Kunststoffs	Kunststoffgruppe	Hinweise zum Krebsrisiko
Isoderm Strukturschaum	Polyisocyanurat	Unkalkulierbares Krebsrisiko
Iso-Genopak Kunststoffbahnen und technische Folien	Polyvinylchlorid	Bereits geringe Mengen austretendes Vinylchlorid können bei chronischer Aufnahme Krebs erzeugen.
Isolama Schaumfolie	Polystyrol	Styrol bewirkte in Tierversuchen ein erhöhtes Krebsrisiko.
Isolant Schaumfolie	Polystyrol	Styrol bewirkte in Tierversuchen ein erhöhtes Krebsrisiko.
Isolit Kunststoff für zahlreiche Verwendungszwecke	Phenoplast	Die verarbeiteten Chemikalien stehen zum Teil im begründeten Verdacht, Krebs hervorzurufen.
Isolit Kunststoff für zahlreiche Verwendungszwecke	Polyoxid	Keine Angaben zum Krebsrisiko möglich.
Isonamid Kunststoff für zahlreiche Verwendungszwecke	Polyamid	Langzeituntersuchungen zum Krebsrisiko der Zusatzstoffe fehlen.
Isoplast Kunststoff für zahlreiche Verwendungszwecke	Thermoplastische Polyurethan-Elastomere	Beim gebräuchlichsten Polyurethan-Rohstoff, dem TDI, weisen Tierversuche auf ein Krebsrisiko für den Menschen hin.
Isopor Schaumkunststoff, Sandwichplatte	Polystyrol	Styrol bewirkte in Tierversuchen ein erhöhtes Krebsrisiko.
Isoschaum Schaumkunststoff	Harnstoff- und Thioharnstoffharz	Die verarbeiteten Chemikalien stehen zum Teil im begründeten Verdacht, Krebs hervorzurufen.
Isothane Schaumkunststoff	Vernetztes Polyurethan	Beim gebräuchlichsten Polyurethan-Rohstoff, dem TDI, weisen Tierversuche auf ein Krebsrisiko für den Menschen hin.
ISR Foam ABS Strukturschaum	Polystyrol modifiziert mit Butadien und Acrylnitril	Krebserzeugende ungebundene Restmonomere können bei Haut- bzw. Lebensmittelkontakt übergehen.

Krebsrisiko Kunststoffe

Name und Art des Kunststoffs	Kunststoff-gruppe	Hinweise zum Krebsrisiko
Ithelit Technisches Ausklei-dungs- und Dich-tungsmaterial, Schaumkunststoff, Strukturschaum	Gummielastisch vernetzendes Polyurethan	Beim gebräuchlichsten Polyurethan-Rohstoff, dem TDI, weisen Tierver-suche auf ein Krebsrisiko für den Menschen hin.
Ixef Kunststoff für zahl-reiche Verwendungs-zwecke	Polyacrylamid	Langzeituntersuchungen auf krebs-erzeugende Kombinationswirkun-gen fehlen.
Jablite Schaumkunststoff	Polystyrol	Styrol bewirkte in Tierversuchen ein erhöhtes Krebsrisiko.
Jarid Kunststoffdrähte und -fäden	Polyamid	Langzeituntersuchungen zum Krebsrisiko der Zusatzstoffe fehlen.
Jupilon Kunststoff für zahl-reiche Verwendungs-zwecke	Polycarbonat	Keine Angaben zum Krebsrisiko möglich.
Kalen Kunststoffrohre	Polyethylen	Laut Bundesgesundheitsamt dürfen auch in dieser Kunststoffgruppe krebserzeugende Chemikalien ver-arbeitet werden; siehe Seite 124.
Kanalite Kunststoffrohre	Weichgemach-tes Polyvinyl-chlorid und Copolymere	Bereits geringe Mengen austreten-des Vinylchlorid können bei chro-nischer Aufnahme Krebs erzeugen.
Kanelite Schaumfolie, Schaumkunststoff	Polystyrol	Styrol bewirkte in Tierversuchen ein erhöhtes Krebsrisiko.
Kanevinyl Kunststoff für zahl-reiche Verwendungs-zwecke	Thermo-plastische Elastomere	Keine Angaben zum Krebsrisiko möglich.
Kapton Verbundfolie, Isolier-folie	Polyimid	Unkalkulierbares Krebsrisiko
Kardel Verpackungsfolien und schläuche	Polystyrol	Styrol bewirkte in Tierversuchen ein erhöhtes Krebsrisiko.

Krebsrisiko Kunststoffe

Name und Art des Kunststoffs	Kunststoff-gruppe	Hinweise zum Krebsrisiko
Keldax Kunststoff für zahlreiche Verwendungszwecke	Polyethylen	Laut Bundesgesundheitsamt dürfen auch in dieser Kunststoffgruppe krebserzeugende Chemikalien verarbeitet werden; siehe Seite 124.
Kematal Kunststoff für zahlreiche Verwendungszwecke	Polymethylenoxid	Keine Angaben zum Krebsrisiko möglich.
Kemid Folien, Bahnen u. ä.	Polyetherimid	Unkalkulierbares Krebsrisiko
Keripol Kunststoff für unterschiedlichste Bedarfsgegenstände und Geräte	Ungesättigtes Polyester	Langzeituntersuchungen zum Krebsrisiko der Zusatzstoffe fehlen.
Kerni Kunstleder	Weichgemachtes Polyvinylchlorid und Copolymere	Bereits geringe Mengen austretendes Vinylchlorid können bei chronischer Aufnahme Krebs erzeugen.
Klartene Folien zum Verpacken und Isolieren	Polyethylen	Laut Bundesgesundheitsamt dürfen auch in dieser Kunststoffgruppe krebserzeugende Chemikalien verarbeitet werden; siehe Seite 124.
Klingerflon Kunststoffprofile und -rohre, Folien, Bahnen u. ä.	Polytetrafluorethylen und Copolymere	Unkalkulierbares Krebsrisiko
Kömabord Ce Strukturschaum	Polyvinylchlorid	Bereits geringe Mengen austretendes Vinylchlorid können bei chronischer Aufnahme Krebs erzeugen.
Köma Cel Strukturschaum u. a. Kunststoffe	Polyvinylchlorid	Bereits geringe Mengen austretendes Vinylchlorid können bei chronischer Aufnahme Krebs erzeugen.
Kö-Profile Kunststoffprofile	Weichgemachtes Polyvinylchlorid und Copolymere	Bereits geringe Mengen austretendes Vinylchlorid können bei chronischer Aufnahme Krebs erzeugen.
Kohinor Kunststoff für zahlreiche Verwendungszwecke	Polyvinylchlorid	Bereits geringe Mengen austretendes Vinylchlorid können bei chronischer Aufnahme Krebs erzeugen.

Krebsrisiko Kunststoffe

Name und Art des Kunststoffs	Kunststoff-gruppe	Hinweise zum Krebsrisiko
Koit Dachbelag	Weichgemach-tes Polyvinyl-chlorid und Copolymere	Bereits geringe Mengen austreten-des Vinylchlorid können bei chro-nischer Aufnahme Krebs erzeugen.
Korad Kaschierfolie, Möbel-Oberflächenbe-schichtung	Polyacryl- und Polymethacryl-verbindungen	Unkalkulierbares Krebsrisiko
Korofoam Verbundfolie, Schaumfolie, Ver-bundwerkstoff	Vernetztes Polyurethan	Beim gebräuchlichsten Polyurethan-Rohstoff, dem TDI, weisen Tierver-suche auf ein Krebsrisiko für den Menschen hin.
Korton Folien zum Verpak-ken und Isolieren	Polytrifluor-chlorethylen und Copolymere	Langzeituntersuchungen auf krebs-erzeugende Kombinationswirkun-gen fehlen.
Korvex Kunststoffschläuche für die Elektrotechnik	Fluorhaltiges Polymer	Unkalkulierbares Krebsrisiko
Kosmolon Dachbelag, Kunststoff für zahlreiche Ver-wendungszwecke	Weichgemach-tes Polyvinyl-chlorid und Copolymere	Bereits geringe Mengen austreten-des Vinylchlorid können bei chro-nischer Aufnahme Krebs erzeugen.
Kostil Kunststoff für zahl-reiche Verwendungs-zwecke	Polystyrol modi-fiziert mit Acryl-nitril	Krebserzeugende ungebundene Restmonomere können bei Haut-bzw. Lebensmittelkontakt über-gehen.
Kraton G Kunststoff für zahl-reiche Verwendungs-zwecke	Modifiziertes Polystyrol	Styrol bewirkte in Tierversuchen ein erhöhtes Krebsrisiko.
Krehalon Verpackungsfolien und schläuche	Polyvinyl-idenchlorid und Copolymere	Langzeituntersuchungen auf krebs-erzeugende Kombinationswirkun-gen fehlen.
Krene Folien zum Ver-packen und Isolieren	Polyvinylchlorid	Bereits geringe Mengen austreten-des Vinylchlorid können bei chro-nischer Aufnahme Krebs erzeugen.
Krene Folien zum Ver-packen und Isolieren	Polybuten	Unkalkulierbares Krebsrisiko

Krebsrisiko Kunststoffe

Name und Art des Kunststoffs	Kunststoffgruppe	Hinweise zum Krebsrisiko
Kronospan Sperrholz, Faser- und Spanplatten mit Kunstharzdeckschicht	Melaminharz	Die verarbeiteten Chemikalien stehen zum Teil im begründeten Verdacht, Krebs hervorzurufen.
Krystaltite Verpackungsfolien und -schläuche	Polyvinylchlorid	Bereits geringe Mengen austretendes Vinylchlorid können bei chronischer Aufnahme Krebs erzeugen.
Kucotherm Schaumkunststoff	Vernetztes Polyurethan	Beim gebräuchlichsten Polyurethan-Rohstoff, dem TDI, weisen Tierversuche auf ein Krebsrisiko für den Menschen hin.
Kunstolen Kunststoff für zahlreiche Verwendungszwecke	Polyethylen	Laut Bundesgesundheitsamt dürfen auch in dieser Kunststoffgruppe krebserzeugende Chemikalien verarbeitet werden; siehe Seite 124.
Kunstolen Kunststoff für zahlreiche Verwendungszwecke	Polypropylen	Laut Bundesgesundheitsamt dürfen auch in dieser Kunststoffgruppe krebserzeugende Chemikalien verarbeitet werden; siehe Seite 124.
Kunstomid Kunststoff für zahlreiche Verwendungszwecke	Polyamid	Langzeituntersuchungen zum Krebsrisiko der Zusatzstoffe fehlen.
Kunstonyl Kunststoff für zahlreiche Verwendungszwecke	Polyvinylchlorid	Bereits geringe Mengen austretendes Vinylchlorid können bei chronischer Aufnahme Krebs erzeugen.
Lactophane Folien zum Verpakken und Isolieren	Umgefällter Zellstoff	Keine Angaben zum Krebsrisiko möglich.
Ladene Kunststoff für zahlreiche Verwendungszwecke	Polyethylen	Laut Bundesgesundheitsamt dürfen auch in dieser Kunststoffgruppe krebserzeugende Chemikalien verarbeitet werden; siehe Seite 124.
laif Vlies	Vernetztes Polyurethan	Beim gebräuchlichsten Polyurethan-Rohstoff, dem TDI, weisen Tierversuche auf ein Krebsrisiko für den Menschen hin.
Lamex Kaschierfolie	Polystyrol	Styrol bewirkte in Tierversuchen ein erhöhtes Krebsrisiko.

Krebsrisiko Kunststoffe

Name und Art des Kunststoffs	Kunststoff-gruppe	Hinweise zum Krebsrisiko
Lamigamid Kunststoffstäbe, Kunststoffprofile	Polyamid	Langzeituntersuchungen zum Krebsrisiko der Zusatzstoffe fehlen.
Laminil Schaumfolie	Polystyrol	Styrol bewirkte in Tierversuchen ein erhöhtes Krebsrisiko.
Lamithene Verbundfolie	Polyethylen	Laut Bundesgesundheitsamt dürfen auch in dieser Kunststoffgruppe krebserzeugende Chemikalien verarbeitet werden; siehe Seite 124.
Lastane Kunststoff für zahlreiche Verwendungszwecke	Vernetztes Polyurethan	Beim gebräuchlichsten Polyurethan-Rohstoff, dem TDI, weisen Tierversuche auf ein Krebsrisiko für den Menschen hin.
Lastiflex Kunststoff für unterschiedlichste Bedarfsgegenstände und Geräte	Polystyrol modifiziert mit Butadien und Acrylnitril	Krebserzeugende ungebundene Restmonomere können bei Haut- bzw. Lebensmittelkontakt übergehen.
Lastiflex Kunststoff für zahlreiche Verwendungszwecke	Weichgemachtes Polyvinylchlorid und Copolymere	Bereits geringe Mengen austretendes Vinylchlorid können bei chronischer Aufnahme Krebs erzeugen.
Lastil Kunststoff für zahlreiche Verwendungszwecke	Polystyrol modifiziert mit Acrylnitril	Krebserzeugende ungebundene Restmonomere können bei Haut- bzw. Lebensmittelkontakt übergehen.
Lastilac Kunststoff für unterschiedlichste Bedarfsgegenstände und Geräte	Polystyrol modifiziert mit Butadien und Acrylnitril	Krebserzeugende ungebundene Restmonomere können bei Haut- bzw. Lebensmittelkontakt übergehen.
Lastilac Kunststoff für zahlreiche Verwendungszwecke	Polycarbonat	Keine Angaben zum Krebsrisiko möglich.
Lastirol Kunststoff für zahlreiche Verwendungszwecke	Polystyrol	Styrol bewirkte in Tierversuchen ein erhöhtes Krebsrisiko.

Krebsrisiko Kunststoffe

Name und Art des Kunststoffs	Kunststoff-gruppe	Hinweise zum Krebsrisiko
Lasulf Kunststoff für zahlreiche Verwendungszwecke	Polyarylether	Keine Angaben zum Krebsrisiko möglich.
Latamid Kunststoff für zahlreiche Verwendungszwecke	Polyamid	Langzeituntersuchungen zum Krebsrisiko der Zusatzstoffe fehlen.
Latan Kunststoff für zahlreiche Verwendungszwecke	Polymethylen-oxid	Keine Angaben zum Krebsrisiko möglich.
Latene Kunststoff für zahlreiche Verwendungszwecke	Polyethylen	Laut Bundesgesundheitsamt dürfen auch in dieser Kunststoffgruppe krebserzeugende Chemikalien verarbeitet werden; siehe Seite 124.
Latene Kunststoff für zahlreiche Verwendungszwecke	Polypropylen	Laut Bundesgesundheitsamt dürfen auch in dieser Kunststoffgruppe krebserzeugende Chemikalien verarbeitet werden; siehe Seite 124.
Later Kunststoff für zahlreiche Verwendungszwecke	Polyterephthalat	Keine Angaben zum Krebsrisiko möglich.
Latilon Kunststoff für zahlreiche Verwendungszwecke	Polycarbonat	Keine Angaben zum Krebsrisiko möglich.
Lennite Kunststoffprofile und -rohre	Polyethylen	Laut Bundesgesundheitsamt dürfen auch in dieser Kunststoffgruppe krebserzeugende Chemikalien verarbeitet werden; siehe Seite 124.
Lenzing s-band Schaumfolie	Polypropylen	Laut Bundesgesundheitsamt dürfen auch in dieser Kunststoffgruppe krebserzeugende Chemikalien verarbeitet werden; siehe Seite 124.

Krebsrisiko Kunststoffe

Name und Art des Kunststoffs	Kunststoffgruppe	Hinweise zum Krebsrisiko
Lenzingtex Verpackungsfolien und -schläuche, Baustellen-Schutzfolie, Gartenbau- und Gewächshausfolie, Dachbelag	Polyolefine	Unkalkulierbares Krebsrisiko
Lenzingtex Alu Verbundfolie, Kunststoffbahnen und technische Folien	Polyethylen	Laut Bundesgesundheitsamt dürfen auch in dieser Kunststoffgruppe krebserzeugende Chemikalien verarbeitet werden; siehe Seite 124.
Leschuplast Technisches Auskleidungs- und Dichtungsmaterial, Baudichtungsbahnen, Dachbelag	Polyethylen	Laut Bundesgesundheitsamt dürfen auch in dieser Kunststoffgruppe krebserzeugende Chemikalien verarbeitet werden; siehe Seite 124.
Leschuplast Technisches Auskleidungs- und Dichtungsmaterial, Baudichtungsbahnen, Dachbelag	Weichgemachtes Polyvinylchlorid und Copolymere	Bereits geringe Mengen austretendes Vinylchlorid können bei chronischer Aufnahme Krebs erzeugen.
Letron Möbel-Oberflächenbeschichtung	Harnstoff- und Thioharnstoffharz	Die verarbeiteten Chemikalien stehen zum Teil im begründeten Verdacht, Krebs hervorzurufen.
Leunapro Schaumfolie/Geschäumtes Kunstleder	Polyolefine	Unkalkulierbares Krebsrisiko
Levaflex EP Kunststoff für zahlreiche Verwendungszwecke	Thermoplastische Elastomere	Keine Angaben zum Krebsrisiko möglich.
Lexan Kunststoff für zahlreiche Verwendungszwecke, vor allem für Folien, Bahnen u. ä.	Polycarbonat	Keine Angaben zum Krebsrisiko möglich.
Lextar Synthetisches Papier oder Karton	Polyethylen	Laut Bundesgesundheitsamt dürfen auch in dieser Kunststoffgruppe krebserzeugende Chemikalien verarbeitet werden; siehe Seite 124.

187

Krebsrisiko Kunststoffe

Name und Art des Kunststoffs	Kunststoff-gruppe	Hinweise zum Krebsrisiko
Lightlon Isolierfolie, Schaum-kunststoff	Polyethylen	Laut Bundesgesundheitsamt dürfen auch in dieser Kunststoffgruppe krebserzeugende Chemikalien ver-arbeitet werden; siehe Seite 124.
Lignoform Kunststoff für zahl-reiche Verwendungs-zwecke	Polyvinylchlorid	Bereits geringe Mengen austreten-des Vinylchlorid können bei chro-nischer Aufnahme Krebs erzeugen.
Lindolen Kunststoff für zahl-reiche Verwendungs-zwecke	Polyolefine	Unkalkulierbares Krebsrisiko
Lindolen Kunststoff für zahl-reiche Verwendungs-zwecke	Polypropylen	Laut Bundesgesundheitsamt dürfen auch in dieser Kunststoffgruppe krebserzeugende Chemikalien ver-arbeitet werden; siehe Seite 124.
Lisa Kunststoff für zahl-reiche Verwendungs-zwecke	Polymerisa-tionsprodukte mit Kohlenstoff-ketten	Keine Angaben zum Krebsrisiko möglich.
Lisa Kunststoff für zahl-reiche Verwendungs-zwecke	Polyester	Langzeituntersuchungen zum Krebsrisiko der Zusatzstoffe fehlen.
Liteplate S Mit Kunststoff be-schichtetes Blech	Polypropylen	Laut Bundesgesundheitsamt dürfen auch in dieser Kunststoffgruppe krebserzeugende Chemikalien ver-arbeitet werden; siehe Seite 124.
Lomod Kunststoff für zahl-reiche Verwendungs-zwecke	Thermo-plastische Elastomere	Keine Angaben zum Krebsrisiko möglich.
Lucalen Kunststoff für zahl-reiche Verwendungs-zwecke	Polyethylen	Laut Bundesgesundheitsamt dürfen auch in dieser Kunststoffgruppe krebserzeugende Chemikalien ver-arbeitet werden; siehe Seite 124.
Lucite Kunststoff für zahl-reiche Verwendungs-zwecke	Polymethacryl-ester	Unkalkulierbares Krebsrisiko

Krebsrisiko Kunststoffe

Name und Art des Kunststoffs	Kunststoffgruppe	Hinweise zum Krebsrisiko
Lupolen Kunststoff für zahlreiche Verwendungszwecke	Polyethylen	Laut Bundesgesundheitsamt dürfen auch in dieser Kunststoffgruppe krebserzeugende Chemikalien verarbeitet werden; siehe Seite 124.
Luran Kunststoff für zahlreiche Verwendungszwecke	Polystyrol modifiziert mit Butadien	Styrol bewirkte in Tierversuchen ein erhöhtes Krebsrisiko.
Luranyl Kunststoff für Haushalts- und Elektrogeräte	Wärmebeständiger Kunststoff	Keine Angaben zum Krebsrisiko möglich.
Lustran Kunststoff für zahlreiche Verwendungszwecke	Polystyrol modifiziert mit Butadien und Acrylnitril	Krebserzeugende ungebundene Restmonomere können bei Haut- bzw. Lebensmittelkontakt übergehen.
Lustran Kunststoff für zahlreiche Verwendungszwecke	Polystyrol modifiziert mit Acrylnitril	Krebserzeugende ungebundene Restmonomere können bei Haut- bzw. Lebensmittelkontakt übergehen.
Lustrex Kunststoff für zahlreiche Verwendungszwecke	Polystyrol	Styrol bewirkte in Tierversuchen ein erhöhtes Krebsrisiko.
Lutrabond Vlies	Polyamid	Langzeituntersuchungen zum Krebsrisiko der Zusatzstoffe fehlen.
Lutrasil Vlies	Polypropylen	Laut Bundesgesundheitsamt dürfen auch in dieser Kunststoffgruppe krebserzeugende Chemikalien verarbeitet werden; siehe Seite 124.
Luvican Kunststoff für zahlreiche Verwendungszwecke	Polyvinylcarbazol	Unkalkulierbares Krebsrisiko
Luvitherm Verpackungsfolien und -schläuche, Isolierfolie	Polyvinylchlorid	Bereits geringe Mengen austretendes Vinylchlorid können bei chronischer Aufnahme Krebs erzeugen.

189

Krebsrisiko Kunststoffe

Name und Art des Kunststoffs	Kunststoff-gruppe	Hinweise zum Krebsrisiko
Lycra Kunststoffdrähte und -fäden	Gummielastisch vernetzendes Polyurethan	Beim gebräuchlichsten Polyurethan-Rohstoff, dem TDI, weisen Tierversuche auf ein Krebsrisiko für den Menschen hin.
Makroblend Kunststoff für zahlreiche Verwendungszwecke	Polycarbonat	Keine Angaben zum Krebsrisiko möglich.
Makroblend Kunststoff für zahlreiche Verwendungszwecke	Polyterephthalat	Keine Angaben zum Krebsrisiko möglich.
Makrofol Isolierfolie für die Elektrotechnik	Polycarbonat	Keine Angaben zum Krebsrisiko möglich.
Makrolon Kunststoff für zahlreiche Verwendungszwecke	Polycarbonat	Keine Angaben zum Krebsrisiko möglich.
Maranyl Kunststoff für zahlreiche Verwendungszwecke	Polyamid	Langzeituntersuchungen zum Krebsrisiko der Zusatzstoffe fehlen.
Marleyflex Kunststoffbodenbeläge	Weichgemachtes Polyvinylchlorid und Copolymere	Bereits geringe Mengen austretendes Vinylchlorid können bei chronischer Aufnahme Krebs erzeugen.
Marvinol Kunststoff für zahlreiche Verwendungszwecke	Polyvinylchlorid	Bereits geringe Mengen austretendes Vinylchlorid können bei chronischer Aufnahme Krebs erzeugen.
Mavil Geschäumtes Kunstleder	Weichgemachtes Polyvinylchlorid und Copolymere	Bereits geringe Mengen austretendes Vinylchlorid können bei chronischer Aufnahme Krebs erzeugen.
Mavileks Geschäumtes Kunstleder	Weichgemachtes Polyvinylchlorid und Copolymere	Bereits geringe Mengen austretendes Vinylchlorid können bei chronischer Aufnahme Krebs erzeugen.

Krebsrisiko Kunststoffe

Name und Art des Kunststoffs	Kunststoff-gruppe	Hinweise zum Krebsrisiko
Mecanyl-Rohr Kunststoffrohre, Kunststoffstäbe	Polyethylen	Laut Bundesgesundheitsamt dürfen auch in dieser Kunststoffgruppe krebserzeugende Chemikalien verarbeitet werden; siehe Seite 124.
Mecanyl-Rohr Kunststoffrohre, Kunststoffstäbe	Polypropylen	Laut Bundesgesundheitsamt dürfen auch in dieser Kunststoffgruppe krebserzeugende Chemikalien verarbeitet werden; siehe Seite 124.
Mecanyl-Rohr Kunststoffrohre, Kunststoffstäbe	Acetalharz	Keine Angaben zum Krebsrisiko möglich.
Mecanyl-Rohr Kunststoffrohre, Kunststoffstäbe	Thermo-plastische Elastomere	Keine Angaben zum Krebsrisiko möglich.
Mecanyl-Rohr Kunststoffrohre, Kunststoffstäbe	Polyamid	Langzeituntersuchungen zum Krebsrisiko der Zusatzstoffe fehlen.
Mecanyl-Rohr Kunststoffrohre, Kunststoffstäbe	Ethylen-Vinyl-acetat, Copolymere	Keine Angaben zum Krebsrisiko möglich.
MegaRad Kunststoff für zahlreiche Verwendungszwecke, vor allem für medizinische Zwecke	Polycarbonat	Keine Angaben zum Krebsrisiko möglich.
Melbrite Kunststoff für zahlreiche Verwendungszwecke	Melaminharz	Die verarbeiteten Chemikalien stehen zum Teil im begründeten Verdacht, Krebs hervorzurufen.
Melinex Folien zum Verpakken und Isolieren, Kunststoffbahnen und technische Folien	Polyterephthalat	Keine Angaben zum Krebsrisiko möglich.
Melopas Kunststoff für zahlreiche Verwendungszwecke	Melaminharz	Die verarbeiteten Chemikalien stehen zum Teil im begründeten Verdacht, Krebs hervorzurufen.

Krebsrisiko Kunststoffe

Name und Art des Kunststoffs	Kunststoff- gruppe	Hinweise zum Krebsrisiko
Melsprea Kunststoff für zahlreiche Verwendungszwecke	Melaminharz	Die verarbeiteten Chemikalien stehen zum Teil im begründeten Verdacht, Krebs hervorzurufen.
Merlon Kunststoff für zahlreiche Verwendungszwecke	Polycarbonat	Keine Angaben zum Krebsrisiko möglich.
Milrol Baustellen-Schutzfolie, Gartenbau- und Gewächshausfolie	Polyethylen	Laut Bundesgesundheitsamt dürfen auch in dieser Kunststoffgruppe krebserzeugende Chemikalien verarbeitet werden; siehe Seite 124.
Miltite Verpackungsfolien und -schläuche	Polyethylen	Laut Bundesgesundheitsamt dürfen auch in dieser Kunststoffgruppe krebserzeugende Chemikalien verarbeitet werden; siehe Seite 124.
Minicel Schaumkunststoff	Polypropylen	Laut Bundesgesundheitsamt dürfen auch in dieser Kunststoffgruppe krebserzeugende Chemikalien verarbeitet werden; siehe Seite 124.
Minlon Kunststoff für zahlreiche Verwendungszwecke	Polyamid	Langzeituntersuchungen zum Krebsrisiko der Zusatzstoffe fehlen.
Mipofolie Selbstklebende Folie	Polyvinylchlorid	Bereits geringe Mengen austretendes Vinylchlorid können bei chronischer Aufnahme Krebs erzeugen.
Mipofolie Selbstklebende Folie	Weichgemachtes Polyvinylchlorid und Copolymere	Bereits geringe Mengen austretendes Vinylchlorid können bei chronischer Aufnahme Krebs erzeugen.
Mipolam Kunststoffbodenbeläge	Weichgemachtes Polyvinylchlorid und Copolymere	Bereits geringe Mengen austretendes Vinylchlorid können bei chronischer Aufnahme Krebs erzeugen.
Miravithen Kunststoff für zahlreiche Verwendungszwecke	Polyethylen	Laut Bundesgesundheitsamt dürfen auch in dieser Kunststoffgruppe krebserzeugende Chemikalien verarbeitet werden; siehe Seite 124.

Krebsrisiko Kunststoffe

Name und Art des Kunststoffs	Kunststoff-gruppe	Hinweise zum Krebsrisiko
Mirrex Verpackungsfolien und -schläuche für medizinische Zwecke	Polyvinylchlorid	Bereits geringe Mengen austretendes Vinylchlorid können bei chronischer Aufnahme Krebs erzeugen.
MMC Folien zum Verpakken und Isolieren	Polyvinyliden-chlorid und Copolymere	Langzeituntersuchungen auf krebserzeugende Kombinationswirkungen fehlen.
Moldesite Kunststoff für zahlreiche Verwendungszwecke	Phenoplast	Die verarbeiteten Chemikalien stehen zum Teil im begründeten Verdacht, Krebs hervorzurufen.
Moldex A Kunststoff für zahlreiche Verwendungszwecke	Polystyrol modifiziert mit Butadien und Acrylnitril	Krebserzeugende ungebundene Restmonomere können bei Haut- bzw. Lebensmittelkontakt übergehen.
Moldex A Kunststoff für zahlreiche Verwendungszwecke	Polycarbonat	Keine Angaben zum Krebsrisiko möglich.
Moltopren Schaumkunststoff	Polyesterpolyol	Langzeituntersuchungen zum Krebsrisiko der Zusatzstoffe fehlen.
Moltopren Schaumkunststoff	Polyetherpolyol	Langzeituntersuchungen zum Krebsrisiko der Zusatzstoffe fehlen.
Monocast Kunststoffprofile und -rohre	Polyamid	Langzeituntersuchungen zum Krebsrisiko der Zusatzstoffe fehlen.
Mono-Line Kunststoffrohre	Polyethylen	Laut Bundesgesundheitsamt dürfen auch in dieser Kunststoffgruppe krebserzeugende Chemikalien verarbeitet werden; siehe Seite 124.
Moplen Kunststoff für zahlreiche Verwendungszwecke	Polypropylen	Laut Bundesgesundheitsamt dürfen auch in dieser Kunststoffgruppe krebserzeugende Chemikalien verarbeitet werden; siehe Seite 124.
Moplen-EP Kunststoff für zahlreiche Verwendungszwecke	Polyethylen	Laut Bundesgesundheitsamt dürfen auch in dieser Kunststoffgruppe krebserzeugende Chemikalien verarbeitet werden; siehe Seite 124.

Krebsrisiko Kunststoffe

Name und Art des Kunststoffs	Kunststoff-gruppe	Hinweise zum Krebsrisiko
Moplen Ro Kunststoff für zahlreiche Verwendungszwecke	Polyethylen	Laut Bundesgesundheitsamt dürfen auch in dieser Kunststoffgruppe krebserzeugende Chemikalien verarbeitet werden; siehe Seite 124.
Mowital-Folie Folien zum Verpakken und Isolieren	Polyvinylbutyral	Unkalkulierbares Krebsrisiko
Murdopol Kunststoffprofile und -rohre	Polyamid	Langzeituntersuchungen zum Krebsrisiko der Zusatzstoffe fehlen.
Murlubric Kunststoffstäbe	Polyamid	Langzeituntersuchungen zum Krebsrisiko der Zusatzstoffe fehlen.
Mylar Verbundfolie	Polyterephthalat	Keine Angaben zum Krebsrisiko möglich.
Mylar Verbundfolie	Polyvinylidenchlorid und Copolymere	Langzeituntersuchungen auf krebserzeugende Kombinationswirkungen fehlen.
Myoflex Baudichtungsbahnen	Epoxidharz	Krebserzeugende ungebundene Restmonomere können bei Haut- bzw. Lebensmittelkontakt übergehen.
Myoflex Baudichtungsbahnen	Polyamid	Langzeituntersuchungen zum Krebsrisiko der Zusatzstoffe fehlen.
Myosam Baudichtungsbahnen	Epoxidharz	Krebserzeugende ungebundene Restmonomere können bei Haut- bzw. Lebensmittelkontakt übergehen.
Myosam Baudichtungsbahnen	Polyamid	Langzeituntersuchungen zum Krebsrisiko der Zusatzstoffe fehlen.
Naftoflex Schmelzmasse	Organisches Polysulfid	Unkalkulierbares Krebsrisiko
Nailonplast Kunststoff für zahlreiche Verwendungszwecke	Polyamid	Langzeituntersuchungen zum Krebsrisiko der Zusatzstoffe fehlen.

Krebsrisiko Kunststoffe

Name und Art des Kunststoffs	Kunststoff-gruppe	Hinweise zum Krebsrisiko
Naugahyde Technisches Material mit Gewebe oder Vlies	Weichgemach-tes Polyvinyl-chlorid und Copolymere	Bereits geringe Mengen austreten-des Vinylchlorid können bei chro-nischer Aufnahme Krebs erzeugen.
Naycar Kunststoff für zahl-reiche Verwendungs-zwecke	Polyamid	Langzeituntersuchungen zum Krebsrisiko der Zusatzstoffe fehlen.
Neopolen Schaumkunststoff	Polyethylen	Laut Bundesgesundheitsamt dürfen auch in dieser Kunststoffgruppe krebserzeugende Chemikalien ver-arbeitet werden; siehe Seite 124.
Neo Sunmetal Mit Kunststoff be-schichtetes Blech	Polyvinylchlorid	Bereits geringe Mengen austreten-des Vinylchlorid können bei chro-nischer Aufnahme Krebs erzeugen.
Newex Strukturschaum	Polyolefine	Unkalkulierbares Krebsrisiko
Nipolit Kunststoff für zahl-reiche Verwendungs-zwecke	Polyvinylchlorid	Bereits geringe Mengen austreten-des Vinylchlorid können bei chro-nischer Aufnahme Krebs erzeugen.
Nipren Kunststoffrohre	Polypropylen	Laut Bundesgesundheitsamt dürfen auch in dieser Kunststoffgruppe krebserzeugende Chemikalien ver-arbeitet werden; siehe Seite 124.
Nirlene Kunststoffrohre	Polyethylen	Laut Bundesgesundheitsamt dürfen auch in dieser Kunststoffgruppe krebserzeugende Chemikalien ver-arbeitet werden; siehe Seite 124.
Noblen Kunststoff für zahl-reiche Verwendungs-zwecke	Polypropylen	Laut Bundesgesundheitsamt dürfen auch in dieser Kunststoffgruppe krebserzeugende Chemikalien ver-arbeitet werden; siehe Seite 124.
Noblen Kunststoff für zahl-reiche Verwendungs-zwecke	Thermo-plastische Elastomere	Keine Angaben zum Krebsrisiko möglich.
Nor Core Sandwichplatte	Polystyrol	Styrol bewirkte in Tierversuchen ein erhöhtes Krebsrisiko.

Krebsrisiko Kunststoffe

Name und Art des Kunststoffs	Kunststoff-gruppe	Hinweise zum Krebsrisiko
Norflex Verpackungsfolien und -schläuche, Kaschierfolie	Polystyrol	Styrol bewirkte in Tierversuchen ein erhöhtes Krebsrisiko.
Norfoam Schaumkunststoff	Vernetztes Polyurethan	Beim gebräuchlichsten Polyurethan-Rohstoff, dem TDI, weisen Tierversuche auf ein Krebsrisiko für den Menschen hin.
Norsomix Kunststoff für zahlreiche Verwendungszwecke	Ungesättigtes Polyester	Langzeituntersuchungen zum Krebsrisiko der Zusatzstoffe fehlen.
Norsopreg Kunststoff für zahlreiche Verwendungszwecke	Ungesättigtes Polyester	Langzeituntersuchungen zum Krebsrisiko der Zusatzstoffe fehlen.
Noryl Kunststoff für zahlreiche Verwendungszwecke, vor allem für Haushalts- und Elektrogeräte und Folien, Bahnen u. ä	Wärmebeständiger Kunststoff	Keine Angaben zum Krebsrisiko möglich.
Nosaflex Baudichtungsbahnen	Polyester	Langzeituntersuchungen zum Krebsrisiko der Zusatzstoffe fehlen.
Nosaflex Baudichtungsbahnen	Silicon	Keine Angaben zum Krebsrisiko möglich.
Novadur Kunststoff für zahlreiche Verwendungszwecke	Polyterephthalat	Keine Angaben zum Krebsrisiko möglich.
Novamid Kunststoff für zahlreiche Verwendungszwecke	Polyamid	Langzeituntersuchungen zum Krebsrisiko der Zusatzstoffe fehlen.
Novamura Tapetenartiger Wandbelag, Schaumkunststoff	Polyethylen	Laut Bundesgesundheitsamt dürfen auch in dieser Kunststoffgruppe krebserzeugende Chemikalien verarbeitet werden; siehe Seite 124.

Krebsrisiko Kunststoffe

Name und Art des Kunststoffs	Kunststoff-gruppe	Hinweise zum Krebsrisiko
Novarex Kunststoff für zahlreiche Verwendungszwecke	Polycarbonat	Keine Angaben zum Krebsrisiko möglich.
Novatec Kunststoff für zahlreiche Verwendungszwecke	Polyethylen	Laut Bundesgesundheitsamt dürfen auch in dieser Kunststoffgruppe krebserzeugende Chemikalien verarbeitet werden; siehe Seite 124.
Novatec Kunststoff für unterschiedlichste Bedarfsgegenstände und Geräte	Polypropylen	Laut Bundesgesundheitsamt dürfen auch in dieser Kunststoffgruppe krebserzeugende Chemikalien verarbeitet werden; siehe Seite 124.
Novodur Kunststoff für zahlreiche Verwendungszwecke	Polystyrol modifiziert mit Butadien und Acrylnitril	Krebserzeugende ungebundene Restmonomere können bei Haut- bzw. Lebensmittelkontakt übergehen.
Novolen Kunststoff für zahlreiche Verwendungszwecke	Polypropylen	Laut Bundesgesundheitsamt dürfen auch in dieser Kunststoffgruppe krebserzeugende Chemikalien verarbeitet werden; siehe Seite 124.
Nucrel Kunststoff für zahlreiche Verwendungszwecke	Polyethylen	Laut Bundesgesundheitsamt dürfen auch in dieser Kunststoffgruppe krebserzeugende Chemikalien verarbeitet werden; siehe Seite 124.
Nucrel Kunststoff für zahlreiche Verwendungszwecke	Polyacryl- und Polymethacrylverbindungen	Unkalkulierbares Krebsrisiko
Nydur Kunststoff für zahlreiche Verwendungszwecke	Polyamid	Langzeituntersuchungen zum Krebsrisiko der Zusatzstoffe fehlen.
Nylaflow Kunststoffschläuche	Polyamid	Langzeituntersuchungen zum Krebsrisiko der Zusatzstoffe fehlen.
Nylane Verbundfolie	Polyamid und Polyethylen	Laut Bundesgesundheitsamt dürfen auch in dieser Kunststoffgruppe krebserzeugende Chemikalien verarbeitet werden; siehe Seite 124.

Krebsrisiko Kunststoffe

Name und Art des Kunststoffs	Kunststoff- gruppe	Hinweise zum Krebsrisiko
Nylasint Kunststoffprofile und -rohre	Polyamid	Langzeituntersuchungen zum Krebsrisiko der Zusatzstoffe fehlen.
Nylatrack Kunststoffprofile	Polyamid	Langzeituntersuchungen zum Krebsrisiko der Zusatzstoffe fehlen.
Nylatron Kunststoff für zahlreiche Verwendungszwecke, vor allem für Kunststoffprofile und -rohre	Polyamid	Langzeituntersuchungen zum Krebsrisiko der Zusatzstoffe fehlen.
Nyref Kunststoff für zahlreiche Verwendungszwecke	Polyacrylamid	Langzeituntersuchungen auf krebserzeugende Kombinationswirkungen fehlen.
OC-Plan 2000 Kunststoffbahnen und technische Folien	Polyethylen und Bitumen	Laut Bundesgesundheitsamt dürfen auch in dieser Kunststoffgruppe krebserzeugende Chemikalien verarbeitet werden; siehe Seite 124.
Oilamid Kunststoffrohre, Kunststoffstäbe	Polyamid	Langzeituntersuchungen zum Krebsrisiko der Zusatzstoffe fehlen.
Olapol Schaumkunststoff	Polyetherpolyol	Unkalkulierbares Krebsrisiko
Omniplast Baudichtungsbahnen	Polyvinylchlorid	Bereits geringe Mengen austretendes Vinylchlorid können bei chronischer Aufnahme Krebs erzeugen.
Opcell Schaumkunststoff	Polyethylen	Laut Bundesgesundheitsamt dürfen auch in dieser Kunststoffgruppe krebserzeugende Chemikalien verarbeitet werden; siehe Seite 124.
Oppalyte Verbundfolie	Polypropylen	Laut Bundesgesundheitsamt dürfen auch in dieser Kunststoffgruppe krebserzeugende Chemikalien verarbeitet werden; siehe Seite 124.
Orel Kunststoffborsten	Polyterephthalat	Keine Angaben zum Krebsrisiko möglich.

Krebsrisiko Kunststoffe

Name und Art des Kunststoffs	Kunststoff-gruppe	Hinweise zum Krebsrisiko
Orgalan Kunststoff für zahlreiche Verwendungszwecke	Polycarbonat	Keine Angaben zum Krebsrisiko möglich.
Orgamide Kunststoff für zahlreiche Verwendungszwecke	Polyamid	Langzeituntersuchungen zum Krebsrisiko der Zusatzstoffe fehlen.
Organat Dachbelag	Polyethylen und Bitumen	Laut Bundesgesundheitsamt dürfen auch in dieser Kunststoffgruppe krebserzeugende Chemikalien verarbeitet werden; siehe Seite 124.
Orgater Kunststoff für zahlreiche Verwendungszwecke	Polycarbonat	Keine Angaben zum Krebsrisiko möglich.
Orgavyl Kunststoff für zahlreiche Verwendungszwecke	Polyvinylchlorid	Bereits geringe Mengen austretendes Vinylchlorid können bei chronischer Aufnahme Krebs erzeugen.
Ornamenta Kunststoffbodenbeläge	Weichgemachtes Polyvinylchlorid und Copolymere	Bereits geringe Mengen austretendes Vinylchlorid können bei chronischer Aufnahme Krebs erzeugen.
OSMOpane Kunststoffprofile	Polyvinylchlorid	Bereits geringe Mengen austretendes Vinylchlorid können bei chronischer Aufnahme Krebs erzeugen.
OSMOplast Kunststoffprofile	Polymere, halogenierte Polyolefine	Unkalkulierbares Krebsrisiko
OSMOplast Kunststoffprofile	Polyolefine	Unkalkulierbares Krebsrisiko
Oxytuf Kunststoff für zahlreiche Verwendungszwecke	Thermoplastische Elastomere	Keine Angaben zum Krebsrisiko möglich.
Pajalen Verpackungsfolien und -schläuche	Polyethylen	Laut Bundesgesundheitsamt dürfen auch in dieser Kunststoffgruppe krebserzeugende Chemikalien verarbeitet werden; siehe Seite 124.

Krebsrisiko Kunststoffe

Name und Art des Kunststoffs	Kunststoff-gruppe	Hinweise zum Krebsrisiko
Pallaflon Kunststoffprofile und -rohre	Polytetrafluor-ethylen und Copolymere	Unkalkulierbares Krebsrisiko
Pamflon Kunststoff für zahl-reiche Verwendungs-zwecke	Polytetrafluor-ethylen und Copolymere	Unkalkulierbares Krebsrisiko
Panaflex Technisches Material mit Gewebe oder Vlies	Weichgemach-tes Polyvinyl-chlorid und Copolymere	Bereits geringe Mengen austreten-des Vinylchlorid können bei chro-nischer Aufnahme Krebs erzeugen.
Panlite Kunststoff für zahl-reiche Verwendungs-zwecke	Polycarbonat	Keine Angaben zum Krebsrisiko möglich.
Pantarin Schaumkunststoff	Vernetztes Polyurethan	Beim gebräuchlichsten Polyurethan-Rohstoff, dem TDI, weisen Tierver-suche auf ein Krebsrisiko für den Menschen hin.
Papertex Verpackungsfolien und -schläuche, Ver-bundfolie	Polyethylen	Laut Bundesgesundheitsamt dürfen auch in dieser Kunststoffgruppe krebserzeugende Chemikalien ver-arbeitet werden; siehe Seite 124.
Pegulan Kunststoffboden-beläge	Weichgemach-tes Polyvinyl-chlorid und Copolymere	Bereits geringe Mengen austreten-des Vinylchlorid können bei chro-nischer Aufnahme Krebs erzeugen.
Pegutan Baudichtungsbahnen, Dachbelag, techni-sches Auskleidungs-und Dichtungs-material	Weichgemach-tes Polyvinyl-chlorid und Copolymere	Bereits geringe Mengen austreten-des Vinylchlorid können bei chro-nischer Aufnahme Krebs erzeugen.
Pellethane Kunststoff für zahl-reiche Verwendungs-zwecke	Thermo-plastische Poly-urethan-Elastomere	Beim gebräuchlichsten Polyurethan-Rohstoff, dem TDI, weisen Tierver-suche auf ein Krebsrisiko für den Menschen hin.
Pellethane Kunststoff für zahl-reiche Verwendungs-zwecke	Polystyrol modi-fiziert mit Buta-dien und Acryl-nitril	Krebserzeugende ungebundene Restmonomere können bei Haut-bzw. Lebensmittelkontakt über-gehen.

200

Krebsrisiko Kunststoffe

Name und Art des Kunststoffs	Kunststoffgruppe	Hinweise zum Krebsrisiko
Pelprene Kunststoff für zahlreiche Verwendungszwecke	Thermoplastische Elastomere	Keine Angaben zum Krebsrisiko möglich.
Pennlon Kunststoffprofile und -rohre	Polyolefin	Unkalkulierbares Krebsrisiko
Pentaclear Verpackungsfolien und -schläuche	Polyvinylchlorid	Bereits geringe Mengen austretendes Vinylchlorid können bei chronischer Aufnahme Krebs erzeugen.
Pentadur Verpackungsfolien und -schläuche, Möbeloberflächenbeschichtung	Polyvinylchlorid	Bereits geringe Mengen austretendes Vinylchlorid können bei chronischer Aufnahme Krebs erzeugen.
Pentalan Kunststoffbahnen und technische Folien	Polyvinylchlorid	Bereits geringe Mengen austretendes Vinylchlorid können bei chronischer Aufnahme Krebs erzeugen.
Pentatherm Verpackungsfolien und -schläuche	Polyvinylchlorid	Bereits geringe Mengen austretendes Vinylchlorid können bei chronischer Aufnahme Krebs erzeugen.
Permair Luftdurchlässiges Schuhmaterial	Vernetztes Polyurethan	Beim gebräuchlichsten Polyurethan-Rohstoff, dem TDI, weisen Tierversuche auf ein Krebsrisiko für den Menschen hin.
Petra Kunststoff für zahlreiche Verwendungszwecke	Polyterephthalat	Keine Angaben zum Krebsrisiko möglich.
Petrothene Kunststoff für zahlreiche Verwendungszwecke	Polyethylen	Laut Bundesgesundheitsamt dürfen auch in dieser Kunststoffgruppe krebserzeugende Chemikalien verarbeitet werden; siehe Seite 124.
Pevikon Kunststoff für zahlreiche Verwendungszwecke	Polyvinylchlorid	Bereits geringe Mengen austretendes Vinylchlorid können bei chronischer Aufnahme Krebs erzeugen.
Phenexpan Schaumkunststoff	Phenoplast	Die verarbeiteten Chemikalien stehen zum Teil im begründeten Verdacht, Krebs hervorzurufen.

Krebsrisiko Kunststoffe

Name und Art des Kunststoffs	Kunststoff-gruppe	Hinweise zum Krebsrisiko
Phenodur Kunststoff für zahlreiche Verwendungszwecke	Phenoplast	Die verarbeiteten Chemikalien stehen zum Teil im begründeten Verdacht, Krebs hervorzurufen.
Phenorit Schaumkunststoff	Phenoplast	Die verarbeiteten Chemikalien stehen zum Teil im begründeten Verdacht, Krebs hervorzurufen.
Phoenolan Kunststoffprofile und -rohre, Folien, Bahnen u. ä., Zellkunststoff	Gummielastisch vernetzendes Polyurethan	Beim gebräuchlichsten Polyurethan-Rohstoff, dem TDI, weisen Tierversuche auf ein Krebsrisiko für den Menschen hin.
Piaflex Folien, Bahnen u. ä.	Polyacryl- und Polymethacryl-verbindungen	Unkalkulierbares Krebsrisiko
Piatherm Schaumkunststoff	Harnstoff- und Thioharnstoff-harz	Die verarbeiteten Chemikalien stehen zum Teil im begründeten Verdacht, Krebs hervorzurufen.
Pibiter Kunststoff für zahlreiche Verwendungszwecke	Lineares Polyester	Langzeituntersuchungen zum Krebsrisiko der Zusatzstoffe fehlen.
Planomid Kunststoff für zahlreiche Verwendungszwecke	Polyamid	Langzeituntersuchungen zum Krebsrisiko der Zusatzstoffe fehlen.
Plaper Folien zum Verpakken und Isolieren	Polystyrol modifiziert mit Butadien	Styrol bewirkte in Tierversuchen ein erhöhtes Krebsrisiko.
Plastacor Selbstklebende Folie	Weichgemachtes Polyvinylchlorid und Copolymere	Bereits geringe Mengen austretendes Vinylchlorid können bei chronischer Aufnahme Krebs erzeugen.
Plastazote Schaumkunststoff	Polyethylen	Laut Bundesgesundheitsamt dürfen auch in dieser Kunststoffgruppe krebserzeugende Chemikalien verarbeitet werden; siehe Seite 124.
Plasticell Strukturschaum	Polyvinylchlorid	Bereits geringe Mengen austretendes Vinylchlorid können bei chronischer Aufnahme Krebs erzeugen.

Krebsrisiko Kunststoffe

Name und Art des Kunststoffs	Kunststoff- gruppe	Hinweise zum Krebsrisiko
Plastifilm Verpackungsfolien und -schläuche	Polyvinylchlorid	Bereits geringe Mengen austretendes Vinylchlorid können bei chronischer Aufnahme Krebs erzeugen.
Plastilit Kunststoffrohre	Polyvinylchlorid	Bereits geringe Mengen austretendes Vinylchlorid können bei chronischer Aufnahme Krebs erzeugen.
Plastin Verpackungsfolien und -schläuche	Polyethylen	Laut Bundesgesundheitsamt dürfen auch in dieser Kunststoffgruppe krebserzeugende Chemikalien verarbeitet werden; siehe Seite 124.
Plastiroll Kunststoffrohre	Polystyrol modifiziert mit Butadien und Acrylnitril	Krebserzeugende ungebundene Restmonomere können bei Haut- bzw. Lebensmittelkontakt übergehen.
Plastiroll Kunststoffrohre	Polyvinylchlorid	Bereits geringe Mengen austretendes Vinylchlorid können bei chronischer Aufnahme Krebs erzeugen.
Plastoflex Kunststoffschläuche für die Elektrotechnik	Weichgemachtes Polyvinylchlorid und Copolymere	Bereits geringe Mengen austretendes Vinylchlorid können bei chronischer Aufnahme Krebs erzeugen.
Plastopil Gartenbau- und Gewächshausfolie	Polyethylen	Laut Bundesgesundheitsamt dürfen auch in dieser Kunststoffgruppe krebserzeugende Chemikalien verarbeitet werden; siehe Seite 124.
Plastopil Gartenbau- und Gewächshausfolie	Weichgemachtes Polyvinylchlorid und Copolymere	Bereits geringe Mengen austretendes Vinylchlorid können bei chronischer Aufnahme Krebs erzeugen.
Plastopreg Kunststoff für zahlreiche Verwendungszwecke	Ungesättigtes Polyester	Langzeituntersuchungen zum Krebsrisiko der Zusatzstoffe fehlen.
Plastothane Kunststoff für zahlreiche Verwendungszwecke	Thermoplastische Polyurethan- Elastomere	Beim gebräuchlichsten Polyurethan-Rohstoff, dem TDI, weisen Tierversuche auf ein Krebsrisiko für den Menschen hin.
Plastotrans Verpackungsfolien und -schläuche	Polyethylen	Laut Bundesgesundheitsamt dürfen auch in dieser Kunststoffgruppe krebserzeugende Chemikalien verarbeitet werden; siehe Seite 124.

Krebsrisiko Kunststoffe

Name und Art des Kunststoffs	Kunststoff-gruppe	Hinweise zum Krebsrisiko
Platilon Folien zum Verpakken und Isolieren, Verpackungsfolien und -schläuche, Kunststoffbahnen und technische Folien	Polypropylen	Laut Bundesgesundheitsamt dürfen auch in dieser Kunststoffgruppe krebserzeugende Chemikalien verarbeitet werden; siehe Seite 124.
Platilon Folien zum Verpakken und Isolieren, Verpackungsfolien und -schläuche, Kunststoffbahnen und technische Folien	Polyamid	Langzeituntersuchungen zum Krebsrisiko der Zusatzstoffe fehlen.
Platilon Folien zum Verpakken und Isolieren, Verpackungsfolien und -schläuche, Kunststoffbahnen und technische Folien	Thermo-plastische Poly-urethan-Elastomere	Beim gebräuchlichsten Polyurethan-Rohstoff, dem TDI, weisen Tierversuche auf ein Krebsrisiko für den Menschen hin.
Platilon U Kunststoffbahnen und technische Folien, technisches Ausklei-dungs- und Dichtungsmaterial, technisches Material mit Gewebe oder Vlies	Vernetztes Polyurethan	Beim gebräuchlichsten Polyurethan-Rohstoff, dem TDI, weisen Tierversuche auf ein Krebsrisiko für den Menschen hin.
Platon Kunststoffdrähte und -fäden	Polyterephthalat	Keine Angaben zum Krebsrisiko möglich.
Platon Kunststoffdrähte und -fäden	Polyamid	Langzeituntersuchungen zum Krebsrisiko der Zusatzstoffe fehlen.
Plex Kunststoff für zahl-reiche Verwendungs-zwecke	Polyacryl- und Polymethacryl-verbindungen	Unkalkulierbares Krebsrisiko
Plexidur Kunststoffrohre, Kunststoffstäbe	Polymethacryl-ester	Unkalkulierbares Krebsrisiko

Krebsrisiko Kunststoffe

Name und Art des Kunststoffs	Kunststoffgruppe	Hinweise zum Krebsrisiko
Plexidur Kunststoffrohre, Kunststoffstäbe	Polyacrylnitril	Krebserzeugende ungebundene Restmonomere können bei Haut- bzw. Lebensmittelkontakt übergehen.
Plexiglas Kunststoff für zahlreiche Verwendungszwecke, vor allem für Kunststoffrohre, Kunststoffstäbe	Polymethacrylester	Unkalkulierbares Krebsrisiko
Pocan Kunststoff für zahlreiche Verwendungszwecke	Polyterephthalat	Keine Angaben zum Krebsrisiko möglich.
Pokalon Kunststoffbahnen und technische Folien	Polycarbonat	Keine Angaben zum Krebsrisiko möglich.
Polcorfam Luftdurchlässiges Schuhmaterial	Polyterephthalat	Keine Angaben zum Krebsrisiko möglich.
Polcorfam Luftdurchlässiges Schuhmaterial	Vernetztes Polyurethan	Beim gebräuchlichsten Polyurethan-Rohstoff, dem TDI, weisen Tierversuche auf ein Krebsrisiko für den Menschen hin.
Polibel Kunststoffrohre	Polyvinylchlorid	Bereits geringe Mengen austretendes Vinylchlorid können bei chronischer Aufnahme Krebs erzeugen.
Polibit Kunststoff für zahlreiche Verwendungszwecke	Polyterephthalat	Keine Angaben zum Krebsrisiko möglich.
Polical Kunststoffrohre	Polyvinylchlorid	Bereits geringe Mengen austretendes Vinylchlorid können bei chronischer Aufnahme Krebs erzeugen.
Policor Kunststoffrohre	Polyvinylchlorid	Bereits geringe Mengen austretendes Vinylchlorid können bei chronischer Aufnahme Krebs erzeugen.
Polidro Kunststoffrohre	Polyvinylchlorid	Bereits geringe Mengen austretendes Vinylchlorid können bei chronischer Aufnahme Krebs erzeugen.

Krebsrisiko Kunststoffe

Name und Art des Kunststoffs	Kunststoff- gruppe	Hinweise zum Krebsrisiko
Polidurit Kunststoffrohre	Polyvinylchlorid	Bereits geringe Mengen austretendes Vinylchlorid können bei chronischer Aufnahme Krebs erzeugen.
Poliflex Kunststoffschläuche, Folien, Bahnen u. ä.	Weichgemachtes Polyvinylchlorid und Copolymere	Bereits geringe Mengen austretendes Vinylchlorid können bei chronischer Aufnahme Krebs erzeugen.
Politarp Technisches Auskleidungs- und Dichtungsmaterial	Polyethylen	Laut Bundesgesundheitsamt dürfen auch in dieser Kunststoffgruppe krebserzeugende Chemikalien verarbeitet werden; siehe Seite 124.
Polivar Kunststoffstäbe	Polymethacrylester	Unkalkulierbares Krebsrisiko
Pollopas Kunststoff für zahlreiche Verwendungszwecke	Harnstoff- und Thioharnstoffharz	Die verarbeiteten Chemikalien stehen zum Teil im begründeten Verdacht, Krebs hervorzurufen.
Polyclear Kunststoff für zahlreiche Verwendungszwecke	Polyterephthalat	Keine Angaben zum Krebsrisiko möglich.
Polydur Kunststoff für zahlreiche Verwendungszwecke	Ungesättigtes Polyester	Langzeituntersuchungen zum Krebsrisiko der Zusatzstoffe fehlen.
Polyfelt Vlies	Polypropylen	Laut Bundesgesundheitsamt dürfen auch in dieser Kunststoffgruppe krebserzeugende Chemikalien verarbeitet werden; siehe Seite 124.
Polyfluron Kunststoffrohre, Kunststoffschläuche, Kunststoffbahnen und technische Folien	Polytetrafluorethylen und Copolymere	Unkalkulierbares Krebsrisiko
Polyloy Kunststoff für zahlreiche Verwendungszwecke	Polyamid und Polyethylen	Laut Bundesgesundheitsamt dürfen auch in dieser Kunststoffgruppe krebserzeugende Chemikalien verarbeitet werden; siehe Seite 124.
Poly-Net Folien, Bahnen u. ä.	Polyolefine	Unkalkulierbares Krebsrisiko

Krebsrisiko Kunststoffe

Name und Art des Kunststoffs	Kunststoff-gruppe	Hinweise zum Krebsrisiko
Polypan Schaumkunststoff	Polystyrol	Styrol bewirkte in Tierversuchen ein erhöhtes Krebsrisiko.
Poly-Pro Kunststoff für zahlreiche Verwendungszwecke	Polypropylen	Laut Bundesgesundheitsamt dürfen auch in dieser Kunststoffgruppe krebserzeugende Chemikalien verarbeitet werden; siehe Seite 124.
Polystal Kunststoffstäbe	Ungesättigtes Polyester	Langzeituntersuchungen zum Krebsrisiko der Zusatzstoffe fehlen.
Polystat Kunststoff für zahlreiche Verwendungszwecke in der Elektrotechnik	Polymerisationsprodukte mit Kohlenstoffketten	Keine Angaben zum Krebsrisiko möglich.
Polystone Kunststoffstäbe, Kunststoffprofile	Polyethylen	Laut Bundesgesundheitsamt dürfen auch in dieser Kunststoffgruppe krebserzeugende Chemikalien verarbeitet werden; siehe Seite 124.
Polystone Kunststoffstäbe, Kunststoffprofile	Polypropylen	Laut Bundesgesundheitsamt dürfen auch in dieser Kunststoffgruppe krebserzeugende Chemikalien verarbeitet werden; siehe Seite 124.
Polystone Kunststoffstäbe, Kunststoffprofile	Polyamid	Langzeituntersuchungen zum Krebsrisiko der Zusatzstoffe fehlen.
Polytherm Kunststoffbahnen und technische Folien	Polyvinylchlorid	Bereits geringe Mengen austretendes Vinylchlorid können bei chronischer Aufnahme Krebs erzeugen.
Polytrope Kunststoff für zahlreiche Verwendungszwecke	Chloriertes Polypropylen	Laut Bundesgesundheitsamt dürfen auch in dieser Kunststoffgruppe krebserzeugende Chemikalien verarbeitet werden; siehe Seite 124.
Poret Schaumkunststoff	Vernetztes Polyurethan	Beim gebräuchlichsten Polyurethan-Rohstoff, dem TDI, weisen Tierversuche auf ein Krebsrisiko für den Menschen hin.
Porofol Gartenbau- und Gewächshausfolie	Polyethylen	Laut Bundesgesundheitsamt dürfen auch in dieser Kunststoffgruppe krebserzeugende Chemikalien verarbeitet werden; siehe Seite 124.

Krebsrisiko Kunststoffe

Name und Art des Kunststoffs	Kunststoffgruppe	Hinweise zum Krebsrisiko
Poron Schaumkunststoff	Weichgemachtes Polyvinylchlorid und Copolymere	Bereits geringe Mengen austretendes Vinylchlorid können bei chronischer Aufnahme Krebs erzeugen.
Poron Schaumkunststoff	Vernetztes Polyurethan	Beim gebräuchlichsten Polyurethan-Rohstoff, dem TDI, weisen Tierversuche auf ein Krebsrisiko für den Menschen hin.
Poroplast Schaumkunststoff	Weichgemachtes Polyvinylchlorid und Copolymere	Bereits geringe Mengen austretendes Vinylchlorid können bei chronischer Aufnahme Krebs erzeugen.
Porvair Luftdurchlässiges Schuhmaterial	Vernetztes Polyurethan	Beim gebräuchlichsten Polyurethan-Rohstoff, dem TDI, weisen Tierversuche auf ein Krebsrisiko für den Menschen hin.
Porvent Kunststoffbahnen und technische Folien, luftdurchlässiges Schuhmaterial	Polyethylen	Laut Bundesgesundheitsamt dürfen auch in dieser Kunststoffgruppe krebserzeugende Chemikalien verarbeitet werden; siehe Seite 124.
Pregnit Kunststoff für zahlreiche Verwendungszwecke	Polyimid	Unkalkulierbares Krebsrisiko
Pro-fax Kunststoff für zahlreiche Verwendungszwecke	Polypropylen	Laut Bundesgesundheitsamt dürfen auch in dieser Kunststoffgruppe krebserzeugende Chemikalien verarbeitet werden; siehe Seite 124.
Propafilm Verpackungsfolien und -schläuche, Verbundfolie	Polypropylen	Laut Bundesgesundheitsamt dürfen auch in dieser Kunststoffgruppe krebserzeugende Chemikalien verarbeitet werden; siehe Seite 124.
Propafoil Folien, Bahnen u. ä.	Polypropylen	Laut Bundesgesundheitsamt dürfen auch in dieser Kunststoffgruppe krebserzeugende Chemikalien verarbeitet werden; siehe Seite 124.
Propaply Folien, Bahnen u. ä.	Polypropylen	Laut Bundesgesundheitsamt dürfen auch in dieser Kunststoffgruppe krebserzeugende Chemikalien verarbeitet werden; siehe Seite 124.

Krebsrisiko Kunststoffe

Name und Art des Kunststoffs	Kunststoffgruppe	Hinweise zum Krebsrisiko
Propathene Kunststoff für zahlreiche Verwendungszwecke	Polypropylen	Laut Bundesgesundheitsamt dürfen auch in dieser Kunststoffgruppe krebserzeugende Chemikalien verarbeitet werden; siehe Seite 124.
Propophane Verpackungsfolien und -schläuche	Polypropylen	Laut Bundesgesundheitsamt dürfen auch in dieser Kunststoffgruppe krebserzeugende Chemikalien verarbeitet werden; siehe Seite 124.
Propylux Kunststoffprofile und -rohre, Folien, Bahnen u. ä.	Polypropylen	Laut Bundesgesundheitsamt dürfen auch in dieser Kunststoffgruppe krebserzeugende Chemikalien verarbeitet werden; siehe Seite 124.
Pryphane Verpackungsfolien und -schläuche	Polypropylen	Laut Bundesgesundheitsamt dürfen auch in dieser Kunststoffgruppe krebserzeugende Chemikalien verarbeitet werden; siehe Seite 124.
Pulse Kunststoff für zahlreiche Verwendungszwecke	Polycarbonat	Keine Angaben zum Krebsrisiko möglich.
Pulse Kunststoff für zahlreiche Verwendungszwecke	Polystyrol modifiziert mit Butadien und Acrylnitril	Krebserzeugende ungebundene Restmonomere können bei Haut- bzw. Lebensmittelkontakt übergehen.
Pyroguard Schaumkunststoff	Vernetztes Polyurethan	Beim gebräuchlichsten Polyurethan-Rohstoff, dem TDI, weisen Tierversuche auf ein Krebsrisiko für den Menschen hin.
Pyrotex Kunststoff für zahlreiche Verwendungszwecke	Silicon	Keine Angaben zum Krebsrisiko möglich.
Rau-Polyamid Kunststoff für zahlreiche Verwendungszwecke	Polyamid	Langzeituntersuchungen zum Krebsrisiko der Zusatzstoffe fehlen.
Rau-Polycarbonat Kunststoff für zahlreiche Verwendungszwecke	Polycarbonat	Keine Angaben zum Krebsrisiko möglich.

Krebsrisiko Kunststoffe

Name und Art des Kunststoffs	Kunststoff-gruppe	Hinweise zum Krebsrisiko
Rau-Polyolefin Kunststoff für zahlreiche Verwendungszwecke	Polyolefine	Unkalkulierbares Krebsrisiko
Rau-Polyoxid Kunststoff für zahlreiche Verwendungszwecke	Polyoxid	Keine Angaben zum Krebsrisiko möglich.
Rau-Polystyrol Kunststoff für zahlreiche Verwendungszwecke	Polystyrol	Styrol bewirkte in Tierversuchen ein erhöhtes Krebsrisiko.
Rau-Polyurethan Kunststoff für zahlreiche Verwendungszwecke	Polyurethan	Beim gebräuchlichsten Polyurethan-Rohstoff, dem TDI, weisen Tierversuche auf ein Krebsrisiko für den Menschen hin.
Rau-Polyvinylchlorid Kunststoff für zahlreiche Verwendungszwecke	Polyvinylchlorid	Bereits geringe Mengen austretendes Vinylchlorid können bei chronischer Aufnahme Krebs erzeugen.
Ravikral Kunststoff für zahlreiche Verwendungszwecke	Polystyrol modifiziert mit Butadien und Acrylnitril	Krebserzeugende ungebundene Restmonomere können bei Haut- bzw. Lebensmittelkontakt übergehen.
Ravinil Kunststoff für zahlreiche Verwendungszwecke	Polyvinylchlorid	Bereits geringe Mengen austretendes Vinylchlorid können bei chronischer Aufnahme Krebs erzeugen.
Reemay Vlies	Polyterephthalat	Keine Angaben zum Krebsrisiko möglich.
Reevane Kunstleder	Vernetztes Polyurethan	Beim gebräuchlichsten Polyurethan-Rohstoff, dem TDI, weisen Tierversuche auf ein Krebsrisiko für den Menschen hin.
renolen Verpackungsfolien und -schläuche	Polyethylen	Laut Bundesgesundheitsamt dürfen auch in dieser Kunststoffgruppe krebserzeugende Chemikalien verarbeitet werden; siehe Seite 124.
Renolit Folien, Bahnen u. ä.	Polyvinylchlorid	Bereits geringe Mengen austretendes Vinylchlorid können bei chronischer Aufnahme Krebs erzeugen.

Krebsrisiko Kunststoffe

Name und Art des Kunststoffs	Kunststoff-gruppe	Hinweise zum Krebsrisiko
Renyl Kunststoff für zahlreiche Verwendungszwecke	Polyamid	Langzeituntersuchungen zum Krebsrisiko der Zusatzstoffe fehlen.
Reproflon Kunststoff für zahlreiche Verwendungszwecke, vor allem Kunststoffrohre, Kunststoffstäbe, Kunststoffprofile, technisches Auskleidungs- und Dichtungsmaterial	Polytetrafluorethylen und Copolymere	Unkalkulierbares Krebsrisiko
Resarit Kunststoff für zahlreiche Verwendungszwecke	Polyacryl- und Polymethacrylverbindungen	Unkalkulierbares Krebsrisiko
Resarit Kunststoff für zahlreiche Verwendungszwecke	Polymethacrylester	Unkalkulierbares Krebsrisiko
Resart Kunststoff für zahlreiche Verwendungszwecke	Melaminharz	Die verarbeiteten Chemikalien stehen zum Teil im begründeten Verdacht, Krebs hervorzurufen.
Resart Kunststoff für zahlreiche Verwendungszwecke	Modifiziertes Melaminharz	Die verarbeiteten Chemikalien stehen zum Teil im begründeten Verdacht, Krebs hervorzurufen.
Resartherm Kunststoff für zahlreiche Verwendungszwecke	Melaminharz	Die verarbeiteten Chemikalien stehen zum Teil im begründeten Verdacht, Krebs hervorzurufen.
Resartherm Kunststoff für zahlreiche Verwendungszwecke	Ungesättigtes Polyester	Langzeituntersuchungen zum Krebsrisiko der Zusatzstoffe fehlen.
Resiglas Kunststoff für zahlreiche Verwendungszwecke	Ungesättigtes Polyester	Langzeituntersuchungen zum Krebsrisiko der Zusatzstoffe fehlen.

Krebsrisiko Kunststoffe

Name und Art des Kunststoffs	Kunststoff-gruppe	Hinweise zum Krebsrisiko
Resiglas Kunststoff für zahlreiche Verwendungszwecke	Epoxidharz	Krebserzeugende ungebundene Restmonomere können bei Haut- bzw. Lebensmittelkontakt übergehen.
Resinite Folien zum Verpakken und Isolieren	Polyvinylchlorid	Bereits geringe Mengen austretendes Vinylchlorid können bei chronischer Aufnahme Krebs erzeugen.
Resinol Kunststoff für zahlreiche Verwendungszwecke	Phenoplast	Die verarbeiteten Chemikalien stehen zum Teil im begründeten Verdacht, Krebs hervorzurufen.
Resipol Kunststoff für zahlreiche Verwendungszwecke	Ungesättigtes Polyester	Langzeituntersuchungen zum Krebsrisiko der Zusatzstoffe fehlen.
Resistit-Perfekt Dachbelag	Chloropren-Polymerisat	Unkalkulierbares Krebsrisiko
Resoform Möbel-Oberflächenbeschichtung	Ungesättigtes Polyester	Langzeituntersuchungen zum Krebsrisiko der Zusatzstoffe fehlen.
Resopal Dekorative Schichtpreßstoffe	Melaminharz	Die verarbeiteten Chemikalien stehen zum Teil im begründeten Verdacht, Krebs hervorzurufen.
Resopalan Möbel-Oberflächenbeschichtung	Melaminharz	Die verarbeiteten Chemikalien stehen zum Teil im begründeten Verdacht, Krebs hervorzurufen.
Resopalan Möbel-Oberflächenbeschichtung	Ungesättigtes Polyester	Langzeituntersuchungen zum Krebsrisiko der Zusatzstoffe fehlen.
Resopalit Sperrholz, Faser- und Spanplatten mit Kunstharzdeckschicht	Unbekannt	Keine Angaben zum Krebsrisiko möglich.
Resoplan Dekorative Schichtpreßstoffe	Melaminharz	Die verarbeiteten Chemikalien stehen zum Teil im begründeten Verdacht, Krebs hervorzurufen.

Krebsrisiko Kunststoffe

Name und Art des Kunststoffs	Kunststoffgruppe	Hinweise zum Krebsrisiko
Resproid Kunstleder	Weichgemachtes Polyvinylchlorid und Copolymere	Bereits geringe Mengen austretendes Vinylchlorid können bei chronischer Aufnahme Krebs erzeugen.
Rest Easy Schaumkunststoff	Vernetztes Polyurethan	Beim gebräuchlichsten Polyurethan-Rohstoff, dem TDI, weisen Tierversuche auf ein Krebsrisiko für den Menschen hin.
Retipor Schaumkunststoff	Vernetztes Polyurethan	Beim gebräuchlichsten Polyurethan-Rohstoff, dem TDI, weisen Tierversuche auf ein Krebsrisiko für den Menschen hin.
Rexlon Kunststoff für zahlreiche Verwendungszwecke	Polyethylen	Laut Bundesgesundheitsamt dürfen auch in dieser Kunststoffgruppe krebserzeugende Chemikalien verarbeitet werden; siehe Seite 124.
Rhenoverit Sperrholz, Faser- und Spanplatten mit Kunstharzdeckschicht	Melaminharz	Die verarbeiteten Chemikalien stehen zum Teil im begründeten Verdacht, Krebs hervorzurufen.
Rhepanol Dachbelag, Baudichtungsbahnen	Polyisobutylen	Langzeituntersuchungen auf krebserzeugende Kombinationswirkungen fehlen.
RHIAMER Kunststoffrohre	Polypropylen	Laut Bundesgesundheitsamt dürfen auch in dieser Kunststoffgruppe krebserzeugende Chemikalien verarbeitet werden; siehe Seite 124.
RHIAMER Kunststoffrohre	Polyethylen	Laut Bundesgesundheitsamt dürfen auch in dieser Kunststoffgruppe krebserzeugende Chemikalien verarbeitet werden; siehe Seite 124.
RHIAMER Kunststoffrohre	Polyvinylchlorid	Bereits geringe Mengen austretendes Vinylchlorid können bei chronischer Aufnahme Krebs erzeugen.
RHIAMER Kunststoffrohre	Polyvinylidenfluorid	Langzeituntersuchungen auf krebserzeugende Kombinationswirkungen fehlen.

Krebsrisiko Kunststoffe

Name und Art des Kunststoffs	Kunststoff-gruppe	Hinweise zum Krebsrisiko
RHIATHERM Kunststoffrohre	Polyethylen	Laut Bundesgesundheitsamt dürfen auch in dieser Kunststoffgruppe krebserzeugende Chemikalien verarbeitet werden; siehe Seite 124.
RHIATHERM Kunststoffrohre	Polystyrol modifiziert mit Butadien und Acrylnitril	Krebserzeugende ungebundene Restmonomere können bei Haut- bzw. Lebensmittelkontakt übergehen.
Rigidex Kunststoff für zahlreiche Verwendungszwecke	Polyethylen	Laut Bundesgesundheitsamt dürfen auch in dieser Kunststoffgruppe krebserzeugende Chemikalien verarbeitet werden; siehe Seite 124.
Rikett Kunststoffbodenbeläge	Weichgemachtes Polyvinylchlorid und Copolymere	Bereits geringe Mengen austretendes Vinylchlorid können bei chronischer Aufnahme Krebs erzeugen.
Rilsan Kunststoff für zahlreiche Verwendungszwecke, vor allem Kunststoffdrähte und -fäden	Polyamid	Langzeituntersuchungen zum Krebsrisiko der Zusatzstoffe fehlen.
Rilsan BECHO Kunststoff für zahlreiche Verwendungszwecke	Polyamid	Langzeituntersuchungen zum Krebsrisiko der Zusatzstoffe fehlen.
Roccé Kunststoffbahnen und technische Folien, Kaschierfolie	Polyvinylchlorid	Bereits geringe Mengen austretendes Vinylchlorid können bei chronischer Aufnahme Krebs erzeugen.
Roccé Kunststoffbahnen und technische Folien, Kaschierfolie	Weichgemachtes Polyvinylchlorid und Copolymere	Bereits geringe Mengen austretendes Vinylchlorid können bei chronischer Aufnahme Krebs erzeugen.
Rocel Folien, Bahnen u. ä.	Sekundäres Celluloseacetat	Keine Angaben zum Krebsrisiko möglich.
Rohacell Schaumkunststoff	Polymethacrylimid	Unkalkulierbares Krebsrisiko

Krebsrisiko Kunststoffe

Name und Art des Kunststoffs	Kunststoffgruppe	Hinweise zum Krebsrisiko
Romicafil Isolierfolie	Epoxidharz	Krebserzeugende ungebundene Restmonomere können bei Haut- bzw. Lebensmittelkontakt übergehen.
Romicapreg Isolierfolie	Epoxidharz	Krebserzeugende ungebundene Restmonomere können bei Haut- bzw. Lebensmittelkontakt übergehen.
Ronfalin Kunststoff für zahlreiche Verwendungszwecke	Polystyrol modifiziert mit Butadien und Acrylnitril	Krebserzeugende ungebundene Restmonomere können bei Haut- bzw. Lebensmittelkontakt übergehen.
Ronfaloy Kunststoff für zahlreiche Verwendungszwecke in der Elektrotechnik	Polyvinylchlorid	Bereits geringe Mengen austretendes Vinylchlorid können bei chronischer Aufnahme Krebs erzeugen.
Ronfaloy Kunststoff für zahlreiche Verwendungszwecke in der Elektrotechnik	Polystyrol modifiziert mit Butadien und Acrylnitril	Krebserzeugende ungebundene Restmonomere können bei Haut- bzw. Lebensmittelkontakt übergehen.
Ropol Kunststoff für zahlreiche Verwendungszwecke	Polyethylen	Laut Bundesgesundheitsamt dürfen auch in dieser Kunststoffgruppe krebserzeugende Chemikalien verarbeitet werden; siehe Seite 124.
Roxan Buchbindermaterial, Möbel-Oberflächenbeschichtung	Polyvinylchlorid	Bereits geringe Mengen austretendes Vinylchlorid können bei chronischer Aufnahme Krebs erzeugen.
Roy... Dekorations-, Bekleidungs-, Polsterfolie, Kunstleder, geschäumtes Kunstleder	Weichgemachtes Polyvinylchlorid und Copolymere	Bereits geringe Mengen austretendes Vinylchlorid können bei chronischer Aufnahme Krebs erzeugen.
Roy... Dekorations-, Bekleidungs-, Polsterfolie, Kunstleder, geschäumtes Kunstleder	Polyurethan	Beim gebräuchlichsten Polyurethan-Rohstoff, dem TDI, weisen Tierversuche auf ein Krebsrisiko für den Menschen hin.

Krebsrisiko Kunststoffe

Name und Art des Kunststoffs	Kunststoff-gruppe	Hinweise zum Krebsrisiko
Royalene Kunststoff für zahlreiche Verwendungszwecke	Olefin-Dien-Terpolymer	Unkalkulierbares Krebsrisiko
Roylar Kunststoff für zahlreiche Verwendungszwecke	Thermo-plastische Poly-urethan-Elastomere	Beim gebräuchlichsten Polyurethan-Rohstoff, dem TDI, weisen Tierversuche auf ein Krebsrisiko für den Menschen hin.
Rütaphen Kunststoff für zahlreiche Verwendungszwecke	Phenoplast	Die verarbeiteten Chemikalien stehen zum Teil im begründeten Verdacht, Krebs hervorzurufen.
Ryton Kunststoff für zahlreiche Verwendungszwecke in der Elektrotechnik	Polyphenylen-Sulfid	Langzeituntersuchungen auf krebserzeugende Kombinationswirkungen fehlen.
Ryulex Kunststoff für zahlreiche Verwendungszwecke in der Elektrotechnik	Polycarbonat	Keine Angaben zum Krebsrisiko möglich.
Ryulex Kunststoff für zahlreiche Verwendungszwecke in der Elektrotechnik	Polystyrol	Styrol bewirkte in Tierversuchen ein erhöhtes Krebsrisiko.
Safecoat Vlies, Dachbelag	Polypropylen	Laut Bundesgesundheitsamt dürfen auch in dieser Kunststoffgruppe krebserzeugende Chemikalien verarbeitet werden; siehe Seite 124.
Saflex Folien zum Verpakken und Isolieren	Polyvinylbutyral	Langzeituntersuchungen auf krebserzeugende Kombinationswirkungen fehlen.
Salvex Kunststoff für zahlreiche Verwendungszwecke	Polyolefine	Unkalkulierbares Krebsrisiko
Sanrex Kunststoff für zahlreiche Verwendungszwecke	Polystyrol modifiziert mit Acrylnitril	Krebserzeugende ungebundene Restmonomere können bei Haut- bzw. Lebensmittelkontakt übergehen.

Krebsrisiko Kunststoffe

Name und Art des Kunststoffs	Kunststoffgruppe	Hinweise zum Krebsrisiko
Santolite Kunststoff für zahlreiche Verwendungszwecke	Polyarylether	Langzeituntersuchungen auf krebserzeugende Kombinationswirkungen fehlen.
Sarafan Verpackungsfolien und -schläuche	Polyethylen	Laut Bundesgesundheitsamt dürfen auch in dieser Kunststoffgruppe krebserzeugende Chemikalien verarbeitet werden; siehe Seite 124.
Sarafan Verpackungsfolien und -schläuche	Polypropylen	Laut Bundesgesundheitsamt dürfen auch in dieser Kunststoffgruppe krebserzeugende Chemikalien verarbeitet werden; siehe Seite 124.
Saran Kunststoff für zahlreiche Verwendungszwecke	Polyvinylidenchlorid	Langzeituntersuchungen auf krebserzeugende Kombinationswirkungen fehlen.
Saranex Verbundfolie	Polyethylen, Polyvinylidenchlorid und Copolymere	Langzeituntersuchungen auf krebserzeugende Kombinationswirkungen fehlen.
Sarnafil Baudichtungsbahnen, Dachbelag	Polyvinylchlorid	Bereits geringe Mengen austretendes Vinylchlorid können bei chronischer Aufnahme Krebs erzeugen.
Saterflex Kunststoff für zahlreiche Verwendungszwecke	Thermoplastische Elastomere	Keine Angaben zum Krebsrisiko möglich.
Satinflex Folien, Bahnen u. ä.	Polyethylen	Laut Bundesgesundheitsamt dürfen auch in dieser Kunststoffgruppe krebserzeugende Chemikalien verarbeitet werden; siehe Seite 124.
Saxetat Kunststoff für zahlreiche Verwendungszwecke	Sekundäres Celluloseacetat	Keine Angaben zum Krebsrisiko möglich.
Scarab Kunststoff für zahlreiche Verwendungszwecke	Harnstoff- und Thioharnstoffharz	Die verarbeiteten Chemikalien stehen zum Teil im begründeten Verdacht, Krebs hervorzurufen.

Krebsrisiko Kunststoffe

Name und Art des Kunststoffs	Kunststoff-gruppe	Hinweise zum Krebsrisiko
Schulamid Kunststoff für zahlreiche Verwendungszwecke	Polyamid	Langzeituntersuchungen zum Krebsrisiko der Zusatzstoffe fehlen.
Sclair Kunststoff für zahlreiche Verwendungszwecke	Polyethylen	Laut Bundesgesundheitsamt dürfen auch in dieser Kunststoffgruppe krebserzeugende Chemikalien verarbeitet werden; siehe Seite 124.
Sclairfilm Verpackungsfolien und -schläuche	Polyethylen	Laut Bundesgesundheitsamt dürfen auch in dieser Kunststoffgruppe krebserzeugende Chemikalien verarbeitet werden; siehe Seite 124.
Sclairpipe Kunststoffrohre	Polyethylen	Laut Bundesgesundheitsamt dürfen auch in dieser Kunststoffgruppe krebserzeugende Chemikalien verarbeitet werden; siehe Seite 124.
Sconarol Kunststoff für zahlreiche Verwendungszwecke	Polystyrol modifiziert mit Acrylnitril	Krebserzeugende ungebundene Restmonomere können bei Haut- bzw. Lebensmittelkontakt übergehen.
Sconater Kunststoff für zahlreiche Verwendungszwecke	Polystyrol modifiziert mit Butadien und Acrylnitril	Krebserzeugende ungebundene Restmonomere können bei Haut- bzw. Lebensmittelkontakt übergehen.
Scotchpak Verpackungsfolien und -schläuche	Polyterephthalat	Keine Angaben zum Krebsrisiko möglich.
Scotchpar Verpackungsfolien und -schläuche	Polyterephthalat	Keine Angaben zum Krebsrisiko möglich.
Scotchply Kunststoff für zahlreiche Verwendungszwecke	Phenoplast	Die verarbeiteten Chemikalien stehen zum Teil im begründeten Verdacht, Krebs hervorzurufen.
Scotchply Kunststoff für zahlreiche Verwendungszwecke	Epoxidharz	Krebserzeugende ungebundene Restmonomere können bei Haut- bzw. Lebensmittelkontakt übergehen.
Sea-Lok Kunststoffprofile	Polyvinylchlorid	Bereits geringe Mengen austretendes Vinylchlorid können bei chronischer Aufnahme Krebs erzeugen.

Krebsrisiko Kunststoffe

Name und Art des Kunststoffs	Kunststoffgruppe	Hinweise zum Krebsrisiko
SG laminat Baudichtungsbahnen	Olefin-Dien-Terpolymere	Unkalkulierbares Krebsrisiko
SGtan Kunststoffbahnen und technische Folien	Olefin-Dien-Terpolymere	Unkalkulierbares Krebsrisiko
SGtyl Technisches Auskleidungs- und Dichtungsmaterial	Isopren-Polymerisat	Keine Angaben zum Krebsrisiko möglich.
Shimoco Kunststoff für zahlreiche Verwendungszwecke	Ungesättigtes Polyester	Langzeituntersuchungen zum Krebsrisiko der Zusatzstoffe fehlen.
Shinko-Lac Kunststoff für zahlreiche Verwendungszwecke	Polystyrol modifiziert mit Butadien und Acrylnitril	Krebserzeugende ungebundene Restmonomere können bei Haut- bzw. Lebensmittelkontakt übergehen.
Shinkolite Kunststoff für zahlreiche Verwendungszwecke	Polymethacrylester	Unkalkulierbares Krebsrisiko
Sicron Kunststoff für zahlreiche Verwendungszwecke	Polyvinylchlorid	Bereits geringe Mengen austretendes Vinylchlorid können bei chronischer Aufnahme Krebs erzeugen.
Sidanyl Verpackungsfolien und -schläuche, Verbundfolie	Polyamid	Langzeituntersuchungen zum Krebsrisiko der Zusatzstoffe fehlen.
SignOflex Verbundfolie	Weichgemachtes Polyvinylchlorid und Copolymere	Bereits geringe Mengen austretendes Vinylchlorid können bei chronischer Aufnahme Krebs erzeugen.
SignOflex Verbundfolie	Fluorhaltiges Polymer	Unkalkulierbares Krebsrisiko
Silicor Kunststoffprofile und -rohre	Silicon-Gummi	Keine Angaben zum Krebsrisiko möglich.

Krebsrisiko Kunststoffe

Name und Art des Kunststoffs	Kunststoffgruppe	Hinweise zum Krebsrisiko
SIMONA Technisches Auskleidungs- und Dichtungsmaterial, Baudichtungsbahnen, Kunststoffrohre, Kunststoffstäbe	Polyethylen	Laut Bundesgesundheitsamt dürfen auch in dieser Kunststoffgruppe krebserzeugende Chemikalien verarbeitet werden; siehe Seite 124.
SIMONA Technisches Auskleidungs- und Dichtungsmaterial, Baudichtungsbahnen, Kunststoffrohre, Kunststoffstäbe	Polypropylen	Laut Bundesgesundheitsamt dürfen auch in dieser Kunststoffgruppe krebserzeugende Chemikalien verarbeitet werden; siehe Seite 124.
SIMONA Technisches Auskleidungs- und Dichtungsmaterial, Baudichtungsbahnen, Kunststoffrohre, Kunststoffstäbe	Polyvinylchlorid	Bereits geringe Mengen austretendes Vinylchlorid können bei chronischer Aufnahme Krebs erzeugen.
SIMONA Technisches Auskleidungs- und Dichtungsmaterial, Baudichtungsbahnen, Kunststoffrohre, Kunststoffstäbe	Polyvinylidenfluorid	Langzeituntersuchungen auf krebserzeugende Kombinationswirkungen fehlen.
SIMONA Technisches Auskleidungs- und Dichtungsmaterial, Baudichtungsbahnen, Kunststoffrohre, Kunststoffstäbe	Weichgemachtes Polyvinylchlorid und Copolymere	Bereits geringe Mengen austretendes Vinylchlorid können bei chronischer Aufnahme Krebs erzeugen.
Sinaplast Mit Kunststoff beschichtetes Blech	Weichgemachtes Polyvinylchlorid und Copolymere	Bereits geringe Mengen austretendes Vinylchlorid können bei chronischer Aufnahme Krebs erzeugen.
Sirfen Kunststoff für zahlreiche Verwendungszwecke	Phenol/Kresol- und Kresolharz	Die verarbeiteten Chemikalien stehen zum Teil im begründeten Verdacht, Krebs hervorzurufen.

Krebsrisiko Kunststoffe

Name und Art des Kunststoffs	Kunststoffgruppe	Hinweise zum Krebsrisiko
Sirfoam Schaumkunststoff	Phenoplast	Die verarbeiteten Chemikalien stehen zum Teil im begründeten Verdacht, Krebs hervorzurufen.
Siritle Kunststoff für zahlreiche Verwendungszwecke	Harnstoff- und Thioharnstoffharz	Die verarbeiteten Chemikalien stehen zum Teil im begründeten Verdacht, Krebs hervorzurufen.
Siroplast Kunststoffrohre	Polyethylen	Laut Bundesgesundheitsamt dürfen auch in dieser Kunststoffgruppe krebserzeugende Chemikalien verarbeitet werden; siehe Seite 124.
Skai Geschäumtes Kunstleder	Weichgemachtes Polyvinylchlorid und Copolymere	Bereits geringe Mengen austretendes Vinylchlorid können bei chronischer Aufnahme Krebs erzeugen.
Skailan Geschäumtes Kunstleder, luftdurchlässiges Schuhmaterial	Vernetztes Polyurethan	Beim gebräuchlichsten Polyurethan-Rohstoff, dem TDI, weisen Tierversuche auf ein Krebsrisiko für den Menschen hin.
Sniafoam Schaumkunststoff	Ungesättigtes Polyester	Langzeituntersuchungen zum Krebsrisiko der Zusatzstoffe fehlen.
Soflex Kunststoffschläuche für die Elektrotechnik	Weichgemachtes Polyvinylchlorid und Copolymere	Bereits geringe Mengen austretendes Vinylchlorid können bei chronischer Aufnahme Krebs erzeugen.
Softlon Schaumfolie, Schaumkunststoff	Polyethylen	Laut Bundesgesundheitsamt dürfen auch in dieser Kunststoffgruppe krebserzeugende Chemikalien verarbeitet werden; siehe Seite 124.
Solvic-Premix Kunststoff für zahlreiche Verwendungszwecke	Polyvinylchlorid	Bereits geringe Mengen austretendes Vinylchlorid können bei chronischer Aufnahme Krebs erzeugen.
Solvic-Premix Kunststoff für zahlreiche Verwendungszwecke	Modifiziertes Polyvinylchlorid	Bereits geringe Mengen austretendes Vinylchlorid können bei chronischer Aufnahme Krebs erzeugen.
Sonit Schaumkunststoff	Vernetztes Polyurethan	Beim gebräuchlichsten Polyurethan-Rohstoff, dem TDI, weisen Tierversuche auf ein Krebsrisiko für den Menschen hin.

Krebsrisiko Kunststoffe

Name und Art des Kunststoffs	Kunststoff-gruppe	Hinweise zum Krebsrisiko
Sonoglas Kunststoffprofile und -rohre	Ungesättigtes Polyester	Langzeituntersuchungen zum Krebsrisiko der Zusatzstoffe fehlen.
Sonwood Kunststoffprofile	Polyvinylchlorid	Bereits geringe Mengen austretendes Vinylchlorid können bei chronischer Aufnahme Krebs erzeugen.
Soreflon Kunststoff für zahlreiche Verwendungszwecke	Polytetrafluorethylen und Copolymere	Unkalkulierbares Krebsrisiko
Spiral-bauku Kunststoffrohre	Polyolefine	Unkalkulierbares Krebsrisiko
Stabar Isolierfolie	Polyacrylether	Langzeituntersuchungen auf krebserzeugende Kombinationswirkungen fehlen.
Stabar Isolierfolie	Polyethersulfon	Unkalkulierbares Krebsrisiko
Stamylan Kunststoff für zahlreiche Verwendungszwecke	Polyethylen	Laut Bundesgesundheitsamt dürfen auch in dieser Kunststoffgruppe krebserzeugende Chemikalien verarbeitet werden; siehe Seite 124.
Stamylan P Kunststoff für zahlreiche Verwendungszwecke	Polypropylen	Laut Bundesgesundheitsamt dürfen auch in dieser Kunststoffgruppe krebserzeugende Chemikalien verarbeitet werden; siehe Seite 124.
Stamylex Kunststoff für zahlreiche Verwendungszwecke	Polyethylen	Laut Bundesgesundheitsamt dürfen auch in dieser Kunststoffgruppe krebserzeugende Chemikalien verarbeitet werden; siehe Seite 124.
Stanyl Kunststoff für zahlreiche Verwendungszwecke	Polyamid	Langzeituntersuchungen zum Krebsrisiko der Zusatzstoffe fehlen.
Stat-Kon Kunststoff für zahlreiche Verwendungszwecke in der Elektrotechnik	Polypropylen	Laut Bundesgesundheitsamt dürfen auch in dieser Kunststoffgruppe krebserzeugende Chemikalien verarbeitet werden; siehe Seite 124.

Krebsrisiko Kunststoffe

Name und Art des Kunststoffs	Kunststoffgruppe	Hinweise zum Krebsrisiko
Stat-Kon Kunststoff für zahlreiche Verwendungszwecke in der Elektrotechnik	Polytrifluorchlorethylen und Copolymere	Langzeituntersuchungen auf krebserzeugende Kombinationswirkungen fehlen.
Stat-Kon Kunststoff für zahlreiche Verwendungszwecke in der Elektrotechnik	Polycarbonat	Keine Angaben zum Krebsrisiko möglich.
Staufen Folien, Bahnen u. ä.	Polyvinylchlorid	Bereits geringe Mengen austretendes Vinylchlorid können bei chronischer Aufnahme Krebs erzeugen.
Steomid Kunststoffstäbe	Polyamid	Langzeituntersuchungen zum Krebsrisiko der Zusatzstoffe fehlen.
Steomideen Kunststoffstäbe	Polyamid	Langzeituntersuchungen zum Krebsrisiko der Zusatzstoffe fehlen.
Steonef Kunststoffstäbe	Polyvinylidenfluorid	Langzeituntersuchungen auf krebserzeugende Kombinationswirkungen fehlen.
Stereon Kunststoff für zahlreiche Verwendungszwecke	Polystyrol modifiziert mit Butadien	Styrol bewirkte in Tierversuchen ein erhöhtes Krebsrisiko.
Sternite Kunststoff für zahlreiche Verwendungszwecke	Polystyrol	Styrol bewirkte in Tierversuchen ein erhöhtes Krebsrisiko.
Sternite Kunststoff für zahlreiche Verwendungszwecke	Polystyrol modifiziert mit Butadien und Acrylnitril	Krebserzeugende ungebundene Restmonomere können bei Haut- bzw. Lebensmittelkontakt übergehen.
Stox Folien, Bahnen u. ä., Isolierfolie	Celluloseester	Keine Angaben zum Krebsrisiko möglich.
Stox Folien, Bahnen u. ä., Isolierfolie	Cellulosetriacetat	Keine Angaben zum Krebsrisiko möglich.

Krebsrisiko Kunststoffe

Name und Art des Kunststoffs	Kunststoff-gruppe	Hinweise zum Krebsrisiko
Strapan Verbundwerkstoff	Polyethylen	Laut Bundesgesundheitsamt dürfen auch in dieser Kunststoffgruppe krebserzeugende Chemikalien verarbeitet werden; siehe Seite 124.
Stren Kunststoffborsten	Polyamid	Langzeituntersuchungen zum Krebsrisiko der Zusatzstoffe fehlen.
Structual Tapetenartiger Wandbelag, Schaumkunststoff	Weichgemachtes Polyvinylchlorid und Copolymere	Bereits geringe Mengen austretendes Vinylchlorid können bei chronischer Aufnahme Krebs erzeugen.
Styrex Kunststoff für zahlreiche Verwendungszwecke	Polystyrol	Styrol bewirkte in Tierversuchen ein erhöhtes Krebsrisiko.
Styriso Schaumkunststoff	Polystyrol	Styrol bewirkte in Tierversuchen ein erhöhtes Krebsrisiko.
Styritherm Schaumkunststoff	Polystyrol	Styrol bewirkte in Tierversuchen ein erhöhtes Krebsrisiko.
Styrodur Schaumkunststoff	Polystyrol	Styrol bewirkte in Tierversuchen ein erhöhtes Krebsrisiko.
Styrofil Schaumkunststoff	Polystyrol	Styrol bewirkte in Tierversuchen ein erhöhtes Krebsrisiko.
Styroflex Kunststoffdrähte und -fäden, Isolierfolie, Kunststoffbahnen und technische Folien	Polystyrol	Styrol bewirkte in Tierversuchen ein erhöhtes Krebsrisiko.
Styrofoam Schaumkunststoff	Polystyrol	Styrol bewirkte in Tierversuchen ein erhöhtes Krebsrisiko.
Styrolux Kunststoff für zahlreiche Verwendungszwecke	Polystyrol	Styrol bewirkte in Tierversuchen ein erhöhtes Krebsrisiko.
Styrolux Folien, Bahnen u. ä.	Polystyrol modifiziert	Styrol bewirkte in Tierversuchen ein erhöhtes Krebsrisiko.
Styromull Schaumkunststoff	Polystyrol	Styrol bewirkte in Tierversuchen ein erhöhtes Krebsrisiko.

Krebsrisiko Kunststoffe

Name und Art des Kunststoffs	Kunststoffgruppe	Hinweise zum Krebsrisiko
Styron Kunststoff für zahlreiche Verwendungszwecke	Polystyrol	Styrol bewirkte in Tierversuchen ein erhöhtes Krebsrisiko.
Styropol Kunststoff für zahlreiche Verwendungszwecke	Polystyrol	Styrol bewirkte in Tierversuchen ein erhöhtes Krebsrisiko.
Styropor Schaumkunststoff	Polystyrol	Styrol bewirkte in Tierversuchen ein erhöhtes Krebsrisiko.
Superex Kunststoff für zahlreiche Verwendungszwecke	Polystyrol modifiziert mit Styrol-Maleinsäureanhydrid-Terpolymere	Styrol bewirkte in Tierversuchen ein erhöhtes Krebsrisiko.
Super Texfoam Schaumkunststoff	Vernetztes Polyurethan	Beim gebräuchlichsten Polyurethan-Rohstoff, dem TDI, weisen Tierversuche auf ein Krebsrisiko für den Menschen hin.
Supraflex Folien zum Verpakken und Isolieren, Kunststoffbahnen und technische Folien	Polyethylen	Laut Bundesgesundheitsamt dürfen auch in dieser Kunststoffgruppe krebserzeugende Chemikalien verarbeitet werden; siehe Seite 124.
Suprane Isolierfolie	Polyethylen	Laut Bundesgesundheitsamt dürfen auch in dieser Kunststoffgruppe krebserzeugende Chemikalien verarbeitet werden; siehe Seite 124.
Supraplast Kunststoff für zahlreiche Verwendungszwecke	Phenoplast	Die verarbeiteten Chemikalien stehen zum Teil im begründeten Verdacht, Krebs hervorzurufen.
Supraplast Kunststoff für zahlreiche Verwendungszwecke	Aminoplast	Die verarbeiteten Chemikalien stehen zum Teil im begründeten Verdacht, Krebs hervorzurufen.
Supraplast Kunststoff für zahlreiche Verwendungszwecke	Epoxidharz	Krebserzeugende ungebundene Restmonomere können bei Haut- bzw. Lebensmittelkontakt übergehen.

225

Krebsrisiko Kunststoffe

Name und Art des Kunststoffs	Kunststoff-gruppe	Hinweise zum Krebsrisiko
Supraplast Kunststoff für zahlreiche Verwendungszwecke	Ungesättigtes Polyester	Langzeituntersuchungen zum Krebsrisiko der Zusatzstoffe fehlen.
Supraplast Kunststoff für zahlreiche Verwendungszwecke	Allylester	Keine Angaben zum Krebsrisiko möglich.
Suprathen Verpackungsfolien und -schläuche, Kunststoffbahnen und technische Folien	Polyethylen	Laut Bundesgesundheitsamt dürfen auch in dieser Kunststoffgruppe krebserzeugende Chemikalien verarbeitet werden; siehe Seite 124.
Supratherm Verpackungsfolien und -schläuche	Weichgemachtes Polyvinylchlorid und Copolymere	Bereits geringe Mengen austretendes Vinylchlorid können bei chronischer Aufnahme Krebs erzeugen.
Supratherm Verpackungsfolien und -schläuche	Polyethylen	Laut Bundesgesundheitsamt dürfen auch in dieser Kunststoffgruppe krebserzeugende Chemikalien verarbeitet werden; siehe Seite 124.
Supronyl Verbundfolie, Kunststoffbahnen und technische Folien	Polyamid	Langzeituntersuchungen zum Krebsrisiko der Zusatzstoffe fehlen.
Sustamid Kunststoffprofile und -rohre, Folien, Bahnen u. ä.	Polyamid	Langzeituntersuchungen zum Krebsrisiko der Zusatzstoffe fehlen.
Sustarin Kunststoffprofile und -rohre	Acetalharz	Keine Angaben zum Krebsrisiko möglich.
Sustarin Kunststoffprofile und -rohre	Polymethylenoxid	Keine Angaben zum Krebsrisiko möglich.
Sustodur Kunststoffprofile und -rohre	Polyterephthalat	Keine Angaben zum Krebsrisiko möglich.
Sustonat Kunststoffprofile und -rohre	Polycarbonat	Keine Angaben zum Krebsrisiko möglich.

Krebsrisiko Kunststoffe

Name und Art des Kunststoffs	Kunststoff-gruppe	Hinweise zum Krebsrisiko
Sustylen Kunststoffprofile und -rohre, Folien, Bahnen u. ä.	Polyethylen	Laut Bundesgesundheitsamt dürfen auch in dieser Kunststoffgruppe krebserzeugende Chemikalien verarbeitet werden; siehe Seite 124.
Sustylen Kunststoffprofile und -rohre, Folien, Bahnen u. ä.	Polypropylen	Laut Bundesgesundheitsamt dürfen auch in dieser Kunststoffgruppe krebserzeugende Chemikalien verarbeitet werden; siehe Seite 124.
Stuwide Tapetenartiger Wandbelag, Schaumkunststoff	Weichgemachtes Polyvinylchlorid und Copolymere	Bereits geringe Mengen austretendes Vinylchlorid können bei chronischer Aufnahme Krebs erzeugen.
Sylphane Folien zum Verpakken und Isolieren	Polyvinylchlorid	Bereits geringe Mengen austretendes Vinylchlorid können bei chronischer Aufnahme Krebs erzeugen.
Symadur Kunststoffrohre, Kunststoffprofile	Polyvinylchlorid	Bereits geringe Mengen austretendes Vinylchlorid können bei chronischer Aufnahme Krebs erzeugen.
Symalen Kunststoffrohre	Polyethylen	Laut Bundesgesundheitsamt dürfen auch in dieser Kunststoffgruppe krebserzeugende Chemikalien verarbeitet werden; siehe Seite 124.
Symkanal Kunststoffrohre	Polyvinylchlorid	Bereits geringe Mengen austretendes Vinylchlorid können bei chronischer Aufnahme Krebs erzeugen.
Syncomat Kunststoff für zahlreiche Verwendungszwecke	Ungesättigtes Polyester	Langzeituntersuchungen zum Krebsrisiko der Zusatzstoffe fehlen.
Ta-adin Geschäumtes Kunstleder	Weichgemachtes Polyvinylchlorid und Copolymere	Bereits geringe Mengen austretendes Vinylchlorid können bei chronischer Aufnahme Krebs erzeugen.
Tacon Möbel-Oberflächenbeschichtung	Ungesättigtes Polyester	Langzeituntersuchungen zum Krebsrisiko der Zusatzstoffe fehlen.
Taff-a-flex Folien, Bahnen u. ä.	Polyolefine	Unkalkulierbares Krebsrisiko

Krebsrisiko Kunststoffe

Name und Art des Kunststoffs	Kunststoff-gruppe	Hinweise zum Krebsrisiko
Takiron-clad Mit Kunststoff beschichtetes Blech	Polyvinylchlorid	Bereits geringe Mengen austretendes Vinylchlorid können bei chronischer Aufnahme Krebs erzeugen.
Ta-or Geschäumtes Kunstleder	Weichgemachtes Polyvinylchlorid und Copolymere	Bereits geringe Mengen austretendes Vinylchlorid können bei chronischer Aufnahme Krebs erzeugen.
Taradal Kunststoffbodenbeläge	Weichgemachtes Polyvinylchlorid und Copolymere	Bereits geringe Mengen austretendes Vinylchlorid können bei chronischer Aufnahme Krebs erzeugen.
Taraflex Kunststoffbodenbeläge	Weichgemachtes Polyvinylchlorid und Copolymere	Bereits geringe Mengen austretendes Vinylchlorid können bei chronischer Aufnahme Krebs erzeugen.
Taralay Kunststoffbodenbeläge	Weichgemachtes Polyvinylchlorid und Copolymere	Bereits geringe Mengen austretendes Vinylchlorid können bei chronischer Aufnahme Krebs erzeugen.
Tarkett Kunststoffbodenbeläge	Weichgemachtes Polyvinylchlorid und Copolymere	Bereits geringe Mengen austretendes Vinylchlorid können bei chronischer Aufnahme Krebs erzeugen.
Tauride Tapetenartiger Wandbelag	Weichgemachtes Polyvinylchlorid und Copolymere	Bereits geringe Mengen austretendes Vinylchlorid können bei chronischer Aufnahme Krebs erzeugen.
Technoduct Kunststoffschläuche	Chloropren-Polymerisat	Unkalkulierbares Krebsrisiko
Technoduct Kunststoffschläuche	Weichgemachtes Polyvinylchlorid und Copolymere	Bereits geringe Mengen austretendes Vinylchlorid können bei chronischer Aufnahme Krebs erzeugen.
Technoflex Kunststoffschläuche	Polyamid	Langzeituntersuchungen zum Krebsrisiko der Zusatzstoffe fehlen.
Tecnoflon Kunststoff für zahlreiche Verwendungszwecke	Fluorelastome	Unkalkulierbares Krebsrisiko

Krebsrisiko Kunststoffe

Name und Art des Kunststoffs	Kunststoffgruppe	Hinweise zum Krebsrisiko
Tecoflex Kunststoff für zahlreiche Verwendungszwecke, vor allem für medizinische Zwecke	Vernetztes Polyurethan	Beim gebräuchlichsten Polyurethan-Rohstoff, dem TDI, weisen Tierversuche auf ein Krebsrisiko für den Menschen hin.
Tecolite Kunststoff für zahlreiche Verwendungszwecke	Phenol/Kresol- und Kresolharz	Die verarbeiteten Chemikalien stehen zum Teil im begründeten Verdacht, Krebs hervorzurufen.
Teflon Kunststoff für zahlreiche Verwendungszwecke	Polytetrafluorethylen	Unkalkulierbares Krebsrisiko
Tefzel Kunststoff für zahlreiche Verwendungszwecke	Polyethylen	Laut Bundesgesundheitsamt dürfen auch in dieser Kunststoffgruppe krebserzeugende Chemikalien verarbeitet werden; siehe Seite 124.
Tefzel Kunststoff für zahlreiche Verwendungszwecke	Polytetrafluorethylen und Copolymere	Unkalkulierbares Krebsrisiko
Tegit Kunststoff für zahlreiche Verwendungszwecke	Phenol/Kresol- und Kresolharz	Die verarbeiteten Chemikalien stehen zum Teil im begründeten Verdacht, Krebs hervorzurufen.
Tego-Tex Kunststoff für zahlreiche Verwendungszwecke	Reinphenolharz	Die verarbeiteten Chemikalien stehen zum Teil im begründeten Verdacht, Krebs hervorzurufen.
Tego-Tex Kunststoff für zahlreiche Verwendungszwecke	Melaminharz	Die verarbeiteten Chemikalien stehen zum Teil im begründeten Verdacht, Krebs hervorzurufen.
Tehadur Kunststoffrohre	Polyvinylchlorid	Bereits geringe Mengen austretendes Vinylchlorid können bei chronischer Aufnahme Krebs erzeugen.
Telstrene Schaumfolie	Polystyrol	Styrol bewirkte in Tierversuchen ein erhöhtes Krebsrisiko.

Krebsrisiko Kunststoffe

Name und Art des Kunststoffs	Kunststoff-gruppe	Hinweise zum Krebsrisiko
TempRite Kunststoff für zahlreiche Verwendungszwecke	Polyvinylchlorid, nachchloriert	Bereits geringe Mengen austretendes Vinylchlorid können bei chronischer Aufnahme Krebs erzeugen.
TempRite Kunststoff für zahlreiche Verwendungszwecke	Polyvinyldichlorid	Bereits geringe Mengen austretendes Vinylchlorid können bei chronischer Aufnahme Krebs erzeugen.
Tenax Folien, Bahnen u. ä.	Wärmebeständiger Kunststoff	Keine Angaben zum Krebsrisiko möglich.
Terblend Kunststoff für zahlreiche Verwendungszwecke	Polystyrol modifiziert mit Acrylnitril	Krebserzeugende ungebundene Restmonomere können bei Haut- bzw. Lebensmittelkontakt übergehen.
Terblend Kunststoff für zahlreiche Verwendungszwecke	Polycarbonat	Keine Angaben zum Krebsrisiko möglich.
Terluran Kunststoff für zahlreiche Verwendungszwecke	Polystyrol modifiziert mit Butadien und Acrylnitril	Krebserzeugende ungebundene Restmonomere können bei Haut- bzw. Lebensmittelkontakt übergehen.
Terocor Schaumkunststoff	Vernetztes Polyurethan	Beim gebräuchlichsten Polyurethan-Rohstoff, dem TDI, weisen Tierversuche auf ein Krebsrisiko für den Menschen hin.
Terphane Folien zum Verpakken und Isolieren	Polyterephthalat	Keine Angaben zum Krebsrisiko möglich.
Tesamoll Selbstklebende Folie	Gummielastisch vernetzendes Polyurethan	Beim gebräuchlichsten Polyurethan-Rohstoff, dem TDI, weisen Tierversuche auf ein Krebsrisiko für den Menschen hin.
Tetrafil Kunststoff für zahlreiche Verwendungszwecke	Polyterephthalat	Keine Angaben zum Krebsrisiko möglich.
Tetratex Schaumfolie	Polytetrafluorethylen und Copolymere	Unkalkulierbares Krebsrisiko

Krebsrisiko Kunststoffe

Name und Art des Kunststoffs	Kunststoff-gruppe	Hinweise zum Krebsrisiko
Thelon Kunststoffboden-beläge	Weichgemach-tes Polyvinyl-chlorid und Copolymere	Bereits geringe Mengen austreten-des Vinylchlorid können bei chro-nischer Aufnahme Krebs erzeugen.
Thelotron Kunststoffboden-beläge	Weichgemach-tes Polyvinyl-chlorid und Copolymere	Bereits geringe Mengen austreten-des Vinylchlorid können bei chro-nischer Aufnahme Krebs erzeugen.
Thermalux Kunststoffstäbe, Folien, Bahnen u. ä.	Polysulfon	Unkalkulierbares Krebsrisiko
Thermodet Lichtplatten und -bahnen	Polypropylen	Laut Bundesgesundheitsamt dürfen auch in dieser Kunststoffgruppe krebserzeugende Chemikalien ver-arbeitet werden; siehe Seite 124.
Thermodet Lichtplatten und -bahnen	Polystyrol	Styrol bewirkte in Tierversuchen ein erhöhtes Krebsrisiko.
Thermodet Lichtplatten und -bahnen	Polystyrol modi-fiziert mit Buta-dien	Krebserzeugende ungebundene Restmonomere können bei Haut-bzw. Lebensmittelkontakt über-gehen.
Thermodet Lichtplatten und -bahnen	Polystyrol modi-fiziert mit Acryl-nitril	Krebserzeugende ungebundene Restmonomere können bei Haut-bzw. Lebensmittelkontakt über-gehen.
Thermodet Lichtplatten und -bahnen	Polystyrol modi-fiziert mit Buta-dien	Styrol bewirkte in Tierversuchen ein erhöhtes Krebsrisiko.
Thermodet Lichtplatten und -bahnen	Cellulose-acetobutyrat	Keine Angaben zum Krebsrisiko möglich.
Thermo X Kunststoff für zahl-reiche Verwendungs-zwecke	Polyamid	Langzeituntersuchungen zum Krebsrisiko der Zusatzstoffe fehlen.
Toghpet Kunststoff für zahl-reiche Verwendungs-zwecke	Polyterephthalat	Keine Angaben zum Krebsrisiko möglich.

231

Krebsrisiko Kunststoffe

Name und Art des Kunststoffs	Kunststoffgruppe	Hinweise zum Krebsrisiko
Tonen Kunststoff für zahlreiche Verwendungszwecke	Polypropylen	Laut Bundesgesundheitsamt dürfen auch in dieser Kunststoffgruppe krebserzeugende Chemikalien verarbeitet werden; siehe Seite 124.
TPX Kunststoff für zahlreiche Verwendungszwecke	Polymethylpenten	Unkalkulierbares Krebsrisiko
Trespa Dekorative Schichtpreßstoffe	Melaminharze	Die verarbeiteten Chemikalien stehen zum Teil im begründeten Verdacht, Krebs hervorzurufen.
Trespa Kunstharzdeckschicht für Spanplatten	Melaminharze	Die verarbeiteten Chemikalien stehen zum Teil im begründeten Verdacht, Krebs hervorzurufen.
Trespalen Verpackungsfolien und -schläuche	Polyethylen	Laut Bundesgesundheitsamt dürfen auch in dieser Kunststoffgruppe krebserzeugende Chemikalien verarbeitet werden; siehe Seite 124.
Trespaphan Verpackungsfolien und -schläuche, Isolierfolie	Polypropylen	Laut Bundesgesundheitsamt dürfen auch in dieser Kunststoffgruppe krebserzeugende Chemikalien verarbeitet werden; siehe Seite 124.
Triafol Verpackungsfolien und -schläuche, Isolierfolie	Cellulosetriacetat	Keine Angaben zum Krebsrisiko möglich.
Triafol Verpackungsfolien und -schläuche, Isolierfolie	Celluloseacetobutyrat	Keine Angaben zum Krebsrisiko möglich.
Trikoron Verbundfolie	Polyethylen	Laut Bundesgesundheitsamt dürfen auch in dieser Kunststoffgruppe krebserzeugende Chemikalien verarbeitet werden; siehe Seite 124.
Trikoron Verbundfolie	Polyamid	Langzeituntersuchungen zum Krebsrisiko der Zusatzstoffe fehlen.
Trilafilm Kunststoffbahnen und technische Folien	Polyvinylchlorid	Bereits geringe Mengen austretendes Vinylchlorid können bei chronischer Aufnahme Krebs erzeugen.

Krebsrisiko Kunststoffe

Name und Art des Kunststoffs	Kunststoff-gruppe	Hinweise zum Krebsrisiko
Trivoltherm N Isolierfolie	Polyterephthalat und Polyamid	Langzeituntersuchungen zum Krebsrisiko der Zusatzstoffe fehlen.
Trocal Kunststoffrohre, Kunststoffstäbe, Kunststoffprofile, Baudichtungsbahnen, Dachbelag	Polyvinylchlorid	Bereits geringe Mengen austretendes Vinylchlorid können bei chronischer Aufnahme Krebs erzeugen.
Trocal Kunststoffrohre, Kunststoffstäbe, Kunststoffprofile, Baudichtungsbahnen, Dachbelag	Weichgemachtes Polyvinylchlorid und Copolymere	Bereits geringe Mengen austretendes Vinylchlorid können bei chronischer Aufnahme Krebs erzeugen.
Trocellen Schaumkunststoff	Polyethylen	Laut Bundesgesundheitsamt dürfen auch in dieser Kunststoffgruppe krebserzeugende Chemikalien verarbeitet werden; siehe Seite 124.
Trogamid T Kunststoff für zahlreiche Verwendungszwecke	Polyamid	Langzeituntersuchungen zum Krebsrisiko der Zusatzstoffe fehlen.
Trolitax Kunststoff für zahlreiche Verwendungszwecke	Phenol/Kresol- und Kresolharz	Die verarbeiteten Chemikalien stehen zum Teil im begründeten Verdacht, Krebs hervorzurufen.
Trolitax Kunststoff für zahlreiche Verwendungszwecke	Epoxidharz	Krebserzeugende ungebundene Restmonomere können bei Haut- bzw. Lebensmittelkontakt übergehen.
Trosifol Folien zum Verpacken und Isolieren	Polyvinylbutyral	Unkalkulierbares Krebsrisiko
Trosiplast Kunststoff für zahlreiche Verwendungszwecke	Polyvinylchlorid	Bereits geringe Mengen austretendes Vinylchlorid können bei chronischer Aufnahme Krebs erzeugen.
Trosiplast Kunststoff für zahlreiche Verwendungszwecke	Modifiziertes Polyvinylchlorid	Bereits geringe Mengen austretendes Vinylchlorid können bei chronischer Aufnahme Krebs erzeugen.

Krebsrisiko Kunststoffe

Name und Art des Kunststoffs	Kunststoff-gruppe	Hinweise zum Krebsrisiko
Trosiplast Kunststoff für zahlreiche Verwendungszwecke	Weichgemachtes Polyvinylchlorid und Copolymere	Bereits geringe Mengen austretendes Vinylchlorid können bei chronischer Aufnahme Krebs erzeugen.
Trovipor Schaumkunststoff	Weichgemachtes Polyvinylchlorid und Copolymere	Bereits geringe Mengen austretendes Vinylchlorid können bei chronischer Aufnahme Krebs erzeugen.
Trycite Verpackungsfolien und -schläuche	Polystyrol	Styrol bewirkte in Tierversuchen ein erhöhtes Krebsrisiko.
Trymer Schaumkunststoff	Polyisocyanurat	Unkalkulierbares Krebsrisiko
Tuff-a-tex Folien, Bahnen u. ä.	Polyethylen	Laut Bundesgesundheitsamt dürfen auch in dieser Kunststoffgruppe krebserzeugende Chemikalien verarbeitet werden; siehe Seite 124.
Tuff-a-tex Folien, Bahnen u. ä.	Polypropylen	Laut Bundesgesundheitsamt dürfen auch in dieser Kunststoffgruppe krebserzeugende Chemikalien verarbeitet werden; siehe Seite 124.
Tufrex Kunststoff für zahlreiche Verwendungszwecke	Polystyrol modifiziert mit Butadien und Acrylnitril	Krebserzeugende ungebundene Restmonomere können bei Haut- bzw. Lebensmittelkontakt übergehen.
Tuftane Folien, Bahnen u. ä.	Thermoplastische Polyurethan-Elastomere	Beim gebräuchlichsten Polyurethan-Rohstoff, dem TDI, weisen Tierversuche auf ein Krebsrisiko für den Menschen hin.
Tuftane Folien, Bahnen u. ä.	Gummielastisch vernetzendes Polyurethan	Beim gebräuchlichsten Polyurethan-Rohstoff, dem TDI, weisen Tierversuche auf ein Krebsrisiko für den Menschen hin.
Twistlock Verpackungsfolien und -schläuche	Polypropylen	Laut Bundesgesundheitsamt dürfen auch in dieser Kunststoffgruppe krebserzeugende Chemikalien verarbeitet werden; siehe Seite 124.
Tyfoam Schaumkunststoff	Vernetztes Polyurethan	Beim gebräuchlichsten Polyurethan-Rohstoff, dem TDI, weisen Tierversuche auf ein Krebsrisiko für den Menschen hin.

Krebsrisiko Kunststoffe

Name und Art des Kunststoffs	Kunststoff-gruppe	Hinweise zum Krebsrisiko
Tygaflor Technisches Material mit Gewebe oder Vlies	Polytetrafluor-ethylen und Copolymere	Unkalkulierbares Krebsrisiko
Tygan Kunststoffbahnen und technische Folien	Polyvinyliden-chlorid und Copolymere	Langzeituntersuchungen auf krebs-erzeugende Kombinationswirkun-gen fehlen.
Tynex Kunststoffdrähte und -fäden, Kunststoffbor-sten	Polyamid	Langzeituntersuchungen zum Krebsrisiko der Zusatzstoffe fehlen.
Typar Vlies	Polypropylen	Laut Bundesgesundheitsamt dürfen auch in dieser Kunststoffgruppe krebserzeugende Chemikalien ver-arbeitet werden; siehe Seite 124.
Tyril Kunststoff für zahl-reiche Verwendungs-zwecke	Polystyrol modi-fiziert mit Acryl-nitril	Krebserzeugende ungebundene Restmonomere können bei Haut-bzw. Lebensmittelkontakt über-gehen.
Tyvek Vlies	Polyethylen	Laut Bundesgesundheitsamt dürfen auch in dieser Kunststoffgruppe krebserzeugende Chemikalien ver-arbeitet werden; siehe Seite 124.
Ubec Kunststoff für zahl-reiche Verwendungs-zwecke in der Elek-trotechnik	Polyethylen	Laut Bundesgesundheitsamt dürfen auch in dieser Kunststoffgruppe krebserzeugende Chemikalien ver-arbeitet werden; siehe Seite 124.
Ubertex Kunststoffprofile und -rohre	Polyamid	Unkalkulierbares Krebsrisiko
Ucardel Kunststoff für zahl-reiche Verwendungs-zwecke	Polysulfon	Unkalkulierbares Krebsrisiko
Ucardel Kunststoff für zahl-reiche Verwendungs-zwecke	Polystyrol modi-fiziert mit Acryl-nitril	Krebserzeugende ungebundene Restmonomere können bei Haut-bzw. Lebensmittelkontakt über-gehen.

Krebsrisiko Kunststoffe

Name und Art des Kunststoffs	Kunststoff-gruppe	Hinweise zum Krebsrisiko
Ucefix Kunststoff für zahl-reiche Verwendungs-zwecke	Thermo-plastische Polyurethan-Elastomere	Beim gebräuchlichsten Polyurethan-Rohstoff, dem TDI, weisen Tierver-suche auf ein Krebsrisiko für den Menschen hin.
Ultem Kunststoff für zahl-reiche Verwendungs-zwecke	Polyetherimid	Unkalkulierbares Krebsrisiko
Ultradur Kunststoff für zahl-reiche Verwendungs-zwecke	Polyterephthalat	Keine Angaben zum Krebsrisiko möglich.
Ultraform Kunststoff für zahl-reiche Verwendungs-zwecke	Polymethylen-oxid	Keine Angaben zum Krebsrisiko möglich.
Ultralen Folien zum Verpak-ken und Isolieren	Polypropylen	Laut Bundesgesundheitsamt dürfen auch in dieser Kunststoffgruppe krebserzeugende Chemikalien ver-arbeitet werden; siehe Seite 124.
Ultramid Kunststoff für zahl-reiche Verwendungs-zwecke	Polyamid	Langzeituntersuchungen zum Krebsrisiko der Zusatzstoffe fehlen.
Ultrapas Kunststoff für zahl-reiche Verwendungs-zwecke	Melaminharz	Die verarbeiteten Chemikalien stehen zum Teil im begründeten Verdacht, Krebs hervorzurufen.
Ultraphan Folien zum Verpak-ken und Isolieren, Kunststoffbahnen und technische Folien	Celluloseester	Keine Angaben zum Krebsrisiko möglich.
Ultrason S,E Kunststoff für zahl-reiche Verwendungs-zwecke	Polyethersulfon	Unkalkulierbares Krebsrisiko
Ultrastyr Kunststoff für zahl-reiche Verwendungs-zwecke	Polystyrol	Styrol bewirkte in Tierversuchen ein erhöhtes Krebsrisiko.

Krebsrisiko Kunststoffe

Name und Art des Kunststoffs	Kunststoffgruppe	Hinweise zum Krebsrisiko
Ultrathene Kunststoff für zahlreiche Verwendungszwecke	Polyethylen	Laut Bundesgesundheitsamt dürfen auch in dieser Kunststoffgruppe krebserzeugende Chemikalien verarbeitet werden; siehe Seite 124.
Ultzex Kunststoff für zahlreiche Verwendungszwecke	Polyethylen	Laut Bundesgesundheitsamt dürfen auch in dieser Kunststoffgruppe krebserzeugende Chemikalien verarbeitet werden; siehe Seite 124.
Unifoam Schaumkunststoff	Vernetztes Polyurethan	Beim gebräuchlichsten Polyurethan-Rohstoff, dem TDI, weisen Tierversuche auf ein Krebsrisiko für den Menschen hin.
Unileaf Folien, Bahnen u. ä.	Vernetztes Polyurethan	Beim gebräuchlichsten Polyurethan-Rohstoff, dem TDI, weisen Tierversuche auf ein Krebsrisiko für den Menschen hin.
Urafil Kunststoff für zahlreiche Verwendungszwecke	Thermoplastische Polyurethan-Elastomere	Beim gebräuchlichsten Polyurethan-Rohstoff, dem TDI, weisen Tierversuche auf ein Krebsrisiko für den Menschen hin.
Uroplas Kunststoff für zahlreiche Verwendungszwecke	Modifiziertes Harnstoffharz	Die verarbeiteten Chemikalien stehen zum Teil im begründeten Verdacht, Krebs hervorzurufen.
Ursus Kunststoffschläuche	Weichgemachtes Polyvinylchlorid und Copolymere	Bereits geringe Mengen austretendes Vinylchlorid können bei chronischer Aufnahme Krebs erzeugen.
Urtal Kunststoff für zahlreiche Verwendungszwecke	Polystyrol modifiziert mit Butadien und Acrylnitril	Krebserzeugende ungebundene Restmonomere können bei Haut- bzw. Lebensmittelkontakt übergehen.
Vacuflex Kunststoffschläuche	Weichgemachtes Polyvinylchlorid und Copolymere	Bereits geringe Mengen austretendes Vinylchlorid können bei chronischer Aufnahme Krebs erzeugen.
Valeron Verpackungsfolien und -schläuche, Verbundfolie	Polyethylen	Laut Bundesgesundheitsamt dürfen auch in dieser Kunststoffgruppe krebserzeugende Chemikalien verarbeitet werden; siehe Seite 124.

Krebsrisiko Kunststoffe

Name und Art des Kunststoffs	Kunststoff-gruppe	Hinweise zum Krebsrisiko
Valotene Gartenbau- und Gewächshausfolie	Polyolefine	Unkalkulierbares Krebsrisiko
Valox Kunststoff für zahlreiche Verwendungszwecke	Polyterephthalat	Unkalkulierbares Krebsrisiko
Valvac Verbundfolie	Unbekannt	Keine Angaben zum Krebsrisiko möglich. möglich.
Varlan Kunststoff für zahlreiche Verwendungszwecke	Polyvinylchlorid	Bereits geringe Mengen austretendes Vinylchlorid können bei chronischer Aufnahme Krebs erzeugen.
Vectra Kunststoff für zahlreiche Verwendungszwecke	Polyacrylat	Unkalkulierbares Krebsrisiko
Vedril Kunststoff für zahlreiche Verwendungszwecke	Polymethacryl-ester	Unkalkulierbares Krebsrisiko
Velkor Dekorations-, Bekleidungs-, Polsterfolie, Buchbindermaterial, geschäumtes Kunstleder, Möbel-Oberflächenbeschichtung	Polystyrol	Styrol bewirkte in Tierversuchen ein erhöhtes Krebsrisiko.
Velkor Dekorations-, Bekleidungs-, Polsterfolie, Buchbindermaterial, geschäumtes Kunstleder, Möbel-Oberflächenbeschichtung	Polyvinylchlorid	Bereits geringe Mengen austretendes Vinylchlorid können bei chronischer Aufnahme Krebs erzeugen.
Veloflex Buchbindermaterial	Polyethylen	Laut Bundesgesundheitsamt dürfen auch in dieser Kunststoffgruppe krebserzeugende Chemikalien verarbeitet werden; siehe Seite 124.
Veloflex Buchbindermaterial	Polyvinylchlorid	Bereits geringe Mengen austretendes Vinylchlorid können bei chronischer Aufnahme Krebs erzeugen.

Krebsrisiko Kunststoffe

Name und Art des Kunststoffs	Kunststoff-gruppe	Hinweise zum Krebsrisiko
Velva-flex Folien und Kunstleder	Polyethylen	Laut Bundesgesundheitsamt dürfen auch in dieser Kunststoffgruppe krebserzeugende Chemikalien verarbeitet werden; siehe Seite 124.
Venilia Selbstklebende Folie, tapetenartiger Wandbelag	Weichgemachtes Polyvinylchlorid und Copolymere	Bereits geringe Mengen austretendes Vinylchlorid können bei chronischer Aufnahme Krebs erzeugen.
Venipak Verpackungsfolien und -schläuche	Polyvinylchlorid	Bereits geringe Mengen austretendes Vinylchlorid können bei chronischer Aufnahme Krebs erzeugen.
Veriskin Geschäumtes Kunstleder	Weichgemachtes Polyvinylchlorid und Copolymere	Bereits geringe Mengen austretendes Vinylchlorid können bei chronischer Aufnahme Krebs erzeugen.
Verton Kunststoff für zahlreiche Verwendungszwecke	Polyamid	Langzeituntersuchungen zum Krebsrisiko der Zusatzstoffe fehlen.
Vespel Kunststoffprofile und -rohre	Polyimid	Unkalkulierbares Krebsrisiko
Vestamid Kunststoff für zahlreiche Verwendungszwecke	Polyamid	Langzeituntersuchungen zum Krebsrisiko der Zusatzstoffe fehlen.
Vestenamer Kunststoff für zahlreiche Verwendungszwecke	Polyolefine	Unkalkulierbares Krebsrisiko
Vestodur Kunststoff für zahlreiche Verwendungszwecke	Polyterephthalat	Keine Angaben zum Krebsrisiko möglich.
Vestolen A Kunststoff für zahlreiche Verwendungszwecke	Polyethylen	Laut Bundesgesundheitsamt dürfen auch in dieser Kunststoffgruppe krebserzeugende Chemikalien verarbeitet werden; siehe Seite 124.

239

Krebsrisiko Kunststoffe

Name und Art des Kunststoffs	Kunststoff-gruppe	Hinweise zum Krebsrisiko
Vestolen EM Kunststoff für zahlreiche Verwendungszwecke	Thermoplastische Elastomere	Keine Angaben zum Krebsrisiko möglich.
Vestolen P Kunststoff für zahlreiche Verwendungszwecke	Polypropylen	Laut Bundesgesundheitsamt dürfen auch in dieser Kunststoffgruppe krebserzeugende Chemikalien verarbeitet werden; siehe Seite 124.
Vestolit Kunststoff für zahlreiche Verwendungszwecke	Weichgemachtes Polyvinylchlorid und Copolymere	Bereits geringe Mengen austretendes Vinylchlorid können bei chronischer Aufnahme Krebs erzeugen.
Vestolit Kunststoff für zahlreiche Verwendungszwecke	Polyvinylchlorid	Bereits geringe Mengen austretendes Vinylchlorid können bei chronischer Aufnahme Krebs erzeugen.
Vestolit Kunststoff für zahlreiche Verwendungszwecke	Modifiziertes Polyvinylchlorid	Bereits geringe Mengen austretendes Vinylchlorid können bei chronischer Aufnahme Krebs erzeugen.
Vestopal Kunststoff für zahlreiche Verwendungszwecke	Polyester	Langzeituntersuchungen zum Krebsrisiko der Zusatzstoffe fehlen.
Vestopren Kunststoff für zahlreiche Verwendungszwecke	Polyethylen	Laut Bundesgesundheitsamt dürfen auch in dieser Kunststoffgruppe krebserzeugende Chemikalien verarbeitet werden; siehe Seite 124.
Vestoran Kunststoff für zahlreiche Verwendungszwecke	Polyphenylenoxide	Keine Angaben zum Krebsrisiko möglich.
Vesturit Kunststoff für zahlreiche Verwendungszwecke	Polyesterpolyole	Langzeituntersuchungen zum Krebsrisiko der Zusatzstoffe fehlen.
Vestyron Kunststoff für zahlreiche Verwendungszwecke	Polystyrol	Styrol bewirkte in Tierversuchen ein erhöhtes Krebsrisiko.

Krebsrisiko Kunststoffe

Name und Art des Kunststoffs	Kunststoff-gruppe	Hinweise zum Krebsrisiko
Vestyron Kunststoff für zahlreiche Verwendungszwecke	Polystyrol modifiziert mit Acrylnitril	Krebserzeugende ungebundene Restmonomere können bei Haut- bzw. Lebensmittelkontakt übergehen.
Vestyron Kunststoff für zahlreiche Verwendungszwecke	Polystyrol modifiziert mit Butadien	Styrol bewirkte in Tierversuchen ein erhöhtes Krebsrisiko.
Vicora S Technisches Material mit Gewebe oder Vlies	Weichgemachtes Polyvinylchlorid und Copolymere	Bereits geringe Mengen austretendes Vinylchlorid können bei chronischer Aufnahme Krebs erzeugen.
Vicotex Kunststoff für zahlreiche Verwendungszwecke	Epoxidharz	Krebserzeugende ungebundene Restmonomere können bei Haut- bzw. Lebensmittelkontakt übergehen.
Victrex Kunststoff für zahlreiche Verwendungszwecke	Polyarylether	Langzeituntersuchungen auf krebserzeugende Kombinationswirkungen fehlen.
Vidar Kunststoff für zahlreiche Verwendungszwecke	Polyvinylidenfluorid	Langzeituntersuchungen auf krebserzeugende Kombinationswirkungen fehlen.
Viledon Vlies	Polyamid	Langzeituntersuchungen zum Krebsrisiko der Zusatzstoffe fehlen.
Vinacel Schaumkunststoff	Polyvinylchlorid	Bereits geringe Mengen austretendes Vinylchlorid können bei chronischer Aufnahme Krebs erzeugen.
Vinakon Kunststoff für zahlreiche Verwendungszwecke	Thermoplastische Elastomere	Keine Angaben zum Krebsrisiko möglich.
Vinelle Kunstleder	Weichgemachtes Polyvinylchlorid und Copolymere	Bereits geringe Mengen austretendes Vinylchlorid können bei chronischer Aufnahme Krebs erzeugen.
Vinidur Kunststoff für zahlreiche Verwendungszwecke	Modifiziertes Polyvinylchlorid	Bereits geringe Mengen austretendes Vinylchlorid können bei chronischer Aufnahme Krebs erzeugen.

Krebsrisiko Kunststoffe

Name und Art des Kunststoffs	Kunststoff-gruppe	Hinweise zum Krebsrisiko
Vinnol Kunststoff für zahlreiche Verwendungszwecke	Polyvinylchlorid	Bereits geringe Mengen austretendes Vinylchlorid können bei chronischer Aufnahme Krebs erzeugen.
Vinnylan Kunststoffschläuche	Weichgemachtes Polyvinylchlorid	Bereits geringe Mengen austretendes Vinylchlorid können bei chronischer Aufnahme Krebs erzeugen.
Vinoflex Kunststoff für zahlreiche Verwendungszwecke	Polyvinylchlorid	Bereits geringe Mengen austretendes Vinylchlorid können bei chronischer Aufnahme Krebs erzeugen.
Vinophane Verpackungsfolien und -schläuche	Weichgemachtes Polyvinylchlorid und Copolymere	Bereits geringe Mengen austretendes Vinylchlorid können bei chronischer Aufnahme Krebs erzeugen.
Vintex Kunststoffschläuche	Weichgemachtes Polyvinylchlorid und Copolymere	Bereits geringe Mengen austretendes Vinylchlorid können bei chronischer Aufnahme Krebs erzeugen.
Vinuran Kunststoff für zahlreiche Verwendungszwecke	Polystyrol modifiziert mit Butadien und Acrylnitril	Krebserzeugende ungebundene Restmonomere können bei Haut- bzw. Lebensmittelkontakt übergehen.
Vinuran Kunststoff für zahlreiche Verwendungszwecke	Polystyrol modifiziert mit Acrylnitril	Krebserzeugende ungebundene Restmonomere können bei Haut- bzw. Lebensmittelkontakt übergehen.
Vinuran Kunststoff für zahlreiche Verwendungszwecke	Polystyrol modifiziert mit Butadien	Styrol bewirkte in Tierversuchen ein erhöhtes Krebsrisiko.
Vinuran Kunststoff für zahlreiche Verwendungszwecke	Polyacrylester	Unkalkulierbares Krebsrisiko
Vinychlore Kunststoff für zahlreiche Verwendungszwecke	Weichgemachtes Polyvinylchlorid und Copolymere	Bereits geringe Mengen austretendes Vinylchlorid können bei chronischer Aufnahme Krebs erzeugen.

242

Krebsrisiko Kunststoffe

Name und Art des Kunststoffs	Kunststoff-gruppe	Hinweise zum Krebsrisiko
Vipac Folien, Bahnen u. ä.	Polyvinylchlorid	Bereits geringe Mengen austretendes Vinylchlorid können bei chronischer Aufnahme Krebs erzeugen.
Vipathene Verbundfolie	Polyvinylchlorid und Polyethylen	Bereits geringe Mengen austretendes Vinylchlorid können bei chronischer Aufnahme Krebs erzeugen.
Vipla Kunststoff für zahlreiche Verwendungszwecke	Polyvinylchlorid	Bereits geringe Mengen austretendes Vinylchlorid können bei chronischer Aufnahme Krebs erzeugen.
Vipophan Folien zum Verpacken und Isolieren	Polyvinylchlorid	Bereits geringe Mengen austretendes Vinylchlorid können bei chronischer Aufnahme Krebs erzeugen.
Viscolam Verbundfolie	Umgefällter Zellstoff	Keine Angaben zum Krebsrisiko möglich.
Viscothen Verbundfolie	Umgefällter Zellstoff	Keine Angaben zum Krebsrisiko möglich.
Visqueen Verpackungsfolien und -schläuche, Kunststoffbahnen und technische Folien	Polyethylen	Laut Bundesgesundheitsamt dürfen auch in dieser Kunststoffgruppe krebserzeugende Chemikalien verarbeitet werden; siehe Seite 124.
Vistaflex Kunststoff für zahlreiche Verwendungszwecke	Thermoplastische Elastomere	Keine Angaben zum Krebsrisiko möglich.
Vistal Verpackungsfolien und -schläuche, Baustellen-Schutzfolie, Gartenbau- und Gewächshausfolie	Polyethylen	Laut Bundesgesundheitsamt dürfen auch in dieser Kunststoffgruppe krebserzeugende Chemikalien verarbeitet werden; siehe Seite 124.
Vistal Cling Verpackungsfolien und -schläuche	Polyethylen	Laut Bundesgesundheitsamt dürfen auch in dieser Kunststoffgruppe krebserzeugende Chemikalien verarbeitet werden; siehe Seite 124.
Vistalon Kunststoff für zahlreiche Verwendungszwecke	Polyolefine	Unkalkulierbares Krebsrisiko

Krebsrisiko Kunststoffe

Name und Art des Kunststoffs	Kunststoffgruppe	Hinweise zum Krebsrisiko
Vistalux Verpackungsfolien und -schläuche, Verbundfolie	Polypropylen	Laut Bundesgesundheitsamt dürfen auch in dieser Kunststoffgruppe krebserzeugende Chemikalien verarbeitet werden; siehe Seite 124.
Vistalux Verpackungsfolien und -schläuche, Verbundfolie	Polyvinylidenchlorid und Copolymere	Langzeituntersuchungen auf krebserzeugende Kombinationswirkungen fehlen.
Vistanex Kunststoff für zahlreiche Verwendungszwecke	Polyisobutylen	Langzeituntersuchungen auf krebserzeugende Kombinationswirkungen fehlen.
Vitafilm Verpackungsfolien und -schläuche	Weichgemachtes Polyvinylchlorid und Copolymere	Bereits geringe Mengen austretendes Vinylchlorid können bei chronischer Aufnahme Krebs erzeugen.
Vitafoam Luftdurchlässiges Schuhmaterial	Vernetztes Polyurethan	Beim gebräuchlichsten Polyurethan-Rohstoff, dem TDI, weisen Tierversuche auf ein Krebsrisiko für den Menschen hin.
Vitawrap Schaumkunststoff	Polyetherpolyol	Unkalkulierbares Krebsrisiko
Vitrone Folien zum Verpacken und Isolieren, Kunststoffbahnen und technische Folien	Polyvinylchlorid	Bereits geringe Mengen austretendes Vinylchlorid können bei chronischer Aufnahme Krebs erzeugen.
Vitrone Folien zum Verpacken und Isolieren, Kunststoffbahnen und technische Folien	Weichgemachtes Polyvinylchlorid und Copolymere	Bereits geringe Mengen austretendes Vinylchlorid können bei chronischer Aufnahme Krebs erzeugen.
Vituf Kunststoff für zahlreiche Verwendungszwecke	Polyterephthalat	Keine Angaben zum Krebsrisiko möglich.
Volara Schaumfolie, Schaumkunststoff	Polyethylen	Laut Bundesgesundheitsamt dürfen auch in dieser Kunststoffgruppe krebserzeugende Chemikalien verarbeitet werden; siehe Seite 124.

244

Krebsrisiko Kunststoffe

Name und Art des Kunststoffs	Kunststoff-gruppe	Hinweise zum Krebsrisiko
Voltalef Kunststoff für zahlreiche Verwendungszwecke	Polytrifluor-chlorethylen und Copolymere	Langzeituntersuchungen auf krebserzeugende Kombinationswirkungen fehlen.
Vulkide Kunstleder	Weichgemachtes Polyvinylchlorid und Copolymere	Bereits geringe Mengen austretendes Vinylchlorid können bei chronischer Aufnahme Krebs erzeugen.
Vydyne R Kunststoff für zahlreiche Verwendungszwecke	Polyamid	Langzeituntersuchungen zum Krebsrisiko der Zusatzstoffe fehlen.
Vyloglass Kunststoff für zahlreiche Verwendungszwecke	Ungesättigtes Polyester	Langzeituntersuchungen zum Krebsrisiko der Zusatzstoffe fehlen.
Vynathene Kunststoff für zahlreiche Verwendungszwecke	Polyethylen	Laut Bundesgesundheitsamt dürfen auch in dieser Kunststoffgruppe krebserzeugende Chemikalien verarbeitet werden; siehe Seite 124.
Vynide Kunstleder	Weichgemachtes Polyvinylchlorid und Copolymere	Bereits geringe Mengen austretendes Vinylchlorid können bei chronischer Aufnahme Krebs erzeugen.
Walomid Folien, Bahnen u. ä., Kaschierfolie	Polyamid	Langzeituntersuchungen zum Krebsrisiko der Zusatzstoffe fehlen.
Waloplast Verpackungsfolien und -schläuche, Kaschierfolie	Polyethylen	Laut Bundesgesundheitsamt dürfen auch in dieser Kunststoffgruppe krebserzeugende Chemikalien verarbeitet werden; siehe Seite 124.
Waloplast – Combi Verbundfolie	Polyethylen	Laut Bundesgesundheitsamt dürfen auch in dieser Kunststoffgruppe krebserzeugende Chemikalien verarbeitet werden; siehe Seite 124.
Waloplast – matt Folien für medizinische Zwecke, Kaschierfolie, Klebstoff-Trägerfolie	Polyethylen	Laut Bundesgesundheitsamt dürfen auch in dieser Kunststoffgruppe krebserzeugende Chemikalien verarbeitet werden; siehe Seite 124.

245

Krebsrisiko Kunststoffe

Name und Art des Kunststoffs	Kunststoff-gruppe	Hinweise zum Krebsrisiko
Walothen Verpackungsfolien und -schläuche, Kaschierfolie, Kleb-stoff-Trägerfolie	Polypropylen	Laut Bundesgesundheitsamt dürfen auch in dieser Kunststoffgruppe krebserzeugende Chemikalien ver-arbeitet werden; siehe Seite 124.
Walotherm Verpackungsfolien und -schläuche	Polyethylen	Laut Bundesgesundheitsamt dürfen auch in dieser Kunststoffgruppe krebserzeugende Chemikalien ver-arbeitet werden; siehe Seite 124.
Wefapress Kunststoffstäbe, Kunststoffprofile	Polyethylen	Laut Bundesgesundheitsamt dürfen auch in dieser Kunststoffgruppe krebserzeugende Chemikalien ver-arbeitet werden; siehe Seite 124.
Werzalit Schichtpreßholz	Phenoplast	Die verarbeiteten Chemikalien stehen zum Teil im begründeten Verdacht, Krebs hervorzurufen.
Werzalit Schichtpreßholz	Aminoplast	Die verarbeiteten Chemikalien stehen zum Teil im begründeten Verdacht, Krebs hervorzurufen.
Wiegan Dekorations-, Beklei-dungs-, Polsterfolie	Weichgemach-tes Polyvinyl-chlorid und Copolymere	Bereits geringe Mengen austreten-des Vinylchlorid können bei chro-nischer Aufnahme Krebs erzeugen.
Wilkoplast Technisches Ausklei-dungs- und Dich-tungsmaterial, Bau-dichtungsbahnen	Weichgemach-tes Polyvinyl-chlorid und Copolymere	Bereits geringe Mengen austreten-des Vinylchlorid können bei chro-nischer Aufnahme Krebs erzeugen.
Wirutex Sperrholz, Faser- und Spanplatten mit Kunstharzdeck-schicht	Melaminharz	Die verarbeiteten Chemikalien stehen zum Teil im begründeten Verdacht, Krebs hervorzurufen.
Wolfin Kunststoffbahnen und technische Folien	Weichgemach-tes Polyvinyl-chlorid und Copolymere	Bereits geringe Mengen austreten-des Vinylchlorid können bei chro-nischer Aufnahme Krebs erzeugen.
Wopadur Buchbindermaterial	Polymere halo-genierte Poly-olefine	Unkalkulierbares Krebsrisiko

Krebsrisiko Kunststoffe

Name und Art des Kunststoffs	Kunststoff-gruppe	Hinweise zum Krebsrisiko
Wopal Folien und Kunstleder, Kunststoffbahnen und technische Folien	Polymere halogenierte Polyolefine	Unkalkulierbares Krebsrisiko
Yery-or Dekorations-, Bekleidungs-, Polsterfolie	Weichgemachtes Polyvinylchlorid und Copolymere	Bereits geringe Mengen austretendes Vinylchlorid können bei chronischer Aufnahme Krebs erzeugen.
Ylopan Verpackungsfolien und -schläuche, Baustellen-Schutzfolie, Gartenbau- und Gewächshausfolie, Kaschierfolie	Polyethylen	Laut Bundesgesundheitsamt dürfen auch in dieser Kunststoffgruppe krebserzeugende Chemikalien verarbeitet werden; siehe Seite 124.
Yukalon Kunststoff für zahlreiche Verwendungszwecke	Polyethylen	Laut Bundesgesundheitsamt dürfen auch in dieser Kunststoffgruppe krebserzeugende Chemikalien verarbeitet werden; siehe Seite 124.
Zetabon Mit Kunststoff beschichtetes Blech	Polyethylen	Laut Bundesgesundheitsamt dürfen auch in dieser Kunststoffgruppe krebserzeugende Chemikalien verarbeitet werden; siehe Seite 124.

Krebsrisiko Lacke und Farben

Soldaten streichen Laster – sechs kippen um», rauschte es vor zwei Jahren im Blätterwald. Zur Minderung unseres Verteidigungspotentials war es gekommen, weil die Soldaten keine Sicherheitsvorkehrungen getroffen hatten. Entgegen den Vorschriften hatten sie in schlecht belüfteten Hallen gepinselt und waren zum Teil stundenlang stark reizenden Dämpfen ausgesetzt. Die verwendeten Farben und Lacke enthielten unter anderem gefährliche Xylole und Hexamethylendiisocynate. Mehr noch als die Lacke könnte den Soldaten die alte Rostschutzfarbe zugesetzt haben, die vor dem Neuanstrich zum Teil abgeschliffen wurde. Das darin enthaltene Zinkchromat gilt nach Angaben der MAK-Werte-Kommission als eindeutig krebserzeugend auch für den Menschen, wenn es eingeatmet wird.[1]

Das, was hier passiert ist, geschieht täglich. Nur weil in diesem Fall Gesundheitsschäden in größerem Umfang aufgetreten sind, wurde es publik. Wenn einem einzelnen Handwerker im Umgang mit alltäglichen Giften plötzlich übel wird oder wenn er gar an Krebs erkrankt, so interessiert das nur ihn und seine nähere Umgebung, obwohl von dem gleichen Krebsrisiko Hunderttausende betroffen sind. Wie konnte es dazu kommen, daß wir unsere Gesundheit so unbekümmert aufs Spiel setzen?

Mit zunehmender Entfremdung von der Natur ist unser Bedürfnis gestiegen, unsere Wohnwelt, aber auch Büros, Arbeitsplätze, Kindergärten, Schulen und andere Innenräume farbiger zu gestalten. In gewisser Hinsicht wollten und wollen wir damit die Natur ins Haus holen. Genau das Gegenteil haben wir erreicht, wir haben den Teufel mit Belzebub ausgetrieben: Überall dort, wo wir heute farbige Anstriche und Lackierungen sehen, steckt denaturierte Chemie dahinter.

Wie weit die Hersteller von Lacken und Farben über die gesundheitlichen Risiken ihrer chemischen Produkte Bescheid wissen, wird an der Geheimniskrämerei offensichtlich, die sie betreiben (oder betreiben müssen?), um ihre bunten Gifte verkaufen zu können.

Die deutsche Lackindustrie produziert etwa 1,3 Millionen Tonnen Lacke und Farben (1985: 1 183 000 Tonnen Lacke, Öl-,

Leim- und Wasserfarben, Spachtelmasse sowie 170 000 Tonnen Druckfarben [2]). Verarbeitet wird etwa eine Million Tonnen Lack- und Anstrichstoffe – eine Menge «die ausreicht, um eine Fläche von der halben Größe Hessens zu beschichten», veranschaulichte Horst Vetter auf einem Symposium über Arbeits- und Umweltschutz in Berlin.

Die heutigen Lacke und Farben unterscheiden sich sehr von denen, die vor 20, 30 Jahren verwendet wurden: Es soll inzwischen mindestens 500 000 Rezepturen geben. Außer Pigmenten werden Bindemittel, Weichmacher, Härtungsbeschleuniger, Verlaufmittel, Trockenstoffe, Insektizide, Fungizide, Füllstoffe, Additive, Lösemittel und Kunststoffe beigegeben. Viele dieser Bestandteile können Krebs verursachen. Was freilich genau in der Farbdose enthalten ist, steht auf einem Blatt im Firmensafe, aber nicht auf dem Etikett – und läßt sich meist auch nicht beim Hersteller erfragen. Allein der Anteil an organischen Lösemitteln, die jährlich aus lösemittelhaltigen Lacken und Farben verdunstet, beträgt, so Ralf Schaaf vom Umweltbundesamt in Berlin, 350 000 Tonnen. Etwa 120 000 Tonnen Lösemittel werden handwerklich verarbeitet.[3] Werner Zöllner vom Verband der Lackindustrie war mit der Zahl von 350 000 nicht einverstanden: «Wir gehen zwar mit den Mengen, die das Umweltbundesamt berechnet hat, *nicht ganz einig* und schätzen die Umweltbelastung unter Berücksichtigung von Rückgewinnung, Nachverbrennung und anderen Maßnahmen eher auf 200 000 Tonnen jährlich.»[4] Eine moderate Ausdrucksweise bei einer Differenz von 150 000 Tonnen!

Abgesehen von einigen Alkoholen handelt es sich überwiegend um Lösemittel, deren krebserzeugende Wirkung im Tierversuch eindeutig erwiesen ist oder vermutet wird, und einige wenige, die «nur» Erbgutschäden, Nervenstörungen, Gedächtnisverlust etc. zur Folge haben. Lösemittel sind aber nicht die einzigen Stoffe in Farben und Lacken, die Krebs verursachen können.

Wie sind Lacke und Farben aufgebaut?

Das Wort «Lack» stammt aus dem Sanskrit und bedeutet 100 000. Damit war die große Zahl der Lackschildläuse gemeint, die an einem in Indien wachsenden Baum lebten und die nötig waren, um aus Stoffwechselprodukten Schellack herstellen zu können. Etwa 1500 verschiedene Rohstoffe bieten die Basis für die rund 500 000 Rezepturen, nach denen Lacke und Farben für verschiedene Verwendungszwecke hergestellt werden. Lacke und ähnliche Anstreichmittel bestehen im allgemeinen aus: Bindemitteln, Farbstoffen, Lösemitteln und Hilfsstoffen.

Bindemittel

Bindemittel sollen die Farbpigmente miteinander und mit dem Untergrund verbinden. Sie sind ein wichtiger Bestandteil und machen etwa 20 bis 40 Prozent eines Lackes aus. Im Haushalt werden vor allem Lacke verwendet, die synthetische Alkydharz- und Acrylharzbindemittel enthalten. Mit Weichmachern werden die gewünschten Filmeigenschaften (z.B. Härte, Haftvermögen, Frostfestigkeit, Elastizität) erzielt. Phthalatsäureester, die meist- produzierten Weichmacher, können, so vermutet die Internatio- nale Krebsforschungsbehörde in Lyon, Krebs erzeugen.[5]

Farbstoffe und Pigmente

Farbstoffe und Pigmente sorgen nicht nur für die Farben, sondern auch für den Schutz vor ultravioletter Sonnenstrahlung. Deshalb enthalten auch Klarlacke oft Pigmente. Pro Kopf verbrauchen wir etwa 20 Kilogramm Lacke im Jahr. Damit belasten wir unsere Umwelt auch mit schwermetallhaltigen Pigmenten.

Cadmium

Leuchtendgelbe, rote oder orangefarbene Lacke und Wandfarben bestehen meist aus Cadmiumfarbpigmenten. Das Schwermetall und seine Verbindungen können, so vermutet die MAK-Werte- Kommission, krebserzeugende Wirkung haben.[6] In Tierversu- chen hat Cadmiumchlorid Krebs hervorgerufen.[7] Der Verbrauch an Cadmium für Pigmente betrug 1975 424 Tonnen.[8] Was wir damit unserem Körper antun, wissen wir allerdings erst in einigen Jahrzehnten, und auch dann nur annähernd.

Bleihaltige Pigmente

Bleihaltige Pigmente dienen in erster Linie als Grundanstrich zum Schutz vor Korrosion. In der Bundesrepublik werden pro Jahr etwa 4000 Tonnen Bleimennige verstrichen. Viele Grundanstri- che für den Rostschutz enthalten Blei- und Zinkchromatstaub. Das «Lufthansa-Gelb» bestand z.B. 1983 aus etwa 20 Prozent Bleichromat. Die Post hat bereits seit August 1981 «umgestellt»: Ihr «Gelb» leuchtet seitdem ohne Bleichromat.[9] Es spricht einiges dafür, daß Blei Krebs erzeugen kann. Für Bleichromat besteht begründeter Verdacht auf krebserzeugendes Potential.[10]

Chromatpigmente

Chromate und Bichromate sind Chromverbindungen. Sie werden für Grundbeschichtungen und als Haftgrundmittel bei Metallen verwendet. Einige Chromate und Bichromate stehen im Ruf, bösartige Lungentumoren (Chromatlungenkrebs) zu verursachen. Das Korrosionsschutzpigment Zinkchromat gilt nach der MAK-Werte-Liste als krebserregend auch für den Menschen.[11] Und dennoch werden allein 2000 Tonnen Zinkchromatstaub jährlich als Rostschutzmittel eingesetzt.[12]

Lösemittel

Wie der Name sagt, lösen sie Bindemittel, Pigmente und Hilfsstoffe, so daß der Lack flüssig und streichfähig wird. Nach dem Anstreichen sollen sie rasch verdunsten, damit der Lack schnell trocknet. Von allen Inhaltsstoffen der Lacke und Farben haben sie das größte krebserzeugende Potential. In Betrieben gelten für diese Stoffe MAK-Werte und Arbeitsschutzvorkehrungen; im Hobby- und Heimwerkerbereich wacht keiner darüber, daß sie bekannt sind und eingehalten werden. Heimwerker sind daher besonders gefährdet. Zudem wird der Raum nach dem Streichen oft nicht genügend gelüftet. So können hohe Konzentrationen an Lösemitteln zustande kommen. Der durchschnittliche Gehalt an organischen Lösemitteln von Anstrichmaterial und Lacken für den Heimwerkerbereich ist in der Grafik unten dargestellt.

Produkte der Lackindustrie mit ihren Lösemittelgehalten:

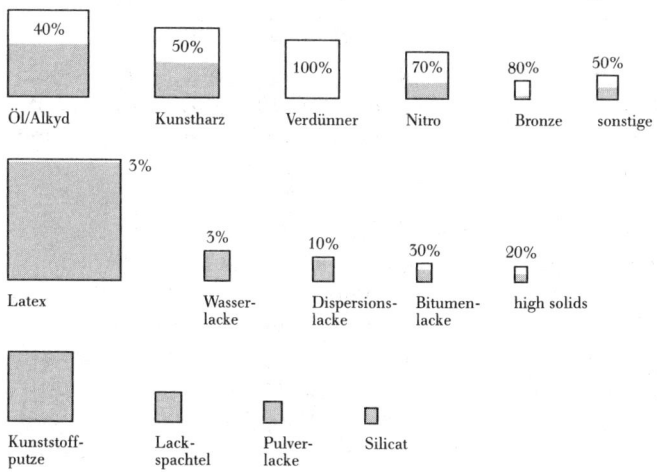

Quelle: Kursawa-Strucke, H.-J., Schröder, H.-P.: *Bio kontra Chemie*. Stiftung Verbraucher-Institut, Berlin 1986

Das krebserzeugende bzw. krebsfördernde Potential von Lösemitteln

Viele Lösemittel führen zumindest bei längerer oder intensiver Verwendung zu Leberschäden. Wie neuere Erkenntnisse der Krebsforschung zeigen, ist die Leber ein Filtersystem für ständig im Körper zirkulierende Tumorzellen[13], weshalb eine Beeinträchtigung der Leberfunktion das Krebsrisiko erhöhen kann. Leberschädigende Eigenschaften von Lösemitteln, deren krebserzeugende Wirkung bislang nicht festgestellt wurde, könnten so Gefahren bergen.

Benzol
Reines Benzol wird als Lösemittel nicht mehr verwendet, da erwiesen ist, daß es auch beim Menschen krebserregend wirken kann. Es wird jedoch mit anderen Kohlenwasserstoffen, z.B. mit Toluol, gemischt, oder kann in Toluol als Verunreinigung enthalten sein. Benzol kann Leukämie verursachen.[14]

Dichlorethan (Ethylenchlorid)
In erster Linie wird Dichlorethan zur Herstellung von Vinylchlorid verwendet – es kann aber in manchen Abbeizmitteln enthalten sein. Dichlorethan steht laut MAK-Liste im Verdacht, Krebs zu erzeugen. Das teuflisch-toxische an diesem Chlorkohlenwasserstoff: Die Geruchsschwelle liegt höher als der MAK-Wert – wenn man's riecht – ist's schon passiert.

Dichlormethan (Methylenchlorid)
Dichlormethan wird auch zur Herstellung von Abbeizmitteln, meist in Kombination mit Alkoholen und Estern, verwendet. Bei längerer Einwirkung kann es die Leber schädigen, zudem besteht der Verdacht, daß es Krebs erzeugen kann.[15]

Perchlorethylen (Tetrachlorethen, «Per»)
Perchlorethylen wird in erster Linie als Lösemittel in der chemischen Reinigung eingesetzt, in manchen Abbeizmitteln ist es aber auch enthalten. Es beeinträchtigt die Funktion von Nieren und Leber. Perchlorethylen wird zur Zeit von verschiedenen Institutionen auf ein mögliches krebserzeugendes Potential überprüft. Amerikanische Studien ergaben, daß Perchlorethylen im Tierversuch eindeutig Leukämien sowie Nieren- und Leberkrebs auszulösen vermag.

Testbenzin

Testbenzin ist das gebräuchlichste Lösemittel im Do-it-yourself-Bereich. Es wird vorwiegend für Öllacke, Alkydharz- und Chlorkautschuklacke verwendet. Es kann aromatische Kohlenwasserstoffe enthalten, z.B. Toluol und Xylol. Meist wird Testbenzin des Typs «3» für Heimwerkerprodukte verarbeitet. Dieser Typ kann bis zu acht Prozent aromatische Verunreinigungen enthalten. Eine davon ist Benzol, das von der MAK-Werte-Kommission als eindeutig krebserzeugend auch für Menschen eingestuft wurde.[16] Testbenzin wird von den Mineralölfirmen hergestellt.

Wie großzügig man in der chemischen Industrie mit eindeutig krebserzeugenden Chemikalien umgeht, haben die Autoren H.-J. Kursawa-Strucke und H.-P. Schröder des Buches *Bio Kontra Chemie?*, herausgegeben von der Stiftung Verbraucher-Institut, erfahren. Sie zitieren eine Erklärung des Verbandes der Lackindustrie vom 27. 7. 1985: «Falls deren Lieferung (gemeint sind die Mineralölfirmen; Anm. d. Autors) krebserzeugende Verunreinigungen (z.B. Benzole; Anm. d. Autors) aufweisen, sind sie verpflichtet, ihren Abnehmern darüber Mitteilung zu machen. Uns sind derartige Mitteilungen nicht bekannt geworden, das heißt, wir gehen davon aus, daß die Lieferungen nicht verunreinigt sind...» Demgegenüber äußerte ein Hersteller in einem Fachgespräch am 22. 11. 1985 in Berlin, daß in der Regel Testbenzine des Typs «3» verwendet werden, die bis zu 3,5 Prozent krebserzeugende Benzole enthalten können. Dies steht im krassen Gegensatz zu den Aussagen des Verbandes der Lackindustrie.[17]

Dabei handelt es sich keineswegs um eine Größenordnung, die man angesichts unserer gesamttoxischen Situation vernachlässigen könnte, denn jährlich werden immerhin etwa 128 000 Tonnen Testbenzine hergestellt. Sie werden außer in Lacken auch in Putz- und Reinigungsmitteln verwendet.

Tetrachlorethen siehe *Perchlorethylen («Per»)*

Tetrachlorkohlenstoff (Tetrachlormethan, «Tetra»)
Tetrachlorkohlenstoff wird unter anderem als Lösemittel für Chlor und Kautschuk bei der Herstellung von Chlorkautschuklacken (z.B. für Rotationstiefdruckfarben) verwendet. Er ist sehr giftig und hat sich in Tierversuchen als krebserregend erwiesen.[18] Die toxische Wirkung von Tetrachlorkohlenstoff wird durch Alkoholgenuß um ein Vielfaches erhöht.

Toluol

Toluol ist – meist zusammen mit Xylol – das wichtigste Lösemittel in Cellulosenitrat- und Kunststofflacken sowie in Verdünnern. Arbeiter, die länger Toluol ausgesetzt waren, hatten häufiger Leberschäden als gesunde Kontrollpersonen. Toluol kann bis zu 0,3 Prozent mit dem bei Menschen erwiesenermaßen krebserzeugenden Benzol verunreinigt sein. Es heißt, Toluol soll in die Liste krebserregender Chemikalien aufgenommen werden. 1980 wurden in der Bundesrepublik 260596 Tonnen Toluol produziert.[19]

Trichlorethylen («Tri»)

Tri ist als Lösemittel für Lacke selten. Es dient zum Entfetten von Metallgegenständen, die lackiert werden sollen, und zum Abbeizen. Tierversuche haben auf krebserregende und erbgutverändernde Wirkungen hingewiesen.[20]

Hilfsstoffe

Mit ihnen will man bestimmte Eigenschaften eines Anstrichmittels beeinflussen. Zugesetzt werden deshalb z.B. Trockenstoffe, Hautverhinderungsmittel, Härtungsbeschleuniger, Verlaufsmittel, Benetzungsmittel, Antiabsetzmittel und Mattierungsmittel. Sie unterbinden – vor allem bei wasserverdünnten Lacken – die Vermehrung von Bakterien und Pilzen im Farbtopf. Der Anteil der Hilfsstoffe beträgt in der Regel zwischen 0,1 und zwei Prozent. Über ihr Krebsrisiko liegen zur Zeit kaum Erkenntnisse vor.

Fungizide

Fungizide werden Farben beigemischt, die vor Schimmel schützen sollen, also Farben z.B. für Keller und Bäder. In Dispersionslacken, Alkydharzen und Wandfarben sind sie mitunter auch enthalten. Für beheizte und gelüftete Innenräume ist das unnötig. Für die von ihnen ausgehende Krebsgefährdung gilt im Prinzip dasselbe wie für Fungizide in Holzschutzmitteln. Auch durch die in den Farben und Lacken geringeren Konzentrationen können langfristig chronische Gesundheitsschäden entstehen. Die bisher am meisten verwendeten Fungizide (PCP, Lindan) erhöhen das Krebsrisiko der Bewohner vor allem bei großflächigen Anstrichen, weil sie dadurch auch großflächig krebserzeugende Restmonomere an die Atemluft abgeben. Manchmal läßt sich anhand der

Beschreibung des Nutzeffekts einer Farbe dieser besonders gefährliche Inhaltsanteil erkennen, wenn es z.B. heißt: «konserviert» oder «gegen Befall geschützt» bzw. «fungizid eingestellt».

Welche Bestandteile der Lacke und Farben können Krebs erzeugen bzw. fördern?

Um diese Frage beantworten zu können, muß man sich erst einen Überblick über die gängigen Lacke und Farben verschaffen und dann sehen, wo dort die «Pferdefüße» sind.

Chlorkautschuklacke

Chlorkautschuklacke werden für Unterwasseranstriche auf Stahl und Beton (z.B. Schwimmbäder, Trinkwasserbehälter) verwendet, da sie eine hohe Wasserbeständigkeit haben. Ihre Lösemittel können gefährlich sein. Tetrachlorkohlenstoff z.B. erzeugt im Tierversuch Krebs.

Rostschutzfarben

Bleiverbindungen und Chromate sind sehr giftig. Chromate sind als krebserregend eingestuft. Auch die mit Umweltzeichen versehenen Rostschutzfarben enthalten Blei und Chromate, allerdings nur wenig. Für Acrylnitril, Methacrylsäure sowie für die dazugehörigen Nitrile, Ester, Amide gelten strenge MAK-Werte. Die meisten sind krebserregend oder krebsverdächtig.

Acrylharzlacke

Weil sie sich auf vielfältige Weise einsetzen lassen, werden Alkydharze häufig verwendet. (Ende der 70er Jahre gab es etwa 1000 Handelsprodukte in Europa.) Ihr Gehalt an organischen Lösemitteln (vor allem Testbenzin) liegt im Durchschnitt über einem Drittel. Aufgrund der auch für den Menschen krebserzeugenden Bestandteile im Testbenzin stellen auch Alkydharzlacke ein erhebliches Krebsrisiko dar.

Nitrolacke

Nitrolacke enthalten bis zu 75 Prozent Lösemittel wie Ketone, Xylol und Toluol. Daß Lösemittel Krebs erzeugen können, haben wir schon dargelegt.

Dispersionslackfarben (Acrylharzfarben, Wasserlacke)

Acrylharz ist ein synthetisches Harz, das als Bindemittel im Lack

255

in feinsten Tröpfchen (0,1 bis 0,2 Mikrometer oder kleiner) verteilt ist – daher der Begriff Dispersionsfarbe. Diese Farben lassen sich mit Wasser verdünnen, und zum Pinselreinigen wird ebenfalls Wasser verwendet. Daher glauben viele Verbraucher, sie seien völlig ungefährlich. Oft haben sie ein Umweltzeichen, weil sie nur 15 Prozent (allerdings häufig im Tierversuch erwiesenermaßen krebserzeugende) Lösemittel enthalten. Wasserlacke mit oder ohne den Umweltengel des Umweltbundesamtes haben einen tückischen Nachteil: Weil sie so wenig Lösemittel enthalten, fehlen Hinweise auf Gefahren. So erfährt man nicht, ob extrem gefährliche Lösemittelgemische verarbeitet worden sind oder nicht. Auch die darin enthaltenen synthetischen Bindemittel können Probleme bereiten.

Autolacke
Lacke und Lacksprays zum Ausbessern enthalten zum Teil viele Lösemittel, die im Verdacht stehen, Krebs zu verursachen.

Lasuren
Lasuren enthalten oft Fungizide, teilweise auch Insekten- und Bakteriengifte. Sie bestehen meist aus Alkydharzen, die in organischen Lösemitteln gelöst sind. Die gebräuchlichen Wirkstoffe und Lösemittel enthalten im Tierversuch erwiesenermaßen krebserzeugende Verunreinigungen oder stehen zumindest im begründeten Verdacht, Krebs hervorzurufen.[21]

Wandfarben für Innenanstriche
Für Innenanstriche werden meist wasserverdünnbare Dispersionsfarben verwendet, die in der Regel wenig (ein bis zwei Prozent) organische Lösemittel enthalten. Oft sind aber Konservierungsmittel beigegeben, die unter anderem das im Tierversuch krebserzeugende Formaldehyd freisetzen. Für Feuchträume gibt es Anstrichstoffe mit fungiziden Stoffen. Manche dieser Fungizide werden an die Luft abgegeben. Sie können sich aber auch auf Lebensmitteln ablagern und dann beim Verzehr in den Organismus gelangen[22]: Die üblicherweise in der Vergangenheit eingesetzten Fungizide (z.B. PCP und Lindan) stehen zumindest im begründeten Verdacht, Krebs zu erzeugen. Über das Krebsrisiko der seit dem Anwendungsverbot von PCP in Innenräumen beigemischten Fungizide liegen noch keine Langzeiterfahrungen vor. Großangelegte – unfreiwillige – Versuche laufen derzeit an den Käufern derartiger Produkte, die dadurch den Lack- und Farbenherstellern hohe Kosten für Langzeituntersuchungen ersparen.

Abbeizmittel
Abbeizmittel können organische Lösemittel, z. B. die unter Krebsverdacht stehenden Chemikalien Methylenchlorid (Dichlormethan) und Dichlorethan, enthalten.[23]

Nitroverdünner
Nitroverdünner bestehen in erster Linie aus Ethylacetat, Butylacetat und Toluol; sie enthalten aber oft auch etwas Methanol und andere Alkohole. Aufgrund der krebsverdächtigen Inhaltsstoffe und ihrer Verunreinigungen besteht ein Krebsrisiko.

Pinselreiniger
Pinselreiniger sind meist reine Lösemittelgemische. Werden sie im Haus eingesetzt, können Konzentrationen auftreten, die viel höher sind als in Betrieben erlaubt ist. Es ist daher besser, nach dem Malen einen Pinsel wegzuwerfen. Es gibt auch Pinselreiniger ohne krebserzeugende Lösemittel. Da sie aber nicht gekennzeichnet sind, ist es dem Laien nicht möglich, sie auszuwählen.

Was passiert nach dem Auftragen?

Die Hersteller chemischer Lacke und Farben haben viele Jahre hindurch die Verarbeitung hochtoxischer Substanzen mit der Behauptung verharmlost, die chemischen Ausgangsstoffe würden durch den Herstellungsprozeß so umgewandelt und gebunden, daß das fertige Produkt gesundheitlich unbedenklich sei. Die Lack- und Farbenindustrie hat aber selbst Untersuchungen darüber angestellt, wieviel an ungebundenen Monomeren z. B. in Dispersionsfarben enthalten sind.

Durchschnittlicher Gehalt an Monomeren in Dispersionsfarben

Anstrich	Monomerengehalt (Prozent)
PVA-Anstrich	0,3
PVA-Copolymerisate	|
Acrylat-Dispersionen	0,1
Styrol-Acrylat	|
Styrol-Butadien	0,08
Vinylchlorid	einige ppm

In den handelsfertigen Dispersionsfarben liegt der Monomerengehalt für gewöhnlich niedriger, da die Dispersionen üblicherweise weniger als ein Drittel der Farbe ausmachen.

Quelle: Hantschke B.: Chemische und physikalische Prozesse bei der Trocknung von Bautenanstrichmitteln und ihre Auswirkung auf die Beschaffenheit der Luft in Wohnräumen. Schriftenreihe des Vereins für Wasser-, Boden- und Lufthygiene. Stuttgart/New York 1982

Insofern sind diese Werte für den Gehalt an Monomeren z. B. in Dispersionsfarben ein wichtiger Beweis für das Gegenteil.

Diese Untersuchung bestätigt aber auch, daß selbst in der Anstrichmittelgruppe, die allgemein als ungiftig gilt, krebserzeugende Substanzen eingesetzt werden. Sie können langfristig die Atemluft in Innenräumen belasten oder per Hautkontakt in den Organismus gelangen: So steht Styrol im dringenden Verdacht, Krebs zu erzeugen, Butadien hat sich im Tierversuch als eindeutig krebserzeugend erwiesen, und Vinylchlorid kann auch bei Menschen erfahrungsgemäß Krebs verursachen.[24]

Was mit den Inhaltsstoffen nach der Verarbeitung passiert, weiß man kaum. Es kann Wochen dauern, bis alles trocken ist. Selbst danach finden monatelang chemische Reaktionen statt, die schadstoffhaltige Gase an die Atemluft abgeben. Grundsätzlich muß man noch mit unvorhersehbaren Risiken durch die Kombinationswirkung der einzelnen chemischen Stoffe bzw. deren Metaboliten (Abbauprodukte) rechnen. Auch wenn wir keinen Geruch feststellen, heißt das nicht, daß keine Wirkstoffe mehr freigesetzt werden, denn viele Lacke und Farben enthalten Substanzen, die den Geruch unterdrücken.[25]

Alles in allem: Das Hantieren mit Lacken und Farben birgt manche Gefahr für den Heimwerker. Dabei würde es durchaus Wege aus dieser Gefahr geben. Die Hersteller müßten weniger giftige Stoffe verarbeiten oder ihre Erzeugnisse zumindest so kennzeichnen, daß wir von Fall zu Fall entscheiden könnten, ob wir uns dem Risiko aussetzen wollen. Daß wir aber noch weit von einer solchen Transparenz entfernt sind, sehen Sie in den nächsten Abschnitten.

Lackrezepturen – ein Staatsgeheimnis?

Was alles drin ist in Farben, Lacken und Lasuren wissen eigentlich nur die Hersteller. Auch das Bundesgesundheitsamt in Berlin kennt nur Rahmenrezepturen, keine genauen Inhaltsangaben. Die Herstellerseite begründet ihre Weigerung mit Schutzmaßnahmen gegenüber der Konkurrenz. Für viele ein dürftiges Argument. Mit der heutigen Analysetechnik ist es in gut eingerichteten Industrielaboren nur eine Frage der Zeit, die chemische Rezeptur eines Produkts zu ermitteln. Will man hingegen als Verbraucher von einem chemischen Labor wissen, welche Inhaltsstoffe in einem Lack enthalten sind, ist eine einzige vollständige Analyse kaum unter 10000 Mark zu erhalten. Dem Verbraucher wird also unter fadenscheinigem Vorwand die Möglichkeit verwehrt, sich darüber zu informieren, welche Gifte er sich in die Wohnung holt. Eine vollständige Deklaration aller Inhaltsstoffe durch den Produzenten ist bei Lacken und Farben freilich dringend geboten. Würde sie sich nicht nur auf die Aufzählung unbekannter chemischer Substanzen beschränken, sondern müßten auch krebserzeugende Bestandteile als solche ausgewiesen werden, fänden vermutlich nur wenige der derzeit angebotenen Produkte einen Käufer – eine Regelung mit offenkundigen Nachteilen für den Hersteller und eindeutigen Vorteilen für den Verbraucher. Mit Vorteilen auch für die Hersteller von Naturfarben: Seit Anfang 1987 haben deren Marktführer – nicht ohne Erfolg – eine einheitliche «positive Volldeklaration» eingeführt und setzen dadurch die anderen unter Zugzwang. Die Mitglieder der Arbeitsgemeinschaft Naturfarben deklarieren, wie viele und welche Zutaten ihre Produkte enthalten, und nehmen das Risiko in Kauf, daß ihre Rezepte nachgemacht werden.

Der «Umweltengel» ist kein Schutzengel

Der «Umweltengel» oder «Blaue Engel» des Umweltbundesamtes in Berlin ziert immer öfter Lack- und Farbdosen. Eigentlich sagt er nur aus, daß es sich um ein «umweltfreundliches» Produkt handeln soll. Durch geschickte Werbung ist es den Herstellern freilich gelungen, beim Käufer den Eindruck zu erwecken, ein derart ausgezeichnetes Produkt sei auch gesundheitlich weniger bedenklich als ein nicht deklariertes (Konkurrenz-)Produkt. Die Vergabe des «Umweltengels» stellt derzeit sogar das größte Hindernis für die Markteinführung wirklich umweltfreundlicher und gesundheitlich unbedenklicher Produkte dar, weil der Verbraucher annimmt, daß die so ausgezeichneten Produkte schon die beste Alternative darstellen. Dem ist jedoch nicht so. Weshalb?

Es ist ein grundsätzliches Problem, dessen Ursache in den Vergabekriterien liegt. Am Beispiel des «Umweltengels» für Lacke und Farben wird das erkennbar. Das Umweltzeichen für schadstoffarme Lacke (im Sinne der DIN 55945) wird vergeben:
1. Wenn sie keine Inhaltsstoffe enthalten, die nach der Arbeitsstoffverordnung (ArbStVO) eine Kennzeichnung notwendig machen (z. B. giftig, gesundheitsschädlich, ätzend, brennbar). Tun sie es dennoch, so müssen derartige Stoffe 50 Prozent unterhalb der kennzeichnungspflichtigen Grenzwertkonzentration (Anhang 1 Nr. 2.1 und 2.2 ArbStVO) liegen.

2. Wenn sie keine Inhaltsstoffe enthalten, die nach der ArbStVO die Beifügung einer Mitteilung notwendig machen (z.B. über krebserzeugende Stoffe).

3. Wenn der maximale Lösemittelgehalt bestimmte Werte nicht übersteigt: Stoffe der TALuft Klasse I: 1 Gew.-Prozent; Stoffe der TALuft Klasse II: 7,5 Gew.-Prozent; bei allen anderen organischen Lösemitteln: 15 Gew.-Prozent.

4. Wenn die bei der Ofentrocknung entstehenden Bindemittel-emissionen als Stoffe der TALuft Klasse I einzuordnen sind.

5. Wenn Lacke, die in Spraydosen angeboten werden, keine Fluorchlorkohlenwasserstoffe als Treibgas (besonders umweltbelastend!) enthalten. Schadstoffarme Lacke müssen zudem den üblichen Qualitätserfordernissen entsprechen.[26]

Aufgrund der hier zitierten Maßgabe, daß «keine Inhaltsstoffe, die nach der Arbeitsstoffverordnung die Beifügung einer Mitteilung notwendig machen (z.B. über krebserzeugende Substanzen)», beigemischt sein dürfen, wird seitens der Hersteller gern behauptet, die mit dem «Umweltengel» ausgezeichneten Lacke enthielten keine krebserzeugenden Stoffe. Das jedoch verlangen die Vergabekriterien nicht, und dementsprechend enthalten die angeblich umweltfreundlichen Lacke nicht selten solche Substanzen. Die Umweltjury, die den «Umweltengel» verleiht, verlangt lediglich, daß keine Wirkstoffe enthalten sein sollen, die laut Arbeitsstoffverordnung als krebserregend gelten. Krebserregende Stoffe, die noch nicht in diese alles andere als vollständige Liste krebserregender Stoffe aufgenommen sind, dürfen nach wie vor enthalten sein.

Ein Engel mit Schwächen

Der «Umweltengel», mit dem inzwischen etwa 500 angeblich «schadstoffarme Lacke» und «blei- und chromatarme Rostschutzfarben» ausgezeichnet worden sind, hat so manche Schwächen. Während er den einen Schadstoff verdammt, bleiben andere unbehelligt. Daher können die als «umweltfreundlich, weil schadstoffarm» eingestuften Lacke durchaus auch krebserzeugende organische Lösemittel enthalten (allerdings nur höchstens 15 Prozent). Daß statt der verbannten Lösemittel neue Stoffe enthalten sind, darf dem Verbraucher gegenüber verschwiegen werden. Gegen die Forderung nach einer Volldeklaration der Inhaltsstoffe schadstoffarmer Lacke konnte sich die chemische «Schadstoffindustrie» bislang erfolgreich wehren.

Außer dem «Umweltengel» für schadstoffarme Lacke gibt es seit Mai 1982 das «Umweltzeichen für blei- und chromatarme Anstrichstoffe für den Korrosionsschutz». Auch dies garantiert dem Verbraucher nicht, daß es sich bei derart ausgezeichneten Produkten um wirklich umweltfreundliche, gesundheitlich unbedenkliche Produkte handelt. Es orientiert sich ebenfalls an der von wirtschaftspolitischen Interessen geprägten Arbeitsstoffverordnung und bietet dem Heimwerker somit nur einen fragwürdigen Schutz.

Es ist blamabel für unseren Verbraucherschutz, daß das Bundesgesundheitsamt in Zusammenarbeit mit dem Verband der Lackindustrie erst zu klären versucht, welche Chemikalien Heimwerker verbrauchen. Dieses Vorhaben wird vermutlich ausgehen wie das Hornberger Schießen, da in diesem Verband vor allem die großen Hersteller für Industrielacke organisiert sind, viele der mittelständischen Farbenhersteller aber fehlen. Gerade sie produzieren relativ viel für den Heimwerkerbedarf. Mit anderen Worten: Wenn überhaupt, wird nur ein kleiner Teil der in Heimwerkerlacken anzutreffenden Substanzen offengelegt.

Von einigen lösemittelreduzierten Produkten wird zudem ein Mehrfaches verbraucht: Beim Verstreichen von doppelt soviel Farbe hat man ebensoviel Lösemittel wie bei den anderen Farben; gewonnen wurde also nichts!

Lösemittelarme Dispersionsfarben (mit ein bis zwei Prozent Lösemittel) bekommen keinen «Blauen Engel», da sie, so die Begründung des Umweltbundesamtes Berlin, schon immer schadstoffarm gewesen seien. Das kann dazu führen, daß solche Produkte nicht gekauft werden.

Angesichts dieser seit Jahren bestehenden Mängel bei der Vergabe des «Umweltengels» wundert es nicht, daß die Hersteller von Naturfarben keinen Wert darauf legen, diesen Engel für ihre Produkte zu bekommen. Der informierte Konsument, so ihre Befürchtung, könnte sie dann mit den «Giftmischern» in einen Topf werfen. Dr. Hermann Fischer, Hersteller der Naturfarben AURO, dem Marktführer: «Der ‹Blaue Engel› schützt die Industrie statt die Umwelt. Die Illusion, die Industrie habe die Chance zum Umdenken genutzt, kann man sich abschminken. Man gießt dort nur den alten Wein, sprich Umweltchemikalien, in neue Schläuche, sprich ökoetikettierte Dosen, und hofft, daß es niemand merkt. Was einmal vom Umweltbundesamt als ein Stück Umweltaufklärung gedacht war, ist zum billigen Reklametrick verkommen.»

Wie läßt sich dieses Krebsrisiko verringern?

Da die mit dem «Umweltengel» ausgezeichneten Lacke und Farben offiziell durchaus krebserzeugende Inhaltsstoffe enthalten dürfen (nur nicht die in der Arbeitsstoffverordnung genannten), werden sie hier auch nicht empfohlen. Die Verleihung des «Umweltengels» war sicherlich ein Schritt in die richtige Richtung. Aber inzwischen ist die Entwicklung von Farben und Lacken auf der ausschließlichen Basis von natürlichen Rohstoffen weitergegangen. Hier ist ein Ansatz, das derzeitige Krebsrisiko durch Lacke und Farben zu senken.

Zweifellos wäre es falsch, davon auszugehen, alle natürlichen Rohstoffe seien gesund und umweltfreundlich. Wie gefährlich Naturprodukte sein können, zeigen viele Beispiele (Giftpilze, giftige Pflanzen, Giftfische etc.). Generell ist jedoch das gesundheitliche Risiko – und vor allem das Krebsrisiko – bei Naturfarben und -lacken im Verhältnis zu den synthetischen Produkten äußerst gering.

Auf jeden Fall sollten Sie Produkte bevorzugen, deren Inhaltsstoffe vollständig deklariert sind, das heißt, deren chemische oder pharmazeutische Bezeichnung angegeben ist. Bei allen anderen Produkten sollten Sie eine gesunde Skepsis walten lassen.

Die Naturfarbenhersteller decken inzwischen alle Anwendungsbereiche ab. Ihre Produkte sind nicht schlechter als vergleichbare synthetische – es dauert nur manchmal länger, bis sie trocknen. Dafür verströmen Oberflächenbehandlungsmittel aus Zusatzstoffen bereits während des Auftragens einen wohlriechenden Duft. Zudem muß nach der Verarbeitung nicht lang gelüftet werden. Und schließlich lassen sich mit ihnen die Diffusionsfähigkeit des Holzes und eine lebendige Oberfläche erhalten. Naturharzlacke gibt es für fast jeden Anwendungsbereich. Sie sind allerdings teurer als synthetische Lacke.

Bedeutung der Hinweise zum Krebsrisiko Lacke und Farben

Die Aussage *Hinweise auf krebserzeugende Wirkungen liegen nicht vor* bedeutet, daß sich aus der verwendeten Fachliteratur keine Anhaltspunkte für ein krebserzeugendes Potential dieses Produkts ergeben.

Der Hinweis *Keine Angaben zum Krebsrisiko möglich* mußte erfolgen, wenn die vorliegenden Daten zu den Inhaltsstoffen nicht ausreichten, um mit Hilfe der verwendeten Fachliteratur und der befragten Sachverständigen einen konkreten Hinweis zum Krebsrisiko geben zu können.

Der Hinweis *Amtliche Untersuchungen zum Krebsrisiko von Acrylat-Rohstoffen sind noch nicht abgeschlossen* bedeutet, daß erst die Ergebnisse zur Zeit laufender Untersuchungen eine konkrete Aussage zum Krebsrisiko ermöglichen werden.

Der Hinweis *Unkalkulierbares Krebsrisiko* bedeutet, daß entsprechend den in dieser Produktgruppe zum Einsatz kommenden Chemikalien auf ein krebsförderndes Potential zu schließen ist, das jedoch derzeit in seinem Umfang nicht abschätzbar ist.

Der Hinweis *Testbenzin enthält in der Regel stark krebserzeugende Verunreinigungen* erfolgte, wenn die chemisch ungenauen Angaben über die Zusammensetzung des verwendeten Testbenzins im speziellen Fall keine Abschätzung zur Stärke des kanzerogenen Potentials ermöglichten. Auf das Krebsrisiko von Testbenzin mußte dennoch hingewiesen werden, weil davon ausgegangen werden muß, daß alle Arten von Testbenzin krebserzeugende Bestandteile enthalten. Selbst die DIN-Norm läßt auch in der Güteklasse mit der höchsten Reinheitsanforderung (Typ 4) Verunreinigungen bis zu einem Prozent krebserzeugenden Benzols zu.

Der Hinweis *Erheblich erhöhtes Krebsrisiko für die Anwender und die Bewohner damit behandelter Innenräume* bedeutet, daß die Verwendung dieses Produkts in der angegebenen chemischen Zusammensetzung entsprechend der verwendeten Fachliteratur erheblich zur Erhöhung des Krebsrisikos der Anwender und der Bewohner damit behandelter Innenräume beiträgt.

Krebsrisiko Lacke und Farben

Name und Art der Lacke und Farben	Bekannte Inhaltsstoffe	Hinweise zum Krebsrisiko
Aglaia Holz-Hartöl Fußboden-Ölversiegelung	Naturharze, pflanzliche Öle, Wachse, ätherische Öle	Hinweise auf krebserzeugende Wirkungen liegen nicht vor.
Alligator Acrylweiß Dickschicht-Fassadenanstrich	Acrylat	Amtliche Untersuchungen zum Krebsrisiko von Acrylat-Rohstoffen sind noch nicht abgeschlossen.
Alligator Betalite-Füllfarbe Dickschichtanstrich	Polymerisatharz	Unkalkulierbares Krebsrisiko
Alligator Diffundin-Acryllack Lack	Acrylat	Amtliche Untersuchungen zum Krebsrisiko von Acrylat-Rohstoffen sind noch nicht abgeschlossen.
Alligator Fassadenfarbe	Acrylat	Amtliche Untersuchungen zum Krebsrisiko von Acrylat-Rohstoffen sind noch nicht abgeschlossen.
Alligator Fassadenweiß Fassadenanstrich	Copolymerer Kunststoff	Keine Angaben zum Krebsrisiko möglich.
Alligator Fassade und Silikat Universalfarbe	Silicat, Kaliwasserglas	Unkalkulierbares Krebsrisiko
Alligator Hydrolin Feuchtraumfarbe	Silicat, Kaliwasserglas	Keine Angaben zum Krebsrisiko möglich.
Alligator Lin 66 Fungizidfarbe Innenfarbe	Fungizide, Bakterizide, copolymerer Kunststoff	Unkalkulierbares Krebsrisiko
Alligator Optima-Color Lack	Copolymerer Kunststoff	Unkalkulierbares Krebsrisiko
Alligator Optima-Superdecker Innenfarbe	Copolymerer Acrylester	Amtliche Untersuchungen zum Krebsrisiko von Acrylat-Rohstoffen sind noch nicht abgeschlossen.
Alligator Optima Weiß Innenfarbe	Copolymerer Acrylester	Amtliche Untersuchungen zum Krebsrisiko von Acrylat-Rohstoffen sind noch nicht abgeschlossen.

Krebsrisiko Lacke und Farben

Name und Art der Lacke und Farben	Bekannte Inhaltsstoffe	Hinweise zum Krebsrisiko
Alligator Perlglanz Seidenglanzfarbe	Copolymerer Kunststofflatex	Unkalkulierbares Krebsrisiko
Alligator Profi Weiß Innenfarbe	Copolymerer Kunststoff	Unkalkulierbares Krebsrisiko
Alligator Rauh-Tex Rollrauhfaser	Copolymerer Kunststoff	Unkalkulierbares Krebsrisiko
Alligator Superlatex Latexfarbe	Synthetischer Latex	Keine Angaben zum Krebsrisiko möglich.
Alligator Waschfest Innenwandfarbe	Copolymerer Kunststoff	Unkalkulierbares Krebsrisiko
Auro Arven-Schellack seidenglänzend Klarlack	Balsamterpene, Ethanol, Lärchenbalsam, Dammar-Harz, Bienenwachs, Schellack, Harz	Hinweise auf krebserzeugende Wirkungen liegen nicht vor.
Auro Naturdispersions-Abtönfarben Abtönfarben	Baumharze, Pflanzenleime, Pflanzenöle, Bienenwachs, Erdfarben, Mineralfarben	Hinweise auf krebserzeugende Wirkungen liegen nicht vor.
Auro Naturharzöl-Abtönfarben Abtönpaste	Leinöl, Naturharze, Erdfarben, Mineralfarben	Hinweise auf krebserzeugende Wirkungen liegen nicht vor.
Auro Naturharzöl-Buntlack Lackfarbe	Citrusterpene, Balsamterpene, Colophonium, Leinöl, Standöl, Holzöl, Dammar-Harz, Erdpigmente, Eisenoxid, Mineralfarbe	Keine Angaben zum Krebsrisiko möglich.

Krebsrisiko Lacke und Farben

Name und Art der Lacke und Farben	Bekannte Inhaltsstoffe	Hinweise zum Krebsrisiko
Auro Naturharzöl-Klarlack innen Klarlack	Citrusterpene, Balsamterpene, Öl, Colophonium, Dammar-Harz, Leinöl, Standöl, Holzöl	Hinweise auf krebserzeugende Wirkungen liegen nicht vor.
Auro Naturharz-Vorstreichfarbe Vorlack	Baumharze, Pflanzenöle	Hinweise auf krebserzeugende Wirkungen liegen nicht vor.
Auro Naturharzwandfarbe Dispersionsfarbe	Balsamterpene, Öl, Ethanol, Dammar-Harz, Kiefernharz, Leinöl, Standöl, Bienenwachs	Hinweise auf krebserzeugende Wirkungen liegen nicht vor.
Auro Naturharz-Weißlack Lackfarbe	Citrusterpene, Balsamterpene, Öl, Colophonium, Leinöl, Standöl, Holzöl, Dammar-Harz	Hinweise auf krebserzeugende Wirkungen liegen nicht vor.
Auro Natur-Heizkörperlack Lackfarbe	Citrusterpene, Balsamterpene, Öl, Dammar-Harz, Lärchenbalsam	Hinweise auf krebserzeugende Wirkungen liegen nicht vor.
Auro Schellack-Klarlack Klarlack	Ethanol, Balsamterpene, Öl, Schellack, Collophonium, Lärchenbalsam	Hinweise auf krebserzeugende Wirkungen liegen nicht vor.
Auro Schellack Klarlack samtmatt Klarlack	Gärungsalkohol, Kieselsäure, Schellack, Pflanzenharze, Pflanzenwachse, Pflanzenöle, Bienenwachs	Hinweise auf krebserzeugende Wirkungen liegen nicht vor.

Krebsrisiko Lacke und Farben

Name und Art der Lacke und Farben	Bekannte Inhaltsstoffe	Hinweise zum Krebsrisiko
Auro Wandlasur Pflanzenfarbe Dispersionslasurfarbe	Balsamterpene, Öl, Ethanol, Dammar-Harz, Leinöl, Standöl, Kiefernharz, Lärchenbalsam, Colophonium, Bienenwachs	Hinweise auf krebserzeugende Wirkungen liegen nicht vor.
Avenarius Acolan D Dispersionslack	Testbenzin, Thioamide, Phthalocyanine, Eisenoxid, Vinylacetat	Testbenzin enthält in der Regel stark krebserzeugende Verunreinigungen.
Avenarius Acolan Lasur Dispersionslasur	Testbenzin, Acrylat, Thioamide, Phthalocyamine, Firnis	Testbenzin enthält in der Regel stark krebserzeugende Verunreinigungen.
Avenarius Acolan Universal Dispersionslack	Testbenzin, Acrylat, Eisenoxid, Phthalocyanine	Testbenzin enthält in der Regel stark krebserzeugende Verunreinigungen.
Avenarius Avenarin DS-THIX Lacklasur	Testbenzin, Alkydharz, Eisenoxid	Testbenzin enthält in der Regel stark krebserzeugende Verunreinigungen.
Avenarius Avenarin Lasur LM Plus Lacklasur	Testbenzin, Alkydharz, Eisenoxid	Testbenzin enthält in der Regel stark krebserzeugende Verunreinigungen.
Avenarius Brillantweiß Dispersionsfarbe	Testbenzin, Styrol, Acrylat, Kreide	Erheblich erhöhtes Krebsrisiko für die Anwender und die Bewohner damit behandelter Innenräume.
Avenarius Fassadenfarbe Dispersionsfarbe	Testbenzin, Acrylat	Testbenzin enthält in der Regel stark krebserzeugende Verunreinigungen.
Avenarius Fungizidfarbe Dispersionsfarbe	Testbenzin, Styrol, Acrylat	Erheblich erhöhtes Krebsrisiko für die Anwender und die Bewohner damit behandelter Innenräume.
Avenarius Innenmatt GS Dispersionsfarbe	Styrol, Testbenzin, Acrylat, Esteralkohol, Kreide	Erheblich erhöhtes Krebsrisiko für die Anwender und die Bewohner damit behandelter Innenräume.

Krebsrisiko Lacke und Farben

Name und Art der Lacke und Farben	Bekannte Inhaltsstoffe	Hinweise zum Krebsrisiko
Avenarius Latexfarbe Dispersionsfarbe	Testbenzin, Styrol, Acrylat	Erheblich erhöhtes Krebsrisiko für die Anwender und die Bewohner damit behandelter Innenräume.
Avenarius Raumweiß Dispersionsfarbe	Testbenzin, Styrol, Acrylat, Kreide	Erheblich erhöhtes Krebsrisiko für die Anwender und die Bewohner damit behandelter Innenräume.
Basiment Dickschichtlasur Lacklasur	Aromate, Testbenzin, Alkydharz, Leinöl, Firnis, anorganische Pigmente, metallorganische Pigmente	Erheblich erhöhtes Krebsrisiko für die Anwender und die Bewohner damit behandelter Innenräume.
Beck'sche Mineralfarbe Deckanstrich	Wasserglas	Hinweise auf krebserzeugende Wirkungen liegen nicht vor.
Bergolin Brawatop Latexfarbe	Latex, Mischpolymerisat	Unkalkulierbares Krebsrisiko
Bergolin Ehalit Parkettlack 2 D Holzversiegelung	Polyurethan	Keine Angaben zum Krebsrisiko möglich.
Bergolin Ehalit Seidenglanzlack	Polyurethan	Keine Angaben zum Krebsrisiko möglich.
Bergolin Ehalit Überzugslack	Polyurethan	Keine Angaben zum Krebsrisiko möglich.
Bergolin Überzugslack	Amino-Harze	Unkalkulierbares Krebsrisiko
Biofa Decklack Naturharz-Decklack	Naturharz, Leinöl, Pflanzenöl	Hinweise auf krebserzeugende Wirkungen liegen nicht vor.
Biofa Decklack Lackfarbe	Citrusterpene, Colophonium, Glycerin, Harz, Ester, Leinöl, Kreide	Hinweise auf krebserzeugende Wirkungen liegen nicht vor.

Krebsrisiko Lacke und Farben

Name und Art der Lacke und Farben	Bekannte Inhaltsstoffe	Hinweise zum Krebsrisiko
Biofa Fußbodenlack Lack	Balsamterpentinöl, Leinöl, Pflanzenöle und -extrakte, Naturharz, ätherische Öle	Hinweise auf krebserzeugende Wirkungen liegen nicht vor.
Biofa Heizkörperlack Lackfarbe	Citrusterpene, Colophonium, Glycerin, Harz, Ester, Leinöl, Kreide	Hinweise auf krebserzeugende Wirkungen liegen nicht vor.
Biofa Holzlasur farblos Lacklasur	Citrusterpene, Colophonium, Glycerin, Harz, Ester, Leinöl	Hinweise auf krebserzeugende Wirkungen liegen nicht vor.
Biofa Holzlasur weiß Lacklasur	Citrusterpene, Colophonium, Glycerin, Harz, Ester, Leinöl	Hinweise auf krebserzeugende Wirkungen liegen nicht vor.
Biofa Naturasphalt-Konzentrat Schutzanstrich	Pflanzenextrakte, Naturasphalt, Pflanzenöle, Naturharze, ätherische Öle, Balsame	Keine Angaben zum Krebsrisiko möglich.
Biofa Universallack Lack	Balsame, Leinöl, Pflanzenöle, Naturharze, ätherische Öle, Pflanzenextrakte	Hinweise auf krebserzeugende Wirkungen liegen nicht vor.
Biofa Universallack innen Klarlack	Citrusterpene, Colophonium, Glycerin, Harz, Ester, Leinöl	Hinweise auf krebserzeugende Wirkungen liegen nicht vor.
Biofa Vollton- und Abtönfarbe Dispersionsfarbe	Citrusterpene, Colophonium, Glycerin, Harz, Ester, Leinöl, Bergamottöl, Chromoxid Grün, Eisenoxid, Erdpigmente, Kreide	Hinweise auf krebserzeugende Wirkungen liegen nicht vor.

Krebsrisiko Lacke und Farben

Name und Art der Lacke und Farben	Bekannte Inhaltsstoffe	Hinweise zum Krebsrisiko
Biofa Wandfarbe, innen weiß Dispersionsfarbe	Citrusterpene, Colophonium, Glycerin, Harz, Ester, Leinöl, Bergamottöl, Kreide	Hinweise auf krebserzeugende Wirkungen liegen nicht vor.
Böhler Acryl-Dickschutz Dispersionsfarbe	Propylenglykol, Acrylat, heterozyklische Verbindungen, organische Pigmente	Amtliche Untersuchungen zum Krebsrisiko von Acrylat-Rohstoffen sind noch nicht abgeschlossen.
Böhler Acryllack wasserverdünnbar Dispersionslack	Propylenglykol, Acrylat, heterozyklische Verbindungen, organische Pigmente, Phthalocyanine, Kreide	Amtliche Untersuchungen zum Krebsrisiko von Acrylat-Rohstoffen sind noch nicht abgeschlossen.
Böhler Acryl-Mattlack für Schmiedeeisen Dispersionslack	Propylenglykol, Acrylat, heterozyklische Verbindungen, organische Pigmente, Kreide	Amtliche Untersuchungen zum Krebsrisiko von Acrylat-Rohstoffen sind noch nicht abgeschlossen.
Böhler Antischimmel-Farbe Dispersionsfarbe	Testbenzin, Styrol, Acrylat, Kreide	Erheblich erhöhtes Krebsrisiko für die Anwender und die Bewohner damit behandelter Innenräume.
Böhler Paladur Kunststofflack Klarlack	Testbenzin, Aromaten, Balsamterpentine, Alkydharz	Testbenzin enthält in der Regel stark krebserzeugende Verunreinigungen.
Böhler Südwest-Acryl-Paneel-Lack Dispersionsklarlack	Propylenglykol, Acrylat, heterozyklische Verbindungen	Amtliche Untersuchungen zum Krebsrisiko von Acrylat-Rohstoffen sind noch nicht abgeschlossen.
Böhler Südwest Alulack Lack	iso-Butanol, Ethylbenzol, Polyvinalbutyral, Aluminium	Unkalkulierbares Krebsrisiko.
Bondex BBR Acryl-Farbe Außenanstrich	Acrylat	Amtliche Untersuchungen zum Krebsrisiko von Acrylat-Rohstoffen sind noch nicht abgeschlossen.

Krebsrisiko Lacke und Farben

Name und Art der Lacke und Farben	Bekannte Inhaltsstoffe	Hinweise zum Krebsrisiko
Bondex BBZ Acryl-Lack Decklack	Acrylat	Amtliche Untersuchungen zum Krebsrisiko von Acrylat-Rohstoffen sind noch nicht abgeschlossen.
Brillux Herberts Beton- und Kunststofflack Lackfarbe	Butylacetat, iso-Butanol, Polyvinylchlorid	Erheblich erhöhtes Krebsrisiko für die Anwender und die Bewohner damit behandelter Innenräume.
Brillux Herberts Fassadenfarbe Lackfarbe	Acrylat, Harz, Kreide	Amtliche Untersuchungen zum Krebsrisiko von Acrylat-Rohstoffen sind noch nicht abgeschlossen.
Brillux Herberts Glanzlack Dispersionslackfarbe	Diisobutylester, Polyacrylat, Acrylpolymer, Harz, Chloracetamid	Unkalkulierbares Krebsrisiko
Brillux Herberts Heizkörperlack Dispersionslackfarbe	Diisobutylester, Methyldiglykol, Acrylat, Harz, Thiazolinone	Unkalkulierbares Krebsrisiko
Brillux Herberts Innenfarbe Lackfarbe	Testbenzin, Aromaten, Polyacrylat, Kreide	Testbenzin enthält in der Regel stark krebserzeugende Verunreinigungen.
Brillux Herberts Seidenglanz Latexfarbe Dispersionsfarbe	Glykole, Polyvinylacetat, modifizierte Cellulose, Thiazolinone	Unkalkulierbares Krebsrisiko
Brillux Herberts Silikat-Innenfarbe Silikatfarbe	Testbenzin, Silikat, Styrol, Acrylat	Erheblich erhöhtes Krebsrisiko für die Anwender und die Bewohner damit behandelter Innenräume.
Brillux Herberts Wandfarbe Dispersionsfarbe	Testbenzin, Styrol, Acrylat, Thiazolinone	Erheblich erhöhtes Krebsrisiko für die Anwender und die Bewohner damit behandelter Innenräume.
Bufo Deepöl Lacklasur	Testbenzin, Xylol, Monomethylether, Balsamterpene, Alkydharz, Eisenoxid	Testbenzin enthält in der Regel stark krebserzeugende Verunreinigungen.

271

Krebsrisiko Lacke und Farben

Name und Art der Lacke und Farben	Bekannte Inhaltsstoffe	Hinweise zum Krebsrisiko
Bufo Dominant Dickschichtlasur Lacklasur	Testbenzin, Xylol, Balsamterpene, Alkydharz, zinnorganische Verbindungen, Eisenoxid	Testbenzin enthält in der Regel stark krebserzeugende Verunreinigungen.
Bufo domolor compact rollfarbe Dispersionsfarbe	Polyvinylacetat, heterozyklische Verbindungen	Unkalkulierbares Krebsrisiko
Bufo Heizkörperlack Lackfarbe	Testbenzin, Xylol, Monomethylether, Balsamterpene, Alkydharz	Testbenzin enthält in der Regel stark krebserzeugende Verunreinigungen.
Bufo Klarlack	Testbenzin, Xylol, Balsamterpene, Alkydharz, Eisenoxid, Bleinaphtenat	Testbenzin enthält in der Regel stark krebserzeugende Verunreinigungen.
Bufo Kunstharzlack Lackfarbe	Testbenzin, Xylol, Balsamterpene, Alkydharz, Eisenoxid, Bleinaphtenat	Testbenzin enthält in der Regel stark krebserzeugende Verunreinigungen.
Bufo Linol Dispersionslackfarbe	Testbenzin, Xylol, Balsamterpene, Polyvinylacetat, modifizierte Cellulose, heterozyklische Verbindungen, Eisenoxid	Testbenzin enthält in der Regel stark krebserzeugende Verunreinigungen.
Büchner ADL 53 Helleiche Dispersionslasur	Alkohole, Polyacrylat, Eisenoxid, Ruß	Amtliche Untersuchungen zum Krebsrisiko von Acrylat-Rohstoffen sind noch nicht abgeschlossen.
Büchner Erbedol-Buntlack Lackfarbe	Testbenzin, Xylol, Butylacetat, Alkydharz	Testbenzin enthält in der Regel stark krebserzeugende Verunreinigungen.

Krebsrisiko Lacke und Farben

Name und Art der Lacke und Farben	Bekannte Inhaltsstoffe	Hinweise zum Krebsrisiko
Büchner Hausfarbe HF Dispersionslackfarbe	Testbenzin, Polyacrylat	Testbenzin enthält in der Regel stark krebserzeugende Verunreinigungen.
Büchner PU-Siegel Parkettversiegelung	Testbenzin, Xylol, Alkydharz	Testbenzin enthält in der Regel stark krebserzeugende Verunreinigungen.
Büchner PU-Siegel hochglänzend Parkettversiegelung	Testbenzin, Xylol, Alkydharz	Testbenzin enthält in der Regel stark krebserzeugende Verunreinigungen.
Büchner PU-Siegel seidenglänzend Parkettversiegelung	Testbenzin, Xylol, Alkydharz	Testbenzin enthält in der Regel stark krebserzeugende Verunreinigungen.
Büchner SI 58 seidenmatt Acryl Dispersionslackfarbe	Alkohole, Polyacrylat	Amtliche Untersuchungen zum Krebsrisiko von Acrylat-Rohstoffen sind noch nicht abgeschlossen.
Büchner Wetterweiß Lackfarbe	Testbenzin, Xylol, Butylacetat, Ethanol, Alkydharz, Leinöl, Standöl	Testbenzin enthält in der Regel stark krebserzeugende Verunreinigungen.
Capaplast seidenglänzend Innenbeschichtung	Kunststofflatex	Unkalkulierbares Krebsrisiko
Caparol Alpina color Dispersionsfarbe	Alkohole, Polyvinylacetatcopolymer, Silikate, Chloracetamid, Thiazolinone, Eisenoxid, Kreide, Chromoxid Grün, Phthalocyanine, Azopigmente	Unkalkulierbares Krebsrisiko
Caparol Alpinaweiß Innenfarbe	Kunststofflatex	Unkalkulierbares Krebsrisiko.
Caparol Amphibolin Fassadenanstrich	Acrylat	Amtliche Untersuchungen zum Krebsrisiko von Acrylat-Rohstoffen sind noch nicht abgeschlossen.

Krebsrisiko Lacke und Farben

Name und Art der Lacke und Farben	Bekannte Inhaltsstoffe	Hinweise zum Krebsrisiko
Caparol Amphibolin W Fassadenfarbe	Kunststoff, fungizide und algizide Wirkstoffe	Unkalkulierbares Krebsrisiko.
Caparol Capacryl Acryllack Dispersionslack	Alkohole, Acrylatharz, Chloracetamid, Thiazolinone, Chromoxid Grün, Eisenoxid	Amtliche Untersuchungen zum Krebsrisiko von Acrylat-Rohstoffen sind noch nicht abgeschlossen.
Caparol Capafloor für Fußböden Dispersionslack	Alkohole, Acrylatharz, Silikate, Chloracetamid, Thiazolinone, Eisenoxid, Chromoxid Grün	Amtliche Untersuchungen zum Krebsrisiko von Acrylat-Rohstoffen sind noch nicht abgeschlossen.
Caparol Capa front Fassadenfarbe	Kunststoff	Unkalkulierbares Krebsrisiko
Caparol Capa-in Dispersionsfarbe	Testbenzin, Alkohol, Styrol, Acrylatharz, Silikate, Formaldehyd-Donoren, Kreide	Erheblich erhöhtes Krebsrisiko für die Anwender und die Bewohner damit behandelter Innenräume.
Caparol Disbon 400 Mehrzweckfarbe	Alkohole, Polyvinylacetat, Formaldehyd, Kreide, Eisenoxid, Chromoxid Grün	Unkalkulierbares Krebsrisiko
Caparol Glanzplastik Innenbeschichtung	Kunststofflatex	Unkalkulierbares Krebsrisiko
Caparol Indeko-plus 2000 Dispersionsfarbe	Polyvinylacetat, Silicate, Chloracetamid, Thiazolinone, Kreide	Unkalkulierbares Krebsrisiko
Caparol Indeko W Innenfarbe mit Schimmelschutz	Kunststoff, fungizide und bakterizide Wirkstoffe	Unkalkulierbares Krebsrisiko

Krebsrisiko Lacke und Farben

Name und Art der Lacke und Farben	Bekannte Inhaltsstoffe	Hinweise zum Krebsrisiko
Caparol Innenfarbe Dispersionsfarbe	Testbenzin, Alkohole, Styrol, Acrylharz, Silikate, Formaldehyd, Kreide	Erheblich erhöhtes Krebsrisiko für die Anwender und die Bewohner damit behandelter Innenräume.
Caparol Murjahns Latex-Farbe Innenanstrich	Synthetisches Kautschuklatex, Styrol, Butadien	Erheblich erhöhtes Krebsrisiko für die Anwender und die Bewohner damit behandelter Innenräume.
Caparol Styrol-Innenfarbe Silikatfarbe	Silicat, Acrylat, Kreide	Amtliche Untersuchungen zum Krebsrisiko von Acrylat-Rohstoffen sind noch nicht abgeschlossen.
Caparol Sylitol-Color Abtönfarbe	Silicat, Kaliwasserglas	Keine Angaben zum Krebsrisiko möglich.
Ceresit Aquacryl Dispersionslackfarbe	Alkohole, Styrol, Acrylat, Chlormethylisothiazolinone, Eisenoxid, organische Pigmente, Phthalocyanine	Unkalkulierbares Krebsrisiko
Ceresit Color Dispersionsfarbe	Testbenzin, Styrol, Acrylat, Chlormethylisothiazolinone, Eisenoxid, Phthalocyanine, Kreide	Erheblich erhöhtes Krebsrisiko für die Anwender und die Bewohner damit behandelter Innenräume.
Ceresit Silikatfarbe	Testbenzin, Alkohole, Styrol, Acrylat, Silikat, Chlormethylisothiazolinone, Kreide	Erheblich erhöhtes Krebsrisiko für die Anwender und die Bewohner damit behandelter Innenräume.
Ceresit Wand- und Deckenfarbe Dispersionsfarbe	Testbenzin, Styrol, Acrylat, Chlormethylisothiazolinone, Kreide	Erheblich erhöhtes Krebsrisiko für die Anwender und die Bewohner damit behandelter Innenräume.

Krebsrisiko Lacke und Farben

Name und Art der Lacke und Farben	Bekannte Inhaltsstoffe	Hinweise zum Krebsrisiko
Ceresit Wandweiß Dispersionsfarbe	Testbenzin, Styrol, Acrylat, Chlormethylisothiazolinone, Kreide	Erheblich erhöhtes Krebsrisiko für die Anwender und die Bewohner damit behandelter Innenräume.
Clou DD-Lack Lack	Polyurethan, Härter	Keine Angaben zum Krebsrisiko möglich.
Clou SE Grund- und Überzugslack	Cellulosekunstharz, Lösungsmittel	Unkalkulierbares Krebsrisiko
Clou Tuffmatt Mattlack für Holz	Nitrocellulose, Lösungsmittel	Unkalkulierbares Krebsrisiko
Coltura PU-Klarlack Lack	Polyurethan	Keine Angaben zum Krebsrisiko möglich.
Coltura Topcoat matt Lack	Polyurethan	Keine Angaben zum Krebsrisiko möglich.
Consolan Wetterschutzfarbe Dispersionslack	Aromate, Alkohole, Ester, Ketone, anorganische Pigmente, metallische Pigmente	Keine Angaben zum Krebsrisiko möglich.
Consolan Wetterschutzlasur Dispersionslacklasur	Alkohole, Ester, Ketone, anorganische Pigmente, metallische Pigmente	Keine Angaben zum Krebsrisiko möglich.
Conti Außenlack	Acrylat	Amtliche Untersuchungen zum Krebsrisiko von Acrylat-Rohstoffen sind noch nicht abgeschlossen.
Conti Heizkörperlack	Acrylat	Amtliche Untersuchungen zum Krebsrisiko von Acrylat-Rohstoffen sind noch nicht abgeschlossen.

Krebsrisiko Lacke und Farben

Name und Art der Lacke und Farben	Bekannte Inhaltsstoffe	Hinweise zum Krebsrisiko
Disbocret Antirost Korrosionsschutz- Beschichtung	Epoxid, Blei- mennige, Lösungsmittel	Erheblich erhöhtes Krebsrisiko für die Anwender und die Bewohner da- mit behandelter Innenräume.
Disbofein 330 Beschichtung für Gasbeton	Acrylharz- dispersion	Amtliche Untersuchungen zum Krebsrisiko von Acrylat-Rohstoffen sind noch nicht abgeschlossen.
Disbolack 480 Fußboden- und Wandanstrich	Polyvinylchlorid	Erheblich erhöhtes Krebsrisiko für die Anwender und die Bewohner da- mit behandelter Innenräume.
Disbon Betonfinish Lack	Acrylat	Amtliche Untersuchungen zum Krebsrisiko von Acrylat-Rohstoffen sind noch nicht abgeschlossen.
Disbon Haftgrund Rostschutzanstrich	Epoxidharz, Lösungsmittel	Erheblich erhöhtes Krebsrisiko für die Anwender und die Bewohner da- mit behandelter Innenräume.
Disbon Schutzanstrich Korrosions- und Che- mieschutzanstrich	Epoxidharz	Erheblich erhöhtes Krebsrisiko für die Anwender und die Bewohner da- mit behandelter Innenräume.
Disbon Siegelgrund Versiegelung	Epoxidharz, Lösungsmittel	Erheblich erhöhtes Krebsrisiko für die Anwender und die Bewohner da- mit behandelter Innenräume.
Disboxin Elastik Betonbeschichtung	Epoxidharz	Erheblich erhöhtes Krebsrisiko für die Anwender und die Bewohner da- mit behandelter Innenräume.
Disboxin EP-Schicht Beton- und Estrichbe- schichtung	Epoxidharz	Erheblich erhöhtes Krebsrisiko für die Anwender und die Bewohner da- mit behandelter Innenräume.
einz-a Aquatherm Heizkörperlack	Acrylat	Amtliche Untersuchungen zum Krebsrisiko von Acrylat-Rohstoffen sind noch nicht abgeschlossen.
einz-a Bunt Emaillelack	Acrylat	Amtliche Untersuchungen zum Krebsrisiko von Acrylat-Rohstoffen sind noch nicht abgeschlossen.
einz-a Duracryl Seidenmattfarbe	Acrylat	Amtliche Untersuchungen zum Krebsrisiko von Acrylat-Rohstoffen sind noch nicht abgeschlossen.

Krebsrisiko Lacke und Farben

Name und Art der Lacke und Farben	Bekannte Inhaltsstoffe	Hinweise zum Krebsrisiko
einz-a Fensterfinish VT Emaillelack	Alkydharz	Unkalkulierbares Krebsrisiko
einz-a Fußbodenlackfarbe Fußboden- und Innenlackierung	Alkydharz	Unkalkulierbares Krebsrisiko
einz-a Hammerschlageffektlack Lackanstrich	Alkydharz, Alu-Bronze	Unkalkulierbares Krebsrisiko
einz-a Korral Primer Rostschutz-Haftgrund	Kunstharz, Rost-Inhibitoren	Unkalkulierbares Krebsrisiko
einz-a Kunstharzbleimennige V 40 Rostschutzanstrich	Alkydharz, Bleimennige	Unkalkulierbares Krebsrisiko
einz-a Kunststoff Schutzbeschichtung	Kunststoff	Unkalkulierbares Krebsrisiko
einz-a Lawidur-Betonimprägnierung Betonbeschichtung	Polyurethan	Unkalkulierbares Krebsrisiko
einz-a Lawidur Siegel Beton- und Holzversiegelung	Polyurethan	Keine Angaben zum Krebsrisiko möglich.
einz-a Lawinol Kunstharzvorlack	Alkydharz	Unkalkulierbares Krebsrisiko
einz-a Lawoxid Betonbeschichtung	Epoxidharz	Erheblich erhöhtes Krebsrisiko für die Anwender und die Bewohner damit behandelter Innenräume.
einz-a Malerweiß Hochglanzlack	Alkydharz	Unkalkulierbares Krebsrisiko

278

Krebsrisiko Lacke und Farben

Name und Art der Lacke und Farben	Bekannte Inhaltsstoffe	Hinweise zum Krebsrisiko
einz-a Navacolor Seidenmattfarbe	Kunststoff	Unkalkulierbares Krebsrisiko
einz-a Plastoflor Fußbodenbeschichtung	Acrylat	Amtliche Untersuchungen zum Krebsrisiko von Acrylat-Rohstoffen sind noch nicht abgeschlossen.
einz-a Rapid Primer Rostschutzfarbe	Alkydharz, Rost-Inhibitoren	Unkalkulierbares Krebsrisiko
einz-a Reinacryl Lack	Acrylat	Amtliche Untersuchungen zum Krebsrisiko von Acrylat-Rohstoffen sind noch nicht abgeschlossen.
einz-a Rostschutz Primer Rostschutzfarbe	Kunstharze	Unkalkulierbares Krebsrisiko
einz-a Seidenmatt Decklack	Alkydharz	Unkalkulierbares Krebsrisiko
einz-a Thixo-in Innenwandfarbe	Acrylat	Amtliche Untersuchungen zum Krebsrisiko von Acrylat-Rohstoffen sind noch nicht abgeschlossen.
einz-a Zinkofan Beschichtung	Polyvinylchlorid, Alkydharz	Erheblich erhöhtes Krebsrisiko für die Anwender und die Bewohner damit behandelter Innenräume.
einz-a Zinkstaubfarbe Rostschutzanstrich	Epoxidharz-ester, Zinkstaub	Erheblich erhöhtes Krebsrisiko für die Anwender und die Bewohner damit behandelter Innenräume.
Fabulat Hochglanz-Latex-farbe Latexfarbe	Acrylat, synthetischer Latex	Amtliche Untersuchungen zum Krebsrisiko von Acrylat-Rohstoffen sind noch nicht abgeschlossen.
Fakolith FK 15 Insektizidfarbe	Acrylat, Insektizid	Unkalkulierbares Krebsrisiko
Glassomax Fenstertauchgrund Grundierung	Testbenzin, Aromate, Alkydharz, Dichlorfluanid	Testbenzin enthält in der Regel stark krebserzeugende Verunreinigungen.

Krebsrisiko Lacke und Farben

Name und Art der Lacke und Farben	Bekannte Inhaltsstoffe	Hinweise zum Krebsrisiko
Glassomax Tauchlasurtect Lasur	Testbenzin, Aromate, Alkydharz, Dichlorfluanid	Testbenzin enthält in der Regel stark krebserzeugende Verunreinigungen.
Glassomax Ventil Lackfarbe	Testbenzin, Aromate, Alkydharz	Testbenzin enthält in der Regel stark krebserzeugende Verunreinigungen.
Glasurit Acryl-Fensterweiß Dispersionslack	Glykole, Acrylat, Harz, Methylacetamid	Amtliche Untersuchungen zum Krebsrisiko von Acrylat-Rohstoffen sind noch nicht abgeschlossen.
Glasurit Acryl-Heizkörperlack Dispersionslack	Glykole, Acrylat, Methylacetamid	Amtliche Untersuchungen zum Krebsrisiko von Acrylat-Rohstoffen sind noch nicht abgeschlossen.
Glasurit Acryl-Holzlasur Dispersionslasur	Glykole, Acrylat, Harz, Methylacetamid	Amtliche Untersuchungen zum Krebsrisiko von Acrylat-Rohstoffen sind noch nicht abgeschlossen.
Glasurit Acryl-Innenvorlack Dispersionslackfarbe	Glykole, modifiziertes Acrylat, Methylacetamid	Amtliche Untersuchungen zum Krebsrisiko von Acrylat-Rohstoffen sind noch nicht abgeschlossen.
Glasurit Acryl-Seidenglanz Dispersionslackfarbe	Glykole, Acrylat, Harz, Methylacetamid	Amtliche Untersuchungen zum Krebsrisiko von Acrylat-Rohstoffen sind noch nicht abgeschlossen.
Glasurit Acryl-Seidenweiß Dispersionslackfarbe	Glykole, Acrylat, Harz, Methylacetamid	Amtliche Untersuchungen zum Krebsrisiko von Acrylat-Rohstoffen sind noch nicht abgeschlossen.
Glasurit Akkordweißlack Lackfarbe	Testbenzin, Aromate, Alkydharz	Testbenzin enthält in der Regel stark krebserzeugende Verunreinigungen.
Glasurit Akkordweißlack Lackfarbe	Testbenzin, Aromate, Alkydharz	Testbenzin enthält in der Regel stark krebserzeugende Verunreinigungen.
Glasurit Bunteffekt Lackfarbe	Testbenzin, Aromate, Polyacrylat, Acrylpolymer	Testbenzin enthält in der Regel stark krebserzeugende Verunreinigungen.
Glasurit EA-Hochglanzlack Lackfarbe	Testbenzin, Aromate, Alkydharz	Testbenzin enthält in der Regel stark krebserzeugende Verunreinigungen.

Krebsrisiko Lacke und Farben

Name und Art der Lacke und Farben	Bekannte Inhaltsstoffe	Hinweise zum Krebsrisiko
Glasurit Flüssigkunststoff Lackfarbe	Aromate, Testbenzin, Polyvinylchlorid	Testbenzin enthält in der Regel stark krebserzeugende Verunreinigungen.
Glasurit Heizkörperlackfarbe Lackfarbe	Testbenzin, Aromate, Alkydharz	Testbenzin enthält in der Regel stark krebserzeugende Verunreinigungen.
Glasurit Luftlack EA Klarlack	Testbenzin, Aromate, Alkydharz	Testbenzin enthält in der Regel stark krebserzeugende Verunreinigungen.
Glasurit Profimax-Seidenglanz Lackfarbe	Testbenzin, Aromate, Alkydharz, Bleicharomat	Testbenzin enthält in der Regel stark krebserzeugende Verunreinigungen.
Glasurit Profimax Stammlack EA Lackfarbe	Testbenzin, Aromate, Alkydharz, Bleicharomat	Testbenzin enthält in der Regel stark krebserzeugende Verunreinigungen.
Glasurit Seidenstar Lackfarbe	Testbenzin, Aromate, Alkydharz	Testbenzin enthält in der Regel stark krebserzeugende Verunreinigungen.
Glasurit Unisiegel Parkettversiegelung	Testbenzin, Aromate, Polyurethan, Alkydharz	Testbenzin enthält in der Regel stark krebserzeugende Verunreinigungen.
Glasurit Zinkhaftfarbe Lackfarbe	Testbenzin, Aromate, Leinöl, Alkydharz, Zinkoxid	Testbenzin enthält in der Regel stark krebserzeugende Verunreinigungen.
Gori Aqua-Lasur Dispersionslacklasur	Propylenglykol, iso-Propanol, Alkydharz, Eisenoxid, Ruß, Phthalocyanine	Unkalkulierbares Krebsrisiko
Gori Fenster-Lasur Lacklasur	Testbenzin, Aromate, Dichlorfluanid, Eisenoxid, Ruß, Phthalocyanine	Testbenzin enthält in der Regel stark krebserzeugende Verunreinigungen.

281

Krebsrisiko Lacke und Farben

Name und Art der Lacke und Farben	Bekannte Inhaltsstoffe	Hinweise zum Krebsrisiko
Herberts Acryl-Color Volltonfarbe	Acrylat	Amtliche Untersuchungen zum Krebsrisiko von Acrylat-Rohstoffen sind noch nicht abgeschlossen.
Herberts Acryl Seidenglanz Latexfarbe	Acrylat	Amtliche Untersuchungen zum Krebsrisiko von Acrylat-Rohstoffen sind noch nicht abgeschlossen.
Herberts Beton- und Kunststofflack	Polyvinylchlorid, Mischpolymerisatharz	Erheblich erhöhtes Krebsrisiko für die Anwender und die Bewohner damit behandelter Innenräume.
Herberts Beton- und Kunststofflatex	Polyvinylchlorid, Mischpolymerisat	Erheblich erhöhtes Krebsrisiko für die Anwender und die Bewohner damit behandelter Innenräume.
Herberts Buntlack	Alkydharz	Unkalkulierbares Krebsrisiko
Herberts Dispersionslack Glanzlack	Acrylat	Amtliche Untersuchungen zum Krebsrisiko von Acrylat-Rohstoffen sind noch nicht abgeschlossen.
Herberts Einkomponenten-Zinkstaubfarbe Grund- und Rostschutzanstrich	Epoxidharz, Zinkstaub	Erheblich erhöhtes Krebsrisiko für die Anwender und die Bewohner damit behandelter Innenräume.
Herberts Epoxi Bodenbeschichtung Lackbeschichtung	Epoxidharz, Polyamidharz	Erheblich erhöhtes Krebsrisiko für die Anwender und die Bewohner damit behandelter Innenräume.
Herberts Fensterlack	Alkydharz	Unkalkulierbares Krebsrisiko
Herberts Hammerschlag-Lack Effektlack	Xylol, Butanol, Alkyd-Aminoplast, Alu-Bronze	Unkalkulierbares Krebsrisiko
Herberts Heizkörperlack	Alkydharz	Unkalkulierbares Krebsrisiko
Herberts Hochglanzlack	Alkydharz	Unkalkulierbares Krebsrisiko
Herberts Innenfarbe HD fungizid	Acrylat, Fungizide, bakterizide Wirkstoffe	Unkalkulierbares Krebsrisiko

Krebsrisiko Lacke und Farben

Name und Art der Lacke und Farben	Bekannte Inhaltsstoffe	Hinweise zum Krebsrisiko
Herberts KH-Eisenglimmer Rostschutzfarbe Korrosionsschutz-Deckenanstrich	Alkydharz	Unkalkulierbares Krebsrisiko
Herberts Kunstharz Bleimennige Grund- und Rostschutzfarbe	Phthalatharz, Bleimennige, Schwerspat	Unkalkulierbares Krebsrisiko
Herberts Kunststoff-Einschichter Lack	Mischpolymerisatharz	Unkalkulierbares Krebsrisiko
Herberts Öl-KH-Eisenglimmer Korrosionsschutz-Deckanstrich	Alkydharz	Unkalkulierbares Krebsrisiko
Herberts Wandfarbe DIN	Styrol-Acrylat	Unkalkulierbares Krebsrisiko
Herberts Zinkhaftfarbe Anstrichmittel	Polyvinylchlorid-Mischpolymerisat	Erheblich erhöhtes Krebsrisiko für die Anwender und die Bewohner damit behandelter Innenräume.
Herberts Zinkphosphatgrund Grund- und Rostschutzanstrich	Alkydharz, Zinkphosphat	Unkalkulierbares Krebsrisiko
Herberts Zweikomponenten Epoxi Decklackfarbe	Xylol, Ethylglykol, Epoxidharz	Erheblich erhöhtes Krebsrisiko für die Anwender und die Bewohner damit behandelter Innenräume.
Herbol Bunt-Herbol Lackfarbe	Testbenzin, Aromate, Alkydharz, Titandioxid	Testbenzin enthält in der Regel stark krebserzeugende Verunreinigungen.
Herbol Color-in Dispersionsfarbe	Acrylat	Amtliche Untersuchungen zum Krebsrisiko von Acrylat-Rohstoffen sind noch nicht abgeschlossen.
Herbol Fensterweiß Lackfarbe	Testbenzin, Aromate, Alkydharz	Testbenzin enthält in der Regel stark krebserzeugende Verunreinigungen.

Krebsrisiko Lacke und Farben

Name und Art der Lacke und Farben	Bekannte Inhaltsstoffe	Hinweise zum Krebsrisiko
Herbol Heizkörper-Weißlack Lackfarbe	Testbenzin, Aromate, Alkydharz, Titandioxid	Testbenzin enthält in der Regel stark krebserzeugende Verunreinigungen.
Herbol Herbocryl-Seidencolor Dispersionslack	Acrylat, Titandioxid	Amtliche Untersuchungen zum Krebsrisiko von Acrylat-Rohstoffen sind noch nicht abgeschlossen.
Herbol Herbolit Wandfarbe	Acrylat	Amtliche Untersuchungen zum Krebsrisiko von Acrylat-Rohstoffen sind noch nicht abgeschlossen.
Herbol Kunststoff-Siegel Parkettversiegelung	Testbenzin, Aromate, Polymethan, Alkydharz	Testbenzin enthält in der Regel stark krebserzeugende Verunreinigungen.
Herbol Latex Wandfarbe Wandfarbe	Acrylat	Amtliche Untersuchungen zum Krebsrisiko von Acrylat-Rohstoffen sind noch nicht abgeschlossen.
Herbol Offenporig plus Lasur	Testbenzin, Aromate, Dichlorfluanid, Eisenoxid, Silikate	Testbenzin enthält in der Regel stark krebserzeugende Verunreinigungen.
Herbol Wandfarbe, waschbeständig Dispersionsfarbe	Acrylat	Amtliche Untersuchungen zum Krebsrisiko von Acrylat-Rohstoffen sind noch nicht abgeschlossen.
Herbol Zenit Wandfarbe	Acrylat	Amtliche Untersuchungen zum Krebsrisiko von Acrylat-Rohstoffen sind noch nicht abgeschlossen.
Isopoton EP-Grund Rostschutzanstrich	Epoxid-Flüssigharz, Amin-Härter	Erheblich erhöhtes Krebsrisiko für die Anwender und die Bewohner damit behandelter Innenräume.
Jaeger Kronalux Kunststoff Beschichtung	Polyvinylchlorid	Erheblich erhöhtes Krebsrisiko für die Anwender und die Bewohner damit behandelter Innenräume.
Juwa Agaral-Wandfarbe Leimfarbe	Leinöl, Cellulose, natürliche Harze, Benzoesäure, Kreide	Hinweise auf krebserzeugende Wirkungen liegen nicht vor.

Krebsrisiko Lacke und Farben

Name und Art der Lacke und Farben	Bekannte Inhaltsstoffe	Hinweise zum Krebsrisiko
Juwa Agathos-Dickschichtlasur Leinöllasur	Leinöl, Carnaubawachs, Bienenwachs, Holzöl, Erdpigmente	Hinweise auf krebserzeugende Wirkungen liegen nicht vor.
Juwa Agathos-Dünnschichtlasur Leinöllasur	Leinöl, Carnaubawachs, Bienenwachs, Holzöl, Eisenoxid, Erdpigmente	Hinweise auf krebserzeugende Wirkungen liegen nicht vor.
Juwa Agathos Leinölfirnis Firnis	Leinöl	Hinweise auf krebserzeugende Wirkungen liegen nicht vor.
Juwa Agathos Leinöl-Lackfarbe Öllackfarbe	Citrusterpene, Balsamterpene, Leinöl, Alkydharz, Eisenoxid	Hinweise auf krebserzeugende Wirkungen liegen nicht vor.
Kalix Biosil Innenanstrich	Natürliche Harze, pflanzliche Öle, Bienenwachs, mit Naturstoffen fungizid eingestellt	Hinweise auf krebserzeugende Wirkungen liegen nicht vor.
Kalix Bitumenanstrich Isolieranstrich	Bitumen	Unkalkulierbares Krebsrisiko
Keim Concretal Schutzanstrich	Silicat	Keine Angaben zum Krebsrisiko möglich.
Keim Lowalin Innenanstrich	Silicat	Keine Angaben zum Krebsrisiko möglich.
Krautol Bleimennige Rostschutzfarbe	Alkydharz, Bleimennige	Unkalkulierbares Krebsrisiko
Krautol Buntlack Lack	Alkydharz	Unkalkulierbares Krebsrisiko

Krebsrisiko Lacke und Farben

Name und Art der Lacke und Farben	Bekannte Inhaltsstoffe	Hinweise zum Krebsrisiko
Krautol Flüssigkunststoff	Polyvinylchlorid, Copolymerisat	Erheblich erhöhtes Krebsrisiko für die Anwender und die Bewohner damit behandelter Innenräume.
Krautol Heizkörper-Flutlack	Alkydharz	Unkalkulierbares Krebsrisiko
Krautol Innenfarbe LH Innenanstrich	Polymerisatharz	Unkalkulierbares Krebsrisiko
Krautol K. H.-Eisenglimmer Rostschutzdecklack	Alkydharz, Eisenglimmer	Unkalkulierbares Krebsrisiko
Krautol Kunststofflack Hochglanzlack	Poly-Isocyanat	Unkalkulierbares Krebsrisiko
Krautol Metallgrund Rostschutzgrund	Alkydharz, Zinkchromat	Unkalkulierbares Krebsrisiko
Krautol Meisterweiß Weißlack	Alkydharz	Unkalkulierbares Krebsrisiko
Krautol Profilbretterlack Klarlack	Acrylat	Amtliche Untersuchungen zum Krebsrisiko von Acrylat-Rohstoffen sind noch nicht abgeschlossen.
Krautol PU-Holzsiegel Klarlack	Alkydharz, Urethan	Unkalkulierbares Krebsrisiko
Krautol Rollbunt Voll- und Abtönfarbe	Polyvinylacetat-Copolymerisat	Keine Angaben zum Krebsrisiko möglich.
Krautol Rollweiß Einschichtfarbe	Acrylat	Amtliche Untersuchungen zum Krebsrisiko von Acrylat-Rohstoffen sind noch nicht abgeschlossen.
Krautol Rostprimer Rostschutzgrundierung	Alkydharz	Unkalkulierbares Krebsrisiko

Krebsrisiko Lacke und Farben

Name und Art der Lacke und Farben	Bekannte Inhaltsstoffe	Hinweise zum Krebsrisiko
Krautol Rostprimer Airless-Qualität Rostschutzgrundierung	Alkydharz	Unkalkulierbares Krebsrisiko
Krautol STS-Lack Hochglanzlack	Alkydharz	Unkalkulierbares Krebsrisiko
Krautol Ventilationssystem Grund- und Deckanstrich	Alkydharz	Unkalkulierbares Krebsrisiko
Krautol Wandfarbe Innenfarbe	Acrylat	Amtliche Untersuchungen zum Krebsrisiko von Acrylat-Rohstoffen sind noch nicht abgeschlossen.
Krautol Wasserlack Glanzlack	Acrylat	Amtliche Untersuchungen zum Krebsrisiko von Acrylat-Rohstoffen sind noch nicht abgeschlossen.
Krautol X-trem Füller Korrosionsschutzgrundierung	Alkydharz, Zinkphosphat	Unkalkulierbares Krebsrisiko
Kronisol Bodenbeschichtung Betonbeschichtung	Epoxidharz	Erheblich erhöhtes Krebsrisiko für die Anwender und die Bewohner damit behandelter Innenräume.
Kulba Versiegelung	Polyurethan	Keine Angaben zum Krebsrisiko möglich.
Lipodur Acryllack S Lack	Acrylat	Amtliche Untersuchungen zum Krebsrisiko von Acrylat-Rohstoffen sind noch nicht abgeschlossen.
Lipolux Bindefarbe Innenanstrich	Kunstharz, Fungizide, Bakterizide	Unkalkulierbares Krebsrisiko
Lipolux Hochglanzfarbe Anstrich	Acrylat	Amtliche Untersuchungen zum Krebsrisiko von Acrylat-Rohstoffen sind noch nicht abgeschlossen.
Lipolux Reinacrylatfarbe Anstrichfarbe	Acrylat	Amtliche Untersuchungen zum Krebsrisiko von Acrylat-Rohstoffen sind noch nicht abgeschlossen.

Krebsrisiko Lacke und Farben

Name und Art der Lacke und Farben	Bekannte Inhaltsstoffe	Hinweise zum Krebsrisiko
Lipolux Voll- und Abtönfarben	Silicat	Keine Angaben zum Krebsrisiko möglich.
Lipolux Wandfarbe Innenanstrich	Kunstharz	Unkalkulierbares Krebsrisiko
Livos Abtönpaste Ölbasis Abtöner zum Ein- färben	Pflanzenöle, Leinöl, Erd- und Mineralpig- mente	Hinweise auf krebserzeugende Wirkungen liegen nicht vor.
Livos Aidu-Heizkörperlack Lackfarbe	Undekan, Do- dekan, Citrus- terpene, Colo- phonium, natür- liches Holzöl, Zinkoxid, Kreide	Keine Angaben zum Krebsrisiko möglich.
Livos Belos-Holzlack Klarlack	Ethanol, Schel- lack, Koniferen- harz	Hinweise auf krebserzeugende Wirkungen liegen nicht vor.
Livos Conto-Weißlack Lackfarbe	Undekan, Do- dekan, Leinöl, Citrusterpene, natürliches Holz- und Standöl, Zink- oxid, Kreide	Keine Angaben zum Krebsrisiko möglich.
Livos Dubron-Naturharz- Dispersionsfarbe Dispersionsfarbe	Undekan, Do- dekan, Ethanol, Citrusterpene, Leinöl, Bienen- wachs, Zedern- öl, Arvenöl, Kreide	Keine Angaben zum Krebsrisiko möglich.
Livos Linus-Firnis Firnis	Leinöl	Hinweise auf krebserzeugende Wirkungen liegen nicht vor.
Livos Naturharz-Fußboden- lack Holzlack	Lein- und Holz- öl, pflanzliche Baumharze, Trockenstoffe	Keine Angaben zum Krebsrisiko möglich.

Krebsrisiko Lacke und Farben

Name und Art der Lacke und Farben	Bekannte Inhaltsstoffe	Hinweise zum Krebsrisiko
Livos Naturharz-Klarlack 201, 206, 209 Holzlack	Pflanzenwachs, ätherische Öle, Leinöl, Bienenwachs, Schellack, Lärchenharz, Dammar, Spiritus	Keine Angaben zum Krebsrisiko möglich.
Livos Sefis-Holzlack Holzlack	Pflanzenwachse, Schellack, Alkohol	Hinweise auf krebserzeugende Wirkungen liegen nicht vor.
Livos Sunno-Wandlasur-Pflanzenfarbe Dispersionslacklasur	Ethanol, Schellack, Bienenwachs, Lärchenharz, Leinöl, Alkohole, Öl, Krappfarbstoff	Hinweise auf krebserzeugende Wirkungen liegen nicht vor.
Livos Trebo-Holzlack Klarlack	Ethanol, Schellack	Hinweise auf krebserzeugende Wirkungen liegen nicht vor.
Livos Vindo-Decklack Lack	Undekan, Dodekan, Citrusterpene, natürliches Öl, Leinöl, natürliches Harz und Standöl, Zinkoxid, Kreide	Keine Angaben zum Krebsrisiko möglich.
Loba Bio-Holzlack Lack	Leinöl, Manila-Kopal, Terpentinöl, Orangenterpentin, Naturharz	Hinweise auf krebserzeugende Wirkungen liegen nicht vor.
Loba Bio-Innenwandfarbe Leimfarbe	Citrusterpene, Orangenterpene, Casein, Erdpigmente, Kreide	Hinweise auf krebserzeugende Wirkungen liegen nicht vor.
Loba Bio-Wachs Wachsversiegelung	Citrusterpene, Bienenwachs, Pflanzenwachs, Balsamterpentinöl, ätherische Öle	Hinweise auf krebserzeugende Wirkungen liegen nicht vor.

Krebsrisiko Lacke und Farben

Name und Art der Lacke und Farben	Bekannte Inhaltsstoffe	Hinweise zum Krebsrisiko
Loba Crylan-Dispersionslack Dispersionslackfarbe	Testbenzin, Aromate, Glykole, Acrylat, modifiziertes Chloracetamid, Eisenoxid	Testbenzin enthält in der Regel stark krebserzeugende Verunreinigungen.
Loba Innenfarbe Dispersionsfarbe	Testbenzin, Esteralkohol, Acrylat, modifiziertes Chloracetamid, Eisenoxid, Kreide	Testbenzin enthält in der Regel stark krebserzeugende Verunreinigungen.
Lobacol Latexfarbe	Acrylat	Amtliche Untersuchungen zum Krebsrisiko von Acrylat-Rohstoffen sind noch nicht abgeschlossen.
Lobagrol Isolier-Innenfarbe	Acrylat	Amtliche Untersuchungen zum Krebsrisiko von Acrylat-Rohstoffen sind noch nicht abgeschlossen.
Lobamatt Super-Innenfarbe	Acrylat	Amtliche Untersuchungen zum Krebsrisiko von Acrylat-Rohstoffen sind noch nicht abgeschlossen.
Lobaprofilan Schutzanstrich	Polyurethan	Keine Angaben zum Krebsrisiko möglich.
Lobatex Latexfarbe	Acrylat	Amtliche Untersuchungen zum Krebsrisiko von Acrylat-Rohstoffen sind noch nicht abgeschlossen.
Lobaxid Dispersionsfarbe	Testbenzin, Esteralkohol, Acrylat, Eisenoxid, Kreide	Testbenzin enthält in der Regel stark krebserzeugende Verunreinigungen.
Lobaxid Innenfarbe	Acrylat, Bakterizide, Fungizide	Unkalkulierbares Krebsrisiko
Mipa Extra Dispersionsfarbe	Testbenzin, Esteralkohol, Styrol, Acrylat, Kreide	Erheblich erhöhtes Krebsrisiko für die Anwender und die Bewohner damit behandelter Innenräume.
Mipa Innenfarbe Dispersionsfarbe	Testbenzin, Esteralkohol, Styrol, Acrylat, Kreide	Erheblich erhöhtes Krebsrisiko für die Anwender und die Bewohner damit behandelter Innenräume.

Krebsrisiko Lacke und Farben

Name und Art der Lacke und Farben	Bekannte Inhaltsstoffe	Hinweise zum Krebsrisiko
Mipa Innensilikat Silikatfarbe für innen	Styrol, Acrylat, Kreide	Unkalkulierbares Krebsrisiko
Mipa Mikulan Dispersionslackfarbe	Testbenzin, Aromate, Polyvinylacetat, Kreide	Testbenzin enthält in der Regel stark krebserzeugende Verunreinigungen.
Mipa Raumfarbe Dispersionsfarbe	Testbenzin, Polyvinylacetat, Kreide	Testbenzin enthält in der Regel stark krebserzeugende Verunreinigungen.
Molto Decor Dispersionsfarbe	Propylenglykol, Testbenzin, Polystyrol, Acrylat, modifizierte Cellulose, Thiazolinone, Kreide	Erheblich erhöhtes Krebsrisiko für die Anwender und die Bewohner damit behandelter Innenräume.
Molto Moltoflott-Fassadenfarbe Dispersionsfarbe	Testbenzin, Ethylglykol, Butyldiglykolacetat, Polystyrol, Acrylat, modifizierte Cellulose, Chloracetamid, Kreide	Erheblich erhöhtes Krebsrisiko für die Anwender und die Bewohner damit behandelter Innenräume.
Molto Moltoflott-Innenfarbe Dispersionsfarbe	Testbenzin, Butyldiglykolacetat, Polystyrol, Acrylat, Cellulose, Chloracetamid, Kreide	Erheblich erhöhtes Krebsrisiko für die Anwender und die Bewohner damit behandelter Innenräume.
Molto Moltoflott-Rauhfaser Dispersionsfarbe	Testbenzin, Butyldiglykolacetat, Polystyrol, Acrylat, Cellulose, Chloracetamid, Kreide	Erheblich erhöhtes Krebsrisiko für die Anwender und die Bewohner damit behandelter Innenräume.
Molto Moltoflott-Rollfarbe Dispersionsfarbe	Testbenzin, Butyldiglykolacetat, Polystyrol, Acrylat, Cellulose, Chloracetamid, Kreide	Erheblich erhöhtes Krebsrisiko für die Anwender und die Bewohner damit behandelter Innenräume.

291

Krebsrisiko Lacke und Farben

Name und Art der Lacke und Farben	Bekannte Inhaltsstoffe	Hinweise zum Krebsrisiko
Molto Moltoflott-Superweiß Bio-Wand- und Deckenfarbe Leimfarbe	Cellulose, Talkum	Keine Angaben zum Krebsrisiko möglich.
Nobel Möbel-Politurlack	Cellulosekunstharz, Lösungsmittel	Unkalkulierbares Krebsrisiko
Pallmann BV 63 Betonsiegel Betonversiegelung	Epoxid	Erheblich erhöhtes Krebsrisiko für die Anwender und die Bewohner damit behandelter Innenräume.
Pallmann BV 77 Betonsiegel Betonversiegelung	Kunststoff, Polymerisat	Unkalkulierbares Krebsrisiko
Pallmann DD 59 Spezial Parkett- und Holzversiegelung	Isocyanat-Polyester	Keine Angaben zum Krebsrisiko möglich.
Pallmann DD 72 Einkomponentensiegel Parkett- und Holzversiegelung	Polyurethan	Keine Angaben zum Krebsrisiko möglich.
Pallmann DD 85 Acryl Parkett- und Holzversiegelung	Polyurethan	Keine Angaben zum Krebsrisiko möglich.
Pallmann DD 88 Acryl Holzlack	Isocyanat, Polyurethan, Acrylat	Amtliche Untersuchungen zum Krebsrisiko von Acrylat-Rohstoffen sind noch nicht abgeschlossen.
Pallmann Heizkörperlack PH 540	Kunstharz-Alkyd	Unkalkulierbares Krebsrisiko
Pallmann P 2002 Kombi Spritz- und Gußlack	Nitrocellulose-Kunstharz, Lösungsmittel	Unkalkulierbares Krebsrisiko
Pallmann PC 17 Wandfarbe	Kunststoff	Unkalkulierbares Krebsrisiko

Krebsrisiko Lacke und Farben

Name und Art der Lacke und Farben	Bekannte Inhaltsstoffe	Hinweise zum Krebsrisiko
Pallmann PUR-Siegel 4000 Einschichtlack	Polyurethan	Keine Angaben zum Krebsrisiko möglich.
Pallmann Q 16 PU-Imprägniersiegel Imprägnierung von Parkett- und Holzböden	Polyurethan	Keine Angaben zum Krebsrisiko möglich.
Pallmann Rostschutzfarbe	Kunstharz-Alkyd	Unkalkulierbares Krebsrisiko
Pallmann Urethan-Seidenglanzlack Lack	Kunstharz-Alkyd	Unkalkulierbares Krebsrisiko
Pallmann Vorlack	Kunstharz-Alkyd	Unkalkulierbares Krebsrisiko
Pallmann Weißlack Glanzlack	Kunstharz-Alkyd	Unkalkulierbares Krebsrisiko
PAMA-IN Innenwandfarbe	Kunststoff	Unkalkulierbares Krebsrisiko
Pigrol Acryl-Buntlack Seidenglanzlack	Acrylat	Amtliche Untersuchungen zum Krebsrisiko von Acrylat-Rohstoffen sind noch nicht abgeschlossen.
Pigrol Acryl-Transparentlack Holzlack	Acrylat	Amtliche Untersuchungen zum Krebsrisiko von Acrylat-Rohstoffen sind noch nicht abgeschlossen.
PM Acryl-Dispersionslack Glanzlack	Acrylat	Amtliche Untersuchungen zum Krebsrisiko von Acrylat-Rohstoffen sind noch nicht abgeschlossen.
Possehl cds-Durit-2000 Schutzlack	Epoxidharz	Erheblich erhöhtes Krebsrisiko für die Anwender und die Bewohner damit behandelter Innenräume.
Possehl Durit-Glanzversiegelung Versiegelung	Epoxidharz, Lösungsmittel	Erheblich erhöhtes Krebsrisiko für die Anwender und die Bewohner damit behandelter Innenräume.

293

Krebsrisiko Lacke und Farben

Name und Art der Lacke und Farben	Bekannte Inhaltsstoffe	Hinweise zum Krebsrisiko
Possehl Durit-Versiegelung seidenmatt Versiegelung	Epoxidharz, Lösungsmittel	Erheblich erhöhtes Krebsrisiko für die Anwender und die Bewohner damit behandelter Innenräume.
Possehl Durit-Versiegelung WE Versiegelung	Epoxidharz	Erheblich erhöhtes Krebsrisiko für die Anwender und die Bewohner damit behandelter Innenräume.
Possehl PU-Hartsiegel Versiegelung	Polyurethanharz, Lösungsmittel	Unkalkulierbares Krebsrisiko
Possehl Zinkchromat-Aktivgrund Rostschutzgrundierung	Epoxidharz, Lösungsmittel, Zinkchromat	Erheblich erhöhtes Krebsrisiko für die Anwender und die Bewohner damit behandelter Innenräume.
Rhodius Biosil-Innenfarbe Silikatfarbe	Testbenzin, Silicat, Acrylat, Kreide	Testbenzin enthält in der Regel stark krebserzeugende Verunreinigungen.
Rhodius Diffacryl Dispersionsfarbe	Polyvinylacetat, Acrylat, Benzisothiazolinon, Kreide	Unkalkulierbares Krebsrisiko
Rhodius Diffumur-Wandfarbe Dispersionsfarbe	Testbenzin, Styrol, Benzisothiazolinon, Kreide	Erheblich erhöhtes Krebsrisiko für die Anwender und die Bewohner damit behandelter Innenräume.
Rhodius Diffusin-Fassadenfarbe Dispersionsfarbe	Polyvinylacetat, Acrylat, Benzisothiazolinon, Kreide	Unkalkulierbares Krebsrisiko
Rhodius Diffusin-Vollton Dispersionsfarbe	Polyvinylacetat, Acrylat, Benzisothiazolinon, Kreide, Eisenoxid, Phthalocyanine, Azopigmente	Unkalkulierbares Krebsrisiko
Rhodius Diffutan-Super-Wandfarbe Dispersionsfarbe	Testbenzin, Styrol, Acrylat, Benzisothiazolinon, Kreide	Erheblich erhöhtes Krebsrisiko für die Anwender und die Bewohner damit behandelter Innenräume.

Krebsrisiko Lacke und Farben

Name und Art der Lacke und Farben	Bekannte Inhaltsstoffe	Hinweise zum Krebsrisiko
setta Color Buntlack	Alkydharz	Unkalkulierbares Krebsrisiko
setta Flüssigkunststoff Beschichtung	Kunststoff	Unkalkulierbares Krebsrisiko
setta Glanzacryl Lack	Acrylat	Amtliche Untersuchungen zum Krebsrisiko von Acrylat-Rohstoffen sind noch nicht abgeschlossen.
setta Grundlack Vorlack	Alkydharz	Unkalkulierbares Krebsrisiko
setta Seidenmatt Seidenmattlack	Alkydharz	Unkalkulierbares Krebsrisiko
setta Weißlack Hochglanzlack	Alkydharz	Unkalkulierbares Krebsrisiko
settadur Bodenbeschichtung Beschichtung	Acrylat	Amtliche Untersuchungen zum Krebsrisiko von Acrylat-Rohstoffen sind noch nicht abgeschlossen.
settafan allcolor Vollton und Abtönfarbe	Kunststoff	Unkalkulierbares Krebsrisiko
settafan Fassil Fassadenanstrich	Kaliwasserglas, Kunststoff	Unkalkulierbares Krebsrisiko
settament Vielzweckfarbe	Kunststoff	Unkalkulierbares Krebsrisiko
Sichel Kieselit-Bio-Innenfarbe Silikatfarbe	Testbenzin, Acrylat, Silicat, modifizierte Cellulose, Kreide	Testbenzin enthält in der Regel stark krebserzeugende Verunreinigungen.
Sichel Kieselit-Fassadenfarbe Silikatfarbe	Testbenzin, Acrylat, Silicat, Formaldehyd	Testbenzin enthält in der Regel stark krebserzeugende Verunreinigungen.

Krebsrisiko Lacke und Farben

Name und Art der Lacke und Farben	Bekannte Inhaltsstoffe	Hinweise zum Krebsrisiko
Sichel Kieselit-Streichfüller Füll- und Haftfarbe	Kaliwasserglas, Kunststoff	Unkalkulierbares Krebsrisiko
Sichel Kieselit-Vollton- und Abtönfarbe Silikatfarbe	Testbenzin, Acrylat, Silicat, modifizierte Cellulose, Formaldehyd, Eisenoxid, Chromoxid Grün, Kreide	Testbenzin enthält in der Regel stark krebserzeugende Verunreinigungen.
Sichel Prontex Plastputz fein Putzartige Plastikfarbe	Polyacrylat	Amtliche Untersuchungen zum Krebsrisiko von Acrylat-Rohstoffen sind noch nicht abgeschlossen.
Siglo Fassadenfüllfarbe Füll- und Schlämmanstrich	Acrylat	Amtliche Untersuchungen zum Krebsrisiko von Acrylat-Rohstoffen sind noch nicht abgeschlossen.
Siglo Innenmatt Innenfarbe	Acrylat	Amtliche Untersuchungen zum Krebsrisiko von Acrylat-Rohstoffen sind noch nicht abgeschlossen.
Sigma tornolac Seidenglanzlack	Acrylat	Amtliche Untersuchungen zum Krebsrisiko von Acrylat-Rohstoffen sind noch nicht abgeschlossen.
Silin AZ-Farbe Fassadenanstrich	Kaliwasserglas	Keine Angaben zum Krebsrisiko möglich.
Silin SM-Farbe Fassadenanstrich	Kaliwasserglas	Keine Angaben zum Krebsrisiko möglich.
Silin wasserabweisend Fassadenfarbe	Kaliwasserglas	Keine Angaben zum Krebsrisiko möglich.
Sto-Color Mattlatex	Acrylat	Amtliche Untersuchungen zum Krebsrisiko von Acrylat-Rohstoffen sind noch nicht abgeschlossen.
Sto-Color Seidenglanz Seidenglanzfarbe	Acrylat	Amtliche Untersuchungen zum Krebsrisiko von Acrylat-Rohstoffen sind noch nicht abgeschlossen.

Krebsrisiko Lacke und Farben

Name und Art der Lacke und Farben	Bekannte Inhaltsstoffe	Hinweise zum Krebsrisiko
Sto-Color Super Innenanstrich	Acrylat	Amtliche Untersuchungen zum Krebsrisiko von Acrylat-Rohstoffen sind noch nicht abgeschlossen.
Sto-Color WB Innenanstrich	Copolymere, Polyvinylester, Celluloseester	Keine Angaben zum Krebsrisiko möglich.
Sto-Crylan Deckfarbe	Acrylat	Amtliche Untersuchungen zum Krebsrisiko von Acrylat-Rohstoffen sind noch nicht abgeschlossen.
Stokozet Schutzanstrich	Bitumen	Unkalkulierbares Krebsrisiko
Südwest Antischimmel-Hygiene-Farbe	Kunststoff, Fungizid	Unkalkulierbares Krebsrisiko
Südwest Alulack R 61 Alulack	Polymerisatharz, Xylol, Butanol	Unkalkulierbares Krebsrisiko
Südwest aristol. Fassadenfarbe W 42 Fassaden- und Innenfarbe	Acrylat	Amtliche Untersuchungen zum Krebsrisiko von Acrylat-Rohstoffen sind noch nicht abgeschlossen.
Südwest Dickschutz R 19 Rostschutzanstrich	Kunstharz, Eisenglimmer, Aluminium	Unkalkulierbares Krebsrisiko
Südwest flüssig Kunststoff C 02 Beschichtung	Polymerisatharz	Unkalkulierbares Krebsrisiko
Südwest Metallic-Lack Hammerschlag-Effektlack	Kunstharz	Unkalkulierbares Krebsrisiko
Südwest Pala Plast Beschichtung	Kunstharz	Unkalkulierbares Krebsrisiko
Südwest super ehnora Bodenbeschichtung	Kunstharz	Unkalkulierbares Krebsrisiko

Krebsrisiko Lacke und Farben

Name und Art der Lacke und Farben	Bekannte Inhaltsstoffe	Hinweise zum Krebsrisiko
Unil Steinlasur	Silicat	Keine Angaben zum Krebsrisiko möglich.
Unitecta Aquadur Dispersionslackfarbe	Polyvinylacetat, Copolymere, modifizierte Cellulose, Chloracetamid	Keine Angaben zum Krebsrisiko möglich.
Unitecta Brander Latex Seidenglanz Dispersionsfarbe	Testbenzin, Styrol, Acrylat, modifizierte Cellulose, Chloracetamid, Natriumfluorid	Erheblich erhöhtes Krebsrisiko für die Anwender und die Bewohner damit behandelter Innenräume.
Unitecta Bravacolor Dispersionslackfarbe	Propylenglykol, Acrylat, modifizierte Cellulose, Chloracetamid, Natriumfluorid	Amtliche Untersuchungen zum Krebsrisiko von Acrylat-Rohstoffen sind noch nicht abgeschlossen.
Unitecta Bravacryl Dispersionslackfarbe	Propylenglykol, Acrylat, modifizierte Cellulose, Chloracetamid, Natriumfluorid, Kreide	Amtliche Untersuchungen zum Krebsrisiko von Acrylat-Rohstoffen sind noch nicht abgeschlossen.
Unitecta Bravadur Dispersionsfarbe	Testbenzin, Aromate, Styrol, Acrylat, Chloracetamid, Kreide	Erheblich erhöhtes Krebsrisiko für die Anwender und die Bewohner damit behandelter Innenräume.
Unitecta Polycolor Plastikmasse Innenwandbeschichtung	Acrylat	Amtliche Untersuchungen zum Krebsrisiko von Acrylat-Rohstoffen sind noch nicht abgeschlossen.
Unitecta Polymatt zwo Dispersionsfarbe	Acrylat, modifizierte Cellulose, Chloracetamid, Kreide	Amtliche Untersuchungen zum Krebsrisiko von Acrylat-Rohstoffen sind noch nicht abgeschlossen.

Krebsrisiko Lacke und Farben

Name und Art der Lacke und Farben	Bekannte Inhaltsstoffe	Hinweise zum Krebsrisiko
Xylabrillant Lacklasur	Testbenzin, Aromate, Alkydharz, anorganische Pigmente, metallorganische Pigmente	Testbenzin enthält in der Regel stark krebserzeugende Verunreinigungen.
Xylamatt Dispersionslacklasur	Testbenzin, Aromate, Alkydharz, anorganische Pigmente, metallorganische Pigmente	Testbenzin enthält in der Regel stark krebserzeugende Verunreinigungen.
Zweihorn Einschichthartlack PUR Einschichtlack	Polyurethan	Keine Angaben zum Krebsrisiko möglich.
Zweihorn Einschicht-Lackfarbe Buntlack	Nitrocellulose, Lösungsmittel	Unkalkulierbares Krebsrisiko
Zweihorn Eurodur Hartlack Hartlack	Nitrocellulose, Isocyanate, Lösungsmittel	Unkalkulierbares Krebsrisiko
Zweihorn Flächenlack glänzend Lack	Nitrocellulose, Lösungsmittel	Unkalkulierbares Krebsrisiko
Zweihorn Lichtschutz-Mattlack Lack mit UV-Schutz	Nitrocellulose, Lösungsmittel	Unkalkulierbares Krebsrisiko
Zweihorn Mattlack Lack	Nitrocellulose, Lösungsmittel	Unkalkulierbares Krebsrisiko
Zweihorn Plastik Feinschlifflack Plastik-Lack	Polyurethan	Keine Angaben zum Krebsrisiko möglich.
Zweihorn Plastik Glanzlack Plastik-Grund- und -Überzugslack	Polyurethan	Keine Angaben zum Krebsrisiko möglich.

Krebsrisiko Lacke und Farben

Name und Art der Lacke und Farben	Bekannte Inhaltsstoffe	Hinweise zum Krebsrisiko
Zweihorn Polier- und Schwabbellack Polierlack	Nitrocellulose, Lösungsmittel	Unkalkulierbares Krebsrisiko
Zweihorn Seidenglanzlack Lack	Nitrocellulose, Lösungsmittel	Unkalkulierbares Krebsrisiko
Zweihorn Spritzmattierung Spritzmattierung	Nitrocellulose, Lösungsmittel	Unkalkulierbares Krebsrisiko
Zweihorn Stuhllack glänzend Lack	Nitrocellulose, Lösungsmittel	Unkalkulierbares Krebsrisiko
Zweihorn Universal-Mattlack Lack	Nitrocellulose, Lösungsmittel	Unkalkulierbares Krebsrisiko
Zweihorn Universal-Seidenglanzlack Lack	Nitrocellulose, Lösungsmittel	Unkalkulierbares Krebsrisiko
Zweihorn Universal-Spritzmattierung Spritzmattierung	Nitrocellulose, Lösungsmittel	Unkalkulierbares Krebsrisiko

Krebsrisiko Holzschutzmittel

Wir leben in einer Welt der Medien. «Ein Ereignis passiert, wenn wir darüber berichten», lautet ein alter Journalistenspruch. Wie wahr – und wie gefährlich! Was in den Medien steht, was dort Schlagzeilen macht, was mit «Stars» (auch negativen) verbunden ist, interessiert uns allemal mehr als unser eigenes Leben. Erinnern Sie sich noch an Seveso? Und auch an die aufregende Suche nach 41 Fässern mit dioxinverseuchten Rückständen? In diesen Fässern befanden sich rund 250 Gramm Dioxin, vermischt mit anderen Abfällen und Erde. Wie gefährlich Dioxine sind, und daß die chemische Industrie im großen Maßstab mit solchen Ultragiften arbeitet, erfuhr die Öffentlichkeit damals durch die Medien, die über Seveso berichteten. Dementsprechend aufgeschreckt reagierten viele Menschen, als bekannt wurde, daß ein Teil des dioxinverseuchten Abfalls, in Fässern verpackt, irgendwo in Europa versteckt wurde.

Seveso vor der Haustür! Angst wurde Sensation, von vielen geteilt und für Stammtischgespräche aufbereitet. Was aber kaum jemand beunruhigt – vermutlich, weil es keine Schlagzeilen gemacht hat –, ist die Seveso-in-Potenz-Tatsache, daß Dioxine nicht nur *vor der Haustür lagern* (könnten), sondern bereits bei uns im Haus sind.

Und die, die diese negative Sensation allen Betroffenen hätten mitteilen müssen, reagierten – ohne Mediendruck – gelassen: die Beamten und Wissenschaftler des Bundesgesundheitsamts. Ihnen ist sehr bald nach dem Seveso-Unglück klar geworden, daß in bundesdeutschen Wohnungen eine weit größere Menge Dioxine durch Verarbeitung von Holzschutzmitteln mit dem Wirkstoff Pentachlorphenol (PCP) zu finden ist.

Der Hintergrund: Bereits 1977 hatte das Bundesministerium für Jugend, Familie und Gesundheit das Bundesgesundheitsamt beauftragt, die Problematik der Anwendung von PCP-haltigen Holzschutzmitteln abzuklären und zu bewerten. Die Ergebnisse wurden im Forschungsbericht *Holzschutzmittel in Wohnräumen und ihre Auswirkungen auf die Gesundheit der Bewohner* zusammengefaßt. Dort steht zu lesen, daß umfangreiche Untersuchungen des Instituts für Wasser-, Boden- und Lufthygiene des Bundesgesundheitsamtes unter anderem ergaben, daß «technisches PCP bis zu 15 Prozent Verunreinigungen, z. B. Dioxine, enthält, die zum Teil wesentlich giftiger als PCP selbst sein können».[1] In Holzschutzmitteln wurde generell ausschließlich technisches PCP verarbeitet.

International anerkannte Experten, wie der amerikanische Umweltmediziner Professor Samuel Epstein, setzen Holzschutzmittel in ihrer toxischen und krebserzeugenden Wirkung mit den Seveso-Dioxinen gleich: «PCP ist auf lange Sicht noch gefährlicher als das mit TCDD-Dioxin verunreinigte Herbizid 2,4,5-T, weil es mit krebserregenden Hexa-Dioxinen und höher chlorierten Dioxinen der sogenannten Hepta- und Octa-Gruppe verseucht ist. Diese Gefahr wird auch von Wissenschaftlern noch stark unterschätzt.»[2]

Die Studie des Bundesgesundheitsamtes führt weiter aus: «Der Wirkstoff wird an sich im Holz vermutet. Das ist aber nicht so, etwa 50 Prozent des PCP verteilen sich über den gesamten Wohnbereich.» So reichert sich PCP z. B. auch in Lebensmitteln an. Anders ausgedrückt: Dioxine sind lange schon nicht mehr vor der Haustür. Wir nehmen sie mit der Nahrung und der Atemluft auf.

Wie groß die Gefahr ist, hat das Bundesgesundheitsamt ausgerechnet. Ein Haus, in dem 100 Liter PCP-haltige Holzschutzmittel eingesetzt worden sind, ist mit etwa 35 Milligramm Dibenzodioxinen und Dibenzofuranen belastet.[3]

Und auf einer Tagung von Holzschutzmittel-Geschädigten hat der Toxikologe Dr. Carsten Alsen vom Klinikum der Christian-Albrechts-Universität in Kiel erklärt: «Bei der Bewertung der Toxizität dieser mehr als 210 Einzelverbindungen, die sich unter dem Oberbegriff Dioxine und Furane verbergen, stehen wir noch ganz am Anfang. Den sogenannten *no effect level*, also die Konzentration, bei der nichts mehr geschieht, kann kein Toxikologe bisher vernünftig abschätzen. Auch die Herren im Bundesgesundheitsamt nicht, die ja offenbar so tun, als könnten sie's.» Und weiter: «So reicht allein die Tatsache aus, daß wir bei der Aufbringung pentachlorphenolhaltiger Holzschutzmittel diese Verunreinigungen ebenfalls immer mit aufgetragen haben. Vielleicht in früheren Zeiten in noch höheren Konzentrationen, als sie jetzt in den PCP-haltigen Mitteln vorhanden sind.»[4]

Wir streichen uns Dioxine auf das Holz und damit aufs Brot. Immerhin, und dafür muß man bereits dankbar sein, im Jahr 1986 (neun Jahre nachdem die PCP-Studie in Auftrag gegeben worden war) ist ein Verwendungsverbot für PCP-haltige Holzschutzmittel in Innenräumen erlassen worden. Und im Mai 1987 hat das Bundeskabinett den Entwurf eines Gesetzes für ein völliges Verbot von PCP verabschiedet: «Aus Gründen des vorsorgenden Umwelt- und Gesundheitsschutzes».

Leider aber sind krebserzeugende Chemikalien noch resistenter als politische Verwaltungsapparate. Erst spät werden wir von Anwendungs- und Totalverboten profitieren können. Nach zehn Jahren läßt sich PCP nämlich noch – das ist mehrfach wissenschaftlich bewiesen worden – im Staub einer Wohnung, in der Holzschutzmittel eingesetzt worden sind, ebenso nachweisen wie in der Luft.[5]

Nach Schätzungen des Umweltbundesamtes[6] sind in der Bundesrepublik alljährlich mehr als 1000 Tonnen PCP in Holzschutzmitteln für den Innenbereich verarbeitet worden. Ein Kilogramm PCP enthält dabei laut Angaben des Bundesgesundheitsamtes (bestätigt durch den erwähnten Professor Epstein) sieben Milligramm Dibenzodioxine und Dibenzofurane (zwei Stoffe, die ähnlich gefährlich sind wie das Seveso-Dioxin).[7] 1000 Tonnen PCP enthalten demnach sieben Kilogramm krebserzeugende Dioxine und Furane, und das ist allein in einem Jahr das 28fache desjenigen, was in den 41 Seveso-Fässern vermutet wurde, die damals ganz Europa in Angst und Schrecken versetzt haben. Und noch einmal das Zehnfache ist in zehn Jahren allein in der Bundesrepublik in Millionen Häuser und Wohnungen gelangt: Etwa 70 Kilogramm der gefährlichsten krebserzeugenden Substanzen, die wir überhaupt kennen.

Damit aber noch nicht genug. Nach Angaben des Verbandes der Chemischen Industrie[8] ist in der gleichen Zeit ungefähr dieselbe Menge in unseren «ökologischen Nahbereich» eingebracht worden, in Putz- und Reinigungsmittel, in Textilien und Klebstoffe, in Lacke, Farben und Mittel zum Bautenschutz und in andere Produkte.

Wie gelangt krebsverursachendes PCP in den Körper?

PCP war bis Anfang der 80er Jahre der weitaus am häufigsten eingesetzte Wirkstoff im Holzschutz. In circa 45 Prozent der lösemittelhaltigen Präparate war PCP in Mengen von durchschnittlich fünf Prozent pro Liter Holzschutzmittel enthalten. Zusätzlich wurde es z. B. noch in Sägewerken eingesetzt, um lagerndes Rund- und Schnittholz zu schützen.

Der Chemiker Dr. Istvan Gebefügi vom Institut für Ökologische Chemie der Gesellschaft für Strahlen- und Umweltforschung in München begann schon 1974 mit Untersuchungen über die gesundheitlichen Risiken von PCP. Er fand bei einer kleinen Recherche in überhaupt jedem Stück Holz, einerlei welcher Holzart und welchem Verwendungszweck (ob Spanplatten, Furniere oder Rohholz für die Möbelherstellung), erhöhte PCP-Gehalte.[9] Doch wer vermutet, daß die Wirkstoffe nach der Anwendung im Holz verbleiben, der irrt! In den ersten vier bis fünf Monaten nach dem Anstrich treten bereits etwa 50 Prozent der giftigen Inhaltsstoffe gasförmig aus, der Rest über einen Zeitraum von zehn bis 20 Jahren.[10]

Durch die Raumluft werden die Schadstoffe über den gesamten Wohnbereich verteilt. Sie lagern sich dann an allen Gegenständen ab: an Tapeten, Wandputz, Gardinen, Kleidern (besonders stark in Wolle und Baumwolle), Teppichen, Büchern, Spielzeug, Nahrungsmitteln und im Hausstaub. Messungen von Gebefügi ergaben, daß PCP sogar im Wand- und Deckenputz bis zu einer Schichtdicke von einem Zentimeter steckt.[11]

Bewohner von Räumen, in denen Holzschutzmittel verwendet wurden, atmen zwangsläufig deren Ausgasungen ein, nehmen die Giftstoffe durch die verseuchte Kleidung, die Wäsche, das Bettzeug und über die Haut auf und essen sie in manchen Fällen sogar, wenn Lebensmittel in diesen Räumen oder in mit Holzschutzmitteln behandelten Schränken aufbewahrt werden.

Die Tragweite der Ergebnisse, die Gebefügi in mehr oder weniger privater Initiative erarbeitet hat, ist inzwischen von zwei staatlichen Behörden dokumentiert worden, dem Schweizer Bundesamt für Gesundheitswesen und der amerikanischen Umweltbehörde EPA.

Im Jahr 1978 ist in einem Modellversuch die Holzdecke eines Kellers mit Holzschutzmitteln unterschiedlicher Herkunft gestrichen worden. Fünf Monate «ruhte» der Raum, danach wurden verschiedene Lebensmittel (Margarine, Zucker oder Äpfel) in diesem Keller eingelagert. Es dauerte nur eine knappe Woche (sechs Tage), dann waren alle Lebensmittel mit relativ hohen Schadstoffkonzentrationen belastet. Das Gift war über die Luft in die Lebensmittel eingedrungen.[12]

Und durch die Luft erreicht das Gift den Menschen auch direkt. So hat die EPA feststellen müssen, daß Heimwerker, die mit PCP-haltigen Holzschutzmitteln arbeiten oder gearbeitet haben, pro Tag etwa 1,5 Mikrogramm Dioxine in ihren Körper aufnehmen. Das Risiko einer Krebserkrankung beträgt dadurch 1 : 10 000. Bei

Menschen, die berufsmäßig mit Holz umgehen – gleich, ob an der Kreissäge im Heimwerkermarkt, auf der Baustelle oder sogar im Wald: Wer viel mit PCP arbeitet, «läuft» ein Krebsrisiko nicht mehr von 1 : 10000, sondern von 1 : 10. Das bedeutet, daß jeder zehnte Holzarbeiter, Zimmermann, Tischler oder Maler mit einer PCP-bedingten Krebserkrankung rechnen muß.

Ein PCP-Verbot allein genügt nicht

Dafür gibt es Gründe:

1. Wir wissen viel zu wenig über die Gefahren nicht-PCP-haltiger Holzschutzmittel, weil ihr mögliches Gefährdungspotential bisher kaum untersucht wurde.

2. Selbst wenn die kurzfristigen Belastungen durch Holzschutzmittel extrem gering sind, wissen wir viel zu wenig über die langfristigen Wirkungen, speziell unter realistischen Wohnbedingungen.[13]

3. Langzeit-Tierversuche, die von der Industrie gern zur Entlastung von Holzschutzmitteln ins Feld geführt werden (und bei denen geringe Mengen Biozide bei Tieren *keinen* Krebs verursachten), beweisen noch nicht die Unschädlichkeit für den Menschen. Sie lassen zudem die Frage ungeklärt, ob die Versuche wirklich unabhängig und korrekt durchgeführt worden sind. Und sie werfen die immer wieder zu stellende Frage auf, warum die Industrie positive Ergebnisse von Tierversuchen publiziert und negative bagatellisiert.

4. In Tierversuchen werden Kombinationseffekte verschiedener Biozide nicht untersucht.[14] In der Praxis ist ein Mensch (oder auch ein Tier) aber nie nur einem einzigen «Wirkstoff» ausgesetzt. Es muß deshalb immer davon ausgegangen werden, daß Pilz- und Insektengifte Summations- und Kombinationswirkungen entwickeln.[15] (Näheres darüber im Kapitel *Krebsgifte – das wahre Gesicht der Chemie.*)

5. Die Übertragung von Giften auf den lebenden Organismus «durch die Luft» kann durch Bearbeitung von Holz (auch durch Verbrennung) verstärkt werden. Eingeatmeter Schleifstaub erhöht das Krebsrisiko beträchtlich. Und durch Hitzeeinwirkung (auch dadurch, daß «behandeltes» Holz im heimischen Kamin verbrannt wird) können Biozide in noch sehr viel gefährlichere Gifte umgewandelt werden.[16]

6. Schließlich müssen die das Krebsrisiko bedingenden Faktoren des menschlichen Organismus näher betrachtet werden. So

haben die Krebsforscher Dr. Rudolf Süss und Dr. Margarete Malter vom Deutschen Krebsforschungszentrum in Heidelberg, wie schon erwähnt gezeigt, daß die Leber eine Art Filtersystem für im Körper kreisende Tumorzellen darstellt.[17] Auch wenn giftige Holzschutzmittelwirkstoffe in einfachen Laborversuchen sich als nicht krebserzeugend erwiesen haben sollten, jedoch wie fast alle Biozide leberschädigend wirken, können sie dennoch das Krebsrisiko erhöhen, weil sie die Funktionsfähigkeit der Leber als Filter für Tumorzellen herabsetzen.

Lungenkrebs im Vormarsch

Bereits im Jahr 1981 sind 25000 Menschen in der Bundesrepublik Deutschland an Lungenkrebs gestorben. Es ist die bei weitem häufigste Krebsform bei Männern, und die Raten bei Frauen steigen. Die Heilungschancen sind schlecht, sie liegen nach neueren Untersuchungen bei etwa elf Prozent.[18]

Zur Erforschung der möglichen Ursachen für die rapide Zunahme von Lungenkrebs werden seit Jahren weltweit zahlreiche Untersuchungen durchgeführt. Man konzentriert sich leider vorrangig immer noch auf Zusammenhänge mit der allgemeinen Schadstoffbelastung der Außenluft und dem aktiven sowie passiven Rauchen. Dabei ist es eher wahrscheinlich als fraglich, daß die erwiesenermaßen krebsverursachenden Schadstoffe in der Innenluft von Wohnungen in größerem Maß für die Entstehung von Lungenkrebs verantwortlich sind als die Schadstoffe in der Außenluft. Das läßt sich aus folgenden Umständen schließen:

▷ Wir halten uns weit länger in Innenräumen auf als draußen.

▷ Die Möglichkeiten der Schadstoffverdünnung sind bei der Außenluft (abgesehen von extremen Situationen) günstiger als bei Innenraumluft.

▷ Zahlreiche Untersuchungen der Luftqualität in Innenräumen beweisen, daß sie durchschnittlich weit mehr krebsverursachende Schadstoffe enthält als Außenluft.[19]

▷ Der größte Teil der toxischen und krebsverursachenden chemischen Stoffe, die die chemische Industrie herstellt, wird zu Produkten verarbeitet, die zum Teil jahrzehntelang in unserem Wohnbereich toxische Restmonomere und Verunreinigungen ausgasen oder per Hautkontakt in den menschlichen Organismus gelangen.

Es ist deshalb naheliegend, Millionen von Wohnungen als Ursache für die Zunahme von Lungenkrebs in Betracht zu ziehen.

Ebenso naheliegend ist, daß in erster Linie die großflächige Anwendung krebserzeugender chemischer Wirkstoffe zur Schadstoffbelastung der Innenraumluft beiträgt. Vor allem, wenn diese Wirkstoffe entsprechend den gesetzlichen Vorschriften langfristig giftige Gase abgeben! Und das genau ist eine Zulassungsbedingung für Holzschutzmittel, um das amtliche Prüfsiegel zu erhalten!

Zudem muß bei der chemischen Belastung von Innenräumen auch an eine Erhöhung des Krebsrisikos durch Kombinationswirkungen gedacht werden, die sich ergeben, wenn zusätzlich geraucht wird. Dies ist aus Untersuchungen über vergleichbare Situationen an Arbeitsplätzen zu schließen; sie weisen auf eine drastische Erhöhung des Krebsrisikos beim Zusammenwirken von chemischen Schadstoffen und Tabakrauch hin.[20]

Wie läßt sich dieses Krebsrisiko verringern?

Wenn Sie in Ihrer Wohnung giftige Holzschutzmittel selbst verarbeitet haben oder aufgrund bisher unerklärlicher gesundheitlicher Beschwerden vermuten, daß Holzvertäfelungen, Fenster, Möbel, Fußböden oder anderes Holz in Ihrer Wohnung mit gefährlichen Holzschutzmitteln behandelt sein könnte, sollten Sie die Ursachen dieser langfristigen gesundheitlichen Belastungen beseitigen. Das ist zwar meist mit erheblichem Aufwand verbunden; aber Ihre Gesundheit sollte es Ihnen wert sein!

Zuerst gilt es, die genauen Ursachen und das Ausmaß der gesundheitlichen Belastung festzustellen. Bevor Sie mit Holzschutzmitteln behandeltes Holz herausreißen oder aus der Wohnung ausziehen, sollten Sie prüfen, ob Ihre gesundheitlichen Beschwerden tatsächlich wohnbedingt sind. Ein Zeichen dafür, daß Holzschutzmittel als Ursache mit im Spiel sind, ist oft das Verschwinden von Symptomen, wie Haarausfall, ständige Müdigkeit und Kopfschmerzen bei einem mehrwöchigen Aufenthalt außerhalb des Hauses, z.B. während eines längeren Urlaubs.

Das Heimtückische an den Holzschutzmitteln ist jedoch, daß man die gesundheitliche Belastung, der man möglicherweise schon seit einiger Zeit ausgesetzt ist, nicht immer als solche erkennt, da die auftretenden Symptome meist recht unspezifisch sind. Am häufigsten treten Müdigkeit und Zerschlagenheit, Reizung von Haut und Schleimhäuten, Kopfschmerzen, Übelkeit, rheumatische Beschwerden, Haarausfall und Schlafstörungen auf.

Wenn Sie feststellen, daß sich ihr gesamter Gesundheitszustand auffällig bessert, wenn Sie einige Zeit nicht in Ihrer Wohnung sind, dann sollten Sie den gesundheitsbelastenden Ursachen im Wohnbereich nachgehen. Um dabei unnötige Kosten und Arbeit zu vermeiden, können Sie unter anderem auf die Erfahrungen der Interessengemeinschaft der Holzschutzmittel-Geschädigten (IHG) e.V., Unterstaat 14, 5250 Engelskirchen, zurückgreifen.

Die Interessengemeinschaft wurde im Mai 1983 von Betroffenen gegründet, die das Ausmaß der Gesundheitsschädigungen durch Holzschutzmittel am eigenen Leib verspürt hatten. Sie wollten sich selbst und anderen Betroffenen helfen, Erkenntnisse über die Auswirkungen von Holzschutzmittel-Inhaltsstoffen sammeln und auswerten, Institute ausfindig machen, die Analysen dieser Giftstoffe durchführen und Sanierungskonzepte erarbeiten. Die Hilfestellung dieser Organisation ist vielseitig und wertvoll; sie erspart dem einzelnen Zeit, Geld und Mühe auf der Suche nach Hilfe in oftmals aussichtsloser Situation. Die Interessengemeinschaft veröffentlicht in unregelmäßiger Folge neueste Erkenntnisse über Holzschutzmittel und gibt weitere Informationen. Sie können dort folgendes Informationsmaterial anfordern:

▷ Neuestes Verzeichnis von Instituten und Labors, die Analysen auf PCP, Lindan, weitere Inhaltsstoffe von Holzschutzmitteln sowie auf Dioxine durchführen.

▷ Fragebogen zur Erkennung von Gesundheitsschäden nach der Anwendung von Holzschutzmitteln.

▷ Muster eines Beweissicherungsgesuchs für den Fall einer Klage. Dieses Gesuch gestattet eine Beweisaufnahme außerhalb eines noch einzuleitenden Prozesses. Es sollte durchgeführt werden, bevor die verseuchten Hölzer entfernt werden.

▷ Protokolle von Treffen der Holzschutzmittel-Geschädigten.

Außerdem Informationen über:

▷ Wissenschaftliche Veröffentlichungen über Inhaltsstoffe von Holzschutzmitteln.

▷ Heilverfahren bei einer Holzschutzmittelvergiftung.

▷ Gerichtsurteile von Prozessen Holzschutzmittel-Geschädigter.

Die Aufklärungsarbeit der Interessengemeinschaft der Holzschutzmittel-Geschädigten e.V. ist mit großen finanziellen Belastungen verbunden. Wenn Sie ihre Hilfe in Anspruch nehmen wollen, sollte Ihnen das zumindest ein großzügiges Rückporto wert sein. Rat bei der Entgiftung Ihrer Wohnung und Ihres Körpers bieten auch einige Ratgeber wie z.B.:
Koch, E. / Maywald, A. / Klopfleisch, R.: *Entgiften.* München 1986

Rose, W.-D. / Feurich-Pechow, B.: *Wohnkrankheiten*. Frankfurt/ Main 1987

Öko-Institut u. a.: *Chemie im Haushalt*. Reinbek 1984

Was Sie noch wissen sollten

▷ Bei akuten schweren gesundheitlichen Schäden müssen verseuchte Räume bzw. Häuser auf jeden Fall geräumt werden, bis wirksame Abhilfe geschaffen wird. Dies gilt insbesondere bei Kindern, schwangeren Frauen oder bettlägerigen Kranken. Selbst das Bundesgesundheitsamt (BGA) empfiehlt: Wenn «die Beschwerden auf PCP beruhen ... wird man nicht umhin kommen, die Wohnung zu wechseln.»[21]

▷ Nicht mit Holzschutzmitteln behandelte Möbel oder andere Gegenstände aus Holz sind meist durch Staubschwebeteile, die auch Holzschutzmittelwirkstoffe enthalten, verseucht. Sie können an ihrer Oberfläche durch eine milde Lauge, wie z. B. Sodalösung, zum Teil (!) entgiftet werden.

▷ Sollte das Entfernen von verseuchtem Holz zunächst absolut nicht möglich sein, so ist bei weniger schwerer Verseuchung ohne akute Symptome folgender Kompromiß besser als gar nichts: Entfernen Sie möglichst alle verseuchten beweglichen Teile und benutzen Sie diese Räume weniger. Die Raumtemperatur sollte gesenkt und für gute Durchlüftung gesorgt werden. Jeder Luftaustausch transportiert PCP nach draußen. Wenn Sie jedoch ein Zimmer vorübergehend räumen und nicht bewohnen, sollten Sie die Temperatur und Luftzirkulation erhöhen, um die Ausgasung zu verstärken.

▷ In Schwebeteilchen und Hausstaub werden PCP und andere Gifte sehr stark angereichert. Saugen Sie deshalb häufig Staub (Gerät mit Naßluftfilter verwenden!) und wischen Sie mit feuchtem Lappen Staub.

▷ Lebensmittel reichern unter anderem PCP sehr stark an. Sie dürfen daher weder verpackt noch unverpackt in verseuchten Räumen oder Küchenmöbeln gelagert werden.

▷ *Vorsicht:* Mit PCP- oder Lindan-haltigen Holzschutzmitteln gestrichenes Holz sollte nicht abgeflammt, mit Heißluft behandelt oder verheizt werden. Es könnten dabei Dioxine entstehen.

▷ Eine wirksame Therapie gegen eine Holzschutzmittelvergiftung gibt es nicht, solange die Ursache – die jahrelang ausgasenden Inhaltsstoffe – nicht behoben ist.

Zum Holzschutz mit giftigen Chemikalien
gibt es Alternativen
Holzschutzmittel sind völlig überflüssig für Holz, das keiner besonderen Feuchtigkeit ausgesetzt ist. Vorbeugende Maßnahmen gegen Pilzbefall und ähnliches sind also in Wohnungen unnötig. Damit erübrigt sich im Innenbereich die Anwendung von Holzschutzmitteln, die PCP enthalten. Selbst in Naßräumen mit Holzverkleidungen, wie Badezimmer, Duschen oder Küchen, ist bei sachgerecht verbautem Holz ein Schutz durch chemische Mittel nicht nur überflüssig, sondern sogar besonders gefährlich, weil diese Giftstoffe gerade hier ein ideales Klima vorfinden und vermehrt abgasen.[22] Mit einer Hinterlüftung der Holzverkleidung bieten Sie der Luft genügend Gelegenheit zu zirkulieren; so entsteht keine Feuchtigkeit und damit auch kein Pilzbefall. Wenn Sie dennoch nicht auf chemische Mittel verzichten wollen, schützen Borsalzpräparate Ihr Holz ausreichend gegen Feuchtigkeit; sie sind um einiges weniger giftig als die herkömmlichen Holzschutzmittel.

Auch bei den tragenden Konstruktionen im Haus (z. B. Dachstuhl), für die ein Holzschutz mit einem amtlich zugelassenen Mittel gesetzlich vorgeschrieben ist (die DIN 68 800 – Holzschutz im Hochbau – ist Teil der Bauordnung der Länder), sollten Sie die relativ ungefährlichen Borsalzpräparate verwenden.

▷ Bei Befall durch Schädlinge an tragenden Bauteilen aus Holz oder bei Möbeln sollte als umweltschonendste und gesundheitlich unbedenklichste Methode eine Heißluftbehandlung durchgeführt werden; dabei muß die Luft (z. B. bei Holzwurmbefall im Dachstuhl) in dem betroffenen Bereich für mindestens eine Stunde auf circa 80 bis 100 Grad Celsius erwärmt werden, so daß in der Balkenmitte noch 55 Grad Celsius erreicht werden. Diese hohe Temperatur zerstört dann die Schädlinge. Das Heißluftverfahren ist neben dem chemischen Holzschutz nach DIN 68 800 im Hochbau auch von Behörden anerkannt und zugelassen. (Wenden Sie sich an Firmen, die Bausanierungen durchführen.)

▷ Verwenden Sie biologische Holzschutzmittel. Sie sind auf natürlicher Basis aufgebaut. Es gibt eine Vielzahl von pflanzlichen Lasuren und Farben, die Ihr Holz vor Schmutz schützen, seine Pflege vereinfachen und ihm eine schöne Farbe verleihen. Bienenwachs z. B. oder Lärchenharzsalbe bieten zusätzlich den Vorteil, daß sie gut duften und außerdem nicht teurer sind als die synthetischen Mittel.

▷ Verlangen Sie beim Einkauf von Holzschutzmitteln Produkte mit Volldeklaration der Inhaltsstoffe. Die gängige Praxis, daß groß draufsteht, was nicht drin ist, z.B. «Garantiert frei von PCP und Lindan» etc., besagt eigentlich nicht viel. Als Ersatz stehen viele hundert zum Teil extrem giftige industrielle Chemikalien zur Verfügung. Da kann man lange draufschreiben, was alles nicht drin ist! Übrigens verbirgt sich auch hinter dem verführerischen Siegel des «Blauen Engels», der die in Verruf geratenen Chemiefarben wieder attraktiv machen sollte, nicht mehr als eine Negativdeklaration. Es erscheint wenig vertrauenerweckend, daß man bei diesen angeblich so umweltfreundlichen Produkten nicht erfährt, was sie tatsächlich enthalten.

Bedeutung der Hinweise zum Krebsrisiko Holzschutzmittel

Die Aussage *Hinweise auf krebserzeugende Wirkungen liegen nicht vor* bedeutet, daß sich aus der verwendeten Fachliteratur keine Anhaltspunkte für ein krebserzeugendes Potential dieses Produkts ergeben.

Der Hinweis *Keine Angaben zum Krebsrisiko möglich* mußte erfolgen, wenn die vorliegenden Daten zu den Inhaltsstoffen nicht ausreichten, um mit Hilfe der verwendeten Fachliteratur und der befragten Sachverständigen einen konkreten Hinweis zum Krebsrisiko geben zu können.

Der Hinweis *Ausreichende Untersuchungen zum Krebsrisiko fehlen* erfolgte, um darauf aufmerksam zu machen, daß die eingesetzten Chemikalien nach Ansicht der befragten Sachverständigen bisher nicht ausreichend untersucht worden sind, um eine möglicherweise krebserzeugende Wirkung zu erkennen.

Der Hinweis *Erheblich erhöhtes Krebsrisiko für die Anwender und die Bewohner damit behandelter Innenräume* bedeutet, daß die Verwendung dieses Produkts in der angegebenen chemischen Zusammensetzung erheblich zur Erhöhung des Krebsrisikos der Anwender und der Bewohner damit behandelter Innenräume beiträgt.

311

Krebsrisiko Holzschutzmittel

Name und Art der Holzschutzmittel	Bekannte Inhaltsstoffe	Hinweise zum Krebsrisiko
Adexin SF Holzschutzsalz	Silicofluorid	Ausreichende Untersuchungen zum Krebsrisiko fehlen.
Adexol Braun Holzschutzanstrich (bis 1986)	Pentachlor-phenol	Erheblich erhöhtes Krebsrisiko für die Anwender und die Bewohner damit behandelter Innenräume.
Adexol Colorlasur Holzschutzanstrich (bis 1978)	Pentachlor-phenol	Erheblich erhöhtes Krebsrisiko für die Anwender und die Bewohner damit behandelter Innenräume.
Adexol Colorseidenmatt Deckender Holz-schutzanstrich	Inhaltsstoffe nicht bekannt	Keine Angaben zum Krebsrisiko möglich.
Adexol Holzbau Holzschutzanstrich (bis 1978)	Pentachlor-phenol	Erheblich erhöhtes Krebsrisiko für die Anwender und die Bewohner damit behandelter Innenräume.
Adexol Holzgrund Grundier- und Imprä-gnierungsmittel (bis 1986)	Pentachlor-phenol	Erheblich erhöhtes Krebsrisiko für die Anwender und die Bewohner damit behandelter Innenräume.
Adexol Holzschutzlasur Bella Holzimprägnierung	Inhaltsstoffe nicht bekannt	Keine Angaben zum Krebsrisiko möglich.
Adexol Holzschutzlasur Grosso Holzimprägnierung	Inhaltsstoffe nicht bekannt	Keine Angaben zum Krebsrisiko möglich.
Adexol Holzschutzöl Holzschutzöl (bis 1986)	Pentachlor-phenol	Erheblich erhöhtes Krebsrisiko für die Anwender und die Bewohner damit behandelter Innenräume.
Adexol Holzschutzöl Holzschutzanstrich	Pentachlor-phenol	Erheblich erhöhtes Krebsrisiko für die Anwender und die Bewohner damit behandelter Innenräume.
Adexol Holz- und Zaunlasur Holzschutzlasur	Inhaltsstoffe nicht bekannt	Keine Angaben zum Krebsrisiko möglich.

Krebsrisiko Holzschutzmittel

Name und Art der Holzschutzmittel	Bekannte Inhaltsstoffe	Hinweise zum Krebsrisiko
Adexol VBG IT Holzschutzanstrich (bis 1978)	Pentachlorphenol	Erheblich erhöhtes Krebsrisiko für die Anwender und die Bewohner damit behandelter Innenräume.
Adolit B Holzschutzsalz	Bor	Hinweise auf krebserzeugende Wirkungen liegen nicht vor.
Adolit BFA Holzschutzsalz	Hydrogenfluoride	Ausreichende Untersuchungen zum Krebsrisiko fehlen.
Adolit SF Holzschutzsalz	Silicofluoride	Ausreichende Untersuchungen zum Krebsrisiko fehlen.
Adolit TS Holzschutzsalz	Hydrogenfluoride	Ausreichende Untersuchungen zum Krebsrisiko fehlen.
Adolit U 15 Holzschutzsalz	Alkalifluorid, Bichromat	Ausreichende Untersuchungen zum Krebsrisiko fehlen.
Aglaia Bienenwachs-Lasurbinder Lasurbinder	Punisches Wachs, Bienenwachs, Harz, ätherische Öle, Casein	Hinweise auf krebserzeugende Wirkungen liegen nicht vor.
Aglaia Holz-Imprägniergrund Imprägniermittel für Holz	Natürliches Harz, pflanzliche und ätherische Öle, Pflanzenextrakt, Borax	Hinweise auf krebserzeugende Wirkungen liegen nicht vor.
Aglaia Holz-Lasur Holzlasur	Naturharz, pflanzliche und ätherische Öle, Wachs	Hinweise auf krebserzeugende Wirkungen liegen nicht vor.
Aidol B Holzschutzanstrich (bis 1978)	Pentachlorphenol	Erheblich erhöhtes Krebsrisiko für die Anwender und die Bewohner damit behandelter Innenräume.
Aidol GS Holzschutzanstrich	Lindan	Es besteht begründeter Verdacht auf krebserzeugende Wirkung.
Aidol H K hell Holzschutzanstrich (bis 1978)	Pentachlorphenol	Erheblich erhöhtes Krebsrisiko für die Anwender und die Bewohner damit behandelter Innenräume.

Krebsrisiko Holzschutzmittel

Name und Art der Holzschutzmittel	Bekannte Inhaltsstoffe	Hinweise zum Krebsrisiko
Aidol H K Imprägniergrund Holzschutzmittel (bis 1986)	Chlornaphthaline, Pentachlorphenol, Lindan	Erheblich erhöhtes Krebsrisiko für die Anwender und die Bewohner damit behandelter Innenräume.
Aidol H K Lasur Holzschutzlasur (bis 1978)	Pentachlorphenol	Erheblich erhöhtes Krebsrisiko für die Anwender und die Bewohner damit behandelter Innenräume.
Aidol Holzbau Holzschutzanstrich (bis 1986)	Pentachlorphenol, Lindan	Erheblich erhöhtes Krebsrisiko für die Anwender und die Bewohner damit behandelter Innenräume.
Aidol Holzbau 120 Holzschutzanstrich	Lindan	Es besteht begründeter Verdacht auf krebserzeugende Wirkung.
Aidol Holzschutzgrund Holzschutzanstrich	Lindan	Es besteht begründeter Verdacht auf krebserzeugende Wirkung.
Aidol Multi GS Holzschutzanstrich (bis 1986)	Pentachlorphenol, Lindan	Erheblich erhöhtes Krebsrisiko für die Anwender und die Bewohner damit behandelter Innenräume.
Aidol Paste Schwammschutz Holzschutzpaste (bis 1978)	Pentachlorphenol	Erheblich erhöhtes Krebsrisiko für die Anwender und die Bewohner damit behandelter Innenräume.
Aidol Spezial Holzschutzöl	Teeröl	Erheblich erhöhtes Krebsrisiko für die Anwender und die Bewohner damit behandelter Innenräume.
Aidol V Holzschutzöl	Teeröl	Erheblich erhöhtes Krebsrisiko für die Anwender und die Bewohner damit behandelter Innenräume.
Aidol VAC Holzschutzanstrich (bis 1986)	Pentachlorphenol, Lindan	Erheblich erhöhtes Krebsrisiko für die Anwender und die Bewohner damit behandelter Innenräume.
Aidol VR Holzschutzmittel (bis 1986)	Chlornaphthaline, Pentachlorphenol, Lindan	Erheblich erhöhtes Krebsrisiko für die Anwender und die Bewohner damit behandelter Innenräume.

Krebsrisiko Holzschutzmittel

Name und Art der Holzschutzmittel	Bekannte Inhaltsstoffe	Hinweise zum Krebsrisiko
Aidol VT Holzschutzanstrich (bis 1986)	Pentachlorphenol, Lindan	Erheblich erhöhtes Krebsrisiko für die Anwender und die Bewohner damit behandelter Innenräume.
Akarifix 3 J Holzschutzsalz	Silicofluoride	Ausreichende Untersuchungen zum Krebsrisiko fehlen.
Akarifix U Holzschutzsalz	Alkalifluoride, Bichromat	Ausreichende Untersuchungen zum Krebsrisiko fehlen.
Akarifix UA Holzschutzsalz	Alkalifluoride, Alkaliarsenat, Alkalibichromat	Erheblich erhöhtes Krebsrisiko für die Anwender und die Bewohner damit behandelter Innenräume.
Akarifix ULL Holzschutzsalz	Alkalifluorid, Bichromat	Ausreichende Untersuchungen zum Krebsrisiko fehlen.
Akarisit Holzschutzsalz	Hydrogenfluoride	Ausreichende Untersuchungen zum Krebsrisiko fehlen.
Altari I Holzschutzanstrich	Lindan	Es besteht begründeter Verdacht auf krebserzeugende Wirkung.
Altarion PJ Holzschutzanstrich	Lindan	Es besteht begründeter Verdacht auf krebserzeugende Wirkung.
Altox HK Holzschutzlasur Holzschutzanstrich (bis 1978)	Pentachlorphenol	Erheblich erhöhtes Krebsrisiko für die Anwender und die Bewohner damit behandelter Innenräume.
Altox VR Holzschutz Holzschutzanstrich (bis 1978)	Pentachlorphenol	Erheblich erhöhtes Krebsrisiko für die Anwender und die Bewohner damit behandelter Innenräume.
Alufolin Bläueschutz Holzschutzanstrich (bis 1978)	Pentachlorphenol	Erheblich erhöhtes Krebsrisiko für die Anwender und die Bewohner damit behandelter Innenräume.
Auro Bienenwachs-Streichbalsam Flüssiger Bienenwachsbalsam	Bienenwachs, Pflanzenwachs und -öl	Hinweise auf krebserzeugende Wirkungen liegen nicht vor.

315

Krebsrisiko Holzschutzmittel

Name und Art der Holzschutzmittel	Bekannte Inhaltsstoffe	Hinweise zum Krebsrisiko
Auro Borsalz-Holzimprägnierung Borsalzpräparat zur Imprägnierung und Grundierung	Borax	Hinweise auf krebserzeugende Wirkungen liegen nicht vor.
Auro-Kräuter-Firnis Leinölfirnis zur Holzimprägnierung	Leinöl, Kräuterauszüge	Hinweise auf krebserzeugende Wirkungen liegen nicht vor.
Auro Lärchenharz-Balsam Bienenwachs-Balsam	Bienenwachs, Pflanzenwachs und -öl, Lärchenharz	Hinweise auf krebserzeugende Wirkungen liegen nicht vor.
Auro Naturharzöl-Lasur Holzlasur	Baumharz, Pflanzenharz und -öl, Kräuterauszüge	Hinweise auf krebserzeugende Wirkungen liegen nicht vor.
Avenarius Imprägniergrundierung Imprägnier- und Grundiermittel (bis 1986)	Pentachlorphenol, Lindan	Erheblich erhöhtes Krebsrisiko für die Anwender und die Bewohner damit behandelter Innenräume.
Avenarol BK farblos Holzschutzanstrich (bis 1986)	Pentachlorphenol, Lindan	Erheblich erhöhtes Krebsrisiko für die Anwender und die Bewohner damit behandelter Innenräume.
Avenarol braun Holzschutzanstrich	Lindan	Es besteht begründeter Verdacht auf krebserzeugende Wirkung.
Avenarol Color Holzschutzanstrich (bis 1986)	Pentachlorphenol, Lindan	Erheblich erhöhtes Krebsrisiko für die Anwender und die Bewohner damit behandelter Innenräume.
Avenarol 8203 farblos Holzschutzanstrich (bis 1986)	Pentachlorphenol, Lindan	Erheblich erhöhtes Krebsrisiko für die Anwender und die Bewohner damit behandelter Innenräume.
Avenarol 8209 farblos Holzschutzanstrich	Lindan	Es besteht begründeter Verdacht auf krebserzeugende Wirkung.

Krebsrisiko Holzschutzmittel

Name und Art der Holzschutzmittel	Bekannte Inhaltsstoffe	Hinweise zum Krebsrisiko
Avenarol HP Holzschutzmittel	Chlornaphthaline	Ausreichende Untersuchungen zum Krebsrisiko fehlen.
Avenarol J Holzschutzmittel	Chlornaphthaline	Ausreichende Untersuchungen zum Krebsrisiko fehlen.
Avenarol J hell Holzschutzmittel	Chlornaphthaline	Ausreichende Untersuchungen zum Krebsrisiko fehlen.
Avenarol SR Holzschutzanstrich (bis 1986)	Pentachlorphenol, Lindan	Erheblich erhöhtes Krebsrisiko für die Anwender und die Bewohner damit behandelter Innenräume.
Avenarol V Holzschutzöl	Teeröle	Erheblich erhöhtes Krebsrisiko für die Anwender und die Bewohner damit behandelter Innenräume.
Avenarol VA Holzschutzanstrich (bis 1986)	Pentachlorphenol, Lindan	Erheblich erhöhtes Krebsrisiko für die Anwender und die Bewohner damit behandelter Innenräume.
Basilit B Holzschutzsalz	Borsalz	Hinweise auf krebserzeugende Wirkungen liegen nicht vor.
Basilit BF Holzschutzsalz	Hydrogenfluoride	Ausreichende Untersuchungen zum Krebsrisiko fehlen.
Basilit BS Holzschutzmittel (bis 1986)	Pentachlorphenol	Erheblich erhöhtes Krebsrisiko für die Anwender und die Bewohner damit behandelter Innenräume.
Basilit CCB Holzschutzsalz	Chromat, Borat, Kupfersalz	Ausreichende Untersuchungen zum Krebsrisiko fehlen.
Basilit CFK Holzschutzsalz	Chromat, Silicofluorid, Kupfersalz	Ausreichende Untersuchungen zum Krebsrisiko fehlen.
Basilit PN Holzschutzmittel (bis 1986)	Pentachlorphenol	Erheblich erhöhtes Krebsrisiko für die Anwender und die Bewohner damit behandelter Innenräume.
Basilit SF Holzschutzsalz	Silicofluorid	Ausreichende Untersuchungen zum Krebsrisiko fehlen.
Basilit TS Holzschutzsalz	Hydrogenfluorid	Ausreichende Untersuchungen zum Krebsrisiko fehlen.

Krebsrisiko Holzschutzmittel

Name und Art der Holzschutzmittel	Bekannte Inhaltsstoffe	Hinweise zum Krebsrisiko
Basilit UA Holzschutzsalz	Alkalifluoride, Alkaliarsenat, Alkalibichromat	Erheblich erhöhtes Krebsrisiko für die Anwender und die Bewohner damit behandelter Innenräume.
Basilit UB Holzschutzsalz	Chromat, Fluorid, Borat	Ausreichende Untersuchungen zum Krebsrisiko fehlen.
Basilit UHL Holzschutzsalz	Chromat, Silicofluorid	Ausreichende Untersuchungen zum Krebsrisiko fehlen.
Basilit UK Holzschutzsalz	Alkalifluorid, Bichromat	Ausreichende Untersuchungen zum Krebsrisiko fehlen.
Basilit UU Holzschutzsalz	Chromat, Fluorid	Ausreichende Untersuchungen zum Krebsrisiko fehlen.
Basiment Holzschutzlasur Holzschutzlasur	Inhaltsstoffe nicht bekannt	Keine Angaben zum Krebsrisiko möglich.
Bekarit HB Holzschutzlasur	Hydrogenfluoride	Ausreichende Untersuchungen zum Krebsrisiko fehlen.
Bekarit SF Holzschutzsalz	Silicofluoride	Ausreichende Untersuchungen zum Krebsrisiko fehlen.
Bekarit U Holzschutzsalz	Alkalifluorid, Bichromat	Ausreichende Untersuchungen zum Krebsrisiko fehlen.
Bekarit UA Holzschutzsalz	Alkalifluoride, Alkaliarsenat, Alkalibichromat	Erheblich erhöhtes Krebsrisiko für die Anwender und die Bewohner damit behandelter Innenräume.
Bekarit UU Holzschutzsalz	Alkalifluorid, Bichromat	Ausreichende Untersuchungen zum Krebsrisiko fehlen.
Bekarol Extra-FG Holzschutzmittel	Chlornaphthaline, Lindan	Es besteht begründeter Verdacht auf krebserzeugende Wirkung.
Bekarol FG Holzschutzmittel (bis 1986)	Chlornaphthaline, Pentachlorphenol, Lindan	Erheblich erhöhtes Krebsrisiko für die Anwender und die Bewohner damit behandelter Innenräume.
Bekarol TIP Holzschutzöl	Teeröle, Lindan	Erheblich erhöhtes Krebsrisiko für die Anwender und die Bewohner damit behandelter Innenräume.
Bekarol TP Holzschutzöl	Carbolineum	Erheblich erhöhtes Krebsrisiko für die Anwender und die Bewohner damit behandelter Innenräume.

Krebsrisiko Holzschutzmittel

Name und Art der Holzschutzmittel	Bekannte Inhaltsstoffe	Hinweise zum Krebsrisiko
Bergolin Holzschutzlasur Dünnschichtlasur	Alkydharz, fungizide und insektizide Wirkstoffe	Ausreichende Untersuchungen zum Krebsrisiko fehlen.
Bergolin Transparent-Lack-Beize Beizmittel	Inhaltsstoffe nicht bekannt	Keine Angaben zum Krebsrisiko möglich.
Biofa Antikwachs Wachs	Bienenwachs, Pflanzenwachse und Öle, ätherische Öle, Balsame, Pflanzenauszüge	Hinweise auf krebserzeugende Wirkungen liegen nicht vor.
Biofa Bienenwachs-Balsam-Universal Bienenwachsbalsam	Zirbelkieferöl, Bienenwachs, pflanzliche Öle, Lärchenharz, Bienenharz, Lavendelöl	Hinweise auf krebserzeugende Wirkungen liegen nicht vor.
Biofa Borax-Holzschutzimprägnierung Imprägniermittel	Pflanzenextrakte, Balsame, Pflanzenasche, Borax	Hinweise auf krebserzeugende Wirkungen liegen nicht vor.
Biofa Flamm- und Holzschutzgrundierung Imprägniermittel	Pflanzenextrakte, Balsame, Pflanzenasche, Borax	Hinweise auf krebserzeugende Wirkungen liegen nicht vor.
Biofa Fußbodenhartwachs Hartwachs	Ätherische Öle, Bienenwachs, Pflanzenwachse, Pflanzenöle und -extrakte, Balsame	Hinweise auf krebserzeugende Wirkungen liegen nicht vor.
Biofa Holzbeizen mit Pflanzenfarben Holzbeize	Pflanzenextrakte	Hinweise auf krebserzeugende Wirkungen liegen nicht vor.
Biofa Holzessiggrundierung Imprägniermittel	Pflanzenextrakte, ätherische Öle, Pflanzenasche	Hinweise auf krebserzeugende Wirkungen liegen nicht vor.

319

Krebsrisiko Holzschutzmittel

Name und Art der Holzschutzmittel	Bekannte Inhaltsstoffe	Hinweise zum Krebsrisiko
Biofa Holzlasur Holzlasur	Pflanzenöle und -extrakte, Leinöl, Naturharze, ätherische Öle, Balsame	Hinweise auf krebserzeugende Wirkungen liegen nicht vor.
Biofa Holzschutzgrundierung Imprägniermittel	Pflanzenextrakte, ätherische Öle, Leinöl, Balsame	Hinweise auf krebserzeugende Wirkungen liegen nicht vor.
Biofa Kräuter-Holzschutzgrundierung Vorbeugender Holzschutz	Inhaltsstoffe nicht bekannt	Keine Angaben zum Krebsrisiko möglich.
Biofa Leinölfirnis Imprägniermittel	Leinöl, Trockenstoffe	Hinweise auf krebserzeugende Wirkungen liegen nicht vor.
Bio-Pin Holzlasur	Bienenwachs, Kiefernharz, Leinölfirnis, Balsamterpentinöl	Hinweise auf krebserzeugende Wirkungen liegen nicht vor.
Bio-Pin Naturharzimprägnieröl	Ätherische Öle, Holzöl, Leinöl, Naturharze	Hinweise auf krebserzeugende Wirkungen liegen nicht vor.
Biox Z1T1 Holzschutzpaste	Öl, Salz, Fluoride	Ausreichende Untersuchungen zum Krebsrisiko fehlen.
Bondex Futur Holzschutzlasur	Alkydharze, Eisenoxide	Ausreichende Untersuchungen zum Krebsrisiko fehlen.
Bondex Holzschutzgrund Grundier- und Imprägniermittel (bis 1978)	Pentachlorphenol	Erheblich erhöhtes Krebsrisiko für die Anwender und die Bewohner damit behandelter Innenräume.
Bondex Holzschutzlasur Holzschutzlasur	Inhaltsstoffe nicht bekannt	Keine Angaben zum Krebsrisiko möglich.
BP Hylosan Holzschutzanstrich (bis 1978)	Pentachlorphenol	Erheblich erhöhtes Krebsrisiko für die Anwender und die Bewohner damit behandelter Innenräume.

320

Krebsrisiko Holzschutzmittel

Name und Art der Holzschutzmittel	Bekannte Inhaltsstoffe	Hinweise zum Krebsrisiko
Brillux Herberts Acryl-Holzschutzlasur Dispersionslasur	Diisobutylester, Polyacrylat, Acrylpolymer, Styrol, Ester, Ketothiazol	Ausreichende Untersuchungen zum Krebsrisiko fehlen.
Brillux Herberts Holzschutzlasur Lacklasur	Testbenzin, Aromaten, Acrylpolymer	Erheblich erhöhtes Krebsrisiko für die Anwender und die Bewohner damit behandelter Innenräume.
Brillux Herberts Imprägnier-Holzschutzlasur Lacklasur	Testbenzin Alkydharz, Thiazolinone	Erheblich erhöhtes Krebsrisiko für die Anwender und die Bewohner damit behandelter Innenräume.
Büchner Acryl-Holzschutz AHS Mahagonie Dispersionslasur	Alkohole, Polyacrylat, Eisenoxid	Ausreichende Untersuchungen zum Krebsrisiko fehlen.
Büfa Holzschutz 805 Holzschutzöl (bis 1978)	Teeröl, Pentachlorphenol	Erheblich erhöhtes Krebsrisiko für die Anwender und die Bewohner damit behandelter Innenräume.
Büfa Holzschutz 2000 Holzschutzanstrich (bis 1978)	Pentachlorphenol	Erheblich erhöhtes Krebsrisiko für die Anwender und die Bewohner damit behandelter Innenräume.
Bufo Holzschutzlasur Lacklasur	Testbenzin, Monomethylether, Balsamterpene, Alkydharz, Eisenoxid, zinnorganische Verbindungen	Erheblich erhöhtes Krebsrisiko für die Anwender und die Bewohner damit behandelter Innenräume.
Calol Spezial Holzschutzöl	Teeröl	Erheblich erhöhtes Krebsrisiko für die Anwender und die Bewohner damit behandelter Innenräume.
Caparol Capadur Seidenmatte Holzschutzfarbe	Kunststoff	Ausreichende Untersuchungen zum Krebsrisiko fehlen.
Carbolin Holzschutzöl	Carbolineum	Erheblich erhöhtes Krebsrisiko für die Anwender und die Bewohner damit behandelter Innenräume.

Krebsrisiko Holzschutzmittel

Name und Art der Holzschutzmittel	Bekannte Inhaltsstoffe	Hinweise zum Krebsrisiko
Carbolineum 66 natur Holzschutzöl	Carbolineum	Erheblich erhöhtes Krebsrisiko für die Anwender und die Bewohner damit behandelter Innenräume.
Carbolineum Haltermann Holzschutzöl	Carbolineum	Erheblich erhöhtes Krebsrisiko für die Anwender und die Bewohner damit behandelter Innenräume.
Carbolineum Rütgers Holzschutzöl	Carbolineum	Erheblich erhöhtes Krebsrisiko für die Anwender und die Bewohner damit behandelter Innenräume.
Clou Antikwachs Wachslösung	Bienenwachs	Keine Angaben zum Krebsrisiko möglich.
Clou Combi Lacklasur	Inhaltsstoffe nicht bekannt	Keine Angaben zum Krebsrisiko möglich.
Clousil Holzschutzlasur Holzschutzlasur	Alkydharz, Fungizide, Bakterizide	Ausreichende Untersuchungen zum Krebsrisiko fehlen.
Consolan Holzschutzfarbe Deckfarbe	Carbendazim	Ausreichende Untersuchungen zum Krebsrisiko fehlen.
Corbal 100 Holzschutzsalz	Hydrogenfluorid	Ausreichende Untersuchungen zum Krebsrisiko fehlen.
Corbal BB Holzschutzsalz	Bor	Hinweise auf krebserzeugende Wirkungen liegen nicht vor.
Corbal M Holzschutzmittel (bis 1986)	Pentachlorphenol	Erheblich erhöhtes Krebsrisiko für die Anwender und die Bewohner damit behandelter Innenräume.
Corbal SF Holzschutzsalz	Silicofluorid	Ausreichende Untersuchungen zum Krebsrisiko fehlen.
Corbal TS Holzschutzsalz	Hydrogenfluorid	Ausreichende Untersuchungen zum Krebsrisiko fehlen.
Corbal U Holzschutzsalz	Alkalifluorid, Bichromat	Ausreichende Untersuchungen zum Krebsrisiko fehlen.
Corbal U 15 Holzschutzsalz	Alkalifluorid, Bichromat	Ausreichende Untersuchungen zum Krebsrisiko fehlen.

Krebsrisiko Holzschutzmittel

Name und Art der Holzschutzmittel	Bekannte Inhaltsstoffe	Hinweise zum Krebsrisiko
Corbal UA Holzschutzsalz	Alkalifluorid, Alkaliarsenat, Alkalibichromat	Erheblich erhöhtes Krebsrisiko für die Anwender und die Bewohner damit behandelter Innenräume.
Corbal UAL Holzschutzsalz	Alkalifluorid, Alkaliarsenat, Alkalibichromat	Erheblich erhöhtes Krebsrisiko für die Anwender und die Bewohner damit behandelter Innenräume.
Delta Holzgrund 0251 Grundierung für Holz (bis 1978)	Pentachlorphenol	Erheblich erhöhtes Krebsrisiko für die Anwender und die Bewohner damit behandelter Innenräume.
D.F. Imprägniermittel für Holz Holzschutzanstrich (bis 1978)	Pentachlorphenol	Erheblich erhöhtes Krebsrisiko für die Anwender und die Bewohner damit behandelter Innenräume.
Diffundin Holzfarbe Holzschutzfarbe	Copolymerer Kunststoff, Titandioxid, Farbpigmente	Ausreichende Untersuchungen zum Krebsrisiko fehlen.
Diffundin-Holzlasur Holzlasur	Alkydharz, fungizide Wirkstoffe	Ausreichende Untersuchungen zum Krebsrisiko fehlen.
Diffusit Holzschutzsalz Imprägniermittel	Inhaltsstoffe nicht bekannt	Keine Angaben zum Krebsrisiko möglich.
Durolux Holzgrund Grundier- und Imprägniermittel (bis 1978)	Pentachlorphenol	Erheblich erhöhtes Krebsrisiko für die Anwender und die Bewohner damit behandelter Innenräume.
Duxolineum Blank Holzschutzöl	Teeröl	Erheblich erhöhtes Krebsrisiko für die Anwender und die Bewohner damit behandelter Innenräume.
Duxolineum Holzschutz-Beize Beizmittel	Teeröle	Erheblich erhöhtes Krebsrisiko für die Anwender und die Bewohner damit behandelter Innenräume.
Duxolineum Natur B Holzschutzöl	Teeröle	Erheblich erhöhtes Krebsrisiko für die Anwender und die Bewohner damit behandelter Innenräume.

Krebsrisiko Holzschutzmittel

Name und Art der Holzschutzmittel	Bekannte Inhaltsstoffe	Hinweise zum Krebsrisiko
Duxolineum P Holzschutzöl	Carbolineum	Erheblich erhöhtes Krebsrisiko für die Anwender und die Bewohner damit behandelter Innenräume.
einz-a Aquanol Holzschutzlasur	Alkydharz, Lasurpigmente	Ausreichende Untersuchungen zum Krebsrisiko fehlen.
einz-a Carbolan Holzschutzmittel	Steinkohlen-teeröl	Erheblich erhöhtes Krebsrisiko für die Anwender und die Bewohner damit behandelter Innenräume.
einz-a Holzacryl Acryllack für Holz	Acryl	Ausreichende Untersuchungen zum Krebsrisiko fehlen.
einz-a Holz-Color Holzschutzfarbe	Copolymeres Polyvinylacetat, Farbpigmente	Ausreichende Untersuchungen zum Krebsrisiko fehlen.
einz-a Holzhaut Lasurfarbe	Alkydharz, Lasurpigmente	Ausreichende Untersuchungen zum Krebsrisiko fehlen.
einz-a Holzschutz-Imprägniergrund Grundier- und Imprägniermittel (bis 1986)	Alkydharz, Pentachlorphenol, Lindan	Erheblich erhöhtes Krebsrisiko für die Anwender und die Bewohner damit behandelter Innenräume.
einz-a Holzschutz-Lasur Imprägnierlasur	Alkydharz, Lasurpigmente	Ausreichende Untersuchungen zum Krebsrisiko fehlen.
einz-a Tauchlasur Imprägnierlasur	Alkydharz, Lasurpigmente	Ausreichende Untersuchungen zum Krebsrisiko fehlen.
Fertighaus Avenarol 8214 Holzschutzanstrich (bis 1986)	Pentachlorphenol, Lindan	Erheblich erhöhtes Krebsrisiko für die Anwender und die Bewohner damit behandelter Innenräume.
Fertighaus Avenarol 8220 Holzschutzanstrich (bis 1986)	Pentachlorphenol, Lindan	Erheblich erhöhtes Krebsrisiko für die Anwender und die Bewohner damit behandelter Innenräume.

Krebsrisiko Holzschutzmittel

Name und Art der Holzschutzmittel	Bekannte Inhaltsstoffe	Hinweise zum Krebsrisiko
Flamuco Holzschutzgrund Grundier- und Imprägniermittel (bis 1978)	Pentachlorphenol	Erheblich erhöhtes Krebsrisiko für die Anwender und die Bewohner damit behandelter Innenräume.
Fungol Außenholzlasur deckend Holzlasur	Inhaltsstoffe nicht bekannt	Keine Angaben zum Krebsrisiko möglich.
Fungol Außenholzlasur Transparent Holzlasur	Inhaltsstoffe nicht bekannt	Keine Angaben zum Krebsrisiko möglich.
Fungol Holzschutzgrund Grundierung	Lindan	Es besteht begründeter Verdacht auf krebserzeugende Wirkung.
Fungol Holzschutzlasur Holzschutzlasur	Alkydharz, Lösungsmittel	Ausreichende Untersuchungen zum Krebsrisiko fehlen.
Fungol Holzwachs Holz- und Bläueschutzmittel	Wachse, pflanzliche Öle, Lösungsmittel	Ausreichende Untersuchungen zum Krebsrisiko fehlen.
Fungol Imprägniergrund 55 Grundier- und Imprägniermittel	Alkydharz, Lösungsmittel, Lindan	Es besteht begründeter Verdacht auf krebserzeugende Wirkung.
Fungol Imprägniergrund N Grundier- und Imprägniermittel (bis 1978)	Pentachlorphenol	Erheblich erhöhtes Krebsrisiko für die Anwender und die Bewohner damit behandelter Innenräume.
Fungol Imprägniergrund P Grundier- und Imprägniermittel (bis 1978)	Pentachlorphenol	Erheblich erhöhtes Krebsrisiko für die Anwender und die Bewohner damit behandelter Innenräume.
Fungol Innenholzlasur Holzlasur	Inhaltsstoffe nicht bekannt	Keine Angaben zum Krebsrisiko möglich.
Gisal bitox Holzschutzsalz	Silicofluorid	Ausreichende Untersuchungen zum Krebsrisiko fehlen.

Krebsrisiko Holzschutzmittel

Name und Art der Holzschutzmittel	Bekannte Inhaltsstoffe	Hinweise zum Krebsrisiko
Glassomax Imprägniergrund 115-38 Holzschutzanstrich (bis 1978)	Pentachlor-phenol	Erheblich erhöhtes Krebsrisiko für die Anwender und die Bewohner damit behandelter Innenräume.
Glassomax Imprägnierung 115-75 Grundier- und Imprägnierungsmittel	Chlornaphthali-ne, Lindan	Es besteht begründeter Verdacht auf krebserzeugende Wirkung.
Glassomax Imprägniergrund 115-B-2101/73 Holzschutzanstrich (bis 1978)	Pentachlor-phenol	Erheblich erhöhtes Krebsrisiko für die Anwender und die Bewohner damit behandelter Innenräume.
Glassomax Lasutect-V-Lasur braun BL-208105 Holzschutzanstrich (bis 1978)	Pentachlor-phenol	Erheblich erhöhtes Krebsrisiko für die Anwender und die Bewohner damit behandelter Innenräume.
Glassomax V-Imprägnierung 115-51 Holzschutzanstrich (bis 1978)	Pentachlor-phenol	Erheblich erhöhtes Krebsrisiko für die Anwender und die Bewohner damit behandelter Innenräume.
Glasurit Außen-Holzschutz Holzlasur	Alkydharz, Pig-mente, Fungi-zide	Ausreichende Untersuchungen zum Krebsrisiko fehlen.
Glasurit Dickschichtlasur Anstrichmittel	Alkydharz, Pig-mente, Test-benzin	Erheblich erhöhtes Krebsrisiko für die Anwender und die Bewohner damit behandelter Innenräume.
Gori Dekorative Acryl-Lasur Holzschutzlasur	Acryl	Ausreichende Untersuchungen zum Krebsrisiko fehlen.
Gori Dekorative Holz-schutzlasur Holzschutzlasur	Inhaltsstoffe nicht bekannt	Keine Angaben zum Krebsrisiko möglich.
Gori Holzschutzgrund Holzschutzmittel	Inhaltsstoffe nicht bekannt	Keine Angaben zum Krebsrisiko möglich.

Krebsrisiko Holzschutzmittel

Name und Art der Holzschutzmittel	Bekannte Inhaltsstoffe	Hinweise zum Krebsrisiko
Gori 22 Holzschutzanstrich (bs 1978)	Penthachlorphenol	Erheblich erhöhtes Krebsrisiko für die Anwender und die Bewohner damit behandelter Innenräume.
Gori 22 Holzgrund Grundiermittel für Holz (bis 1978)	Pentachlorphenol	Erheblich erhöhtes Krebsrisiko für die Anwender und die Bewohner damit behandelter Innenräume.
Gori 22 Holzimprägnierung Holzschutzanstrich (bis 1978)	Pentachlorphenol	Erheblich erhöhtes Krebsrisiko für die Anwender und die Bewohner damit behandelter Innenräume.
Gori 120 Holzschutzanstrich	Lindan	Es besteht begründeter Verdacht auf krebserzeugende Wirkung.
Gori 120 Holzimprägnierung Holzschutzanstrich	Lindan	Es besteht begründeter Verdacht auf krebserzeugende Wirkung.
Gori X-120 Holzimprägnierung Holzschutzanstrich	Lindan	Es besteht begründeter Verdacht auf krebserzeugende Wirkung.
Gori 22 Imprägniergrund Grundier- und Imprägniermittel (bis 1978)	Pentachlorphenol	Erheblich erhöhtes Krebsrisiko für die Anwender und die Bewohner damit behandelter Innenräume.
Gori Profilholzlasur Oberflächenschutz	Propylenglykol, N-Methyl-Pyrolidon, Acrylat, Harz, Formaldehyd	Es besteht begründeter Verdacht auf krebserzeugende Wirkung.
Gori vac. 80 Holzschutzanstrich	Lindan	Es besteht begründeter Verdacht auf krebserzeugende Wirkung.
Gori Zaunlasur Schutzanstrich	Inhaltsstoffe nicht bekannt	Keine Angaben zum Krebsrisiko möglich.
Habifix PI Holzschutzanstrich (bis 1978)	Pentachlorphenol	Erheblich erhöhtes Krebsrisiko für die Anwender und die Bewohner damit behandelter Innenräume.
Hausbock Gisalit Holzschutzmittel	Hydrogenfluorid	Ausreichende Untersuchungen zum Krebsrisiko fehlen.

Krebsrisiko Holzschutzmittel

Name und Art der Holzschutzmittel	Bekannte Inhaltsstoffe	Hinweise zum Krebsrisiko
Herberts Acryl Holzschutzlasur Holzschutzlasur	Acrylharz, Lasurpigmente	Ausreichende Untersuchungen zum Krebsrisiko fehlen.
Herberts Bläueschutz Imprägniermittel	Alkydharz, Dichlofluanid	Ausreichende Untersuchungen zum Krebsrisiko fehlen.
Herberts HF Imprägnierung Imprägniermittel (bis 1978)	Pentachlorphenol	Erheblich erhöhtes Krebsrisiko für die Anwender und die Bewohner damit behandelter Innenräume.
Herberts Holzschutz-Grund Holzimprägniermittel	Alkydharz	Ausreichende Untersuchungen zum Krebsrisiko fehlen.
Herberts Holzschutz-Lasur Lasuranstrich	Alkydharz, Lasurpigmente	Ausreichende Untersuchungen zum Krebsrisiko fehlen.
Herberts Imprägnier-Holz-schutz-Lasur Holzschutzlasur	Alkydharz, Lasurpigmente	Ausreichende Untersuchungen zum Krebsrisiko fehlen.
HV 1 B Holzschutzsalz	Bor	Hinweise auf krebserzeugende Wirkungen liegen nicht vor.
HV 2-US Holzschutzsalz	Alkalifluorid, Bichromat	Ausreichende Untersuchungen zum Krebsrisiko fehlen.
HV 3-Holzschutzsalz	Silicofluoride	Ausreichende Untersuchungen zum Krebsrisiko fehlen.
HV 4-Holzbocksalz Holzschutzsalz	Hydrogenfluorid	Ausreichende Untersuchungen zum Krebsrisiko fehlen.
HV 8-Holzbockmittel Holzschutzmittel	Lindan	Es besteht begründeter Verdacht auf krebserzeugende Wirkung.
HV 13-Holzschutzöl	Teeröle, Lindan	Erheblich erhöhtes Krebsrisiko für die Anwender und die Bewohner damit behandelter Innenräume.
HV 15-Holzschutzöl	Teeröl	Erheblich erhöhtes Krebsrisiko für die Anwender und die Bewohner damit behandelter Innenräume.

Krebsrisiko Holzschutzmittel

Name und Art der Holzschutzmittel	Bekannte Inhaltsstoffe	Hinweise zum Krebsrisiko
Hydrasil Doppel Holzschutzsalz	Silicofluoride	Ausreichende Untersuchungen zum Krebsrisiko fehlen.
Hydrasil K 63 Holzschutzmittel (bis 1986)	Pentachlorphenol	Erheblich erhöhtes Krebsrisiko für die Anwender und die Bewohner damit behandelter Innenräume.
Hydrasil 616 Holzschutzsalz	Hydrogenfluorid	Ausreichende Untersuchungen zum Krebsrisiko fehlen.
Hydrasil TS Holzschutzsalz	Hydrogenfluorid	Ausreichende Untersuchungen zum Krebsrisiko fehlen.
Hydrophen BT Holzschutzmittel	Teeröle	Erheblich erhöhtes Krebsrisiko für die Anwender und die Bewohner damit behandelter Innenräume.
Hydrophon KL Holzschutzmittel	Chlornaphthaline	Ausreichende Untersuchungen zum Krebsrisiko fehlen.
Hytropol Holzschutzmittel	Chlornaphthaline	Ausreichende Untersuchungen zum Krebsrisiko fehlen.
Impra B Holzschutzmittel (bis 1978)	Chlornaphthaline, Pentachlorphenol	Erheblich erhöhtes Krebsrisiko für die Anwender und die Bewohner damit behandelter Innenräume.
Impra Bauholz S Holzschutzanstrich (bis 1978)	Pentachlorphenol	Erheblich erhöhtes Krebsrisiko für die Anwender und die Bewohner damit behandelter Innenräume.
Impra D dunkelbraun Holzschutzmittel (bis 1978)	Teeröl, Pentachlorphenol	Erheblich erhöhtes Krebsrisiko für die Anwender und die Bewohner damit behandelter Innenräume.
Impra D hellbraun Holzschutzmittel (bis 1978)	Teeröl, Pentachlorphenol	Erheblich erhöhtes Krebsrisiko für die Anwender und die Bewohner damit behandelter Innenräume.
Impra Dg dunkelbraun Holzschutzanstrich (bis 1986)	Pentachlorphenol, Lindan	Erheblich erhöhtes Krebsrisiko für die Anwender und die Bewohner damit behandelter Innenräume.
Impra Dg hellbraun Holzschutzanstrich	Chlornaphthaline, Lindan	Erheblich erhöhtes Krebsrisiko für die Anwender und die Bewohner damit behandelter Innenräume.

Krebsrisiko Holzschutzmittel

Name und Art der Holzschutzmittel	Bekannte Inhaltsstoffe	Hinweise zum Krebsrisiko
Impra Fertigbau Holzschutzanstrich	Chlornaphthaline, Lindan	Erheblich erhöhtes Krebsrisiko für die Anwender und die Bewohner damit behandelter Innenräume.
Impra Fertigbau 120 Holzschutzanstrich	Lindan	Es besteht begründeter Verdacht auf krebserzeugende Wirkung.
Impra Grund Holzgrundierung (bis 1978)	Pentachlorphenol	Erheblich erhöhtes Krebsrisiko für die Anwender und die Bewohner damit behandelter Innenräume.
Impra H Holzschutzanstrich (bis 1978)	Pentachlorphenol	Erheblich erhöhtes Krebsrisiko für die Anwender und die Bewohner damit behandelter Innenräume.
Impra HG Holzschutzmittel (bis 1986)	Chlornaphthaline, Pentachlorphenol, Lindan	Erheblich erhöhtes Krebsrisiko für die Anwender und die Bewohner damit behandelter Innenräume.
Impra HG Spezial Holzschutzanstrich	Lindan	Es besteht begründeter Verdacht auf krebserzeugende Wirkung.
Impra Holzschutzgrund Grundier- und Imprägniermittel	Lindan	Es besteht begründeter Verdacht auf krebserzeugende Wirkung.
Impra Konzentrat W 13 Holzschutzmittel	Chlornaphthaline	Ausreichende Untersuchungen zum Krebsrisiko fehlen.
Impra Konzentrat W 46 Holzschutzmittel	Chlornaphthaline	Ausreichende Untersuchungen zum Krebsrisiko fehlen.
Impra N Holzschutzmittel (bis 1978)	Teeröle, Pentachlorphenol	Erheblich erhöhtes Krebsrisiko für die Anwender und die Bewohner damit behandelter Innenräume.
Impra Naturgrund Holzgrundierung (bis 1986)	Lindan, Pentachlorphenol	Erheblich erhöhtes Krebsrisiko für die Anwender und die Bewohner damit behandelter Innenräume.
Impra NG-Fertigbau Holzschutzmittel (bis 1978)	Chlornaphthaline, Pentachlorphenol	Erheblich erhöhtes Krebsrisiko für die Anwender und die Bewohner damit behandelter Innenräume.

Krebsrisiko Holzschutzmittel

Name und Art der Holzschutzmittel	Bekannte Inhaltsstoffe	Hinweise zum Krebsrisiko
Impralit Holzschutzmittel (bis 1986)	Pentachlorphenol	Erheblich erhöhtes Krebsrisiko für die Anwender und die Bewohner damit behandelter Innenräume.
Impralit BF Holzschutzsalz	Hydrogenfluorid	Ausreichende Untersuchungen zum Krebsrisiko fehlen.
Impralit MS (bis 1978)	Pentachlorphenol	Erheblich erhöhtes Krebsrisiko für die Anwender und die Bewohner damit behandelter Innenräume.
Impralit SF Holzschutzsalz	Silicofluoride	Ausreichende Untersuchungen zum Krebsrisiko fehlen.
Impralit TS Holzschutzsalz	Hydrogenfluorid	Ausreichende Untersuchungen zum Krebsrisiko fehlen.
Impralit U Holzschutzsalz	Alkalifluorid, Bichromat	Ausreichende Untersuchungen zum Krebsrisiko fehlen.
Impralit U extra Holzschutzsalz	Alkalifluorid, Bichromat	Ausreichende Untersuchungen zum Krebsrisiko fehlen.
Impralit UA Holzschutzsalz	Alkalifluorid, Alkaliarsenat, Alkalibichromat	Erheblich erhöhtes Krebsrisiko für die Anwender und die Bewohner damit behandelter Innenräume.
Impralit UA extra Holzschutzsalz	Alkalifluorid, Alkaliarsenat, Alkalibichromat	Erheblich erhöhtes Krebsrisiko für die Anwender und die Bewohner damit behandelter Innenräume.
Impralit UA/BT Holzschutzsalz	Alkalifluorid, Alkaliarsenat, Alkalibichromat	Erheblich erhöhtes Krebsrisiko für die Anwender und die Bewohner damit behandelter Innenräume.
Impralit UA/DV Holzschutzsalz	Alkalifluorid, Alkaliarsenat, Alkalibichromat	Erheblich erhöhtes Krebsrisiko für die Anwender und die Bewohner damit behandelter Innenräume.
Impralit UAP Holzschutzlasur	Alkalifluorid, Alkaliarsenat, Alkalibichromat	Erheblich erhöhtes Krebsrisiko für die Anwender und die Bewohner damit behandelter Innenräume.
Impralit UG Holzschutzsalz	Alkalifluorid, Bichromat	Ausreichende Untersuchungen zum Krebsrisiko fehlen.
Impranol HB Holzschutzmittel (bis 1978)	Pentachlorphenol	Erheblich erhöhtes Krebsrisiko für die Anwender und die Bewohner damit behandelter Innenräume.

Krebsrisiko Holzschutzmittel

Name und Art der Holzschutzmittel	Bekannte Inhaltsstoffe	Hinweise zum Krebsrisiko
Konserval B Spezial Holzschutzmittel (bis 1986)	Pentachlor- phenol, Lindan	Erheblich erhöhtes Krebsrisiko für die Anwender und die Bewohner damit behandelter Innenräume.
Konserval Grund Holzgrundierung (bis 1978)	Pentachlor- phenol	Erheblich erhöhtes Krebsrisiko für die Anwender und die Bewohner damit behandelter Innenräume.
Konserval HBL Holzschutzmittel (bis 1978)	Pentachlor- phenol	Erheblich erhöhtes Krebsrisiko für die Anwender und die Bewohner damit behandelter Innenräume.
Konserval VT Holzschutzmittel (bis 1986)	Teeröle, Penta- chlorphenol, Lindan	Erheblich erhöhtes Krebsrisiko für die Anwender und die Bewohner damit behandelter Innenräume.
Krautol Holzgrund Holzgrundierung	Alkydharz, Fun- gizide, Bakteri- zide	Ausreichende Untersuchungen zum Krebsrisiko fehlen.
Krautol Holzlasur Holzlasur	Alkydharz, Lasurpigmente, Fungizide	Ausreichende Untersuchungen zum Krebsrisiko fehlen.
Krautol Holzlasur HL 3 Dickschichtlasur	Alkydharz, Fun- gizide	Ausreichende Untersuchungen zum Krebsrisiko fehlen.
Krautol Holzlasur HLZ 310 Holzlasur	Alkydharz, Lasurpigmente, Fungizide	Ausreichende Untersuchungen zum Krebsrisiko fehlen.
Kulba IB Holzschutzanstrich (bis 1986)	Pentachlor- phenol, Lindan	Erheblich erhöhtes Krebsrisiko für die Anwender und die Bewohner damit behandelter Innenräume.
Kulba Lasur Lasuranstrich (bis 1986)	Pentachlor- phenol, Lindan	Erheblich erhöhtes Krebsrisiko für die Anwender und die Bewohner damit behandelter Innenräume.
Kulbanol Grund Grundier- und Imprä- gniermittel	Alkydharz, Lö- sungsmittel, Lindan	Es besteht begründeter Verdacht auf krebserzeugende Wirkung.
Kulbanol HB Holzschutzöl (bis 1978)	Lösungsmittel, Pentachlor- phenol	Erheblich erhöhtes Krebsrisiko für die Anwender und die Bewohner damit behandelter Innenräume.

Krebsrisiko Holzschutzmittel

Name und Art der Holzschutzmittel	Bekannte Inhaltsstoffe	Hinweise zum Krebsrisiko
Kulbanol Holzbau Holzschutzöl	Lösungsmittel, Lindan	Es besteht begründeter Verdacht auf krebserzeugende Wirkung.
Kulba Holzwachs flüssig Anstrichmittel	Wachs, Lösungsmittel	Ausreichende Untersuchungen zum Krebsrisiko fehlen.
Kulbanol Imprägniergrund Grundierung (bis 1986)	Lösungsmittel, Alkydharz, Pentachlorphenol, Lindan	Erheblich erhöhtes Krebsrisiko für die Anwender und die Bewohner damit behandelter Innenräume.
Kulbanol P Holzschutzsalz	Steinkohlenteer	Erheblich erhöhtes Krebsrisiko für die Anwender und die Bewohner damit behandelter Innenräume.
Kulbanol V braun Holzschutzöl (bis 1986)	Teeröldestillate, Pentachlorphenol	Erheblich erhöhtes Krebsrisiko für die Anwender und die Bewohner damit behandelter Innenräume.
Kulbanol V-GS Holzschutzöl (bis 1986)	Chlornaphthaline, Mineralöl, Pentachlorphenol, Lindan	Erheblich erhöhtes Krebsrisiko für die Anwender und die Bewohner damit behandelter Innenräume.
Kulbanol V hell Holzschutzmittel	Teeröl	Erheblich erhöhtes Krebsrisiko für die Anwender und die Bewohner damit behandelter Innenräume.
Kulbanol V kombiniert Holzschutzöl (bis 1986)	Chlornaphthaline, Lindan, Pentachlorphenol	Erheblich erhöhtes Krebsrisiko für die Anwender und die Bewohner damit behandelter Innenräume.
Kulbasal B-flüssig Holzschutzsalz	Borsalze	Hinweise auf krebserzeugende Wirkungen liegen nicht vor.
Kulbasal HB Holzschutzsalz	Hydrogenfluorid	Ausreichende Untersuchungen zum Krebsrisiko fehlen.
Kulbasal J Holzschutzsalz	Silicofluoride	Ausreichende Untersuchungen zum Krebsrisiko fehlen.
Kulbasal M Holzschutzmittel (bis 1978)	Pentachlorphenol	Erheblich erhöhtes Krebsrisiko für die Anwender und die Bewohner damit behandelter Innenräume.

Krebsrisiko Holzschutzmittel

Name und Art der Holzschutzmittel	Bekannte Inhaltsstoffe	Hinweise zum Krebsrisiko
Kulbasal SF Holzschutzsalz	Silicofluorid	Ausreichende Untersuchungen zum Krebsrisiko fehlen.
Kulbasal TS Holzschutzsalz	Bifluorid	Ausreichende Untersuchungen zum Krebsrisiko fehlen.
Kulbasal UA Holzschutzsalz	Alkalifluorid, Alkaliarsenat, Alkalibichromat	Erheblich erhöhtes Krebsrisiko für die Anwender und die Bewohner damit behandelter Innenräume.
Kulbasal UALL Holzschutzsalz	Alkalifluorid, Alkaliarsenat, Alkalibichromat	Erheblich erhöhtes Krebsrisiko für die Anwender und die Bewohner damit behandelter Innenräume.
Lico 528 Holzschutzmittel	Teeröl	Erheblich erhöhtes Krebsrisiko für die Anwender und die Bewohner damit behandelter Innenräume.
Lignex Imprägniergrund Grundier- und Imprägniermittel	Lindan	Es besteht begründeter Verdacht auf krebserzeugende Wirkung.
Livos Bekoswachs Bienenharzsalbe	Bienenwachs, Carnaubawachs, Lärchenharz, Propolis	Hinweise auf krebserzeugende Wirkungen liegen nicht vor.
Livos Boraximprägnierung mit Bindemittel Imprägniermittel	Pflanzenharze, Kräuterextrakte, Borax, ätherische Öle	Hinweise auf krebserzeugende Wirkungen liegen nicht vor.
Livos Fußboden-Bienenwachs Bienenwachsbalsam	Leinöl, Kräuterextrakt und -öl, Bienenwachs, Carnaubawachs, pflanzliche Hartwachse	Hinweise auf krebserzeugende Wirkungen liegen nicht vor.
Livos Holzpech-Imprägnierung Imprägnierende Holzschutzlasur	Holzdestillate, pflanzliche Öle, Baumharze, Leinöl, Asphalt, Kräuterextrakte	Hinweise auf krebserzeugende Wirkungen liegen nicht vor.

Krebsrisiko Holzschutzmittel

Name und Art der Holzschutzmittel	Bekannte Inhaltsstoffe	Hinweise zum Krebsrisiko
Livos Kaldet-Holzlasur	Pflanzliche Öle, Baumharze, Kräuterextrakte, Pflanzendestillate	Hinweise auf krebserzeugende Wirkungen liegen nicht vor.
Livos Kräuterfirnis Leinölfirnis für Holz; für innen und außen	Leinöl, Kräuterextrakte	Hinweise auf krebserzeugende Wirkungen liegen nicht vor.
Livos Laro-Wachs Lärchenharzsalbe	Bienenwachs, Lärchenharz, pflanzliche Öle, Kräuterextrakte	Hinweise auf krebserzeugende Wirkungen liegen nicht vor.
Livos Naturharz-Ölimprägnierung Imprägnierende Holzschutzlasur	Pflanzliche Öle, Leinöl, Baumharze, Kräuterextrakte	Hinweise auf krebserzeugende Wirkungen liegen nicht vor.
Livos Naturharz-Ölimprägnierung 263 Imprägnierung und Grundierung	Pflanzliche Öle, Leinöl, Kräuterextrakte, Baumharze	Hinweise auf krebserzeugende Wirkungen liegen nicht vor.
Loba Bio-Hartwachs-Balsam Imprägnier- und Pflegemittel	Citrusterpene, Bienenwachs, Pflanzenwachs, Balsamterpentinöl, ätherische Öle	Hinweise auf krebserzeugende Wirkungen liegen nicht vor.
Loba Bio-Holzlasur Holzlasur	Leinöl, Holzöl, Naturhartharze	Hinweise auf krebserzeugende Wirkungen liegen nicht vor.
Loba Bio-Möbelbalsam Balsam zur Imprägnierung und Pflege	Bienenwachs, Pflanzenwachse, pflanzliche Lösemittel, Citrusterpene, Lavendelöl	Hinweise auf krebserzeugende Wirkungen liegen nicht vor.
Meisterpreis Holzschutzgrund F Grundier- und Imprägniermittel (bis 1978)	Pentachlorphenol	Erheblich erhöhtes Krebsrisiko für die Anwender und die Bewohner damit behandelter Innenräume.

Krebsrisiko Holzschutzmittel

Name und Art der Holzschutzmittel	Bekannte Inhaltsstoffe	Hinweise zum Krebsrisiko
Meisterpreis Holzschutzgrund P Grundier- und Imprägniermittel (bis 1978)	Pentachlorphenol	Erheblich erhöhtes Krebsrisiko für die Anwender und die Bewohner damit behandelter Innenräume.
MS-Paste Holzschutzpaste (bis 1986)	Pentachlorphenol	Erheblich erhöhtes Krebsrisiko für die Anwender und die Bewohner damit behandelter Innenräume.
M&T Holzschutzmittel Holzschutzanstrich	Lindan	Es besteht begründeter Verdacht auf krebserzeugende Wirkung.
Nobel Holzimprägniergrund Imprägnier- und Grundiermittel	Kunstharz	Ausreichende Untersuchungen zum Krebsrisiko fehlen.
Onol Holzlasur Rustikal Holzlasur	Inhaltsstoffe nicht bekannt	Keine Angaben zum Krebsrisiko möglich.
Osmol BFA Holzschutzsalz	Hydrogenfluorid	Ausreichende Untersuchungen zum Krebsrisiko fehlen.
Osmol M Holzschutzmittel (bis 1986)	Pentachlorphenol	Erheblich erhöhtes Krebsrisiko für die Anwender und die Bewohner damit behandelter Innenräume.
Osmol RS Holzschutzsalz	Silicofluoride	Ausreichende Untersuchungen zum Krebsrisiko fehlen.
Osmol UA Holzschutzsalz	Alkalifluorid, Alkaliarsenat, Alkalibichromat	Erheblich erhöhtes Krebsrisiko für die Anwender und die Bewohner damit behandelter Innenräume.
Osmol ULL Holzschutzsalz	Alkalifluorid, Bichromat	Ausreichende Untersuchungen zum Krebsrisiko fehlen.
Osmol US Holzschutzsalz	Holzschutzfluorid, Bichromat	Ausreichende Untersuchungen zum Krebsrisiko fehlen.
Osmol WB 4 spezial Holzschutzsalz	Hydrogenfluorid	Ausreichende Untersuchungen zum Krebsrisiko fehlen.
Osmoleum Fertigbau Holzschutzanstrich (bis 1978)	Pentachlorphenol	Erheblich erhöhtes Krebsrisiko für die Anwender und die Bewohner damit behandelter Innenräume.

Krebsrisiko Holzschutzmittel

Name und Art der Holzschutzmittel	Bekannte Inhaltsstoffe	Hinweise zum Krebsrisiko
Osmoleum HG Holzschutzanstrich (bis 1986)	Lindan, Pentachlorphenol	Erheblich erhöhtes Krebsrisiko für die Anwender und die Bewohner damit behandelter Innenräume.
Osmoleum HG extra Holzschutzanstrich	Lindan	Es besteht begründeter Verdacht auf krebserzeugende Wirkung.
Osmolit UA Holzschutzsalz	Alkalifluorid, Alkaliarsenat, Alkalibichromat	Erheblich erhöhtes Krebsrisiko für die Anwender und die Bewohner damit behandelter Innenräume.
Pallmann Klarwachs für Holz Holzschutzmittel	Wachse	Keine Angaben zum Krebsrisiko möglich.
Pallmann Tinto Holzveredelung Holzlasur	Tributylzinnderivate	Ausreichende Untersuchungen zum Krebsrisiko fehlen.
Patox N 57 Holzschutzpaste	Öl, Salz, Fluoride	Ausreichende Untersuchungen zum Krebsrisiko fehlen.
Patox PN Holzschutzpaste	Öl, Salz, Fluoride	Ausreichende Untersuchungen zum Krebsrisiko fehlen.
Patox ZI Zopfschutzpaste Holzschutzpaste (bis 1978)	Pentachlorphenol	Erheblich erhöhtes Krebsrisiko für die Anwender und die Bewohner damit behandelter Innenräume.
Pigrol B-nußbraun Holzschutzmittel (bis 1986)	Teeröl, Pentachlorphenol	Erheblich erhöhtes Krebsrisiko für die Anwender und die Bewohner damit behandelter Innenräume.
Pigrol Farblasur Farblasur	Alkydharz, Eisenoxid- und Koloidalpigmente	Ausreichende Untersuchungen zum Krebsrisiko fehlen.
Pigrol F-hell Hozschutzmittel (bis 1978)	Teeröl, Pentachlorphenol	Erheblich erhöhtes Krebsrisiko für die Anwender und die Bewohner damit behandelter Innenräume.
Pigrol Grund mit Bläueschutz Grundierung	Chlornaphthaline, Alkydharz, Lindan	Es besteht begründeter Verdacht auf krebserzeugende Wirkung.

Krebsrisiko Holzschutzmittel

Name und Art der Holzschutzmittel	Bekannte Inhaltsstoffe	Hinweise zum Krebsrisiko
Pigrol Holzschutz Holzschutzmittel	Steinkohlenteeröl	Erheblich erhöhtes Krebsrisiko für die Anwender und die Bewohner damit behandelter Innenräume.
Pigrol Holzschutzfarbe mit Seidenglanz Deckanstrich	Alkydharz, Eisenoxidpigmente	Ausreichende Untersuchungen zum Krebsrisiko fehlen.
Pigrol Holzwurm-Ex Holzschutzmittel	Tributylzinnderivate	Ausreichende Untersuchungen zum Krebsrisiko fehlen.
Pigrol Imprägniergrund Grundierung und Imprägnierung	Alkydharz, Tributylzinnoxid	Ausreichende Untersuchungen zum Krebsrisiko fehlen.
Pigrol Jägerzaun-Lasur Holzimprägniermittel	Alkydharz, Eisenoxidpigmente, Tributylzinnoxid	Ausreichende Untersuchungen zum Krebsrisiko fehlen.
Pigrol Sonnen-Lasur Holzschutzlasur	Acrylat	Ausreichende Untersuchungen zum Krebsrisiko fehlen.
Pinotex Holzanstrich	Alkydharz, Pigmente	Ausreichende Untersuchungen zum Krebsrisiko fehlen.
Primol Imprägnierungsgrund Grundier- und Imprägniermittel (bis 1978)	Chlornaphthaline, Pentachlorphenol	Erheblich erhöhtes Krebsrisiko für die Anwender und die Bewohner damit behandelter Innenräume.
Protim 90 Holzschutzanstrich	Lindan	Es besteht begründeter Verdacht auf krebserzeugende Wirkung.
Protim 100 Holzschutzanstrich (bis 1978)	Pentachlorphenol	Erheblich erhöhtes Krebsrisiko für die Anwender und die Bewohner damit behandelter Innenräume.
Raco Paste Holzschutzpaste (bis 1978)	Pentachlorphenol	Erheblich erhöhtes Krebsrisiko für die Anwender und die Bewohner damit behandelter Innenräume.
Rowalin Paste Holzschutzpaste	Öl, Salz, Fluoride	Ausreichende Untersuchungen zum Krebsrisiko fehlen.

Krebsrisiko Holzschutzmittel

Name und Art der Holzschutzmittel	Bekannte Inhaltsstoffe	Hinweise zum Krebsrisiko
Rowalin V Holzschutzmittel (bis 1978)	Chlornaphthaline, Pentachlorphenol	Erheblich erhöhtes Krebsrisiko für die Anwender und die Bewohner damit behandelter Innenräume.
Sadocryl Holzlasur	Acryl	Ausreichende Untersuchungen zum Krebsrisiko fehlen.
Sadolin Bläueschutz Grundierung	Inhaltsstoffe nicht bekannt	Keine Angaben zum Krebsrisiko möglich.
Sadolin Holzwachs Holzüberzug	Öle, Wachse, Bienenwachs, Terpentinersatz	Ausreichende Untersuchungen zum Krebsrisiko fehlen.
Sadolin 78 Holzschutzlasur	Alkydharz, Testbenzin, Dichlofluanid, Carbendazin	Ausreichende Untersuchungen zum Krebsrisiko fehlen.
Sadolin PX 65 Holzschutzanstrich (bis 1986)	Pentachlorphenol	Erheblich erhöhtes Krebsrisiko für die Anwender und die Bewohner damit behandelter Innenräume.
Sadosol Jägerzaunschutz Holzschutzanstrich	Alkydharz, Testbenzin, Dichlofluanid, Carbendazin	Ausreichende Untersuchungen zum Krebsrisiko fehlen.
Sadotect Holzschutzanstrich	Lindan	Es besteht begründeter Verdacht auf krebserzeugende Wirkung.
Sadotopp seidenglänzend Holzschutzlasur	Alkydharz, Testbenzin, Dichlofluanid, Carbendazin	Ausreichende Untersuchungen zum Krebsrisiko fehlen.
Sadovac 561-2248 Holzschutzanstrich (bis 1986)	Pentachlorphenol	Erheblich erhöhtes Krebsrisiko für die Anwender und die Bewohner damit behandelter Innenräume.
Sadovac Imprägniergrund anthrazit Holzschutzanstrich (bis 1978)	Pentachlorphenol	Erheblich erhöhtes Krebsrisiko für die Anwender und die Bewohner damit behandelter Innenräume.

Krebsrisiko Holzschutzmittel

Name und Art der Holzschutzmittel	Bekannte Inhaltsstoffe	Hinweise zum Krebsrisiko
Sadovac Imprägniergrund farblos Imprägnier- und Grundiermittel (bis 1986)	Pentachlorphenol	Erheblich erhöhtes Krebsrisiko für die Anwender und die Bewohner damit behandelter Innenräume.
Setta Holzschutzgrund Grundier- und Imprägniermittel (bis 1978)	Pentachlorphenol	Erheblich erhöhtes Krebsrisiko für die Anwender und die Bewohner damit behandelter Innenräume.
Sigma Holzschutzmittel Holzschutzanstrich (bis 1978)	Pentachlorphenol	Erheblich erhöhtes Krebsrisiko für die Anwender und die Bewohner damit behandelter Innenräume.
Sigma rustikal acryl Dickschichtlasur	Acrylat	Ausreichende Untersuchungen zum Krebsrisiko fehlen.
Sikkens Imprägnierung Holzimprägniermittel	Chlornaphthaline	Ausreichende Untersuchungen zum Krebsrisiko fehlen.
Solignum braun Holzschutzmittel	Teeröle	Erheblich erhöhtes Krebsrisiko für die Anwender und die Bewohner damit behandelter Innenräume.
Südwest Holzgrund Grundiermittel (bis 1978)	Pentachlorphenol	Erheblich erhöhtes Krebsrisiko für die Anwender und die Bewohner damit behandelter Innenräume.
Südwest Jotun Benhar Holzschutzmittel	Inhaltsstoffe nicht bekannt	Keine Angaben zum Krebsrisiko möglich.
Südwest Jotu Demi Denk Deckende Renovierungs-Lasur	Acryl-Alkydharz	Ausreichende Untersuchungen zum Krebsrisiko fehlen.
Südwest Jotun IMP Holz-Imprägniergrund Grundier- und Imprägniermittel	Kunstharz, Insektizide, Fungizide	Ausreichende Untersuchungen zum Krebsrisiko fehlen.

Krebsrisiko Holzschutzmittel

Name und Art der Holzschutzmittel	Bekannte Inhaltsstoffe	Hinweise zum Krebsrisiko
Südwest Jotun Oxan Holzschutzlasur	Acryl-Alkydharz	Ausreichende Untersuchungen zum Krebsrisiko fehlen.
Südwest Jotun Panellack matt Holzschutzlasur	Polyacrylat	Ausreichende Untersuchungen zum Krebsrisiko fehlen.
Südwest Sauna Schutzfarbe	Kunststoff	Ausreichende Untersuchungen zum Krebsrisiko fehlen.
Torbalin Holzschutzmittel	Teeröl	Erheblich erhöhtes Krebsrisiko für die Anwender und die Bewohner damit behandelter Innenräume.
Tornol Fensterholzschutzmittel Holzschutzanstrich für Fenster (bis 1978)	Pentachlorphenol	Erheblich erhöhtes Krebsrisiko für die Anwender und die Bewohner damit behandelter Innenräume.
Tutzal N Holzschutzpaste	Öl, Salz, Fluoride	Ausreichende Untersuchungen zum Krebsrisiko fehlen.
Tutzal P Holzschutzpaste	Öl, Salz, Fluoride	Ausreichende Untersuchungen zum Krebsrisiko fehlen.
Vedag Carbolineum Holzschutzöl	Carbolineum	Erheblich erhöhtes Krebsrisiko für die Anwender und die Bewohner damit behandelter Innenräume.
Verol Carbolineum Holzschutzöl	Carbolineum	Erheblich erhöhtes Krebsrisiko für die Anwender und die Bewohner damit behandelter Innenräume.
Wascol EWR Holzschutzanstrich (bis 1978)	Pentachlorphenol	Erheblich erhöhtes Krebsrisiko für die Anwender und die Bewohner damit behandelter Innenräume.
Wedox Fenster-Holzschutz Schutzanstrich (bis 1978)	Pentachlorphenol	Erheblich erhöhtes Krebsrisiko für die Anwender und die Bewohner damit behandelter Innenräume.
Wilckens Karbolineum Holzschutzmittel	Steinkohlenteeröl	Erheblich erhöhtes Krebsrisiko für die Anwender und die Bewohner damit behandelter Innenräume.
Wolmanit 2 B Holzschutzsalz	Bor	Hinweise auf krebserzeugende Wirkungen liegen nicht vor.

Krebsrisiko Holzschutzmittel

Name und Art der Holzschutzmittel	Bekannte Inhaltsstoffe	Hinweise zum Krebsrisiko
Wolmanit BF Holzschutzsalz	Hydrogenfluoride	Ausreichende Untersuchungen zum Krebsrisiko fehlen.
Wolmanit M Holzschutzmittel (bis 1978)	Pentachlorphenol	Erheblich erhöhtes Krebsrisiko für die Anwender und die Bewohner damit behandelter Innenräume.
Wolmanit TS Holzschutzsalz	Alkalifluorid, Bichromat	Ausreichende Untersuchungen zum Krebsrisiko fehlen.
Wolmanit U Holzschutzsalz	Alkalifluorid, Bichromat	Ausreichende Untersuchungen zum Krebsrisiko fehlen.
Wolmanit U hochlöslich Holzschutzsalz	Alkalifluorid, Bichromat	Ausreichende Untersuchungen zum Krebsrisiko fehlen.
Wolmanit U-Reform 6 Holzschutzsalz	Alkalifluorid, Bichromat	Ausreichende Untersuchungen zum Krebsrisiko fehlen.
Wolmanit U-Reform I Holzschutzsalz	Alkalifluorid, Bichromat	Ausreichende Untersuchungen zum Krebsrisiko fehlen.
Wolmanit UA Holzschutzsalz	Alkalifluorid, Alkaliarsenat, Alkalibichromat	Erheblich erhöhtes Krebsrisiko für die Anwender und die Bewohner damit behandelter Innenräume.
Wolmanit UA hochlöslich Holzschutzsalz	Alkalifluorid, Alkaliarsenat, Alkalibichromat	Erheblich erhöhtes Krebsrisiko für die Anwender und die Bewohner damit behandelter Innenräume.
Wolmanit UA Reform Holzschutzsalz	Alkalifluorid, Alkaliarsenat, Alkalibichromat	Erheblich erhöhtes Krebsrisiko für die Anwender und die Bewohner damit behandelter Innenräume.
Wolmanit UA Reform 67 Holzschutzsalz	Alkalifluorid, Alkaliarsenat, Alkalibichromat	Erheblich erhöhtes Krebsrisiko für die Anwender und die Bewohner damit behandelter Innenräume.
Wolmanol BX Holzwurmfrei Holzschutzmittel	Lösungsmittel, Lindan	Es besteht begründeter Verdacht auf krebserzeugende Wirkung.
Wolmanol Fertigbau Holzschutzanstrich	Lindan	Es besteht begründeter Verdacht auf krebserzeugende Wirkung.

Krebsrisiko Holzschutzmittel

Name und Art der Holzschutzmittel	Bekannte Inhaltsstoffe	Hinweise zum Krebsrisiko
Wolmanol Fertigbau 55 Holzschutzanstrich	Lindan	Es besteht begründeter Verdacht auf krebserzeugende Wirkung.
Wolmanol Fertigbau P Holzschutzanstrich (bis 1978)	Pentachlor-phenol	Erheblich erhöhtes Krebsrisiko für die Anwender und die Bewohner damit behandelter Innenräume.
Wolmanol goldgelb Holzschutzanstrich	Lindan	Es besteht begründeter Verdacht auf krebserzeugende Wirkung.
Wolmanol Hausbock gfs Holzschutzanstrich (bis 1978)	Pentachlor-phenol	Erheblich erhöhtes Krebsrisiko für die Anwender und die Bewohner damit behandelter Innenräume.
Wolmanol Hausbock gfs mild Holzschutzanstrich (bis 1978)	Pentachlor-phenol	Erheblich erhöhtes Krebsrisiko für die Anwender und die Bewohner damit behandelter Innenräume.
Wolmanol Holzbau Holzschutzanstrich	Lindan	Es besteht begründeter Verdacht auf krebserzeugende Wirkung.
Wolmanol Holzbau TOP Holzschutzmittel (bis 1978)	Teeröl, Penta-chlorphenol	Erheblich erhöhtes Krebsrisiko für die Anwender und die Bewohner damit behandelter Innenräume.
Wolmanol Holzbau TOP hell Holzschutzmittel	Teeröl	Erheblich erhöhtes Krebsrisiko für die Anwender und die Bewohner damit behandelter Innenräume.
Wolvac Holzschutzanstrich	Lindan	Es besteht begründeter Verdacht auf krebserzeugende Wirkung.
Wolvac P Holzschutzanstrich (bis 1978)	Pentachlor-phenol	Erheblich erhöhtes Krebsrisiko für die Anwender und die Bewohner damit behandelter Innenräume.
Wolvac PWR Holzschutzanstrich (bis 1978)	Pentachlor-phenol	Erheblich erhöhtes Krebsrisiko für die Anwender und die Bewohner damit behandelter Innenräume.
WTA GG 292 Holzschutzanstrich	Lindan	Es besteht begründeter Verdacht auf krebserzeugende Wirkung.

Krebsrisiko Holzschutzmittel

Name und Art der Holzschutzmittel	Bekannte Inhaltsstoffe	Hinweise zum Krebsrisiko
WTA GG 294 Holzschutzanstrich	Lindan	Es besteht begründeter Verdacht auf krebserzeugende Wirkung.
WTA GH 314 Holzschutzanstrich	Lindan	Es besteht begründeter Verdacht auf krebserzeugende Wirkung.
Xyladecor Holzschutzanstrich (bis 1978)	Pentachlorphenol, Lindan	Erheblich erhöhtes Krebsrisiko für die Anwender und die Bewohner damit behandelter Innenräume.
Xyladecor 200 Holzschutzlasur	Furmecyclose, Dichlofluanid, Lindan	Es besteht begründeter Verdacht auf krebserzeugende Wirkung.
Xyladecor 300 Holzschutzanstrich	Lindan	Es besteht begründeter Verdacht auf krebserzeugende Wirkung.
Xylamon Braun Holzschutzanstrich (bis 1978)	Pentachlorphenol	Erheblich erhöhtes Krebsrisiko für die Anwender und die Bewohner damit behandelter Innenräume.
Xylamon BV 350 Holzschutzanstrich	Lindan	Es besteht begründeter Verdacht auf krebserzeugende Wirkung.
Xylamon BV-Spezial Holzschutzmittel	Phosphorsäureester, Teeröle, Lindan	Erheblich erhöhtes Krebsrisiko für die Anwender und die Bewohner damit behandelter Innenräume.
Xylamon Combi Holzschutzmittel (bis 1986)	Pentachlorphenol, Lindan	Erheblich erhöhtes Krebsrisiko für die Anwender und die Bewohner damit behandelter Innenräume.
Xylamon Combi B Holzschutzanstrich	Lindan	Es besteht begründeter Verdacht auf krebserzeugende Wirkung.
Xylamon Combi N Holzschutzanstrich	Lindan	Es besteht begründeter Verdacht auf krebserzeugende Wirkung.
Xylamon Combi S Holzschutzanstrich (bis 1986)	Pentachlorphenol	Erheblich erhöhtes Krebsrisiko für die Anwender und die Bewohner damit behandelter Innenräume.
Xylamon Echtbraun Holzschutzmittel (bis 1978)	Pentachlorphenol	Erheblich erhöhtes Krebsrisiko für die Anwender und die Bewohner damit behandelter Innenräume.

Krebsrisiko Holzschutzmittel

Name und Art der Holzschutzmittel	Bekannte Inhaltsstoffe	Hinweise zum Krebsrisiko
Xylamon Hell Holzschutzanstrich (bis 1986)	Pentachlorphenol	Erheblich erhöhtes Krebsrisiko für die Anwender und die Bewohner damit behandelter Innenräume.
Xylamon Hell-N Holzschutzanstrich	Lindan	Es besteht begründeter Verdacht auf krebserzeugende Wirkung.
Xylamon Hochbau Holzschutzanstrich (bis 1986)	Pentachlorphenol, Lindan	Erheblich erhöhtes Krebsrisiko für die Anwender und die Bewohner damit behandelter Innenräume.
Xylamon Holzbau 100 Holzschutzanstrich	Lindan	Es besteht begründeter Verdacht auf krebserzeugende Wirkung.
Xylamon Holzbau 120 Holzschutzanstrich (bis 1978)	Pentachlorphenol	Erheblich erhöhtes Krebsrisiko für die Anwender und die Bewohner damit behandelter Innenräume.
Xylamon Holzbau 150 Holzschutzanstrich	Lindan	Es besteht begründeter Verdacht auf krebserzeugende Wirkung.
Xylamon Holzbau S Holzschutzanstrich (bis 1986)	Pentachlorphenol	Erheblich erhöhtes Krebsrisiko für die Anwender und die Bewohner damit behandelter Innenräume.
Xylamon Holzschutzgrund Holzschutzgrundierung	Lindan	Es besteht begründeter Verdacht auf krebserzeugende Wirkung.
Xylamon Holzwurmtod Holzschutzmittel	Inhaltsstoffe nicht bekannt	Keine Angaben zum Krebsrisiko möglich.
Xylamon Imprägniergrund Grundier- und Imprägniermittel (bis 1986)	Pentachlorphenol, Lindan	Erheblich erhöhtes Krebsrisiko für die Anwender und die Bewohner damit behandelter Innenräume.

Krebsrisiko Holzschutzmittel

Name und Art der Holzschutzmittel	Bekannte Inhaltsstoffe	Hinweise zum Krebsrisiko
Xylamon Imprägniergrund S Grundier- und Imprägniermittel (bis 1986)	Pentachlorphenol	Erheblich erhöhtes Krebsrisiko für die Anwender und die Bewohner damit behandelter Innenräume.
Xylamon KM Holzschutzmittel (bis 1986)	Chlorphenole, Teeröle, Pentachlorphenol, Lindan	Erheblich erhöhtes Krebsrisiko für die Anwender und die Bewohner damit behandelter Innenräume.
Xylamon KT Holzschutzanstrich (bis 1978)	Pentachlorphenol	Erheblich erhöhtes Krebsrisiko für die Anwender und die Bewohner damit behandelter Innenräume.
Xylamon Naturbraun Holzschutzanstrich (bis 1978)	Pentachlorphenol	Erheblich erhöhtes Krebsrisiko für die Anwender und die Bewohner damit behandelter Innenräume.
Xylatect Holzschutzanstrich (bis 1986)	Pentachlorphenol, Lindan	Erheblich erhöhtes Krebsrisiko für die Anwender und die Bewohner damit behandelter Innenräume.
Xylatect I Holzschutzanstrich (bis 1978)	Pentachlorphenol	Erheblich erhöhtes Krebsrisiko für die Anwender und die Bewohner damit behandelter Innenräume.
Xylatect 100 Holzschutzanstrich	Lindan	Es besteht begründeter Verdacht auf krebserzeugende Wirkung.
Xylatect Fensterholzschutz Schutzanstrich für Fenster (bis 1978)	Pentachlorphenol	Erheblich erhöhtes Krebsrisiko für die Anwender und die Bewohner damit behandelter Innenräume.
Xylogen Salz U Holzschutzsalz	Alkalifluorid, Bichromat	Ausreichende Untersuchungen zum Krebsrisiko fehlen.

Krebsrisiko Klebstoffe

Klebstoffe sind mit einer langen Tradition «behaftet». Klebever-bindungen sind schon seit etwa 6000 Jahren bekannt. Erd-pech und Baumharz sind die Vorläufer unserer «Alleskleber».[1] In den letzten Jahrzehnten hat die moderne Chemie das Angebot an Klebstoffen wesentlich erweitert und völlig verändert. Aber auch hier herrschte offenbar die generelle Leitlinie der chemischen Industrie: «Über die Vorzüge reden – die Risiken verschweigen.» Wahrscheinlich machen es die praktischen Vorteile der Kleb-stoffe kritischen Verbrauchern schwer, sich der gesundheitlichen Gefahren bewußt zu werden, die durch die Kleber-Inhaltsstoffe bedingt sind.

Mitunter werden die Bedenken deutlich artikuliert: z.B. während der Formaldehyd-Diskussion. Genaugenommen ist nämlich nicht die Spanplatte die Quelle des Übels, sondern der Klebstoff, mit dem die Holzspäne zu Spanplatten verarbeitet werden.

Daß Formaldehyd, eine der preiswertesten Chemikalien über-haupt, auch in vielen anderen Klebstoffen enthalten ist, erfährt der Verbraucher in der Regel nicht.

Jährlich werden in der Bundesrepublik Deutschland über eine Million Tonnen Klebstoffe hergestellt. Gesetzliche Auflagen hin-sichtlich ihrer gesundheitlichen Unbedenklichkeit fehlen ebenso wie bei den meisten anderen chemischen Produkten. Was in dieser Produktgruppe alles erlaubt ist, läßt eine persönliche Infor-mation eines Wissenschaftlers des Bundesgesundheitsamtes an den Autor erkennen: In Klebstoffbehältern wurden bei chemi-schen Analysen nicht nur Inhaltsstoffe gefunden, die zum Kleben erforderlich sind, sondern auch hochtoxische Substanzen, die bei der Herstellung anderer Produkte als Sondermüll anfallen. Da das Beseitigen dieser Chemikalien eine kostenaufwendige Son-dermüllbehandlung erfordern würde, werden solche Problem-chemikalien manchmal Klebstoffen beigemischt. Was nicht als Abfall aus dem Herstellerwerk heraus darf, läßt sich durch die Vordertür unbürokratisch, kostensparend und sogar gewinnbrin-gend loswerden, denn auf diese Weise lassen sich sogar Rohstoffe einsparen.

Sicherlich ist diese Art der Entsorgung nicht branchenüblich, sondern wird (hoffentlich) nur von einzelnen Unternehmern praktiziert. Branchenüblich ist jedoch die Verarbeitung von Lösemitteln, Weichmachern, Harzen, Fungiziden und Hilfsstoffen, die Krebs erzeugen können bzw. die extrem krebserregende Verunreinigungen enthalten.

Zwar verraten darüber die Etiketten der Klebstoffbehälter noch weniger als die technischen Merkblätter für den Fachhandel, aber aus der Fachliteratur sind immerhin Rahmenrezepturen zu erfahren.

Dieses Kapitel gibt eine Übersicht über die gebräuchlichsten Klebstoffarten und listet auf, welche Chemikalien darin üblicherweise verarbeitet sind. Hinweise zum Krebsrisiko dieser chemischen Verbindungen finden Sie auch im *ABC der Krebsgifte*.

Lösemittel- und Dispersionsklebstoffe

Allein aus Klebstoffen verdunsten jährlich etwa 140 000 Tonnen Lösemittel. Manche Klebstoffe bestehen zur Hälfte aus einem Lösemittelgemisch mit Testbenzin, das Benzolverunreinigungen enthält, die erwiesenermaßen auch beim Menschen Krebs erzeugen können.

Werden derartige Klebstoffe großflächig angewendet, erhöhen die unter Umständen monatelang ausgasenden Chemikalien das Risiko, an Krebs zu erkranken. Sie reichern nämlich die Atemluft stark an.

Das Bundesgesundheitsamt analysierte 1983 die Schadstoffbelastung einer Wohnung vor, während und nach einer typischen Verklebung eines Teppichbodens.[2] Man verklebte etwa 120 Quadratmeter Polyamidteppich mit etwa 80 Kilo Kleber.

Eine drei Jahre zurückliegende Messung der Luft dieser Wohnung hatte Toluolkonzentrationen zwischen 0,08 und 0,1 Milligramm/Kubikmeter ergeben. Nach den Verlegearbeiten waren es circa 30 Milligramm/Kubikmeter. Innerhalb von 50 Tagen sank der Wert auf etwa 0,5 Milligramm/Kubikmeter. Es dauerte einige Zeit, bis die Toluolkonzentration in der Raumluft sank.

Die Wissenschaftler des Bundesgesundheitsamtes schließen aus ihren Ergebnissen, daß die Raumluft erst nach einem halben Jahr wieder ihre ursprüngliche Zusammensetzung haben wird.[3]

Toluol enthält üblicherweise Verunreinigungen des für Menschen stark krebserzeugenden Benzols.[4] Natürlich ist Toluol nicht die einzige chemische Verbindung, die aus Lösemittel- und Dispersionsklebstoffen verdunstet.

Bei der Herstellung der Klebstoffe in dieser Gruppe werden unter anderem folgende haftvermittelnde Kunststoffe eingesetzt, deren krebserzeugendes Potential erwiesen ist bzw. die im begründeten Verdacht stehen, Krebs zu erzeugen.

Acrylnitril-Butadien-Copolymere
Die chemischen Ausgangsstoffe Acrylnitril und Butadien stellen laut Angaben der MAK-Werte-Kommission eine eindeutige Krebsgefährdung für den Menschen dar.[5]

Polystyrol, Styrol-Acrylsäureester
Styrol bewirkte laut Angaben des Deutschen Krebsforschungszentrums in Tierversuchen ein erhöhtes Krebsrisiko.[6]

Polyvinylchlorid, Vinylchlorid-Copolymere
Der Ausgangsstoff Vinylchlorid gilt als eindeutiger Krebserzeuger auch für Menschen.[7]

Styrol-Butadien-Copolymere
Styrol erhöht bei Tieren das Krebsrisiko. Ob dies auch bei Menschen zutrifft, wird zur Zeit untersucht. Butadien bewirkt im Tierversuch laut MAK-Werte-Kommission eindeutig Krebs.[8]

Eine zusätzliche Krebsgefährdung geht von den üblicherweise eingesetzten Weichmachern, Stabilisatoren, Katalysatoren und vielen anderen Zusatzstoffen aus – hierzu mehr im Kapitel *Krebsrisiko Kunststoffe*.

Als Lösemittel werden unter anderem folgende Chemikalien eingesetzt, die im Verdacht stehen, Krebs zu erzeugen[9]:
Dichlorethan (Ethylenchlorid)
Methylenchlorid
Tetrachlorkohlenstoff
Trichlorethan
Trichlorethylen («Tri»)
Toluol

Im Kapitel *Krebsrisiko Lacke und Farben* sowie im *ABC der Krebsgifte* erfahren Sie mehr über die Krebsgefährdung, die von diesen Lösemitteln ausgeht.

Kontaktklebstoffe

Kontaktklebstoffe enthalten ebenfalls Lösemittel, die vor der Klebung verdunsten. Kontaktklebstoffe werden auf beide zu verklebenden Teile aufgebracht. Für die Verklebung ist ein kurzer, aber hoher Kontaktdruck nötig. Solche Klebstoffe bestehen unter anderem aus Kunststoffen mit krebsverdächtigen Ausgangschemikalien. Es sind folgende:

Styrol-Butadien-Kautschuk
Phenol- und Kolophoniumharze
Nitril-Kautschuk
Polyurethan
Polychlorpren[10]

Mit Metalloxiden wird die Klebstoffmischung stabilisiert, mit Isocyanathärter die Haftung verbessert und die Wärmebeständigkeit erhöht. Als Lösemittel werden auch die bei den Lösemittel- und Dispersionsklebstoffen genannten Chemikalien eingesetzt.

Reaktionsklebstoffe

Reaktionsklebstoffe bestehen zunächst vorwiegend aus noch reaktionsfähigen niedermolekularen mono- und/oder oligomeren Verbindungen. Während der Abbindung werden sie durch chemische Reaktionen in hochmolekulare, häufig räumlich vernetzte Polymere übergeführt.[11] Die meisten dieser Klebstoffe werden kurz vor dem Gebrauch aus zwei oder mehreren Komponenten zusammengemischt und sind dann nur kurze Zeit verarbeitungsfähig. Zu den Reaktionsklebstoffen zählen[12]:

Einkomponentige Polymerisationsklebstoffe auf der Basis von Cyanacrylaten. Damit klebt man Metalle, Kunststoffe und Gummi.

Zweikomponentige Polymerisationsklebstoffe auf der Basis von Styrol- oder Methylacrylaten für Metall- und Kunststoffverbindungen.

Epoxidharzklebstoffe für Metalle, silicatische Werk- und Kunststoffe.

Reaktive Polyurethan-Klebstoffe für Kunststoffe, Metalle und silicatische Werkstoffe.

Siliconklebstoffe
z. B. zum Verfugen und Abdichten.

Eine Komponente der Reaktionsklebstoffe bildet ein Reaktions-

350

harz, z. B. ungesättigte Polyesterharze, Vinyl- und Acrylverbindungen, Epoxid- und Polyurethanverbindungen. Hinzugefügt werden Härter, z. B. Benzoylperoxid, Polyamine, Polyisocyanate. Um das Kleben zu beschleunigen und zur besseren Aushärtung werden unter anderem Amine, Schwermetallsalze, Schwefel- und Stickstoffverbindungen hinzugefügt.[13]

Sekundenkleber

Sekundenkleber bestehen aus Cyanacrylsäureester, die durch die Luftfeuchtigkeit sekundenschnell auspolymerisieren. Cyanacrylatkleber setzen Formaldehyd und Cyanacetat frei.[14] Ein weiteres Krebsrisiko kann von den gebräuchlichsten Weichmachern, den Phthalaten, ausgehen.[15]

Tapetenkleister, Leime und wäßrige Klebstoffe

Auch bei diesen vermeintlich unbedenklichen Klebstoffen ist nicht auszuschließen, daß sie für den Menschen krebserzeugende Chemikalien enthalten. Da sie im Gegensatz zu vollsynthetischen Klebstoffen überwiegend aus natürlichen Rohstoffen bestehen, werden ihnen häufig Konservierungsstoffe auf Formaldehydbasis beigegeben.

Auch mit Chloracetamid, 2-Phenyphenol und Pentachlorphenol (PCP) ist keineswegs nur bei dieser Klebstoffgruppe zu rechnen.[16] Erst seit Herbst 1986 ist die Verwendung von PCP entsprechend der Gefahrstoffverordnung für den Wohnbereich verboten. Der jährlichen Klebstoffproduktion wurden bis dahin fast 50 000 Kilo PCP beigemischt.[17]

Ausführliche Hinweise zum Krebsrisiko der in Klebstoffen verarbeiteten Kunststoffe, Weichmacher und Hilfsstoffe finden Sie im Kapitel *Krebsrisiko Kunststoffe*. Hinweise zu den bei Klebstoffen üblicherweise eingesetzten Lösemitteln enthält das Kapitel *Krebsrisiko Lacke und Farben*.

Wie läßt sich dieses Krebsrisiko verringern?

▷ Weichen Sie auf Alternativen aus. Vor allem die großflächige Verarbeitung synthetischer Klebstoffe sollte dringend vermieden werden.

▷ Wählen Sie z.B. Bodenbeläge aus, die nicht geklebt werden müssen, oder solche, die mit einem Klebeband befestigt werden können.

▷ Achten Sie vor allem bei Kindern darauf, daß sie im Kindergarten und in der Schule nicht mit Klebern hantieren, die krebserzeugende Chemikalien ausdunsten. Geben Sie ihnen Naturklebstoff mit. Informieren Sie die Kindergärtnerinnen bzw. Lehrer darüber, daß Sie Ihrem Kind (und den anderen) eine vermeidbare Krebsgefährdung ersparen wollen.

▷ Fragen Sie beim Einkauf von Klebstoffen immer wieder nach gesundheitlich unbedenklichen Produkten. Auch wenn Sie wissen, daß man Ihnen momentan kein solches Produkt anbieten kann, wird der Händler bei steigender Nachfrage diese Wünsche an die Hersteller weitergeben. Es gibt genügend Beispiele dafür, daß sich das Angebot an der Nachfrage orientiert.

▷ Wenn die Verwendung von chemischen Klebstoffen wirklich unvermeidbar ist, sollten Sie

– Hautkontakt vermeiden,
– nur kurzfristig mit derartigen Klebstoffen arbeiten,
– intensiv lüften,
– bei der Verarbeitung nicht rauchen und keine alkoholischen Getränke trinken, denn die Kombination von Krebsgiften und Alkohol erhöht das Risiko.

Bedeutung der Hinweise zum Krebsrisiko Klebstoffe

Die Aussage *Hinweise auf krebserzeugende Wirkungen liegen nicht vor* bedeutet, daß sich aus der verwendeten Fachliteratur keine Anhaltspunkte für ein krebserzeugendes Potential dieses Produkts ergeben.

Der Hinweis *Keine Angaben zum Krebsrisiko möglich* mußte erfolgen, wenn die vorliegenden Daten zu den Inhaltsstoffen nicht ausreichten, um mit Hilfe der verwendeten Fachliteratur und der befragten Sachverständigen einen konkreten Hinweis zum Krebsrisiko geben zu können.

Der Hinweis *Amtliche Untersuchungen zum Krebsrisiko sind noch nicht abgeschlossen* bedeutet, daß erst die Ergebnisse zur Zeit laufender Untersuchungen eine konkrete Aussage zum Krebsrisiko ermöglichen werden.

Der Hinweis *Unkalkulierbares Krebsrisiko* bedeutet, daß entsprechend den in dieser Klebstoffgruppe zum Einsatz kommenden Chemikalien auf ein krebsförderndes Potential zu schließen ist, das davon jedoch derzeit in seinem Umfang nicht abschätzbar ist.

Der Hinweis *Die verarbeiteten Chemikalien stehen laut MAK-Werte-Kommission zum Teil im begründeten Verdacht, Krebs hervorzurufen* wurde gegeben, wenn mindestens eine der laut den vorliegenden Angaben verarbeiteten Chemikalien von der MAK-Werte-Kommission als Stoff mit begründetem Verdacht auf krebserzeugendes Potential eingestuft wurde.

Der Hinweis *Langzeituntersuchungen auf krebserzeugende Kombinationswirkungen fehlen* erfolgte, weil der größte Teil der Lösemittel krebserzeugende Verunreinigungen enthält.

Der Hinweis *Lösemittel enthalten in der Regel krebserzeugende Verunreinigungen* erfolgte, wenn die vorliegenden Angaben über die eingesetzten Lösemittel keine produktbezogenen Hinweise zum Krebsrisiko ermöglichten. Dieser Hinweis betrifft das üblicherweise von Lösemitteln ausgehende Krebsrisiko.

Der Hinweis *Beim gebräuchlichsten Polyurethan-Rohstoff, dem TDI, weisen Tierversuche auf ein Krebsrisiko für den Menschen hin* wurde gegeben, um auf ein erhebliches Krebsgefährdungspotential in dieser Klebstoffgruppe aufmerksam zu machen, das mangels Herstellerangaben über die eingesetzten Chemikalien für den Laien nicht erkennbar ist. Aufgrund ihrer chemischen Verwandtschaft muß nach Aussage der befragten Sachverständigen auch bei den übrigen hauptsächlich eingesetzten Isocyanatgruppen mit krebserzeugender Wirkung gerechnet werden.

Der Hinweis *Die verarbeiteten Chemikalien sind laut Angaben der MAK-Werte-Kommission zum Teil eindeutig krebserzeugend* wurde gegeben, wenn mindestens eine der laut den vorliegenden Angaben verarbeiteten Chemikalien von der MAK-Werte-Kommission als eindeutig krebserzeugend eingestuft wurde.

Der Hinweis *Erheblich erhöhtes Krebsrisiko bei großflächiger Anwendung* wurde vorgenommen, wenn laut den vorliegenden Angaben zur chemischen Zusammensetzung und der verwendeten Fachliteratur vor allem bei großflächiger Anwendung mit einer erheblichen Erhöhung des Krebsrisikos zu rechnen ist.

353

Krebsrisiko Klebstoffe / Klebstoffe f. versch. Anwendungszwecke

Name und Art des Produkts	Bekannte Inhaltsstoffe	Hinweise zum Krebsrisiko
Alligator **Artocoll Baukleber Z** Kleber für Polystyrol- Hartschaumplatten	Kunststoff, Calcit-Quarz	Unkalkulierbares Krebsrisiko
Alligator **Styrocoll Hart-** **schaumkleber** Kleber für Platten aus Hartschaum	Kunststoff, Cal- citgemisch	Unkalkulierbares Krebsrisiko
Auro **Natur-Bastelkleber** Kleber für Papier und Holz	Lösemittel Wasser	Keine Angaben zum Krebsrisiko möglich.
Auro **Naturholzleim** Kleber für Möbelbau	Baumharze, Leime, Gummi, Casein	Hinweise auf krebserzeugende Wirkungen liegen nicht vor.
Auro **Naturkorkkleber** Dispersionskleber für Kork	Leim, Gummi, Talkum, Kiesel- gur, Kiefern- harz, Dammar, Casein, Bienen- wachs, pflanz- liche Öle	Hinweise auf krebserzeugende Wirkungen liegen nicht vor.
Auro **Tapetenkleister**	Methylcellulose	Hinweise auf krebserzeugende Wirkungen liegen nicht vor.
Basev **Kleber Nr. 52** Kleber für Papier	Baumharz, Na- turlatex, ätheri- sche Öle, Casein	Hinweise auf krebserzeugende Wirkungen liegen nicht vor.
Beiersdorf **Agomer** Zweikomponenten- kleber	Methylmeth- acrylat, Epoxid- harze, Chlor- kohlenwasser- stoffe, Benzoyl- peroxid	Die verarbeiteten Chemikalien sind laut Angaben der MAK-Werte- Kommission zum Teil eindeutig krebserzeugend.
Beiersdorf **technicoll hobby** Dispersionskleber für Holz	Nicht bekannt	Keine Angaben zum Krebsrisiko möglich.

Name und Art des Produkts	Bekannte Inhaltsstoffe	Hinweise zum Krebsrisiko
Beiersdorf technicoll mix Epoxidkleber, universell	Epoxidharz, Lösemittel	Die verarbeiteten Chemikalien sind laut Angaben der MAK-Werte-Kommission zum Teil eindeutig krebserzeugend.
Beiersdorf technicoll model Universell	Lösemittelgemisch	Lösemittel enthalten in der Regel krebserzeugende Verunreinigungen.
Beiersdorf technicoll power Kontaktkleber, universell	Nicht bekannt	Keine Angaben zum Krebsrisiko möglich.
Beiersdorf technicoll quick Sekundenkleber, universell	Cyanacrylat	Langzeituntersuchungen auf krebserzeugende Kombinationswirkungen fehlen.
Beiersdorf technicoll spray Kontaktkleber, universell	Nicht bekannt	Keine Angaben zum Krebsrisiko möglich.
Beiersdorf technicoll uni Universell	Lösemittel	Lösemittel enthalten in der Regel krebserzeugende Verunreinigungen.
Beiersdorf technicoll universal	Methylacetat	Keine Angaben zum Krebsrisiko möglich.
Beiersdorf technicoll V-Universal	Lösemittel	Lösemittel enthalten in der Regel krebserzeugende Verunreinigungen.
Bindulin Alleskleber	Lösemittelgemisch	Lösemittel enthalten in der Regel krebserzeugende Verunreinigungen.
Bindulin Bindan-Cin Reaktionskleber, Bootsleim	Resorcin-Harz	Unkalkulierbares Krebsrisiko
Bindulin Flüssigzwirn Textilkleber	Lösemittelgemisch	Lösemittel enthalten in der Regel krebserzeugende Verunreinigungen.

Name und Art des Produkts	Bekannte Inhaltsstoffe	Hinweise zum Krebsrisiko
Bindulin Hartkleber Kleber für Modellbau, Celluloid, Leder	Lösemittel- gemisch	Lösemittel enthalten in der Regel krebserzeugende Verunreini- gungen.
Bindulin Holzleim Propellerleim	Nicht bekannt	Keine Angaben zum Krebsrisiko möglich.
Bindulin Kontaktkleber Universell	Nicht bekannt	Keine Angaben zum Krebsrisiko möglich.
Bindulin Leim Express Holzleim	Nicht bekannt	Keine Angaben zum Krebsrisiko möglich.
Bindulin Plastic-Kleber Kleber für Ton, Stein- gut, Glas, für PVC-Fo- lien, Polystyrol, Acryl- glas und andere Ther- moplaste	Lösemittel- gemisch	Lösemittel enthalten in der Regel krebserzeugende Verunreini- gungen.
Bindulin Sofortkleber Universell	Nicht bekannt	Keine Angaben zum Krebsrisiko möglich.
Bindulin Sofortkleber H Kleber für Holz und poröse Werkstoffe	Nicht bekannt	Keine Angaben zum Krebsrisiko möglich.
Bindulin Sofortkleber Klebe-Kuli	Nicht bekannt	Keine Angaben zum Krebsrisiko möglich.
Bindulin Styropor-Kleber Kleber für Polystyrol- Hartschaum	Lösemittel- gemisch	Lösemittel enthalten in der Regel krebserzeugende Verunreini- gungen.
Bindulin 2-Komponenten- kleber Universell	Nicht bekannt	Keine Angaben zum Krebsrisiko möglich.

Name und Art des Produkts	Bekannte Inhaltsstoffe	Hinweise zum Krebsrisiko
Disbon Hartschaumkleber 240 Kleber für Hartschaum und Mineralfaserplatten	Kunstharz	Unkalkulierbares Krebsrisiko
Disbon Hartschaumkleber UVS 243 Kontaktklebstoff für nichtsaugfähige Flächen	Kunstkautschuk, Lösemittel	Erheblich erhöhtes Krebsrisiko bei großflächiger Anwendung.
Dextra DX-Kleber Universalkleber für Böden, Wand und Decken	Kunststoff	Unkalkulierbares Krebsrisiko
Dextra KK Kontaktkleber, universell	Polychloropren, Latex, Lösemittel	Erheblich erhöhtes Krebsrisiko bei großflächiger Anwendung.
Dextra KR Kleber für Kork	Kunststoff	Unkalkulierbares Krebsrisiko
Dextra PH Kleber für Styroporplatten	Kunststoff	Unkalkulierbares Krebsrisiko
Dextra TB Kleber für Textiltapeten und Wandbeläge	Kunstharz	Unkalkulierbares Krebsrisiko
Dextra US Kleber für Untertapeten	Kunstharz	Unkalkulierbares Krebsrisiko
Dextra UT Kleber für Glasfasergewebe, Textiltapeten, PVC-Gewebe	Kunstharz	Unkalkulierbares Krebsrisiko

Name und Art des Produkts	Bekannte Inhaltsstoffe	Hinweise zum Krebsrisiko
Dextra VL Kleber für Wandbeläge und Fliesen	Kunstkautschuk	Erheblich erhöhtes Krebsrisiko bei großflächiger Anwendung.
einz-a Multi Vielzweckkleber	Kunststoff	Unkalkulierbares Krebsrisiko
Elefanten Chemie Elefanten-Kleber Universell	Methylacetat, Ethanol	Langzeituntersuchungen auf krebserzeugende Kombinationswirkungen fehlen.
Gutenberg Gummierstift Kleber für Papier und Pappe	Lösemittel Wasser	Keine Angaben zum Krebsrisiko möglich.
Henkel Pattex Kontaktkleber, universell	Methylenchlorid, Ethylacetat, Toluol, Butanon, Benzin	Erheblich erhöhtes Krebsrisiko bei großflächiger Anwendung.
Henkel Pattex compact Kontaktkleber, universell	Benzin, Cyclohexan, Toluol	Erheblich erhöhtes Krebsrisiko bei großflächiger Anwendung.
Henkel Pattex No Mix Reaktionskleber, universell	Harz, Buthylmethacrylat, 1,1,1-Trichlorethan	Unkalkulierbares Krebsrisiko
Henkel Pattex Patronen Schmelzkleber, universell	Nicht bekannt	Keine Angaben zum Krebsrisiko möglich.
Henkel Pattex Patronen weiß Schmelzkleber, universell	Nicht bekannt	Keine Angaben zum Krebsrisiko möglich.
Henkel Pattex Sekundenkleber für dichte und poröse Werkstoffe	Cyanacrylat	Langzeituntersuchungen auf krebserzeugende Kombinationswirkungen fehlen.

Name und Art des Produkts	Bekannte Inhaltsstoffe	Hinweise zum Krebsrisiko
Henkel Pattex Spezial Kontaktkleber für Metall und Schichtpreßstoffplatten	Nicht bekannt	Keine Angaben zum Krebsrisiko möglich.
Henkel Pattex Super Gel Sekundenkleber, universell	Cyanacrylat	Langzeituntersuchungen auf krebserzeugende Kombinationswirkungen fehlen.
Henkel Ponal Weißleim für alle Holzarten	Polyvinylacetat	Langzeituntersuchungen auf krebserzeugende Kombinationswirkungen fehlen.
Henkel Ponal express Weißleim für Holz	Nicht bekannt	Keine Angaben zum Krebsrisiko möglich.
Henkel Ponal Lackleim Dispersionskleber für Holz	Nicht bekannt	Keine Angaben zum Krebsrisiko möglich.
Henkel Ponal Super 3 Weißleim für Holz	Nicht bekannt	Keine Angaben zum Krebsrisiko möglich.
Henkel Pritt Alleskleber Universell	Polyvinylacetat, Aceton, Ethanol	Langzeituntersuchungen auf krebserzeugende Kombinationswirkungen fehlen.
Henkel Pritt Bastelkleber	Lösemittel Wasser	Keine Angaben zum Krebsrisiko möglich.
Henkel Profix-Hart-Plastik Kleber für Polystyrol	Lösemittelgemisch	Lösemittel enthalten in der Regel krebserzeugende Verunreinigungen.
Henkel Profix-Modellbau Hartkleber	Lösemittelgemisch	Lösemittel enthalten in der Regel krebserzeugende Verunreinigungen.
Henkel Profix-Porzellan	Lösemittelgemisch	Lösemittel enthalten in der Regel krebserzeugende Verunreinigungen.

Krebsrisiko Klebstoffe / Klebstoffe f. versch. Anwendungszwecke

Name und Art des Produkts	Bekannte Inhaltsstoffe	Hinweise zum Krebsrisiko
Henkel Profix-Textil Textilkleber	Lösemittel-gemisch	Lösemittel enthalten in der Regel krebserzeugende Verunreinigungen.
Henkel Profix Weich PVC Kleber zur Verbindung von Weich-PVC-Folien	Lösemittel-gemisch	Lösemittel enthalten in der Regel krebserzeugende Verunreinigungen.
Henkel Stabilit Ultra Reaktionskleber, universell	Epoxidharz, Lösemittel	Die verarbeiteten Chemikalien sind laut Angaben der MAK-Werte-Kommission zum Teil eindeutig krebserzeugend.
Herberts Vollwärmeschutz-System H-Kleber H Dispersionskleber für Polystyrol-Hartschaumplatten	Kunststoff, Calcit-Quarz	Unkalkulierbares Krebsrisiko
Herlitz Praktikus Alleskleber	Methylacetat, Ethanol	Langzeituntersuchungen auf krebserzeugende Kombinationswirkungen fehlen.
Herlitz Unicoll, universal	Methylacetat	Langzeituntersuchungen auf krebserzeugende Kombinationswirkungen fehlen.
Inseal Klebeband, einseitig	Polyvinylchlorid, Polyethylen	Unkalkulierbares Krebsrisiko
Iro Tapetenkleister	Quellstärke, Kieselsäure	Keine Angaben zum Krebsrisiko möglich.
Kauresin Holzleim	Melamin-Formaldehyd	Die verarbeiteten Chemikalien stehen laut MAK-Werte-Kommission zum Teil im begründeten Verdacht, Krebs hervorzurufen.
Kauretox Holzleim	Phenol-Formaldehyd, Fungizide	Die verarbeiteten Chemikalien stehen laut MAK-Werte-Kommission zum Teil im begründeten Verdacht, Krebs hervorzurufen.
Kaurit Holzleim	Harnstoff-Formaldehyd	Die verarbeiteten Chemikalien stehen laut MAK-Werte-Kommission zum Teil im begründeten Verdacht, Krebs hervorzurufen.

Name und Art des Produkts	Bekannte Inhaltsstoffe	Hinweise zum Krebsrisiko
Kleiberit Kantenleim 648	Polyvinylacetat	Langzeituntersuchungen auf krebserzeugende Kombinationswirkungen fehlen.
Kleiberit Kantenleim 658	Polyvinylacetat	Langzeituntersuchungen auf krebserzeugende Kombinationswirkungen fehlen.
Kleiberit Kontaktkleber C 114/5	Polychloropren, Lösemittel	Erheblich erhöhtes Krebsrisiko bei großflächiger Anwendung.
Kleiberit Tempo S 305 Kunstharzleim	Polyvinylacetat	Langzeituntersuchungen auf krebserzeugende Kombinationswirkungen fehlen.
Krautol Kleber 5000 Kleber für schwere Tapeten und textile Wandbeläge	Polymer-Copolymerisat	Unkalkulierbares Krebsrisiko
Krautol WDS-Kleber 5540 Kleber und Spachtelmasse für Krautol Wärmedämmsystem WDS	Kunststoff	Unkalkulierbares Krebsrisiko
Kwikstik Klebeband, doppelseitig	Polyethylen/ Polyvinylchlorid	Unkalkulierbares Krebsrisiko
Labbé Alleskleber	Ethanol, Methylacetat	Langzeituntersuchungen auf krebserzeugende Kombinationswirkungen fehlen.
Labbé Leimer 67	Lösemittel Wasser	Keine Angaben zum Krebsrisiko möglich.
Lavo Tapetenkleister 540	Baumharz, Naturlatex, ätherische Öle, Casein	Hinweise auf krebserzeugende Wirkungen liegen nicht vor.
Linami Korkkleber 510	Baumharz, Naturlatex, ätherische Öle, Casein	Hinweise auf krebserzeugende Wirkungen liegen nicht vor.

Krebsrisiko Klebstoffe / Klebstoffe f. versch. Anwendungszwecke

Name und Art des Produkts	Bekannte Inhaltsstoffe	Hinweise zum Krebsrisiko
Livos Papierkleber 520	Lösemittel Wasser	Hinweise auf krebserzeugende Wirkungen liegen nicht vor.
Livos Vidu-Leim 530 Holzleim	Baumharz, Naturlatex, ätherische Öle, Casein	Hinweise auf krebserzeugende Wirkungen liegen nicht vor.
Loctite Haushaltskleber	Lösemittelgemisch	Lösemittel enthalten in der Regel krebserzeugende Verunreinigungen.
Loctite Holz Super Sekundenkleber für Holz	Nicht bekannt	Keine Angaben zum Krebsrisiko möglich.
Loctite Impact Kontaktkleber, universell	Nicht bekannt	Keine Angaben zum Krebsrisiko möglich.
Loctite Multi Bond Reaktionskleber, universell	Methylacrylatester, Methacrylsäure, 1,1,1-Trichlorethan	Amtliche Untersuchungen zum Krebsrisiko sind noch nicht abgeschlossen.
Loctite Sekundenkleber Kleber für Glas	Nicht bekannt	Keine Angaben zum Krebsrisiko möglich.
Loctite Super Kleber Sekundenkleber, universell	Cyanacrylat	Langzeituntersuchungen auf krebserzeugende Kombinationswirkungen fehlen.
Nobel Lux-Spezialkleber 3310 Kleber für Kunststoff	Polychloropen	Erheblich erhöhtes Krebsrisiko bei großflächiger Anwendung.
Okamul Bitumen-Kleber	Bitumen	Die verarbeiteten Chemikalien stehen laut MAK-Werte-Kommission zum Teil im begründeten Verdacht, Krebs hervorzurufen.

Krebsrisiko Klebstoffe / Klebstoffe f. versch. Anwendungszwecke

Name und Art des Produkts	Bekannte Inhaltsstoffe	Hinweise zum Krebsrisiko
Optalin Spezialkleister Kleister für Spezialtapeten und Rauhfaser	Methylcellulose, Kunstharz, Fungizide	Unkalkulierbares Krebsrisiko
Optalin Tapetenkleister	Methylcellulose	Keine Angaben zum Krebsrisiko möglich.
Optalin Textiltapeten-Kleber	Methylcellulose, Kunstharz, Fungizide	Unkalkulierbares Krebsrisiko
Pallmann Einseitkleber D 401 Kleber für PVC-Schaumpolsterbeläge	Kunstharz	Unkalkulierbares Krebsrisiko
Pallmann Profilkleber L 501 Kontaktklebestoff für PVC-Folien etc.	Kunstkautschuk	Erheblich erhöhtes Krebsrisiko bei großflächiger Anwendung.
Pelikan Gummi Gummierung für Pappe, Papier u. ä.	Lösemittel Wasser	Keine Angaben zum Krebsrisiko möglich.
Pentel Rollkleber Gummierung für Pappe, Papier u. ä.	Lösemittel Wasser	Keine Angaben zum Krebsrisiko möglich.
Plastikol-14 Fliesenkleber	Kunstharz	Unkalkulierbares Krebsrisiko
Plastikol-14E Fliesenkleber	Kunstharz	Unkalkulierbares Krebsrisiko
Plastikol 4-Flex Bitumenkleber	Bitumen	Die verarbeiteten Chemikalien stehen laut MAK-Werte-Kommission zum Teil im begründeten Verdacht, Krebs hervorzurufen.
Plastikol-KM Fliesenkleber	Kunstharz	Unkalkulierbares Krebsrisiko

363

Name und Art des Produkts	Bekannte Inhaltsstoffe	Hinweise zum Krebsrisiko
Plastikol Multipox F Zweikomponenten-Kunststoffkleber	Epoxidharz, Lösemittel	Die verarbeiteten Chemikalien sind laut Angaben der MAK-Werte-Kommission zum Teil eindeutig krebserzeugend.
Plastikol Multipox X Zweikomponenten-Kunststoffkleber	Epoxidharz, Lösemittel	Die verarbeiteten Chemikalien sind laut Angaben der MAK-Werte-Kommission zum Teil eindeutig krebserzeugend.
Plastikol NFB Bitumenkleber	Bitumen	Die verarbeiteten Chemikalien stehen laut MAK-Werte-Kommission zum Teil im begründeten Verdacht, Krebs hervorzurufen.
Plastikol SKN Bitumenkleber	Bitumen	Die verarbeiteten Chemikalien stehen laut MAK-Werte-Kommission zum Teil im begründeten Verdacht, Krebs hervorzurufen.
Praktikus Alleskleber	Aceton, Methylacetat	Langzeituntersuchungen auf krebserzeugende Kombinationswirkungen fehlen.
Prontex Gasbeton-Bitumenkleber Kleber für Gasbeton	Bitumen, Lösemittel	Die verarbeiteten Chemikalien stehen laut MAK-Werte-Kommission zum Teil im begründeten Verdacht, Krebs hervorzurufen.
Prontex Klefu 154 Klebemörtel für Gasbetonelemente	Kunststofflatex, Titandioxid	Unkalkulierbares Krebsrisiko
Prontex Static-Kleber Klebemörtel für Gasbeton	Kunststofflatex	Unkalkulierbares Krebsrisiko
Regia Gummierung für Pappe, Papier u. ä.	Lösemittel Wasser	Keine Angaben zum Krebsrisiko möglich.
Scotch 3M Alleskleber	Lösemittel	Lösemittel enthalten in der Regel krebserzeugende Verunreinigungen.

KrebsrisikoKlebstoffe / Klebstoffe f. versch. Anwendungszwecke

Name und Art des Produkts	Bekannte Inhaltsstoffe	Hinweise zum Krebsrisiko
Scotch Klebeband 690 PVC-Band zum Vorkleben von Fliesen	Polyvinylchlorid	Unkalkulierbares Krebsrisiko
Simson 2071 A+B Zweikomponenten-Epoxidkleber für keramische Fliesen	Epoxidharz, Lösemittel	Die verarbeiteten Chemikalien sind laut Angaben der MAK-Werte-Kommission zum Teil eindeutig krebserzeugend.
UHU a-b-s Reaktionskleber für Kunststoffe	Methylmethacrylat, Polyethylen, Tetrahydrofurylmethacrylat, Epoxidharz	Die verarbeiteten Chemikalien sind laut Angaben der MAK-Werte-Kommission zum Teil eindeutig krebserzeugend.
UHU aktiv Reaktionskleber, universell	Methylmethacrylat, Methacrylsäure	Amtliche Untersuchungen zum Krebsrisiko sind noch nicht abgeschlossen.
UHU Alleskleber	Polyvinylacetat, Methylacetat, Ethanol	Langzeituntersuchungen auf krebserzeugende Kombinationswirkungen fehlen.
UHU allplast Kleber für Kunststoffe	Lösemittelgemisch	Lösemittel enthalten in der Regel krebserzeugende Verunreinigungen.
UHU coll Express Holzleim	Nicht bekannt	Keine Angaben zum Krebsrisiko möglich.
UHU coll Spezialleim Dispersionskleber	Nicht bekannt	Keine Angaben zum Krebsrisiko möglich.
UHU coll wasserfest Holzleim	Nicht bekannt	Keine Angaben zum Krebsrisiko möglich.
UHU Dytex Für Hart-PVC	Methylenchlorid	Unkalkulierbares Krebsrisiko
UHU extra Alleskleber	Lösemittelgemisch	Lösemittel enthalten in der Regel krebserzeugende Verunreinigungen.
UHU Fingerkleber Dispersionskleber	Polyvinylacetat	Langzeituntersuchungen auf krebserzeugende Kombinationswirkungen fehlen.

365

Krebsrisiko Klebstoffe / Klebstoffe f. versch. Anwendungszwecke

Name und Art des Produkts	Bekannte Inhaltsstoffe	Hinweise zum Krebsrisiko
UHU Flinke Flasche Universalkleber	Ethanol	Langzeituntersuchungen auf krebserzeugende Kombinationswirkungen fehlen.
UHU greenit Kompaktkleber Universell	Nicht bekannt	Keine Angaben zum Krebsrisiko möglich.
UHU hart Universalkleber	Lösemittelgemisch	Lösemittel enthalten in der Regel krebserzeugende Verunreinigungen.
UHU Kontakt 2000 Universell	Methylenchlorid, Toluol	Lösemittel enthalten in der Regel krebserzeugende Verunreinigungen.
UHU Kraftkleber Kleber für flexible Materialien	Nicht bekannt	Keine Angaben zum Krebsrisiko möglich.
UHU Patronen Schmelzkleber, universell	Nicht bekannt	Keine Angaben zum Krebsrisiko möglich.
UHU plast Spezialkleber für Polystyrol-Modellbau	Lösemittelgemisch	Lösemittel enthalten in der Regel krebserzeugende Verunreinigungen.
UHU plast flüssig Kleber für Polystyrol-Modellbau	Lösemittelgemisch	Lösemittel enthalten in der Regel krebserzeugende Verunreinigungen.
UHU plus Reaktionskleber, universell	Epoxidharz, aliphatische Amine	Die verarbeiteten Chemikalien sind laut Angaben der MAK-Werte-Kommission zum Teil eindeutig krebserzeugend.
UHU plus sofortfest Reaktionskleber, universell	Epoxidharze, Amine	Die verarbeiteten Chemikalien sind laut Angaben der MAK-Werte-Kommission zum Teil eindeutig krebserzeugend.
UHU por Kompaktkleber für Polystyrol-Hartschaum	Nicht bekannt	Keine Angaben zum Krebsrisiko möglich.
UHU PVC Kleber für Weich- und Hart-PVC	Lösemittelgemisch	Lösemittel enthalten in der Regel krebserzeugende Verunreinigungen.

366

Krebsrisiko Klebstoffe / Klebstoff f. versch. Anwendungszwecke

Name und Art des Produkts	Bekannte Inhaltsstoffe	Hinweise zum Krebsrisiko
UHU sekundenkleber Kleber für dichte Werkstoffe	Cyanacrylat	Langzeituntersuchungen auf krebserzeugende Kombinationswirkungen fehlen.
UHU sekundenkleber-kuli Kleber für poröse Werkstoffe	Cyanacrylat	Langzeituntersuchungen auf krebserzeugende Kombinationswirkungen fehlen.
Wakol Deckenplatten-Kleber D 436	Polyvinylacetat	Langzeituntersuchungen auf krebserzeugende Kombinationswirkungen fehlen.
Wakol Dekotapeten-Kleber D 988 Kleber für Textiltapeten	Polyvinylacetat	Langzeituntersuchungen auf krebserzeugende Kombinationswirkungen fehlen.
Wakol Flex-Fliesen-Kleber	Bitumen	Die verarbeiteten Chemikalien stehen laut MAK-Werte-Kommission zum Teil im begründeten Verdacht, Krebs hervorzurufen.
Wakol Keramik Fliesen-Kleber D 100	Acrylat	Amtliche Untersuchungen zum Krebsrisiko sind noch nicht abgeschlossen.
Wakol KK 870 Hartschaum-Kontakt-Kleber	Synthesekautschuk	Erheblich erhöhtes Krebsrisiko bei großflächiger Anwendung.
Wakol Kork-Kleber D 951 Korkkleber	Polyvinylacetat	Langzeituntersuchungen auf krebserzeugende Kombinationswirkungen fehlen.
Wakol Universal-Fliesen-Kleber D 490	Acrylat	Amtliche Untersuchungen zum Krebsrisiko sind noch nicht abgeschlossen.
Wakol Wandbelags-Kleber D 953 Kleber für Wandteppiche	Syntheselatex	Erheblich erhöhtes Krebsrisiko bei großflächiger Anwendung.

367

Krebsrisiko Klebstoffe / Klebstoffe für Bodenbeläge

Name und Art des Produkts	Bekannte Inhaltsstoffe	Hinweise zum Krebsrisiko
AGS Keimelino	Kunstharz	Unkalkulierbares Krebsrisiko
AGS Keimelino D	Acrylat	Amtliche Untersuchungen zum Krebsrisiko sind noch nicht abgeschlossen.
AGS Keimelino P	Casein, Zement	Langzeituntersuchungen auf krebserzeugende Kombinationswirkungen fehlen.
AGS Keimeprem B	Polychloropren	Erheblich erhöhtes Krebsrisiko bei großflächiger Anwendung.
AGS Keimeprem extra	Polychoropren	Erheblich erhöhtes Krebsrisiko bei großflächiger Anwendung.
AGS Keimetex	Kunstharze	Unkalkulierbares Krebsrisiko
AGS Keimetex DA	Acrylat	Amtliche Untersuchungen zum Krebsrisiko sind noch nicht abgeschlossen.
AGS Keimetex DA-L	Acrylat, Graphit	Amtliche Untersuchungen zum Krebsrisiko sind noch nicht abgeschlossen.
AGS Keimetex DP	Acrylat	Amtliche Untersuchungen zum Krebsrisiko sind noch nicht abgeschlossen.
AGS Keimetex DT	Kunstharze, Graphit	Unkalkulierbares Krebsrisiko
AGS Keimetex extra	Kunstharze, Lösemittel	Lösemittel enthalten in der Regel krebserzeugende Verunreinigungen.
AGS Keimetex L	Kunstharze, Graphit	Unkalkulierbares Krebsrisiko
AGS Keimetex PU	Zweikomponenten-Epoxidharz	Die verarbeiteten Chemikalien sind laut Angaben der MAK-Werte-Kommission zum Teil eindeutig krebserzeugend.
AGS Keimetex Quick	Acrylat	Amtliche Untersuchungen zum Krebsrisiko sind noch nicht abgeschlossen.

Krebsrisiko Klebstoffe / Klebstoffe für Bodenbeläge

Name und Art des Produkts	Bekannte Inhaltsstoffe	Hinweise zum Krebsrisiko
AGS Keimetex super	Acrylat	Amtliche Untersuchungen zum Krebsrisiko sind noch nicht abgeschlossen.
AGS Klebemilch L	Polyvinylacetat	Langzeituntersuchungen auf krebserzeugende Kombinationswirkungen fehlen.
AGS Klebemilch super	Polyvinylacetat	Langzeituntersuchungen auf krebserzeugende Kombinationswirkungen fehlen.
AGS Klebemilch TS	Polyvinylacetat	Langzeituntersuchungen auf krebserzeugende Kombinationswirkungen fehlen.
AGS Klebemilch W	Latex	Keine Angaben zum Krebsrisiko möglich.
AGS Parkettleim D	Polyvinylacetat	Langzeituntersuchungen auf krebserzeugende Kombinationswirkungen fehlen.
AGS Parkettleim H	Kunstharze	Unkalkulierbares Krebsrisiko
Auro Naturlinoleumkleber	Gummi, Baumharz, Öl, Bienenwachs, Casein, Talkum, Kieselgur	Hinweise auf krebserzeugende Wirkungen liegen nicht vor.
Auro Naturparkettkleber	Gummi, Baumharz, Öle, Leime, Bienenwachs, Casein, Talkum, Kieselgur	Hinweise auf krebserzeugende Wirkungen liegen nicht vor.
Auro Naturteppichkleber	Baumharz, Öl, Gummi, Bienenwachs, Casein, Talkum, Kieselgur	Hinweise auf krebserzeugende Wirkungen liegen nicht vor.
Asperg 84.700	Acrylat, Kunstharze	Unkalkulierbares Krebsrisiko
Asperg 84.710	Kunstharze	Unkalkulierbares Krebsrisiko

369

Krebsrisiko Klebstoffe / Klebstoffe für Bodenbeläge

Name und Art des Produkts	Bekannte Inhaltsstoffe	Hinweise zum Krebsrisiko
Asperg 84.720	Bitumen	Die verarbeiteten Chemikalien stehen laut MAK-Werte-Kommission zum Teil im begründeten Verdacht, Krebs hervorzurufen.
Asperg 84.730	Polychloroprene	Erheblich erhöhtes Krebsrisiko bei großflächiger Anwendung.
Asperg 84.750	Kunstharze	Unkalkulierbares Krebsrisiko
Asperg 84.760	Kunstharze	Unkalkulierbares Krebsrisiko
Asperg 84.770	Kunstharze	Unkalkulierbares Krebsrisiko
Asperg 84.780	Kunstharze	Unkalkulierbares Krebsrisiko
Asperg 84.790	Kunstharze	Unkalkulierbares Krebsrisiko
Asperg 84.930	Polychloroprene	Erheblich erhöhtes Krebsrisiko bei großflächiger Anwendung.
Asperg 84.940	Nitrilkautschuk	Erheblich erhöhtes Krebsrisiko bei großflächiger Anwendung.
Asperg 84.950	Polyurethan	Beim gebräuchlichsten Polyurethan-Rohstoff, dem TDI, weisen Tierversuche auf ein Krebsrisiko für den Menschen hin.
Asperg 84.960	Epoxid	Die verarbeiteten Chemikalien sind laut Angaben der MAK-Werte-Kommission zum Teil eindeutig krebserzeugend.
Asperg 84.980	Naturlatex	Langzeituntersuchungen auf krebserzeugende Kombinationswirkungen fehlen.
Bagie Bitu-Kleber K	Bitumen	Die verarbeiteten Chemikalien stehen laut MAK-Werte-Kommission zum Teil im begründeten Verdacht, Krebs hervorzurufen.

Krebsrisiko Klebstoffe / Klebstoffe für Bodenbeläge

Name und Art des Produkts	Bekannte Inhaltsstoffe	Hinweise zum Krebsrisiko
Bagie Parkettkleber P	Steinkohlen- teeröl	Die verarbeiteten Chemikalien sind laut Angaben der MAK-Werte- Kommission zum Teil eindeutig krebserzeugend.
Bauder Bakit D	Polyvinylacetat	Langzeituntersuchungen auf krebs- erzeugende Kombinationswirkun- gen fehlen.
Bauder Bakit DR	Polyvinylacetat	Langzeituntersuchungen auf krebs- erzeugende Kombinationswirkun- gen fehlen.
Bauder Bakit E 600	Kunstharze	Unkalkulierbares Krebsrisiko
Bauder Bakit E 600 D	Inhaltsstoffe nicht bekannt	Keine Angaben zum Krebsrisiko möglich.
Bauder Bakit EP 710	Kunstharze	Unkalkulierbares Krebsrisiko
Bauder Bakit ES 640 D	Kunstharze	Unkalkulierbares Krebsrisiko
Bauder Bakit F 33 L	Kunstharze, Lösemittel	Lösemittel enthalten in der Regel krebserzeugende Verunreini- gungen.
Bauder Bakit F 44 L	Kunstharze, Lösemittel	Lösemittel enthalten in der Regel krebserzeugende Verunreini- gungen.
Bauder Bakit L	Kunstharze, Lösemittel	Lösemittel enthalten in der Regel krebserzeugende Verunreini- gungen.
Bauder Bakit LS	Lösemittel, Kunstharze	Lösemittel enthalten in der Regel krebserzeugende Verunreini- gungen.
Bauder Bakit T 50 L	Inhaltsstoffe nicht bekannt	Keine Angaben zum Krebsrisiko möglich.
Bauder Bakit T 51 LL	Kunstharze, Lösemittel	Lösemittel enthalten in der Regel krebserzeugende Verunreini- gungen.

Name und Art des Produkts	Bekannte Inhaltsstoffe	Hinweise zum Krebsrisiko
Bauder Bakit T 57 D	Naturlatex	Langzeituntersuchungen auf krebserzeugende Kombinationswirkungen fehlen.
Bauder Bakit TF	Inhaltsstoffe nicht bekannt	Keine Angaben zum Krebsrisiko möglich.
Bauder Bakit TL 61 D	Inhaltsstoffe nicht bekannt	Keine Angaben zum Krebsrisiko möglich.
Bauder Burkolit AF 15	Bitumen, Lösemittel	Die verarbeiteten Chemikalien stehen laut MAK-Werte-Kommission zum Teil im begründeten Verdacht, Krebs hervorzurufen.
Bonakemi Fertigparkettleim	Polyvinylacetat	Langzeituntersuchungen auf krebserzeugende Kombinationswirkungen fehlen.
Bonakemi Pavicol D	Polyvinylacetat	Langzeituntersuchungen auf krebserzeugende Kombinationswirkungen fehlen.
Bonakemi Pavicol DS	Polyvinylacetat	Langzeituntersuchungen auf krebserzeugende Kombinationswirkungen fehlen.
Bonakemi Pavicol LMP	Kunstharze, Lösemittel	Lösemittel enthalten in der Regel krebserzeugende Verunreinigungen.
Bonakemi Pavicol LMH	Kunstharze, Lösemittel	Lösemittel enthalten in der Regel krebserzeugende Verunreinigungen.
Bonakemi Pavicol LMP-F	Kunstharze, Lösemittel	Lösemittel enthalten in der Regel krebserzeugende Verunreinigungen.
Bonakemi Primocoll	Acrylat	Amtliche Untersuchungen zum Krebsrisiko sind noch nicht abgeschlossen.
burgo	Alkohol	Keine Angaben zum Krebsrisiko möglich.
burgo burgo-elast D	Lösemittel, Polychloropren	Erheblich erhöhtes Krebsrisiko bei großflächiger Anwendung.
burgo burgo-Fixierung	Inhaltsstoffe nicht bekannt	Keine Angaben zum Krebsrisiko möglich.

Krebsrisiko Klebstoffe / Klebstoffe für Bodenbeläge

Name und Art des Produkts	Bekannte Inhaltsstoffe	Hinweise zum Krebsrisiko
burgo burgo mo-pa-coll	Polyvinylacetat	Langzeituntersuchungen auf krebserzeugende Kombinationswirkungen fehlen.
burgo burgo-plast	Acrylat	Amtliche Untersuchungen zum Krebsrisiko sind noch nicht abgeschlossen.
burgo burgo PU	Isocyanat	Langzeituntersuchungen auf krebserzeugende Kombinationswirkungen fehlen.
burgo burgo roll-tex	Alkohol	Keine Angaben zum Krebsrisiko möglich.
burgo burgo-tex	Natur- und Kunstharze, Kolophonium, Polyvinyläther, Alkohol	Unkalkulierbares Krebsrisiko
burgo burgo-Z-WA	Kautschuklatex	Langzeituntersuchungen auf krebserzeugende Kombinationswirkungen fehlen.
Dunloplan 1550	Kunstharze, Alkohol	Unkalkulierbares Krebsrisiko
Dunloplan 1805	Kunstharze	Unkalkulierbares Krebsrisiko
Dunloplan CK 111	Polychloroprene	Erheblich erhöhtes Krebsrisiko bei großflächiger Anwendung.
Dunloplan H 70	Polychloroprene	Erheblich erhöhtes Krebsrisiko bei großflächiger Anwendung.
Dunloplan KT-N	Polychloroprene	Erheblich erhöhtes Krebsrisiko bei großflächiger Anwendung.
Dunloplan PU 210	Zweikomponenten-Polyurethan	Beim gebräuchlichsten Polyurethan-Rohstoff, dem TDI, weisen Tierversuche auf ein Krebsrisiko für den Menschen hin.
Dunloplan TV	Polychloroprene	Erheblich erhöhtes Krebsrisiko bei großflächiger Anwendung.
Helmitin Helmikitt 2603/8	Kunstharze, Lösemittel	Lösemittel enthalten in der Regel krebserzeugende Verunreinigungen.

Krebsrisiko Klebstoffe / Klebstoffe für Bodenbeläge

Name und Art des Produkts	Bekannte Inhaltsstoffe	Hinweise zum Krebsrisiko
Helmitin Helmikitt PK hell	Kunstharze, Lösemittel	Lösemittel enthalten in der Regel krebserzeugende Verunreinigungen.
Helmitin Helmikitt Spezial	Kunstharze, Lösemittel	Lösemittel enthalten in der Regel krebserzeugende Verunreinigungen.
Helmitin Helmikitt SR	Kunstharze, Lösemittel	Lösemittel enthalten in der Regel krebserzeugende Verunreinigungen.
Helmitin Helmikitt Standard	Kunstharze, Lösemittel	Lösemittel enthalten in der Regel krebserzeugende Verunreinigungen.
Helmitin Helmipren 1307/8	Polychloropren, Lösemittel	Erheblich erhöhtes Krebsrisiko bei großflächiger Anwendung.
Helmitin Helmipren 13015	Polychloropren, Lösemittel	Erheblich erhöhtes Krebsrisiko bei großflächiger Anwendung.
Helmitin Helmipren LR	Polychloropren, Lösemittel	Erheblich erhöhtes Krebsrisiko bei großflächiger Anwendung.
Helmitin Helmipur G 76	Polyurethan	Beim gebräuchlichsten Polyurethan-Rohstoff, dem TDI, weisen Tierversuche auf ein Krebsrisiko für den Menschen hin.
Helmitin Helmisan 316	Kunstharze, Lösemittel	Lösemittel enthalten in der Regel krebserzeugende Verunreinigungen.
Helmitin Helmisan 318/8	Kunstharze	Unkalkulierbares Krebsrisiko
Helmitin Helmisan 528 S	Kunstharze	Unkalkulierbares Krebsrisiko
Helmitin Helmisan 2002	Kunstharze, Lösemittel	Lösemittel enthalten in der Regel krebserzeugende Verunreinigungen.
Helmitin Helmisan GU	Kunstharze	Unkalkulierbares Krebsrisiko
Helmitin Helmisan RK	Kunstharze	Unkalkulierbares Krebsrisiko

Krebsrisiko Klebstoffe / Klebstoffe für Bodenbeläge

Name und Art des Produkts	Bekannte Inhaltsstoffe	Hinweise zum Krebsrisiko
Helmitin Helmitin-Klebevlies	Inhaltsstoffe nicht bekannt	Keine Angaben zum Krebsrisiko möglich.
Helmitin Helmitin WA	Latex-Dispersion	Langzeituntersuchungen auf krebserzeugende Kombinationswirkungen fehlen.
Henkel Thomsit everspray, Spraykleber	Kunstharze	Unkalkulierbares Krebsrisiko
Henkel Thomsit K 115	Kunstkautschuk, Lösemittel	Erheblich erhöhtes Krebsrisiko bei großflächiger Anwendung.
Henkel Thomsit K 148	Kunstharze	Unkalkulierbares Krebsrisiko
Henkel Thomsit K 158	Kunstharze	Unkalkulierbares Krebsrisiko
Henkel Thomsit K 172	Kunstharze, Lösemittel	Lösemittel enthalten in der Regel krebserzeugende Verunreinigungen.
Henkel Thomsit K 182	Kunstkautschuk, Lösemittel	Erheblich erhöhtes Krebsrisiko bei großflächiger Anwendung.
Henkel Thomsit K 188	Kunstharze	Unkalkulierbares Krebsrisiko
Henkel Thomsit K 188 E	Inhaltsstoffe nicht bekannt	Keine Angaben zum Krebsrisiko möglich.
Henkel Thomsit K 192	Kunstharze	Unkalkulierbares Krebsrisiko
Henkel Thomsit K 198	Kunstharze	Unkalkulierbares Krebsrisiko
Henkel Thomsit L 240	Kunstharze	Unkalkulierbares Krebsrisiko
Henkel Thomsit L 260	Kunstharze	Unkalkulierbares Krebsrisiko
Henkel Thomsit P 600	Kunstharze, Lösemittel	Lösemittel enthalten in der Regel krebserzeugende Verunreinigungen.

Krebsrisiko Klebstoffe / Klebstoffe für Bodenbeläge

Name und Art des Produkts	Bekannte Inhaltsstoffe	Hinweise zum Krebsrisiko
Henkel Thomsit P 618	Kunstharze	Unkalkulierbares Krebsrisiko
Henkel Thomsit R 700	Epoxidharz	Die verarbeiteten Chemikalien sind laut Angaben der MAK-Werte-Kommission zum Teil eindeutig krebserzeugend.
Henkel Thomsit R 710	Polyurethan	Beim gebräuchlichsten Polyurethan-Rohstoff, dem TDI, weisen Tierversuche auf ein Krebsrisiko für den Menschen hin.
Henkel Thomsit T 400	Kunstharze	Unkalkulierbares Krebsrisiko
Henkel Thomsit T 415	Naturlatex	Keine Angaben zum Krebsrisiko möglich.
Henkel Thomsit T 470	Kunstharze, Lösemittel	Lösemittel enthalten in der Regel krebserzeugende Verunreinigungen.
Henkel Thomsit T 480	Kunstharze, Lösemittel	Lösemittel enthalten in der Regel krebserzeugende Verunreinigungen.
Henkel Thomsit T 550	Inhaltsstoffe nicht bekannt	Keine Angaben zum Krebsrisiko möglich.
Henkel Thomsit T 560	Inhaltsstoffe nicht bekannt	Keine Angaben zum Krebsrisiko möglich.
Henkel Thomsit T 570	Inhaltsstoffe nicht bekannt	Keine Angaben zum Krebsrisiko möglich.
Henkel T 410 Tuno	Kunstharze	Unkalkulierbares Krebsrisiko
Henkel Tuno-tex	Inhaltsstoffe nicht bekannt	Keine Angaben zum Krebsrisiko möglich.
Henkel WA Thomsit T 415	Naturlatex	Keine Angaben zum Krebsrisiko möglich.
Hermanns Bitumenklebstoff F	Bitumen, Lösemittel	Die verarbeiteten Chemikalien stehen laut MAK-Werte-Kommission zum Teil im begründeten Verdacht, Krebs hervorzurufen.

Krebsrisiko Klebstoffe / Klebstoffe für Bodenbeläge

Name und Art des Produkts	Bekannte Inhaltsstoffe	Hinweise zum Krebsrisiko
Hermanns Klebstoff 112 A	Kunstharze	Unkalkulierbares Krebsrisiko
Hermanns Klebstoff 300 II D	Kunstkautschuk, Lösemittel	Erheblich erhöhtes Krebsrisiko bei großflächiger Anwendung.
Hermanns Klebstoff D 60	Kunstharze	Unkalkulierbares Krebsrisiko
Hermanns Klebstoff D 150	Kunstharze	Unkalkulierbares Krebsrisiko
Hermanns Klebstoff D 180	Kunstharze	Unkalkulierbares Krebsrisiko
Hermanns Klebstoff D 250	Kunstharze	Unkalkulierbares Krebsrisiko
Hermanns Klebstoff DLF	Kunstharze	Unkalkulierbares Krebsrisiko
Hermanns Klebstoff DT 20	Kunstharze	Unkalkulierbares Krebsrisiko
Hermanns Klebstoff L 80	Natur- und Kunstharze, Lösemittel	Lösemittel enthalten in der Regel krebserzeugende Verunreinigungen.
Hermanns Klebstoff SB 300	Kunstharze	Keine Angaben zum Krebsrisiko möglich.
Hermanns Linoklebstoff	Naturharze, Kunstharze, Lösemittel	Lösemittel enthalten in der Regel krebserzeugende Verunreinigungen.
Hermanns Neoprene-Klebstoff 230 W	Kunstkautschuk, Kunstharze, Lösemittel	Erheblich erhöhtes Krebsrisiko bei großflächiger Anwendung.
Hermanns Neoprene LF	Neoprene	Keine Angaben zum Krebsrisiko möglich.
Hermanns Parkett D	Kunstharze	Keine Angaben zum Krebsrisiko möglich.
Hermanns Parkett K	Kunstharze, Naturharze	Keine Angaben zum Krebsrisiko möglich.

Krebsrisiko Klebstoffe / Klebstoffe für Bodenbeläge

Name und Art des Produkts	Bekannte Inhaltsstoffe	Hinweise zum Krebsrisiko
Hermanns PU-Klebstoff PU-600	Polyurethan	Beim gebräuchlichsten Polyurethan-Rohstoff, dem TDI, weisen Tierversuche auf ein Krebsrisiko für den Menschen hin.
Hermanns Rollfix	Kunstharze	Keine Angaben zum Krebsrisiko möglich.
Hermanns System WA	Kunstharze	Keine Angaben zum Krebsrisiko möglich.
Hermanns Tebo 1114	Naturharze, Kunstharze, Lösemittel	Lösemittel enthalten in der Regel krebserzeugende Verunreinigungen.
Hermanns Tebo K 85	Naturharze, Kunstharze, Lösemittel	Lösemittel enthalten in der Regel krebserzeugende Verunreinigungen.
Hermanns Tebo XL 90	Naturharze, Kunstharze, Lösemittel	Lösemittel enthalten in der Regel krebserzeugende Verunreinigungen.
Kiesel Klebstoff 230 W	Kunstkautschuk, Kunstharze, Lösemittel	Erheblich erhöhtes Krebsrisiko bei großflächiger Anwendung.
Kiesel Klebstoff 300 II D	Kunstkautschuk, Kunstharze, Lösemittel	Erheblich erhöhtes Krebsrisiko bei großflächiger Anwendung.
Kiesel Klebstoff D 250	Kunstharze	Unkalkulierbares Krebsrisiko
Kiesel Klebstoff DT 20	Kunstharze	Unkalkulierbares Krebsrisiko
Kiesel Okamul BK	Bitumen, Lösemittel	Die verarbeiteten Chemikalien stehen laut MAK-Werte-Kommission zum Teil im begründeten Verdacht, Krebs hervorzurufen.
Kiesel Okamul D 3	Inhaltsstoffe nicht bekannt	Keine Angaben zum Krebsrisiko möglich.
Kiesel Okamul D 5	Kunstharze	Unkalkulierbares Krebsrisiko

Krebsrisiko Klebstoffe / Klebstoffe für Bodenbeläge

Name und Art des Produkts	Bekannte Inhaltsstoffe	Hinweise zum Krebsrisiko
Kiesel Okamul DPK	Lösemittel	Lösemittel enthalten in der Regel krebserzeugende Verunreinigungen.
Kiesel Okamul EK	Acrylat	Amtliche Untersuchungen zum Krebsrisiko sind noch nicht abgeschlossen.
Kiesel Okamul EKN	Acrylat	Amtliche Untersuchungen zum Krebsrisiko sind noch nicht abgeschlossen.
Kiesel Okamul EL	Acrylat	Amtliche Untersuchungen zum Krebsrisiko sind noch nicht abgeschlossen.
Kiesel Okamul FK	Kunstharze, Lösemittel	Lösemittel enthalten in der Regel krebserzeugende Verunreinigungen.
Kiesel Okamul KPK	Kunstharze, Lösemittel	Lösemittel enthalten in der Regel krebserzeugende Verunreinigungen.
Kiesel Okamul PU	Polyurethan	Beim gebräuchlichsten Polyurethan-Rohstoff, dem TDI, weisen Tierversuche auf ein Krebsrisiko für den Menschen hin.
Kiesel Okamul TD	Kunstharze	Unkalkulierbares Krebsrisiko
Kiesel Okamul TDS	Kunstharze	Unkalkulierbares Krebsrisiko
Kiesel Okamul TK	Kunstharze, Lösemittel	Lösemittel enthalten in der Regel krebserzeugende Verunreinigungen.
Kiesel Okamul TKS	Kunstharze, Lösemittel	Lösemittel enthalten in der Regel krebserzeugende Verunreinigungen.
Kiesel Okamul TL	Kunstharze, Lösemittel	Lösemittel enthalten in der Regel krebserzeugende Verunreinigungen.
Kiesel Okamul TWA	Naturlatex	Keine Angaben zum Krebsrisiko möglich.

Krebsrisiko Klebstoffe / Klebstoffe für Bodenbeläge

Name und Art des Produkts	Bekannte Inhaltsstoffe	Hinweise zum Krebsrisiko
Kiesel Okamul WAL	Kunstharze	Unkalkulierbares Krebsrisiko
Kiesel Okapox EP	Epoxidharz	Die verarbeiteten Chemikalien sind laut Angaben der MAK-Werte-Kommission zum Teil eindeutig krebserzeugend.
Kiesel Okapren KK	Kunstkautschuk, Lösemittel	Erheblich erhöhtes Krebsrisiko bei großflächiger Anwendung.
Kiesel Okapren KK extra	Kunstkautschuk, Lösemittel	Erheblich erhöhtes Krebsrisiko bei großflächiger Anwendung.
Kiesel oka ST	Kunstharze	Unkalkulierbares Krebsrisiko
Kiesel Okatex KA	Kunstharze, Kautschuk, Lösemittel	Lösemittel enthalten in der Regel krebserzeugende Verunreinigungen.
Kiesel Okatex RKT	Kunstharze	Unkalkulierbares Krebsrisiko
Kiesel PU-Klebstoff PU 600	Polyurethan	Beim gebräuchlichsten Polyurethan-Rohstoff, dem TDI, weisen Tierversuche auf ein Krebsrisiko für den Menschen hin.
Kiesel Tebo-Klebstoff 1114	Naturharze, Kunstharze, Lösemittel	Lösemittel enthalten in der Regel krebserzeugende Verunreinigungen.
Knauf Bodenbelagskleber	Kunstharze	Unkalkulierbares Krebsrisiko
Kömmerling FA 76	Kunstharze	Unkalkulierbares Krebsrisiko
Kömmerling FA 79	Kunstharze	Unkalkulierbares Krebsrisiko
Kömmerling FA 80 L	Kunstharze	Unkalkulierbares Krebsrisiko
Kömmerling FA 91	Kunstharze	Unkalkulierbares Krebsrisiko

Krebsrisiko Klebstoffe / Klebstoffe für Bodenbeläge

Name und Art des Produkts	Bekannte Inhaltsstoffe	Hinweise zum Krebsrisiko
Kömmerling FB 20	Bitumen	Die verarbeiteten Chemikalien stehen laut MAK-Werte-Kommission zum Teil im begründeten Verdacht, Krebs hervorzurufen.
Kömmerling FK 63	Kunstharze	Unkalkulierbares Krebsrisiko
Kömmerling GU 54	Polychloropren	Erheblich erhöhtes Krebsrisiko bei großflächiger Anwendung.
Kömmerling K 27	Kunstkautschuk	Erheblich erhöhtes Krebsrisiko bei großflächiger Anwendung.
Kömmerling K 63	Kunstharze	Unkalkulierbares Krebsrisiko
Kömmerling K 102	Kunstharze	Unkalkulierbares Krebsrisiko
Kömmerling K 123	Kunstharze	Unkalkulierbares Krebsrisiko
Kömmerling K 124 L	Kunstkautschuk, Lösemittel	Erheblich erhöhtes Krebsrisiko bei großflächiger Anwendung.
Kömmerling Körafix T	Kunstharze	Unkalkulierbares Krebsrisiko
Kömmerling Körapox 540	Epoxidharz	Die verarbeiteten Chemikalien sind laut Angaben der MAK-Werte-Kommission zum Teil eindeutig krebserzeugend
Kömmerling Körapur 770	Polyurethan	Beim gebräuchlichsten Polyurethan-Rohstoff, dem TDI, weisen Tierversuche auf ein Krebsrisiko für den Menschen hin.
Kömmerling KS 27	Kunstkautschuk	Erheblich erhöhtes Krebsrisiko bei großflächiger Anwendung.
Kömmerling LK 78	Kunstharze	Unkalkulierbares Krebsrisiko
Kömmerling N 15	Kunstkautschuk	Erheblich erhöhtes Krebsrisiko bei großflächiger Anwendung.

Krebsrisiko Klebstoffe / Klebstoffe für Bodenbeläge

Name und Art des Produkts	Bekannte Inhaltsstoffe	Hinweise zum Krebsrisiko
Kömmerling NL 82	Polychloropren, Lösemittel	Erheblich erhöhtes Krebsrisiko bei großflächiger Anwendung.
Kömmerling PK 103	Kunstharze	Unkalkulierbares Krebsrisiko
Kömmerling PK 107	Kunstharze	Unkalkulierbares Krebsrisiko
Kömmerling PL 81	Polychloropren	Erheblich erhöhtes Krebsrisiko bei großflächiger Anwendung.
Kömmerling WF 84	Kunstharze	Unkalkulierbares Krebsrisiko
Krautol Einseitkleber 5511	Acrylat	Amtliche Untersuchungen zum Krebsrisiko sind noch nicht abgeschlossen.
Krautol Filzkleber 5512	Kunstharz	Unkalkulierbares Krebsrisiko
Krautol Kontaktkleber 5514	Kunstkautschuk, Kunstharz, Lösemittel	Erheblich erhöhtes Krebsrisiko bei großflächiger Anwendung.
Krautol Mehrzweckkleber 5510	Acrylat	Amtliche Untersuchungen zum Krebsrisiko sind noch nicht abgeschlossen.
Krautol Teppichkleber 5513	Kunstharz, Lösemittel	Lösemittel enthalten in der Regel krebserzeugende Verunreinigungen.
Niederlücke D 600 RF	Inhaltsstoffe nicht bekannt	Keine Angaben zum Krebsrisiko möglich.
Niederlücke D 606	Inhaltsstoffe nicht bekannt	Keine Angaben zum Krebsrisiko möglich.
Niederlücke D 610	Inhaltsstoffe nicht bekannt	Keine Angaben zum Krebsrisiko möglich.
Niederlücke E 40-20	Epoxid	Die verarbeiteten Chemikalien sind laut Angaben der MAK-Werte-Kommission zum Teil eindeutig krebserzeugend.
Niederlücke ES 65	Inhaltsstoffe nicht bekannt	Keine Angaben zum Krebsrisiko möglich.

Krebsrisiko Klebstoffe / Klebstoffe für Bodenbeläge

Name und Art des Produkts	Bekannte Inhaltsstoffe	Hinweise zum Krebsrisiko
Niederlücke ES 70	Inhaltsstoffe nicht bekannt	Keine Angaben zum Krebsrisiko möglich.
Niederlücke ES 135	Inhaltsstoffe nicht bekannt	Keine Angaben zum Krebsrisiko möglich.
Niederlücke ES 140	Inhaltsstoffe nicht bekannt	Keine Angaben zum Krebsrisiko möglich.
Niederlücke ES 530	Inhaltsstoffe nicht bekannt	Keine Angaben zum Krebsrisiko möglich.
Niederlücke ES 540	Inhaltsstoffe nicht bekannt	Keine Angaben zum Krebsrisiko möglich.
Niederlücke K 850	Kunstharze, Lösemittel	Lösemittel enthalten in der Regel krebserzeugende Verunreinigungen.
Niederlücke K 851	Kunstharze, Lösemittel	Lösemittel enthalten in der Regel krebserzeugende Verunreinigungen.
Niederlücke K 2000	Kunstharze, Lösemittel	Lösemittel enthalten in der Regel krebserzeugende Verunreinigungen.
Niederlücke KL 810	Kunstharze, Lösemittel	Lösemittel enthalten in der Regel krebserzeugende Verunreinigungen.
Niederlücke L 860	Kunstharze, Lösemittel	Lösemittel enthalten in der Regel krebserzeugende Verunreinigungen.
Niederlücke L 861 D	Inhaltsstoffe nicht bekannt	Keine Angaben zum Krebsrisiko möglich.
Niederlücke LAYFIX WA	Latex	Langzeituntersuchungen auf krebserzeugende Kombinationswirkungen fehlen.
Niederlücke N 712	Polychloropren, Lösemittel	Erheblich erhöhtes Krebsrisiko bei großflächiger Anwendung.
Niederlücke N 725	Polychloropren, Lösemittel	Erheblich erhöhtes Krebsrisiko bei großflächiger Anwendung.
Niederlücke Nibofix	Inhaltsstoffe nicht bekannt	Keine Angaben zum Krebsrisiko möglich.

Krebsrisiko Klebstoffe / Klebstoffe für Bodenbeläge

Name und Art des Produkts	Bekannte Inhaltsstoffe	Hinweise zum Krebsrisiko
Niederlücke NL 710	Polychloropren, Lösemittel	Erheblich erhöhtes Krebsrisiko bei großflächiger Anwendung.
Niederlücke PK 37	Inhaltsstoffe nicht bekannt	Keine Angaben zum Krebsrisiko möglich.
Niederlücke PK 40	Kunstharze, Lösemittel	Lösemittel enthalten in der Regel krebserzeugende Verunreinigungen.
Niederlücke PU 16-00	Polyurethan	Beim gebräuchlichsten Polyurethan-Rohstoff, dem TDI, weisen Tierversuche auf ein Krebsrisiko für den Menschen hin.
Niederlücke Siemcol S 32	Inhaltsstoffe nicht bekannt	Keine Angaben zum Krebsrisiko möglich.
Niederlücke Teppich-Fixierung	Inhaltsstoffe nicht bekannt	Keine Angaben zum Krebsrisiko möglich.
Niederlücke Teppichkleber WL	Inhaltsstoffe nicht bekannt	Keine Angaben zum Krebsrisiko möglich.
Pallmann Einseitkleber D 412	Acrylat	Amtliche Untersuchungen zum Krebsrisiko sind noch nicht abgeschlossen.
Pallmann Dispersionskleber D 302	Polyvinylacetat	Langzeituntersuchungen auf krebserzeugende Kombinationswirkungen fehlen.
Pallmann Kunstharz-Lösemittelkleber L 301	Kunstharz, Lösemittel	Lösemittel enthalten in der Regel krebserzeugende Verunreinigungen.
PCI Belagskleber	Kunstharze	Unkalkulierbares Krebsrisiko
Ramge-Chemie CV-Haftfix	Inhaltsstoffe nicht bekannt	Keine Angaben zum Krebsrisiko möglich.
Ramge-Chemie PERA-AB	Epoxidharze, Xylol	Die verarbeiteten Chemikalien sind laut Angaben der MAK-Werte-Kommission zum Teil eindeutig krebserzeugend.
Ramge-Chemie PERA-B64	Bitumen, Lösemittel	Die verarbeiteten Chemikalien stehen laut MAK-Werte-Kommission zum Teil im begründeten Verdacht, Krebs hervorzurufen.

Krebsrisiko Klebstoffe / Klebstoffe für Bodenbeläge

Name und Art des Produkts	Bekannte Inhaltsstoffe	Hinweise zum Krebsrisiko
Ramge-Chemie PERA-D12	Kunstharze	Unkalkulierbares Krebsrisiko
Ramge-Chemie PERA-D12-L	Kunstharze	Unkalkulierbares Krebsrisiko
Ramge-Chemie PERA-D22	Kunstharze	Unkalkulierbares Krebsrisiko
Ramge-Chemie PERA-D 200	Kunstharze	Unkalkulierbares Krebsrisiko
Ramge-Chemie PERA-D1001	Kunstharze	Unkalkulierbares Krebsrisiko
Ramge-Chemie Perafix	Neoprene, Lösemittel	Lösemittel enthalten in der Regel krebserzeugende Verunreinigungen.
Ramge-Chemie PERA-FT-71	Natur- und Kunstharze, Lösemittel	Lösemittel enthalten in der Regel krebserzeugende Verunreinigungen.
Ramge-Chemie Peralit-MPK	Kunstharze	Unkalkulierbares Krebsrisiko
Ramge-Chemie Peralit MPK Spezial	Kunstharze	Unkalkulierbares Krebsrisiko
Ramge-Chemie PERA-PU 2000	Kunstharze	Unkalkulierbares Krebsrisiko
Ramge-Chemie Perasan	Kunst- und Naturharze, Lösemittel	Lösemittel enthalten in der Regel krebserzeugende Verunreinigungen.
Ramge-Chemie PERA-Striptep	Inhaltsstoffe nicht bekannt	Keine Angaben zum Krebsrisiko möglich.
Ramge-Chemie Peratex	Neoprene, Lösemittel	Lösemittel enthalten in der Regel krebserzeugende Verunreinigungen.
Ramge-Chemie Peratex-L	Neoprene, Lösemittel	Lösemittel enthalten in der Regel krebserzeugende Verunreinigungen.
Ramge-Chemie PERA-Z33	Natur- und Kunstharze, Lösemittel	Lösemittel enthalten in der Regel krebserzeugende Verunreinigungen.

Krebsrisiko Klebstoffe / Klebstoffe für Bodenbeläge

Name und Art des Produkts	Bekannte Inhaltsstoffe	Hinweise zum Krebsrisiko
Ramge-Chemie PERA-Z33-RS	Natur- und Kunstharze, Lösemittel	Lösemittel enthalten in der Regel krebserzeugende Verunreinigungen.
Ramge-Chemie PERA-Z33-RS-L	Natur- und Kunstharze, Lösemittel	Lösemittel enthalten in der Regel krebserzeugende Verunreinigungen.
Ramge-Chemie Perazin-WFP	Natur- und Kunstharze	Unkalkulierbares Krebsrisiko
Ramge-Chemie RADU-TEX	Inhaltsstoffe nicht bekannt	Keine Angaben zum Krebsrisiko möglich.
Ramge-Chemie Teppich-Haftfix	Inhaltsstoffe nicht bekannt	Keine Angaben zum Krebsrisiko möglich.
Roberts Anker-Weld 2905	Chloroprene, Lösemittel	Erheblich erhöhtes Krebsrisiko bei großflächiger Anwendung.
Roberts Anker-Weld 3901	Acrylate	Amtliche Untersuchungen zum Krebsrisiko sind noch nicht abgeschlossen.
Roberts Anker-Weld 3902	Bitumen, Lösemittel	Die verarbeiteten Chemikalien stehen laut MAK-Werte-Kommission zum Teil im begründeten Verdacht, Krebs hervorzurufen.
Roberts Anker-Weld 3903	Acrylate	Amtliche Untersuchungen zum Krebsrisiko sind noch nicht abgeschlossen.
Roberts Anker-Weld 6901	Kunstharze, Lösemittel	Lösemittel enthalten in der Regel krebserzeugende Verunreinigungen.
Roberts Anker-Weld 6902	Kunstharze, Lösemittel	Lösemittel enthalten in der Regel krebserzeugende Verunreinigungen.
Roberts Anker-Weld 6903	Kunstharze, Lösemittel	Lösemittel enthalten in der Regel krebserzeugende Verunreinigungen.
Rousselot KLEFA 194 WA	Kautschuk, Kunstharze	Unkalkulierbares Krebsrisiko
Rousselot KLEFA 667	Kunstharze	Unkalkulierbares Krebsrisiko

Krebsrisiko Klebstoffe / Klebstoffe für Bodenbeläge

Name und Art des Produkts	Bekannte Inhaltsstoffe	Hinweise zum Krebsrisiko
Rousselot KLEFA-898	Kunstharze	Unkalkulierbares Krebsrisiko
Rousselot KLEFA-EK 19	Kunstharze	Unkalkulierbares Krebsrisiko
Rousselot KLEFA-Felt	Kunstharze, Lösemittel	Lösemittel enthalten in der Regel krebserzeugende Verunreinigungen.
Rousselot KLEFA Parkettkleber	Kunstharze, Lösemittel	Lösemittel enthalten in der Regel krebserzeugende Verunreinigungen.
Rousselot KLEFA-Pren	Neoprene, Lösemittel	Lösemittel enthalten in der Regel krebserzeugende Verunreinigungen.
Rousselot KLEFA-Rolltex	Kunstharze, Lösemittel	Lösemittel enthalten in der Regel krebserzeugende Verunreinigungen.
Rousselot KLEFA-Rolltex leitfähig	Kunstharze, Lösemittel	Lösemittel enthalten in der Regel krebserzeugende Verunreinigungen.
Rousselot KLEFA-Schnellkleber	Kunstharze	Unkalkulierbares Krebsrisiko
Rousselot KLEFA-Sockelleistenkleber	Neoprene, Lösemittel	Lösemittel enthalten in der Regel krebserzeugende Verunreinigungen.
Rousselot KLEFA-Teppichfixierung	Kunstharze	Unkalkulierbares Krebsrisiko
Rousselot KLEFA-Tex	Kunstharz, Lösemittel	Lösemittel enthalten in der Regel krebserzeugende Verunreinigungen.
Rousselot Klefa-Universal S	Inhaltsstoffe nicht bekannt	Keine Angaben zum Krebsrisiko möglich.
Sager IBOLA D1	Kunstharze	Unkalkulierbares Krebsrisiko
Sager IBOLA D2	Kunstharze	Unkalkulierbares Krebsrisiko

Krebsrisiko Klebstoffe / Klebstoffe für Bodenbeläge

Name und Art des Produkts	Bekannte Inhaltsstoffe	Hinweise zum Krebsrisiko
Sager IBOLA D3	Inhaltsstoffe nicht bekannt	Keine Angaben zum Krebsrisiko möglich.
Sager IBOLA D 3 L	Inhaltsstoffe nicht bekannt	Keine Angaben zum Krebsrisiko möglich.
Sager IBOLA D4	Kunstharze	Unkalkulierbares Krebsrisiko
Sager IBOLA D6	Kunstharze	Unkalkulierbares Krebsrisiko
Sager IBOLA D33	Kunstharze	Unkalkulierbares Krebsrisiko
Sager IBOLA D85	Kunstharze	Unkalkulierbares Krebsrisiko
Sager IBOLA D100	Kunstharze	Unkalkulierbares Krebsrisiko
Sager IBOLA D 150	Kunstharze	Unkalkulierbares Krebsrisiko
Sager IBOLA EXTRA	Kunstkautschuk, Kunstharze, Lösemittel	Erheblich erhöhtes Krebsrisiko bei großflächiger Anwendung.
Sager IBOLA K 12	Kunstkautschuk, Kunstharze, Lösemittel	Erheblich erhöhtes Krebsrisiko bei großflächiger Anwendung.
Sager IBOLA K 16	Kunstkautschuk, Kunstharze, Lösemittel	Erheblich erhöhtes Krebsrisiko bei großflächiger Anwendung.
Sager IBOLA L 9 L	Kunstkautschuk-Graphit, Benzine, Aromate	Erheblich erhöhtes Krebsrisiko bei großflächiger Anwendung.

Krebsrisiko Klebstoffe / Klebstoffe für Bodenbeläge

Name und Art des Produkts	Bekannte Inhaltsstoffe	Hinweise zum Krebsrisiko
Sager IBOLA L 12	Kunstharze, Lösemittel	Lösemittel enthalten in der Regel krebserzeugende Verunreinigungen.
Sager IBOLA L 15	Kunstharze, Lösemittel	Lösemittel enthalten in der Regel krebserzeugende Verunreinigungen.
Sager IBOLA L 25	Kunstkautschukharze, Benzine, Aromate	Erheblich erhöhtes Krebsrisiko bei großflächiger Anwendung.
Sager IBOLA L 26	Kunstharze, Ester, Alkohol, Aromate	Unkalkulierbares Krebsrisiko
Sager IBOLA L 29	Kunstharze, Ester, Alkohol, Aromate	Unkalkulierbares Krebsrisiko
Sager IBOLA P 5	Kunstkautschuk, Kunstharze, Lösemittel	Erheblich erhöhtes Krebsrisiko bei großflächiger Anwendung.
Sager IBOLA Parkettkleber spezial	Kunstharze	Unkalkulierbares Krebsrisiko
Sager IBOLA R 101	Zweikomponenten-Polyurethan, Graphit	Beim gebräuchlichsten Polyurethan-Rohstoff, dem TDI, weisen Tierversuche auf ein Krebsrisiko für den Menschen hin.
Sager IBOLA R 103	Zweikomponenten-Polyurethan	Beim gebräuchlichsten Polyurethan-Rohstoff, dem TDI, weisen Tierversuche auf ein Krebsrisiko für den Menschen hin.
Sager IBOLA R 105	Zweikomponenten-Polyurethan	Beim gebräuchlichsten Polyurethan-Rohstoff, dem TDI, weisen Tierversuche auf ein Krebsrisiko für den Menschen hin.
Sager IBOLA R 105 L	Zweikomponenten-Polyurethan, Graphit	Beim gebräuchlichsten Polyurethan-Rohstoff, dem TDI, weisen Tierversuche auf ein Krebsrisiko für den Menschen hin.

Krebsrisiko Klebstoffe / Klebstoffe für Bodenbeläge

Name und Art des Produkts	Bekannte Inhaltsstoffe	Hinweise zum Krebsrisiko
Sager IBOLA R 120	Zweikomponenten-Polyurethan, Graphit	Beim gebräuchlichsten Polyurethan-Rohstoff, dem TDI, weisen Tierversuche auf ein Krebsrisiko für den Menschen hin.
Sager IBOLA Spezial-Spachtelmasse Nr. 32	Zweikomponenten-Polyurethan, Graphit	Beim gebräuchlichsten Polyurethan-Rohstoff, dem TDI, weisen Tierversuche auf ein Krebsrisiko für den Menschen hin.
Sager IBOLA TEBOFIX	Kunstharze	Unkalkulierbares Krebsrisiko
Sager IBOLA WA	Latex	Keine Angaben zum Krebsrisiko möglich.
Sager IBOLA WA 84	Kunstharze	Unkalkulierbares Krebsrisiko
Schön Schönolin A Pulverkleber	Zement, Casein	Langzeituntersuchungen auf krebserzeugende Kombinationswirkungen fehlen.
Stauf Bitumenkleber	Bitumen	Die verarbeiteten Chemikalien stehen laut MAK-Werte-Kommission zum Teil im begründeten Verdacht, Krebs hervorzurufen.
Stauf Epoxidharzkleber	Epoxidharz	Die verarbeiteten Chemikalien sind laut Angaben der MAK-Werte-Kommission zum Teil eindeutig krebserzeugend.
Stauf Floorcoll	Inhaltsstoffe nicht bekannt	Keine Angaben zum Krebsrisiko möglich.
Stauf Floorcoll 2000	Kunstharze	Unkalkulierbares Krebsrisiko
Stauf Kaltleim F	Kunstharze	Unkalkulierbares Krebsrisiko
Stauf Kunststoff-Spachtelmasse	Inhaltsstoffe nicht bekannt	Keine Angaben zum Krebsrisiko möglich.
Stauf Linoleumkleber	Kunstharze, Lösemittel	Lösemittel enthalten in der Regel krebserzeugende Verunreinigungen.

Krebsrisiko Klebstoffe / Klebstoffe für Bodenbeläge

Name und Art des Produkts	Bekannte Inhaltsstoffe	Hinweise zum Krebsrisiko
Stauf Rapid	Inhaltsstoffe nicht bekannt	Keine Angaben zum Krebsrisiko möglich.
Stauf Rapid A	Inhaltsstoffe nicht bekannt	Keine Angaben zum Krebsrisiko möglich.
Stauf Rapid M2A	Inhaltsstoffe nicht bekannt	Keine Angaben zum Krebsrisiko möglich.
Stauf Sofortkleber TF	Polychloropren	Erheblich erhöhtes Krebsrisiko bei großflächiger Anwendung.
Stauf Sofortkleber universal	Polychloropren	Erheblich erhöhtes Krebsrisiko bei großflächiger Anwendung.
Stauf Sofortkleber universal	Kunstkautschuk	Erheblich erhöhtes Krebsrisiko bei großflächiger Anwendung.
Stauf Stauf 2311	Kunstharze, Lösemittel	Lösemittel enthalten in der Regel krebserzeugende Verunreinigungen.
Stauf Teppichkleber 202	Kunstharze	Unkalkulierbares Krebsrisiko
Stauf Teppichkleber leitfähig	Kunstharze, Lösemittel	Lösemittel enthalten in der Regel krebserzeugende Verunreinigungen.
Stauf Teppich- und PVC-Filzkleber	Kunstharze	Unkalkulierbares Krebsrisiko
Stauf WFR	Kunstharze	Unkalkulierbares Krebsrisiko
Stauf Wiederaufnahmekleber	Naturlatex	Langzeituntersuchungen auf krebserzeugende Kombinationswirkungen fehlen.
Stauf WRF-F	Kunstharze, Lösemittel	Lösemittel enthalten in der Regel krebserzeugende Verunreinigungen.
Teroson Terokal 60	Polychloropren	Erheblich erhöhtes Krebsrisiko bei großflächiger Anwendung.
Teroson Terokal 100	Polychloropren	Erheblich erhöhtes Krebsrisiko bei großflächiger Anwendung.

Krebsrisiko Klebstoffe / Klebstoffe für Bodenbeläge

Name und Art des Produkts	Bekannte Inhaltsstoffe	Hinweise zum Krebsrisiko
Teroson Terokal 694	Kunstharze	Unkalkulierbares Krebsrisiko
Teroson Terokal 723	Polyurethan	Beim gebräuchlichsten Polyurethan-Rohstoff, dem TDI, weisen Tierversuche auf ein Krebsrisiko für den Menschen hin.
Teroson Terokal 3425	Epoxidharz	Die verarbeiteten Chemikalien sind laut Angaben der MAK-Werte-Kommission zum Teil eindeutig krebserzeugend.
Tivoli Tivofix 4740	Kunstharze	Unkalkulierbares Krebsrisiko
Tivoli Tivopal 450	Kunstharze	Unkalkulierbares Krebsrisiko
Tivoli Tivopal 465	Kunstharze	Unkalkulierbares Krebsrisiko
Tivoli Tivopal 2064	Latex	Langzeituntersuchungen auf krebserzeugende Kombinationswirkungen fehlen.
Tivoli Tivopal 3233	Kunstharze, Toluol, Alkohol	Erheblich erhöhtes Krebsrisiko bei großflächiger Anwendung.
Tivoli Tivopal 4400	Acrylate	Amtliche Untersuchungen zum Krebsrisiko sind noch nicht abgeschlossen.
Tivoli Tivopal 4600	Acrylate	Amtliche Untersuchungen zum Krebsrisiko sind noch nicht abgeschlossen.
Tivoli Tivopal 4700	Acrylate	Amtliche Untersuchungen zum Krebsrisiko sind noch nicht abgeschlossen.
Tivoli Tivopal 8010	Polychloropren, Toluol, Benzin, Ester	Erheblich erhöhtes Krebsrisiko bei großflächiger Anwendung.
Tivoli Tivopal 8438	Toluol, Polychloropren, Benzin, Ester	Erheblich erhöhtes Krebsrisiko bei großflächiger Anwendung.

Krebsrisiko Klebstoffe / Klebstoffe für Bodenbeläge

Name und Art des Produkts	Bekannte Inhaltsstoffe	Hinweise zum Krebsrisiko
Tivoli Tivopal S4	Kunstharze, Toluol, Alkohol	Erheblich erhöhtes Krebsrisiko bei großflächiger Anwendung.
Tivoli Tivopal S44	Kunstharze, Toluol, Alkohol	Erheblich erhöhtes Krebsrisiko bei großflächiger Anwendung.
Tivoli Tivopal SK 5	Kunstkautschuk, Ester, Toluol	Erheblich erhöhtes Krebsrisiko bei großflächiger Anwendung.
Tivoli Tivopox 9802	Epoxid	Die verarbeiteten Chemikalien sind laut Angaben der MAK-Werte-Kommission zum Teil eindeutig krebserzeugend.
Tivoli Tivopur 9532	Polyurethan	Beim gebräuchlichsten Polyurethan-Rohstoff, dem TDI, weisen Tierversuche auf ein Krebsrisiko für den Menschen hin.
Uzin FM 720	Bitumen, Benzin	Die verarbeiteten Chemikalien stehen laut MAK-Werte-Kommission zum Teil im begründeten Verdacht, Krebs hervorzurufen.
Uzin Fondur GN	Kunstkautschuk	Erheblich erhöhtes Krebsrisiko bei großflächiger Anwendung.
Uzin GN 222	Kunstkautschuk, Lösemittel	Erheblich erhöhtes Krebsrisiko bei großflächiger Anwendung.
Uzin GN 266	Kunstkautschuk, Lösemittel	Erheblich erhöhtes Krebsrisiko bei großflächiger Anwendung.
Uzin GN 276	Kunstkautschuk, Lösemittel	Erheblich erhöhtes Krebsrisiko bei großflächiger Anwendung.
Uzin GN 276 L	Kunstkautschuk, Lösemittel	Erheblich erhöhtes Krebsrisiko bei großflächiger Anwendung.
Uzin H 10	Casein, Zement	
Uzin KE 418	Kunstharze	Unkalkulierbares Krebsrisiko

Krebsrisiko Klebstoffe / Klebstoffe für Bodenbeläge

Name und Art des Produkts	Bekannte Inhaltsstoffe	Hinweise zum Krebsrisiko
Uzin KE 428	Kunstharze	Unkalkulierbares Krebsrisiko
Uzin KE 428 L	Kunstharze	Unkalkulierbares Krebsrisiko
Uzin KE 448	Kunstharze	Unkalkulierbares Krebsrisiko
Uzin KE 560 Rolltex	Kunstharze	Unkalkulierbares Krebsrisiko
Uzin KE 570 Textil D	Kunstharze	Unkalkulierbares Krebsrisiko
Uzin KE 575 KWL Spezial	Kunstharze	Unkalkulierbares Krebsrisiko
Uzin KE 603	Kunststoffe, Lösemittel	Lösemittel enthalten in der Regel krebserzeugende Verunreinigungen.
Uzin KE 603 variofix	Kunststoffe	Unkalkulierbares Krebsrisiko
Uzin Kleb + Weg Teppichfixierung	Kunstharze	Unkalkulierbares Krebsrisiko
Uzin KR 430	Polyurethanharze	Beim gebräuchlichsten Polyurethan-Rohstoff, dem TDI, weisen Tierversuche auf ein Krebsrisiko für den Menschen hin.
Uzin KR 430 L	Polyurethanharze	Beim gebräuchlichsten Polyurethan-Rohstoff, dem TDI, weisen Tierversuche auf ein Krebsrisiko für den Menschen hin.
Uzin KR 1509	Epoxidharze	Die verarbeiteten Chemikalien sind laut Angaben der MAK-Werte-Kommission zum Teil eindeutig krebserzeugend.
Uzin KR 1509 L	Epoxidharze	Die verarbeiteten Chemikalien sind laut Angaben der MAK-Werte-Kommission zum Teil eindeutig krebserzeugend.

Krebsrisiko Klebstoffe / Klebstoffe für Bodenbeläge

Name und Art des Produkts	Bekannte Inhaltsstoffe	Hinweise zum Krebsrisiko
Uzin KR 1511	Epoxidharze	Die verarbeiteten Chemikalien sind laut Angaben der MAK-Werte-Kommission zum Teil eindeutig krebserzeugend.
Uzin LE 401	Kunstharze	Unkalkulierbares Krebsrisiko
Uzin LE 420	Natur- und Kunstharze, Lösemittel	Lösemittel enthalten in der Regel krebserzeugende Verunreinigungen.
Uzin MK 70	Kunstharze	Unkalkulierbares Krebsrisiko
Uzin MK 73	Kunstharze, Lösemittel	Lösemittel enthalten in der Regel krebserzeugende Verunreinigungen.
Uzin MK 82	Kunstharze	Unkalkulierbares Krebsrisiko
Uzin TR 140 Textil K	Kunstharze, Lösemittel	Lösemittel enthalten in der Regel krebserzeugende Verunreinigungen.
Uzin TR 140 L Textil K	Kunstharze, Kunstkautschuk, Lösemittel	Erheblich erhöhtes Krebsrisiko bei großflächiger Anwendung.
Uzin TR 163	Lösemittel	Lösemittel enthalten in der Regel krebserzeugende Verunreinigungen.
Uzin TR 185	Kunstharze, Lösemittel	Lösemittel enthalten in der Regel krebserzeugende Verunreinigungen.
Uzin TR 185 L	Kunstharze, Lösemittel	Lösemittel enthalten in der Regel krebserzeugende Verunreinigungen.
Uzin Universalfixierung	Kunstharze	Unkalkulierbares Krebsrisiko
Wakol D 402	Acrylate	Amtliche Untersuchungen zum Krebsrisiko sind noch nicht abgeschlossen.

Krebsrisiko Klebstoffe / Klebstoffe für Bodenbeläge

Name und Art des Produkts	Bekannte Inhaltsstoffe	Hinweise zum Krebsrisiko
Wakol D 931	Acrylate	Amtliche Untersuchungen zum Krebsrisiko sind noch nicht abgeschlossen.
Wakol D 931 L	Acrylate	Amtliche Untersuchungen zum Krebsrisiko sind noch nicht abgeschlossen.
Wakol D 955	Acrylate	Amtliche Untersuchungen zum Krebsrisiko sind noch nicht abgeschlossen.
Wakol D 961 CV-Kleber	Acrylate	Amtliche Untersuchungen zum Krebsrisiko sind noch nicht abgeschlossen.
Wakol D 966	Kunstharze	Unkalkulierbares Krebsrisiko
Wakol D 980	Kunstharze	Unkalkulierbares Krebsrisiko
Wakol D 984	Acrylate	Amtliche Untersuchungen zum Krebsrisiko sind noch nicht abgeschlossen.
Wakol D 990 K	Kunstharze	Unkalkulierbares Krebsrisiko
Wakol D 1630	Kunstharze	Unkalkulierbares Krebsrisiko
Wakol EP 157	Epoxidharze	Die verarbeiteten Chemikalien sind laut Angaben der MAK-Werte-Kommission zum Teil eindeutig krebserzeugend.
Wakol K 418	Kunstharze, Lösemittel	Lösemittel enthalten in der Regel krebserzeugende Verunreinigungen.
Wakol K 433 Dkl	Kunstharze, Lösemittel	Lösemittel enthalten in der Regel krebserzeugende Verunreinigungen.
Wakol K 433 hell	Kunstharze, Lösemittel	Lösemittel enthalten in der Regel krebserzeugende Verunreinigungen.

Krebsrisiko Klebstoffe / Klebstoffe für Bodenbeläge

Name und Art des Produkts	Bekannte Inhaltsstoffe	Hinweise zum Krebsrisiko
Wakol K 440	Kunstharze, Lösemittel	Lösemittel enthalten in der Regel krebserzeugende Verunreinigungen.
Wakol KHK 466	Kunstharze, Lösemittel	Lösemittel enthalten in der Regel krebserzeugende Verunreinigungen.
Wakol KHK 484	Kunstharze, Lösemittel	Lösemittel enthalten in der Regel krebserzeugende Verunreinigungen.
Wakol KHK 486	Kunstharze, Lösemittel	Lösemittel enthalten in der Regel krebserzeugende Verunreinigungen.
Wakol NE 40 SL	Polychloroprene, Lösemittel	Erheblich erhöhtes Krebsrisiko bei großflächiger Anwendung.
Wakol NE 413	Polychloroprene, Lösemittel	Erheblich erhöhtes Krebsrisiko bei großflächiger Anwendung.
Wakol NE 413 L	Polychloroprene, Lösemittel	Erheblich erhöhtes Krebsrisiko bei großflächiger Anwendung.
Wakol PU 270	Polyurethane	Beim gebräuchlichsten Polyurethan-Rohstoff, dem TDI, weisen Tierversuche auf ein Krebsrisiko für den Menschen hin.
Wakol PU 460	Polyurethane, Lösemittel	Beim gebräuchlichsten Polyurethan-Rohstoff, dem TDI, weisen Tierversuche auf ein Krebsrisiko für den Menschen hin.
Wulff A 15	Kunstharze, Lösemittel	Lösemittel enthalten in der Regel krebserzeugende Verunreinigungen.
Wulff A 15 R	Kunstharze, Lösemittel	Lösemittel enthalten in der Regel krebserzeugende Verunreinigungen.
Wulff A 17	Kunstharze, Lösemittel	Lösemittel enthalten in der Regel krebserzeugende Verunreinigungen.

Krebsrisiko Klebstoffe / Klebstoffe für Bodenbeläge

Name und Art des Produkts	Bekannte Inhaltsstoffe	Hinweise zum Krebsrisiko
Wulff A 30	Kunstharze, Lösemittel	Lösemittel enthalten in der Regel krebserzeugende Verunreinigungen.
Wulff AC 7	Kunstharze	Unkalkulierbares Krebsrisiko
Wulff DF 10	Kunstharze, Lösemittel	Lösemittel enthalten in der Regel krebserzeugende Verunreinigungen.
Wulff DPM	Kunstharze	Unkalkulierbares Krebsrisiko
Wulff EP	Epoxidharz	Die verarbeiteten Chemikalien sind laut Angaben der MAK-Werte-Kommission zum Teil eindeutig krebserzeugend.
Wulff EP-EL	Epoxidharz	Die verarbeiteten Chemikalien sind laut Angaben der MAK-Werte-Kommission zum Teil eindeutig krebserzeugend.
Wulff ES 12	Kunstharze	Unkalkulierbares Krebsrisiko
Wulff ES 14	Kunstharze	Unkalkulierbares Krebsrisiko
Wulff ES 18	Kunstharze	Unkalkulierbares Krebsrisiko
Wulff H	Kunstkautschuk, Lösemittel	Erheblich erhöhtes Krebsrisiko bei großflächiger Anwendung.
Wulff HL	Kunstkautschuk, Lösemittel	Erheblich erhöhtes Krebsrisiko bei großflächiger Anwendung.
Wulff KHM	Kunstharze, Lösemittel	Lösemittel enthalten in der Regel krebserzeugende Verunreinigungen.
Wulff L 4	Kunstharze	Unkalkulierbares Krebsrisiko
Wulff L 33	Kunstharze, Lösemittel	Lösemittel enthalten in der Regel krebserzeugende Verunreinigungen.

Krebsrisiko Klebstoffe / Klebstoffe für Bodenbeläge

Name und Art des Produkts	Bekannte Inhaltsstoffe	Hinweise zum Krebsrisiko
Wulff PU	Polyurethan	Beim gebräuchlichsten Polyurethan-Rohstoff, dem TDI, weisen Tierversuche auf ein Krebsrisiko für den Menschen hin.
Wulff Tex-Spezial	Kunstkautschuk, Lösemittel	Erheblich erhöhtes Krebsrisiko bei großflächiger Anwendung.
Wulff Tex-Spezial	Kautschuk, Lösemittel	Lösemittel enthalten in der Regel krebserzeugende Verunreinigungen.
Wulff W 20	Naturlatex	Langzeituntersuchungen auf krebserzeugende Kombinationswirkungen fehlen.
Zika 930 und 931	Kunstharze	Unkalkulierbares Krebsrisiko
Zika 950	Kunstkautschuk	Erheblich erhöhtes Krebsrisiko bei großflächiger Anwendung.
Zika 960	Kunstkautschuk	Erheblich erhöhtes Krebsrisiko bei großflächiger Anwendung.
Zika 961	Kunstkautschuk	Erheblich erhöhtes Krebsrisiko bei großflächiger Anwendung.
Zika 965	Kunstharze, Sprit	Unkalkulierbares Krebsrisiko

Krebsrisiko Textilfasern

Der Gedanke, daß der Schlafanzug eines Kindes Feuer fangen und lichterloh brennen könnte, ist anscheinend gar nicht so abwegig. Man könnte – und konnte – daraus die Vorschrift ableiten, solche Textilien flammhemmend auszurüsten. Raumfahrer-Outfit für das Kinderzimmer? Mitnichten. Anfang der 70er Jahre wurde in den USA eine Verordnung erlassen, wonach Kinderschlafanzüge strenge Anforderungen hinsichtlich ihrer Nichtbrennbarkeit erfüllen müssen. Man erreichte diesen Effekt zum Teil mit bestimmten Chemiefasern, vor allem aber durch den Zusatz der chemischen Verbindung TRIS, Tris-(2,3-dibrompropyl)phosphat.

Manche europäische Pyjama-Hersteller «rüsteten nach», um in die USA exportieren zu können. Aber auch bei uns wurden solche Schlafanzüge angeboten. Und zwar auch dann noch, als sie in den USA bereits verboten waren.[1] Das Verwendungsverbot dieser zuerst als harmlos eingeschätzten Chemikalie war 1977 verhängt worden, als sich zeigte, daß TRIS Krebs erzeugen kann.[2] 1978 wurde die Ausfuhr von Kinderschlafanzügen mit TRIS-Ausrüstung aus den USA eingestellt. 1980 folgte der Bundesminister für Jugend, Familie und Gesundheit mit einem Verwendungsverbot für TRIS, zumindest in Kinderschlafanzügen.

Ein solches Verwendungsverbot ist absolut unüblich in der Textilbranche. Die Verbandsmanager stehen nach wie vor auf dem Standpunkt, daß ein Regelungsbedarf für den Bereich der Textilausrüstungsmittel nicht besteht.[3]

Sie verweisen auf das Lebensmittel- und Bedarfsgegenstände-Gesetz (LMBG), das auch Textilien, die «dazu bestimmt sind, nicht nur vorübergehend mit dem menschlichen Körper in Berührung zu kommen», zu den Bedarfsgegenständen zählt, bei denen nach § 30 dieses Gesetzes der Hersteller in die Pflicht genommen wird. Er hat dafür Sorge zu tragen, daß als Ausrüstungsmittel nur solche Stoffe verwendet werden, die sicherstellen, daß das Erzeugnis nach dem jeweiligen Stand der wissenschaftlichen Erkenntnisse bei bestimmungsgemäßem oder vorauszusehendem Gebrauch nicht geeignet ist, die Gesundheit zu schädigen.[4]

Doch eine Institution, die die Beachtung dieses Gesetzes kontrolliert und den Verbraucher vor potentiell gesundheitsschädlichen und krebserzeugenden Chemikalien in Textilien schützt, gibt es in der Bundesrepublik nicht. Auch beim Bundesgesundheitsamt hat man «schlicht keinen Überblick über den Einsatz einzelner Stoffe».[5]

Dabei sollte ein Blick auf das krebserzeugende Potential einiger Massenchemikalien, die in der Textilindustrie verarbeitet werden, genügen, um die Alarmglocken läuten zu lassen.

Das krebserzeugende Potential
in der Textilindustrie eingesetzter Chemikalien

Chemikalien	Verwendung	Hinweise zum Krebsrisiko
Formaldehyd	Um Baumwolle und andere Textilfasern pflegeleicht zu machen.	Begründeter Verdacht auf krebserzeugendes Potential.[6]
Acrylnitril	Zur Herstellung von Acrylfasern und zur Verbesserung der Baumwollqualität.	Eindeutige Krebsgefahr für den Menschen.[7]
Benzol	Ausgangsstoff für viele chemische Prozesse, z. B. die Nylon- und Farbstoffherstellung.	Kann beim Menschen Krebs erzeugen.[8]
Ethyleminin	Als Textilhilfsmittel, z. B. zur Verbesserung der Naßfestigkeit.	Eindeutige Krebsgefahr für den Menschen.[9]
Vinylchlorid	Zur Herstellung von PVC-Fasern und Textilappreturen.	Kann beim Menschen Krebs erzeugen.[10]
Anilin- und Azo-Farbstoffe	Zur Herstellung von Farbstoffen.	Begründeter Verdacht auf krebserzeugendes Potential.[11]
Monochlordimethylether, Hydrazin, Dimethylsulfat u. a.	Zur Herstellung von Farbstoffen.	Kann beim Menschen Krebs erzeugen.[12]
Epichlorhydrin	Zur «Veredelung» von Textilien.	Eindeutige Krebsgefahr für den Menschen.[13]

Da den Fachleuten die offizielle Einstufung der Chemikalien, mit denen sie massenweise umgehen (wobei sie strenge Arbeitsschutzvorschriften sicherlich auch beachten), wohl bekannt ist, müssen sie eine Art «kollektiven Verdrängungszwang» entwickelt haben. Anders ist die Tatsache schwer zu erklären, daß das Krebsrisiko, das von den meisten Textilprodukten ausgeht, in der Fachliteratur unerwähnt bleibt. Man sucht vergebens im Sachregister von Textilfachbüchern nach dem Stichwort «Krebs».

Angesichts des Defizits an Informationen über den genauen Verwendungszweck der Chemikalienflut, müssen wir uns in diesem Kapitel auf einige beispielhafte und gravierende Krebsrisiken beschränken.

Chemiefasern mit unkalkulierbaren Krebsrisiken

Jährlich werden weltweit über 30 Millionen Tonnen Textilfasern produziert; etwa die Hälfte davon sind Chemiefasern. Ihr Anteil ist in den letzten 30 Jahren ständig gewachsen, während der Anteil an Naturfasern und chemisch hergestellten Cellulosefasern kontinuierlich gesunken ist.

Weltproduktion der wichtigsten Textilfasern

Jahr	gesamt Mill. t	Baumwolle %	Wolle %	Chemiefasern synthetisch %	Chemiefasern Cellulose-Basis %
1970	22	55	7	22	16
1975	25	52	6	31	12
1978	28	46	6	36	12
1980	30	46	5	38	11
1982	30	49	5	35	11
1983	31	48	5	38	10
1984 *	32	47	5	38	10

* geschätzt

Quelle: Peter, M.: *Grundlage der Textilveredelung,* Frankfurt/M. 1985

Die Weltproduktion an Chemiefasern

	Tonnen	%
Celluloseacetat	300 000	2,1
Polyester	5 600 000	38,4
Polyamide	3 200 000	21,9
Viscose	2 800 000	19,2
Polyacryl	2 200 000	15,1
übrige	500 000	3,4
insgesamt	14 600 000	100,0

Quelle: Bauer, R., Koslowski, H.J.: *Chemiefaser-Lexikon,* Frankfurt/M. 1983

Man unterscheidet bei den Chemiefasern zwei große Gruppen. Solche aus *synthetischen* und solche aus *natürlichen* Rohstoffen.

Chemiefasern aus synthetischen Rohstoffen werden auf chemisch-technischem Weg aus den im wesentlichen gleichen Kunststoffmassen hergestellt, die auch für Kunststoff-Bedarfsartikel verwendet werden[14], z.B. Polyamidfasern aus Polyamid und Polyesterfasern aus Polyester.

Das Krebsrisiko, das von diesen Fasern ausgeht, ist im großen und ganzen identisch mit dem ihrer Ausgangsstoffe. Deshalb gelten auch die gleichen grundsätzlichen Risiken wie im Kapitel *Krebsrisiko Kunststoffe.* Kurz:

1. Chemiefasern enthalten wie alle Kunststoffe technisch unvermeidbare Anteile ungebundener Restmonomere ihrer chemischen Ausgangsstoffe und zahlreicher Hilfsstoffe.

2. Es ist davon auszugehen, daß diese Restmonomere wie bei allen Kunststoffen langfristig ausgeschieden werden (Migration) und per Hautkontakt, aber auch über die Atemluft in den menschlichen Organismus gelangen.

3. Aus der Fachliteratur über die Verwendungszwecke von Chemikalien, die beim Menschen Krebs erzeugen bzw. in diesem Verdacht stehen, geht hervor, daß sehr viele auch in der Textilindustrie (wenn auch nicht nur zu Chemiefasern) verarbeitet werden. Teilweise in Größenordnungen von mehreren hunderttausend Tonnen.[15]

4. In der Textilindustrie werden zudem mehrere tausend chemische Verbindungen eingesetzt, die nie ausreichend auf ihre krebsverursachende Wirkung überprüft wurden. Von einigen Ausnahmen abgesehen sind bestenfalls 90tägige Tierversuche erfolgt.[16] Daher dürfte man heute wohl guten Gewissens keiner Chemiefaser bescheinigen, daß sie keine Krebsgefährdung darstellt. (Weitere Hinweise zum Krebsrisiko von Chemiefasern finden Sie im *ABC der Krebsgifte.*)

Zu den Chemiefasern werden auch die aus *natürlichen* Rohstoffen künstlich hergestellten Textilfasern gezählt, z.B.:

Cellulosefasern aus Cellulose
Celluloseacetatfasern aus modifizierter Cellulose
Proteinfasern aus Proteinen
Alginatfasern aus Alginsäure

Eine möglicherweise krebserzeugende Wirkung dieser Fasern kann inzwischen genausowenig ausgeschlossen werden wie bei Baumwolle. Unter anderem liegt dies an dem weltweiten Einsatz von sogenannten Pflanzenschutzmitteln, von denen sich inzwischen mehrere als krebserzeugend herausgestellt haben.[17] (Siehe auch *Krebsrisiko Pflanzenschutz- und Schädlingsbekämpfungsmittel.*)

Baumwolle – gefährlicher als Chemiefasern?

Baumwolle wird heute überwiegend auf riesigen Plantagen maschinell angebaut, behandelt und geerntet. In den USA z. B., wo etwa ein Drittel der weltweiten Produktion eingebracht wird, besprühen tieffliegende Flugzeuge die Pflanzen mit chemischen Dünge- und Pflanzenschutzmitteln. Vor dem Einsatz moderner Pflückmaschinen werden die Sträucher chemisch entlaubt. Danach beschleunigt man den Reifeprozeß der noch unreifen Kapseln, so daß sie alle etwa gleichzeitig geerntet werden können. Chemisch entlaubt wird in Amerika schon seit fast 50 Jahren.

Mehrere Schädlingsbekämpfungsmittel, die seit geraumer Zeit großzügig auf Baumwollplantagen angewendet werden, stehen unter Krebsverdacht, unter anderem die Gruppe der chlordimeformhaltigen Insektenvernichtungsmittel.[18]

In der Bundesrepublik war Chlordimeform jahrelang unter den Handelsnamen Fundal und Galecron im Acker-, Gemüse-, Obst-, Wein- und Zierpflanzenanbau verwendet worden. Als sich 1976 erstmals der Krebsverdacht erhärtete, wurde das Mittel hierzulande vom Markt genommen.[19] Inzwischen wird Fundal ausschließlich für den Export hergestellt.

In einer gleichzeitig in über 20 Ländern veröffentlichten Studie dokumentiert die internationale Umweltschutzorganisation Pestizid-Aktions-Netzwerk (PAN), daß Chlordimeform Krebs hervorruft.[20] Die PAN-Studie basiert auf zuvor unveröffentlichten Untersuchungen des Schweizer Chemiekonzerns Ciba-Geigy.

Ob Chlordimeform von der Baumwollfaser aufgenommen wird und letztlich im Textilgewebe seine Wirkung entfaltet, ist bisher ungeklärt. Es dürfte auch relativ unwichtig sein, denn fast die gesamte Produktion an Baumwolltextilien wird inzwischen mit Kunstharzen aus Formaldehyd «veredelt», das im Tierversuch eindeutig Krebs verursacht.[21]

Es ist übrigens nicht das einzige Gift, mit dem Textilien ausgerüstet werden: Auch Acrylnitril und Epichlorhydrin, die laut MAK-Werte-Kommission eine eindeutige Krebsgefahr für den Menschen darstellen, finden Verwendung.[22]

404

Je farbiger, desto größer die Gefahr?

Die Farbstoffproduktion ist angestammter Bereich der chemischen Industrie. Viele große Chemiekonzerne sind aus der Farbstoffindustrie hervorgegangen. Die in der modernen Textilindustrie heute eingesetzten Farbstoffe (weltweit jährlich etwa 360 000 Tonnen) werden praktisch ausnahmslos synthetisch hergestellt. Und zwar überwiegend aus chemischen Ausgangsstoffen, deren krebserzeugendes Potential für den Menschen seit langem erwiesen[23] oder bei denen aufgrund ihrer chemischen Struktur zu erwarten ist, daß sie sich nach und nach als krebserzeugend erweisen werden.[24]

Bei folgenden chemischen Grundstoffen für die Farbherstellung äußert die MAK-Werte-Kommission begründeten Verdacht auf krebserzeugendes Potential[25]: bei Anilin und Azo-Farbstoffen aus doppelt diazotiertem Benzidin.

Bei weiteren Farbstoffchemikalien ist laut MAK-Werte-Kommission das krebserzeugende Potential für den Menschen sogar eindeutig erwiesen, unter anderem bei[26]:

4-Aminodiphenyl
Arsen
Benzidin (zur Herstellung von Azo-Farbstoffen)
Benzol
Monochlordimethylether
2-Naphtylamin

Bei folgenden Chemikalien für die Herstellung von Farbstoffen gibt die MAK-Werte-Kommission an, daß sie sich im Tierversuch als eindeutig krebserzeugend erwiesen haben und eine Krebsgefahr für den Menschen darstellen:

Acrylnitril
Chrom-III-chromate
1,2-Dibromethan
3,3'-Dimethoxybenzidin
1,1-Dimetylhydrazin
Dimethylsulfat
Epichlorhydrin
Ethylenimin
Hydrazin
2-Nitropropan

Welche Wölfe in farbenfrohen Schafskleidern! Immerhin handelt es sich bei den Chemikalien der letzten Gruppe um solche, für die die MAK-Werte-Kommission keinen Grenzwert angeben kann, der noch als unbedenklich gilt.[27]

Es wäre jedoch falsch, der Textilindustrie grenzenlosen Leichtsinn im Umgang mit Krebsgiften vorzuwerfen. Sie bemüht sich ständig, die Farbstoffe fester auf die Textilien zu fixieren, um den Übergang auf die Haut zu reduzieren. Von der Ökologie- und Toxikologie-Abteilung der Farbstoffindustrie (ETAD) wurde eine tägliche Farbstoffaufnahme von in der Regel weit unter 1 μg pro Kilogramm Körpergewicht berechnet.[28]

Die ETAD kommt dann zu dem in Kreisen der chemischen Industrie häufig zu hörenden Untersuchungsergebnis, daß der Übergang somit nicht kritisch sei.[29]

Fungizide, Insektizide, Stabilisatoren, Weichmacher und andere Krebsgifte in der Kleidung

Die Bewertung des Krebsrisikos der vielen tausend chemischen Hilfsstoffe, die in der Textilindustrie (vor allem in der Textilveredelung) eingesetzt werden, würde wohl Hunderte von Wissenschaftlern jahrzehntelang beschäftigen. Dennoch mangelt es auch hier, wie überall, wo es um Krebsrisiken geht, weniger am Wissen als an Konsequenzen.

Das Krebspotential ließe sich bereits durch das Verbot der Verarbeitung derjenigen Chemikalien drastisch verringern, die in der MAK-Werte-Liste als eindeutig krebsgefährdend für den Menschen bewertet wurden.[30] Bis auf wenige Ausnahmen wird nämlich das gesamte Spektrum der krebserzeugenden Chemikalien, für die am Arbeitsplatz schärfste Sicherheitsmaßnahmen vorgeschrieben werden, in der Textilindustrie verarbeitet.[31] (Siehe *ABC der Krebsgifte.*)

Chemisch reinigen – ein Krebsrisiko?

Täglich werden in der Bundesrepublik über eine Million Kleidungsstücke chemisch gereinigt, mit Chemikalien also. Das überwiegend eingesetzte Lösemittel heißt Perchlorethylen, meist kurz als «Per» bezeichnet. Das Magazin *Öko-Test* hat untersuchen lassen, wie lange wieviel Per nach der Reinigung in den Kleidungsstücken bleibt. Die Chemiker fanden zwischen 0,05 und 9,5 Milligramm davon in einem Kilogramm Stoff.[32] Von dieser Menge waren nach drei Stunden etwa 15 Prozent verdunstet, nach 24 Stunden schon fast 85 Prozent und 48 Stunden danach wurde noch eine Restmenge von 0,5 Prozent des Pergehalts gemessen, der in diesem Test sechs Minuten nach der Reinigung ermittelt worden war.[33]

Per gehört zur großen Gruppe der Chlorkohlenwasserstoffe. Viele Umweltchemikalien aus dieser Gruppe haben gravierende Umweltbelastungen verursacht, z.B. DDT, Dieldrin, Aldrin, Polychlorierte Biphenyle und Vinylchlorid. In den letzten Jahren hat sich ein Chlorkohlenwasserstoff nach dem anderen als krebserzeugend erwiesen.[34] Diese chemische Familie gilt deshalb als potentiell krebsverdächtig.[35]

Zwar ergaben amerikanische Studien, daß Perchlorethylen im Tierversuch eindeutig Leukämien sowie Nieren- und Leberkrebs auszulösen vermag, aber eine offizielle Einstufung als krebserzeugend war bis zum Redaktionsschluß dieses Buches nicht erfolgt.

Wie läßt sich dieses Krebsrisiko verringern?

▷ Tragen Sie keine Textilien direkt auf der Haut, die ganz oder teilweise aus Polyacryl- oder PVC-Fasern oder aus undefinierbaren Mischungen bestehen. Zum Beispiel wird wärmende Unterwäsche für Rheumatiker vorzugsweise aus PVC-Fasern hergestellt.

▷ Vermeiden Sie jede großflächige Verwendung von Textilien (z.B. als Teppichboden oder Vorhang), wenn Sie nicht genau wissen, aus welchen Fasern sie bestehen und wie sie im wesentlichen ausgerüstet sind. Versuchen Sie Ihre Kaufentscheidung zumindest bei größeren Anschaffungen von einer schriftlichen Erklärung darüber abhängig zu machen, daß das betreffende Produkt keine Stoffe freisetzt, die von der MAK-Werte-Kommission offiziell als krebserzeugend oder begründet krebsverdächtig eingestuft wurde.

▷ Vermeiden Sie auch den Hautkontakt mit Heimtextilien (z.B. Möbelstoffen), vor allem aus Polyacryl- und PVC-Fasern.

▷ Wenn Sie das kleidungsbedingte Krebsrisiko für Ihre Kinder so niedrig wie möglich halten wollen, sollten Sie auf folgendes achten: Besonders die farbenprächtige Kinderkleidung kann aufgrund der üblicherweise verwendeten chemischen Farbstoffe eine erhebliche Krebsgefährdung darstellen. Für Textilien, die direkt auf der Haut getragen werden, sollten Sie deshalb entweder ungefärbte naturbelassene Fasern oder mit Pflanzenfarben gefärbte Naturfasern bevorzugen. Sie müssen allerdings garantiert frei sein von Kunstharzen und chemischer Ausrüstung. Solche Textilien werden häufig in Biomärkten, Reformhäusern oder speziellen Naturbekleidungsgeschäften angeboten. Doch seien Sie auch dort kritisch! Relativ sicher gehen Sie bei Babykleidung, wenn Sie Ware aus Naturseide kaufen.

▷ Nach der seit Herbst 1986 gültigen Gefahrstoff-Verordnung müssen Textilien, bei denen die Konzentration an freiem Formaldehyd mehr als 1500 ppm beträgt, folgendermaßen gekennzeichnet sein: «Enthält Formaldehyd. Es wird empfohlen, das Kleidungsstück zur besseren Hautverträglichkeit vor dem ersten Tragen zu waschen.» Ein eindeutiger Hinweis darauf, daß das Kleidungsstück die Haut mit einer im Tierversuch krebserzeugenden Chemikalie belastet.

▷ Wenn Sie nicht auf völlig formaldehydfreie Kleidung ausweichen wollen oder können, sollten Sie zumindest Textilien aus Japan bevorzugen. Dort muß Baby- und Kleinkindbekleidung völlig formaldehydfrei sein, sonstige Textilien dürfen maximal bis 775 ppm freies Formaldehyd enthalten.[36]

▷ Waschen Sie generell jedes Kleidungsstück, das hautnah getragen werden soll, mehrmals vor dem ersten Tragen.

Bedeutung der Hinweise zum Krebsrisiko Textilfasern

Die Aussage *Hinweise auf krebserzeugende Wirkungen liegen nicht vor* bedeutet, daß sich aus der verwendeten Fachliteratur keine Anhaltspunkte für ein krebserzeugendes Potential dieses Produkts ergeben.

Der Hinweis *Keine Angaben zum Krebsrisiko möglich* mußte erfolgen, wenn die vorliegenden Daten zu den Inhaltsstoffen nicht ausreichten, um mit Hilfe der verwendeten Fachliteratur und der befragten Sachverständigen einen konkreten Hinweis zum Krebsrisiko geben zu können.

Der Hinweis *Langzeituntersuchungen zum Krebsrisiko der Zusatzstoffe fehlen* wurde gegeben, wenn Sachverständigenaussagen bzw. die verwendete Fachliteratur Hinweise darauf enthielten, daß in dieser Produktgruppe Zusatzstoffe eingesetzt werden, deren krebsrelevante Langzeitwirkungen bisher nicht untersucht wurden.

Der Hinweis *Eindeutige Krebsgefährdung durch austretende Rest-monomere; vor allem bei Hautkontakt* erfolgte dann,
– wenn das Produkt unter anderem aus chemischen Substanzen hergestellt wird, deren eindeutige Krebsgefährdung durch die MAK-Werte-Kommission festgestellt wurde;
– wenn austretende Restmonomere dieser krebserzeugenden Chemikalien bei Hautkontakt in den Organismus übergehen können.

Krebsrisiko Textilfasern

Name der Textilfaser	Textilfaser-gruppe	Hinweise zum Krebsrisiko
Aberclare	Polypropylen	Hinweise auf krebserzeugende Wirkungen liegen nicht vor.
A.C.E.	Polyester	Keine Angaben zum Krebsrisiko möglich.
Acelan	Polyacryl	Eindeutige Krebsgefährdung durch austretende Restmonomere; vor allem bei Hautkontakt.
Acetat	Acetat	Hinweise auf krebserzeugende Wirkungen liegen nicht vor.
Acrilan	Polyacryl	Eindeutige Krebsgefährdung durch austretende Restmonomere; vor allem bei Hautkontakt.
Acrocel	Polyester	Keine Angaben zum Krebsrisiko möglich.
Akvaflex	Polypropylen	Hinweise auf krebserzeugende Wirkungen liegen nicht vor.
Alpearl	Polyacryl	Eindeutige Krebsgefährdung durch austretende Restmonomere; vor allem bei Hautkontakt.
Alpha Carpet	Polypropylen	Hinweise auf krebserzeugende Wirkungen liegen nicht vor.
Amco	Polyethylen, Polypropylen	Hinweise auf krebserzeugende Wirkungen liegen nicht vor.
American	Polyethylen, Polypropylen	Hinweise auf krebserzeugende Wirkungen liegen nicht vor.
Amilan	Polyamid	Langzeituntersuchungen zum Krebsrisiko der Zusatzstoffe fehlen.
Amilon	Polyester	Keine Angaben zum Krebsrisiko möglich.
Amoco PP 3	Polypropylen	Hinweise auf krebserzeugende Wirkungen liegen nicht vor.
Anso	Polyamid	Langzeituntersuchungen zum Krebsrisiko der Zusatzstoffe fehlen.
Antron	Polyamid	Langzeituntersuchungen zum Krebsrisiko der Zusatzstoffe fehlen.

Krebsrisiko Textilfasern

Name der Textilfaser	Textilfaser-gruppe	Hinweise zum Krebsrisiko
Aqualon	Polyamid	Langzeituntersuchungen zum Krebsrisiko der Zusatzstoffe fehlen.
Aqualon	Polyacryl	Eindeutige Krebsgefährdung durch austretende Restmonomere; vor allem bei Hautkontakt.
Arenka	Aramid	Keine Angaben zum Krebsrisiko möglich.
Arnel	Triacetat	Hinweise auf krebserzeugende Wirkungen liegen nicht vor.
Asahi Kasei Ester	Polyester	Keine Angaben zum Krebsrisiko möglich.
Asahi Kasei Nylon	Polyamid	Langzeituntersuchungen zum Krebsrisiko der Zusatzstoffe fehlen.
Asota	Polypropylen	Hinweise auf krebserzeugende Wirkungen liegen nicht vor.
Atom	Polyamid	Langzeituntersuchungen zum Krebsrisiko der Zusatzstoffe fehlen.
Avitron	Polyester	Keine Angaben zum Krebsrisiko möglich.
Avlin	Polyester	Keine Angaben zum Krebsrisiko möglich.
Avril	Modal	Keine Angaben zum Krebsrisiko möglich.
Aztecron	Polyamid	Langzeituntersuchungen zum Krebsrisiko der Zusatzstoffe fehlen.
Bale Lok	Polypropylen	Hinweise auf krebserzeugende Wirkungen liegen nicht vor.
Beamette	Polypropylen	Hinweise auf krebserzeugende Wirkungen liegen nicht vor.
Bellex	Polyethylen, Polypropylen	Hinweise auf krebserzeugende Wirkungen liegen nicht vor.
Besion	Polyacryl	Eindeutige Krebsgefährdung durch austretende Restmonomere; vor allem bei Hautkontakt.

Krebsrisiko Textilfasern

Name der Textilfaser	Textilfaser-gruppe	Hinweise zum Krebsrisiko
Bi-loft	Bikomponenten-Faser	Keine Angaben zum Krebsrisiko möglich.
Bluebell	Polypropylen	Hinweise auf krebserzeugende Wirkungen liegen nicht vor.
Blue C	Polyester	Keine Angaben zum Krebsrisiko möglich.
Bolta	Saran	Keine Angaben zum Krebsrisiko möglich.
Bondtie	Polyethylen, Polypropylen	Hinweise auf krebserzeugende Wirkungen liegen nicht vor.
Borgolon	Polyamid	Langzeituntersuchungen zum Krebsrisiko der Zusatzstoffe fehlen.
Bri-Nylon	Polyamid	Langzeituntersuchungen zum Krebsrisiko der Zusatzstoffe fehlen.
Caicara	Polyamid	Langzeituntersuchungen zum Krebsrisiko der Zusatzstoffe fehlen.
Camalon	Polyamid	Langzeituntersuchungen zum Krebsrisiko der Zusatzstoffe fehlen.
Cantrece	Polyamid	Langzeituntersuchungen zum Krebsrisiko der Zusatzstoffe fehlen.
Caprolan	Polyamid	Langzeituntersuchungen zum Krebsrisiko der Zusatzstoffe fehlen.
Carbyl	Polyamid	Langzeituntersuchungen zum Krebsrisiko der Zusatzstoffe fehlen.
Cashmilon	Polyacryl	Eindeutige Krebsgefährdung durch austretende Restmonomere; vor allem bei Hautkontakt.
Celtrel	Polyamid	Langzeituntersuchungen zum Krebsrisiko der Zusatzstoffe fehlen.
Centuron	Polyester	Keine Angaben zum Krebsrisiko möglich.
Charisma	Olefin	Hinweise auf krebserzeugende Wirkungen liegen nicht vor.
Chinon	Promix	Keine Angaben zum Krebsrisiko möglich.

Krebsrisiko Textilfasern

Name der Textilfaser	Textilfaser-gruppe	Hinweise zum Krebsrisiko
Chisso Polypro	Polypropylen	Hinweise auf krebserzeugende Wirkungen liegen nicht vor.
Cifalon	Polyamid	Langzeituntersuchungen zum Krebsrisiko der Zusatzstoffe fehlen.
Cleerspan	Elasthanfasern	Keine Angaben zum Krebsrisiko möglich.
Clevyl	Polyvinylchlorid	Eindeutige Krebsgefährdung durch austretende Restmonomere; vor allem bei Hautkontakt.
Cordelan	Polychlal	Keine Angaben zum Krebsrisiko möglich.
Cordura	Polyamid	Langzeituntersuchungen zum Krebsrisiko der Zusatzstoffe fehlen.
Courlene X_3	Polyethylen	Hinweise auf krebserzeugende Wirkungen liegen nicht vor.
Courtelle	Polyacryl	Eindeutige Krebsgefährdung durch austretende Restmonomere; vor allem bei Hautkontakt.
Cremona	Polyvinylalkohol	Keine Angaben zum Krebsrisiko möglich.
Creslan	Polyacryl	Eindeutige Krebsgefährdung durch austretende Restmonomere; vor allem bei Hautkontakt.
Crilenka	Polyacryl	Eindeutige Krebsgefährdung durch austretende Restmonomere; vor allem bei Hautkontakt.
Crofil	Polyamid	Langzeituntersuchungen zum Krebsrisiko der Zusatzstoffe fehlen.
Crolan	Polyester	Keine Angaben zum Krebsrisiko möglich.
Crowelon	Polypropylen	Hinweise auf krebserzeugende Wirkungen liegen nicht vor.
Crumeron	Polyacryl	Eindeutige Krebsgefährdung durch austretende Restmonomere; vor allem bei Hautkontakt.

413

Krebsrisiko Textilfasern

Name der Textilfaser	Textilfaser-gruppe	Hinweise zum Krebsrisiko
Crylor	Polyacryl	Eindeutige Krebsgefährdung durch austretende Restmonomere; vor allem bei Hautkontakt.
Crysel	Polyacryl	Eindeutige Krebsgefährdung durch austretende Restmonomere; vor allem bei Hautkontakt.
Cumuloft	Polyamid	Langzeituntersuchungen zum Krebsrisiko der Zusatzstoffe fehlen.
Dacron	Polyester	Keine Angaben zum Krebsrisiko möglich.
Daiwabo Polyester	Polyester	Keine Angaben zum Krebsrisiko möglich.
Daiwabo Polypro	Polypropylen	Hinweise auf krebserzeugende Wirkungen liegen nicht vor.
Danaklon	Polypropylen	Hinweise auf krebserzeugende Wirkungen liegen nicht vor.
Danufil	Viskose	Keine Angaben zum Krebsrisiko möglich.
Danuflor	Viskose	Keine Angaben zum Krebsrisiko möglich.
Dayan	Polyamid	Langzeituntersuchungen zum Krebsrisiko der Zusatzstoffe fehlen.
Dederon	Polyamid	Langzeituntersuchungen zum Krebsrisiko der Zusatzstoffe fehlen.
Delcron	Polyester	Keine Angaben zum Krebsrisiko möglich.
Delebion	Polypropylen	Hinweise auf krebserzeugende Wirkungen liegen nicht vor.
Delta Carpet	Polypropylen	Hinweise auf krebserzeugende Wirkungen liegen nicht vor.
Demmilene	Polyester	Keine Angaben zum Krebsrisiko möglich.
Demilon	Polyamid	Langzeituntersuchungen zum Krebsrisiko der Zusatzstoffe fehlen.

Krebsrisiko Textilfasern

Name der Textilfaser	Textilfaser-gruppe	Hinweise zum Krebsrisiko
Dicel	Acetat	Hinweise auf krebserzeugende Wirkungen liegen nicht vor.
Dicrolene	Polyester	Keine Angaben zum Krebsrisiko möglich.
Dimafil	Polyamid	Langzeituntersuchungen zum Krebsrisiko der Zusatzstoffe fehlen.
Diolen	Polyester	Keine Angaben zum Krebsrisiko möglich.
Diolen Ultra	Polyester, Polyamid	Keine Angaben zum Krebsrisiko möglich.
Dolan	Polyacryl	Eindeutige Krebsgefährdung durch austretende Restmonomere; vor allem bei Hautkontakt.
Dorix	Polyacryl	Eindeutige Krebsgefährdung durch austretende Restmonomere; vor allem bei Hautkontakt.
Dorlastan	Elasthanfasern	Keine Angaben zum Krebsrisiko möglich.
Downspun	Polypropylen	Hinweise auf krebserzeugende Wirkungen liegen nicht vor.
Dralon	Polyacryl	Eindeutige Krebsgefährdung durch austretende Restmonomere; vor allem bei Hautkontakt.
Drylene	Polyethylen	Hinweise auf krebserzeugende Wirkungen liegen nicht vor.
Dunova	Polyacryl	Eindeutige Krebsgefährdung durch austretende Restmonomere; vor allem bei Hautkontakt.
Du Pont Nylon	Polyamid	Langzeituntersuchungen zum Krebsrisiko der Zusatzstoffe fehlen.
Duracel	Polyamid	Langzeituntersuchungen zum Krebsrisiko der Zusatzstoffe fehlen.
Dynorel	Polypropylen	Hinweise auf krebserzeugende Wirkungen liegen nicht vor.
Eastlene	Polyester	Keine Angaben zum Krebsrisiko möglich.

Krebsrisiko Textilfasern

Name der Textilfaser	Textilfaser-gruppe	Hinweise zum Krebsrisiko
Eastlon	Polyester	Keine Angaben zum Krebsrisiko möglich.
Elura	Modacryl	Eindeutige Krebsgefährdung durch austretende Restmonomere; vor allem bei Hautkontakt.
Encron	Polyester	Keine Angaben zum Krebsrisiko möglich.
Enkalon	Polyamid	Langzeituntersuchungen zum Krebsrisiko der Zusatzstoffe fehlen.
Enkalure	Polyamid	Langzeituntersuchungen zum Krebsrisiko der Zusatzstoffe fehlen.
Enka Nylon	Polyamid	Langzeituntersuchungen zum Krebsrisiko der Zusatzstoffe fehlen.
Enka Perlon	Polyamid	Langzeituntersuchungen zum Krebsrisiko der Zusatzstoffe fehlen.
Enkaswing	Elasthanfasern	Keine Angaben zum Krebsrisiko möglich.
Enkatron	Polyamid	Langzeituntersuchungen zum Krebsrisiko der Zusatzstoffe fehlen.
Envilon	Polyvinylchlorid	Eindeutige Krebsgefährdung durch austretende Restmonomere; vor allem bei Hautkontakt.
Equilon	Polyamid	Langzeituntersuchungen zum Krebsrisiko der Zusatzstoffe fehlen.
ES Fiber	Polyethylen, Polypropylen	Hinweise auf krebserzeugende Wirkungen liegen nicht vor.
ES Fiber	Polypropylen	Hinweise auf krebserzeugende Wirkungen liegen nicht vor.
Espa	Elasthanfasern	Keine Angaben zum Krebsrisiko möglich.
Euroacril	Polyacryl	Eindeutige Krebsgefährdung durch austretende Restmonomere; vor allem bei Hautkontakt.
Evlan	Viskose	Keine Angaben zum Krebsrisiko möglich.

Krebsrisiko Textilfasern

Name der Textilfaser	Textilfasergruppe	Hinweise zum Krebsrisiko
Exlan	Polyacryl	Eindeutige Krebsgefährdung durch austretende Restmonomere; vor allem bei Hautkontakt.
Fibrafinn	Viskose	Keine Angaben zum Krebsrisiko möglich.
Fibrilene	Polypropylen	Hinweise auf krebserzeugende Wirkungen liegen nicht vor.
Fidion	Polyester	Keine Angaben zum Krebsrisiko möglich.
Filtrona Fibre	Polypropylen	Keine Angaben zum Krebsrisiko möglich.
Filwell	Polyester	Keine Angaben zum Krebsrisiko möglich.
Fio Banylsa Nylon	Polyamid	Langzeituntersuchungen zum Krebsrisiko der Zusatzstoffe fehlen.
Fio Banylsa Polyester	Polyester	Keine Angaben zum Krebsrisiko möglich.
Fisia	Polyacryl	Eindeutige Krebsgefährdung durch austretende Restmonomere; vor allem bei Hautkontakt.
Flixor	Polyamid	Langzeituntersuchungen zum Krebsrisiko der Zusatzstoffe fehlen.
Floterope	Polyethylen, Polypropylen	Hinweise auf krebserzeugende Wirkungen liegen nicht vor.
Forlion	Polyamid	Langzeituntersuchungen zum Krebsrisiko der Zusatzstoffe fehlen.
Fortrel	Polyester	Keine Angaben zum Krebsrisiko möglich.
Frankilene	Polyester	Keine Angaben zum Krebsrisiko möglich.
Frankilon	Polyamid	Langzeituntersuchungen zum Krebsrisiko der Zusatzstoffe fehlen.
Fujibo Spandex	Elasthanfasern	Keine Angaben zum Krebsrisiko möglich.

Krebsrisiko Textilfasern

Name der Textilfaser	Textilfaser-gruppe	Hinweise zum Krebsrisiko
Garware	Polyamid	Langzeituntersuchungen zum Krebsrisiko der Zusatzstoffe fehlen.
Giorgilon	Polyamid	Langzeituntersuchungen zum Krebsrisiko der Zusatzstoffe fehlen.
Glospan	Elasthanfasern	Keine Angaben zum Krebsrisiko möglich.
Grilene	Polyester	Keine Angaben zum Krebsrisiko möglich.
Grilon	Polyamid	Langzeituntersuchungen zum Krebsrisiko der Zusatzstoffe fehlen.
Grisuten	Polyester	Keine Angaben zum Krebsrisiko möglich.
Gymlene	Polypropylen	Hinweise auf krebserzeugende Wirkungen liegen nicht vor.
Hailon	Polyamid	Langzeituntersuchungen zum Krebsrisiko der Zusatzstoffe fehlen.
Halar	Polytetrafluor-ethylen	Keine Angaben zum Krebsrisiko möglich.
Hanover	Polyamid	Langzeituntersuchungen zum Krebsrisiko der Zusatzstoffe fehlen.
Helion	Polyamid	Langzeituntersuchungen zum Krebsrisiko der Zusatzstoffe fehlen.
Herculon	Polypropylen	Hinweise auf krebserzeugende Wirkungen liegen nicht vor.
Hiralon	Polyethylen, Polypropylen	Hinweise auf krebserzeugende Wirkungen liegen nicht vor.
Hirlon	Polyamid	Langzeituntersuchungen zum Krebsrisiko der Zusatzstoffe fehlen.
Hi-Spun	Polyester	Keine Angaben zum Krebsrisiko möglich.
Hi-Zex	Polyethylen	Hinweise auf krebserzeugende Wirkungen liegen nicht vor.
Hochmodul 333	Modal	Keine Angaben zum Krebsrisiko möglich.

Krebsrisiko Textilfasern

Name der Textilfaser	Textilfaser-gruppe	Hinweise zum Krebsrisiko
Hollofil	Polyester	Keine Angaben zum Krebsrisiko möglich.
Hopelon	Polypropylen	Hinweise auf krebserzeugende Wirkungen liegen nicht vor.
Hsieh-Chin	Polyamid	Langzeituntersuchungen zum Krebsrisiko der Zusatzstoffe fehlen.
Hualon	Polyester	Keine Angaben zum Krebsrisiko möglich.
Hunvira	Polyester	Keine Angaben zum Krebsrisiko möglich.
Hyten	Polyamid	Langzeituntersuchungen zum Krebsrisiko der Zusatzstoffe fehlen.
IHS	Polypropylen	Hinweise auf krebserzeugende Wirkungen liegen nicht vor.
Inpetmex	Polyester	Keine Angaben zum Krebsrisiko möglich.
Islon	Polyamid	Langzeituntersuchungen zum Krebsrisiko der Zusatzstoffe fehlen.
Istrakin	Polypropylen	Hinweise auf krebserzeugende Wirkungen liegen nicht vor.
Kanebo Acryl	Polyacryl	Eindeutige Krebsgefährdung durch austretende Restmonomere; vor allem bei Hautkontakt.
Kanebo Nylon	Polyamid	Langzeituntersuchungen zum Krebsrisiko der Zusatzstoffe fehlen.
Kanebo Polyester	Polyester	Keine Angaben zum Krebsrisiko möglich.
Kanebo Spandex	Elasthanfasern	Keine Angaben zum Krebsrisiko möglich.
Kanecaron	Modacryl	Eindeutige Krebsgefährdung durch austretende Restmonomere; vor allem bei Hautkontakt.
Kanelight	Polyethylen	Hinweise auf krebserzeugende Wirkungen liegen nicht vor.

Krebsrisiko Textilfasern

Name der Textilfaser	Textilfaser-gruppe	Hinweise zum Krebsrisiko
Kaprilon	Polyamid	Langzeituntersuchungen zum Krebsrisiko der Zusatzstoffe fehlen.
Kermel	Polyamidimid	Keine Angaben zum Krebsrisiko möglich.
Kevlar	Aramid	Keine Angaben zum Krebsrisiko möglich.
Keylon	Polyester	Keine Angaben zum Krebsrisiko möglich.
King Long	Polyester	Keine Angaben zum Krebsrisiko möglich.
Kintrel	Polyester	Keine Angaben zum Krebsrisiko möglich.
Kodel	Polyester	Keine Angaben zum Krebsrisiko möglich.
Koplon	Modal	Keine Angaben zum Krebsrisiko möglich.
Krehalon	Saran	Keine Angaben zum Krebsrisiko möglich.
Kuo Hwa	Polyamid	Langzeituntersuchungen zum Krebsrisiko der Zusatzstoffe fehlen.
Kuralon	Polyvinylalkohol	Keine Angaben zum Krebsrisiko möglich.
Kuraray	Polyester	Keine Angaben zum Krebsrisiko möglich.
Kynar	Polytetrafluor-ethylen	Keine Angaben zum Krebsrisiko möglich.
Lalelen	Polyester	Keine Angaben zum Krebsrisiko möglich.
Lambeth	Polyethylen, Polypropylen	Hinweise auf krebserzeugende Wirkungen liegen nicht vor.
Laveten	Polyethylen, Polypropylen	Hinweise auf krebserzeugende Wirkungen liegen nicht vor.
Leacril	Polyacryl	Eindeutige Krebsgefährdung durch austretende Restmonomere; vor allem bei Hautkontakt.

Krebsrisiko Textilfasern

Name der Textilfaser	Textilfaser- gruppe	Hinweise zum Krebsrisiko
Leaglor	Polyacryl	Eindeutige Krebsgefährdung durch austretende Restmonomere; vor allem bei Hautkontakt.
Lenzing PTFE	Polytetrafluor- ethylen	Keine Angaben zum Krebsrisiko möglich.
Lenzing Viskose	Viskose	Keine Angaben zum Krebsrisiko möglich.
Lien Yu	Polyamid	Langzeituntersuchungen zum Krebsrisiko der Zusatzstoffe fehlen.
Likra	Elasthanfasern	Keine Angaben zum Krebsrisiko möglich.
Lilion	Polyamid	Langzeituntersuchungen zum Krebsrisiko der Zusatzstoffe fehlen.
Linz-PP-Multifil	Polypropylen	Hinweise auf krebserzeugende Wirkungen liegen nicht vor.
Liplon	Polypropylen	Hinweise auf krebserzeugende Wirkungen liegen nicht vor.
Loktite	Polypropylen	Hinweise auf krebserzeugende Wirkungen liegen nicht vor.
Luxel	Polyester	Keine Angaben zum Krebsrisiko möglich.
Luxlen	Polyester	Keine Angaben zum Krebsrisiko möglich.
Lycra	Elasthanfasern	Keine Angaben zum Krebsrisiko möglich.
Marix	Polyester	Keine Angaben zum Krebsrisiko möglich.
Marvese	Polypropylen	Hinweise auf krebserzeugende Wirkungen liegen nicht vor.
Meraklon	Polypropylen	Hinweise auf krebserzeugende Wirkungen liegen nicht vor.
Mewlon	Polyvinylalkohol	Keine Angaben zum Krebsrisiko möglich.
Mitrelle	Polyester	Keine Angaben zum Krebsrisiko möglich.

Krebsrisiko Textilfasern

Name der Textilfaser	Textilfaser-gruppe	Hinweise zum Krebsrisiko
Mitsubishi Pylen	Polypropylen	Hinweise auf krebserzeugende Wirkungen liegen nicht vor.
Mobilon	Elasthanfasern	Keine Angaben zum Krebsrisiko möglich.
Modipon	Polyamid	Langzeituntersuchungen zum Krebsrisiko der Zusatzstoffe fehlen.
Nanlon	Polyester	Keine Angaben zum Krebsrisiko möglich.
Nishikalon	Polyvinylchlorid	Eindeutige Krebsgefährdung durch austretende Restmonomere; vor allem bei Hautkontakt.
Niti-Vilon	Polyvinylalkohol	Keine Angaben zum Krebsrisiko möglich.
Nivion	Polyamid	Langzeituntersuchungen zum Krebsrisiko der Zusatzstoffe fehlen.
Nomex	Aramid	Keine Angaben zum Krebsrisiko möglich.
Norseflex	Polypropylen	Hinweise auf krebserzeugende Wirkungen liegen nicht vor.
Novatron	Polypropylen	Hinweise auf krebserzeugende Wirkungen liegen nicht vor.
Nurel	Polyamid	Langzeituntersuchungen zum Krebsrisiko der Zusatzstoffe fehlen.
Nycel	Polyamid	Langzeituntersuchungen zum Krebsrisiko der Zusatzstoffe fehlen.
Nylfil	Polyamid	Langzeituntersuchungen zum Krebsrisiko der Zusatzstoffe fehlen.
Nylfrance	Polyamid	Langzeituntersuchungen zum Krebsrisiko der Zusatzstoffe fehlen.
Nylon Ducilo	Polyamid	Langzeituntersuchungen zum Krebsrisiko der Zusatzstoffe fehlen.
Nylsuisse	Polyamid	Langzeituntersuchungen zum Krebsrisiko der Zusatzstoffe fehlen.
Nymplex	Polyethylen, Polypropylen	Hinweise auf krebserzeugende Wirkungen liegen nicht vor.

Krebsrisiko Textilfasern

Name der Textilfaser	Textilfaser-gruppe	Hinweise zum Krebsrisiko
Nypel	Polyamid	Langzeituntersuchungen zum Krebsrisiko der Zusatzstoffe fehlen.
Omni Nylon	Polyamid	Langzeituntersuchungen zum Krebsrisiko der Zusatzstoffe fehlen.
Omni Saran	Saran	Keine Angaben zum Krebsrisiko möglich.
Opelon	Elasthanfasern	Keine Angaben zum Krebsrisiko möglich.
Orlon	Polyacryl	Eindeutige Krebsgefährdung durch austretende Restmonomere; vor allem bei Hautkontakt.
Ortalion	Polyamid	Langzeituntersuchungen zum Krebsrisiko der Zusatzstoffe fehlen.
Pacific	Polyester	Keine Angaben zum Krebsrisiko möglich.
Patlon	Polypropylen	Hinweise auf krebserzeugende Wirkungen liegen nicht vor.
Pearlylene	Polyester	Keine Angaben zum Krebsrisiko möglich.
PEL	Polyamid	Langzeituntersuchungen zum Krebsrisiko der Zusatzstoffe fehlen.
Perlon	Polyamid	Langzeituntersuchungen zum Krebsrisiko der Zusatzstoffe fehlen.
Perlon Draht	Polyamid	Langzeituntersuchungen zum Krebsrisiko der Zusatzstoffe fehlen.
Perlux	Polyamid	Langzeituntersuchungen zum Krebsrisiko der Zusatzstoffe fehlen.
Petcord	Polyester	Keine Angaben zum Krebsrisiko möglich.
Pewlon	Polyacryl	Eindeutige Krebsgefährdung durch austretende Restmonomere; vor allem bei Hautkontakt.
Piviacid	Polyvinylchlorid	Eindeutige Krebsgefährdung durch austretende Restmonomere; vor allem bei Hautkontakt.

Krebsrisiko Textilfasern

Name der Textilfaser	Textilfaser-gruppe	Hinweise zum Krebsrisiko
Pliana	Polypropylen	Hinweise auf krebserzeugende Wirkungen liegen nicht vor.
Politen-Omni	Polyethylen	Hinweise auf krebserzeugende Wirkungen liegen nicht vor.
Polylene	Polypropylen	Hinweise auf krebserzeugende Wirkungen liegen nicht vor.
Polylen	Polyester	Keine Angaben zum Krebsrisiko möglich.
Polynor	Polyester	Keine Angaben zum Krebsrisiko möglich.
Polymisr	Polyester	Keine Angaben zum Krebsrisiko möglich.
Polyplan	Polypropylen	Hinweise auf krebserzeugende Wirkungen liegen nicht vor.
Polypro	Polypropylen	Hinweise auf krebserzeugende Wirkungen liegen nicht vor.
Polyprop-Omni	Polypropylen	Hinweise auf krebserzeugende Wirkungen liegen nicht vor.
Polysteen-PP	Polypropylen	Hinweise auf krebserzeugende Wirkungen liegen nicht vor.
Polytie	Polypropylen	Hinweise auf krebserzeugende Wirkungen liegen nicht vor.
Poly-Twine	Polypropylen	Hinweise auf krebserzeugende Wirkungen liegen nicht vor.
Poly-Twine	Polyethylen, Polypropylen	Hinweise auf krebserzeugende Wirkungen liegen nicht vor.
Poncar	Polyethylen, Polypropylen	Hinweise auf krebserzeugende Wirkungen liegen nicht vor.
Prenylon	Polyamid	Langzeituntersuchungen zum Krebsrisiko der Zusatzstoffe fehlen.
Primaflor	Polypropylen	Hinweise auf krebserzeugende Wirkungen liegen nicht vor.
Prolene	Polypropylen	Hinweise auf krebserzeugende Wirkungen liegen nicht vor.

Krebsrisiko Textilfasern

Name der Textilfaser	Textilfasergruppe	Hinweise zum Krebsrisiko
Prolon	Polyamid	Langzeituntersuchungen zum Krebsrisiko der Zusatzstoffe fehlen.
Promilan	Polyamid	Langzeituntersuchungen zum Krebsrisiko der Zusatzstoffe fehlen.
Protel	Polypropylen	Hinweise auf krebserzeugende Wirkungen liegen nicht vor.
Qiana	Polyamid	Langzeituntersuchungen zum Krebsrisiko der Zusatzstoffe fehlen.
Queen	Viskose	Keine Angaben zum Krebsrisiko möglich.
Quintess	Polyester	Keine Angaben zum Krebsrisiko möglich.
Quintesse	Polyamid	Langzeituntersuchungen zum Krebsrisiko der Zusatzstoffe fehlen.
Rabbit	Polyamid	Langzeituntersuchungen zum Krebsrisiko der Zusatzstoffe fehlen.
Radiant Twine	Polypropylen	Hinweise auf krebserzeugende Wirkungen liegen nicht vor.
Radital	Polyamid	Langzeituntersuchungen zum Krebsrisiko der Zusatzstoffe fehlen.
Rafistal	Polyethylen	Hinweise auf krebserzeugende Wirkungen liegen nicht vor.
Regan	Viskose	Keine Angaben zum Krebsrisiko möglich.
Reilen-PP	Polypropylen	Hinweise auf krebserzeugende Wirkungen liegen nicht vor.
Reilon-N	Polyamid	Langzeituntersuchungen zum Krebsrisiko der Zusatzstoffe fehlen.
Rhoa-fil Nylon	Polyamid	Langzeituntersuchungen zum Krebsrisiko der Zusatzstoffe fehlen.
Rhoa-fil Tergal	Polyester	Keine Angaben zum Krebsrisiko möglich.
Rhoa-Spinnfaser	Polyamid	Keine Angaben zum Krebsrisiko möglich.

Krebsrisiko Textilfasern

Name der Textilfaser	Textilfaser- gruppe	Hinweise zum Krebsrisiko
Rhodianyl	Polyamid	Keine Angaben zum Krebsrisiko möglich.
Rhovyl	Polyvinylchlorid	Eindeutige Krebsgefährdung durch austretende Restmonomere; vor allem bei Hautkontakt.
Roica	Elasthanfasern	Keine Angaben zum Krebsrisiko möglich.
Rovan	Viskose	Keine Angaben zum Krebsrisiko möglich.
S_3	Polyamid	Langzeituntersuchungen zum Krebsrisiko der Zusatzstoffe fehlen.
Säteri Modal	Viskose	Keine Angaben zum Krebsrisiko möglich.
SAFA	Polyamid	Langzeituntersuchungen zum Krebsrisiko der Zusatzstoffe fehlen.
Saran	Saran	Keine Angaben zum Krebsrisiko möglich.
SEF	Modacryl	Eindeutige Krebsgefährdung durch austretende Restmonomere; vor allem bei Hautkontakt.
Serene	Polyester	Keine Angaben zum Krebsrisiko möglich.
Seris	Polyesteramid	Keine Angaben zum Krebsrisiko möglich.
Shakespeare Won- derthread	Polyester	Keine Angaben zum Krebsrisiko möglich.
Shinlon	Polyester	Keine Angaben zum Krebsrisiko möglich.
Siks-Nylon	Polyamid	Langzeituntersuchungen zum Krebsrisiko der Zusatzstoffe fehlen.
Siks-Perlon	Polyamid	Langzeituntersuchungen zum Krebsrisiko der Zusatzstoffe fehlen.
Silfil	Polyester	Keine Angaben zum Krebsrisiko möglich.

Krebsrisiko Textilfasern

Name der Textilfaser	Textilfaser-gruppe	Hinweise zum Krebsrisiko
Silpalon	Polyacryl	Eindeutige Krebsgefährdung durch austretende Restmonomere; vor allem bei Hautkontakt.
Snialon	Polyamid	Langzeituntersuchungen zum Krebsrisiko der Zusatzstoffe fehlen.
Soluna	Polyester	Keine Angaben zum Krebsrisiko möglich.
Solvex	Polycarbonat	Keine Angaben zum Krebsrisiko möglich.
Solvron	Polyvinylalkohol	Keine Angaben zum Krebsrisiko möglich.
Sooflex	Polyamid	Langzeituntersuchungen zum Krebsrisiko der Zusatzstoffe fehlen.
Spectran	Polyester	Keine Angaben zum Krebsrisiko möglich.
Spiralok	Polypropylen	Hinweise auf krebserzeugende Wirkungen liegen nicht vor.
Starbrite	Polyamid	Langzeituntersuchungen zum Krebsrisiko der Zusatzstoffe fehlen.
Strofil	Polypropylen	Hinweise auf krebserzeugende Wirkungen liegen nicht vor.
Sun Line	Polyethylen	Hinweise auf krebserzeugende Wirkungen liegen nicht vor.
Sunylon	Polyamid	Langzeituntersuchungen zum Krebsrisiko der Zusatzstoffe fehlen.
Sunshine	Polyethylen, Polypropylen	Hinweise auf krebserzeugende Wirkungen liegen nicht vor.
Superflex	Polyamid	Langzeituntersuchungen zum Krebsrisiko der Zusatzstoffe fehlen.
Supernylon Cydsa	Polyamid	Langzeituntersuchungen zum Krebsrisiko der Zusatzstoffe fehlen.
Supralan	Viskose	Keine Angaben zum Krebsrisiko möglich.
Svelan	Viskose	Keine Angaben zum Krebsrisiko möglich.

Krebsrisiko Textilfasern

Name der Textilfaser	Textilfaser-gruppe	Hinweise zum Krebsrisiko
Synlon	Polyamid	Langzeituntersuchungen zum Krebsrisiko der Zusatzstoffe fehlen.
Tactel	Polyamid	Langzeituntersuchungen zum Krebsrisiko der Zusatzstoffe fehlen.
Tairilin	Polyester	Keine Angaben zum Krebsrisiko möglich.
Tairylan	Polyacryl	Eindeutige Krebsgefährdung durch austretende Restmonomere; vor allem bei Hautkontakt.
Ta Ming	Polyamid	Langzeituntersuchungen zum Krebsrisiko der Zusatzstoffe fehlen.
Tanikalon	Polyethylen	Hinweise auf krebserzeugende Wirkungen liegen nicht vor.
Tapilon	Polyamid	Langzeituntersuchungen zum Krebsrisiko der Zusatzstoffe fehlen.
Tasinlon	Polyamid	Langzeituntersuchungen zum Krebsrisiko der Zusatzstoffe fehlen.
Tarsiyon	Viskose	Keine Angaben zum Krebsrisiko möglich.
Teflon	Polytetrafluor-ethylen	Keine Angaben zum Krebsrisiko möglich.
Teijin Conex	Aramid	Keine Angaben zum Krebsrisiko möglich.
Teijin Neoron	Elasthanfasern	Keine Angaben zum Krebsrisiko möglich.
Teijin Nylon	Polyamid	Langzeituntersuchungen zum Krebsrisiko der Zusatzstoffe fehlen.
Teijin Tetoron	Polyester	Keine Angaben zum Krebsrisiko möglich.
Teklan	Modacryl	Eindeutige Krebsgefährdung durch austretende Restmonomere; vor allem bei Hautkontakt.
Tergal	Polyester	Keine Angaben zum Krebsrisiko möglich.

Krebsrisiko Textilfasern

Name der Textilfaser	Textilfaser-gruppe	Hinweise zum Krebsrisiko
Teriber	Polyester	Keine Angaben zum Krebsrisiko möglich.
Terinda	Polyester	Keine Angaben zum Krebsrisiko möglich.
Terital	Polyester	Keine Angaben zum Krebsrisiko möglich.
Terlenka	Polyester	Keine Angaben zum Krebsrisiko möglich.
Tersuisse	Polyester	Keine Angaben zum Krebsrisiko möglich.
Tersuisse Pontella	Polyester	Keine Angaben zum Krebsrisiko möglich.
Terylene	Polyester	Keine Angaben zum Krebsrisiko möglich.
Tetoron	Polyester	Keine Angaben zum Krebsrisiko möglich.
Teviron	Polyvinylchlorid	Eindeutige Krebsgefährdung durch austretende Restmonomere; vor allem bei Hautkontakt.
Textilion	Polyamid	Langzeituntersuchungen zum Krebsrisiko der Zusatzstoffe fehlen.
Thermovyl	Polyvinylchorid	Eindeutige Krebsgefährdung durch austretende Restmonomere; vor allem bei Hautkontakt.
Timbrelle	Polyamid	Langzeituntersuchungen zum Krebsrisiko der Zusatzstoffe fehlen.
Tiptolene	Polyethylen	Hinweise auf krebserzeugende Wirkungen liegen nicht vor.
Toabo Polypro	Polypropylen	Hinweise auf krebserzeugende Wirkungen liegen nicht vor.
Toray	Polyamid	Langzeituntersuchungen zum Krebsrisiko der Zusatzstoffe fehlen.
Toraylon	Polyacryl	Eindeutige Krebsgefährdung durch austretende Restmonomere; vor allem bei Hautkontakt.

Krebsrisiko Textilfasern

Name der Textilfaser	Textilfaser- gruppe	Hinweise zum Krebsrisiko
Toray Nylon	Polyamid	Langzeituntersuchungen zum Krebsrisiko der Zusatzstoffe fehlen.
Toray Pylen	Polypropylen	Hinweise auf krebserzeugende Wirkungen liegen nicht vor.
Toray Tetoron	Polyester	Keine Angaben zum Krebsrisiko möglich.
Townflower	Polyacryl	Eindeutige Krebsgefährdung durch austretende Restmonomere; vor allem bei Hautkontakt.
Toyoflon	Polytetrafluor- ethylen	Keine Angaben zum Krebsrisiko möglich.
Toyobo Ester	Polyester	Keine Angaben zum Krebsrisiko möglich.
Toyobo Nylon	Polyamid	Langzeituntersuchungen zum Krebsrisiko der Zusatzstoffe fehlen.
Toyobo Petcord	Polyester	Keine Angaben zum Krebsrisiko möglich.
Tovis	Viskose	Keine Angaben zum Krebsrisiko möglich.
Trevira	Polyester	Keine Angaben zum Krebsrisiko möglich.
Triana	Polyacryl	Eindeutige Krebsgefährdung durch austretende Restmonomere; vor allem bei Hautkontakt.
Tricel	Triacetat	Hinweise auf krebserzeugende Wirkungen liegen nicht vor.
Trilon	Polyamid	Langzeituntersuchungen zum Krebsrisiko der Zusatzstoffe fehlen.
Trinyl	Polyamid	Langzeituntersuchungen zum Krebsrisiko der Zusatzstoffe fehlen.
Trofil	Polyethylen, Polypropylen	Hinweise auf krebserzeugende Wirkungen liegen nicht vor.
Tufcel	Viskose	Keine Angaben zum Krebsrisiko möglich.

Krebsrisiko Textilfasern

Name der Textilfaser	Textilfaser-gruppe	Hinweise zum Krebsrisiko
Tuntex	Polyester	Keine Angaben zum Krebsrisiko möglich.
Tyrex	Polyamid	Langzeituntersuchungen zum Krebsrisiko der Zusatzstoffe fehlen.
Ube-Nitto Polypro	Polypropylen	Hinweise auf krebserzeugende Wirkungen liegen nicht vor.
Ulon	Polyamid	Langzeituntersuchungen zum Krebsrisiko der Zusatzstoffe fehlen.
Ultron	Polyamid	Langzeituntersuchungen zum Krebsrisiko der Zusatzstoffe fehlen.
Unilon	Polyamid	Langzeituntersuchungen zum Krebsrisiko der Zusatzstoffe fehlen.
Unitika	Polyamid	Langzeituntersuchungen zum Krebsrisiko der Zusatzstoffe fehlen.
Unitika Ester	Polyester	Keine Angaben zum Krebsrisiko möglich.
Vairin	Elasthanfasern	Keine Angaben zum Krebsrisiko möglich.
Valena	Polyester	Keine Angaben zum Krebsrisiko möglich.
Valren	Polyvinylchlorid	Eindeutige Krebsgefährdung durch austretende Restmonomere; vor allem bei Hautkontakt.
Vanlon	Polyamid	Langzeituntersuchungen zum Krebsrisiko der Zusatzstoffe fehlen.
Variline	Polyamid	Langzeituntersuchungen zum Krebsrisiko der Zusatzstoffe fehlen.
Vecana	Polyamid	Langzeituntersuchungen zum Krebsrisiko der Zusatzstoffe fehlen.
Vectra	Polypropylen	Hinweise auf krebserzeugende Wirkungen liegen nicht vor.
Vegon	Polypropylen	Hinweise auf krebserzeugende Wirkungen liegen nicht vor.

Krebsrisiko Textilfasern

Name der Textilfaser	Textilfaser-gruppe	Hinweise zum Krebsrisiko
Velicren	Polyacryl	Eindeutige Krebsgefährdung durch austretende Restmonomere; vor allem bei Hautkontakt.
Verel	Modacryl	Eindeutige Krebsgefährdung durch austretende Restmonomere; vor allem bei Hautkontakt.
Vestolen	Polyethylen, Polypropylen	Hinweise auf krebserzeugende Wirkungen liegen nicht vor.
Viclon	Polyvinylchlorid	Eindeutige Krebsgefährdung durch austretende Restmonomere; vor allem bei Hautkontakt.
Viloft	Viskose	Keine Angaben zum Krebsrisiko möglich.
Vilon	Polyvinylalkohol	Keine Angaben zum Krebsrisiko möglich.
Vincel	Viskose	Keine Angaben zum Krebsrisiko möglich.
Viscofil	Viskose	Keine Angaben zum Krebsrisiko möglich.
Vonnel	Polyacryl	Eindeutige Krebsgefährdung durch austretende Restmonomere; vor allem bei Hautkontakt.
Voplex	Polyvinylchlorid	Eindeutige Krebsgefährdung durch austretende Restmonomere; vor allem bei Hautkontakt.
Vylor	Polyamid	Langzeituntersuchungen zum Krebsrisiko der Zusatzstoffe fehlen.
Wacker MP-Faser	Polyvinylchlorid	Eindeutige Krebsgefährdung durch austretende Restmonomere; vor allem bei Hautkontakt.
Wellene	Polyester	Keine Angaben zum Krebsrisiko möglich.
Wellon	Polyamid	Langzeituntersuchungen zum Krebsrisiko der Zusatzstoffe fehlen.
Wellstrand	Polyamid	Langzeituntersuchungen zum Krebsrisiko der Zusatzstoffe fehlen.

Krebsrisiko Textilfasern

Name der Textilfaser	Textilfaser-gruppe	Hinweise zum Krebsrisiko
Westflex	Polypropylen	Hinweise auf krebserzeugende Wirkungen liegen nicht vor.
Wistel	Polyester	Keine Angaben zum Krebsrisiko möglich.
Wonderthread	Polyamid	Langzeituntersuchungen zum Krebsrisiko der Zusatzstoffe fehlen.
Wolpryla	Polyacryl	Eindeutige Krebsgefährdung durch austretende Restmonomere; vor allem bei Hautkontakt.
Yuan Pao	Polyamid	Langzeituntersuchungen zum Krebsrisiko der Zusatzstoffe fehlen.
Zefran	Polyester	Keine Angaben zum Krebsrisiko möglich.
Zeftron	Polyamid	Langzeituntersuchungen zum Krebsrisiko der Zusatzstoffe fehlen.

Krebsrisiko Pflanzenschutz- und Schädlingsbekämpfungsmittel

Der Krieg, sagt man oft, sei der Vater aller Dinge – ein Satz, auf den gerade moralisch integre Wissenschaftler häufig mit Unverständnis reagieren. Aber auch sie müssen erkennen: Die Wissenschaft ist leider oft die Leihmutter des Krieges. Ein Beispiel unter vielen ist ein «harmloses» Unkrautvertilgungsmittel, das die USA im Vietnamkrieg eingesetzt haben, und das unter dem Namen Agent Orange berühmt-berüchtigt wurde. Die Geschichte: In den späten 20er Jahren war es Biologen erstmals gelungen, Stoffe nachzuweisen, die für das Wachstum von Pflanzen verantwortlich sind. Nicht lange danach konnten diese Stoffe künstlich im Labor hergestellt werden. Als Nebenprodukt der wissenschaftlichen Forschung hatte sich ergeben, daß eine zu hohe «Pflanzenwuchsstoff»-Konzentration zur Vernichtung von Pflanzen geeignet war.

Man schrieb das Jahr 1944. Der Zweite Weltkrieg ging in Europa seinem Ende entgegen. In der Auseinandersetzung zwischen den USA und Japan waren die Fronten ebenfalls klar – zwischen einem Sieg über den japanischen Feind aber lagen aus amerikanischer Sicht sprichwörtlich Tausende kleinster Inseln, die zu erobern waren, Millionen Tote waren «hochrechenbar».

Eine hektische Suche der «Wunderwaffe», die den Krieg beenden könnte, setzte ein, sowohl in den USA als auch in Deutschland – nur jenseits des Atlantiks in wissenschaftlich bis dahin ungeahnten Dimensionen.

Die Waffe, die Atombombe, wurde gefunden, und ihr Einsatz verhinderte, daß eine andere – eine chemische Waffe auf Basis der «Pflanzenwuchsstoffe» – eingesetzt wurde.

Im Vietnamkrieg, einer militärischen Auseinandersetzung, bei der (möglicherweise typisch für Kriege der Zukunft) die eine große Entscheidungsschlacht ebenfalls nicht möglich war, erinnerte sich das amerikanische Militär der alten Forschungsarbeiten in Fort Derick, im Bundesstaat Maryland, dem Zentrum zur Erforschung militärisch-chemischer und -biologischer Waffen. Agent Orange, eine Mischung der Chemikalien 2,4-D und 2,4,5-T, wurde produziert. Insgesamt etwa 50 Millionen Kilogramm davon kamen amerikanischen Angaben zufolge im Vietnamkrieg zur Anwendung.[1]

434

Agent Orange wurde für großflächige «Entlaubungsaktionen» in Vietnam eingesetzt, um den Vietkong aus seinem Unterschlupf zu vertreiben. Diese Tatsache allein ist schon schlimm genug, würde sie nicht noch dadurch übertroffen, daß Agent Orange eines der gefährlichsten Gifte enthält, das wir kennen: 2,3,7,8-TCDD, das Seveso-Dioxin.

Seine Auswirkungen hat Professor Ton That Tung, einer der bekanntesten vietnamesischen Krebsforscher, in wissenschaftlich fundierten Statistiken dokumentiert. Tung ist ein international angesehener Leberchirurg und Leiter eines Krankenhauses. Bis zum Einsatz von Agent Orange im Jahr 1962 diagnostizierte er durchschnittlich 26 Fälle von Leberkrebs, 1963 stieg die Zahl auf 144 an.[2]

In ihrem 1984 erschienenen Buch *Dioxin – die chemische Zeitbombe* schreiben die Autoren Weidenbach, Kerner und Radeck, daß in sieben von 42 zwischen 1950 und 1970 hergestellten 2,4,5-T-Verbindungen zwischen 0,5 und 10 ppm des Seveso-Giftes nachgewiesen werden konnten und die Forscher in weiteren 13 Proben sogar Werte von 10 bis 100 ppm gefunden haben.

Wohlgemerkt – dies waren keine chemischen Kampfstoffe, sondern im Handel zugelassene Unkrautvertilgungsmittel. «Kein Unkraut im Rasen, dafür aber das Seveso-Gift», auf diese erschütternde Formel könnte man die verantwortungslose Produktion, den Verkauf und Einsatz dieser «Hobbygärtnermittel» bringen, typisch für ein Grundproblem unserer Zeit, bei dem der äußere Schein wichtiger ist als das biologische Sein.

In ihrem *Umwelt-Lexikon* stellt die Katalyse-Umweltgruppe, Köln, fest: «Wegen der enormen Gefahren, die von 2,4,5-T-Präparaten für die Umwelt und den Menschen ausgehen, wurde bereits vor etwa zehn Jahren ein Verbot gefordert (siehe z.B. Umweltgutachten 1978). 2,4,5-T enthält als Verunreinigung TCDD (also, vereinfacht gesagt, Dioxin) seit 1982 sind 0,05 mg/kg zulässig. Nachdem im September 1981 die Zulassung zunächst widerrufen worden war, wurde sie 1982 von der Biologischen Bundesanstalt bis zum 31. 10. 1985 verlängert.»[3] Seither bestehen zwar keine Zulassungen mehr für 2,4,5-T-haltige Unkrautvernichtungsmittel, aber auch keine Anwendungsverbote. Und so hat es bis in unsere Zeit hinein in der bundesdeutschen Landwirtschaft ein freiwillig herbeigeführtes «Klein-Vietnam» gegeben. Eingesetzt wurden mehr als 200 Tonnen 2,4,5-T, rund 160 Tonnen davon im Getreideanbau, und der Rest in Wäldern, auf Weiden und Wiesen, in Wein- und Obstanbaugebieten. Noch einmal die Katalyse-Umweltgruppe, Köln: «2,4,5-T ist ein gutes

Beispiel dafür, wie aus gesundheitlichen Überlegungen festgesetzte Höchstmengen aus ökonomischen Gründen unverantwortlich heraufgesetzt werden. Nachdem man festgestellt hatte, daß der Einsatz von 2,4,5-T-haltigen Mitteln bei Getreide zu Rückständen bis zu 0,04 mg/kg führt, wurde der zuvor auf 0,01 mg/kg festgelegte Grenzwert auf 0,05 mg/kg heraufgesetzt! 2,4,5-T-haltige Mittel wurden in Schweden bereits 1977, in den Niederlanden 1978 verboten. Ferner ist die Anwendung in Kanada, Norwegen und Italien untersagt.»[4]

Kein Unkraut im Rasen – dafür Dioxine

«Es grünt so grün durch Dioxin», das scheint der Wahlspruch vieler Hobbygärtner und Hausbesitzer gewesen zu sein. Ein unkrautfreies Grün: Traum jedes Rasenbesitzers, Zeichen von Sauberkeit und Ordnung – «doch wie's drinnen aussieht», das läßt sich leider nur mit den für die meisten Menschen unverständlichen chemischen Vokabeln beschreiben: 2,4,5-T- und 2,4-D-haltige Unkrautvernichtungsmittel.

Ein großes Angebot an Rasendüngern ist mit ihnen kombiniert, ohne daß der Verbraucher darauf einen Hinweis erhält – so zumindest war es bis zum Auslaufen der Zulassung für 2,4,5-T Ende Oktober 1985.[5] Problem gelöst?

Leider nein, denn der «Krieg» mit chemischen Entlaubungsmitteln gegen die ach so gefährlichen Unkräuter kann, sofern es noch welche gibt, auch mit 2,4-D, einer chemischen Schwester des verbotenen 2,4,5-T, «gewonnen» werden. Wieder dasselbe Spiel:

1. Ein chemisch riskantes Mittel wird durch eine «chemische Schwester» ersetzt, weil, so wird behauptet,

2. schädigende Wirkungen bisher nicht nachgewiesen worden sind.

3. Deshalb ist das Mittel frei verfügbar. Das zuständige Bundesministerium für Ernährung, Landwirtschaft und Forsten weiß weder Bescheid über die Menge, die in Deutschland produziert, noch über die, die nach Deutschland importiert wird.

4. Die Hersteller Bayer, BASF und ein britisches Tochterunternehmen des Schering-Konzerns können belegen, daß in dem von ihnen hergestellten 2,4-D bzw. dem «verwandten» 2,4-DP kein gefährliches TCDD nachgewiesen werden kann, also kein Hinweis auf Dioxin besteht.[6]

5. Dennoch gibt es bereits erste Warnungen: TCDD kann

durch Verbrennung oder photochemischen Abbau in der Natur aus diesen Stoffen gebildet werden – aber es scheint für die Industrie oder die Behörden noch nicht an der Zeit zu sein, zu reagieren.

6. Andere Dioxin-Verbindungen werden ebenfalls im Zusammenhang mit diesen «Pflanzenschutzmittel-Wirkstoffen» genannt, allerdings von ausländischen Umweltschutzbehörden, im konkreten Fall den kanadischen.[7] In Kanada wurden Dioxin-Gesamtmengen zwischen 80 und 8000 ppb festgestellt und die maximale Summe aller Dioxine im 2,4-D-Wirkstoff auf maximal 10 ppb festgelegt.

7. Deutsche Behörden (konkret die Biologische Bundesanstalt) exkulpieren die deutsche Produktion, weil nach Herstellerangaben 10 ppb in Deutschland nicht erreicht werden.

8. Die Biologische Bundesanstalt erklärt, daß Dioxin-Verunreinigungen im Zusammenhang mit 2,4-D «ohne Bedeutung» seien.

9. Ebenfalls «ohne Bedeutung» scheinen für die Bundesanstalt auch Ergebnisse aus Tierversuchen zu sein, nach denen nicht nur das seit Oktober 1985 verbotene 2,4,5-T, sondern auch die «chemische Schwester» 2,4-D das Erbgut verändern, Mißbildungen fördert und Krebs erzeugen kann.

Die dringende Frage an die Verantwortlichen ist nötig: Was muß geschehen, damit ein endgültiges Urteil über 2,4-D gefällt werden kann? Und: Bräuchten wir nicht «japanische Verhältnisse», bei denen gehandelt wird, nicht wenn die Schädlichkeit erwiesen, sondern die Unschädlichkeit nicht bewiesen ist. Ein praktisches Beispiel, mitgeteilt vom Pestizid-Aktions-Netzwerk (PAN) soll die Brisanz der Situation unterstreichen: «Am 21. 11. 1986 flossen aus dem BASF-Werk Ludwigshafen ca. zwei Tonnen des Unkrautvernichtungsmittels 2,4-D in den Rhein. In einer ersten Stellungnahme bezeichnete die BASF AG das ausgelaufene 2,4-D als gering giftig und leicht abbaubar.

Eine neue Studie, durchgeführt vom National Cancer Institut, belegt einen eindeutigen Zusammenhang zwischen der Anwendung von 2,4-D und dem Auftreten von Tumoren im Lymphsystem amerikanischer Farmer (Bundesstaat Kansas). Nach dieser Studie lag die Krebsrate bei Farmern, die 2,4-D verwendeten, in Abhängigkeit von der Kontakthäufigkeit sechs- bis achtmal höher als bei Nicht-Farmern.

Die Ergebnisse des National Cancer Institut wurden erhärtet durch einen von der Food and Drug Administration durchgeführten Test, nach dem 2,4-D im Verdacht steht, bei männlichen und weiblichen Ratten Lymphsarkome (bösartige Geschwulste im Lymphsystem), bei weiblichen Ratten Brusttumoren und bei männlichen Ratten Blutkrebs hervorzurufen.

Im Juni wurde in der amerikanischen Presse von einer Industriestudie berichtet, die der dortigen Umweltbehörde (EPA) vorgelegt wurde. Diese Studie besagt, daß 2,4-D in Fütterungsversuchen mit Ratten zur Bildung von Gehirntumoren geführt hat. Als Gefährdungspotential kommt hinzu, daß das 2,4-D Abbauprodukt 2,4-Dichlorphenol als Krebspromotor angesehen wird. Dieses Abbauprodukt ist zwar nicht direkt krebserregend, fördert jedoch die Wirkung krebserregender Substanzen. Bekannt ist ferner, daß 2,4-D Produkte gefährliche Verunreinigungen enthalten können, so die 2,4-Salze krebserregende Nitrosamine und generell 2,4-D-Mittel gefährliche Dioxine.»

Eine staatliche Behörde, die sehr wirksam auf den Schutz der Gesundheit ihrer Bürger achtet, ist die EPA (Environmental Protection Agency), die amerikanische Umweltschutzbehörde. Sie hat eine Liste von Bioziden zusammengestellt, in denen Dioxine enthalten sind: Als erstes steht der Wirkstoffname, dahinter folgt die chemische Bezeichnung.

Bifenox, Methyl-5-(2,4-dichlorphenoxy)-2-nitrobenzoat
Chloranil, 2,3,5,6-Tetrachlor-2,5-cyclohexadien-1,4-dion
2,4-D, 2,4-Dichlorphenoxyessigsäure, deren Ester und Salze *
2,4-DB, 2,4-Dichlorphenoxybuttersäure und deren Salze
Dicamba, 3,6-Dichlor-2-methoxybenzoesäure
Dicapthon, 0,0-Dimethyl-0(2-chlor-4-nitrophenol)-thiophosphat
Dichlofenthion, 0,0-Diethyl-0-(2,4-dichlorphenyl)-thiophosphat
Disul sodium, 2,4-Dichlorphenoxymethylsulfat Natriumsalz
2,4-DP (= Dichlorprop), 2-(2,4-Dichlorphenoxy)-propionsäure
Erbon, 2-(2,4,5-Trichlorphenoxy)-ethyl-2,2-dichlorpropionat
Hexachlorophen, 2,2'-Methylen bis (3,4,6-trichlorphenol)
Nitrophen, 2,4-Dichlorphenyl-p-nitrophenylether
PCP, Pentachlorphenol und dessen Salze
Ronnel, Fenchlorphos, 0,0-Dimethyl-0-(2,4,5-trichlorphenyl)-thiophosphat
Silvex, 2-(2,4,5-Trichlorphenoxy)-propionsäure, deren Ester und Salze
2,4,5-T, 2,4,5-Trichlorphenoxyessigsäure, deren Ester und Salze
2,3,4,6-Tetrachlorphenol
2,4,5-Trichlorphenol

* Beim chlorphenolfreien Verfahren reduziert sich die mögliche Menge an Dioxinen.
Quelle: EPA: *Dioxins.* Cincinnati/Ohio, USA, 1980

Die EPA-Liste mag verhältnismäßig kurz, das Problem deshalb nicht so virulent erscheinen. Es handelt sich hier allerdings nur um die Wirkstoffe, nicht um die sehr viel längere Liste von Pflanzenschutzmitteln, in denen diese Wirkstoffe enthalten sind. In der Bundesrepublik (Stand vom Juni 1987) sind vier der Wirkstoffe zugelassen: 2,4-D, Dicamba, Dichlofenthion und Dichlorprop (2,4-DP). Der Wirkstoff Hexachlorophen ist zudem als Zusatz in vielen Pflanzenschutzmitteln enthalten.

Die EPA ist noch einen Schritt weitergegangen und hat aufgelistet, bei der Herstellung welcher Biozide Dioxine entstehen können.[8] (Wieder sind hinter den Namen der Wirkstoffe die chemischen Bezeichnungen angegeben, soweit beide nicht identisch sind:)

o-Benzyl-p-chlorphenol
Bromoxynil, 3,5-Dibrom-4-hydroxybenzonitril
Carbophenothion, 0,0-Diethyl-S-(4-chlorphenylthio)
    methyl-dithiophosphat
2,3,5,6-Tetrachlor-1,4-benzoldicarbonsäuredimethylester
Dichlone, 2,3-Dichlor-1,4-naphthochinon
2,4-Dinitro-6-sec-butylammoniumphenolat
Lindan, 1,2,3,4,5,6-γ Hexachlorcyclohexan
Loxynil, 3,5-Dijod-4-hydroxybenzonitril
MCPA, 2-Methyl-4-chlor-phenoxyessigsäure
MCPB, 4-(2-Methyl-4-chlorphenoxy)buttersäure
Mecoprop, 2-(4-Chlor-2-methylphenoxy)propionsäure
Parathion, 0,0-Diethyl-0-(4-nitrophenyl)thiophosphat
PCNB, Pentachlornitrobenzol
Piperiodinopropyl-3,4-dichlorbenzoat
3-(2-Methylpiperidino)-propyl-3,4-dichlorbenzoat
Propanil, 3,4-Dichlorpropionanilid
Tetradifon, 1,2,4-Trichlor-5-(4-chlorphenylsulfonyl)benzol
2,3,6-Trichlorbenzoesäure
2,3,6-Trichlorphenylessigsäure und Natriumsalze
Trijodbenzoesäure

Quelle: EPA: *Dioxins.* Cincinnati/Ohio, USA 1980

Zwei auch dem Laien bekannte Namen sind in dieser Liste enthalten: Lindan und Parathion, das als «E 605» vertrieben wird. Die Biologische Bundesanstalt für Land- und Forstwirtschaft führt neben diesen beiden weitere fünf in ihrem Verzeichnis der Pflanzenschutzmittel auf: Bromoxynil, MCPA, MCPB, Mecoprop und Tetradifon.

Wer immer diese Wirkstoffe einsetzt, ob Landwirt, Gärtner,

Förster oder Weinbauer, «sorgt» damit für eine weitere Verbreitung von Dioxinen. Und vergessen wir nicht: Es handelt sich hier um das Seveso-Gift.

In diesem Zusammenhang drängt sich die Frage auf an die Verantwortlichen in der chemischen Industrie, wie sie das vor ihren eigenen Kindern verantworten können? Wir wollen diese Frage präzisieren – die Frage an die Verantwortlichen im Management, in den Labors, unter den Arbeitern und Angestellten, an die Betriebsräte und Handelsorganisationen.

Was geben Sie eigentlich ihren eigenen Kindern zu essen, nachdem sich die jahrzehntelang unbedenklich eingesetzten Wirkstoffe in Pflanzenschutz- und Schädlingsbekämpfungsmitteln in Tierversuchen als krebserzeugend erwiesen haben und inzwischen in praktisch allen Nahrungsmitteln nachweisbar sind? Auch die inzwischen einem breiteren Bevölkerungskreis bekannten Untersuchungen chemischer Rückstände in der Muttermilch belegen diese unglaubliche Situation deutlich genug. So haben z. B. das Institut für Lebensmittelchemie der Universität Münster, das Institut für Hygiene der Bundesanstalt für Milchforschung in Kiel und das Bremer Umweltinstitut in den Jahren 1979 bis 1982 in fast 3000 Proben folgende Wirkstoffe nachgewiesen:

Pestizide in Mutter- und Kuhmilch im Vergleich zu Grenz- und ADI-Werten

Wirkstoffe	Mittelwerte für Muttermilch mg/kg Fettbasis	Überschreitung der ADI-Werte x-fache	Grenzwerte für Kuhmilch mg/kg Fettbasis
α-HCH	0,016	kein ADI-Wert	0,1
β-HCH	0,275	kein ADI-Wert	0,1
Lindan	0,043		0,2
HCB	1,215	13,7	0,5
Heptachlorepoxid	0,035	kein ADI-Wert	0,15
Dieldrin	0,036	2,4	0,15
DDE	1,438	2,3 ⎫	
DDT	0,263	⎭	1,0

Quelle: Stiftung Verbraucherinstitut: *Stillen trotzdem.* Berlin 1984

Die ADI-Werte bedeuten *acceptable daily intake;* darunter versteht man die maximal duldbare tägliche Aufnahmemenge für Fremdstoffe in Lebensmitteln. Die ADI-Werte sind von der Weltgesundheitsorganisation (WHO) festgelegt und werden z. B. bei HCB (Hexachlorbenzol) um das 13,7fache überschritten.

Zudem wird hier der Beleg dafür geführt, daß Kuhmilch unter Umständen weniger mit Rückständen von Pflanzenschutzmitteln belastet ist als Muttermilch.

Schließlich muß man berücksichtigen, daß in Tabellen wie dieser von Mittelwerten ausgegangen wird. Diese setzen sich zusammen aus zum Teil sehr viel niedrigeren und zum Teil eben sehr viel höheren Werten. Hat eine Mutter, hat ein Kind das «persönliche Pech», Schadstoffrückstände oberhalb des Mittelwertes weiterzugeben oder zu sich zu nehmen, erhöht sich das persönliche Risiko unter Umständen um ein Vielfaches. Berücksichtigt werden muß ebenfalls, daß Tabellen wie diese keine Aussagen über Kombinationseffekte von Schadstoffrückständen machen.

Alle in der oben zitierten Untersuchungsreihe in der Muttermilch analysierten Pflanzenschutz- und Schädlingsbekämpfungsmittel haben sich zwischenzeitlich in Tierversuchen (also in höheren Konzentrationen) als krebserregend erwiesen.

Es mag wissenschaftlich unvertretbar sein, in diesem Zusammenhang darauf hinzuweisen, daß inzwischen einer von vier Bundesbürgern an Krebs stirbt und daß Krebs bei Kindern (nach Verkehrsunfällen) als Todesursache bei uns an zweiter Stelle steht; naheliegend ist es dennoch, hier einen Zusammenhang zu sehen.

Professor G.H.M. Gottschewsky, Embryologe aus Göttingen mit internationalem Ruf – er war unter anderem Hauptgutachter im Contergan-Prozeß –, führt nach jahrzehntelangen Untersuchungen das Ansteigen von Krebstod bei Kindern auf schädigende Zusätze in der Pflanzenkost zurück.[9] Er fordert dazu auf, die Risiken hier zu minimieren und Kinder nach Möglichkeit nur mit biologisch angebauter Kost zu ernähren.

Nun, unsere Behörden haben reagiert. Inzwischen sind alle seinerzeit in Muttermilch nachgewiesenen Pflanzenschutz- und Schädlingsbekämpfungsmittel-Wirkstoffe verboten bzw. mit Anwendungsbeschränkungen belegt. Doch es sind Ersatzstoffe produziert worden, und mit auffälliger Regelmäßigkeit geraten viele von ihnen nach mehrjähriger Anwendung ebenfalls in Verdacht, krebserregend zu sein. Man gewinnt den Eindruck, daß es scheinbar immer nur eine Frage der Zeit, der Menge und des Untersuchungsaufwands ist, bis ein Pflanzenschutzmittel-Wirkstoff in Krebsverdacht gerät. Aber auch dann haben es die zuständigen Behörden nicht eilig, Anwendungsverbote auszusprechen. Um zu erwartende Widerstände des Herstellers zu vermeiden, läßt man in der Regel bestehende, aber befristete Zulassungen auslaufen, verlängert diese also nur nicht mehr.

Dazu ein Beispiel: In ihrer Dokumentation 7 vom 15. August 1986 weisen die Umweltorganisationen BBU und BUND[10] darauf hin, daß aufgrund von Entscheidungen der Biologischen Bundesanstalt im Einvernehmen mit dem Bundesgesundheitsamt zum 28. Februar 1986 die Zulassungen für Pestizide mit den Wirkstoffen Captan, Captafol und Folpet ausgelaufen seien. Das heißt, daß diese Stoffe nicht mehr «in den Verkehr gebracht werden dürfen». Es handelt sich hierbei um Mittel gegen Pilze (Fungizide), die zum Beizen von Saatgut (Acker- und Gemüsebau) und als Spritzmittel gegen verschiedene Krankheitserreger (bei Wein, Obst, Hopfen, Gemüse und verschiedenen Kulturpflanzen im Ackerbau) verwendet wurden.

Nach Erkenntnissen der Biologischen Bundesanstalt waren Hinweise auf erbgutschädigende und krebserzeugende Eigenschaften dieser Wirkstoffe nicht mehr zu negieren. Allerdings, ein Anwendungsverbot dieser Mittel ist nicht ausgesprochen worden: Restbestände (in ungekanntem Ausmaß) dürfen trotz Zurückziehen der Zulassung «aufgebraucht» werden. Was bringt eine Bundesbehörde, die über Gesundheit und Umwelt der Menschen wachen soll, dazu, derart lax vorzugehen?

Die Vermutung drängt sich auf, daß hier auf inzwischen gut eingespielte Weise alle Verantwortlichen in Behörden und der Industrie das Bekanntwerden skandalöser Zustände im sogenannten Pflanzenschutz bzw. in der Schädlingsbekämpfung vermeiden wollen. Ein Anwendungsverbot oder sogar das Aus-dem-Verkehr-Ziehen eines jahrzehntelang in riesigen Mengen eingesetzten Mittels, von dem man schon seit Jahren weiß, daß es wahrscheinlich Krebs erzeugt, würde schließlich nicht nur den Herstellern Ärger bringen, sondern auch den staatlichen Kontrollbehörden.

Da inzwischen bei Verbraucherschutzorganisationen ein gewisses Interesse wach geworden ist, zu erfahren, weshalb eine jahrelang als unbedenklich geltende Chemikalie plötzlich nicht mehr zugelassen ist, werden Informationen, die bürokratisches Versagen und eine zu industriefreundliche Genehmigungspraxis erkennen ließen, von der Biologischen Bundesanstalt (BBA) als «vertrauliche Betriebsgeheimnisse» eingestuft. Zum Beleg dieser Behauptung sei aus der erwähnten Dokumentation ausführlicher zitiert: «Die ursprünglichen Zulassungsunterlagen wurden von einer amerikanischen und einer israelischen Gesellschaft zur Verfügung gestellt. Weder die Namen der Gesellschaften, noch die Zulassungsunterlagen sind der Öffentlichkeit – aus Gründen der ‹Vertraulichkeit›, wie von offizieller Seite zu hören ist – unter dem derzeitigen Zulassungsverfahren zugänglich. (…)

Ebenso wie die ursprünglichen Zulassungsunterlagen sind auch die Grundlagen des Widerspruchs aus dem Bereich der Forschung nicht einsehbar. Sämtliche Untersuchungsergebnisse, die sich mit diesen Wirkstoffen befassen, sind vor dem prüfenden Zugriff der Öffentlichkeit in den ‹Tresoren für Betriebsgeheimnisse› der Konzerne und Bundesbehörden geschützt! (…)

Untersuchungsergebnisse, die eine Verbrauchergefährdung nach dem Einsatz von Pestiziden mit den genannten Wirkstoffen bestätigen, liegen allerdings bei der BBA in obrigkeitsstaatlicher Manier unter Verschluß. Sämtliche Grundlagen der Entscheidung beruhen nach Aussage der BBA auf Unterlagen, die von den

Herstellerfirmen eingereicht wurden (ein Tusch auf die gute Lobbyarbeit der chemischen Industrie). (...) Auch Einschätzungen internationaler Organisationen wurden bisher nicht an die Öffentlichkeit gegeben.»[11]

Lindan – im Pflanzenschutz verboten, für Kopfläuse zugelassen

Das Insektizid Lindan – z.B. enthalten im Läusemittel Jacutin – ist nach Aussage der International Agency for Research on Cancer (WHO-Krebsforschungsinstitut) in Lyon aufgrund vorliegender Beweise als Krebsverursacher bei Tieren dingfest gemacht worden.[12] Lindan gehört zu den chlorierten Kohlenwasserstoffen, einer Gruppe von Chemikalien, die seit längerem negative Publizität erhalten haben. Der chemische Name für Lindan: γ-HCH (für Hexachlorcyclohexan). Bei der Herstellung von Lindan entsteht sogenanntes technisches HCH, das vermutlich (in der Bundesrepublik 1977, in Frankreich dagegen z.B. schon 1970) auch deswegen verboten worden ist, weil es, anders als Lindan, nicht geruchs- und geschmacklos ist.

Lindan selbst hingegen, das weder gerochen noch – wer's versuchen wollte – geschmeckt werden kann, dient heute immer noch als Mittel gegen Borkenkäfer oder zur Behandlung von Saatgut, als Mittel gegen Insekten und Ameisen, als Pflanzenschutz- und Holzschutzmittel.

Mit Lindan werden Parasiten bekämpft (beim Vieh; aber, wie gesagt, auch Kopfläuse). Damit aber noch nicht genug: Lindan gerät – zusammen mit anderen chemischen Rückständen wie z.B. DDT oder «technischem HCH» – auch durch Futtermittelimporte in unseren Nahrungskreislauf. Nach Angaben des Bundes für Umwelt und Naturschutz[13] wurden 1976 in rund 20 Prozent aller Milchproben, die in Molkereien angeliefert wurden, Überschreitungen der Höchstmenge z.B. für technisches HCH festgestellt. Bei Lindan waren es «nur» drei Prozent.

Jetzt auch das Grundwasser

Eines ist allen «Experten» eigentlich immer klar gewesen: Das Grundwasser, durch nichts ersetzbares Lebensmittel, muß sauber bleiben. Und Hinweise auf Gefahren für unser Grundwasser werden in unserer Zeit noch immer als Panikmache abgetan – frei nach der beängstigenden Logik von Christian Morgensterns Palmström: «Weil nicht sein kann, was nicht sein darf.» Wir sind jedoch am «Ende der Illusion», wie Gerd Schuster in der Zeitschrift *Natur* im Juni 1987 einer breiteren Öffentlichkeit nachgewiesen hat.[14]

Schuster stützt sich unter anderem auf die Diplomarbeit des Agrarbiologen Harald Gießl von der Universität Stuttgart/Hohenheim vom Mai 1984. Gießl und Professor Karl Hurle fanden dabei (und auch 1985) nicht nur im Grundwasser unterhalb der wasserdurchlässigen Karstböden (!), sondern auch im Trinkwasser der Stadt Rottenburg am Neckar in 13 Untersuchungen «zwölfmal Atrazin, neunmal die Schwesterchemikalie Simazin, sechsmal das Abbauprodukt Desethylatrazin und dreimal Desethylsimazin». Lindan und andere Herbizide wurden ebenfalls nachgewiesen, und nicht nur in Baden-Württemberg, sondern z. B. auch in Rheinland-Pfalz, in Ingelheim, Wackernheim und Umgebung.

Atrazin und andere Herbizide fand man auch in Regenwasserproben in der Nähe der schwäbischen Ortschaft Heilfingen. Und: Atrazin hat nach Aussagen des Münchner Chemieprofessors Armin Weiß in Tierversuchen amerikanischer Wissenschaftler Tumoren verursacht.

Atrazin wird – nachzulesen im Bundesgesundheitsblatt vom Dezember 1986[15] – am häufigsten bei der Bekämpfung von Unkraut in Maisfeldern eingesetzt. Mais ist die inzwischen in der Bundesrepublik am meisten angebaute «Feldfrucht».

Und wieder reagiert eine Behörde, hier das Bundesgesundheitsamt, in der nun bekannten wissenschaftlich-ängstlichen Weise. Es kommt, in vorauseilendem Gehorsam vor wirtschaftlichen Interessen, zu dem Schluß, daß erst einmal geforscht werden muß und deshalb nichts unternommen werden darf: «Es ist daher erforderlich, daß systematische Erkenntnisse zur Belastungssituation der Grundwässer gesammelt und insbesondere daraufhin ausgewertet werden, inwieweit der Schutz vor PSM-Beeinträchtigungen (PSM = Pflanzenschutzmittel) einerseits allgemein für Grundwässer, andererseits speziell für Grundwässer, die zur Trinkwassergewinnung genutzt werden, gewährleistet ist. Aus diesen Befunden sind dann gegebenenfalls Maßnahmen herzuleiten, die vor allem die Pflanzenschutzmittelzulassung und die Schutzbestimmungen für Einzugsgebiete von Grundwassergewinnungsanlagen berühren dürften.»[16]

Gerd Schuster zitiert den Wasserwirtschaftler Professor Hans-Peter Lühr vom Institut der wassergefährdenden Stoffe der TU Berlin, der schlicht erklärt hat, in unserem Grundwasser findet sich «ein ganzer chemischer Zoo». Und er zitiert einen Wasserwerker, der über Atrazin aussagt: «Wo wir suchen, finden wir das Zeug.»[17]

Und Atrazin ist krebserregend

Inzwischen hat der Gesetzgeber reagiert. Alarmiert durch 12000 Wirkstoffanalysen in 200 Brunnen in der Bundesrepublik – immerhin: diese Analysen wurden durchgeführt vom Industrieverband Pflanzenschutz (IPS), in dem die Hersteller von Pestiziden zusammengeschlossen sind – darf ab Herbst 1988 nur ein zehntausendstel Milligramm je Liter Pflanzenschutzmittel im Trinkwasser der Bundesrepublik nachweisbar sein.
Warum erst ab Herbst 1988? Immerhin konnten in der Analyse 15 von 35 Pestiziden nachgewiesen werden. Für acht Wirkstoffe sind Konzentrationen festgestellt worden, die sogar die EG-Grenzwerte überschreiten. Und dabei treffen wir auf einige «böse alte Bekannte»: Atrazin, Bentazon, Chloridazon, Mecoprop, Metazachlor, Simazin, Isoproturon und Dichlorpropan.
Ist die Frage erlaubt, warum überhaupt im Tierversuch erwiesenermaßen krebserregende Mittel ins Grundwasser kommen dürfen?

Wie läßt sich dieses Krebsrisiko verringern?

Es ist unmöglich, im Rahmen dieses Buches mehr als einige grundlegende Hinweise zur Verringerung des Krebsrisikos durch Pflanzenschutz- und Schädlingsbekämpfungsmittel zu geben.
In einer Zeit, in der gleich mehrere krebserzeugende Pflanzenschutzmittelwirkstoffe aus den Wasserhähnen von Millionen Familien fließen, läßt sich dieses Krebsrisiko ohnehin nicht mehr nur durch den Verzicht auf den Krebsgifte versprühende Rosenspray spürbar verringern. Trotzdem sollte man zumindest und zuerst im eigenen Bereich alle chemischen Kampfaktionen gegen angebliche Unkräuter und Ungeziefer einstellen und, wenn es gar nicht anders geht, nach Alternativen Ausschau halten. Daß man mit Blattläusen auf Rosensträuchern, Moos im Vorgarten und Quecken im Mais auch leben kann, ohne die Lebensgrundlagen der nächsten Generationen zu vergiften, haben offensichtlich bereits unsere Vorfahren bewiesen.
Der Bund für Umwelt und Naturschutz Deutschland e.V.

445

(BUND) hat folgende Vorschläge ausgearbeitet, die es ermöglichen, weitgehend auf chemische Pflanzenschutzmittel im Haus- und Freizeitgarten zu verzichten. Sie sind Teil der BUND-Informationsmappe «Umweltchemikalien 3/84», die für 4,40 DM beim Umwelt-Zentrum Stuttgart, Rotebühlstr. 84/1, 7000 Stuttgart 1, erhältlich ist.

1. Vorbeugung

Das Prinzip der Vorbeugung beruht auf der Tatsache, daß gesunde, kräftige Pflanzen widerstandsfähiger gegenüber Schädlingen und Krankheiten aller Art sind. Gesunde Pflanzen benötigen vor allem einen gesunden Boden. Biologischer Pflanzenschutz beginnt daher bei der biologischen Bodenpflege. Dies bedeutet:

▷ Keine einseitige Düngung mit Mineraldünger (Überdüngung, Auswaschung, Humusschwund)

▷ kein Torf (Bodenversauerung, Nährstoffverarmung, Moorzerstörung)

▷ möglichst wenig nackte Bodenoberfläche (Verschlämmung, Austrocknung)

Statt dessen:

▷ Humuspflege durch Kompost und organischen Dünger (verrotteter Mist, Brennesseljauche, Horn-Blut-Knochenmehl, Steinmehl, Rindenkompost, Holzasche, Gründüngung)

▷ Bodendeckung durch Mulchen (mit Stroh- oder Rindenmulch, Grasschnitt etc.)

▷ Fruchtwechsel

Immer mehr setzt sich auch die Erkenntnis durch, daß in Mischkulturen gesündere und widerstandsfähigere Pflanzen heranwachsen. Bestimmte Pflanzen können gezielt zur Abwehr von Schädlingen zwischen gefährdete Kulturen gesät bzw. gepflanzt werden:

▷ Petersilie, Senf, Salbei und Thymian halten Schnecken fern

▷ Bohnenkraut und Borretsch schützen vor Läusebefall bei Bohnen

▷ Studentenblumen, Ringelblumen und Sonnenhut haben sich gegen Nematoden (Fadenwürmer) bewährt

▷ Kapuzinerkresse in Balkonkästen und auf Baumscheiben hilft gegen Läuse

▷ Zwiebeln und Knoblauch beugen Pilzerkrankungen vor

▷ Wolfsmilch und Kaiserkrone vertreiben durch den intensiven Geruch ihrer Zwiebeln Wühlmäuse

Nicht nur das räumliche Nebeneinander bestimmter Pflanzenarten (Mischkultur) hilft durch deren Ausscheidungen Schädlinge

446

abzuwehren, sondern auch das zeitliche Nacheinander (Fruchtwechsel). So sollen z. B. Pflanzen der gleichen Pflanzenfamilie (z. B. Kohlarten, Kohlrabi, Rettich) möglichst nicht mehrere Jahre hintereinander in demselben Beet angebaut werden.

Zu den vorbeugenden Maßnahmen im Garten gehört auch die richtige Pflanzenauswahl. Nicht jede Pflanze verträgt Sonne und Schatten, feuchten und trockenen Standort, sauren und kalkhaltigen Boden gleich gut. Außerdem sollte man bereits beim Einkauf darauf achten, möglichst widerstandsfähige (resistente) Sorten zu erwerben.

2. Einbeziehung der Nützlinge

In einer natürlichen Lebensgemeinschaft herrscht ein ökologisches Gleichgewicht: Durch vielfältige Wechselbeziehungen zwischen Pflanzen, pflanzen- und fleischfressenden Tieren und Mikroorganismen entsteht ein stabiles Nahrungsnetz. Nur dort, wo das natürliche Gleichgewicht gestört ist, kommt es zur Ausbreitung einiger weniger Arten, die dann Schaden anrichten können. In einem naturnahen Garten, aber auch im Haus, sollten die natürlichen Feinde der sogenannten «Schädlinge» daher geschont und gefördert werden. Zu den sogenannten «Nützlingen» zählen eine Reihe verschiedener Tierarten:

▷ Igel fangen Schnecken, Engerlinge, Würmer, Raupen und Mäuse. Durch Laub- oder Reisighaufen kann man Unterschlupfmöglichkeiten schaffen

▷ Maulwürfe und Spitzmäuse vertilgen ebenfalls Schnecken und Insekten und sollten geschont werden

▷ die meisten Vögel sind eifrige Insektenvertilger. In einem naturnahen Garten mit einheimischen Vogelschutzgehölzen (Weißdorn, Wildrosen, Schlehe, Schneeball, Holunder u. a.) finden Vögel gute Lebensbedingungen

▷ Erdkröten und Grasfrösche ernähren sich ebenfalls von Insekten, Schnecken etc. Durch die Anlage eines naturnahen Teichs lassen sie sich im Garten ansiedeln

▷ auch Eidechsen und Blindschleichen gehören zu den nützlichen Gartenhelfern. Sie benötigen Steinhaufen und Trockenmauern als Unterschlupf

▷ eine ganze Reihe von Insekten (vor allem Marienkäfer, Florfliegen, Schlupfwespen, Ohrwürmer, Schwebfliegen und Laufkäfer) sowie Spinnen sind ebenfalls behilflich bei der Schädlingsbekämpfung. Ein Biogärtner sollte diese Tiere schonen und keine chemischen Insektenvernichtungsmittel einsetzen.

3. Anwendung biologischer Pflanzenschutzmittel

Als vorbeugende Mittel, aber auch bei akutem Befall, gibt es eine Reihe von biologischen Pflanzenschutzmitteln. Dabei spielen Brühen, Tees und Jauchen, die man aus Wildkräutern leicht selbst herstellen kann, eine wichtige Rolle. Einige dieser Pflanzen finden sich sogar als «Unkräuter» im Garten, z. B. Brennesseln, Schachtelhalm, Beinwell. Die übrigen lassen sich in der freien Natur sammeln. Verwendet werden die Pflanzen sowohl im frischen Zustand als auch getrocknet. Letztere sind auch in Drogerien und bei Spezialfirmen erhältlich.

Als Grundrezept gelten folgende Mengenangaben:

1 kg frische Pflanzen oder 100 bis 200 Gramm getrocknetes Kraut werden pro zehn Liter Wasser benötigt. Man unterscheidet verschiedene Verfahren:

▷ Kaltwasser-Auszug: Gefäß zur Hälfte mit frischen Pflanzen füllen, mit kaltem Wasser auffüllen und zwölf bis 24 Stunden stehen lassen. Vor allem bei Brennesseln.

▷ Tee: Kräuter mit kochendem Wasser übergießen und zehn bis 20 Minuten ziehen lassen. Eignet sich vor allem für Schachtelhalm, Wermut, Rainfarn und Zwiebeln.

▷ Brühe: Wie Kaltwasser-Auszug zwölf bis 24 Stunden einweichen, anschließend 20 bis 30 Minuten kochen. Wird vor allem bei Schachtelhalm angewendet.

▷ Jauche: Wie Kaltwasser-Auszug ansetzen und täglich umrühren. Nach ein bis zwei Wochen ist der Ansatz vergärt und kann als hochwertiger Dünger und als Pflanzenschutzmittel verwendet werden. Zur Bindung des unangenehmen Geruchs können eine Handvoll Steinmehl oder einige Tropfen Baldrian-Extrakt zugesetzt werden.

Als weitere Zutaten für hausgemachte Pflanzenschutzmittel sind Spiritus, Schmierseife, Wasserglas und Quassiaholz empfehlenswert. (Die beiden letztgenannten Mittel sind in Drogerien und Apotheken erhältlich.)

Alle selbst hergestellten biologischen Pflanzenschutzmittel wirken in erster Linie vorbeugend durch allgemeine Kräftigung der Pflanzen sowie gezielt gegen Krankheiten und Schädlinge bei geringem bis mittlerem Befall. Bei übermäßigem Befall reichen sie zuweilen nicht aus. Man braucht in einem solchen Fall trotzdem nicht zu hochgiftigen Chemikalien zu greifen, es gibt mittlerweile biologische Schädlingsbekämpfungsmittel zu kaufen. Hier sind in erster Linie Pyrethrum-Präparate zu nennen. Pyrethrum wurde früher aus den Blüten einer Chrysanthemenart (früher Pyrethrum roseum genannt) hergestellt, jetzt wird es meist synthetisiert. Pyrethrum-Präparate sind unter verschiedenen Namen auf dem Markt (z. B. «Spruzit», «Myctan», «Parexan») und für Warmblütler und Bienen völlig ungiftig.

Ziel jeder biologischen Schädlingsbekämpfung ist nicht die Ausrottung des Schädlings, sondern die Eindämmung auf ein vertretbares Maß. Denn mit dem Schädling würden auch die darauf angewiesenen Nützlinge verschwinden und damit einen verstärkten Befall heraufbeschwören.

Quelle: Bund für Umwelt und Naturschutz Deutschland e. V. (BUND): Pflanzenschutz im Haus- und Freizeitgarten; Bonn 1984

Wenn Sie weitere Ratschläge suchen, um möglichst ganz auf chemische Mittel im Kampf gegen «Unkräuter» und «Schädlinge» in Haus und Garten zu verzichten, finden Sie im Buchhandel ein inzwischen reichhaltiges Angebot an Literatur.

Schwieriger als im Hobbygarten ist der Verzicht auf chemische «Kampfstoffe» in der Landwirtschaft. Für die meisten Bauern ist er gar nicht mehr vorstellbar. Angesichts der Milliardenbeträge, die jährlich aufgewendet werden, um die Lagerung und Vernichtung einer wahnwitzigen landwirtschaftlichen Überproduktion zu finanzieren, die offenbar nur durch massiven Krebsgifteinsatz zu erzielen ist, sollten wenigstens einige Minimalforderungen zur Verringerung der Gefährdung durch sogenannte Pflanzenschutzmittel erfüllt werden können:

▷ Pflanzenschutzmitteln mit Wirkstoffen, die sich im Tierversuch als krebserregend oder krebsverdächtig erwiesen haben, sollte die Zulassung entzogen werden.

▷ Für alle übrigen Pflanzenschutzmittel sollten Langzeitversuche beginnen, um soweit wie irgend möglich Klarheit über deren krebserzeugendes Potential zu schaffen. Bis zum Vorliegen derartiger Erkenntnisse sollten die Produkte so gekennzeichnet werden müssen, daß die hinsichtlich ihres Krebsrisikos tatsächlich bestehenden Unsicherheiten für den potentiellen Käufer klar erkennbar sind.

▷ Neuzulassungen von Pflanzenschutzmitteln dürfen erst erfolgen, wenn durch mindestens zehnjährige Langzeitversuche sichergestellt ist, daß die Wirkstoffe und ihre Abbaustoffe (die Metaboliten) kein erkennbares krebserzeugendes Potential besitzen.

▷ Für sämtliche im Handel befindlichen Pflanzenschutz- und Schädlingsbekämpfungsmittel müssen die mit der Zulassungsprüfung begonnenen Langzeitversuche zur Feststellung eines krebserzeugenden Potentials fortgesetzt werden, solange das Produkt im Handel angeboten wird: Diese Regelungen müssen auch für Pflanzenschutzmittel gelten, die exportiert oder importiert werden.

▷ Für landwirtschaftlich genutzte Flächen, die derart stark mit krebserzeugenden Pflanzenschutzmitteln belastet sind, daß sich die darauf angebauten Erzeugnisse mit krebserzeugenden oder krebsverdächtigen Stoffen anreichern, sollten Anbauverbote für menschliche und tierische Nahrungsmittel verhängt werden.

▷ Die durch die Maßnahmen eingesparten Millionenbeträge für die Lagerung und Vernichtung der landwirtschaftlichen Überproduktion sollten zur Förderung der Umstellung auf biologische landwirtschaftliche Anbaumethoden eingesetzt werden.

Bedeutung der Hinweise zum Krebsrisiko Pflanzenschutz- und Schädlingsbekämpfungsmittel

Die Aussage *Hinweise auf krebserzeugende Wirkungen liegen nicht vor* bedeutet, daß sich aus der verwendeten Fachliteratur keine Anhaltspunkte für ein krebserzeugendes Potential dieses Produkts ergeben.

Der Hinweis *Keine Angaben zum Krebsrisiko möglich* mußte erfolgen, wenn die vorliegenden Daten zu den Inhaltsstoffen nicht ausreichten, um mit Hilfe der verwendeten Fachliteratur und der befragten Sachverständigen einen konkreten Hinweis zum Krebsrisiko geben zu können.

Der Hinweis *Langzeituntersuchungen zum Krebsrisiko der Zusatzstoffe fehlen* wurde gegeben, wenn Sachverständigenaussagen bzw. die verwendete Fachliteratur Hinweise darauf enthielten, daß in dieser Produktgruppe Zusatzstoffe eingesetzt werden, deren krebsrelevante Langzeitwirkungen bisher nicht untersucht wurden.

Der Hinweis *Langzeituntersuchungen auf krebserzeugende Kombinationswirkungen fehlen* erfolgte, wenn eine Bewertung des Krebsrisikos wegen fehlender Langzeituntersuchungen auf krebserzeugende Kombinationswirkungen nicht möglich war.

Der Hinweis *Amitrol/Maneb/Zineb wirkt im Tierversuch krebserzeugend* ergab sich aus der verwendeten Fachliteratur.

Der Hinweis *Lindan erzeugt im Tierversuch Krebs* entspricht einer Einschätzung der International Agency for Research on Cancer (dem WHO-Krebsforschungsinstitut) in Lyon.

Der Hinweis *Atrazin erzeugte im Tierversuch Tumoren* basiert auf Sachverständigenaussagen, die im Kapitel *Krebsrisiko Pflanzenschutz- und Schädlingsbekämpfungsmittel* zitiert wurden.

Der Hinweis *Bei der Herstellung können Dioxine entstehen. Ungeklärtes Krebsrisiko!* erfolgte aufgrund von Erkenntnissen der Environmental Protection Agency (EPA), der amerikanischen Umweltbehörde.

Der Hinweis *Enthält Dioxine! Erhöht das Krebsrisiko für die Anwender* ergab sich aus Forschungsergebnissen der EPA und weiteren im Kapitel *Krebsrisiko Pflanzenschutz- und Schädlingsbekämpfungsmittel* zitierten Sachverständigenaussagen.

Der Hinweis *Kombination mehrerer krebserzeugender Wirkstoffe* bedeutet, daß mehrere der angegebenen Inhaltsstoffe entsprechend der verwendeten Fachliteratur als krebserzeugend gelten.

Krebsrisiko Pflanzenschutz- und Schädlingsbekämpfungsmittel
Mittel gegen Insekten und Spinnmilben

Name des Pflanzen-schutz-/Schädlings-Bekämpfungsmittels	Bekannte Inhaltsstoffe	Hinweise zum Krebsrisiko
AAdimethoat	Dimethoat	Keine Angaben zum Krebsrisiko möglich.
AAlindan-flüssig	Lindan	Lindan erzeugt im Tierversuch Krebs.
Acephat 50	Acephat	Keine Angaben zum Krebsrisiko möglich.
Aflix	Dimethoat, Endosulfan	Langzeituntersuchungen auf krebs-erzeugende Kombinationswirkun-gen fehlen.
Ambush	Permethrin	Keine Angaben zum Krebsrisiko möglich.
Ameisen-Ex	Lindan	Lindan erzeugt im Tierversuch Krebs.
Ameisen-Frei	Lindan	Lindan erzeugt im Tierversuch Krebs.
Ameisen-frei S	Bromophos	Keine Angaben zum Krebsrisiko möglich.
Ameisenmittel Bayer	Phoxim	Keine Angaben zum Krebsrisiko möglich.
Ameisenmittel «Hortex»	Lindan	Lindan erzeugt im Tierversuch Krebs.
Ameisenmittel Hortex neu	Bromophos	Keine Angaben zum Krebsrisiko möglich.
Ameisenmittel «Schering»	Lindan	Lindan erzeugt im Tierversuch Krebs.
Ameisenspray Spieß-Urania	Bendiocarb	Keine Angaben zum Krebsrisiko möglich.
Ameisen-Stop	Bendiocarb	Keine Angaben zum Krebsrisiko möglich.
Ameisen-Streunex L	Lindan	Lindan erzeugt im Tierversuch Krebs.
Ameisen-Streu- und Gießmittel «Schacht»	Lindan	Lindan erzeugt im Tierversuch Krebs.

Krebsrisiko Pflanzenschutz- und Schädlingsbekämpfungsmittel

Mittel gegen Insekten und Spinnmilben

Name des Pflanzen-schutz-/Schädlings-Bekämpfungsmittels	Bekannte Inhaltsstoffe	Hinweise zum Krebsrisiko
Ameisen-Streu- und Gießmittel Spieß-Urania	Phoxim	Keine Angaben zum Krebsrisiko möglich.
Ameisentod BINAU	Lindan	Lindan erzeugt im Tierversuch Krebs.
Ameisenvernichter	Lindan	Lindan erzeugt im Tierversuch Krebs.
Antracol	Propineb	Keine Angaben zum Krebsrisiko möglich.
Apollo	Clofentezin	Keine Angaben zum Krebsrisiko möglich.
ASB-Ameisen-vernichter	Lindan	Lindan erzeugt im Tierversuch Krebs.
Attraco 7-E DU PONT	Mineralöle	Langzeituntersuchungen zum Krebsrisiko der Zusatzstoffe fehlen.
Attraco 7-E Wacker	Mineralöle	Langzeituntersuchungen zum Krebsrisiko der Zusatzstoffe fehlen.
Austriebs-Spritzmittel Nexion Öl	Bromophos	Keine Angaben zum Krebsrisiko möglich.
Austriebs- und Sitka-Fichtenlaus-Spritz-mittel	Bromophos	Keine Angaben zum Krebsrisiko möglich.
Basiment 450-Extra N	Lindan	Lindan erzeugt im Tierversuch Krebs.
Basudin 10 Granulat	Diazinon	Keine Angaben zum Krebsrisiko möglich.
Basudin 25 Emulsion	Diazinon	Keine Angaben zum Krebsrisiko möglich.
Basudin 40 Spritz-pulver	Diazinon	Keine Angaben zum Krebsrisiko möglich.
BAYMAT-Rosen-spray	Bitertanol	Keine Angaben zum Krebsrisiko möglich.

453

Krebsrisiko Pflanzenschutz- und Schädlingsbekämpfungsmittel
Mittel gegen Insekten und Spinnmilben

Name des Pflanzen-schutz-/Schädlings-Bekämpfungsmittels	Bekannte Inhaltsstoffe	Hinweise zum Krebsrisiko
BAYMAT-Spray	Bitertanol	Keine Angaben zum Krebsrisiko möglich.
Baythion 500 EC	Phoxim	Keine Angaben zum Krebsrisiko möglich.
Baythroid	Cyfluthrin	Keine Angaben zum Krebsrisiko möglich.
Baythroid 50	Cyfluthrin	Keine Angaben zum Krebsrisiko möglich.
Beosit 35 flüssig	Endosulfan	Keine Angaben zum Krebsrisiko möglich.
Beosit 35 Spritzpulver	Endosulfan	Keine Angaben zum Krebsrisiko möglich.
Bio DOM Universal-Schutzspray für Rosen und Zierpflanzen	Pyrethrine, Piperonyl-butoxid	Langzeituntersuchungen auf krebs-erzeugende Kombinationswirkungen fehlen.
Bio-Insektenfrei	Pyrethrine, Piperonyl-butoxid, Schwefel	Langzeituntersuchungen auf krebs-erzeugende Kombinationswirkungen fehlen.
Bio Myctan Pflanzen-spray	Pyrethrine, Piperonyl-butoxid, Schwefel	Langzeituntersuchungen auf krebs-erzeugende Kombinationswirkungen fehlen.
BIO Pflanzenspray Höfter	Pyrethrine, Piperonyl-butoxid, Schwefel	Langzeituntersuchungen auf krebs-erzeugende Kombinationswirkungen fehlen.
4-Blatt-bio-Konzen-trat	Pyrethrine, Piperonyl-butoxid	Langzeituntersuchungen auf krebs-erzeugende Kombinationswirkungen fehlen.
4-Blatt-bio-Spray	Pyrethrine, Piperonyl-butoxid	Langzeituntersuchungen auf krebs-erzeugende Kombinationswirkungen fehlen.
Blattlaus Spray	Dimethoat	Keine Angaben zum Krebsrisiko möglich.

Krebsrisiko Pflanzenschutz- und Schädlingsbekämpfungsmittel

Mittel gegen Insekten und Spinnmilben

Name des Pflanzen- schutz-/Schädlings- Bekämpfungsmittels	Bekannte Inhaltsstoffe	Hinweise zum Krebsrisiko
Blattlaus-Spray W	Butocarboxim	Keine Angaben zum Krebsrisiko möglich.
Blattlaus-Spritzmittel	Permethrin	Keine Angaben zum Krebsrisiko möglich.
Blattlaus- und Spinn- milben-Spray	Butocarboxim	Keine Angaben zum Krebsrisiko möglich.
Blattlaus-Vernichter Nexion	Bromophos	Keine Angaben zum Krebsrisiko möglich.
Blattol	Mineralöle	Langzeituntersuchungen zum Krebsrisiko der Zusatzstoffe fehlen.
blitol Ameisen-Spray	Bendiocarb	Keine Angaben zum Krebsrisiko möglich.
blitol Insektenfrei	Pyrethrine, Piperonyl- butoxid	Langzeituntersuchungen auf krebs- erzeugende Kombinationswirkun- gen fehlen.
blitol Insektenfrei Neu	Etrimfos	Keine Angaben zum Krebsrisiko möglich.
blitol Rosen-Kombi- Spray	Pyrethrine, Piperonyl- butoxid, Schwefel	Langzeituntersuchungen auf krebs- erzeugende Kombinationswirkun- gen fehlen.
Blumetta-Ameisen- mittel	Lindan	Lindan erzeugt im Tierversuch Krebs.
Blusana Pflanzen- schutzspray	Pyrethrine, Piperonyl- butoxid	Langzeituntersuchungen auf krebs- erzeugende Kombinationswirkun- gen fehlen.
Boden-Schädlings- frei	Bromophos	Keine Angaben zum Krebsrisiko möglich.
C-B-Ho «Neu» Emul- sion	Lindan	Lindan erzeugt im Tierversuch Krebs.
C-B-Ho «Neu» Staub	Lindan	Lindan erzeugt im Tierversuch Krebs.

455

Krebsrisiko Pflanzenschutz- und Schädlingsbekämpfungsmittel

Mittel gegen Insekten und Spinnmilben

Name des Pflanzen-schutz-/Schädlings-Bekämpfungsmittels	Bekannte Inhaltsstoffe	Hinweise zum Krebsrisiko
Celamerck Insekten-schutz natural	Pyrethrine, Piperonyl-butoxid, Bacillus thuringiensis	Langzeituntersuchungen auf krebs-erzeugende Kombinationswirkun-gen fehlen.
CFM Dimethoat 40	Dimethoat	Keine Angaben zum Krebsrisiko möglich.
Cindy	Dimethoat	Keine Angaben zum Krebsrisiko möglich.
Cohrs Pyrethrum Spritzmittel	Pyrethrine, Piperonyl-butoxid	Langzeituntersuchungen auf krebs-erzeugende Kombinationswirkun-gen fehlen.
Cohrs Raupenver-nichter Dipel	Bacillus thurin-giensis	Keine Angaben zum Krebsrisiko möglich.
COMPO Ameisen-Mittel	Bromophos	Keine Angaben zum Krebsrisiko möglich.
Compo Compron flüssig	Ethiofencarb	Keine Angaben zum Krebsrisiko möglich.
Compo Insektenmittel	Permethrin	Keine Angaben zum Krebsrisiko möglich.
COMPO Insekten-Spray Neu	Pyrethrine, Piperonyl-butoxid	Langzeituntersuchungen auf krebs-erzeugende Kombinationswirkun-gen fehlen.
COMPO Pflanzen-schutz-Spray Neu	Pyrethrine, Piperonyl-butoxid	Langzeituntersuchungen auf krebs-erzeugende Kombinationswirkun-gen fehlen.
Compo Rosen-Spray	Pyrethrine, Piperonyl-butoxid, Schwefel	Langzeituntersuchungen auf krebs-erzeugende Kombinationswirkun-gen fehlen.
Compo-Tannen-Schutz	Endosulfan	Keine Angaben zum Krebsrisiko möglich.
Cosan 80	Schwefel	Keine Angaben zum Krebsrisiko möglich.
Croneton 100	Ethiofencarb	Keine Angaben zum Krebsrisiko möglich.

Krebsrisiko Pflanzenschutz- und Schädlingsbekämpfungsmittel
Mittel gegen Insekten und Spinnmilben

Name des Pflanzen-schutz-/Schädlings-Bekämpfungsmittels	Bekannte Inhaltsstoffe	Hinweise zum Krebsrisiko
Croneton 500	Ethiofencarb	Keine Angaben zum Krebsrisiko möglich.
Cropotex	Flubenzimin	Keine Angaben zum Krebsrisiko möglich.
Cymbush	Cypermethrin	Keine Angaben zum Krebsrisiko möglich.
Das Mittel gegen Insekten im Hobbygarten Ciba-Geigy	Diazinon	Keine Angaben zum Krebsrisiko möglich.
Decis flüssig	Deltamethrin	Keine Angaben zum Krebsrisiko möglich.
Decis WP	Deltamethrin	Keine Angaben zum Krebsrisiko möglich.
Degro Ameisenmittel	Lindan	Lindan erzeugt im Tierversuch Krebs.
Dehner Ameisenmittel	Lindan	Lindan erzeugt im Tierversuch Krebs.
Dehner Bio-Zimmerpflanzenspray	Pyrethrine, Piperonylbutoxid	Langzeituntersuchungen auf krebserzeugende Kombinationswirkungen fehlen.
Dehner-Gartenspray	Dimethoat	Keine Angaben zum Krebsrisiko möglich.
Derrothan Neu	Pyrethrine, Piperonylbutoxid	Langzeituntersuchungen auf krebserzeugende Kombinationswirkungen fehlen.
Detia Ameisenpuder	Lindan	Lindan erzeugt im Tierversuch Krebs.
Detia Ameisenpuder Neu	Diazinon	Keine Angaben zum Krebsrisiko möglich.
Detia Bio-Universal-Staub	Pyrethrine, Piperonylbutoxid	Langzeituntersuchungen auf krebserzeugende Kombinationswirkungen fehlen.
Detia Dimecron	Phosphamidon	Keine Angaben zum Krebsrisiko möglich.

Krebsrisiko Pflanzenschutz- und Schädlingsbekämpfungsmittel
Mittel gegen Insekten und Spinnmilben

Name des Pflanzen-schutz-/Schädlings-Bekämpfungsmittels	Bekannte Inhaltsstoffe	Hinweise zum Krebsrisiko
Detia Malathion-Emulsion	Malathion	Keine Angaben zum Krebsrisiko möglich.
Detia Pflanzen-Schutzöl	Mineralöle	Langzeituntersuchungen zum Krebsrisiko der Zusatzstoffe fehlen.
Detia Pflanzol-Spray	Pyrethrine, Piperonyl-butoxid, Dichlorvos	Langzeituntersuchungen auf krebs-erzeugende Kombinationswirkun-gen fehlen.
Detia Rosen- und Zierpflanzenspray	Butocarboxim, Fenarimol	Langzeituntersuchungen auf krebs-erzeugende Kombinationswirkun-gen fehlen.
Detia Stäubol-Kombi Puder	Bromophos	Keine Angaben zum Krebsrisiko möglich.
Detia Universal Lö-sung	Pyrethrine, Piperonyl-butoxid	Langzeituntersuchungen auf krebs-erzeugende Kombinationswirkun-gen fehlen.
Detia Zierpflanzen-spray	Butocarboxim, Fenarimol	Langzeituntersuchungen auf krebs-erzeugende Kombinationswirkun-gen fehlen.
Detmol-mal	Malathion	Keine Angaben zum Krebsrisiko möglich.
Diazinon 10 Granulat	Diazinon	Keine Angaben zum Krebsrisiko möglich.
Diazinon 25 Emulsion Spieß-Urania	Diazinon	Keine Angaben zum Krebsrisiko möglich.
Dicarzol	Formetanat	Keine Angaben zum Krebsrisiko möglich.
Dimecron 20	Phosphamidon	Keine Angaben zum Krebsrisiko möglich.
Dimethoat	Dimethoat	Keine Angaben zum Krebsrisiko möglich.
Dimethoat DU PONT	Dimethoat	Keine Angaben zum Krebsrisiko möglich.
Dimethoat ICI	Dimethoat	Keine Angaben zum Krebsrisiko möglich.

Krebsrisiko Pflanzenschutz- und Schädlingsbekämpfungsmittel

Mittel gegen Insekten und Spinnmilben

Name des Pflanzen-schutz-/Schädlings-Bekämpfungsmittels	Bekannte Inhaltsstoffe	Hinweise zum Krebsrisiko
Dimilin 25 WP	Diflubenzuron	Keine Angaben zum Krebsrisiko möglich.
Dinitrol	DNOC	Keine Angaben zum Krebsrisiko möglich.
Dipel	Bacillus thuringiensis	Keine Angaben zum Krebsrisiko möglich.
Dipterex MR	Oxydemetonmethyl, Trichlorfon	Langzeituntersuchungen auf krebserzeugende Kombinationswirkungen fehlen.
Dipterex SL	Trichlorfon	Keine Angaben zum Krebsrisiko möglich.
Disyston-Granulat	Disulfoton	Keine Angaben zum Krebsrisiko möglich.
Drawin 755	Butocarboxim	Keine Angaben zum Krebsrisiko möglich.
DU PONT Netzschwefel	Schwefel	Keine Angaben zum Krebsrisiko möglich.
Dursban flüssig	Chlorpyrifos	Keine Angaben zum Krebsrisiko möglich.
Dursban Spritzpulver	Chlorpyrifos	Keine Angaben zum Krebsrisiko möglich.
E 605 Combi	Oxydemetonmethyl, Parathion	Keine Angaben zum Krebsrisiko möglich.
E 605 forte	Parathion	Keine Angaben zum Krebsrisiko möglich.
E 605 Spritzpulver	Parathion	Keine Angaben zum Krebsrisiko möglich.
Eftol	Parathion	Keine Angaben zum Krebsrisiko möglich.
Eftol-Öl	Parathion, Mineralöle	Langzeituntersuchungen auf krebserzeugende Kombinationswirkungen fehlen.

Krebsrisiko Pflanzenschutz- und Schädlingsbekämpfungsmittel
Mittel gegen Insekten und Spinnmilben

Name des Pflanzen-schutz-/Schädlings-Bekämpfungsmittels	Bekannte Inhaltsstoffe	Hinweise zum Krebsrisiko
Egesa-Ameisentod	Lindan	Lindan erzeugt im Tierversuch Krebs.
Egesa-Ameisentod	Bromophos	Keine Angaben zum Krebsrisiko möglich.
egesa-Insektenmittel	Bromophos	Keine Angaben zum Krebsrisiko möglich.
Egesa Pflanzen-Insekten-Spray	Lindan, Mineralöle	Lindan erzeugt im Tierversuch Krebs.
Egesa-Pflanzenspray	Dinocap, Lindan, Dichlorvos	Lindan erzeugt im Tierversuch Krebs.
Ekamet	Etrimfos	Keine Angaben zum Krebsrisiko möglich.
Elefant-Sommeröl	Mineralöle	Langzeituntersuchungen zum Krebsrisiko der Zusatzstoffe fehlen.
Elocron 50 Spritz-pulver	Dioxacarb	Keine Angaben zum Krebsrisiko möglich.
Eruzin stark 80	Lindan	Lindan erzeugt im Tierversuch Krebs.
Eruzin stark mit Lindan	Lindan	Lindan erzeugt im Tierversuch Krebs.
Eruzin-Staub mit Lindan	Lindan	Lindan erzeugt im Tierversuch Krebs.
Etisso Balkonpflan-zen-Spray Combi	Butocarboxim, Fenarimol	Langzeituntersuchungen auf krebs-erzeugende Kombinationswirkun-gen fehlen.
Etisso Insekten-Vernichter	Dimethoat	Keine Angaben zum Krebsrisiko möglich.
Etisso Pflanzen-schutz	Pyrethrine, Piperonyl-butoxid	Langzeituntersuchungen auf krebs-erzeugende Kombinationswirkun-gen fehlen.
Euparen M	Tolylfluanid	Keine Angaben zum Krebsrisiko möglich.

Krebsrisiko Pflanzenschutz- und Schädlingsbekämpfungsmittel

Mittel gegen Insekten und Spinnmilben

Name des Pflanzen- schutz-/Schädlings- Bekämpfungsmittels	Bekannte Inhaltsstoffe	Hinweise zum Krebsrisiko
Evisect S	Thiocyclam	Keine Angaben zum Krebsrisiko möglich.
Fastac	Alfamethrin	Keine Angaben zum Krebsrisiko möglich.
Fervin	Alloxydim	Keine Angaben zum Krebsrisiko möglich.
Fisons Ameisen- Spray	Bendiocarb	Keine Angaben zum Krebsrisiko möglich.
Fisons Ameisen Staub	Bendiocarb	Keine Angaben zum Krebsrisiko möglich.
Fleur-Ameisen-Gieß	Bromophos	Keine Angaben zum Krebsrisiko möglich.
Fleur-Insekten-Spritz	Bromophos	Keine Angaben zum Krebsrisiko möglich.
Fleur-Insekten-Streu	Bromophos	Keine Angaben zum Krebsrisiko möglich.
Flotox Netzschwefel	Schwefel	Keine Angaben zum Krebsrisiko möglich.
Folidol-Öl	Parathion, Mineralöle	Langzeituntersuchungen auf krebs- erzeugende Kombinationswirkun- gen fehlen.
Folimat	Omethoat	Keine Angaben zum Krebsrisiko möglich.
Folimat-Rosen-Spray	Omethoat	Keine Angaben zum Krebsrisiko möglich.
Frankol-Paranol	Mineralöle	Langzeituntersuchungen zum Krebsrisiko der Zusatzstoffe fehlen.
Gabi Pflanzenspray	Dimethoat	Keine Angaben zum Krebsrisiko möglich.
Gamaterr	Lindan	Lindan erzeugt im Tierversuch Krebs.
Gamma-Streunex	Lindan	Lindan erzeugt im Tierversuch Krebs.

461

Krebsrisiko Pflanzenschutz- und Schädlingsbekämpfungsmittel
Mittel gegen Insekten und Spinnmilben

Name des Pflanzen-schutz-/Schädlings-Bekämpfungsmittels	Bekannte Inhaltsstoffe	Hinweise zum Krebsrisiko
Gardol Ameisentod	Lindan	Lindan erzeugt im Tierversuch Krebs.
Gardol Pflanzenspray	Dinocap, Lindan, Dichlorvos	Lindan erzeugt im Tierversuch Krebs.
Garten-Perle Rosen-Spray	Pyrethrine, Piperonyl-butoxid, Schwefel	Langzeituntersuchungen auf krebs-erzeugende Kombinationswirkun-gen fehlen.
Garten-Pflanzen-spray N	Omethoat	Keine Angaben zum Krebsrisiko möglich.
Gartenspray Parexan	Pyrethrine, Piperonyl-butoxid	Langzeituntersuchungen auf krebs-erzeugende Kombinationswirkun-gen fehlen.
Garvoxin 20 WP	Bendiocarb	Keine Angaben zum Krebsrisiko möglich.
GEO Ameisenfrei	Lindan	Lindan erzeugt im Tierversuch Krebs.
Geo Gartenspray	Pyrethrine, Piperonyl-butoxid, Schwefel	Langzeituntersuchungen auf krebs-erzeugende Kombinationswirkun-gen fehlen.
GEO Insektenpuder	Lindan	Lindan erzeugt im Tierversuch Krebs.
Geo Pflanzenspray	Dichlorvos	Keine Angaben zum Krebsrisiko möglich.
Gusathion K-forte	Azinphos-ethyl	Keine Angaben zum Krebsrisiko möglich.
Gusathion MS	Azinphos-methyl, Demeton-S-methylsulfon	Langzeituntersuchungen auf krebs-erzeugende Kombinationswirkun-gen fehlen.
Gusathion Spritz-pulver	Azinphos-methyl	Keine Angaben zum Krebsrisiko möglich.

Krebsrisiko Pflanzenschutz- und Schädlingsbekämpfungsmittel

Mittel gegen Insekten und Spinnmilben

Name des Pflanzen-schutz-/Schädlings-Bekämpfungsmittels	Bekannte Inhaltsstoffe	Hinweise zum Krebsrisiko
Herba-Vetyl neu flüssig	Pyrethrine, Piperonylbutoxid	Langzeituntersuchungen auf krebserzeugende Kombinationswirkungen fehlen.
Herba-Vetyl-Staub neu	Pyrethrine, Piperonylbutoxid	Langzeituntersuchungen auf krebserzeugende Kombinationswirkungen fehlen.
Hortex-Ölspritzmittel	Lindan	Lindan erzeugt im Tierversuch Krebs.
Hortex Streuer	Lindan	Lindan erzeugt im Tierversuch Krebs.
Hostaquick	Heptenophos	Keine Angaben zum Krebsrisiko möglich.
Hostathion	Triazophos	Keine Angaben zum Krebsrisiko möglich.
Insekten-Spritzpulver Hortex	Lindan	Lindan erzeugt im Tierversuch Krebs.
Insekten-Stäubemittel Hortex	Lindan	Lindan erzeugt im Tierversuch Krebs.
Insekten-Stäubemittel Hortex neu	Endosulfan	Keine Angaben zum Krebsrisiko möglich.
Insekten-Stäubemittel Nexion	Bromophos	Keine Angaben zum Krebsrisiko möglich.
Insekten-Streumittel Nexion	Bromophos	Keine Angaben zum Krebsrisiko möglich.
Kap-Bio-Spray	Pyrethrine, Piperonylbutoxid	Langzeituntersuchungen auf krebserzeugende Kombinationswirkungen fehlen.
Kelthane	Dicofol	Keine Angaben zum Krebsrisiko möglich.
Kelthane Hoechst	Dicofol	Keine Angaben zum Krebsrisiko möglich.
Kelthane MF	Dicofol	Keine Angaben zum Krebsrisiko möglich.

Krebsrisiko Pflanzenschutz- und Schädlingsbekämpfungsmittel
Mittel gegen Insekten und Spinnmilben

Name des Pflanzen-schutz-/Schädlings-Bekämpfungsmittels	Bekannte Inhaltsstoffe	Hinweise zum Krebsrisiko
Kelthane «Spieß-Urania»	Dicofol	Keine Angaben zum Krebsrisiko möglich.
Kelthane Spritzpulver	Dicofol	Keine Angaben zum Krebsrisiko möglich.
Lannate 20 L	Methomyl	Keine Angaben zum Krebsrisiko möglich.
Lannate 25-WP	Methomyl	Keine Angaben zum Krebsrisiko möglich.
Lebaycid-Emulsion	Fenthion	Keine Angaben zum Krebsrisiko möglich.
Lindan-Staub	Lindan	Lindan erzeugt im Tierversuch Krebs.
Lizetan-Zierpflanzen-spray	Omethoat	Keine Angaben zum Krebsrisiko möglich.
Loxiran-Ameisen-Streu- und Gießmittel	Chlorpyrifos	Keine Angaben zum Krebsrisiko möglich.
Lutin Neu Winter-spritzmittel	DNOC	Keine Angaben zum Krebsrisiko möglich.
maiblü Ameisen-Spray	Bendiocarb	Keine Angaben zum Krebsrisiko möglich.
maiblü Ameisenstaub	Bendiocarb	Keine Angaben zum Krebsrisiko möglich.
maiblü Blattlaus- und Pflanzenspray	Dimethoat	Keine Angaben zum Krebsrisiko möglich.
Malathion Konzentrat	Malathion	Keine Angaben zum Krebsrisiko möglich.
Marshal 25 EC	Carbosulfan	Keine Angaben zum Krebsrisiko möglich.
maxima Pflanzen-schutz	Dimethoat	Keine Angaben zum Krebsrisiko möglich.
ME 605 Spritzpulver	Parathion-methyl	Keine Angaben zum Krebsrisiko möglich.

Krebsrisiko Pflanzenschutz- und Schädlingsbekämpfungsmittel

Mittel gegen Insekten und Spinnmilben

Name des Pflanzen-schutz-/Schädlings-Bekämpfungsmittels	Bekannte Inhaltsstoffe	Hinweise zum Krebsrisiko
Mestro	Dimethoat	Keine Angaben zum Krebsrisiko möglich.
Mesurol	Methiocarb	Keine Angaben zum Krebsrisiko möglich.
Metasystox (i)	Demeton-S-methyl	Keine Angaben zum Krebsrisiko möglich.
Metasystox R	Oxydemeton-methyl	Keine Angaben zum Krebsrisiko möglich.
Metasystox R spezial	Oxydemeton-methyl	Keine Angaben zum Krebsrisiko möglich.
Methoxychlor-Emulsion	Methoxychlor, S 421	Keine Angaben zum Krebsrisiko möglich.
Morestan	Chinomethionat	Keine Angaben zum Krebsrisiko möglich.
Multapon	Azinphos-methyl, Demeton-S-methylsulfon	Langzeituntersuchungen auf krebs-erzeugende Kombinationswirkun-gen fehlen.
Multexol	Dimethoat	Keine Angaben zum Krebsrisiko möglich.
Netzschwefel 80 H	Schwefel	Keine Angaben zum Krebsrisiko möglich.
Netzschwefel 80 WP	Schwefel	Keine Angaben zum Krebsrisiko möglich.
Netzschwefel Bayer	Schwefel	Keine Angaben zum Krebsrisiko möglich.
Netzschwefel DU PONT	Schwefel	Keine Angaben zum Krebsrisiko möglich.
Netz-Schwefelit	Schwefel	Keine Angaben zum Krebsrisiko möglich.
Netzschwefel Schacht	Schwefel	Keine Angaben zum Krebsrisiko möglich.
Netzschwefel Stulln	Schwefel	Keine Angaben zum Krebsrisiko möglich.

465

Krebsrisiko Pflanzenschutz- und Schädlingsbekämpfungsmittel
Mittel gegen Insekten und Spinnmilben

Name des Pflanzen-schutz-/Schädlings-Bekämpfungsmittels	Bekannte Inhaltsstoffe	Hinweise zum Krebsrisiko
Neudorff's Raupenspritzmittel	Bacillus thuringiensis	Keine Angaben zum Krebsrisiko möglich.
Neudosan	Kali-Seife	Keine Angaben zum Krebsrisiko möglich.
Neudosan AF	Kali-Seife	Keine Angaben zum Krebsrisiko möglich.
Nexagan	Bromophos-ethyl	Keine Angaben zum Krebsrisiko möglich.
Nexion-stark	Bromophos	Keine Angaben zum Krebsrisiko möglich.
Nexion-Streumittel	Bromophos	Keine Angaben zum Krebsrisiko möglich.
Nexit flüssig	Lindan	Lindan erzeugt im Tierversuch Krebs.
Nexit-stark	Lindan	Lindan erzeugt im Tierversuch Krebs.
Nexit-Staub	Lindan	Lindan erzeugt im Tierversuch Krebs.
Nogos-Pflanzenspray	Dichlorvos	Keine Angaben zum Krebsrisiko möglich.
Oktagam Neu	Lindan, Methoxychlor	Lindan erzeugt im Tierversuch Krebs.
Orthen	Acephat	Keine Angaben zum Krebsrisiko möglich.
Oscorna Insektenschutz	Pyrethrine, Piperonyl-butoxid	Langzeituntersuchungen auf krebserzeugende Kombinationswirkungen fehlen.
Para-Sommer	Mineralöle	Langzeituntersuchungen zum Krebsrisiko der Zusatzstoffe fehlen.
Parathion forte Agrotec	Parathion	Keine Angaben zum Krebsrisiko möglich.
Parathion P-O-X-konzentriert	Parathion	Keine Angaben zum Krebsrisiko möglich.

Krebsrisiko Pflanzenschutz- und Schädlingsbekämpfungsmittel

Mittel gegen Insekten und Spinnmilben

Name des Pflanzen-schutz-/Schädlings-Bekämpfungsmittels	Bekannte Inhaltsstoffe	Hinweise zum Krebsrisiko
Para-Weiß	Lindan, Methoxychlor, Mineralöle	Lindan erzeugt im Tierversuch Krebs.
Parexan	Pyrethrine, Piperonyl-butoxid	Langzeituntersuchungen auf krebs-erzeugende Kombinationswirkun-gen fehlen.
Parexan Pflanzen-spray	Pyrethrine, Piperonyl-butoxid	Langzeituntersuchungen auf krebs-erzeugende Kombinationswirkun-gen fehlen.
PD 5	Mevinphos	Keine Angaben zum Krebsrisiko möglich.
Pentac	Dienochlor	Keine Angaben zum Krebsrisiko möglich.
Perfekthion	Dimethoat	Keine Angaben zum Krebsrisiko möglich.
Perfekthion Pflanzen-spray	Dimethoat	Keine Angaben zum Krebsrisiko möglich.
Peropal	Azocyclotin	Keine Angaben zum Krebsrisiko möglich.
Pflanzen Paral für Topfpflanzen	Pyrethrine, Piperonyl-butoxid	Langzeituntersuchungen auf krebs-erzeugende Kombinationswirkun-gen fehlen.
Pflanzen Paral gegen Blattläuse NEU	Butocarboxim	Keine Angaben zum Krebsrisiko möglich.
Pflanzen-Paral gegen Blattläuse an Zier-pflanzen	Butocarboxim	Keine Angaben zum Krebsrisiko möglich.
Pflanzen-Paral gegen Blattläuse und Pilz-krankheiten an Balkonpflanzen	Butocarboxim, Fenarimol	Langzeituntersuchungen auf krebs-erzeugende Kombinationswirkun-gen fehlen.
Pflanzen-Paral gegen Blattläuse und Pilz-krankheiten an Rosen	Butocarboxim, Fenarimol	Langzeituntersuchungen auf krebs-erzeugende Kombinationswirkun-gen fehlen.

Krebsrisiko Pflanzenschutz- und Schädlingsbekämpfungsmittel

Mittel gegen Insekten und Spinnmilben

Name des Pflanzen-schutz-/Schädlings-Bekämpfungsmittels	Bekannte Inhaltsstoffe	Hinweise zum Krebsrisiko
Pflanzen-Paral gegen Blattläuse und Pilz-krankheiten an Zier-pflanzen	Butocarboxim, Fenarimol	Langzeituntersuchungen auf krebs-erzeugende Kombinationswirkun-gen fehlen.
Pflanzen-Paral Pflan-zenschutz-Zäpfchen gegen Blattläuse u. Spinnmilben	Butoxycarboxim	Keine Angaben zum Krebsrisiko möglich.
Pflanzen-Paral Spritzmittel gegen Pflanzenschädlinge	Permethrin	Keine Angaben zum Krebsrisiko möglich.
Pflanzen-Paral Sprühschutz gegen Blattläuse	Butocarboxim	Keine Angaben zum Krebsrisiko möglich.
Pflanzen-Paral Universal-Spritzmittel gegen Pflanzen-schädlinge	Permethrin	Keine Angaben zum Krebsrisiko möglich.
Pflanzen-Schädlings-frei Pflanzenspray Hortex	Bromophos, Lindan, Mineral-öle	Lindan erzeugt im Tierversuch Krebs.
Pirimor-Granulat zum Auflösen in Wasser	Pirimicarb	Keine Angaben zum Krebsrisiko möglich.
Plant pin	Butoxycarboxim	Keine Angaben zum Krebsrisiko möglich.
Plictet	Cyhexatin	Keine Angaben zum Krebsrisiko möglich.
Plictran 25 W	Cyhexatin	Keine Angaben zum Krebsrisiko möglich.
Plictran flüssig	Cyhexatin	Keine Angaben zum Krebsrisiko möglich.
Pokon Pflanzenspray Neu	Pyrethrine, Piperonyl-butoxid	Langzeituntersuchungen auf krebs-erzeugende Kombinationswirkun-gen fehlen.

Krebsrisiko Pflanzenschutz- und Schädlingsbekämpfungsmittel

Mittel gegen Insekten und Spinnmilben

Name des Pflanzen-schutz-/Schädlings-Bekämpfungsmittels	Bekannte Inhaltsstoffe	Hinweise zum Krebsrisiko
Pyreth	Pyrethrine, Piperonyl-butoxid	Langzeituntersuchungen auf krebserzeugende Kombinationswirkungen fehlen.
RAK 1 Pheromon Einbindiger Traubenwickler	Z-9-Dodecenyl-acetat	Keine Angaben zum Krebsrisiko möglich.
RECOZIT Pflanzenspray	Dimethoat	Keine Angaben zum Krebsrisiko möglich.
Rhoden Spritzpulver	Propoxur	Keine Angaben zum Krebsrisiko möglich.
Rhodiatox Kombi	Azinphos-methyl, Demeton-S-methylsulfon	Langzeituntersuchungen auf krebserzeugende Kombinationswirkungen fehlen.
Ribinol	Permethrin	Keine Angaben zum Krebsrisiko möglich.
Ripcord 10	Cypermethrin	Keine Angaben zum Krebsrisiko möglich.
Ripcord 40	Cypermethrin	Keine Angaben zum Krebsrisiko möglich.
Rody	Fenopropathrin	Keine Angaben zum Krebsrisiko möglich.
Rogor	Dimethoat	Keine Angaben zum Krebsrisiko möglich.
Rogor 40 L	Dimethoat	Keine Angaben zum Krebsrisiko möglich.
Rosen Myctan kombiniert	Pyrethrine, Piperonyl-butoxid, Schwefel	Langzeituntersuchungen auf krebserzeugende Kombinationswirkungen fehlen.
Rosen-Spray	Pyrethrine, Piperonyl-butoxid, Schwefel	Langzeituntersuchungen auf krebserzeugende Kombinationswirkungen fehlen.

Krebsrisiko Pflanzenschutz- und Schädlingsbekämpfungsmittel

Mittel gegen Insekten und Spinnmilben

Name des Pflanzen-schutz-/Schädlings-Bekämpfungsmittels	Bekannte Inhaltsstoffe	Hinweise zum Krebsrisiko
Rosenspray Combi plus	Pyrethrine, Piperonyl-butoxid, Schwefel	Langzeituntersuchungen auf krebs-erzeugende Kombinationswirkun-gen fehlen.
Rosenspray Spieß-Urania	Pyrethrine, Piperonyl-butoxid, Schwefel	Langzeituntersuchungen auf krebs-erzeugende Kombinationswirkun-gen fehlen.
Rosen- und Zier-pflanzenspray Spieß-Urania	Butocarboxim, Fenarimol	Langzeituntersuchungen auf krebs-erzeugende Kombinationswirkun-gen fehlen.
Rospin	Azinphos-methyl, Demeton-S-methylsufon	Langzeituntersuchungen auf krebs-erzeugende Kombinationswirkun-gen fehlen.
Rotenol Emulsion	Pyrethrine, Piperonyl-butoxid	Langzeituntersuchungen auf krebs-erzeugende Kombinationswirkun-gen fehlen.
Rotenol-Staub	Pyrethrine, Piperonyl-butoxid	Langzeituntersuchungen auf krebs-erzeugende Kombinationswirkun-gen fehlen.
Roxion	Dimethoat	Keine Angaben zum Krebsrisiko möglich.
Rubitox flüssig	Phosalon	Keine Angaben zum Krebsrisiko möglich.
Rubitox Spritzpulver	Phosalon	Keine Angaben zum Krebsrisiko möglich.
Salut	Dimethoat, Chlorpyrifos	Langzeituntersuchungen auf krebs-erzeugende Kombinationswirkun-gen fehlen.
Sapecron flüssig	Chlorfenvin-phos	Keine Angaben zum Krebsrisiko möglich.
Schädlingsfrei Parexan	Pyrethrine, Piperonyl-butoxid	Langzeituntersuchungen auf krebs-erzeugende Kombinationswirkun-gen fehlen.

Krebsrisiko Pflanzenschutz- und Schädlingsbekämpfungsmittel

Mittel gegen Insekten und Spinnmilben

Name des Pflanzen-schutz-/Schädlings-Bekämpfungsmittels	Bekannte Inhaltsstoffe	Hinweise zum Krebsrisiko
Schädlingsfrei Parexan N	Pyrethrine, Piperonyl-butoxid	Langzeituntersuchungen auf krebs-erzeugende Kombinationswirkun-gen fehlen.
Schädlings-Vernich-ter Decis	Deltamethrin	Keine Angaben zum Krebsrisiko möglich.
Shell Phosdrin 50	Mevinphos	Keine Angaben zum Krebsrisiko möglich.
Shell Torque	Fenbutatin-oxid	Keine Angaben zum Krebsrisiko möglich.
Shell Torque flüssig	Fenbutatin-oxid	Keine Angaben zum Krebsrisiko möglich.
Streunex Granulat	Lindan	Lindan erzeugt im Tierversuch Krebs.
Sumicidin 30	Fenvalerat	Keine Angaben zum Krebsrisiko möglich.
Spruzit flüssig	Pyrethrine, Piperonyl-butoxid	Langzeituntersuchungen auf krebs-erzeugende Kombinationswirkun-gen fehlen.
Spruzit-Gartenspray	Pyrethrine, Piperonyl-butoxid	Langzeituntersuchungen auf krebs-erzeugende Kombinationswirkun-gen fehlen.
Spruzit Staub	Pyrethrine, Piperonyl-butoxid	Langzeituntersuchungen auf krebs-erzeugende Kombinationswirkun-gen fehlen.
Spruzit Zierpflanzen-spray	Pyrethrine, Piperonyl-butoxid	Langzeituntersuchungen auf krebs-erzeugende Kombinationswirkun-gen fehlen.
Substral Blattlausfrei	Pyrethrine, Piperonyl-butoxid	Langzeituntersuchungen auf krebs-erzeugende Kombinationswirkun-gen fehlen.
SUBSTRAL Rosenspray	Pyrethrine, Piperonyl-butoxid, Schwefel	Langzeituntersuchungen auf krebs-erzeugende Kombinationswirkun-gen fehlen.
Sufran Z	Schwefel	Keine Angaben zum Krebsrisiko möglich.

Krebsrisiko Pflanzenschutz- und Schädlingsbekämpfungsmittel

Mittel gegen Insekten und Spinnmilben

Name des Pflanzen-schutz-/Schädlings-Bekämpfungsmittels	Bekannte Inhaltsstoffe	Hinweise zum Krebsrisiko
Systemschutz D (Drawin 75-5)	Butocarboxim	Keine Angaben zum Krebsrisiko möglich.
Talcord	Permethrin	Keine Angaben zum Krebsrisiko möglich.
Talcord 5	Permethrin	Keine Angaben zum Krebsrisiko möglich.
Tamaron	Methamidophos	Keine Angaben zum Krebsrisiko möglich.
Temik 5 G	Aldicarb	Keine Angaben zum Krebsrisiko möglich.
terrasan Ameisentod	Lindan	Lindan erzeugt im Tierversuch Krebs.
terrasan Pflanzen-Spray	Dinocap, Lindan, Dichlorvos	Lindan erzeugt im Tierversuch Krebs.
Thiodan 35 flüssig	Endosulfan	Keine Angaben zum Krebsrisiko möglich.
Thiodan 35 Spritzpulver	Endosulfan	Keine Angaben zum Krebsrisiko möglich.
Thiodan Staub	Endosulfan	Keine Angaben zum Krebsrisiko möglich.
Thuricide HP	Bacillus thuringiensis	Keine Angaben zum Krebsrisiko möglich.
TOP Borkenkäfer-mittel Schering	Lindan, Promecarb	Lindan erzeugt im Tierversuch Krebs.
Torak	Dialifos	Keine Angaben zum Krebsrisiko möglich.
Ultacron	Methidathion, Dicrotophos	Langzeituntersuchungen auf krebs-erzeugende Kombinationswirkun-gen fehlen.
Ultracid 40 Ciba-Geigy	Methidathion	Keine Angaben zum Krebsrisiko möglich.
Ultracid 200 Ciba-Geigy	Methidathion	Keine Angaben zum Krebsrisiko möglich.

Krebsrisiko Pflanzenschutz- und Schädlingsbekämpfungsmittel

Mittel gegen Insekten und Spinnmilben

Name des Pflanzen-schutz-/Schädlings-Bekämpfungsmittels	Bekannte Inhaltsstoffe	Hinweise zum Krebsrisiko
Ultracid 400 Ciba-Geigy	Methidathion	Keine Angaben zum Krebsrisiko möglich.
Unden flüssig	Propoxur	Keine Angaben zum Krebsrisiko möglich.
Unden-Spritzpulver	Propoxur	Keine Angaben zum Krebsrisiko möglich.
Verindal Ultra	Lindan	Lindan erzeugt im Tierversuch Krebs.
Vydate-L	Oxamyl	Keine Angaben zum Krebsrisiko möglich.
Wacker-Netz-schwefel	Schwefel	Keine Angaben zum Krebsrisiko möglich.
Winter-Weißöl Promanal	Mineralöle	Langzeituntersuchungen zum Krebsrisiko der Zusatzstoffe fehlen.
Zimmer-Pflanzen-spray N	Omethoat	Keine Angaben zum Krebsrisiko möglich.
Zimmerpflanzenspray Parexan	Pyrethrine, Piperonyl-butoxid	Langzeituntersuchungen auf krebs-erzeugende Kombinationswirkun-gen fehlen.

473

Krebsrisiko Pflanzenschutz- und Schädlingsbekämpfungsmittel

Mittel gegen Unkraut

Name des Pflanzen-schutz-/Schädlings-Bekämpfungsmittels	Bekannte Inhaltsstoffe	Hinweise zum Krebsrisiko
AAcombin	MCPA, Mecoprop	Bei der Herstellung können Dioxine entstehen. Ungeklärtes Krebsrisiko.
AAdimitrol	Amitrol, Diuron	Amitrol wirkt im Tierversuch krebserzeugend.
AAdimitrol flüssig	Amitrol, Simazin	Amitrol wirkt im Tierversuch krebserzeugend.
AAdimitrol-SP	Amitrol, Atrazin, 2,4-D	Kombination mehrerer krebserzeugender Wirkstoffe.
AAdipon	Dalapon	Keine Angaben zum Krebsrisiko möglich.
AAherba-CIPC	Chlorpropham	Langzeituntersuchungen auf krebserzeugende Kombinationswirkungen fehlen.
AAherba-Combi Fluid	2,4-D, MCPA	Enthält Dioxine. Erhöht das Krebsrisiko für die Anwender.
AAherba-DP	Dichlorprop	Enthält Dioxine. Erhöht das Krebsrisiko für die Anwender.
AAherba-KV-Combi-Fluid	2,4-D, Mecoprop	Enthält Dioxine. Erhöht das Krebsrisiko für die Anwender.
AAherba-M-Fluid	MCPA	Bei der Herstellung können Dioxine entstehen. Ungeklärtes Krebsrisiko.
AAherba-Super-Fluid	Mecoprop	Bei der Herstellung können Dioxine entstehen. Ungeklärtes Krebsrisiko.
Actril DP	Dichlorprop, Ioxynil	Enthält Dioxine. Erhöht das Krebsrisiko für die Anwender.
Ätzmittel «Marktred-witz»	DNOC	Langzeituntersuchungen auf krebserzeugende Kombinationswirkungen fehlen.
Ätzmittel «Marktred-witz» flüssig	DNOC	Langzeituntersuchungen auf krebserzeugende Kombinationswirkungen fehlen.
Afalon	Linuron	Keine Angaben zum Krebsrisiko möglich.

Krebsrisiko Pflanzenschutz- und Schädlingsbekämpfungsmittel
Mittel gegen Unkraut

Name des Pflanzen-schutz-/Schädlings-Bekämpfungsmittels	Bekannte Inhaltsstoffe	Hinweise zum Krebsrisiko
Agren 3614	MCPA, Simazin, Terbutryn	Bei der Herstellung können Dioxine entstehen. Ungeklärtes Krebsrisiko.
Agren Spezial	Mecoprop, Simazin, Terbutryn	Bei der Herstellung können Dioxine entstehen. Ungeklärtes Krebsrisiko.
Albranal	Diuron, MCPA, Terbacil	Bei der Herstellung können Dioxine entstehen. Ungeklärtes Krebsrisiko.
Aminotriazol «Bayer»	Amitrol	Amitrol wirkt im Tierversuch krebserzeugend.
Ampfer Streumittel CMPP	Mecoprop	Bei der Herstellung können Dioxine entstehen. Ungeklärtes Krebsrisiko.
Amylone	MCPA	Bei der Herstellung können Dioxine entstehen. Ungeklärtes Krebsrisiko.
Amylone-Kombi-Fluid	2,4-D, MCPA	Enthält Dioxine. Erhöht das Krebsrisiko für die Anwender.
Aniten	MCPA, Flurenol	Bei der Herstellung können Dioxine entstehen. Ungeklärtes Krebsrisiko.
Aniten Kombi	MCPA, Flurenol, Dicamba	Enthält Dioxine. Erhöht das Krebsrisiko für die Anwender.
Aniten P	MCPA, Mecoprop, Flurenol	Bei der Herstellung können Dioxine entstehen. Ungeklärtes Krebsrisiko.
Anitop	Dichlorprop, MCPA, Ioxynil, Flurenol	Enthält Dioxine. Erhöht das Krebsrisiko für die Anwender.
Anox DB-Streumittel	Atrazin, Diuron	Atrazin erzeugte im Tierversuch Tumoren.
Anox L	Atrazin, 2,4-D, Dichlorprop, Diuron, MCPA	Kombination mehrerer krebserzeugender Wirkstoffe.
Anox M	Amitrol, Atrazin, 2,4-D, Diuron	Kombination mehrerer krebserzeugender Wirkstoffe.
Anox M Granulat	Amitrol, Diuron, Bromacil	Amitrol wirkt im Tierversuch krebserzeugend.

Krebsrisiko Pflanzenschutz- und Schädlingsbekämpfungsmittel
Mittel gegen Unkraut

Name des Pflanzen-schutz-/Schädlings-Bekämpfungsmittels	Bekannte Inhaltsstoffe	Hinweise zum Krebsrisiko
Anox WF	Dalapon, Diuron, MCPA	Bei der Herstellung können Dioxine entstehen. Ungeklärtes Krebsrisiko.
Antimoos-U-Kombi	2,4-D, MCPA, Eisen-II-sulfat	Enthält Dioxine. Erhöht das Krebsrisiko für die Anwender.
Aquinol 80	Atrazin, Cyanazin	Atrazin erzeugte im Tierversuch Tumoren.
Arelon flüssig	Isoproturon	Langzeituntersuchungen auf krebserzeugende Kombinationswirkungen fehlen.
Arelon Kombi	Mecoprop, Ioxynil, Isoproturon	Bei der Herstellung können Dioxine entstehen. Ungeklärtes Krebsrisiko.
Arelon P	Mecoprop, Isoproturon	Bei der Herstellung können Dioxine entstehen. Ungeklärtes Krebsrisiko.
Arelon P flüssig	Mecoprop, Isoproturon	Bei der Herstellung können Dioxine entstehen. Ungeklärtes Krebsrisiko.
Aresin	Monolinuron	Keine Angaben zum Krebsrisiko möglich.
Aresin-Kombi	Monolinuron, Dinoseb-acetat	Keine Angaben zum Krebsrisiko möglich.
Aretit flüssig	Dinoseb-acetat	Keine Angaben zum Krebsrisiko möglich.
Asef Rasendünger mit Moosvernichter	Eisen-II-sulfat	Keine Angaben zum Krebsrisiko möglich.
Asef Rasendünger mit Unkrautvernichter	2,4-D, Dicamba	Enthält Dioxine. Erhöht das Krebsrisiko für die Anwender.
Asulox	Asulam	Langzeituntersuchungen auf krebserzeugende Kombinationswirkungen fehlen.
Atrazin 50 FL	Atrazin	Atrazin erzeugte im Tierversuch Tumoren.
Atrazin 50 Rustica	Atrazin	Atrazin erzeugte im Tierversuch Tumoren.

Krebsrisiko Pflanzenschutz- und Schädlingsbekämpfungsmittel

Mittel gegen Unkraut

Name des Pflanzen-schutz-/Schädlings-Bekämpfungsmittels	Bekannte Inhaltsstoffe	Hinweise zum Krebsrisiko
Atrazin 50 S	Atrazin	Atrazin erzeugte im Tierversuch Tumoren.
Atrazin 50 SCHERING	Atrazin	Atrazin erzeugte im Tierversuch Tumoren.
Atrazin 50 Spieß-Urania	Atrazin	Atrazin erzeugte im Tierversuch Tumoren.
Atrazin 50 WP	Atrazin	Atrazin erzeugte im Tierversuch Tumoren.
Atrazin 500 F flüssig	Atrazin	Atrazin erzeugte im Tierversuch Tumoren.
Atrazin 500 flüssig	Atrazin	Atrazin erzeugte im Tierversuch Tumoren.
Atrazin 500 flüssig MED	Atrazin	Atrazin erzeugte im Tierversuch Tumoren.
Atrazin 500 flüssig Spieß-Urania	Atrazin	Atrazin erzeugte im Tierversuch Tumoren.
Atrazin 500 ICI	Atrazin	Atrazin erzeugte im Tierversuch Tumoren.
Atrazin 500 R flüssig	Atrazin	Atrazin erzeugte im Tierversuch Tumoren.
Atrazin 500 Schering	Atrazin	Atrazin erzeugte im Tierversuch Tumoren.
Atrazin 500 S flüssig	Atrazin	Atrazin erzeugte im Tierversuch Tumoren.
Atrazin Biochemicals FL	Atrazin	Atrazin erzeugte im Tierversuch Tumoren.
Atrazin Feinchemie FL	Atrazin	Atrazin erzeugte im Tierversuch Tumoren.
Atrazin-FL-Stefes	Atrazin	Atrazin erzeugte im Tierversuch Tumoren.
Atrazin flüssig	Atrazin	Atrazin erzeugte im Tierversuch Tumoren.

Krebsrisiko Pflanzenschutz- und Schädlingsbekämpfungsmittel

Mittel gegen Unkraut

Name des Pflanzen- schutz-/Schädlings- Bekämpfungsmittels	Bekannte Inhaltsstoffe	Hinweise zum Krebsrisiko
Atrazin flüssig (B) FBC	Atrazin	Atrazin erzeugte im Tierversuch Tumoren.
Atrazin flüssig DU PONT	Atrazin	Atrazin erzeugte im Tierversuch Tumoren.
Atrazin flüssig Rustica	Atrazin	Atrazin erzeugte im Tierversuch Tumoren.
Atrazin Flüssig Shell	Atrazin	Atrazin erzeugte im Tierversuch Tumoren.
Atrazin flüssig Spieß-Urania	Atrazin	Atrazin erzeugte im Tierversuch Tumoren.
Atrazin ICI flüssig	Atrazin	Atrazin erzeugte im Tierversuch Tumoren.
Atrazin Spieß-Urania	Atrazin	Atrazin erzeugte im Tierversuch Tumoren.
Atrazin Spritzpulver	Atrazin	Atrazin erzeugte im Tierversuch Tumoren.
Atred 50 WP	Atrazin	Atrazin erzeugte im Tierversuch Tumoren.
Auxuran	2,4-D, Dalapon, Diuron, Simazin	Enthält Dioxine. Erhöht das Krebs- risiko für die Anwender.
Avadex BW	Tri-allat	Keine Angaben zum Krebsrisiko möglich.
Avenge	Difenzoquat	Keine Angaben zum Krebsrisiko möglich.
Azurin CMU	Diuron	Langzeituntersuchungen auf krebs- erzeugende Kombinationswirkun- gen fehlen.
Banvel CMPP	Mecoprop, Dicamba	Enthält Dioxine. Erhöht das Krebs- risiko für die Anwender.
Banvel M	MCPA, Dicamba	Enthält Dioxine. Erhöht das Krebs- risiko für die Anwender.
Banvel MCPA	MCPA, Dicamba	Enthält Dioxine. Erhöht das Krebs- risiko für die Anwender.

Krebsrisiko Pflanzenschutz- und Schädlingsbekämpfungsmittel
Mittel gegen Unkraut

Name des Pflanzen-schutz-/Schädlings-Bekämpfungsmittels	Bekannte Inhaltsstoffe	Hinweise zum Krebsrisiko
Banvel P	Mecoprop, Dicamba	Enthält Dioxine. Erhöht das Krebsrisiko für die Anwender.
Barnon	Flamprop-M-isopropyl	Langzeituntersuchungen auf krebserzeugende Kombinationswirkungen fehlen.
Basagran	Bentazon	Keine Angaben zum Krebsrisiko möglich.
Basagran DP	Dichlorprop, Bentazon	Enthält Dioxine. Erhöht das Krebsrisiko für die Anwender.
Basagran Pulver	Bentazon	Keine Angaben zum Krebsrisiko möglich.
Basagran-Top	Dichlorprop, MCPA, Bentazon	Enthält Dioxine. Erhöht das Krebsrisiko für die Anwender.
Basagran Ultra	Dichlorprop, Ioxynil, Bentazon	Enthält Dioxine. Erhöht das Krebsrisiko für die Anwender.
Basfapon	Dalapon	Keine Angaben zum Krebsrisiko möglich.
Basinex P	Dalapon	Keine Angaben zum Krebsrisiko möglich.
Basinex P Granulat	Dalapon	Keine Angaben zum Krebsrisiko möglich.
BASTA	Glufosinat	Keine Angaben zum Krebsrisiko möglich.
Belgran	Mecoprop, Ioxynil, Isoproturon	Bei der Herstellung können Dioxine entstehen. Ungeklärtes Krebsrisiko.
Benazolinester	Benazolin	Keine Angaben zum Krebsrisiko möglich.
Berghoff DP	Dichlorprop	Enthält Dioxine. Erhöht das Krebsrisiko für die Anwender.
Berghoff 2,4-D	2,4-D	Enthält Dioxine. Erhöht das Krebsrisiko für die Anwender.

479

Krebsrisiko Pflanzenschutz- und Schädlingsbekämpfungsmittel
Mittel gegen Unkraut

Name des Pflanzen-schutz-/Schädlings-Bekämpfungsmittels	Bekannte Inhaltsstoffe	Hinweise zum Krebsrisiko
Berghoff 2,4-D Combi	2,4-D, MCPA	Enthält Dioxine. Erhöht das Krebsrisiko für die Anwender.
Berghoff MCPA	MCPA	Bei der Herstellung können Dioxine entstehen. Ungeklärtes Krebsrisiko.
Berghoff MCPP	Mecoprop	Bei der Herstellung können Dioxine entstehen. Ungeklärtes Krebsrisiko.
Berghoff MP-Combi	2,4-D, Mecoprop	Enthält Dioxine. Erhöht das Krebsrisiko für die Anwender.
Betamat	Phenmedipham, Ethofumesat	Langzeituntersuchungen auf krebserzeugende Kombinationswirkungen fehlen.
Betanal	Phenmedipham	Keine Angaben zum Krebsrisiko möglich.
Betanal AM 21	Phenmedipham, Desmedipham	Langzeituntersuchungen auf krebserzeugende Kombinationswirkungen fehlen.
Betanal Tandem	Phenmedipham, Ethofumesat	Langzeituntersuchungen auf krebserzeugende Kombinationswirkungen fehlen.
Betosip	Phenmedipham	Keine Angaben zum Krebsrisiko möglich.
Bifenal	Mecoprop, Bifenox	Bei der Herstellung können Dioxine entstehen. Ungeklärtes Krebsrisiko.
Bi-Hedonal	2,4-D, MCPA	Enthält Dioxine. Erhöht das Krebsrisiko für die Anwender.
Bladazin flüssig	Atrazin, Cyanazin	Atrazintests ergaben eine relativ hohe krebserzeugende Wirkung.
Blevigor flüssig	Mecoprop, Ioxynil, Bromfenoxim, Isoproturon	Bei der Herstellung können Dioxine entstehen. Ungeklärtes Krebsrisiko.
blitol Rasendünger mit Unkrautvernichter	2,4-D, Dicamba	Enthält Dioxine. Erhöht das Krebsrisiko für die Anwender.
blitol Rasendünger plus Moosvernichter	Eisen-II-sulfat	Keine Angaben zum Krebsrisiko möglich.

480

Krebsrisiko Pflanzenschutz- und Schädlingsbekämpfungsmittel

Mittel gegen Unkraut

Name des Pflanzen-schutz-/Schädlings-Bekämpfungsmittels	Bekannte Inhaltsstoffe	Hinweise zum Krebsrisiko
blitol-Unkrautfrei für Rasen Neu	MCPA, Dicamba	Enthält Dioxine. Erhöht das Krebsrisiko für die Anwender.
blitol Unkrautfrei für Wege	Atrazin, Diuron, Simazin	Atrazin erzeugte im Tierversuch Tumoren.
BLUMETTA Moosvertilger	Eisen-II-sulfat	Keine Angaben zum Krebsrisiko möglich.
Blumetta Moosvertilger für den Rasen	Eisen-II-sulfat	Keine Angaben zum Krebsrisiko möglich.
Blumetta Rasendünger mit Moosvernichter	Eisen-II-sulfat	Keine Angaben zum Krebsrisiko möglich.
BLUMETTA Rasendünger mit Unkrautvernichter	2,4-D, MCPA	Enthält Dioxine. Erhöht das Krebsrisiko für die Anwender.
Borocil G	Dinatriumtetraborat, Bromacil	Langzeituntersuchungen auf krebserzeugende Kombinationswirkungen fehlen.
Bottrol DP	Dichlorprop, Ioxynil	Enthält Dioxine. Erhöht das Krebsrisiko für die Anwender.
Bottrol PE	Mecoprop, Ioxynil, Bromoxynil	Bei der Herstellung können Dioxine entstehen. Ungeklärtes Krebsrisiko.
BREK	Chloridazon	Langzeituntersuchungen auf krebserzeugende Kombinationswirkungen fehlen.
BREK Flüssig	Chloridazon	Langzeituntersuchungen auf krebserzeugende Kombinationswirkungen fehlen.
Brennesselgranulat Neu Spieß-Urania	MCPA, Mecoprop	Bei der Herstellung können Dioxine entstehen. Ungeklärtes Krebsrisiko.
Brennessel-KO	Dichlobenil	Keine Angaben zum Krebsrisiko möglich.
Brill Moosvernichter	Eisen-II-sulfat	Keine Angaben zum Krebsrisiko möglich.

481

Krebsrisiko Pflanzenschutz- und Schädlingsbekämpfungsmittel

Mittel gegen Unkraut

Name des Pflanzen-schutz-/Schädlings-Bekämpfungsmittels	Bekannte Inhaltsstoffe	Hinweise zum Krebsrisiko
Brill Unkrautvernichter	MCPA, Dicamba	Enthält Dioxine. Erhöht das Krebsrisiko für die Anwender.
Bronox	Linuron, Trietazin	Keine Angaben zum Krebsrisiko möglich.
Butisan S	Metazachlor	Keine Angaben zum Krebsrisiko möglich.
Capriflor bio-aktiv Rasendünger mit Unkrautvernichter	2,4-D, Dicamba	Enthält Dioxine. Erhöht das Krebsrisiko für die Anwender.
Capriflor Rasendünger mit Unkrautvernichter	2,4-D, Dicamba	Enthält Dioxine. Erhöht das Krebsrisiko für die Anwender.
Caragard 3785	Terbumeton, Terbuthylazin	Langzeituntersuchungen auf krebserzeugende Kombinationswirkungen fehlen.
Casoron Combi G	Dalapon, Dichlobenil	Langzeituntersuchungen auf krebserzeugende Kombinationswirkungen fehlen.
Casoron G	Dichlobenil	Keine Angaben zum Krebsrisiko möglich.
Casoron G SR	Dichlobenil	Keine Angaben zum Krebsrisiko möglich.
CATT	Mecoprop, Ioxynil, Benazolin	Bei der Herstellung können Dioxine entstehen. Ungeklärtes Krebsrisiko.
Celamerck Totalunkrautvernichter Ektorex	Atrazin, Diuron, Simazin	Atrazin erzeugte im Tierversuch Tumoren.
Celatox-DP	Dichlorprop	Enthält Dioxine. Erhöht das Krebsrisiko für die Anwender.
Celatox-Mecoprop	Mecoprop	Bei der Herstellung können Dioxine entstehen. Ungeklärtes Krebsrisiko.
Ceridor	Mecoprop, Bifenox	Bei der Herstellung können Dioxine entstehen. Ungeklärtes Krebsrisiko.

482

Krebsrisiko Pflanzenschutz- und Schädlingsbekämpfungsmittel

Mittel gegen Unkraut

Name des Pflanzen-schutz-/Schädlings-Bekämpfungsmittels	Bekannte Inhaltsstoffe	Hinweise zum Krebsrisiko
Certrol 40	Ioxynil	Keine Angaben zum Krebsrisiko möglich.
Certrol B	Bromoxynil	Bei der Herstellung können Dioxine entstehen. Ungeklärtes Krebsrisiko.
Certrol DP	Dichlorprop, Ioxynil	Enthält Dioxine. Erhöht das Krebsrisiko für die Anwender.
Certrol GL	MCPA, Mecoprop, Bromoxynil	Bei der Herstellung können Dioxine entstehen. Ungeklärtes Krebsrisiko.
Certrol G pulv	MCPA, Mecoprop, Bromoxynil	Bei der Herstellung können Dioxine entstehen. Ungeklärtes Krebsrisiko.
Certrol H	Mecoprop, Ioxynil	Bei der Herstellung können Dioxine entstehen. Ungeklärtes Krebsrisiko.
CFM Atrazin 50 FL	Atrazin	Atrazin erzeugte im Tierversuch Tumoren.
CHLORIDAZON FL 430 ACA	Chloridazon	Langzeituntersuchungen auf krebserzeugende Kombinationswirkungen fehlen.
Cirex OP	Amitrol, Diuron	Amitrol wirkt im Tierversuch krebserzeugend.
Compo Gartenun-kraut-Vernichter	Dichlobenil	Keine Angaben zum Krebsrisiko möglich.
Compo Moos-Ver-nichter Neu	Eisen-II-sulfat	Keine Angaben zum Krebsrisiko möglich.
COMPO Rasen-Floranid mit Moosvernichter	Eisen-II-sulfat, Eisen-III-sulfat	Keine Angaben zum Krebsrisiko möglich.
Compo Rasen-Unkrautvernichter Combi-Fluid	MCPA, Dicamba	Enthält Dioxine. Erhöht das Krebsrisiko für die Anwender.
Compo Rosendünger mit Unkrautvernichter	Simazin	Langzeituntersuchungen auf krebserzeugende Kombinationswirkungen fehlen.

Krebsrisiko Pflanzenschutz- und Schädlingsbekämpfungsmittel
Mittel gegen Unkraut

Name des Pflanzen-schutz-/Schädlings-Bekämpfungsmittels	Bekannte Inhaltsstoffe	Hinweise zum Krebsrisiko
Compo spezial Unkrautvernichter Filatex	Glyphosat	Langzeituntersuchungen auf krebs-erzeugende Kombinationswirkun-gen fehlen.
Compo Total-Unkrautmittel	Amitrol, Diuron, Simazin	Amitrol wirkt im Tierversuch krebs-erzeugend.
Compo Total-Unkraut-Spray	Amitrol, Atrazin, 2,4-D	Kombination mehrerer krebs-erzeugender Wirkstoffe.
Compo Total-Unkrautvernichter	Diuron, Bromacil	Langzeituntersuchungen auf krebs-erzeugende Kombinationswirkun-gen fehlen.
Cornal	Mecoprop, Dicamba, Bromoxynil	Bei der Herstellung können Dioxine entstehen. Ungeklärtes Krebsrisiko.
CORNUFERA mit Moosvernichter	Eisen-II-sulfat	Keine Angaben zum Krebsrisiko möglich.
Cornufera Rasen-dünger mit Moos-vernichter	Eisen-II-sulfat, Eisen-III-sulfat	Keine Angaben zum Krebsrisiko möglich.
Cornufera UV Rasen-dünger mit Unkraut-vernichter	MCPA, Chlorflurenol	Bei der Herstellung können Dioxine entstehen. Ungeklärtes Krebsrisiko.
371-DBA	Amitrol, Atrazin, 2,4-D, Simazin	Kombination mehrerer krebs-erzeugender Wirkstoffe.
371-DBH	Amitrol, Atrazin, 2,4-D, Simazin, Bromacil	Kombination mehrerer krebs-erzeugender Wirkstoffe.
2,4-D Combi-Fluid Berghoff	2,4-D, MCPA	Enthält Dioxine. Erhöht das Krebs-risiko für die Anwender.
Decilaz D-Fluid	2,4-D	Enthält Dioxine. Erhöht das Krebs-risiko für die Anwender.
Decilaz DP	Dichlorprop	Enthält Dioxine. Erhöht das Krebs-risiko für die Anwender.
degro Rasendünger mit Unkrautvernichter	MCPA, Chlorflurenol	Bei der Herstellung können Dioxine entstehen. Ungeklärtes Krebsrisiko.

Krebsrisiko Pflanzenschutz- und Schädlingsbekämpfungsmittel
Mittel gegen Unkraut

Name des Pflanzen-schutz-/Schädlings-Bekämpfungsmittels	Bekannte Inhaltsstoffe	Hinweise zum Krebsrisiko
Dehner Rasendünger mit Moosvernichter	Eisen-II-sulfat	Keine Angaben zum Krebsrisiko möglich.
Dehner Rasendünger mit Unkrautvernichter	MCPA, Chlorflurenol	Bei der Herstellung können Dioxine entstehen. Ungeklärtes Krebsrisiko.
Des-I-cate	Endothal	Keine Angaben zum Krebsrisiko möglich.
Detia-Rasenrein	MCPA, Dicamba	Enthält Dioxine. Erhöht das Krebsrisiko für die Anwender.
Detia-Total	Diuron, Bromacil	Langzeituntersuchungen auf krebserzeugende Kombinationswirkungen fehlen.
Dicamba M	MCPA, Dicamba	Enthält Dioxine. Erhöht das Krebsrisiko für die Anwender.
Dicamba P	Mecoprop, Dicamba	Enthält Dioxine. Erhöht das Krebsrisiko für die Anwender.
Dicuran	Chlortoluron	Langzeituntersuchungen auf krebserzeugende Kombinationswirkungen fehlen.
Dicuran 500 flüssig	Chlortoluron	Langzeituntersuchungen auf krebserzeugende Kombinationswirkungen fehlen.
Dicuran 75 WDG	Chlortoluron	Langzeituntersuchungen auf krebserzeugende Kombinationswirkungen fehlen.
Digatox	Diuron, Bromacil	Langzeituntersuchungen auf krebserzeugende Kombinationswirkungen fehlen.
Dikofag DP	Dichlorprop	Enthält Dioxine. Erhöht das Krebsrisiko für die Anwender.
Dikofag Kombi	2,4-D, MCPA	Enthält Dioxine. Erhöht das Krebsrisiko für die Anwender.
Dikofag MP Kombi flüssig	2,4-D, Mecoprop	Enthält Dioxine. Erhöht das Krebsrisiko für die Anwender.
Dikofag P	Mecoprop	Bei der Herstellung können Dioxine entstehen. Ungeklärtes Krebsrisiko.

Krebsrisiko Pflanzenschutz- und Schädlingsbekämpfungsmittel
Mittel gegen Unkraut

Name des Pflanzen-schutz-/Schädlings-Bekämpfungsmittels	Bekannte Inhaltsstoffe	Hinweise zum Krebsrisiko
Diuron Bayer	Diuron	Langzeituntersuchungen auf krebserzeugende Kombinationswirkungen fehlen.
Diuron WP BASF	Diuron	Langzeituntersuchungen auf krebserzeugende Kombinationswirkungen fehlen.
Dizan	Isoproturon, Fluroxypyr	Langzeituntersuchungen auf krebserzeugende Kombinationswirkungen fehlen.
Domatol	Amitrol, Simazin	Amitrol wirkt im Tierversuch krebserzeugend.
Domatol Spezial	Amitrol, MCPA, Simazin	Amitrol wirkt im Tierversuch krebserzeugend.
Dosamix	Simazin, Metoxuron	Langzeituntersuchungen auf krebserzeugende Kombinationswirkungen fehlen.
Dosanex	Metoxuron	Keine Angaben zum Krebsrisiko möglich.
Dowpon	Dalapon	Keine Angaben zum Krebsrisiko möglich.
Dowpon-Granulat	Dalapon	Keine Angaben zum Krebsrisiko möglich.
DP-Fluid Berghoff	Dichlorprop	Enthält Dioxine. Erhöht das Krebsrisiko für die Anwender.
DP «Schering»	Dichlorprop	Enthält Dioxine. Erhöht das Krebsrisiko für die Anwender.
Dr. Geyer's Radikal-Unkrautvertilger	Natriumchlorat	Keine Angaben zum Krebsrisiko möglich.
Duplosan DP	Dichlorprop	Enthält Dioxine. Erhöht das Krebsrisiko für die Anwender.
Duplosan KV	Mecoprop	Bei der Herstellung können Dioxine entstehen. Ungeklärtes Krebsrisiko.
Duplosan KV-Combi	2,4-D, Mecoprop	Enthält Dioxine. Erhöht das Krebsrisiko für die Anwender.

Krebsrisiko Pflanzenschutz- und Schädlingsbekämpfungsmittel
Mittel gegen Unkraut

Name des Pflanzen-schutz-/Schädlings-Bekämpfungsmittels	Bekannte Inhaltsstoffe	Hinweise zum Krebsrisiko
Dybar	Diuron, Bromacil, Hexazinon	Enthält Dioxine. Erhöht das Krebsrisiko für die Anwender.
egesa Rasendünger mit Moosvernichter neu	Eisen-II-sulfat	Keine Angaben zum Krebsrisiko möglich.
egesa Rasendünger mit Unkrautvernichter NEU	2,4-D, Dicamba	Enthält Dioxine. Erhöht das Krebsrisiko für die Anwender.
Egesa Total-Unkrautvernichter	Amitrol, Diuron	Amitrol wirkt im Tierversuch krebserzeugend.
Ehrenpreis-Vernichter Anicon	Dichlorprop, Ioxynil	Enthält Dioxine. Erhöht das Krebsrisiko für die Anwender.
Eimü D 80	Diuron, Bromacil	Langzeituntersuchungen auf krebserzeugende Kombinationswirkungen fehlen.
Eimü-zin	Simazin	Langzeituntersuchungen auf krebserzeugende Kombinationswirkungen fehlen.
Elefant-Unkrautvertilger	Natriumchlorat	Keine Angaben zum Krebsrisiko möglich.
Emtebe	Mecoprop	Bei der Herstellung können Dioxine entstehen. Ungeklärtes Krebsrisiko.
Emtebe KV-Kombi	2,4-D, Mecoprop	Enthält Dioxine. Erhöht das Krebsrisiko für die Anwender.
Etisso Rasendünger mit Unkrautvernichter	2,4-D, Dicamba	Enthält Dioxine. Erhöht das Krebsrisiko für die Anwender.
Etisso Rasenunkraut-Vernichter	MCPA, Dicamba	Bei der Herstellung können Dioxine entstehen. Ungeklärtes Krebsrisiko.
Etisso Unkrautfrei Gieß	Diuron, Bromacil	Langzeituntersuchungen auf krebserzeugende Kombinationswirkungen fehlen.
Etzel	DNOC	Langzeituntersuchungen auf krebserzeugende Kombinationswirkungen fehlen.

Krebsrisiko Pflanzenschutz- und Schädlingsbekämpfungsmittel
Mittel gegen Unkraut

Name des Pflanzen-schutz-/Schädlings-Bekämpfungsmittels	Bekannte Inhaltsstoffe	Hinweise zum Krebsrisiko
Ezzin	Atrazin, Metolachlor	Atrazin erzeugte im Tierversuch Tumoren.
FALI-Atrazin 500 flüssig	Atrazin	Atrazin erzeugte im Tierversuch Tumoren.
FALI-Atrazin 500 SC	Atrazin	Atrazin erzeugte im Tierversuch Tumoren.
FALI Chlortoluron 500 flüssig	Chlortoluron	Langzeituntersuchungen auf krebserzeugende Kombinationswirkungen fehlen.
FALI-Curan 500 flüssig	Chlortoluron	Langzeituntersuchungen auf krebserzeugende Kombinationswirkungen fehlen.
FALI-Simazin 2 G	Simazin	Langzeituntersuchungen auf krebserzeugende Kombinationswirkungen fehlen.
FALI-Simazin 50 WP	Simazin	Langzeituntersuchungen auf krebserzeugende Kombinationswirkungen fehlen.
FALI-Simazin 500 flüssig	Simazin	Langzeituntersuchungen auf krebserzeugende Kombinationswirkungen fehlen.
FALI Terbutryn 500 flüssig	Terbutryn	Keine Angaben zum Krebsrisiko möglich.
Falitox-CMPP flüssig	Mecoprop	Bei der Herstellung können Dioxine entstehen. Ungeklärtes Krebsrisiko.
Falitox-D flüssig	2,4-D	Enthält Dioxine. Erhöht das Krebsrisiko für die Anwender.
Falitox-DP flüssig	Dichlorprop	Enthält Dioxine. Erhöht das Krebsrisiko für die Anwender.
Falitox-Kombi flüssig	2,4-D, MCPA	Enthält Dioxine. Erhöht das Krebsrisiko für die Anwender.
Falitox-MP-Kombi flüssig	2,4-D, Mecoprop	Enthält Dioxine. Erhöht das Krebsrisiko für die Anwender.

Krebsrisiko Pflanzenschutz- und Schädlingsbekämpfungsmittel

Mittel gegen Unkraut

Name des Pflanzen-schutz-/Schädlings-Bekämpfungsmittels	Bekannte Inhaltsstoffe	Hinweise zum Krebsrisiko
Faneron	Bromfenoxim	Keine Angaben zum Krebsrisiko möglich.
Faneron flüssig	Bromfenoxim	Keine Angaben zum Krebsrisiko möglich.
Faneron plus	Mecoprop, Bromfenoxim, Terbuthylazin	Bei der Herstellung können Dioxine entstehen. Ungeklärtes Krebsrisiko.
Faneron Spezial	Bromfenoxim, Terbuthylazin	Langzeituntersuchungen auf krebs-erzeugende Kombinationswirkun-gen fehlen.
Fanoprim	Atrazin, Bromfenoxim	Atrazin erzeugte im Tierversuch Tumoren.
FBS Natrium-Chlorat-Gemisch	Natriumchlorat	Keine Angaben zum Krebsrisiko möglich.
Fervinal	Sethoxydim	Keine Angaben zum Krebsrisiko möglich.
Fervinal plus	Sethoxydim	Keine Angaben zum Krebsrisiko möglich.
Fisons Brennessel-Vernichter	MCPA, Dicamba	Enthält Dioxine. Erhöht das Krebs-risiko für die Anwender.
Fisons Rasendünger mit Unkrautvernichter	2,4-D, Dicamba	Enthält Dioxine. Erhöht das Krebs-risiko für die Anwender.
Fisons Rasen-unkraut-Spray	2,4-D, Dicamba	Enthält Dioxine. Erhöht das Krebs-risiko für die Anwender.
Fisons Rasen-unkraut-Vernichter	MCPA, Dicamba	Enthält Dioxine. Erhöht das Krebs-risiko für die Anwender.
Fisons Totalunkraut Spray	Amitrol, MCPA	Enthält Dioxine. Erhöht das Krebs-risiko für die Anwender.
Fisons Total-Unkraut-vernichter	Amitrol, MCPA, Simazin	Amitrol wirkt im Tierversuch krebs-erzeugend.
fleur-Moos-Frei	Eisen-II-sulfat	Keine Angaben zum Krebsrisiko möglich.

489

Krebsrisiko Pflanzenschutz- und Schädlingsbekämpfungsmittel
Mittel gegen Unkraut

Name des Pflanzen-schutz-/Schädlings-Bekämpfungsmittels	Bekannte Inhaltsstoffe	Hinweise zum Krebsrisiko
Fleur-Unkraut-Gieß	Diuron, Bromacil	Langzeituntersuchungen auf krebserzeugende Kombinationswirkungen fehlen.
fleur-Unkraut-Streu	Dichlobenil	Keine Angaben zum Krebsrisiko möglich.
Florabella Rasendünger mit Moosvernichter	Eisen-II-sulfat	Keine Angaben zum Krebsrisiko möglich.
Florabella Rasendünger mit Unkrautvernichter	2,4-D, Dicamba	Enthält Dioxine. Erhöht das Krebsrisiko für die Anwender.
Flüssig Herbogil	Dinoterb	Keine Angaben zum Krebsrisiko möglich.
Fortrol	Dichlorprop, Cyanazin	Enthält Dioxine. Erhöht das Krebsrisiko für die Anwender.
Fortrol flüssig	Dichlorprop, Cyanazin	Enthält Dioxine. Erhöht das Krebsrisiko für die Anwender.
Fortrol G	Dichlorprop, Cyanazin	Enthält Dioxine. Erhöht das Krebsrisiko für die Anwender.
Foxpro	Dichlorprop, Isoproturon, Bifenox	Enthält Dioxine. Erhöht das Krebsrisiko für die Anwender.
Foxtar	Dichlorprop, Isoproturon, Bifenox	Enthält Dioxine. Erhöht das Krebsrisiko für die Anwender.
FOXTRIL	Dichlorprop, Ioxynil, Bifenox	Enthält Dioxine. Erhöht das Krebsrisiko für die Anwender.
Frankol-Combi Neu	MCPA, Dicamba	Enthält Dioxine. Erhöht das Krebsrisiko für die Anwender.
Frankol-forte	Diuron, Bromacil	Langzeituntersuchungen auf krebserzeugende Kombinationswirkungen fehlen.
Frankol-i-Granulat	Dinatriumtetra-borat, Bromacil	Langzeituntersuchungen auf krebserzeugende Kombinationswirkungen fehlen.

Krebsrisiko Pflanzenschutz- und Schädlingsbekämpfungsmittel

Mittel gegen Unkraut

Name des Pflanzen-schutz-/Schädlings-Bekämpfungsmittels	Bekannte Inhaltsstoffe	Hinweise zum Krebsrisiko
Frankol-i-Granulat Neu	Amitrol, Diuron, Ethidimuron	Amitrol wirkt im Tierversuch krebserzeugend.
Frankol-prompt	Diuron, Paraquat	Langzeituntersuchungen auf krebserzeugende Kombinationswirkungen fehlen.
Frankol-spezial	Diuron, Methabenzthiazuron	Langzeituntersuchungen auf krebserzeugende Kombinationswirkungen fehlen.
Frankol-spezial-Granulat	Diuron, Methabenzthiazuron	Langzeituntersuchungen auf krebserzeugende Kombinationswirkungen fehlen.
Frankol-vollaktiv	Natriumchlorat	Keine Angaben zum Krebsrisiko möglich.
Fumicid	Diuron, Bromacil	Langzeituntersuchungen auf krebserzeugende Kombinationswirkungen fehlen.
Fusilade	Fluazifop	Keine Angaben zum Krebsrisiko möglich.
Futschikato Radikal Unkrautvertilger	Natriumchlorat	Keine Angaben zum Krebsrisiko möglich.
Fydumas G	Simazin, Dichlobenil	Langzeituntersuchungen auf krebserzeugende Kombinationswirkungen fehlen.
Fydusit G	Bromacil, Dichlobenil	Langzeituntersuchungen auf krebserzeugende Kombinationswirkungen fehlen.
Gabi-Antimoos S	Eisen-II-sulfat	Keine Angaben zum Krebsrisiko möglich.
Gabi-Rasendünger mit UV	2,4-D, MCPA	Enthält Dioxine. Erhöht das Krebsrisiko für die Anwender.
Gabi-Rasenunkraut-Vernichter	MCPA, Dicamba	Enthält Dioxine. Erhöht das Krebsrisiko für die Anwender.
Gabi-Unkraut-vernichter	Diuron, Bromacil	Langzeituntersuchungen auf krebserzeugende Kombinationswirkungen fehlen.

491

Krebsrisiko Pflanzenschutz- und Schädlingsbekämpfungsmittel

Mittel gegen Unkraut

Name des Pflanzen-schutz-/Schädlings-Bekämpfungsmittels	Bekannte Inhaltsstoffe	Hinweise zum Krebsrisiko
Gärtner Pötschkes Rasendünger spezial mit Unkrautvernichter	2,4-D, Dicamba	Enthält Dioxine. Erhöht das Krebsrisiko für die Anwender.
Galtak	Benazolin	Keine Angaben zum Krebsrisiko möglich.
Gardena perfect	MCPA, Mecoprop, Chlorflurenol	Bei der Herstellung können Dioxine entstehen. Ungeklärtes Krebsrisiko.
Gardol Spezial-Rasendünger mit Moosvernichter	Eisen-II-sulfat	Keine Angaben zum Krebsrisiko möglich.
Gardoprim F	Bromfenoxim, Terbuthylazin	Langzeituntersuchungen auf krebserzeugende Kombinationswirkungen fehlen.
Gardoprim plus	Terbuthylazin, Metolachlor	Langzeituntersuchungen auf krebserzeugende Kombinationswirkungen fehlen.
Garlon 4	Triclopyr	Keine Angaben zum Krebsrisiko möglich.
Gartenkrone Rasendünger mit Moosvernichter	Eisen-II-sulfat	Keine Angaben zum Krebsrisiko möglich.
Gartenkrone Rasendünger mit Unkrautvernichter	2,4-D, MCPA	Enthält Dioxine. Erhöht das Krebsrisiko für die Anwender.
Gartenland Rasendünger mit Moosvernichter	Eisen-II-sulfat	Keine Angaben zum Krebsrisiko möglich.
Gartenland Rasendünger mit Unkrautvernichter	2,4-D, Dicamba	Enthält Dioxine. Erhöht das Krebsrisiko für die Anwender.
Garten-Perle Unkraut-frei Gieß- und Spritzmittel	Diuron, Bromacil	Langzeituntersuchungen auf krebserzeugende Kombinationswirkungen fehlen.
Gartenpracht Rasendünger mit Moosvernichter	Eisen-II-sulfat	Keine Angaben zum Krebsrisiko möglich.

Krebsrisiko Pflanzenschutz- und Schädlingsbekämpfungsmittel

Mittel gegen Unkraut

Name des Pflanzen-schutz-/Schädlings-Bekämpfungsmittels	Bekannte Inhaltsstoffe	Hinweise zum Krebsrisiko
Gartenpracht-Rasendünger mit Unkrautvernichter	2,4-D, MCPA	Enthält Dioxine. Erhöht das Krebsrisiko für die Anwender.
Gehölze-Unkraut-frei	Dichlobenil	Keine Angaben zum Krebsrisiko möglich.
Gela-Rasenlangzeitdünger mit Moosvernichter	Eisen-II-sulfat	Keine Angaben zum Krebsrisiko möglich.
Gela-Rasenlangzeitdünger mit Unkrautvernichter	MCPA, Dicamba	Enthält Dioxine. Erhöht das Krebsrisiko für die Anwender.
Gelon Immergrün Rasendünger mit Moosvernichter	Eisen-II-sulfat	Keine Angaben zum Krebsrisiko möglich.
GEO Unkrautfrei	Diuron, Bromacil	Langzeituntersuchungen auf krebserzeugende Kombinationswirkungen fehlen.
Gesamoos plus	Chloroxuron, Eisen-III-sulfat	Langzeituntersuchungen auf krebserzeugende Kombinationswirkungen fehlen.
Gesaprim 50	Atrazin	Atrazin erzeugte im Tierversuch Tumoren.
Gesaprim 80	Atrazin	Atrazin erzeugte im Tierversuch Tumoren.
Gesaprim 500 flüssig	Atrazin	Atrazin erzeugte im Tierversuch Tumoren.
Gesaprim Mikrogranulat	Atrazin	Atrazin erzeugte im Tierversuch Tumoren.
Gesaprim Neun O	Atrazin	Atrazin erzeugte im Tierversuch Tumoren.
Gesaran 2079	Simazin, Methoprotryn	Langzeituntersuchungen auf krebserzeugende Kombinationswirkungen fehlen.
Gesatop 2 Granulat	Simazin	Keine Angaben zum Krebsrisiko möglich.

Krebsrisiko Pflanzenschutz- und Schädlingsbekämpfungsmittel

Mittel gegen Unkraut

Name des Pflanzen-schutz-/Schädlings-Bekämpfungsmittels	Bekannte Inhaltsstoffe	Hinweise zum Krebsrisiko
Gesatop 50	Simazin	Keine Angaben zum Krebsrisiko möglich.
Gesatop 500 flüssig	Simazin	Keine Angaben zum Krebsrisiko möglich.
Getreideherbizid 10868 H	Dichlorprop, MCPA, Ioxynil, Flurenol	Enthält Dioxine. Erhöht das Krebsrisiko für die Anwender.
Goltix WG	Metamitron	Keine Angaben zum Krebsrisiko möglich.
GR 222	Simazin, Propyzamid	Langzeituntersuchungen auf krebserzeugende Kombinationswirkungen fehlen.
Graminon 50	Isoproturon	Langzeituntersuchungen auf krebserzeugende Kombinationswirkungen fehlen.
Graminon 500 flüssig	Isoproturon	Langzeituntersuchungen auf krebserzeugende Kombinationswirkungen fehlen.
Graminon Plus	Dichlorprop, Bentazon, Isoproturon	Enthält Dioxine. Erhöht das Krebsrisiko für die Anwender.
Gramixel B	Diuron, Paraquat	Langzeituntersuchungen auf krebserzeugende Kombinationswirkungen fehlen.
Gropper Grün 35	Metsulfuron, 2,4-D, Dicamba	Enthält Dioxine. Erhöht das Krebsrisiko für die Anwender.
Günther's Moosvernichter	Eisen-II-sulfat	Keine Angaben zum Krebsrisiko möglich.
H&B-Natriumchlorat-Gemisch	Natriumchlorat	Keine Angaben zum Krebsrisiko möglich.
Hedit Neu	Amitrol, Diuron	Amitrol wirkt im Tierversuch krebserzeugend.
Hedonal DP	Dichlorprop	Enthält Dioxine. Erhöht das Krebsrisiko für die Anwender.

Krebsrisiko Pflanzenschutz- und Schädlingsbekämpfungsmittel

Mittel gegen Unkraut

Name des Pflanzen-schutz-/Schädlings-Bekämpfungsmittels	Bekannte Inhaltsstoffe	Hinweise zum Krebsrisiko
Hedonal flüssig	2,4-D	Enthält Dioxine. Erhöht das Krebsrisiko für die Anwender.
Hedonal M	MCPA	Bei der Herstellung können Dioxine entstehen. Ungeklärtes Krebsrisiko.
Hedonal MCPP	Mecoprop	Enthält Dioxine. Erhöht das Krebsrisiko für die Anwender.
Hedonal MP-D	2,4-D, Mecoprop	Enthält Dioxine. Erhöht das Krebsrisiko für die Anwender.
Herbamix-DM 500	2,4-D, MCPA	Enthält Dioxine. Erhöht das Krebsrisiko für die Anwender.
Herbamix-MPD 500	2,4-D, Mecoprop	Enthält Dioxine. Erhöht das Krebsrisiko für die Anwender.
Herbatox	Dichlorprop, Bentazon, Isoproturon	Enthält Dioxine. Erhöht das Krebsrisiko für die Anwender.
Herbatox S	Dichlorprop, Bentazon, Isoproturon	Enthält Dioxine. Erhöht das Krebsrisiko für die Anwender.
Herbazid S	Natriumchlorat	Keine Angaben zum Krebsrisiko möglich.
Herbazid UG	Diuron, Bromacil	Langzeituntersuchungen auf krebserzeugende Kombinationswirkungen fehlen.
Herbexan-D 500	2,4-D	Enthält Dioxine. Erhöht das Krebsrisiko für die Anwender.
Herbexan-DP 600	Dichlorprop	Enthält Dioxine. Erhöht das Krebsrisiko für die Anwender.
Herbexan-M 500	MCPA	Bei der Herstellung können Dioxine entstehen. Ungeklärtes Krebsrisiko.
Herbexan-M 750	MCPA	Bei der Herstellung können Dioxine entstehen. Ungeklärtes Krebsrisiko.
Herbexan-MP 560	Mecoprop	Bei der Herstellung können Dioxine entstehen. Ungeklärtes Krebsrisiko.

Krebsrisiko Pflanzenschutz- und Schädlingsbekämpfungsmittel
Mittel gegen Unkraut

Name des Pflanzen-schutz-/Schädlings-Bekämpfungsmittels	Bekannte Inhaltsstoffe	Hinweise zum Krebsrisiko
Herbivit CMPP	Mecoprop	Bei der Herstellung können Dioxine entstehen. Ungeklärtes Krebsrisiko.
Herbivit DP	Dichlorprop	Enthält Dioxine. Erhöht das Krebsrisiko für die Anwender.
Herbivit Kombi	2,4-D, MCPA	Enthält Dioxine. Erhöht das Krebsrisiko für die Anwender.
Herbivit M	MCPA	Bei der Herstellung können Dioxine entstehen. Ungeklärtes Krebsrisiko.
Herbivit MPD	2,4-D, Mecoprop	Enthält Dioxine. Erhöht das Krebsrisiko für die Anwender.
Herbizid D DU PONT	2,4-D	Enthält Dioxine. Erhöht das Krebsrisiko für die Anwender.
Herbizid DP DU PONT	Dichlorprop	Enthält Dioxine. Erhöht das Krebsrisiko für die Anwender.
Herbizid DP «Elsner»	Dichlorprop	Enthält Dioxine. Erhöht das Krebsrisiko für die Anwender.
Herbizid Granulat 8102	Dichlobenil	Keine Angaben zum Krebsrisiko möglich.
Herbizid Kombi DM DU PONT	2,4-D, MCPA	Enthält Dioxine. Erhöht das Krebsrisiko für die Anwender.
Herbizid Marks D	2,4-D	Enthält Dioxine. Erhöht das Krebsrisiko für die Anwender.
Herbizid Marks DP	Dichlorprop	Enthält Dioxine. Erhöht das Krebsrisiko für die Anwender.
Herbizid Marks Kombi DM	2,4-D, MCPA	Enthält Dioxine. Erhöht das Krebsrisiko für die Anwender.
Herbizid Marks M	MCPA	Bei der Herstellung können Dioxine entstehen. Ungeklärtes Krebsrisiko.
Herbizid Marks MP	Mecoprop	Bei der Herstellung können Dioxine entstehen. Ungeklärtes Krebsrisiko.
Herbizid Marks MPD	2,4-D, Mecoprop	Enthält Dioxine. Erhöht das Krebsrisiko für die Anwender.

Krebsrisiko Pflanzenschutz- und Schädlingsbekämpfungsmittel
Mittel gegen Unkraut

Name des Pflanzen-schutz-/Schädlings-Bekämpfungsmittels	Bekannte Inhaltsstoffe	Hinweise zum Krebsrisiko
Herbizid M DU PONT	MCPA	Bei der Herstellung können Dioxine entstehen. Ungeklärtes Krebsrisiko.
Herbizid MPD DU PONT	2,4-D, Mecoprop	Enthält Dioxine. Erhöht das Krebsrisiko für die Anwender.
Herbizid MP DU PONT	Mecoprop	Bei der Herstellung können Dioxine entstehen. Ungeklärtes Krebsrisiko.
Herbizid MP Elsner	Mecoprop	Bei der Herstellung können Dioxine entstehen. Ungeklärtes Krebsrisiko.
Herbogil DP-D	2,4-D, Dichlorprop	Enthält Dioxine. Erhöht das Krebsrisiko für die Anwender.
Herli-Unkrautvertilger	Natriumchlorat	Keine Angaben zum Krebsrisiko möglich.
HORA-Atrazin 80	Atrazin	Atrazin erzeugte im Tierversuch Tumoren.
HORA-Atrazin 500 flüssig	Atrazin	Atrazin erzeugte im Tierversuch Tumoren.
HORA-Chlortoluron 500 flüssig	Chlortoluron	Langzeituntersuchungen auf krebserzeugende Kombinationswirkungen fehlen.
HORA Combi	2,4-D, MCPA	Enthält Dioxine. Erhöht das Krebsrisiko für die Anwender.
HORA Curan 500 flüssig	Chlortoluron	Langzeituntersuchungen auf krebserzeugende Kombinationswirkungen fehlen.
HORA D	2,4-D	Enthält Dioxine. Erhöht das Krebsrisiko für die Anwender.
HORA DP	Dichlorprop	Enthält Dioxine. Erhöht das Krebsrisiko für die Anwender.
HORA Fenoxim	Bromfenoxim	Keine Angaben zum Krebsrisiko möglich.
HORA-Fenoxim flüssig	Bromfenoxim	Keine Angaben zum Krebsrisiko möglich.

Krebsrisiko Pflanzenschutz- und Schädlingsbekämpfungsmittel
Mittel gegen Unkraut

Name des Pflanzen-schutz-/Schädlings-Bekämpfungsmittels	Bekannte Inhaltsstoffe	Hinweise zum Krebsrisiko
HORA-Fenoxim spezial	2,4-D, MCPA, Bromfenoxim	Enthält Dioxine. Erhöht das Krebsrisiko für die Anwender.
HORA Fluron	Thiazafluron	Keine Angaben zum Krebsrisiko möglich.
HORA Fluron plus	Karbutilat, Thiazafluron	Keine Angaben zum Krebsrisiko möglich.
HORA KV	Mecoprop	Bei der Herstellung können Dioxine entstehen. Ungeklärtes Krebsrisiko.
HORA KV Combi	2,4-D, Mecoprop	Enthält Dioxine. Erhöht das Krebsrisiko für die Anwender.
HORA M	MCPA	Bei der Herstellung können Dioxine entstehen. Ungeklärtes Krebsrisiko.
HORA Mazin 50	Simazin	Langzeituntersuchungen auf krebserzeugende Kombinationswirkungen fehlen.
HORA Mazin 500 flüssig	Simazin	Langzeituntersuchungen auf krebserzeugende Kombinationswirkungen fehlen.
HORA-Mazin Granulat	Simazin	Langzeituntersuchungen auf krebserzeugende Kombinationswirkungen fehlen.
HORA MCPB	MCPB	Bei der Herstellung können Dioxine entstehen. Ungeklärtes Krebsrisiko.
HORA Prim	Atrazin	Atrazin erzeugte im Tierversuch Tumoren.
HORA-Simazin 2 G	Simazin	Langzeituntersuchungen auf krebserzeugende Kombinationswirkungen fehlen.
HORA-Simazin 50 WP	Simazin	Langzeituntersuchungen auf krebserzeugende Kombinationswirkungen fehlen.
HORA-Simazin 500 flüssig	Simazin	Langzeituntersuchungen auf krebserzeugende Kombinationswirkungen fehlen.

Krebsrisiko Pflanzenschutz- und Schädlingsbekämpfungsmittel

Mittel gegen Unkraut

Name des Pflanzen-schutz-/Schädlings-Bekämpfungsmittels	Bekannte Inhaltsstoffe	Hinweise zum Krebsrisiko
HORA Terbutryn 80	Terbutryn	Keine Angaben zum Krebsrisiko möglich.
HORA-Terbutryn 500 flüssig	Terbutryn	Keine Angaben zum Krebsrisiko möglich.
HORA Trazin 50	Atrazin	Atrazin erzeugte im Tierversuch Tumoren.
HORA Trazin 500 flüssig	Atrazin	Atrazin erzeugte im Tierversuch Tumoren.
Hora-Tryn 50	Terbutryn	Keine Angaben zum Krebsrisiko möglich.
HORA Tryn 500 flüssig	Terbutryn	Keine Angaben zum Krebsrisiko möglich.
HORA-Turon 50	Isoproturon	Langzeituntersuchungen auf krebserzeugende Kombinationswirkungen fehlen.
HORA-Turon 500 flüssig	Isoproturon	Langzeituntersuchungen auf krebserzeugende Kombinationswirkungen fehlen.
Hornoska-Golf mit Unkrautvernichter	2,4-D, Dicamba	Enthält Dioxine. Erhöht das Krebsrisiko für die Anwender.
Hyvar X	Bromacil	Keine Angaben zum Krebsrisiko möglich.
IGEPA-Unkrautjäger	Natriumchlorat	Keine Angaben zum Krebsrisiko möglich.
Igran 50	Terbutryn	Keine Angaben zum Krebsrisiko möglich.
Igran 80	Terbutryn	Keine Angaben zum Krebsrisiko möglich.
Igran 500 flüssig	Terbutryn	Keine Angaben zum Krebsrisiko möglich.
Illoxan	Diclofop	Keine Angaben zum Krebsrisiko möglich.
Illoxan N	Diclofop	Keine Angaben zum Krebsrisiko möglich.

Krebsrisiko Pflanzenschutz- und Schädlingsbekämpfungsmittel
Mittel gegen Unkraut

Name des Pflanzen-schutz-/Schädlings-Bekämpfungsmittels	Bekannte Inhaltsstoffe	Hinweise zum Krebsrisiko
IPU-500-Stefes	Isoproturon	Langzeituntersuchungen auf krebserzeugende Kombinationswirkungen fehlen.
Kalkstickstoff gemahlen	Calcium-cyanamid	Keine Angaben zum Krebsrisiko möglich.
Kama-Sanguano-Spezial-Rasendünger mit Unkrautvernichter	2,4-D, MCPA	Enthält Dioxine. Erhöht das Krebsrisiko für die Anwender.
Karmex	Diuron	Langzeituntersuchungen auf krebserzeugende Kombinationswirkungen fehlen.
Kerb 50 W	Propyzamid	Keine Angaben zum Krebsrisiko möglich.
Kerb WDG	Propyzamid	Keine Angaben zum Krebsrisiko möglich.
Kexels Unkrautvertilger	Natriumchlorat	Keine Angaben zum Krebsrisiko möglich.
Konesta «gekörnt»	TCA	Keine Angaben zum Krebsrisiko möglich.
Kornitol-Unex-Spezial	Dinatriumtetraborat, Bromacil	Langzeituntersuchungen auf krebserzeugende Kombinationswirkungen fehlen.
Kraft Rasendünger + Moosvernichter	Eisen-II-sulfat	Keine Angaben zum Krebsrisiko möglich.
Kraft Rasendünger mit Unkrautvernichter	2,4-D, MCPA	Enthält Dioxine. Erhöht das Krebsrisiko für die Anwender.
Kraft Rasendünger + Unkrautvernichter mit Langzeitwirkung	2,4-D, Dicamba	Enthält Dioxine. Erhöht das Krebsrisiko für die Anwender.
Krovar I	Diuron, Bromacil	Langzeituntersuchungen auf krebserzeugende Kombinationswirkungen fehlen.
K 111 U	Natriumchlorat	Keine Angaben zum Krebsrisiko möglich.

Krebsrisiko Pflanzenschutz- und Schädlingsbekämpfungsmittel

Mittel gegen Unkraut

Name des Pflanzen-schutz-/Schädlings-Bekämpfungsmittels	Bekannte Inhaltsstoffe	Hinweise zum Krebsrisiko
Laddok	Atrazin, Bentazon	Atrazin erzeugte im Tierversuch Tumoren.
Langzeit Rasen-Dünger mit Unkrautvernichter	Mecoprop, Dicamba	Bei der Herstellung können Dioxine entstehen. Ungeklärtes Krebsrisiko.
Laubrex II	Dalapon, Diuron, MCPA	Bei der Herstellung können Dioxine entstehen. Ungeklärtes Krebsrisiko.
Laubrex III	Diuron, Hexazinon	Langzeituntersuchungen auf krebserzeugende Kombinationswirkungen fehlen.
Lentagran	Pyridat	Keine Angaben zum Krebsrisiko möglich.
Lentrix	Cyanazin, Pyridat	Keine Angaben zum Krebsrisiko möglich.
Lontrel 100	Clopyralid	Keine Angaben zum Krebsrisiko möglich.
Lonza Rasendünger mit Unkrautvernichter	MCPA, Chlorflurenol	Bei der Herstellung können Dioxine entstehen. Ungeklärtes Krebsrisiko.
LORD-Rasendünger mit Moosvernichter	Eisen-II-sulfat	Keine Angaben zum Krebsrisiko möglich.
Lord-Spezialrasendünger mit Unkrautvernichter	MCPA, Chlorflurenol	Bei der Herstellung können Dioxine entstehen. Ungeklärtes Krebsrisiko.
Luxatox DP-flüssig	Dichlorprop	Enthält Dioxine. Erhöht das Krebsrisiko für die Anwender.
M 52 flüssig	MCPA	Bei der Herstellung können Dioxine entstehen. Ungeklärtes Krebsrisiko.
M 52 Kombi flüssig	2,4-D, MCPA	Enthält Dioxine. Erhöht das Krebsrisiko für die Anwender.
Mahle's Rasendünger Sanguano + UV	2,4-D, MCPA	Enthält Dioxine. Erhöht das Krebsrisiko für die Anwender.
maiblü Rasendünger mit Moosvernichter	Eisen-II-sulfat	Keine Angaben zum Krebsrisiko möglich.

501

Krebsrisiko Pflanzenschutz- und Schädlingsbekämpfungsmittel
Mittel gegen Unkraut

Name des Pflanzen-schutz-/Schädlings-Bekämpfungsmittels	Bekannte Inhaltsstoffe	Hinweise zum Krebsrisiko
maiblü Rasendünger mit Unkrautvernichter	2,4-D, Dicamba	Enthält Dioxine. Erhöht das Krebsrisiko für die Anwender.
maiblü Total-Unkrautfrei gegen Unkräuter auf Wegen und Plätzen	Amitrol, MCPA, Simazin	Amitrol wirkt im Tierversuch krebserzeugend.
maiblü Unkrautfrei für den Rasen	MCPA, Dicamba	Enthält Dioxine. Erhöht das Krebsrisiko für die Anwender.
Mais-Bentrol	Simazin, Bromoxynil	Bei der Herstellung können Dioxine entstehen. Ungeklärtes Krebsrisiko.
Mais-Bentrol GL	Simazin, Bromoxynil	Bei der Herstellung können Dioxine entstehen. Ungeklärtes Krebsrisiko.
Mais-Certrol	Atrazin, Bromoxynil	Atrazin erzeugte im Tierversuch Tumoren.
Mais-Certrol flüssig	Atrazin, Bromoxynil	Atrazin erzeugte im Tierversuch Tumoren.
Mannadur Rasendünger mit Moosvernichter	Eisen-II-sulfat	Keine Angaben zum Krebsrisiko möglich.
Mannadur Super Rasendünger mit Unkrautvernichter	2,4-D, Dicamba	Enthält Dioxine. Erhöht das Krebsrisiko für die Anwender.
MCPA-Berghoff	MCPA	Bei der Herstellung können Dioxine entstehen. Ungeklärtes Krebsrisiko.
MCPP-Berghoff	Mecoprop	Bei der Herstellung können Dioxine entstehen. Ungeklärtes Krebsrisiko.
MEGA-DP	Dichlorprop	Enthält Dioxine. Erhöht das Krebsrisiko für die Anwender.
MEGA-M	MCPA	Bei der Herstellung können Dioxine entstehen. Ungeklärtes Krebsrisiko.
MEGA-MD	2,4-D, MCPA	Enthält Dioxine. Erhöht das Krebsrisiko für die Anwender.
MEGA-PD	2,4-D, Mecoprop	Enthält Dioxine. Erhöht das Krebsrisiko für die Anwender.

Krebsrisiko Pflanzenschutz- und Schädlingsbekämpfungsmittel

Mittel gegen Unkraut

Name des Pflanzen-schutz-/Schädlings-Bekämpfungsmittels	Bekannte Inhaltsstoffe	Hinweise zum Krebsrisiko
Merpelan AZ	Lenacil, Isocarbamid	Langzeituntersuchungen auf krebserzeugende Kombinationswirkungen fehlen.
371 M Granulat	Atrazin, Diuron	Atrazin erzeugte im Tierversuch Tumoren.
Moos-Killer	Eisen-II-sulfat	Keine Angaben zum Krebsrisiko möglich.
Moos KO NEU	Eisen-II-sulfat	Keine Angaben zum Krebsrisiko möglich.
Moos Stop	Eisen-II-sulfat	Keine Angaben zum Krebsrisiko möglich.
Moosuran	Eisen-II-sulfat	Keine Angaben zum Krebsrisiko möglich.
Moos Vernichter	Eisen-II-sulfat	Keine Angaben zum Krebsrisiko möglich.
Moosvertilger «Schacht»	Eisen-II-sulfat	Keine Angaben zum Krebsrisiko möglich.
Moos-Vertilger Schola	Eisen-II-sulfat	Keine Angaben zum Krebsrisiko möglich.
Mosskil-A	Eisen-II-sulfat	Keine Angaben zum Krebsrisiko möglich.
MP 58 konz.	Mecoprop	Bei der Herstellung können Dioxine entstehen. Ungeklärtes Krebsrisiko.
MP-Combi-Fluid-Berghoff	2,4-D, Mecoprop	Enthält Dioxine. Erhöht das Krebsrisiko für die Anwender.
MP-Kombi flüssig	2,4-D, Mecoprop	Enthält Dioxine. Erhöht das Krebsrisiko für die Anwender.
Multiflora-Moosvernichter	Eisen-II-sulfat	Keine Angaben zum Krebsrisiko möglich.
Multiflora-Rosendünger mit Unkrautstop	Diuron, Methabenzthiazuron	Langzeituntersuchungen auf krebserzeugende Kombinationswirkungen fehlen.

503

Krebsrisiko Pflanzenschutz- und Schädlingsbekämpfungsmittel
Mittel gegen Unkraut

Name des Pflanzen-schutz-/Schädlings-Bekämpfungsmittels	Bekannte Inhaltsstoffe	Hinweise zum Krebsrisiko
Multiflora-Supergrün Rasendünger mit Moosvernichter	Eisen-II-sulfat	Keine Angaben zum Krebsrisiko möglich.
MULTIFLOR-RAPID	MCPA, Dicamba	Enthält Dioxine. Erhöht das Krebsrisiko für die Anwender.
NaTA	TCA	Keine Angaben zum Krebsrisiko möglich.
Natriumchlorat-gemisch	Natriumchlorat	Keine Angaben zum Krebsrisiko möglich.
Natriumchlorat mit 25% Kochsalz	Natriumchlorat	Keine Angaben zum Krebsrisiko möglich.
Nenningers Moostod	Eisen-II-sulfat	Keine Angaben zum Krebsrisiko möglich.
Neurasen-Unkraut-Ex	Bromfenoxim	Keine Angaben zum Krebsrisiko möglich.
Neurasen-Unkraut-Ex flüssig	Bromfenoxim	Keine Angaben zum Krebsrisiko möglich.
NEU SUBSTRAL Rasendünger mit Unkrautvernichter	2,4-D, Dicamba	Enthält Dioxine. Erhöht das Krebsrisiko für die Anwender.
Novanox Plus	Atrazin, Diuron, Simazin	Atrazin erzeugte im Tierversuch Tumoren.
Nox-Moos 100	Eisen-II-sulfat	Keine Angaben zum Krebsrisiko möglich.
Okultin-CMPP	Mecoprop	Bei der Herstellung können Dioxine entstehen. Ungeklärtes Krebsrisiko.
Okultin Combi	2,4-D, MCPA	Enthält Dioxine. Erhöht das Krebsrisiko für die Anwender.
Okultin-Combi-Salz	2,4-D, MCPA	Enthält Dioxine. Erhöht das Krebsrisiko für die Anwender.
Okultin-DP	Dichlorprop	Enthält Dioxine. Erhöht das Krebsrisiko für die Anwender.
Okultin DP-M-Ester	Dichlorprop, MCPA	Enthält Dioxine. Erhöht das Krebsrisiko für die Anwender.

Krebsrisiko Pflanzenschutz- und Schädlingsbekämpfungsmittel

Mittel gegen Unkraut

Name des Pflanzen-schutz-/Schädlings-Bekämpfungsmittels	Bekannte Inhaltsstoffe	Hinweise zum Krebsrisiko
Okultin-D-Salz	2,4-D	Enthält Dioxine. Erhöht das Krebsrisiko für die Anwender.
Okultin M	MCPA	Bei der Herstellung können Dioxine entstehen. Ungeklärtes Krebsrisiko.
Okultin MP	Mecoprop	Bei der Herstellung können Dioxine entstehen. Ungeklärtes Krebsrisiko.
Oleo Gesaprim 200	Atrazin	Atrazintests ergaben eine relativ hohe krebserzeugende Wirkung.
Oleo Gesaprim 400	Atrazin, Mineralöle	Atrazintests ergaben eine relativ hohe krebserzeugende Wirkung.
Oxytril M	Mecoprop, Ioxynil, Bromoxynil	Bei der Herstellung können Dioxine entstehen. Ungeklärtes Krebsrisiko.
park extra	MCPA, Mecoprop, Chlorflurenol	Bei der Herstellung können Dioxine entstehen. Ungeklärtes Krebsrisiko.
park Rasendünger + Unkrautvernichter	MCPA, Chlorflurenol	Bei der Herstellung können Dioxine entstehen. Ungeklärtes Krebsrisiko.
park Rasendünger + UV neu	2,4-D, Dicamba	Enthält Dioxine. Erhöht das Krebsrisiko für die Anwender.
park Super	MCPA, Dicamba	Enthält Dioxine. Erhöht das Krebsrisiko für die Anwender.
Patoran	Metobromuron	Keine Angaben zum Krebsrisiko möglich.
Perlka	Calcium-cyanamid	Keine Angaben zum Krebsrisiko möglich.
Peruran	Atrazin, Diuron, Simazin	Atrazin erzeugte im Tierversuch Tumoren.
Peruran flüssig	Atrazin, Diuron, Simazin	Atrazin erzeugte im Tierversuch Tumoren.
Peruran flüssig konz.	Atrazin Diuron, Simazin	Atrazin erzeugte im Tierversuch Tumoren.

Krebsrisiko Pflanzenschutz- und Schädlingsbekämpfungsmittel
Mittel gegen Unkraut

Name des Pflanzen-schutz-/Schädlings-Bekämpfungsmittels	Bekannte Inhaltsstoffe	Hinweise zum Krebsrisiko
Pflanzenfreund Rasendünger mit Unkrautvernichter	2,4-D, MCPA	Enthält Dioxine. Erhöht das Krebsrisiko für die Anwender.
Phyto-Atrazin-FL-500	Atrazin	Atrazin erzeugte im Tierversuch Tumoren.
Phyto-IPU-FL-500	Isoproturon	Keine Angaben zum Krebsrisiko möglich.
Phyto-IPU-WP	Isoproturon	Keine Angaben zum Krebsrisiko möglich.
Phyto-PMP	Phenmedipham	Keine Angaben zum Krebsrisiko möglich.
Plantex	Natriumchlorat	Keine Angaben zum Krebsrisiko möglich.
Polytox	2,4-D, Diuron, Simazin, Bromacil	Enthält Dioxine. Erhöht das Krebsrisiko für die Anwender.
Pradone Kombi	Carbetamid, Dimefuron	Langzeituntersuchungen auf krebserzeugende Kombinationswirkungen fehlen.
Prefix	Chlorthiamid	Keine Angaben zum Krebsrisiko möglich.
Prefix G	Dichlobenil	Keine Angaben zum Krebsrisiko möglich.
Primextra	Atrazin, Metolachlor	Atrazin erzeugte im Tierversuch Tumoren.
Pyramin	Chloridazon	Langzeituntersuchungen auf krebserzeugende Kombinationswirkungen fehlen.
Pyramin FL	Chloridazon	Langzeituntersuchungen auf krebserzeugende Kombinationswirkungen fehlen.
Ra-C9-Unkrautvertilger	Natriumchlorat	Keine Angaben zum Krebsrisiko möglich.
Radex A DU PONT	Amitrol, Diuron	Amitrol wirkt im Tierversuch krebserzeugend.

506

Krebsrisiko Pflanzenschutz- und Schädlingsbekämpfungsmittel

Mittel gegen Unkraut

Name des Pflanzen-schutz-/Schädlings-Bekämpfungsmittels	Bekannte Inhaltsstoffe	Hinweise zum Krebsrisiko
Radex DU PONT	Atrazin, Diuron, Simazin	Atrazin erzeugte im Tierversuch Tumoren.
Raflo mit UV	2,4-D, Dicamba	Enthält Dioxine. Erhöht das Krebsrisiko für die Anwender.
Raiffeisen Rasendünger mit Moosvernichter	Eisen-II-sulfat	Keine Angaben zum Krebsrisiko möglich.
Raiffeisen-Spezial Rasendünger mit Unkrautvernichter	2,4-D, MCPA	Enthält Dioxine. Erhöht das Krebsrisiko für die Anwender.
Ramrod	Propachlor	Keine Angaben zum Krebsrisiko möglich.
Rapid-Ex	Natriumchlorat	Keine Angaben zum Krebsrisiko möglich.
Rasana plus M	Eisen-II-sulfat	Keine Angaben zum Krebsrisiko möglich.
Rasana plus U	2,4-D, Dicamba	Enthält Dioxine. Erhöht das Krebsrisiko für die Anwender.
Rasen-Banvel	MCPA, Dicamba	Enthält Dioxine. Erhöht das Krebsrisiko für die Anwender.
Rasen-Certrol	Dichlorprop, Ioxynil	Enthält Dioxine. Erhöht das Krebsrisiko für die Anwender.
Rasendünger + Moosvernichter	Eisen-II-sulfat	Keine Angaben zum Krebsrisiko möglich.
Rasendünger Hoechst mit UV	Mecoprop, Dicamba	Enthält Dioxine. Erhöht das Krebsrisiko für die Anwender.
Rasendünger mit Moosvernichter NEU	Eisen-II-sulfat, Eisen-III-sulfat	Keine Angaben zum Krebsrisiko möglich.
Rasendünger mit Moosvernichter Spieß	Eisen-II-sulfat	Keine Angaben zum Krebsrisiko möglich.
Rasendünger mit Unkrautvernichter	2,4-D, Dicamba	Enthält Dioxine. Erhöht das Krebsrisiko für die Anwender.

Krebsrisiko Pflanzenschutz- und Schädlingsbekämpfungsmittel

Mittel gegen Unkraut

Name des Pflanzen-schutz-/Schädlings-Bekämpfungsmittels	Bekannte Inhaltsstoffe	Hinweise zum Krebsrisiko
Rasendünger plus Moosvernichter	Eisen-II-sulfat	Keine Angaben zum Krebsrisiko möglich.
Rasendünger plus Unkrautvernichter	2,4-D, Dicamba	Enthält Dioxine. Erhöht das Krebsrisiko für die Anwender.
Rasendünger Rasokur mit Unkrautvernichter	MCPA, Chlorflurenol	Bei der Herstellung können Dioxine entstehen. Ungeklärtes Krebsrisiko.
Rasendünger spezial mit Unkrautvernichter	2,4-D, Dicamba	Enthält Dioxine. Erhöht das Krebsrisiko für die Anwender.
Rasendünger Spieß mit Unkrautvernichter	2,4-D, Dicamba	Enthält Dioxine. Erhöht das Krebsrisiko für die Anwender.
Rasen-Floranid mit Unkrautvernichter	2,4-D, Dicamba	Enthält Dioxine. Erhöht das Krebsrisiko für die Anwender.
Rasen-Floranid Rasendünger mit Moosvernichter	Eisen-II-sulfat	Keine Angaben zum Krebsrisiko möglich.
Rasen-Hedomat	MCPA, Dicamba	Enthält Dioxine. Erhöht das Krebsrisiko für die Anwender.
Rasen Kap-Horn mit Moosvernichter	Eisen-II-sulfat	Keine Angaben zum Krebsrisiko möglich.
Rasen Kap-Horn mit Unkrautvernichter	2,4-D, Dicamba	Enthält Dioxine. Erhöht das Krebsrisiko für die Anwender.
Rasenkorn Rasendünger mit Moosvernichter	Eisen-II-sulfat	Keine Angaben zum Krebsrisiko möglich.
Rasen Neudotox S	MCPA, Dicamba	Enthält Dioxine. Erhöht das Krebsrisiko für die Anwender.
Rasen-RA-5	2,4-D, Mecoprop	Enthält Dioxine. Erhöht das Krebsrisiko für die Anwender.
Rasenstolz	Eisen-II-sulfat	Keine Angaben zum Krebsrisiko möglich.
Rasen-Unkraut-frei Spritz- und Gießmittel	MCPA, Dicamba	Enthält Dioxine. Erhöht das Krebsrisiko für die Anwender.

Krebsrisiko Pflanzenschutz- und Schädlingsbekämpfungsmittel

Mittel gegen Unkraut

Name des Pflanzen-schutz-/Schädlings-Bekämpfungsmittels	Bekannte Inhaltsstoffe	Hinweise zum Krebsrisiko
Rasen-Utox	MCPA, Dicamba	Enthält Dioxine. Erhöht das Krebsrisiko für die Anwender.
Rasen-Utox flüssig	MCPA, Dicamba	Enthält Dioxine. Erhöht das Krebsrisiko für die Anwender.
RA-15-Neu	Diuron	Langzeituntersuchungen auf krebserzeugende Kombinationswirkungen fehlen.
RA-17-Neu	Diuron, Bromacil	Langzeituntersuchungen auf krebserzeugende Kombinationswirkungen fehlen.
RA-2000-Granulat	Diuron, Methabenzthiazuron	Langzeituntersuchungen auf krebserzeugende Kombinationswirkungen fehlen.
Reglone	Deiquat	Keine Angaben zum Krebsrisiko möglich.
Repto	Amitrol, 2,4-D, Diuron	Enthält Dioxine. Erhöht das Krebsrisiko für die Anwender.
Rottal G	Dinatriumtetraborat, Bromacil	Langzeituntersuchungen auf krebserzeugende Kombinationswirkungen fehlen.
Roundup	Glyphosat	Keine Angaben zum Krebsrisiko möglich.
Rübenunkrautmittel	Chloridazon	Langzeituntersuchungen auf krebserzeugende Kombinationswirkungen fehlen.
Rübenunkrautmittel flüssig	Chloridazon	Langzeituntersuchungen auf krebserzeugende Kombinationswirkungen fehlen.
Sanguano-Spezial-Rasendünger mit Moosvernichter	Eisen-II-sulfat	Keine Angaben zum Krebsrisiko möglich.
Schola Rasendünger mit Unkrautvernichter	2,4-D, MCPA	Enthält Dioxine. Erhöht das Krebsrisiko für die Anwender.
Schola Unkrautvernichter	Natriumchlorat	Keine Angaben zum Krebsrisiko möglich.

Krebsrisiko Pflanzenschutz- und Schädlingsbekämpfungsmittel

Mittel gegen Unkraut

Name des Pflanzen-schutz-/Schädlings-Bekämpfungsmittels	Bekannte Inhaltsstoffe	Hinweise zum Krebsrisiko
Selkar	Diuron	Langzeituntersuchungen auf krebserzeugende Kombinationswirkungen fehlen.
Semeron 25	Desmetryn	Keine Angaben zum Krebsrisiko möglich.
Sencor WG	Metribuzin	Keine Angaben zum Krebsrisiko möglich.
Shell 2,4-D	2,4-D	Enthält Dioxine. Erhöht das Krebsrisiko für die Anwender.
Shell Atrazin Flüssig	Atrazin	Atrazin erzeugte im Tierversuch Tumoren.
Shell CMPP	Mecoprop	Bei der Herstellung können Dioxine entstehen. Ungeklärtes Krebsrisiko.
Shell CMPP I	Mecoprop	Bei der Herstellung können Dioxine entstehen. Ungeklärtes Krebsrisiko.
Shell DP	Dichlorprop	Enthält Dioxine. Erhöht das Krebsrisiko für die Anwender.
Shell DP I	Dichlorprop	Enthält Dioxine. Erhöht das Krebsrisiko für die Anwender.
Shell Kombi I	2,4-D, MCPA	Enthält Dioxine. Erhöht das Krebsrisiko für die Anwender.
Shell MCPB	MCPB	Bei der Herstellung können Dioxine entstehen. Ungeklärtes Krebsrisiko.
Shell U-Forst flüssig	Atrazin, Cyanazin	Atrazin erzeugte im Tierversuch Tumoren.
Shell U-Forst Spritzpulver	Atrazin, Cyanazin	Atrazin erzeugte im Tierversuch Tumoren.
Simazin 2 G	Simazin	Langzeituntersuchungen auf krebserzeugende Kombinationswirkungen fehlen.
Simazin 2 Granulat Spieß-Urania	Simazin	Langzeituntersuchungen auf krebserzeugende Kombinationswirkungen fehlen.

Krebsrisiko Pflanzenschutz- und Schädlingsbekämpfungsmittel

Mittel gegen Unkraut

Name des Pflanzen-schutz-/Schädlings-Bekämpfungsmittels	Bekannte Inhaltsstoffe	Hinweise zum Krebsrisiko
Simazin 2 G SCHERING	Simazin	Langzeituntersuchungen auf krebserzeugende Kombinationswirkungen fehlen.
Simazin 500 flüssig Spieß-Urania	Simazin	Langzeituntersuchungen auf krebserzeugende Kombinationswirkungen fehlen.
Simazin 500 SC	Simazin	Langzeituntersuchungen auf krebserzeugende Kombinationswirkungen fehlen.
Simazin 500 SCHERING	Simazin	Langzeituntersuchungen auf krebserzeugende Kombinationswirkungen fehlen.
Simazin 50 Rustica	Simazin	Langzeituntersuchungen auf krebserzeugende Kombinationswirkungen fehlen.
Simazin 50 Spieß-Urania	Simazin	Langzeituntersuchungen auf krebserzeugende Kombinationswirkungen fehlen.
Simazin 50 Spritzpulver	Simazin	Langzeituntersuchungen auf krebserzeugende Kombinationswirkungen fehlen.
Simazin 50 WP	Simazin	Langzeituntersuchungen auf krebserzeugende Kombinationswirkungen fehlen.
Simazin 50 WP SCHERING	Simazin	Langzeituntersuchungen auf krebserzeugende Kombinationswirkungen fehlen.
Simazin flüssig Spieß-Urania	Simazin	Langzeituntersuchungen auf krebserzeugende Kombinationswirkungen fehlen.
Simazin Granulat	Simazin	Langzeituntersuchungen auf krebserzeugende Kombinationswirkungen fehlen.
Simazin Granulat Rustica	Simazin	Langzeituntersuchungen auf krebserzeugende Kombinationswirkungen fehlen.

Krebsrisiko Pflanzenschutz- und Schädlingsbekämpfungsmittel

Mittel gegen Unkraut

Name des Pflanzen-schutz-/Schädlings-Bekämpfungsmittels	Bekannte Inhaltsstoffe	Hinweise zum Krebsrisiko
Simazin-Granulat Spieß-Urania	Simazin	Langzeituntersuchungen auf krebserzeugende Kombinationswirkungen fehlen.
Simazin Spieß-Urania Spezial Kalkstickstoff	Simazin, Calciumcyanamid	Langzeituntersuchungen auf krebserzeugende Kombinationswirkungen fehlen.
Spezial-Kiepenkerl-Rasendünger mit Unkrautvernichter	2,4-D, MCPA	Enthält Dioxine. Erhöht das Krebsrisiko für die Anwender.
Spezial-Rasendünger mit Moosvernichter	Eisen-II-sulfat, Eisen-III-sulfat	Keine Angaben zum Krebsrisiko möglich.
Spezial-Rasendünger mit Unkrautvernichter	2,4-D, MCPA	Enthält Dioxine. Erhöht das Krebsrisiko für die Anwender.
Spezial-Rasendünger mit Unkrautvernichter VGC	2,4-D, Dicamba	Enthält Dioxine. Erhöht das Krebsrisiko für die Anwender.
Spezial-Unkrautvernichter Weedex	Glyphosat	Keine Angaben zum Krebsrisiko möglich.
STARANE 180	Fluroxypyr	Keine Angaben zum Krebsrisiko möglich.
statt-jäten-Granulat	Diuron, Methabenzthiazuron	Langzeituntersuchungen auf krebserzeugende Kombinationswirkungen fehlen.
Stodiek Rasendünger mit Moosvernichter	Eisen-II-sulfat	Keine Angaben zum Krebsrisiko möglich.
Stodiek-Spezial-Rasendünger mit Unkrautvernichter	2,4-D, MCPA	Enthält Dioxine. Erhöht das Krebsrisiko für die Anwender.
Stoko Unkrautvernichter	Natriumchlorat	Keine Angaben zum Krebsrisiko möglich.
Stomp	Pendimethalin	Keine Angaben zum Krebsrisiko möglich.
Stomp B	Pendimethalin	Keine Angaben zum Krebsrisiko möglich.

Krebsrisiko Pflanzenschutz- und Schädlingsbekämpfungsmittel

Mittel gegen Unkraut

Name des Pflanzen-schutz-/Schädlings-Bekämpfungsmittels	Bekannte Inhaltsstoffe	Hinweise zum Krebsrisiko
SUBSTRAL Garten-Kalkstickstoff mit Unkrautstop	Calciumcyanid	Keine Angaben zum Krebsrisiko möglich.
Substral Rasendünger mit Moosvernichter	Eisen-II-sulfat	Keine Angaben zum Krebsrisiko möglich.
SUBSTRAL Rasendünger mit Unkrautvernichter	MCPA, Chlorflurenol	Bei der Herstellung können Dioxine entstehen. Ungeklärtes Krebsrisiko.
Substral Unkraut-weg	Diuron, Bromacil	Langzeituntersuchungen auf krebserzeugende Kombinationswirkungen fehlen.
Suffix Super Herbogil	Benzoylpropethyl, Mecoprop, Dinoterb	Bei der Herstellung können Dioxine entstehen. Ungeklärtes Krebsrisiko.
Super Greenkeeper	2,4-D, Dicamba	Enthält Dioxine. Erhöht das Krebsrisiko für die Anwender.
Supergro-Extra	2,4-D, Dicamba	Enthält Dioxine. Erhöht das Krebsrisiko für die Anwender.
Supergro-Extra 305	2,4-D, Dicamba	Enthält Dioxine. Erhöht das Krebsrisiko für die Anwender.
Supergro-Extra 308	2,4-D, Dicamba	Enthält Dioxine. Erhöht das Krebsrisiko für die Anwender.
Super Mosskil-A	Eisen-II-sulfat, Eisen-III-sulfat	Keine Angaben zum Krebsrisiko möglich.
Super-Rasendünger mit Moosvernichter	Eisen-II-sulfat	Keine Angaben zum Krebsrisiko möglich.
Super-Rasendünger mit Moosvernichter neu	Eisen-II-sulfat	Keine Angaben zum Krebsrisiko möglich.
Susokal N-Unkrautvernichter	Natriumchlorat	Keine Angaben zum Krebsrisiko möglich.
Talpan Unkrautvernichtungsmittel	Natriumchlorat	Keine Angaben zum Krebsrisiko möglich.

Krebsrisiko Pflanzenschutz- und Schädlingsbekämpfungsmittel

Mittel gegen Unkraut

Name des Pflanzen-schutz-/Schädlings-Bekämpfungsmittels	Bekannte Inhaltsstoffe	Hinweise zum Krebsrisiko
Targa	Quizalofop	Keine Angaben zum Krebsrisiko möglich.
TCA AAtrichon	TCA	Keine Angaben zum Krebsrisiko möglich.
Tenoran	Chloroxuron	Keine Angaben zum Krebsrisiko möglich.
Terbutryn 50 DU PONT	Terbutryn	Keine Angaben zum Krebsrisiko möglich.
Teridox	Dimethachlor	Keine Angaben zum Krebsrisiko möglich.
Terraklene B	Simazin, Paraquat	Langzeituntersuchungen auf krebs-erzeugende Kombinationswirkun-gen fehlen.
terrasan-Moos-entferner	Eisen-II-sulfat	Keine Angaben zum Krebsrisiko möglich.
terrasan Rasen-dünger mit Moos-vernichter	Eisen-II-sulfat	Keine Angaben zum Krebsrisiko möglich.
terrasan Rasen-dünger + Moos-vernichter	Eisen-II-sulfat	Keine Angaben zum Krebsrisiko möglich.
terrasan Rasen-dünger mit Unkraut-vernichter	2,4-D, Dicamba	Enthält Dioxine. Erhöht das Krebs-risiko für die Anwender.
terrasan Rasen-Unkrautvernichter flüssig	MCPA, Dicamba	Enthält Dioxine. Erhöht das Krebs-risiko für die Anwender.
Testor wasserlöslich	Natriumchlorat	Keine Angaben zum Krebsrisiko möglich.
Tilgin-Unkraut-vertilgungsmittel	Natriumchlorat	Keine Angaben zum Krebsrisiko möglich.
Tolkan A	Dinoterb, Isoproturon	Langzeituntersuchungen auf krebs-erzeugende Kombinationswirkun-gen fehlen.

Krebsrisiko Pflanzenschutz- und Schädlingsbekämpfungsmittel
Mittel gegen Unkraut

Name des Pflanzen-schutz-/Schädlings-Bekämpfungsmittels	Bekannte Inhaltsstoffe	Hinweise zum Krebsrisiko
Tolkan flo	Isoproturon	Langzeituntersuchungen auf krebserzeugende Kombinationswirkungen fehlen.
Tolkan Fox	Isoproturon, Bifenox	Langzeituntersuchungen auf krebserzeugende Kombinationswirkungen fehlen.
Tolkan-Super	Dinoterb, Isoproturon	Langzeituntersuchungen auf krebserzeugende Kombinationswirkungen fehlen.
TOP Albal 2 G	Hexazinon	Keine Angaben zum Krebsrisiko möglich.
Top-Moosvernichter	Eisen-II-sulfat	Keine Angaben zum Krebsrisiko möglich.
TORDON 22 K	Picloram	Keine Angaben zum Krebsrisiko möglich.
Total-Ex	Natriumchlorat	Keine Angaben zum Krebsrisiko möglich.
Total-Ex Super	Diuron, Bromacil	Langzeituntersuchungen auf krebserzeugende Kombinationswirkungen fehlen.
Total-Unkrautvernichter Ektorex B	Amitrol, Diuron	Amitrol wirkt im Tierversuch krebserzeugend.
Tramat	Ethofumesat	Keine Angaben zum Krebsrisiko möglich.
Tramat 500	Ethofumesat	Keine Angaben zum Krebsrisiko möglich.
Trevespan	Ioxynil	Keine Angaben zum Krebsrisiko möglich.
Trevespan DP	Dichlorprop, Ioxynil	Enthält Dioxine. Erhöht das Krebsrisiko für die Anwender.
Tribunil	Methabenzthiazuron	Keine Angaben zum Krebsrisiko möglich.
Tribunil-Combi	Dichlorprop, Methabenzthiazuron	Enthält Dioxine. Erhöht das Krebsrisiko für die Anwender.

515

Krebsrisiko Pflanzenschutz- und Schädlingsbekämpfungsmittel
Mittel gegen Unkraut

Name des Pflanzen-schutz-/Schädlings-Bekämpfungsmittels	Bekannte Inhaltsstoffe	Hinweise zum Krebsrisiko
Tribunil Combi SC	Dichlorprop, Methabenzthiazuron	Enthält Dioxine. Erhöht das Krebsrisiko für die Anwender.
Tribunil Combi WG	Dichlorprop, Methabenzthiazuron	Enthält Dioxine. Erhöht das Krebsrisiko für die Anwender.
Tristar	Ioxynil, Bromoxynil, Fluroxypyr	Bei der Herstellung können Dioxine entstehen. Ungeklärtes Krebsrisiko.
Trumpf Rasendünger mit Unkrautvernichter	2,4-D, MCPA	Enthält Dioxine. Erhöht das Krebsrisiko für die Anwender.
Tutakorn-Streuunkrautvertilger	Dinatriumtetraborat, Bromacil	Langzeituntersuchungen auf krebserzeugende Kombinationswirkungen fehlen.
Tutakorn ZG	Diuron, Methabenzthiazuron	Langzeituntersuchungen auf krebserzeugende Kombinationswirkungen fehlen.
Tuta-RR	2,4-D, Mecoprop	Enthält Dioxine. Erhöht das Krebsrisiko für die Anwender.
Tuta-Super-W-Unkrautvertilger	Dalapon, Diuron, MCPA	Bei der Herstellung können Dioxine entstehen. Ungeklärtes Krebsrisiko.
Tuta-total Unkrautvertilger	Natriumchlorat	Keine Angaben zum Krebsrisiko möglich.
U 46 Combi-Fluid	2,4-D, MCPA	Enthält Dioxine. Erhöht das Krebsrisiko für die Anwender.
U 46 D-Fluid	2,4-D	Enthält Dioxine. Erhöht das Krebsrisiko für die Anwender.
U 46 DP-Fluid	Dichlorprop	Enthält Dioxine. Erhöht das Krebsrisiko für die Anwender.
U 46 KV-Combi-Fluid	2,4-D, Mecoprop	Enthält Dioxine. Erhöht das Krebsrisiko für die Anwender.
U 46 MCPB-Fluid	MCPB	Bei der Herstellung können Dioxine entstehen. Ungeklärtes Krebsrisiko.
U 46 M Fluid Ukavau	MCPA, Natriumchlorat	Bei der Herstellung können Dioxine entstehen. Ungeklärtes Krebsrisiko.

Krebsrisiko Pflanzenschutz- und Schädlingsbekämpfungsmittel

Mittel gegen Unkraut

Name des Pflanzen-schutz-/Schädlings-Bekämpfungsmittels	Bekannte Inhaltsstoffe	Hinweise zum Krebsrisiko
Ukavau-Super	Diuron, Bromacil	Langzeituntersuchungen auf krebs-erzeugende Kombinationswirkun-gen fehlen.
Ultima-DP	Dichlorprop, Ioxynil	Enthält Dioxine. Erhöht das Krebs-risiko für die Anwender.
Ultima-MP	Mecoprop, Ioxynil	Bei der Herstellung können Dioxine entstehen. Ungeklärtes Krebsrisiko.
Ultima Plus	Dichlorprop, MCPA, Bentazon	Enthält Dioxine. Erhöht das Krebs-risiko für die Anwender.
Unkraut-Ende	Natriumchlorat	Keine Angaben zum Krebsrisiko möglich.
Unkraut-Ex	Natriumchlorat	Keine Angaben zum Krebsrisiko möglich.
Unkraut-EX «frappant» 3	Atrazin, Diuron, Simazin	Atrazin erzeugte im Tierversuch Tumoren.
Unkraut-frei Vetyl	Diuron, Bromacil	Langzeituntersuchungen auf krebs-erzeugende Kombinationswirkun-gen fehlen.
Unkrauttod	Natriumchlorat	Keine Angaben zum Krebsrisiko möglich.
Unkraut-Tod	Natriumchlorat	Keine Angaben zum Krebsrisiko möglich.
Unkraut-Tod Spezial	Amitrol, Diuron	Amitrol wirkt im Tierversuch krebs-erzeugend.
Unkrauttot Istalin	Natriumchlorat	Keine Angaben zum Krebsrisiko möglich.
Unkraut-Vernichter-Total	Natriumchlorat	Keine Angaben zum Krebsrisiko möglich.
Unkrautvernichtungs-mittel	Natriumchlorat	Keine Angaben zum Krebsrisiko möglich.
Unkrautvernichtungs-mittel 371	Amitrol, Atrazin, 2,4-D, Dichlorprop, Terbuthylazin	Kombination mehrerer krebs-erzeugender Wirkstoffe.

Krebsrisiko Pflanzenschutz- und Schädlingsbekämpfungsmittel

Mittel gegen Unkraut

Name des Pflanzen-schutz-/Schädlings-Bekämpfungsmittels	Bekannte Inhaltsstoffe	Hinweise zum Krebsrisiko
Unkrautvernichtungs-mittel 371 DB	Amitrol, Atrazin, 2,4-D, Simazin	Kombination mehrerer krebs-erzeugender Wirkstoffe.
Unkrautvernichtungs-mittel 371 M	Amitrol, Atrazin, Dichlorprop, Diuron	Kombination mehrerer krebs-erzeugender Wirkstoffe.
Unkrautvernichtungs-mittel 372	Simazin	Langzeituntersuchungen auf krebs-erzeugende Kombinationswirkun-gen fehlen.
Unkrautvernichtungs-mittel 373	Diuron, Simazin	Langzeituntersuchungen auf krebs-erzeugende Kombinationswirkun-gen fehlen.
Unkrautvernichtungs-mittel 374	Diuron	Langzeituntersuchungen auf krebs-erzeugende Kombinationswirkun-gen fehlen.
Unkrautvernichtungs-mittel 447-68 DBS	Amitrol, Atrazin, 2,4-D, Dichlorprop, Terbuthylazin	Kombination mehrerer krebs-erzeugender Wirkstoffe.
Unkrautvertilger Tuta-Super-I	2,4-D, Diuron, Bromacil	Enthält Dioxine. Erhöht das Krebs-risiko für die Anwender.
Unkrautvertilger Tuta-Super-P	2,4-D, Diuron, Bromacil	Enthält Dioxine. Erhöht das Krebs-risiko für die Anwender.
Unkrautvertilger UV 75/25	Natriumchlorat	Keine Angaben zum Krebsrisiko möglich.
Unkrautvertilger Waldschütz	Natriumchlorat	Keine Angaben zum Krebsrisiko möglich.
Unkrautvertilgungs-mittel	Natriumchlorat	Keine Angaben zum Krebsrisiko möglich.
Unkrautvertilgungs-mittel Vlinsora	Natriumchlorat	Keine Angaben zum Krebsrisiko möglich.
Unkrautweg Dom Samen	Diuron, Bromacil	Langzeituntersuchungen auf krebs-erzeugende Kombinationswirkun-gen fehlen.
Ustilan	Ethidimuron	Keine Angaben zum Krebsrisiko möglich.

Krebsrisiko Pflanzenschutz- und Schädlingsbekämpfungsmittel
Mittel gegen Unkraut

Name des Pflanzen-schutz-/Schädlings-Bekämpfungsmittels	Bekannte Inhaltsstoffe	Hinweise zum Krebsrisiko
Ustilan GW 20	Dichlorprop, Diuron, Ethidimuron	Enthält Dioxine. Erhöht das Krebsrisiko für die Anwender.
Ustilan NK 25	Amitrol, Dichlorprop, Ethidimuron	Enthält Dioxine. Erhöht das Krebsrisiko für die Anwender.
Ustilan T 6-Granulat	Amitrol, Diuron, Ethidimuron	Amitrol wirkt im Tierversuch krebserzeugend.
Ustinex BHF	Diuron, Methabenzthiazuron	Langzeituntersuchungen auf krebserzeugende Kombinationswirkungen fehlen.
Ustinex CN-Streumittel	Dichlobenil	Keine Angaben zum Krebsrisiko möglich.
Ustinex F	Amitrol, Dichlorprop, Diuron, Bromacil	Amitrol wirkt im Tierversuch krebserzeugend.
Ustinex GL	Amitrol, 2,4-D, Diuron, Bromacil	Enthält Dioxine. Erhöht das Krebsrisiko für die Anwender.
Ustinex KR	Amitrol, MCPA, Methabenzthiazuron	Bei der Herstellung können Dioxine entstehen. Ungeklärtes Krebsrisiko.
Ustinex MS Granulat	Simazin, Methabenzthiazuron	Langzeituntersuchungen auf krebserzeugende Kombinationswirkungen fehlen.
Ustinex NG-Streumittel	Atrazin, Diuron	Atrazin erzeugte im Tierversuch Tumoren.
Ustinex PA flüssig	Amitrol, Diuron	Amitrol wirkt im Tierversuch krebserzeugend.
Ustinex PA WG	Amitrol, Diuron	Amitrol wirkt im Tierversuch krebserzeugend.
Ustinex PD	Dalapon, Diuron, MCPA	Bei der Herstellung können Dioxine entstehen. Ungeklärtes Krebsrisiko.
Ustinex T-Granulat	Amitrol, Diuron, Bromacil	Amitrol wirkt im Tierversuch krebserzeugend.

Krebsrisiko Pflanzenschutz- und Schädlingsbekämpfungsmittel

Mittel gegen Unkraut

Name des Pflanzen- schutz-/Schädlings- Bekämpfungsmittels	Bekannte Inhaltsstoffe	Hinweise zum Krebsrisiko
Ustinex-Unkrautfrei	Amitrol, Diuron	Amitrol wirkt im Tierversuch krebs-erzeugend.
Ustinex WS	Atrazin, Diuron, Simazin	Atrazin erzeugte im Tierversuch Tumoren.
Ustinex-Z-Granulat	Diuron, Metha-benzthiazuron	Langzeituntersuchungen auf krebs-erzeugende Kombinationswirkun-gen fehlen.
Utox CMPP	Mecoprop	Bei der Herstellung können Dioxine entstehen. Ungeklärtes Krebsrisiko.
Utox CMPP Spieß-Urania	Mecoprop	Bei der Herstellung können Dioxine entstehen. Ungeklärtes Krebsrisiko.
Utox DP	Dichlorprop	Enthält Dioxine. Erhöht das Krebs-risiko für die Anwender.
Utox DP Spieß-Urania	Dichlorprop	Enthält Dioxine. Erhöht das Krebs-risiko für die Anwender.
Utox KV Combi Fluid	2,4-D, Mecoprop	Enthält Dioxine. Erhöht das Krebs-risiko für die Anwender.
Utox KV Combi Fluid Spieß-Urania	2,4-D, Mecoprop	Enthält Dioxine. Erhöht das Krebs-risiko für die Anwender.
Utox M	MCPA	Bei der Herstellung können Dioxine entstehen. Ungeklärtes Krebsrisiko.
Utox-Super DPD	2,4-D, Dichlorprop	Enthält Dioxine. Erhöht das Krebs-risiko für die Anwender.
Velpar K4	Diuron, Hexazinon	Langzeituntersuchungen auf krebs-erzeugende Kombinationswirkun-gen fehlen.
Venzar	Lenacil	Keine Angaben zum Krebsrisiko möglich.
Vorox (i) Granulat 371 Streumittel	Amitrol, Atrazin, Sebuthylazin	Atrazin erzeugte im Tierversuch Tumoren.
Vorox (i) Granulat (Streukorn)	Amitrol, Atrazin, Terbuthylazin	Atrazin erzeugte im Tierversuch Tumoren.

Krebsrisiko Pflanzenschutz- und Schädlingsbekämpfungsmittel

Mittel gegen Unkraut

Name des Pflanzen-schutz-/Schädlings-Bekämpfungsmittels	Bekannte Inhaltsstoffe	Hinweise zum Krebsrisiko
Vorox Plus	Amitrol, Diuron, Simazin	Amitrol wirkt im Tierversuch krebserzeugend.
Vorox Plus flüssig	Amitrol, Diuron, Simazin	Amitrol wirkt im Tierversuch krebserzeugend.
Vorox Plus flüssig Konz.	Amitrol, Diuron, Simazin	Amitrol wirkt im Tierversuch krebserzeugend.
Vorox Plus WDG	Amitrol, Diuron, Simazin	Amitrol wirkt im Tierversuch krebserzeugend.
Vorox (s)-Neu	Amitrol, Atrazin, Simazin	Atrazin erzeugte im Tierversuch Tumoren.
Vorox-Unkrautvertilger	Amitrol, Simazin	Amitrol wirkt im Tierversuch krebserzeugend.
Weedazol	Amitrol	Amitrol wirkt im Tierversuch krebserzeugend.
Weedoprol DP	Dichlorprop, Bromoxynil	Enthält Dioxine. Erhöht das Krebsrisiko für die Anwender.
Wege-Unkraut-frei	Diuron, Bromacil	Langzeituntersuchungen auf krebserzeugende Kombinationswirkungen fehlen.
Wegit Unkrautvertilgungsmittel	Natriumchlorat	Keine Angaben zum Krebsrisiko möglich.
Weguran	Dalapon, Diuron, Simazin	Langzeituntersuchungen auf krebserzeugende Kombinationswirkungen fehlen.
Windhövel Super Rasendünger mit Unkrautvernichter	2,4-D, MCPA	Enthält Dioxine. Erhöht das Krebsrisiko für die Anwender.
Wolf Unkrautvernichter mit Rasendünger	2,4-D, Mecoprop	Enthält Dioxine. Erhöht das Krebsrisiko für die Anwender.
W.W.-Rasendünger mit Moosvernichter	Eisen-II-sulfat	Keine Angaben zum Krebsrisiko möglich.

Krebsrisiko Ernährung

Krebs – das gilt jedenfalls als Faustregel – entsteht dort am häufigsten, wo unser Körper in direktem Austausch mit der Umwelt steht: in der Lunge, im Magen-Darm-System, im Rachenraum oder auf der Haut. Diese Organe unseres Körpers sind darauf eingerichtet, feine und feinste Bestandteile aus der Umwelt aufzunehmen – die lebenserhaltenden wie, leider zunehmend mehr, die lebensvernichtenden. Was der Körper hier an Schutzmechanismen gebildet hat, reichte Jahrmillionen aus, um natürliche Schädiger abzuwehren. Gegen die in den letzten Jahrzehnten auf ihn eindringende Chemie ist er dagegen immer machtloser. So wie die Umwelt Schwierigkeiten im Erkennen, Abwehren, Reparieren und Abbauen naturfremder chemischer Belastungen hat, geht es auch dem Menschen.

Die Natur hat den Menschen an das Ende der Nahrungskette gestellt. Er darf die Produkte, die sie in vielen tausend Einzelschritten im Zusammenwirken von Wasser, Boden, Luft, Pflanzen- und Tierwelt erzeugt, in Form von Nahrung zu sich nehmen. Dabei muß er aber auch, will er existieren, das zurücknehmen, was er in den Naturkreislauf eingebracht hat, womit er die Natur belastet. Man könnte hinter diesem Prinzip die höhere Absicht vermuten, daß wir gezwungen werden, letztlich am eigenen Leib zu spüren, wie sich das, was wir der Natur antun, auswirkt.

Die für den modernen Menschen so typische Gedankenlosigkeit und Rücksichtslosigkeit im Umgang mit der Natur hat dazu geführt, daß wir erst jetzt, nachdem es zu spät ist, feststellen, wie stark die Grundlagen unserer Ernährung, also Wasser, Boden und Luft, vergiftet sind. Die Natur wird uns und weiteren Generationen keine giftfreien Nahrungsmittel mehr liefern können.[1]

Heute wissen wir, daß in der Luft, die die Erde umkreist, zahlreiche krebserzeugende Stoffe, die es vor 50 Jahren noch nicht gab, nachweisbar sind. Heute müssen wir z. B. davon ausgehen:

▷ daß sich krebserzeugende Abgase aus New Yorker Autos auf niederbayerischen Biogärten herablassen können,

▷ daß dioxinhaltige Pflanzenvernichtungsmittel aus dem hessischen Maisanbaugebiet auf bayerischen Hopfen niederregnen können,

Chlorierte Kohlenwasserstoffe (mg/kg ≙ ppm), bezogen auf den Fettgehalt bzw. die Angebotsform

Lebensmittel	Lindan gefunden	Aldrin + Dieldrin gefunden:	Heptachlor + Heptachlorepoxid gefunden:	Ges. DDT gefunden:	HCB gefunden:	α-HCH gefunden:
Humanmilch	0,020–0,460	<0,01 –0,61	0,02 –0,53	0,52 –15,6	0,48 –10,1	<0,01 –0,09
Milch	<0,001–0,15	<0,001–0,10	<0,001–0,10	0,024–0,69	0,026–0,642	<0,001–0,15
Käse	<0,001–0,12	<0,001–0,20	<0,001–0,40	0,019–1,56	0,060–0,244	<0,001–0,15
Butter	<0,001–0,13	<0,001–0,07	<0,001–0,06	0,049–0,41	0,068–0,394	0,02–0,10
Eier	0,01– 1,3	<0,001–0,24	<0,001–0,17	<0,001–0,09	0,003–0,20	
Schweinefleisch					0,10 –1,50	
Kalbfleisch					<0,001–0,33	
Kalbsleber					<0,001–0,24	
Kalbsniere					<0,001–0,34	
Rinderfett	<0,001–0,06	<0,001–0,03			<0,001–0,79	<0,001–0,05
Schweinefett					<0,001–0,09	
Bauchspeck					<0,001–100,00	
(Schwein)	<0,001–0,50	<0,001–0,10	<0,001–0,10	<0,001–0,50	<0,001–0,05	<0,001–0,20
Hühnerfett	<0,001–0,05	<0,001–0,07				<0,001–0,07
Seefisch				0,03–2,03	0,001–0,008	
Forelle	0,001–0,009	0,001–0,018		0,003–0,062	0,001–0,009	0,001–0,006
Karpfen	0,001–0,006		0,001–0,002	0,001–0,012	0,001–0,02	0,001–0,004
Trockenäpfel	0,001–0,02	0,001–0,02	0,001–0,02	0,001–0,20		0,001–0,01

Alle hier genannten Pflanzenschutzmittel-Wirkstoffe erzeugen bei Tieren Krebs, und nach aller Erfahrung ist es nur eine Frage der Zeit und des Untersuchungsaufwands, bis die krebserzeugende Wirkung der meisten Chemikalien auch beim Menschen als erwiesen gilt.

Die Werte bei Eiern und Trockenäpfeln beziehen sich auf die Angebotsform; bei den anderen Lebensmitteln sind sie auf den Fettgehalt umgerechnet.

Quelle: Arbeitsgemeinschaft der Verbraucher e. V., Bonn 1980

▷ daß sich krebserzeugende Kunststoffweichmacher aus deutschen Wohnungen auf nordafrikanischen Obstplantagen ablagern können.

Ernährungswissenschaftler in aller Welt stellen immer häufiger fest, daß der weitaus größte Teil der Bevölkerung in industrialisierten Ländern nicht mehr mit Trinkwasser, Obst, Gemüse, Getreide, Fleisch und Fisch versorgt werden kann, das frei ist von erwiesenermaßen krebserzeugenden Chemikalien, die allein durch menschliches Zutun in den Naturkreislauf geraten sind.[2] Die Natur gibt sie uns zurück!

Und, als seien noch nicht genug Gifte in den «naturbelassenen» Lebensmitteln, «veredeln» wir sie unter anderem noch durch zum Teil krebserzeugende Chemikalien in Form von Farbstoffen, Stabilisatoren, Konservierungsstoffen, Antioxidantien, Geschmacksverstärkern usw. zu «Markenartikeln», die sich mit weiteren Krebsgiften aus potentiell toxischem Kunststoffverpackungsmaterial anreichern.

Erst zerstören wir die Umwelt, dann uns selbst

Das Wissen über krebserzeugende Stoffe in unserer Nahrung füllt inzwischen Bibliotheken. Hier soll nur ein kurzer Überblick gegeben werden, den wir mit einer Tabelle beginnen, die die Arbeitsgemeinschaft der Verbraucher e. V. zusammengestellt hat. Sie zeigt, wie stark unsere Lebensmittel durch Pflanzenschutzmittel belastet sind.

Nahrungsmittel werden durch gewollte oder billigend in Kauf genommene Verunreinigung krebserzeugend. Die wichtigsten Giftgruppen sollen im folgenden aufgezählt werden.

Polycyclische aromatische Kohlenwasserstoffe

Die sogenannten PAK entstehen bei unvollständiger Verbrennung organischer Materie, und diesen Vorgang kennen wir in Benzinmotoren, in industriellen Verbrennungsanlagen oder auch in Öl- oder Erdgasheizungen. In Tierversuchen haben sich Vertreter der polycyclischen aromatischen Kohlenwasserstoffe als krebserzeugend erwiesen. Sie geraten vor allem durch pflanzliche Lebensmittel in unseren Nahrungskreislauf, wie anhand eines typischen Vertreters dieser chemischen Gruppe, des Benz(a)pyren, nachgewiesen werden kann. Pflanzen nehmen Benz(a)pyren aus der Luft und auch aus dem Boden auf. Wieviel, hängt davon ab, wo sie angebaut werden, wie z. B. W. Fritz in der *Zeitschrift für die gesamte Hygiene* bereits 1971 dokumentiert hat.

Benz(a)pyrengehalt in Lebensmitteln

Lebensmittel	Anbaugebiet	durchschnittlicher Gehalt an B(a)P (μg/kg)
Gemüse	industriefern	12,1
	industrienah	90,0
Brotgetreide	industriefern	0,7
	industrienah	2,2
Obst	industriefern	2,1
	industrienah	13,4

Quelle: W. Fritz in Zeitschrift für die gesamte Hygiene 17, 271 (1971)

Gespeichert wird Benz(a)pyren in den Zellen der Pflanzen, was bedeutet, daß abwaschen allein hier kein ausreichender Schutz ist. Deutlich gewarnt werden muß vor allem vor Pflanzen, die in industrienahen Gebieten angebaut werden. Sie können um den Faktor 30 stärker mit Benz(a)pyren belastet sein als Pflanzen aus industriefernen Gebieten.[3] Als «industrienah» gilt auch der Rand von Autobahnen. Bodenproben haben gezeigt, daß hier Belastungen von 3000 Mikrogramm pro Kilogramm gemessen werden können. Am Strand der Ostsee hat man dagegen nur 0,8 Mikrogramm pro Kilogramm festgestellt. Langzeituntersuchungen haben zudem gezeigt, daß die PAK-Belastung – etwa im Bodenseegebiet – seit Beginn des Jahrhunderts um das Fünffache zugenommen hat. Gleichrangig zu nennen sind polychlorierte Biphenyle (PCBs) (siehe *ABC der Krebsgifte*).

Schwermetalle

Daß bestimmte Metalle Krankheiten erzeugen können, ist den Menschen seit langem bekannt: Blei und Quecksilber, Cadmium und Arsen sind hier beispielhaft zu nennen. Durch industrielle Anwendung sind diese so schwer zu kontrollierenden und herauszufilternden Stoffe weit verbreiteter Bestandteil unserer Umwelt und damit auch unserer Nahrungskette geworden.

Blei
Blei und Bleiverbindungen stehen in unterschiedlich erwiesenem Maß im Verdacht, Krebs zu erzeugen (siehe *ABC der Krebsgifte*).

Bereits der Ernährungsbericht 1980 kommt zu der traurigen Feststellung, daß sieben Prozent unserer landwirtschaftlichen Nutzfläche bleivergiftet sind. Dieses Blei stammt z.B. aus Kabelwerken, aus Hütten, aus «Antiklopfmitteln» für Motoren, aber auch aus der Keramik- und Porzellanherstellung. Blei wird, was kaum eine Hausfrau oder ein Hausmann weiß, durch Fruchtsäuren gelöst und kann so «direkt vom Teller» in unseren Körper gelangen.

Cadmium

Cadmium und seine Verbindungen stehen in begründetem Verdacht, Krebs zu erzeugen (siehe *ABC der Krebsgifte*). Es wird aus Zinkerzen gewonnen, dient als Rostschutz für Eisen und Stahl, wird eingesetzt als Elektromaterial in Akkumulatoren, bei der Färbung von Kunststoffen, für Glas- und Keramiküberzüge und bei der PVC-Herstellung.[4] Ebenso gelangt Cadmium aus Schmier-, Diesel- und Heizölen in unsere Umwelt. Und Dieselmotoren werden bei uns immer noch steuerlich begünstigt, als umweltschonend hingestellt.

Besonders gefährlich wird Cadmium dadurch, daß es, anders als Blei, nicht auf der Oberfläche, sondern im Innern von Pflanzen gespeichert wird. Pflanzliche Nahrungsmittel sind dabei stärker mit Cadmium belastet als tierische: besonders Wildpilze, Kartoffeln, Radieschen, Karotten oder Blattgemüse mit großer Oberfläche.

Im Auftrag des Bundesministeriums für Ernährung, Landwirtschaft und Forsten wurde bereits 1983 festgestellt, daß 90000 Hektar Äcker und Wiesen als Belastungsgebiete angesehen werden müssen – und Cadmium gilt als «Leitmetall» (als «Leitwährung») für die Schwermetallbelastung unserer Umwelt.

Quecksilber

Quecksilber verwandelt sich in Wasser zu Methylquecksilber, das in Verdacht steht, Krebs zu erzeugen.[5] Es wird deshalb immer gefährlicher, Fisch zu essen, vor allem:

▷ Raubfische (wie z.B. Thunfisch), weil sie bereits selbst durch die tierische Nahrungskette belastet sind, und

▷ Fische, die in Flußmündungsgebieten gefangen werden. So hat man festgestellt, daß Fische aus dem Rhein bei Karlsruhe mit 0,4 ppm Quecksilber belastet sind, etwas weiter flußabwärts aber, bei Mannheim, bereits mit 1,3 ppm.[6]

526

Arsen

Arsen nehmen wir vor allem in Meerestieren und Innereien von Schlachttieren zu uns. Es wird, anders als die bisher genannten Schwermetalle, im menschlichen Körper nicht gespeichert. Dennoch mehren sich die Beweise, daß Arsen ein ernstzunehmendes Krebsgift für den Menschen darstellt (siehe *ABC der Krebsgifte*). Wie stark unsere Lebensmittel mit Blei, Cadmium, Quecksilber und Arsen belastet sind, zeigt die folgende Tabelle.

Schwermetallgehalte (mg/kg bzw. mg/l), bezogen auf die Angebotsform

Toleranzwert Lebensmittel	Blei: 3,5 mg gefunden:	Cadmium: 0,525 mg gefunden:	Quecksilber: 0,350 mg gefunden:	Arsen: 25 mg gefunden:
Milch	0,001– 0,83	0,001– 0,007	<0,001– 0,008	<0,001– 0,018
Eier	<0,001– 0,869	<0,001– 0,087	<0,001– 0,24	<0,001– 0,500
Rind-/Kalbfleisch	0,001– 0,967	0,001– 0,320	<0,001– 0,105	0,003– 0,101
Schweinefleisch	0,010– 0,600	0,001– 0,099	0,001– 0,180	<0,001– 0,120
Lammfleisch	<0,05 – 0,500	<0,01 – 0,050	<0,005– 0,050	
Schaffleisch	<0,005– 0,200	<0,01 – 0,050	<0,005– 0,020	
Schalenwildfleisch	0,040– 0,070	0,005– 0,030		
Rinder-/Kalbsleber	0,010– 3,310	0,001– 4,100	0,002– 0,879	<0,001– 0,093
Wildgeflügel			0,030– 0,460	
Schweineleber	0,007– 1,488	0,003– 1,610	0,001– 1,434	<0,010– 2,000
Hühnerleber	<0,001– 1,140	<0,001– 2,900		
Lammleber	<0,05 – 2,100	<0,001– 0,200	<0,005– 0,080	
Schafleber	<0,05 – 0,800	0,01 – 0,200	<0,005– 0,050	
Hasenleber	1,500– 1,800	– 0,300	0,003–11,700	
Schalenwildleber	0,300– 0,400			
Schweineniere		0,009– 0,250		0,010– 0,940
Kalbsniere				<0,001– 0,077
Hühnerniere	<0,001– 1,307	0,001– 1,911		
Lammniere	<0,05 – 2,000	0,010– 0,500	0,005– 0,200	
Schafniere	<0,05 – 0,500	0,010– 1,000	0,005– 0,100	
Hasenniere	– 1,000	– 3,000		
Schalenwildniere	0,250– 0,400	0,500–12,000		
Seefisch			0,004– 2,600	0,100– 2,500
Flußfisch	<0,001– 1,080	<0,001– 0,803	0,10 – 5,800	
Makrelen			0,010– 0,290	
Fischerzeugnisse			0,002– 1,600	0,150–18,700
Thunfisch-Konserven			0,120– 1,840	0,650– 1,000
Schalentiere			0,020– 0,750	
Getreide	0,010– 0,610	0,004– 0,800	<0,001– 0,064	
Kartoffeln	0,001– 0,319	0,001– 0,202	<0,001– 0,015	0,001– 0,032
Reis				0,041– 0,521
Wurzelgemüse	0,001– 1,240	0,001– 0,104		
Blattgemüse	0,002– 9,136	0,001– 0,387	<0,001– 0,033	<0,001– 0,019
Fruchtgemüse	<0,001– 1,910	<0,001– 0,166	<0,001– 0,012	
Pilze	0,100– 3,000		0,002– 3,090	
Obst				<0,001– 1,012
Kernobst	0,007– 1,540	<0,001– 0,116	<0,001– 0,012	
Steinobst	0,007– 1,349	<0,001– 0,076	<0,001– 0,010	
Beerenobst	<0,001– 2,080	<0,001– 0,101	<0,001– 0,017	
Fruchtsäfte	0,010– 0,200	0,004– 0,015		<0,001– 0,030
Wein	<0,001– 0,030			<0,001– 0,047

527

Toleranzwert Lebensmittel	Blei: 3,5 mg gefunden:	Cadmium: 0,525 mg gefunden:	Quecksilber: 0,350 mg gefunden:	Arsen: 25 mg gefunden:
Bier	0,001– 0,710	<0,001– 0,170	<0,001– 0,020	<0,001– 0,014
Honig	0,024– 1,667	0,002– 0,081		
Kakaobohnen	0,100– 0,400			
Grüner Tee	0,110– 1,930	0,013– 0,098		
Gewürze	0,340– 4,500	0,071– 1,941		
Curry	–17,000			
Kochsalz	<0,001– 1,800	<0,001– 0,011		
Trinkwasser	0,002– 0,022	<0,001– 0,004	<0,001– 0,002	
Tabak	2,400– 4,300	1,070– 2,300		
Sproßgemüse	<0,001– 0,550	<0,001– 0,090	<0,001– 0,025	

Quelle: Arbeitsgemeinschaft der Verbraucher e. V., Bonn 1980

Auch die Natur erzeugt Krebsgifte: Schimmelpilze

Schimmel kann gefährlich sein. Etwa 30 von 200 Schimmelpilzarten erzeugen nämlich Aflatoxine, die nachgewiesenermaßen beim Menschen Krebs erregen können. Seit dies Anfang der 60er Jahre entdeckt worden ist, werden Schimmelpilzkulturen (etwa für die Herstellung von Roquefort) auf Aflatoxine untersucht. Bei diesen Käsesorten besteht keine Gefahr. Ansonsten sollte jede Aufnahme von Schimmel vermieden werden, denn wir haben als Verbraucher keine Chance festzustellen, ob er giftig ist oder nicht. Verschimmeltes nur abzuschneiden, reicht dabei nicht, weil die Bildung von Krebsgiften zunächst «unsichtbar» geschieht. Die folgende Tabelle zeigt den Aflatoxingehalt verschiedener Nahrungsmittel.

Aflatoxingehalte von Lebensmitteln (Auswahl)

Produkt	Probenzahl	positiv %	davon >10 ppb
Erdnußkerne	316	11	7
Erdnußflips	62	24	12
Mandeln, ungeschält	124	4	2
Mandeln, gemahlen, gehackt	144	25	–
Marzipan	12	25	–
Persipan	16	25	–
Erdnußmus, -krem	12	1	1
Getreide	283	2	2

Für den Gesamtgehalt an Aflatoxinen in einzelnen Lebensmitteln ist in der Bundesrepublik Deutschland eine Höchstmenge von 1 ppb vorgeschrieben.

Quelle: Krebsforschung heute: Berichte aus dem Deutschen Krebsforschungszentrum. Darmstadt 1986

Weitere Krebsrisiken in Nahrungsmitteln

Nitrosamine
Wenn Fleisch oder Wurst mit Nitritsalz gepöckelt wird, bilden sich krebserregende Nitrosamine. «Nitrit» war eines der ersten Umweltthemen in den 50er Jahren, inzwischen sind Nitrosamine in gepöckelten Fleischerzeugnissen praktisch nicht mehr nachweisbar. Auch Meldungen über Nitrosamine in Bier gehören der Vergangenheit an, seit neue Trocknungsverfahren für Malz angewandt werden.

Neue Gefahren rücken aber ins Augenmerk der Wissenschaft[7], weil Nitrosamine im menschlichen Körper aus Nitraten gebildet werden können. Und es gibt eine Reihe hochnitrathaltiger Lebensmittel, z. B. Endivien, Feldsalat, Fenchel, Chinakohl, Grünkohl, Kopfsalat, Mangold, Spinat, Weißkohl oder Wirsing.

Generell wird der Nitratgehalt – manchmal auf das 500fache – erhöht, wenn Gemüse in Treibhäusern angebaut werden[8], unter anderem aus Lichtmangel während der Zeit des Wachstums. In der Schweiz wird deshalb nach einer gesetzlichen Regelung aus dem Jahr 1981 in den «kurzen» Monaten Dezember und Januar auf den «nitratintensiven Treibhausanbau» verzichtet.[9]

Die Deutsche Gesellschaft für Ernährung (DGE) fordert seit langem, daß Stickstoffdünger, der den Nitratgehalt der Umwelt stark erhöht, nur spärlich verwandt wird.[10] Gülle und Kunstdünger – einmal ein Segen für die Landwirtschaft – werden so zum Fluch für den Verbraucher. Nitrat ist wasserlöslich, reichert sich also auch im Grundwasser an und kommt so durch den Wasserhahn direkt in die Haushalte. Auf diese Weise waren 1985 in 800 Wasserwerken der Bundesrepublik die gesetzlich zugelassenen Nitratgehalte überschritten (siehe auch *Trinkwasser – nur noch in Ausnahmefällen ohne Krebsgifte*).

Alkohol
Ernährungswissenschaftler diskutieren zur Zeit ebenfalls, ob Alkohol mit Krebs in Verbindung gebracht werden kann. In Verdacht geraten ist dabei der in der Bretagne beliebte Calvados, der vermutlich Nucleinsäuren schädigen kann.[11] Endgültige Beweise liegen hier aber ebensowenig vor wie bei Steinobstbranntwein, in dem Ethylcarbamat nachgewiesen wurde, das in Tierversuchen in hohen Dosen als krebserregend erkannt worden ist. Allerdings müssen dazu große Mengen aufgenommen werden, dennoch wird heute vorsorglich nach Verfahren gesucht, zum Teil bereits mit Erfolg, Ethylcarbamat aus diesen Branntweinen herauszuhalten.

Schädigungen sind auch denkbar durch allgemeine Lebensgewohnheiten von Alkoholikern (schlechter allgemeiner Ernährungszustand, da Alkohol bereits einen Teil des Kalorienbedarfs deckt) und deshalb ein Raubbau an – bei gesunder Ernährung gegebenen – Abwehrkräften des Körpers.

Fette

Besonders die gehärteten Fette sind ein Krebsrisiko, weil sie sich als «Transportmittel» für krebserzeugende Umweltgifte erwiesen haben.

Fleisch

Mit wachsendem Wohlstand (Fleischverbrauch im Jahr 1936 knapp 39 Kilogramm, heute dagegen über 90 Kilogramm) verbreitet sich bei uns und in vergleichbaren Ländern Dickdarmkrebs (und in geringerem Maße auch Prostatakrebs).

Cholesterin

Zuviel Cholesterin in der Nahrung steht in Zusammenhang mit Brustkrebs bei Frauen.

Vegetarische Ernährung

Auf Seite 527 ist bereits darauf hingewiesen worden, daß sich Pflanzen manchmal stark mit Umweltgiften anreichern können. Traurige Konsequenz: Auch vegetarische Ernährung kann deshalb das Krebsrisiko erhöhen.

Kunststoffverpackungen

Aus Plastikverpackungen können bei direktem Kontakt krebserregende Stoffe in Nahrungsmittel übergehen. Problematisch sind hier besonders «Weichmacher», speziell das Diethylphthalat, des-

Lebensmittel	Weichmacher Konzentration in mg/kg (= ppm)
Bohnen	18,9
Puddingpulver	225,8
Speisesalz	21,4
Senfkörner	96,8
Sago	33,6
Linsen	73,6
Kristallzucker	0
Sultaninen	150,6
Liebesperlen	63,7
Magermilchpulver	222,2

Quelle: Öko-Institut u. a. (Hrsg.): Chemie im Haushalt. Reinbek 1984

sen krebserzeugende Wirkung in Tierversuchen nachgewiesen worden ist. Aufschluß über Weichmacherkonzentrationen gibt die Tabelle Seite 530 (siehe auch das Kapitel *Krebsrisiko Kunststoffe*).

Arzneimittelrückstände
Viehzucht wird heute zunehmend nach «industriellen» Effizienz-Kriterien betrieben. Tiere werden mit Medikamenten aufgepäppelt wie Spitzensportler. Es existiert ein großer grauer Markt für Wachstums-, Antistreß- und andere Mittel. Hier ist eine Gefahrenquelle, weil sich nicht sicher sagen läßt, welche Wirkstoffe nach jahrelangem und intensivem Einsatz krebserzeugend sind.

Lebensmittelzusatzstoffe
Hier geht es um die sogenannte E-Kennzeichnung. Wer sich vor allem aus industriell gefertigter Nahrung ernährt, kann täglich bis zu 3000 Lebensmittelzusatzstoffe zu sich nehmen.[12] Eine englische Zeitschrift hat 1986 eine hundertseitige Broschüre dieser Additive zusammengestellt. Es dauert freilich lange, bis ein Krebsverdacht namhaft gemacht und danach gehandelt wird. So hat es z. B. zwölf Jahre gebraucht, bis der krebserzeugende Farbstoff Buttergelb verboten wurde.[13]

Trinkwasser – nur noch in Ausnahmefällen ohne Krebsgifte

Auf die besondere Gefährdung des Trinkwassers ist bereits auf Seite 443 f. hingewiesen worden. Man schätzt, daß von den 3,5 Millionen verschiedenen chemischen Substanzen, die bis heute entdeckt und entwickelt worden sind, allein im Rheinwasser 100 000 vorzufinden sind, und nur bei einigen 1000 von ihnen ist die Struktur bekannt.[14] Die holländischen Wasserwerke haben, so derselbe Bericht, bei Grundwasser, das in der Nähe des Rheins entnommen worden ist, etwa 600 organische Chemikalien gefunden, von denen mehr als 20 krebserregend sind.

Insgesamt schätzt man, daß allein im Rhein, und dort auch nur bis zur deutsch-holländischen Grenze, etwa 40 000 Kilogramm Nervengifte, 3000 Tonnen chlorierte Kohlenwasserstoffe, knapp 4000 Tonnen Schwermetalle, 280 000 Tonnen Phosphor, 31 000 Tonnen Ammonium und etwa eine Million Tonnen organische Chemikalien, die biologisch schwer oder gar nicht abbaubar sind, schwimmen.[15]

Immer wieder wird von seiten der dafür verantwortlichen Indu-

531

strie darauf hingewiesen, daß im Flußwasser Schadstoffe stark verdünnt würden. Eine andere Sprache aber spricht z. B. das amerikanische National Cancer Institute, das in umfangreichen Trinkwasseruntersuchungen[16] bis zu 700 chemische Substanzen, 23 davon eindeutig krebserregend, hat feststellen müssen. Erschwert wird das Problem für Menschen noch dadurch, daß bestimmte Schadstoffe keiner gesetzlichen Kontrolle unterliegen, so z. B. Chloroform, dessen krebsauslösende Wirung eindeutig belegt ist. PCB, gelöste Kohlenwasserstoffe und andere Chemikalien gelangen ebenfalls – ohne gesetzliche Grenzwerte! – ins Trinkwasser. Lassen Sie deshalb zu Ihrem eigenen Schutz Ihr Trinkwasser auf krebserzeugende Schwermetalle und Chemikalien untersuchen.

Wie läßt sich dieses Krebsrisiko verringern?

Es war vorgesehen, an dieser Stelle eine Liste mit Lebensmitteln aller Art einschließlich Untersuchungsergebnissen und Hinweisen zum Krebsrisiko zu veröffentlichen. Es wurde darauf verzichtet, weil diese Aufstellung keinen wesentlich anderen Aussagewert gehabt hätte, als die penetrante Wiederholung. *Der Verzehr kann das Krebsrisiko des Verbrauchers erhöhen.*

Wer heute die Frage stellt, ob es Lebens- oder Genußmittel gibt, von denen man annehmen darf, daß sie nicht mit krebserzeugenden Stoffen belastet sind, dem kann nicht anders als mit einem klaren «Nein» geantwortet werden. Die Fachliteratur ist voll von Untersuchungsergebnissen, die dies bestätigen.[17]

Die Ursachen hierfür sind weitgehend globaler oder doch zumindest großräumiger und langfristiger Natur. Noch so große Anstrengung in der Erzeugung, Auswahl und Zubereitung von Lebensmitteln können in Industrieländern und in ihren Nachbarstaaten nur noch in einem untergeordneten Maß das ernährungsbedingte Krebsrisiko verringern. Diesem Sachverhalt müßten auch die Maßnahmen entsprechen, falls ernsthaft der Versuch unternommen werden sollte, das ernährungsbedingte Krebsrisiko wesentlich zu senken.

Die folgenden Hinweise auf Möglichkeiten, diese Gefahr durch eigene Maßnahmen zu verringern, sollten deshalb nicht vergessen lassen, wie begrenzt die Möglichkeiten in ihrer Wirkung sind.

Obst und Gemüse
Zumindest die äußerlich anhaftenden Schadstoffe aus der Luft

bzw. die Rückstände von Behandlungsmitteln können Sie durch gründliche Reinigung teilweise entfernen.
▷ Wenn Früchte und Gemüse sowohl gewaschen als auch geschält werden können, sollten Sie sie immer auch schälen.
▷ Obst und Gemüse mit gekräuselten, behaarten oder rauhen Oberflächen (etwa Grünkohl, Salat, Stachelbeeren, Erdbeeren, Pfirsiche) müssen intensiver gewaschen und geputzt werden als solche mit glatter Oberfläche.
▷ Bei geschlossen gewachsenen Gemüsen (z. B. Weißkohl) sollten Sie die äußeren Deck- oder Hüllblätter, die unmittelbar der Schadstoffbelastung ausgesetzt sind, vollständig entfernen.
▷ Wärmen Sie nitrathaltige Speisen wie Spinat nicht wieder auf. In der Zwischenzeit haben sich vermehrt Bakterien angesiedelt, die eine Nitritbildung verursachen und damit die Entstehung krebserzeugender Nitrosamine fördern.
▷ Verzichten Sie auf besonders schön und groß aussehendes Obst und Gemüse, es läßt auf intensiven Einsatz von Agrarchemikalien schließen.
▷ Verlangen Sie garantiert ungespritztes Obst und Gemüse.
▷ Schütten Sie bei Gemüsekonserven die Flüssigkeit weg; ebenso das Kochwasser von Gemüse.
▷ Vermeiden Sie Obst und Gemüse, das in der Nähe von Industriegebieten, stark befahrenen Straßen, Kohle- und Kernkraftwerken, Flugplätzen oder anderen Schadstoffquellen angebaut wurde.
▷ Sorgen Sie für eine abwechslungsreiche Gestaltung Ihres Gemüseplans. Kaufen Sie Saisongemüse dann, wenn es im Freiland wächst. Treibhausgemüse ist häufig durch intensive Düngung nitratbelastet und begünstigt dadurch die Nitrosaminbildung.

Fleisch
▷ Verzichten Sie auf Innereien wie Leber und Nieren. Sie sind häufig stark mit Schwermetallen und anderen Schadstoffen angereichert. Das gilt auch für Leberwurst (falls sie Leber enthält).
▷ Vermeiden Sie fettes Fleisch und fette Wurst. Viele krebserzeugende Substanzen haben die Eigenart, sich vor allem im Fett anzureichern.
▷ Greifen Sie nicht zu oft zu besonders appetitlich aussehenden Fleischwaren. Meist ist Chemie im Spiel. Unbehandeltes Fleisch aus biologischer Tierhaltung sieht zwar nicht so verkaufsfördernd aus, ist aber gesünder.
▷ Grillen Sie Fleisch erst dann, wenn die Holzkohle nicht mehr raucht. Bevorzugen Sie mageres Fleisch.

▷ Entfernen Sie bei schwarzgeräucherten Fleischwaren die Rußschicht, in der mit großer Wahrscheinlichkeit krebserzeugendes Benz(a)pyren enthalten ist.
▷ Nutzen Sie das zunehmende Angebot von Metzgereien, die von Ökobauern beliefert werden und Fleischwaren ohne chemische Zusätze anbieten. Adressen finden Sie in Zeitschriften wie z. B. *Natur, Gesünder Wohnen* und *Öko-Test.*

Fisch
▷ Verzichten Sie vor allem auf folgende Fische: Hecht, Schwertfisch, Blauleng, Hai (Schillerlocken), Heilbutt, Thunfisch, Rochen und Süßwasserfische aus deutschen Gewässern; sie sind oft mit krebserzeugenden Schadstoffen belastet.
▷ Fischleber sowie Muscheln weisen ebenfalls häufig krebserzeugende Schadstoffanreicherungen auf.
▷ Vermeiden Sie Fisch aus Zuchtbetrieben, die ausschließlich oder überwiegend Fertigfutter verwenden; die Wahrscheinlichkeit ist groß, daß er mit krebserzeugenden Umweltgiften angereichert ist.

Milch und Milcherzeugnisse
▷ Bevorzugen Sie Produkte aus kontrollierter biologischer Viehhaltung, bei der keine Pflanzenschutz- und Schädlingsbekämpfungsmittel, Tierarzneien, Futterzusätze und Düngemittel eingesetzt werden.
▷ Kaufen Sie keine Milch oder Milcherzeugnisse (z. B. Joghurt), die in Kunststoff verpackt sind.
▷ Mit dem Fettgehalt der Milcherzeugnisse steigt auch die Konzentration der leicht fettlöslichen krebserzeugenden Umweltgifte und Agrarchemikalien.

Brot und Getreideprodukte
▷ Vor allem Familien mit Kindern, bei denen Brot und andere Getreideprodukte ein wichtiger Ernährungsbestandteil sind, sollten Getreide aus biologischem Anbau verwenden und selbst bakken.
▷ Bei verpacktem, in der Regel also nicht frischem Brot, ist mit mehr Zusatzstoffen zu rechnen; damit steigt auch das Krebsrisiko.
▷ Verschimmeltes Brot kann krebserzeugende Pilzgifte (Aflatoxine) enthalten, und zwar nicht nur an den sichtbar betroffenen Stellen. Werfen Sie es im Ganzen weg.

Weitere Hinweise zu einzelnen Lebens- bzw. Genußmitteln
▷ Verzichten Sie wegen des meist erhöhten Schwermetallgehalts auf Wildpilze.
▷ Lassen Sie Ihr Trinkwasser in einem unabhängigen Labor auf krebserzeugende Schwermetalle und Chemikalien untersuchen. Wenn Wasser längere Zeit, z.B. über Nacht, in der Leitung gestanden hat, sollten Sie es zwei bis drei Minuten lang abfließen lassen.
▷ In älteren Häusern befinden sich gelegentlich noch Bleirohre zur Trinkwasserversorgung. Dadurch kann eine Anreicherung des Trinkwassers mit krebserzeugender Bleiverunreinigung erfolgen. Das gilt auch für die Leitungen, die zum Hausanschluß, also von außen zur Wasseruhr, führen. Bleirohre sollten ausgetauscht werden, da sie langfristig ein ernstzunehmendes Krebsrisiko darstellen.
▷ Achten Sie bei Nüssen, vor allem bei Erdnüssen, auf Schimmelpilze. Da es sich möglicherweise um krebserzeugende Aflatoxine handeln kann, sollten Sie die gesamte Packung wegwerfen.
▷ Kaufen Sie nur Eier von Hühnern, die nicht ausschließlich mit Fertigfutter gefüttert und die möglichst frei gehalten werden.
▷ Verzichten Sie auf Süßstoffe; ein krebserzeugendes Potential ist nicht mit Sicherheit auszuschließen.
▷ Bevorzugen Sie für Ihren Tee Kräuter aus biologischem Anbau. Konventionell angebaut können sie mit krebserzeugenden chlorierten Kohlenwasserstoffen belastet sein.

Noch einige generelle Hinweise
▷ Je weitgehender ein Lebensmittel be- und verarbeitet wurde, desto größer wird das Risiko unkalkulierbarer Kombinationswirkungen durch Zusatzstoffe.
▷ Kaufen Sie möglichst keine kunststoffverpackten Lebensmittel. Wenn dies unvermeidbar ist, packen Sie die Lebensmittel so schnell wie möglich in Glas-, Porzellan-, Keramik- oder Holzgefäße um.
▷ Kaufen Sie vorzugsweise Lebensmittel (vor allem Grundlebensmittel) aus biologischem Anbau. Fragen Sie jedoch nach, durch welche Kontrollen die biologische Qualität überprüft wird.
▷ Lebensmittel, die Sie nicht aus kontrolliertem biologischem Anbau kaufen, sollten Sie nur in Geschäften besorgen, die ihre Produkte freiwillig regelmäßig durch einen Lebensmittelchemiker überprüfen lassen.
▷ Verwenden Sie keine kunststoffbeschichteten Pfannen und Töpfe.

Krebsrisiko Arzneimittel

Medikamente sind offenbar zu Konsumartikeln geworden. Durchschnittlich nimmt jeder Bundesbürger ein bis zwei Tabletten täglich zu sich – ein Leben lang![1] Daß wir mit zunehmendem Pillenkonsum nicht gesünder, sondern kranker werden, ist nicht mehr zu übersehen.[2]

Was uns in der Bundesrepublik unsere «Gesundheit» kostet, wissen die wenigsten: Etwa 250 Milliarden Mark, rund 13 Prozent des Bruttosozialprodukts. Und das ist mehr als der Umsatz der chemischen oder der Automobilindustrie. Mehr noch: Deutsche sind häufiger im Krankenhaus, sie sind es auch länger, gehen häufiger zum Zahnarzt, sind auf Platz zwei der Pillenkonsumenten in Europa (Spitzenreiter sind hier die Franzosen) – aber dennoch: Im Durchschnitt wird ein Deutscher nur 73,8 Jahre alt. Höher sind die Lebenserwartungen in Ländern wie den USA, Frankreich, England oder Schweden, obwohl dort weniger für Gesundheit ausgegeben wird. Und die Japaner (Gesundheitsaufwand nur sechs Prozent des Bruttosozialprodukts) erreichen ein durchschnittliches Lebensalter von 78 Jahren.

Daß synthetische Medikamente prinzipiell auch unerwünschte Nebenwirkungen haben, dürfte hinreichend bekannt sein. Aber erst seit Mitte der 70er Jahre wissen Krebsforscher und Arzneimittelfachleute, daß Medikamente als Krebsursache eine erheblich größere Rolle spielen, als früher vermutet wurde.[3]

Im Grunde ist das keine Überraschung, denn möglicherweise vorhandenes krebserzeugendes Potential von Arzneimitteln ist, darüber sind sich alle Arzneimittelfachleute einig, durch Tier- und Laborversuche prinzipiell nicht sicher auszuschließen.[4]

Krebs beim Menschen ist nun mal eine Erkrankung, die eine Latenzzeit von mindestens zehn bis 15 Jahren hat. Deshalb sind Studien, die in den ersten 15 bis 20 Jahren nach Einführung eines neuen Medikaments keine krebserzeugende Wirkung aufzeigen, keine Grundlage für die Behauptung, daß dieses Medikament tatsächlich ohne krebserzeugende Nebenwirkungen ist. Generell ist es aufgrund der herrschenden Unkenntnis über biologische und chemische Wirkungsmechanismen sowie unzureichender Langzeitbeobachtungen von Arzneimittelnebenwirkungen unmöglich, bei irgendeinem Medikament ein krebserzeugendes Potential auszuschließen. Um überhaupt erkennen zu können, ob ein zugelassenes Medikament als unerwünschte Nebenwirkung Krebs erzeugen kann, sind in der Regel mehrere Voraussetzungen zu erfüllen:

▷ das Medikament muß mindestens 20 Jahre lang verwendet worden sein,

▷ es muß mehreren hunderttausend Menschen verschrieben worden sein,

▷ es müssen eingehende und umfangreiche epidemiologische Studien durchgeführt worden sein.

Die Vergangenheit zeigt, daß Medikamente mit krebserzeugenden Nebenwirkungen nicht selten 20 Jahre und mehr verschrieben wurden, bis ihr Krebsrisiko erkannt und ausgeschaltet werden konnte.[5]

Nachdenklich stimmt, daß vor allem bei den mengenmäßig am häufigsten verwendeten Medikamenten krebserzeugende Nebenwirkungen festgestellt werden, wie z.B. bei phenazetinhaltigen Schmerzmitteln.

An ihnen läßt sich besonders gut studieren, wie langsam und «behutsam» bei uns auf warnende Hinweise über Schädigungen durch Medikamente reagiert wird. Erst am 1.4. 1986 hat das Bundesgesundheitsamt erreicht, daß 71 pharmazeutische Unternehmen 127 Medikamente mit dem Wirkstoff Phenazetin aus dem Verkehr nahmen.

Warnende Hinweise – auf schwere Nierenschäden z. B. – liegen aber seit 30 Jahren vor. Mehr noch: Menschen, die diese Mittel über längere Zeit eingenommen haben, erkranken häufiger an bestimmten Krebsarten als der Durchschnitt der Bevölkerung. Sie erkranken

▷ siebenmal häufiger an Harnblasenkrebs,

▷ 77mal häufiger an Nierenbeckenkrebs,

▷ 89mal häufiger an Harnleiterkrebs.

Länder wie die USA, Kanada, Schweden, aber auch Schottland oder das kleine Finnland kennen schon seit langem eine Rezeptpflicht für phenazetinhaltige Medikamente. Die Bundesrepublik Deutschland hat sich hier hingegen lange «geziert». Das Bundesgesundheitsamt beriet sich mit den Pharmafirmen, ob phenazetinhaltige Mittel – ähnlich wie bei Aufschriften auf Zigarettenpackungen – deutliche Warnhinweise enthalten sollten. Diese Idee allerdings wurde abgeschmettert mit der sehr sibyllinischen Formulierung, daß solche Hinweise die Verbraucher dazu verleiten könnten, auf das Kleingedruckte überhaupt nicht mehr zu achten. So ist es kein Wunder, daß trotz Warnungen der Arzneimittelkommission der Deutschen Ärzteschaft noch 1981 14 Millionen Medikamentenpackungen verkauft wurden, die Phenazetin enthielten. Gesamtumsatz in jenem Jahr in der Bundesrepublik und Österreich: etwa 40 Millionen Mark.

Die dezente Art der Abwicklung von Arzneimittelskandalen sichert den Pharmaherstellern auch weiterhin gute Geschäfte. Kein aufsehenerregendes Verbot, sondern ein in der Öffentlichkeit kaum zu bemerkender Verzicht auf einen krebserzeugenden Wirkstoff. Das ist alles![6]

Wie wichtig und wirksam wäre es für die Verringerung des allgemeinen Krebsrisikos, wenn die gesamte Bevölkerung laut und deutlich gesagt bekäme, daß die jahrelang am häufigsten eingenommenen Schmerzmittel krebserzeugende Nebenwirkungen gehabt haben? Das wäre sicherlich effizienter zur Verringerung des unnötigen Arzneimittelkonsums als teure Hochglanz-Aufklärungsschriften.

Autohersteller müssen ja auch nachträglich festgestellte Sicherheitsmängel bei hunderttausend Autos auf ihre Rechnung in Ordnung bringen. Warum können Hersteller von millionenweise verkauften Arzneimitteln mit krebserzeugenden Nebenwirkungen nicht dazu verpflichtet werden, ihre geschädigten Kunden auf deren dadurch erhöhtes Krebsrisiko hinzuweisen und die Kosten regelmäßiger Untersuchungen zur Früherkennung einer Krebserkrankung zu tragen? Ist das zugefügte erhöhte Krebsrisiko nicht auch eine schadenersatzpflichtige Körperverletzung?

Durch die Taktik, als krebserzeugend anerkannte Medikamente unbemerkt untertauchen zu lassen, ist das Bundesgesundheitsamt möglicherweise mitschuldig am arzneimittelbedingten Krebstod sehr vieler Menschen.[7] Wenn allgemein bekannt werden würde, wie groß das Risiko ist, durch Medikamente an Krebs zu erkranken, würde deren Verbrauch wahrscheinlich nur einen Bruchteil der Menge betragen, die heute bedenkenlos geschluckt wird.

Krebs bei Kindern durch Tabletten für die Mütter?

Generell muß man davon ausgehen, daß werdende Mütter krebserzeugende Substanzen auf ihre Kinder übertragen.[8] Die Wissenschaft spricht hier von «transplazentarer Karzinogenese», von der

Weitergabe von Krebs durch die Plazenta. Dies ist zuerst bei Diaethylstilboestrol festgestellt worden, das vor etwa 40 Jahren Müttern verschrieben wurde, denen eine Fehlgeburt drohte. Der langen Inkubationszeit von Krebs entsprechend wurden etwa 1970 in den USA Fälle registriert, bei denen Frauen an Krebs erkrankt waren, deren Mütter dieses Medikament mit der Abkürzung DES als Schwangere erhalten hatten.

Auch bei uns muß davon ausgegangen werden, daß schwangeren Frauen DES verordnet worden ist. Unter dem Markennamen Cyren S war es (Hersteller: Bayer) zwischen 1951 und 1969 auf dem Markt, und in der «Roten Liste», einem Verzeichnis der pharmazeutischen Industrie über Arzneimittel und ihre Anwendungsmöglichkeiten, stand in den 60er Jahren für Cyren S der Verordnungshinweis: «Bei Schwangerschaftskomplikationen: drohender oder habitueller Abort, Neigung zu Frühgeburten.» [9]

Der Skandal wird noch größer. Obwohl die Industrie natürlich einschlägige Zahlen über Herstellung und Vertrieb des Medikaments vorliegen, werden sie der Öffentlichkeit nicht zugänglich gemacht. Das mag daran liegen, daß in den USA inzwischen Hunderte von Frauen (und ein Mann mit Hodenkrebs – seine Mutter hatte als Schwangere DES bekommen) gegen die Hersteller geklagt haben.

Trotz des klaren Textes der «Roten Liste» bestreiten bei uns sogar Mediziner, daß DES Schwangeren gegeben worden ist. Soll hier etwas vertuscht werden oder haben Ärzte verschrieben, ohne über die schweren Nebenwirkungen informiert gewesen zu sein? Eins wäre so schlimm wie das andere.

Erst in jüngerer Zeit – und wiederum nur aufgerüttelt durch eine kritisch fragende Öffentlichkeit – beschäftigen sich Gynäkologen im Zusammenhang mit dem Auftreten bestimmter Tumoren und bestimmter Formen von Leukämie häufiger mit der Frage, ob hierfür eine «transplazentare Karzinogenese» angenommen werden muß.

Krebs durch Krebsmittel?

Bei der Behandlung von Krebs tappt die Medizin noch so sehr im dunkeln, daß oft genug der Teufel mit dem Beelzebub ausgetrieben zu werden scheint. Das gilt für die Behandlung mit radioaktiven Strahlen ebenso wie für die Verwendung bestimmter chemischer Mittel, die das genetische Material von Zellen verändern, um so das Wachstum und die Ausbreitung von Tumorzellen einzuschränken. Zu diesen Arzneimitteln gehören alkylierende Substanzen, Antimetaboliten, Mitosegifte und Antibiotika.[10] Nebenwirkung dieser Medikamente: Sie greifen nicht nur krebserkrankte, sondern auch gesunde Zellen in ihrer genetischen Substanz an, und es gibt aus Tierversuchen Beweise dafür, daß sich dadurch Tumoren bilden.

Diese Aussagen sollen keinesfalls in eine pauschale Anklage münden. Wenn einem älteren krebskranken Menschen durch eine erfolgreiche Behandlung ein neuer Krebs «gesetzt» wird, dessen Inkubationszeit er aber nach rein statistischer Lebenserwartung sowieso nicht mehr erleben würde, ist zweifelsohne für dieses Medikament zu stimmen. Dasselbe gilt für die Anwendung solcher Medikamente bei ansonsten tödlich verlaufenden Krebsformen.

Hier geht es uns aber um den allgemeinen Hinweis, daß eben durch bestimmte Medikamente – auch Antibiotika können dazugehören – Krebs erzeugt werden kann. Und Antibiotika sind relativ gut erforschte Medikamente. Wie aber steht es um die Nebenwirkungen vieler anderer chemischer Arzneimittel? Wir kennen sie einfach nicht. Aber während die pharmazeutische Industrie oft genug Nichtwissen gleichsetzt mit «Weiterverkaufen», zeigt sich an diesem Beispiel, daß generelle Vorsicht geboten ist.

Andere Medikamente und ihre kanzerogene Wirkung

Die Liste der Arzneimittelwirkstoffe, die sich nach jahre- und jahrzehntelanger Verwendung als krebserzeugend erwiesen haben oder verdächtigt werden, enthält noch manche bekannte Namen.

1. Bei Nitrofurantoin[11] sind beim Menschen Geschwülste im Bereich der Geschlechtsorgane nachgewiesen, bei Ratten die krebserregende Wirkung.

2. Krebsverdacht auch bei Barbituraten (das sind besonders «wirksame» Schlafmittel), bei denen eine Reihe von Nebenwirkungen bereits bekannt ist. In statistischen Großuntersuchungen ist ein Zusammenhang mit Lungenkrebs nachgewiesen worden.[12]

3. Medikamente, die Reserpin enthalten, erhöhen bei Frauen die Fälle von Brustkrebs.[13]

4. Phenobarbital, ein Arzneimittel zur Behandlung von Epilepsie, das zusammen mit Phenytoin gegeben wird, führt bei Mäusen

eindeutig zu Krebs, beim Menschen immerhin zu «bösartigen Geschwülsten der Lymphgefäße».[14] Phenytoin wird darüber hinaus aber nicht nur gegen Epilepsie verabreicht, sondern etwa auch gegen Herzrhythmusstörungen, Trigeminusneuralgien und manchmal zur Nachbehandlung von Herzinfarkten.[15] Die International Agency for Research on Cancer (IARC) hat unter anderem folgende weitere Arzneimittelwirkstoffe hinsichtlich ihres krebserzeugenden Potentials bewertet. Aus dieser Liste soll weitgehend zitiert werden.

Arzneimittelwirkstoffe und ihr krebserzeugendes Potential

Bezeichnung	Bewertung durch die IARC
Adriamycin = Doxorubicin	Wirkt kanzerogen im Tierversuch. Die inadäquaten Erfahrungen am Menschen sind kein Beweis für krebserzeugendes Potential.
5-Azacytidin	Hinweis auf kanzerogene Wirkung bei Mäusen. Keine ausreichenden Daten für Bewertung eines krebserzeugenden Potentials beim Menschen vorhanden.
Azathiopurin = Azathioprin	Hinweise auf kanzerogene Wirkung im Tierversuch. Ausreichende Beweise für krebserzeugendes Potential beim Menschen.
Bischlorethylnitrosoharnstoff (BCNU) (= Carmustin)	Wirkt im Tierversuch kanzerogen und wird aus praktischen Gesichtspunkten als krebserzeugend beim Menschen angesehen.
Busulfan = Myleran	Beweis für kanzerogene Wirkung im Tierversuch ist limitiert. Ausreichende Beweise für krebserzeugendes Potential beim Menschen.
Cisplatin	In einem Mäuseversuch Hinweise auf kanzerogenes Potential. Die bisherigen Erfahrungen am Menschen gestatten keine Beurteilung.
Chlorambucil	Ausreichende Beweise für krebserzeugendes Potential bei Tier und Mensch.
1-(2-Chlorethyl)-3-cyclohexyl-1-nitroso-Harnstoff (CCNU)	Wirkt kanzerogen im Tierversuch. Aus praktischen Gesichtspunkten als krebserzeugend beim Menschen angesehen.
Cyclophosphamid	Ausreichende Beweise für krebserzeugendes Potential bei Tier und Mensch.
Dacarbazin	Wirkt mutagen an Insekten und in vitro an Säugetierzellen. Wirkt krebserzeugend im Tierversuch. Die inadäquaten Erfahrungen am Menschen sind nicht beweisend für krebserzeugendes Potential.

Bezeichnung	Bewertung durch die IARC
Daunomycin	Krebserzeugend bei Ratten nach einmaliger i. v. Injektion und nach wiederholter s. c. Injektion bei Mäusen. Keine Erfahrungen am Menschen vorhanden.
Isophosphamid	Wirkt kanzerogen im Tierversuch. Erfahrungen am Menschen liegen nicht vor.
Melphalan	Ausreichende Beweise für krebserzeugendes Potential bei Tier und Mensch.
6-Mercaptopurin	Die inadäquaten Tierversuche ergeben keinen Hinweis auf kanzerogene Wirkung. Berichte über einzelne Krebsfälle beim Menschen erlauben keine Bewertung.
Mitomycin	Krebserzeugend im Tierversuch.
Procarbazin	Wirkt kanzerogen im Tierversuch. Die inadäquaten Erfahrungen am Menschen sind kein Beweis für kanzerogenes Potential. Aus praktischen Gesichtspunkten jedoch als krebserzeugend für den Menschen anzusehen.
Thiotepa	Wirkt kanzerogen im Tierversuch. Bisher keine ausreichenden Daten für kanzerogenes Potential beim Menschen.
Treosulfan	Wurde im Tierversuch nicht auf kanzerogene Wirkung geprüft. Ausreichende Beweise für krebserzeugendes Potential beim Menschen.

Man muß davon ausgehen, daß alle Arzneimittel, die bisher wegen ihrer krebserzeugenden Nebenwirkungen vom Markt genommen wurden, im Zulassungsverfahren nicht oberflächlicher auf krebserzeugendes Potential getestet wurden als alle anderen. Grundsätzlich können jedoch bei keinem synthetischen Arzneimittel krebserzeugende Nebenwirkungen ausgeschlossen werden.[16]

Wie läßt sich dieses Krebsrisiko verringern?

▷ Es gibt genügend Hinweise darauf, daß die Behandlung gesundheitlicher Störungen mit den jetzt üblicherweise eingesetzten Arzneimitteln insgesamt gesehen mehr schadet als nützt.[17] Versuchen Sie deshalb, gegebenenfalls in Zusammenarbeit mit ihrem Arzt oder Heilpraktiker (und am besten mit einem Arzt, der sich im Naturheilverfahren auskennt), gesundheitliche Störungen an der Wurzel und durch alternative Methoden zu behandeln.
▷ Im allgemeinen dürfte es am sinnvollsten sein, die Ursachen

von Befindensstörungen oder Erkrankungen zu suchen und künftig auszuschließen. Durch diesen Lernprozeß werden nicht nur chronische Gesundheitsschäden vermieden, die durch das ständige Überdecken von Krankheitssymptomen mit Arzneimitteln zwangsläufig entstehen, sondern auch arzneimittelbedingte Gesundheitsschäden vermieden.

▷ In vielen Fällen können Sie auch durch Nachschlagen im *ABC der Krebsgifte* erfahren, wie ein bestimmter Arzneimittelwirkstoff von anderen wissenschaftlichen Institutionen als dem Bundesgesundheitsamt derzeit hinsichtlich seines Krebsrisikos bewertet wird.

▷ Wenn Sie krankmachende Ursachen nicht oder nicht kurzfristig vermeiden können, sollten Sie nicht gleich zu bitteren Pillen greifen. Die besseren Pillen bietet die Natur seit Jahrtausenden für alle Unpäßlichkeiten billiger und risikoärmer an, als die pharmazeutische Industrie es je vermag. Naturheilmittel sind außerdem gründlicher und länger als jedes synthetische Arzneimittel auf krebserzeugende Nebenwirkungen geprüft – durch jahrhundertelange praktische Erfahrung.

▷ Wertvolle Hilfestellung bei der Suche nach krankmachenden Ursachen in allen Lebensbereichen und wie man sie vermeiden kann, bietet das Buch *Die besseren Pillen*. Es nennt außerdem fast 2000 erfahrungsgemäß helfende Naturheilmittel für die am häufigsten vorkommenden gesundheitlichen Störungen.

▷ Zweifellos wird sich mancher, der jahrelang Arzneimittel konsumiert hat, trotz aller Nachteile und Risiken im Vertriebsnetz der pharmazeutischen Industrie so geborgen fühlen, daß er nicht gleich von synthetischen auf natürliche Arzneimittel umsteigen will oder kann. In vielen dieser Fälle wäre ein solcher Schritt ohne ärztliche Hilfe auch gefährlich. Deshalb sollte generell folgender Hinweis des Bundesgesundheitsamtes beachtet werden: «Der Patient sollte beim Umgang mit Arzneimitteln beachten, daß es unter Umständen zu gravierenden gesundheitlichen Beeinträchtigungen durch Arzneimittel kommen kann, wenn er Hinweise, die bei der ärztlichen Beratung gegeben werden und in der Gebrauchsinformation der Arzneimittel enthalten sind, nicht befolgt. Grundsätzlich kann jedes wirksame Arzneimittel auch unerwünschte Wirkungen haben.» [18]

Krebsrisiko Rauchen

Daß Raucher eher an Lungenkrebs erkranken, steht fest und ist schon fast eine Binsenweisheit. 1912 äußerte der Wissenschaftler I. Adler erstmals den Verdacht, daß Tabakrauchen Lungenkrebs verursachen könne. Doch es mußten noch 40 Jahre vergehen, bis großangelegte Studien diese Hypothese untermauerten.[1] Inzwischen wurden mehr als 40 Karzinogene im Tabakrauch gefunden.[2]

Jährlich sollen in der Bundesrepublik etwa 140 000 Menschen vorzeitig an den Folgen des Rauchens sterben, viele erleiden größere gesundheitliche Schäden. Global soll diese Sucht bis zu zweieinhalb Millionen Opfer im Jahr fordern.

Ein anschauliches Bild vom Risiko zeigte eine ausgedehnte Studie in Großbritannien, an der sich über 20 Jahre lang 34 440 Ärzte beteiligt hatten: In dieser Zeit starben 10 072 von ihnen, davon allein an Lungenkrebs 441 Raucher und nur zehn Nichtraucher. Anscheinend wurde das Risiko auch den teilnehmenden Ärzten bewußt, denn viele hörten im Laufe der Studie mit dem Rauchen auf.[3]

Etwa 30 Prozent aller Krebstodesfälle lassen sich laut Professor H. Remmer auf das Rauchen zurückführen.[4] Und immer mehr Erhebungen bestätigen jene Zahlen, die die beiden Wissenschaftler R. Peto und R. Doll dem US-Kongreß vorgelegt hatten: Danach könnten etwa 43 Prozent sämtlicher Krebstodesfälle bei Männern und etwa 15 Prozent bei Frauen vermieden werden, wenn Tabakrauch aus unserer Umwelt verschwinden würde – wobei der Effekt des Passivrauchens noch nicht einmal berücksichtigt wurde. Ähnliches weiß man aus den USA, aus Großbritannien und Japan. Eine Studie, an der eine Million Amerikaner teilgenommen hatte, ergab, daß das Lungenkrebsrisiko mit der Anzahl der gerauchten Zigaretten steigt. Man spricht von einer Dosis-Wirkung-Beziehung, das heißt: Je mehr krebserzeugende Substanzen mit der Zigarette inhaliert werden, desto höher ist die Wahrscheinlichkeit, an Krebs zu erkranken. In Zahlen: Wird die Sterblichkeit eines Nichtrauchers mit eins festgesetzt, so beträgt sie bei einem Konsum von einer bis neun Zigaretten pro Tag für Männer fast das Fünffache; bei zehn bis 19 Zigaretten fast das

Achtfache; bei 20 bis 39 Zigaretten das 13- und bei 40 Zigaretten und mehr pro Tag etwa das 17fache.[5] Diese Studie bezog sich auf das langjährige Rauchverhalten der amerikanischen Bevölkerung von 1945 bis 1965. Für Frauen ergab sich eine im Verhältnis zu den Männern wesentlich geringere Krebshäufigkeit, etwa ein Drittel. Die untersuchenden Wissenschaftler führten das darauf zurück, daß Frauen weniger stark inhalieren und erst später mit dem Rauchen anfangen. Inzwischen zeichnet sich eine neue Tendenz in der gesamten weiblichen Bevölkerung Amerikas ab: Die auf das Rauchen zurückzuführende Lungenkrebsrate ist steil angestiegen, sie hat sich in den letzten 15 Jahren verdreifacht und verläuft parallel zu derjenigen männlicher amerikanischer Krebstoter vor 20 bis 30 Jahren.

Die Kommission der Europäischen Gemeinschaften geht in ihrem Programmentwurf *Europa gegen den Krebs* davon aus, daß Lungenkrebs in mindestens 90 Prozent der Fälle auf Tabakmißbrauch beruht. Regelmäßige Untersuchungen untermauerten diese Zahl: Über Jahre hinweg beobachtete man den Gesundheitszustand von mehr als hunderttausend Menschen. Dabei stellte man fest, daß Krebs auch in allen anderen Geweben, die mit Tabakrauch in Berühren kommen – Lippen, Mund, Zunge, Kehlkopf, Rachen, Speiseröhre, Lungen, aber auch Bauchspeicheldrüse, Nieren und Blase – häufiger auftritt, da die Rauchrückstände ins Blut übergehen und über die Harnwege ausgeschieden werden.[6]

Fraglich ist allerdings, ob diese Daten auch heute noch gültig sind. Krebs braucht in der Regel mindestens 20 bis 25 Jahre, um so in Erscheinung zu treten, daß er statistisch erfaßt werden kann. Deshalb hat die Aussage logischerweise nur für die verursachende Situation Gültigkeit, die schon 20 bis 25 Jahre zurückliegt. Inzwichen hat sich bekanntlich einiges geändert. So ist z. B. die allgemeine Luftverschmutzung durch eindeutig krebserzeugende Industriechemikalien sowohl in der Außenluft als auch in Innenräumen erheblich gestiegen. Wir haben also die Quittung für die letzten 20 bis 25 Jahre hemmungsloser Chemieproduktion und ebensolchen Konsums wegen der langen Inkubationszeit der meisten Krebsarten noch gar nicht präsentiert bekommen. Es werden noch etliche Jahre ins Land ziehen, bis wir genau wissen, was wir unserem Körper da zugemutet haben.

Anscheinend sind sich die meisten Raucher des Risikos gar nicht bewußt, oder sie verdrängen es. Denn wie könnte sonst mehr als ein Drittel der Bevölkerung der Bundesrepublik rauchen? 1985

545

wurden, so das vorläufige Ergebnis im Statistischen Jahrbuch 1986, über 120 Milliarden Zigaretten gepafft, pro Einwohner 1973 Stück. Und es wird weiter geraucht, wird weiter für Tabakwaren geworben – mit einem geschätzten Etat von etwa 300 Millionen Mark.

Eine Zeitbombe für die Lunge

Tabakrauch ist ein sehr dichter Rauch: Ein Milliliter enthält zwischen 10^7 und 10^{10} Partikel mit einer Größe zwischen 0,1 und 1,0 Mikrometer.[7] Da dieser konzentrierte Staub beim Rauchen nicht durch die Nase gefiltert wird, ist die Lunge stärker belastet. Zigarettenfilter können diese Staubkonzentration verringern und das Risiko von Lungenkrebs auf etwa die Hälfte senken.[8]

An der Oberfläche der Staubkörnchen haften viele Stoffe gut – eben auch krebsauslösende. Auf diese Weise gelangen sie in die Lunge. Besonders gefährdet sind dabei die Schleimhäute der Atemwege. Sie sind mit Flimmerhärchen bedeckt, die den Staub entfernen sollen. Doch der Rauch lähmt ihre Beweglichkeit, sie können ihre Funktion nicht mehr erfüllen: Der «Dreck» bleibt liegen. Zunächst wird er durch den sogenannten Raucherhusten noch teilweise entfernt; auf lange Sicht jedoch wird die Schleimhaut geschädigt. Sie verändert sich, und nach 20 oder mehr Jahren können diese bösartigen Veränderungen als Krebs manifest werden.

Krebsgifte im Tabakrauch

Was sind das für Substanzen, die der Lunge das Leben so schwer machen? Bisher wurden über 10000 Einzelstoffe im Zigarettenrauch gefunden, 4000 von ihnen chemisch identifiziert. Die folgenden Angaben beschränken sich im wesentlichen auf ihr krebserzeugendes Potential. Dabei sollte allerdings bedacht werden, daß dies nur *eine* der Wirkungen ist und krebserzeugende Stoffe in der Regel auch das Erbgut verändern sowie zahlreiche weitere Gesundheitsschäden verursachen können.

Formaldehyd
Beim Rauchen von Zigaretten entsteht auch Formaldehyd. Im Gesamtzigarettenrauch wurden etwa 1,5 Milligramm Formaldehyd pro Zigarette gemessen, davon befinden sich im Hauptstrom,

das ist der Inhalationsrauch, 30 Mikrogramm und im Nebenstrom 1526 Mikrogramm. Andere Studien ergaben bis zu 73 Mikrogramm Formaldehyd je Zigarette im Hauptstrom. Ein Raucher, der täglich 20 Zigaretten raucht, dürfte sich auf diese Weise mit einem Milligramm pro Tag belasten.[9] Und daß Formaldehyd Krebs auslösen kann, wissen wir aus vielen Tierversuchen. Dabei spielt die Dosis eine große Rolle: Verdoppelte man die Konzentration in der Atemluft, erkrankten 50mal mehr Tiere. Dabei wurden Konzentrationen gegeben, wie sie im Tabakrauch vorkommen.[10]

Seit Jahren wird ein Krebsrisiko auch für den Menschen diskutiert, vor allem sollen Nasenhöhle, Lunge und Haut gefährdet sein. Hierzu nahmen das Bundesgesundheitsamt, das Bundesamt für Arbeitsschutz und das Umweltbundesamt in einem umstrittenen Bericht Stellung. Hier ihr Resümee:

▷ «... alle bisher mit Formaldehyd-Exposition durchgeführten Tierversuche sind nach Anlage, Durchführung oder Ergebnis nicht geeignet, die Annahme einer Kanzerogenität beim Menschen zu begründen;

▷ die vorliegenden epidemiologischen Studien geben keinen Hinweis auf eine erhöhte Gesamttumorrate oder auf eine Erhöhung der Rate einzelner Tumorarten bei Formaldehyd exponierten Menschen;

▷ nach dem gegenwärtigen Stand des Wissens bestehen auch keine sonstigen hinreichenden Anhaltspunkte, daß Formaldehyd beim Menschen Krebs erzeugt;

▷ da nicht alle Verdachtsmomente ausgeschlossen werden können, bleibt ein Verdacht auf ein krebserzeugendes Potential bestehen;

▷ das muß Anlaß zum Handeln geben. Darum sollte alles getan werden, um die Exposition des Menschen so niedrig wie möglich zu halten.»[11]

Chinone
Viele Chinone, die im Tabakrauch gefunden wurden, können Tumoren, vor allem solche im Bereich der Nasenschleimhäute, verursachen. Chinone verstärken die Karzinogenität des ebenfalls im Tabakrauch enthaltenen Benz(a)pyrens. Eine Zigarette soll über 1000 Mikrogramm einer einzigen Chinonart im Tabakrauch enthalten.[12]

Hydrazin
In einer Zigarette wurden 0,032 Mikrogramm Hydrazin nach-

gewiesen.[13] Die krebserzeugende Wirkung von Hydrazin ist laut MAK-Werte-Kommission durch Tierversuche eindeutig erwiesen.

Dimethylhydrazin

Auch diese chemische Verbindung konnte im Tabak von Zigaretten nachgewiesen werden. Ihre krebserzeugende Wirkung ist ebenfalls laut MAK-Werte-Kommission durch Tierversuche eindeutig erwiesen.[14]

Blausäure

Im Zigarettenrauch können circa 100 bis 400 Mikrogramm Blausäure enthalten sein. Das ist weit mehr, als in einem Liter Trinkwasser erlaubt ist: maximal 50 Milligramm.[15] Blausäure wirkt nach den bisherigen Erkenntnissen nicht direkt krebserzeugend. Im Tabakrauch aber kann sie – anders als im Trinkwasser – Krebs in erheblichem Maß fördern.

Nitrosamine (N-Nitrosoverbindungen)

Tabakrauch enthält unter anderem auch Nitrosamine, die sich laut Angabe der MAK-Werte-Kommission im Tierversuch als eine der stärksten kanzerogenen Gifte erwiesen haben. In etwa 80 Prozent der Fälle verursachten sie Tumoren. Nachgewiesen sind Geschwülste in Gehirn und Nervensystem, in der Mundhöhle und Speiseröhre, im Magen und Darm, in der Luftröhre, in Lunge, Herz, Leber, Harnblase und Pankreas, im Blut und auf der Haut. Und das Fatale: Da der Metabolismus (Stoffwechsel) des Menschen dem der verwendeten Versuchstiere ähnlich ist, gilt es als gesichert, daß Nitrosamine Tumoren erzeugen können – beim Raucher vor allem Lungenkrebs.[16]

Im Nebenstrom des Tabakrauchs, der von der glimmenden Zigarette ausgeht, sind 50- bis 100mal höhere Konzentrationen des laut MAK-Werte-Kommission im Tierversuch eindeutig krebserzeugenden Dimethylnitrosamins vorhanden als im Hauptstrom, also im Rauch, den der Konsument selbst inhaliert. Mit anderen Worten: Jeder atmet Nitrosamine ein, wenn in einem Raum geraucht wird. Es spielt dabei keine Rolle, ob er selbst raucht oder nicht. Filterzigaretten können also dem Raucher hinsichtlich der Aufnahme von Nitrosaminen nur wenig und dem Nichtraucher gar nicht helfen.

Organische Cyanverbindungen
(Nitrile mit oder ohne Doppelbindung)

Unter den Nitrilen, die im Tabakrauch gefunden wurden, sind einige, die auch als Schädlingsbekämpfungsmittel eingesetzt werden, z.B. das laut MAK-Werte-Liste im Tierversuch eindeutig krebserzeugende Acrylnitril. Wird es länger aufgenommen, lagert es sich vor allem in den Gehirnzellen ab; ein Hirntumor kann die schlimme Folge sein. Seltener sind Magentumoren und Brustkrebs. Aber schon eine einmalige Gabe kann eine irreversible Veränderung der DNA (Desoxyribonukleinsäure) verursachen. Derartige Veränderungen der DNA sind die Basis eines unkontrollierten Zellwachstums, also für Krebs. Tabakrauch enthält auch aromatische Nitrile. Manche von ihnen, so das Benzol, können beim Menschen nach Angaben der MAK-Werte-Kommission Krebs verursachen.

Nikotin

Nikotin verursacht von sich aus keinen Krebs. Es trägt jedoch über die Aktivierung des Benz(a)pyrens und anderer Krebserreger indirekt dazu bei.

2-Nitropropan

Tabakrauch enthält einige Nitroverbindungen, deren krebserzeugende Wirkung laut MAK-Werte-Liste erwiesen ist oder die im begründeten Verdacht stehen, Krebs zu verursachen [17]. 2-Nitropropan z.B. schädigt beim Menschen die Leber und verringert deren Filterwirkung für zirkulierende Tumorzellen im Tierversuch eindeutig. Im Rauch einer Zigarette hat man ein Mikrogramm 2-Nitropropan gemessen.

Amine

Manche im Rauch nachgewiesenen Amine wirken laut Angaben der MAK-Werte-Kommission auch beim Menschen erfahrungsgemäß krebserzeugend, z.B. das 2-Naphthylamin [18], das Blasenkrebs verursachen kann. Die ebenfalls im Tabakrauch enthaltenen sekundären Amine können mit Nitril oder Stickoxid Nitrosamine bilden. Diese können beim Menschen Krebs auslösen. Zur Gruppe der im Tabakrauch nachgewiesenen Amine zählt unter anderen noch das Blasenkrebs verursachende Anilin. [19]

Kohlenwasserstoffe

Zigarettenrauch enthält viele Kohlenwasserstoffe, unter anderem Benz(a)pyren (10 bis 50 Mikrogramm) und Benzol [20], die – nach den Seveso-Dioxinen – auch für den Menschen zu den stärksten Karzinogenen zählen. Von wenigen Umweltchemikalien ist die krebserregende Wirkung so dokumentiert wie für Benz(a)pyren aus der Gruppe der sogenannten polycyclischen aromatischen Kohlenwasserstoffe. Benz(a)pyren entsteht, wenn organisches Material durch Hitze zersetzt wird – beim Rauchen in relativ hoher Konzentration. Es gelangt auch beim «Passivrauchen» in die Lunge, und zwar meist in einer größeren Menge als durch andere Umwelteinflüsse. Der Benzpyrengehalt des Tabakrauchs läßt sich gut mit dem der Großstadtluft vergleichen. Eine Analyse in Frankfurt, durchgeführt im Jahr 1979 vom Umweltbundesamt und dem Institut für Metereologie und Geophysik der Universität Frankfurt, ergab: In einem Kubikmeter Luft sind 1,8 Nanogramm Benzpyren enthalten (1,8 Nanogramm = 0,0018 Mikrogramm). Im Tabakrauch werden im Mittel etwa 21 Nanogramm Benzpyren pro Zigarette gefunden, das sind 0,021 Mikrogramm.

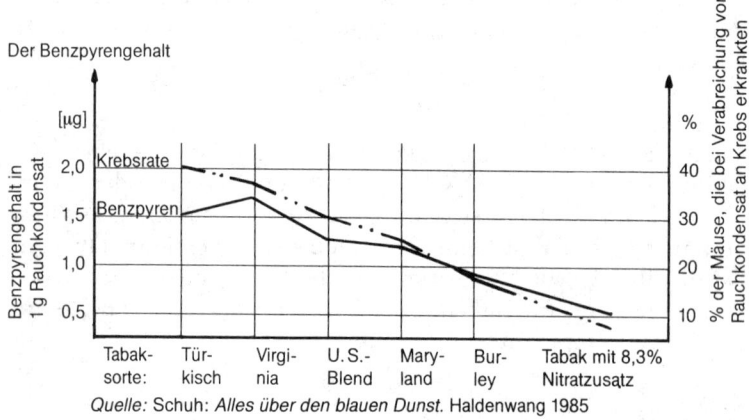

Quelle: Schuh: *Alles über den blauen Dunst.* Haldenwang 1985

Mit anderen Worten: Ein Raucher inhaliert mit einer einzigen Zigarette etwa 21 Nanogramm Benzpyren, also genausoviel wie ein Nichtraucher in einer belasteten Großstadt innerhalb von 24 Stunden. Raucht er durchschnittlich 30 Zigaretten am Tag, nimmt er bis zu 1,05 Mikrogramm Benzpyren auf, also etwa 50mal mehr als ein nichtrauchender Großstädter.[21]

Der Rauch von Filterzigaretten soll durchschnittlich 50 Prozent weniger polycyclische aromatische Kohlenwasserstoffe enthalten als der Rauch filterloser Zigaretten. Der Gehalt hängt auch wesentlich von der verwendeten Tabaksorte ab.

Burley-Tabak enthält danach weniger Benzpyren als türkischer oder Virginia-Tabak. Burley-Tabak ist dunkel, während türkische oder Virginia-Tabake hell sind; dunkle Tabake enthalten also zumindest weniger krebsverursachendes Benzpyren als die heute in Deutschland bevorzugten hellen Tabaksorten.

Benzol

Auch das für viele Anwendungszwecke inzwischen verbotene Benzol kommt im Tabakrauch vor. Es kann laut MAK-Werte-Kommission beim Menschen unter anderem Blutkrebs (Leukämie) verursachen.[22]

Cadmium

Cadmium steht nach Angaben der MAK-Werte-Liste im begründeten Verdacht, Krebs zu erzeugen. Zusätzlich zur Ernährung, die heute in der Regel bereits bedenklich hoch damit angereichert ist, belasten Raucher sich und ihre Mitmenschen etwa in der gleichen Größenordnung mit Cadmium aus dem Zigarettenrauch. In Zigaretten wurden im Durchschnitt zwischen ein und zwei Mikrogramm nachgewiesen.[23]

Blei

Der Bleigehalt in den meisten Tabaksorten ist zehn- bis 20mal so hoch wie der von Gemüse oder Obst. Diese Belastung dürfte so auch ihren Teil zur erhöhten Krebssterblichkeit von Rauchern beitragen. Zahlreiche Untersuchungen deuten nämlich darauf hin, daß die chronische Aufnahme selbst geringer Bleimengen Krebs erzeugen kann.[23a]

Arsen

Arsen und einige seiner Verbindungen werden von der MAK-Werte-Kommission als eindeutig krebserzeugend für den Menschen eingestuft.[24] Es erzeugt vor allem Lungen-, Haut- und Leberkrebs. Nachdem inzwischen arsenhaltige Schädlingsbekämpfungsmittel im Tabakanbau verboten sind, soll der durchschnittliche Arsengehalt von Rohtabak zwischen 0,26 und 0,66 Mikrogramm pro Zigarette betragen.[25]

Nickel

Tierversuche haben gezeigt, daß die üblicherweise im Tabakrauch vorkommenden Nickelcarbonylmengen bei langdauernder Zufuhr Krebs verursachen. Nickelcarbonyl gelangt auch in den sogenannten Nebenstromrauch, wodurch selbst Nichtraucher in einer

Höhe mit diesem Krebsauslöser belastet werden, die laut MAK-Werte-Kommission an Arbeitsplätzen nicht vorkommen darf. Für diesen krebserzeugenden Stoff hält die Kommission keinen noch so geringen Grenzwert für ungefährlich. Eine Zigarette soll zwischen 2,34 und 8,32 Mikrogramm Nickel enthalten.[26]

Radioaktive Stoffe im Tabak

Wie alle großblättrigen Pflanzen nehmen auch Tabakpflanzen während des Wachstums Schadstoffe und strahlende Elemente aus der Luft auf. Die Oberfläche spielt dabei eine wichtige Rolle: Je stärker ein Blatt behaart ist, wie es bei Tabak der Fall ist, desto besser können Staubteilchen daran haften. Seit Tschernobyl dürfte sich die immer schon stärkere Strahlenbelastung von Rauchern deshalb nicht unerheblich erhöht haben – und damit auch ihr Krebsrisiko.

Rückstände von Pflanzenschutzmitteln im Tabakrauch

Wie die meisten Pflanzen enthält auch Tabak zahlreiche Rückstände von Pflanzenschutzmitteln. Abhängig von Herkunft, Anbaumethoden und Anwendungskontrollen ergeben sich bei Rückstandsanalysen zum Teil extreme Mengenunterschiede. Nicht selten werden aber Pflanzenschutzmittel eingesetzt, deren krebserzeugendes Potential erst nach jahrelanger Anwendung erkannt wird; ein Beispiel dafür ist das Herbizid Malein-Hydrazid. In den 70er Jahren wurden 80 Prozent der in den USA gezüchteten Tabake damit behandelt. Solche Tabake enthalten im Mittel 30 ppm dieser Verbindung, davon gelangt 1 ppm in den Rauchstrom. Das handelsübliche Malein-Hydrazin ist mit 0,4 Prozent Hydrazin verunreinigt, das laut MAK-Werte-Kommission eine Krebsgefahr für den Menschen darstellt.[27]

Raucherkrebs – ein Paradebeispiel für unkalkulierbare Kombinationswirkungen

Das Krebsrisiko von Rauchern und ihren «Opfern» hängt offenbar sehr stark von Synergismen, also Kombinationswirkungen mit anderen, vor allem angeblich zivilisatorischen Einflüssen ab. Anders ist es kaum zu erklären, daß Krebs bei Rauchern im Balkan, Süditalien oder Nordafrika wesentlich seltener vorkommt, obwohl dort viel und ohne Filter geraucht wird. Hier dürften Unterschiede in den Ernährungsgewohnheiten und der allgemeinen Luftqualität (innen wie außen) eine große Rolle spielen.

Inzwischen weisen zahlreiche Untersuchungen darauf hin, daß z.B. radioaktive Strahlung und Asbest in Verbindung mit dem Rauchen von Zigaretten synergetisch wirken. Deutlich zeigte dies eine 1980 publizierte Studie von I.J. Selikoff (et al.), deren Ergebnisse 1986 veröffentlicht wurden: Von 582 Männern, die zwischen 1941 und 1945 angefangen hatten, in einer Asbestmanufaktur zu arbeiten, wurden nach jeweils 20 Jahren Rauchgewohnheiten, Alter und gegebenenfalls Todesdatum und -ursache erfaßt. Die Sterberaten (speziell an Lungenkrebs) wurden in jeder Rauchkategorie den zu erwartenden durchschnittlichen Sterberaten gegenübergestellt. So konnte man schätzen, wie viele Sterbefälle auf Asbestexposition bzw. Rauchen allein und ihre Kombination zurückzuführen waren.

Die Ergebnisse waren beeindruckend: 304 Todesfälle wurden bis 1977 registriert, davon 116 (38,2 Prozent) verursacht durch Krebs. Dies war das 3,4fache dessen, was man erwartet hatte, 430 der 583 Männer waren notorische, 15 Prozent ehemalige Raucher. Man schätzte, daß 153 (also etwa 50 Prozent) der Todesfälle auf den Einfluß der Asbestexposition allein, 46 (15 Prozent) auf den des Zigarettenrauchens und 14 (fünf Prozent) auf die Kombination von Asbest und Zigaretten zurückzuführen waren. Bei Lungenkrebs fielen die Ergebnisse noch eindeutiger aus. Der synergetische Effekt von Asbestexposition und Rauchen war frappierend. Die asbestexponierten Raucher wiesen gegenüber den nichtexponierten ein etwa sechsfach erhöhtes Lungenkrebssterberisiko auf, gegenüber gleichaltrigen Nichtrauchern ohne Asbestbelastung sogar ein 80faches.

Beobachtete und erwartete Lungenkrebssterbefälle bei Asbestarbeitern

Rauchgewohnheiten der Asbestarbeiter	Anzahl der Lungenkrebssterbefälle	Erwartete Zahl basierend auf		
		Vergleichsgruppe 1	Vergleichsgruppe 2	Vergleichsgruppe 3
Zigarettenraucher	55	16,5	9,6	0,7
Nichtraucher	3	3,0	0,2	0,2

Vergleichsgruppe 1: Nichtrauchende Asbestarbeiter
Vergleichsgruppe 2: Nichtasbestarbeiter mit vergleichbaren Rauchgewohnheiten
Vergleichsgruppe 3: Nichtraucher, die am Arbeitsplatz nicht mit Asbest zu tun hatten

Quelle: Abel, U., Misfeld, J.: *Ergebnisse der Epidemiologie des Lungenkrebses.* Umweltbundesamtbericht 3/86. Berlin 1986

Dieser synergetische Effekt zwischen dem Rauchen und der Asbestbelastung hat nicht nur für den betroffenen Arbeiter Bedeutung. Denn Asbestfeinstaub kommt nicht nur am Arbeitsplatz vor, sondern auch in Wohnhäusern und öffentlichen Gebäuden sowie immer mehr in der Luft unserer Großstädte. Dazu trägt der Abrieb von Bremsbelägen bei. Die Konzentrationen schwanken stark: Stadtluft enthält zehn bis 100 Nanogramm pro Kubikmeter, geschlossene Gebäude bis zu 800 Nanogramm und Arbeitsplätze in der Asbestverarbeitung sogar 100 000 Nanogramm pro Kubikmeter.[28] Mehr Information über Asbest enthält das Kapitel *Krebsrisiko Baustoffe*.

Auch Passivraucher sind akut gefährdet

Halten sich Nichtraucher in einer Umgebung auf, in der geraucht wird, können sie es auf einen Konsum von fünf bis zehn Zigaretten am Tag bringen – ohne eine einzige Zigarette in die Hand genommen zu haben! Auch sie sind also gefährdet. Seit langem beschäftigt man sich mit dem Krebsrisiko durch Passivrauchen. Eine der bekanntesten Erhebungen ist die Studie von Takeshi Hirayma. Sie lief 14 Jahre lang, und 265 118 Japaner nahmen an ihr teil. Eines ihrer Ergebnisse: Nichtrauchende Frauen von Rauchern erkranken doppelt so häufig an Lungenkrebs wie nichtrauchende Frauen von Nichtrauchern.[29]

Die MAK-Werte-Kommission der Deutschen Forschungsgemeinschaft, zuständig für die Prüfung gesundheitsschädigender Arbeitsstoffe und für die Festsetzung der Grenzwerte für die Schadstoffbelastung am Arbeitsplatz, hat die Krebsgefährdung durch Passivrauchen am Arbeitsplatz 1985 erstmals in die MAK-Werte-Liste aufgenommen. Sie bewertete dieses Krebsrisiko (1986) folgendermaßen: «Am Arbeitsplatz passiv inhalierter Tabakrauch ist als gesundheitsschädliches Arbeitsstoffgemisch zu werten. Solange der passiv inhalierende (nichtrauchende) Arbeitnehmer unfreiwillig Tabakrauch ausgesetzt ist, ist passiv inhalierter Tabakrauch anderen gesundheitsschädlichen, also auch krebserzeugenden Arbeitsstoffen bzw. Stoffgemischen gleichzusetzen. Es ist auch besonders zu berücksichtigen, daß eine sehr große Zahl von Arbeitnehmern passiv inhaliertem Tabakrauch exponiert ist; es dürfte keinen anderen, ähnlich weit verbreiteten gesundheitsschädlichen Arbeitsstoff (bzw. Stoffgemisch) geben.

Zehn bisher publizierte epidemiologische Studien zur Krebsgefährdung durch passiv inhalierten Tabakrauch haben ein im Trend deutliches Ergebnis erbracht. Die durch passive Inhalation exponierten Nichtraucher weisen *gegenüber* nichtexponierten erhöhte Tumorraten an den Schleimhäuten des Atemtrakts auf, im wesentlichen Bronchialkarzinome... Tabakrauch enthält ohne Zweifel krebserzeugende Stoffe in größerer Zahl. Einige dieser Wirkprinzipien sind im Nebenstromrauch, dem der ‹Passivraucher› in besonderem Maße ausgesetzt ist, in höherer Konzentration vorhanden als im Hauptstrom. Die mengenmäßige Exposition des ‹Passivrauchers› gegenüber den flüchtigen Stoffen ist in stärker verräucherten Räumen durchaus in der gleichen Größenordnung wie die der ‹Aktivraucher›. Aus diesem Grund ist eine Krebsgefährdung beim ‹Passivraucher› grundsätzlich anzunehmen.» [30]

Mengen der wichtigsten bisher nachgewiesenen oder stark verdächtigen Kanzerogene im Haupt- und Nebenstromrauch einer Zigarette

	pro Zigarette			
	im Hauptstrom		im Nebenstrom	
Trockenkondensat	31,0–33,3	mg	43,1–58,0	mg
	31,4	mg	52,0	mg
Acrolein	70	µg	925	µg
	(25–140)	µg		
Formaldehyd	30	µg	1526	µg
	(20–90)	µg		
N-Nitrosonornikotin	0,24–3,70	µg	0,15–6,1	µg
Anilin	0,364	µg	10,8	µg
Cadmium	0,10–0,12	µg	0,43–0,72	µg
Nickel	0,02–0,08	µg	0,62–1,03	µg
Benzo(a)pyren	38	ng	131	ng
	12	ng	25	ng
Hydrazin	32	ng	n.a.	
Benz(a)anthrazen	30	ng	81	ng
	2,6–51,7	ng	204–612	ng
N-Nitrosopyrrolidin	3,1–30,3	ng	296–700	ng
	1,5–29	ng	2,8–150	ng
N-Dimethylnitrosamin	0,1–27	ng	143–415	ng
	1,8–13,8	ng	213–558	ng
	1,7–97	ng	680–1040	ng
N-Diethylnitrosamin	1,1–3,8	ng	8,2–73	ng
N-Ethyl-N-methylnitrosamin	0,1–2,5	ng	5–27	ng
	0,1–9,1	ng	9–75	ng
Vinylchlorid	5,6–15,8	ng	n.a.	

n.a. = nicht angegeben

Quelle: Senatskommission zur Prüfung gesundheitsschädlicher Arbeitsstoffe: *Gesundheitsschädliche Arbeitsstoffe, Toxikologisch-arbeitsmedizinische Begründung von MAK-Werten/ 1986.* Weinheim 1986

Die Experten warnten besonders vor dem Krebsrisiko durch Passivrauchen am Arbeitsplatz, weil zur krebserzeugenden Wirkung des Tabakrauchs andere krebserzeugende Stoffe kommen können, die wahrscheinlich die Wirksamkeit potenzieren. Für die Kombination Asbest und Rauchen sei dies bereits erwiesen.

Die Gefahr für den Passivraucher geht überwiegend vom Nebenstromrauch aus. Er enthält mehr als 40 krebserzeugende Stoffe, darunter viele Nitrosamine. Zu Dimethylnitrosamit, das am besten untersucht wurde, äußerte sich die MAK-Werte-Kommission folgendermaßen: «Selbst einmalige Gaben können nach Monaten oder Jahren zur Krebsentstehung führen. Im Nebenstromrauch können manche Giftstoffe viel höher konzentriert sein als im Hauptstromrauch, so daß ein Passivraucher kaum weniger zu sich nimmt als der Raucher selbst.»[31]

Wie nicht anders zu erwarten war, hat die Zigarettenindustrie versucht, die Aufnahme des Passivrauchens in die MAK-Werte-Liste zu verhindern. Ihre Bemühungen, die Veröffentlichung der Liste durch eine gerichtliche Entscheidung zu unterbinden, blieben allerdings ohne Erfolg.

Die Erkenntnisse der MAK-Werte-Kommission haben natürlich auch für den Bereich außerhalb von Arbeitsplätzen Gültigkeit: in öffentlichen Gebäuden und Verkehrsmitteln z. B. oder zu Hause in den eigenen vier Wänden.

Schlimm ist es, wenn Kinder mitrauchen müssen. Denn ihr Organismus ist sehr sensibel. Hinzu kommt, daß das Wachstum von Tumoren bei ständiger Einwirkung bestimmter krebserzeugender Stoffe von der Zeitdauer und der täglich aufgenommenen Menge abhängig ist. Dabei kommt dem Zeitfaktor viel größeres Gewicht zu. Ein Kind, dessen Eltern rauchen, erkrankt wahrscheinlich auch viel früher an Krebs. In diesem Zusammenhang ist es natürlich fatal, daß immer mehr Frauen zur Zigarette greifen – gerade im Beisein der Kinder.

Frauen bald an der Spitze

Wie bereits erwähnt, ist die Lungenkrebsrate bei Frauen inzwischen deutlich angestiegen: Sie hat sich in den USA in den letzten 15 Jahren verdreifacht. Die Kurve verläuft parallel zu derjenigen von männlichen amerikanischen Krebstoten vor 20 oder 30 Jahren.

Von allen Krebsarten nimmt der Lungenkrebs bei Frauen am schnellsten zu, er hat den Dickdarmkrebs bereits überrundet. Viele Experten meinen, daß Lungenkrebs bei gleichbleibenden Raten bis Ende dieses Jahrzehnts an der Spitze der Krebstodesursachen stehen wird.[32]

Viele Hersteller von Zigaretten haben die Frauen als Zielgruppe entdeckt und bieten ihnen – gewissermaßen exklusiv –

leichte Zigaretten an. Sie tun es wohl nicht aus purer Nächsten-
liebe, sondern verknüpfen handfeste wirtschaftliche Erwartungen
damit. Können diese Zigaretten den schlimmen Trend bremsen?

Schützen «leichte Zigaretten» vor Krebs?

Wie wir gesehen haben, treten die Folgen des Rauchens verzögert
ein. Sie werden erst nach Jahrzehnten sicht- und spürbar. Diese
Zeitspanne nutzt die Zigarettenindustrie weidlich aus, um ihren
potentiellen Kunden weiszumachen, daß es ihr zunehmend ge-
linge, das Rauchen ungefährlicher zu machen. In der BRD lag der
Marktanteil «leichter Filterzigaretten» bei 85 Prozent, in Italien
bei 50 und in den Ostblockstaaten bei 30 Prozent.[33]
Grund genug für viele Raucher, auch einmal eine mehr zu
rauchen. Doch dabei bleibt es meist nicht. Was an sich ganz
logisch ist: Rauchen ist eine Sucht nach Nikotin. Zur Befriedigung
ist eine ganz bestimmte Menge notwendig, bei einer Zigarette mit
hohem Nikotingehalt weniger, bei einer nikotinarmen eben mehr
Glimmstengel. Je mehr Zigaretten geraucht werden, desto höher
aber ist das Krebsrisiko.

Und der Staat kassiert

Daß die «gesundheitsbewußter» gewordenen Raucher jetzt mehr
Zigaretten als vorher rauchen müssen, um ihre Nikotinsucht zu
befriedigen, kommt dem Staat vermutlich sehr gelegen. Er erhält
erkleckliche Summen mit der Tabaksteuer: 1985 waren es immerhin 14,452 Milliarden Mark.[34]
Verständlich, daß er mit der harmlosen Formulierung «Rauchen gefährdet Ihre Gesundheit» auf jeder Zigarettenschachtel
zufrieden ist. Warum sollte er auch die Kuh, die reichlich Milch
gibt, schlachten? Immerhin hat er sich durchgerungen, ein Produkt kennzeichnen zu lassen, das auch die Atemluft der Nichtraucher mit mehr und gefährlicheren krebserzeugenden Stoffen an-
reichert als Industrie- und Autoabgase. Einschneidende Maßnahmen, etwa ein Verbot der Werbung, fanden immer wieder Einzel-
kämpfer im Plenum des Bundestages. Gleichzeitig verstauben
Referentenentwürfe in der ministeriellen Schublade. Der irische
Wissenschaftler James S. McCormick sagte im April 1985 ganz
offen: «Rauchen mag zwar gesundheitsschädlich sein, aber wirt-
schaftlich ist es zu begrüßen. Es ist gut für die Wirtschaft, weil es

557

einerseits Arbeitsplätze schafft und andererseits zu frühzeitigem Tod führen kann.»[35]

Man könnte meinen, daß Raucher auch deshalb schlecht über ihr Krebsrisiko informiert werden, weil sie nicht nur gute Steuerzahler sind, sondern auch die Rententräger entlasten: Nach Berechnungen der Krankenkassen sterben sie bis zu zwölf Jahre früher als der durchschnittliche Rentenempfänger. Zwar ist der volkswirtschaftliche Schaden, den Raucher durch ihr Laster anrichten, weit höher als das Steueraufkommen durch Tabakkonsum, aber die Krankheitskosten der Raucher werden schließlich aus den Krankenkassenbeiträgen bezahlt – nicht aus der Tabaksteuer.

«Europa gegen den Krebs»: halbherzige Steuererhöhungen

Wir wir gesehen haben, ist der Staat nicht gerade brennend daran interessiert, ein Machtwort zu sprechen. Die eher halbherzig unterstützten Programme scheinen auch nicht viel zu bewirken. So deutet jedenfalls viel darauf hin, daß die Kommission der Europäischen Gemeinschaften mit ihrem in den Jahren 1987 bis 1989 laufenden Aktionsprogramm *Europa gegen den Krebs* Schiffbruch erleiden wird: An erster Stelle steht in diesem Programm die «Bekämpfung des Tabakkonsums», an letzter der «Schutz gegenüber karzinogenen Stoffen». Man hat offenbar den Weg des geringsten Widerstandes gewählt.

Bemerkenswert ist, was als erster Schritt zur Bekämpfung des Tabakkonsums vorgesehen ist: «Harmonisierung der Steuer auf die in der Europäischen Gemeinschaft hergestellten Tabakerzeugnisse unter Zugrundelegung der höheren Steuersätze.»[36] Damit sollen unter anderem die Behandlungskosten für krebskranke Raucher finanziert werden.

Im Programmpunkt «Schutz vor karzinogenen Stoffen» vermissen wir die Maßgabe, daß sich die chemische Industrie zukünftig an den Folgekosten ihrer krebserzeugenden Produktion zu beteiligen habe.

Mehr oder weniger auf sich allein gestellt, bleibt dem einzelnen in erster Linie, den Gefahren des Rauchens aus dem Weg zu gehen. Einige Tips mögen ihm dabei helfen.

Wie läßt sich dieses Krebsrisiko verringern?

▷ Hören Sie auf zu rauchen – besser heute als morgen.
▷ Meiden Sie rauchende Mitmenschen.
▷ Halten Sie sich möglichst nicht in Räumen auf, in denen geraucht wird. Auch in schlecht gelüfteten, in denen vorher gequalmt wurde, enthält die Luft mehr krebserzeugende Stoffe als üblicherweise (auch in Verkehrsmitteln).
▷ Bestehen Sie auf Ihrem Recht, daß an Ihrem Arbeitsplatz nicht geraucht wird. Wenden Sie sich gegebenenfalls an den Betriebsrat. Verschiedene Gerichtsurteile bestätigen den Anspruch auf Schutz vor verrauchter Luft.
▷ Wenn Sie rauchen oder einige Jahre geraucht haben, sollten Sie sich einmal im Jahr ärztlich untersuchen lassen.
▷ Wenn Sie nicht mit dem Rauchen aufhören können oder wollen, sollten Sie folgendes bedenken:

1. Auch die sogenannten leichten Zigaretten enthalten im Tabakrauch kaum weniger krebserzeugende Stoffe.

2. Rauchen Sie nicht in Gegenwart von Kindern und Nichtrauchern.

3. Alkohol kombiniert mit Teer und verschiedenen anderen Bestandteilen des Tabakrauchs stellt eine brisante Mischung dar, die das Raucherkrebsrisiko deutlich erhöht.

4. Neuere Studien ergaben, daß Raucher von Filterzigaretten gegenüber Rauchern von filterlosen Zigaretten ein um zehn bis 50 Prozent geringeres Lungenkrebsrisiko aufweisen. Nicht viel – aber immerhin!

5. Versuchen Sie, auf Pfeife umzusteigen und möglichst wenig zu inhalieren.

6. Der Gehalt an krebserzeugenden Stoffen im Tabakrauch steigt, je länger Sie an der Zigarette ziehen – rauchen Sie deshalb nur ein paar Züge, wenn es schon sein muß.

Krebsrisiko Körperpflegemittel

Der Industrieverband Körperpflege- und Waschmittel e. V. hat klare Vorstellungen darüber, wie Verbraucher über die Inhaltsstoffe von Körperpflegemitteln aufgeklärt werden sollten – wenn überhaupt. Im Rahmen der Recherchen für dieses Kapitel hatten wir folgende Anfrage an 40 der führenden Körperpflegemittelhersteller gerichtet:

«Sehr geehrte Damen und Herren,

in letzter Zeit wurden zunehmend Untersuchungen publiziert, die das Vorhandensein krebserzeugender und krebsverdächtiger chemischer Stoffe in Körperpflegemitteln belegen.

Auch das Bundesgesundheitsamt hat den Herstellern kosmetischer Mittel wiederholt empfohlen, künftig bestimmte Stoffe (die unter anderem das Krebsrisiko der Verwender erhöhen) nicht mehr einzusetzen bzw. als Rohstoffverunreinigung zu vermeiden.

Da das Bundesgesundheitsamt darauf hinweist, daß es über keine Zusammenstellung der im Verkehr befindlichen Kosmetika und ihrer Zusammensetzung verfügt, und empfiehlt, Fragen zur Krebsgefährdung durch Körperpflegemittel direkt an die Hersteller zu richten, bitten wir Sie um Beantwortung folgender Fragen:

Welche der von Ihnen angebotenen Kosmetika oder sonstigen Körperpflegemittel sind frei von folgenden chemischen Stoffen bzw. Verunreinigungen:

▷ Bronidox (sofern im gleichen Produkt nitrosierbare Amine eingesetzt werden)
▷ Bronipol (sofern im gleichen Produkt nitrosierbare Amine eingesetzt werden)
▷ Dieldrin
▷ Diethylphthalat
▷ Dioxan
▷ Ethylbenzol
▷ Ethylenoxid
▷ Formaldehyd
▷ Hexachlorophen
▷ Isopropanol
▷ Lindan
▷ Methylenchlorid

▷ Phenol
▷ Sekundäre Amine
▷ Toluol
▷ Wasserstoffperoxid

Sofern Sie ausschließen können, daß weitere Chemikalien mit krebserzeugendem Potential in Ihren Körperpflegemitteln vorkommen, würden wir entsprechende Angaben veröffentlichen. Durch Ihre möglichst ausführliche und detaillierte Beantwortung der oben genannten Fragen und deren Veröffentlichung möchten wir auch dazu beitragen, die derzeit bestehenden Bedenken gegenüber krebserzeugenden Kosmetika abzubauen, soweit diese aufgrund inzwischen vorgenommener Rezepturänderung unnötig geworden sind.

Wir gehen davon aus, daß Ihnen die Beantwortung aufgrund vorliegender Daten kurzfristig möglich ist; wenn nicht, bitten wir um einen Zwischenbescheid.

Mit freundlichen Grüßen...«

Lediglich zwei der angeschriebenen 40 Hersteller haben uns mitgeteilt, welche ihrer Produkte frei von den oben genannten Chemikalien sind. Und zwar die Firma Benckiser GmbH bezüglich ihres Produkts *Dulgon* Duschfrisch und die Firma Böttger GmbH, die schrieb, daß die von uns genannten Stoffe in ihren Kosmetikserien Hormocenta, Serexan und Tokalon nicht enthalten sind. Die Firma Wella AG beschränkte ihre Antwort darauf, daß ihre Produkte formaldehydfrei sind, der Dioxan-Gehalt bereits soweit wie möglich reduziert wurde und ab Sommer 1987 völlig auf den Einsatz von Fluorchlorkohlenwasserstoffen verzichtet wird. Fünf der angeschriebenen Unternehmen leiteten unsere Anfrage an Fachabteilungen, Lieferanten oder Konzernleitungen weiter, von denen bis zum Redaktionsschluß dieses Buches keine Antwort kam. Ein Teil der angeschriebenen Hersteller aber hat offenbar den Eindruck gehabt, daß hier der Verband tätig werden muß (warum eigentlich?) und hat unser Schreiben zur Beantwortung dorthin weitergeleitet. Der Brief des Verbandes ist aufschlußreich:

«Sehr geehrte...

mit Schreiben vom 5. Juni dieses Jahres haben Sie sich an eine Reihe unserer Mitgliedsfirmen gewandt und um Auskunft gebeten, ob bestimmte, von Ihnen aufgelistete Stoffe in den jeweiligen Produkten enthalten seien. Zum Teil haben die Firmen Ihnen direkt geantwortet, zum Teil uns als Verband gebeten, die Beantwortung in ihrem Namen vorzunehmen. Wir kommen dieser Bitte gerne nach und nehmen zu Ihrem Schreiben wie folgt Stellung:

1. Für die Hersteller von kosmetischen Mitteln sind in der Bundesrepublik die Vorschriften des Lebensmittel- und Bedarfsgegenständegesetzes sowie der Kosmetik-Verordnung, die inhaltlich der EG-Richtlinie Kosmetische Mittel entspricht, bindend. Gemäß Artikel 2 der EG-Richtlinie Kosmetische Mittel resp. § 24 des Lebensmittel- und Bedarfsgegenständegesetzes dürfen nur solche kosmetischen Mittel hergestellt und in den Verkehr gebracht werden, die nicht geeignet sind, die menschliche Gesundheit zu schädigen. Damit erübrigt sich eine Beantwortung der Frage, ob bestimmte Stoffe, die bekanntermaßen verboten sind, eingesetzt werden.

2. Die Zulassung von Einzelstoffen durch die Kosmetik-Verordnung basiert auf der Grundlage umfangreichen Datenmaterials entsprechend dem Anforderungskatalog des Wissenschaftlichen Komitees Kosmetologie der Europäischen Gemeinschaft und einem Zulassungsverfahren durch international anerkannte Fachleute.

3. Es entspricht keinesfalls den Kriterien einer sachgerechten Verbraucheraufklärung, kosmetische Inhaltsstoffe in gute und weniger gute oder gar in krebserregende und nicht krebserregende zu unterteilen. Es gibt nur zugelassene (zum Teil mit bestimmten Konzentrationsbeschränkungen) und nicht zugelassene Inhaltsstoffe. Sollte sich nachträglich für einen bestimmten Stoff der Verdacht einer Gesundheitsgefährdung ergeben, so ist seine Verwendung in Körperpflegemitteln nicht mehr zulässig. Dies ergibt sich allein aufgrund § 24 des Lebensmittel- und Bedarfsgegenständegesetzes, ohne daß der Gesetzgeber ein spezifisches Verbot auszusprechen brauchte. Der Schutz des Verbrauchers ist damit sofort und unmittelbar gegeben.

4. Angesichts der Formulierung Ihres Rundbriefes und der enthaltenen Frageliste halten wir Ihr Vorhaben, einen Ratgeber für Verbraucher über Körperpflegemittel herauszugeben, vom Ansatz her für verfehlt. Allein die Unterstellung, es gäbe krebserzeugende Kosmetika, geht an den faktischen und rechtlichen Tatbeständen vorbei und läßt eine bestimmte Tendenz Ihrer geplanten publizistischen Aktivitäten erkennen. Eine derartige Verbraucheraufklärung ist nicht nur unnötig, sondern führt zu einer sachlich nicht gerechtfertigten Verunsicherung.

Mit freundlichen Grüßen...»

Die Körperpflegemittelhersteller und ihre Verbands-Lobbyisten haben in den letzten Jahren zunehmend damit zu tun, ihre Produkte aus der allgemeinen Diskussion über gesundheitliche Risiken chemischer Produkte möglichst herauszuhalten. Das ist ihnen bisher auch ganz gut gelungen. Die Methode ist recht simpel: Man verweigert strikt jede Auskunft über die chemische Zusammensetzung der Produkte. Selbst das Bundesgesundheitsamt verfügt über keine Zusammenstellung der im Verkehr befindlichen Kosmetika und ihrer Zusammensetzungen.[1] Eine derart verbraucherfeindliche Praxis ist beispielsweise in den USA nicht möglich. Dort müssen schon seit langem alle Inhaltsstoffe lückenlos auf der Packung angegen werden.[2]

Weshalb hat es diese Brauche eigentlich so nötig, die chemische Zusammensetzung ihrer Produkte wie Staatsgeheimnisse zu verschweigen? Ein wesentlicher Grund dafür dürfte sein, daß eine Volldeklaration der Inhaltsstoffe von Körperpflegemitteln beweisen könnte, daß nur wenige Produkte dieser Branche den gesetzlichen Anforderungen entsprechen, die der § 24 des Lebensmittel- und Bedarfsgegenständegesetzes strenggenommen vorschreibt:

«§ 24 *Verbote zum Schutz der Gesundheit*
Es ist verboten,
1. kosmetische Mittel für andere derart herzustellen oder zu behandeln, daß sie bei bestimmungsgemäßem oder vorauszusehendem Gebrauch geeignet sind, die Gesundheit zu schädigen;
2. Stoffe, die bei bestimmungsgemäßem oder vorauszusehendem Gebrauch geeignet sind, die Gesundheit zu schädigen, als kosmetische Mittel in den Verkehr zu bringen.»[3]

Welche Auffassung von der Erfüllung dieses Gesetzes der Industrieverband der Körperpflegemittelhersteller hat, brachte er in seinem oben abgedruckten Antwortschreiben auf unsere Anfrage zum Ausdruck: «Es gibt nur zugelassene (zum Teil mit bestimmten Konzentrationsbeschränkungen) und nicht zugelassene Inhaltsstoffe. Sollte sich nachträglich für einen bestimmten Stoff der Verdacht einer Gesundheitsgefährdung ergeben, so ist seine Verwendung in Körperpflegemitteln nicht mehr zulässig. Dies ergibt sich allein aufgrund § 24 des Lebensmittel- und Bedarfsgegenständegesetzes, ohne daß der Gesetzgeber ein spezifisches Verbot auszusprechen brauchte. Der Schutz des Verbrauchers ist damit sofort und unmittelbar gegeben.»[4]

So einfach ist das! Das Gesetz ist gleichbedeutend mit seinem Vollzug. Die Branche hat es offenbar nötig, mit markigen Worten Zweifel zu verdrängen. Die realen Inhalte der Träume und Schäume, die sie verkauft, sind typische Chemieprodukte – mit dem üblichen Spektrum an gesundheitlichen Risiken, nicht selten Krebsgiften!

Öko-Test: Ein Magazin kämpft gegen Dioxan

In dankenswerter Weise kümmert sich die Zeitschrift *Öko-Test* um die Qualität unserer Körperpflegemittel. Ausgehend von einer Sendung des TV-Magazins *Monitor*, berichtet die Zeitschrift in ihrer Ausgabe 4/1987 über das, was sie «das große Messen» genannt hat: über Untersuchungen von Landesgesundheitsbehörden, bei der Stiftung Warentest sowie in Österreich und auch in den Niederlanden. Immer ging es um die besorgte Frage von Bürgern, die fürchteten, allein schon durch Haarewaschen Krebs zu bekommen. Nur eines der vielen Ergebnisse (*Öko-Test* 4/87): Niederländische Chemiker fanden Dioxan, und zwar bis 518 Milligramm pro Kilo.[5]

Die Zeitschrift berichtet weiter von Analysen des hessischen Sozialministeriums, das bei 175 Kosmetikprodukten oder -rohstoffen nur neun von dem Verdacht freisprechen konnte, Dioxan zu enthalten. Die übrigen dioxanhaltigen Mittel sind in der folgenden Tabelle aufgeführt. Immerhin hat inzwischen der hessische Sozialminister Armin Clauss (er war Mitglied der im Frühjahr 1987 abgelösten Rot-Grünen Regierung) ein Verbot von 1,4-Dioxan in der Kosmetik gefordert.

Widersprüchlich, wie zu erwarten, war die Reaktion des Bundesgesundheitsamtes. Auf der einen Seite hält es bis zu 500 Milligramm Dioxan in Kosmetika für unbedenklich, zugleich aber, so *Öko-Test*, fordert der Pressesprecher des BGA, Klaus-Jürgen Henning: «Das Dioxan muß da raus.» Und Gesundheitsministerin Rita Süssmuth hat das BGA aufgefordert, «über ein Reinheitsgebot für Kosmetika nachzudenken.»[6]

Immerhin reagiert die kosmetische Industrie inzwischen. Stichprobenuntersuchungen, wie etwa durch das Chemische Untersuchungsamt Bielefeld, zeigen, daß die Dioxanwerte «heruntergehen». Aufgeklärte Verbraucher reagieren nämlich wirksamer als die Behörden. So sind nach der *Monitor*-Sendung Zehntausende von Anfragen nach deren vorläufiger Dioxan-Liste eingegangen.

Bei der jetzt folgenden Tabelle ist zu berücksichtigen, daß die

Dioxan-Werte immer wieder schwanken, allgemeine Tendenzen sind ihr aber zu entnehmen.[7]

Dioxan in Kosmetika

Marke/Hersteller	Milligramm je Kilo
Aftersun – Pflegedusche, Blendax-Werke, Main	13
Algemarin – Duschbad, Böttger GmbH, Berlin	59
Algemarin – Duschbad, Böttger GmbH, Berlin	31
Basis pH neutral – Shampoo, Beiersdorf AG, Hamburg	42
Benny – Shampoo mit Ei, Exquisit-Kosmetik GmbH, Mainz	134
Bio-Kur – Kräuter Shampoo, Reinelt Ges., Friedberg	47
Biolife – Aktiv Shampoo, Goldwell GmbH, Darmstadt	58
Biolife – Antifett Shampoo, Goldwell GmbH, Darmstadt	66
Biolife – Pflege-Shampoo, Goldwell GmbH, Darmstadt	88
Biolife – Shampoo für trockenes Haar, Goldwell GmbH, Darmstadt	73
Biolife – Shampoo gegen Schuppen, Goldwell GmbH, Darmstadt	76
Body Care – Cremebad, Betrix GmbH & Co., Frankfurt	35
Body Care – Shower and Bath Gel, Betrix GmbH & Co, Frankfurt	137
Bola – Duschbad und Shampoo, Luhns GmbH, Wuppertal	93
Bola – hautpflegendes Cremebad, Luhns GmbH, Wuppertal	115
Bola – schonendes Shampoo, Luhns GmbH, Wuppertal	156
Bola – schonendes Shampoo, Luhns GmbH, Wuppertal	159
Boncure – Shampoo, Schwarzkopf GmbH, Hamburg	212
Care – Dusch- und Haargel, Margaret Astor AG, Mainz	48
Care No. 2 – Dusch- und Haargel, Margaret Astor AG, Mainz	67
Cien – Creme-Duschbad, Lenhart-Kosmetik, Lorsch	57
Clairol – Wirkshampoo f. fett. Haar, Bristol-Myers GmbH, Neu-Isenburg	32
Clairol – Wirkshampoo f. strap. Haar, Bristol-Myers GmbH, Neu-Isenburg	68
Clairol – Wirkshampoo g. Schuppen, Bristol-Myers GmbH, Neu-Isenburg	10
Crisan – Antifett Kur Shampoo, Wella AG, Darmstadt	70
Der Mann – Duschgel, Jade Cosmetic GmbH, Frankfurt	221
Dr. Förster's Kur Vital- und Kräutershampoo, Dr. Förster	81
Dr. Förster's Kräutershampoo, Dr. Förster	36
Dulgon – Duschfrisch, Benckiser GmbH, Ludwigshafen	56
Dusy – Kamille Shampoo, Euro-Friwa	181
Dusy – Lavendel-Schaumbad, Euro-Friwa	298
Elida plus – Spülung, Elida-Gibbs GmbH, Hamburg	82
Elida plus – Spülung, Elida-Gibbs GmbH, Hamburg	n. n.
El' Vital – Pflege-Shampoo, L'Oreal Haarkosmetik GmbH, Karlsruhe	21
El' Vital – Pflege-Shampoo, L'Oreal Haarkosmetik GmbH, Karlsruhe	60
El' Vital – Pflege-Shampoo, L'Oreal Haarkosmetik GmbH, Karlsruhe	76
Etienne Aigner No. 1 – Foam Bath, Et. Aigner Cosmetics GmbH, München	231
Eucerin pH 5 – Shampoo, Beiersdorf AG, Hamburg	8

567

Sanosan – Babybad, Milupa AG, Friedrichsdorf/Ts.	17
Schauma Shampoo – Ei-Lecithin, Schwarzkopf GmbH, Hamburg	487
Schauma Shampoo – Roßkastanie, Schwarzkopf GmbH, Hamburg	250
Schauma Shampoo – Wiesenduft, Schwarzkopf GmbH, Hamburg	253
Sebamed – Dusch- und Schaumbad, Sebapharma GmbH & Co., Boppard	344
Shampoo gegen Schuppen, Mäurer + Wirtz, Stolberg	126
Shampoo mit Ei, Reinelt Ges. Friedberg	100
Shamtu – Ei-Kamille Shampoo, Blendax Werke, Mainz	59
Sport Fragrance – Shower Gel, Et. Aigner Cosmetics GmbH, München	85
Tabac Original – Bath Foam, Mäurer + Wirtz, Stolberg	208
Tabac Original – Shower Gel, Mäurer + Wirtz, Stolberg	213
Topas – Pflege-Balsam, Schwarzkopf GmbH, Hamburg	134
Tosca – Duftschaumbad, 4711-Ferd. Mülhens, Köln	51
Tosca – Duschgel, 4711-Ferd. Mülhens, Köln	341
Tropenfrisch – Duschbad, Reinelt Ges. Friedberg	62
Waldsee – Schaumbad, Reinelt Ges. Friedberg	51
Waldsee – Schaumbad, Reinelt Ges. Friedberg	38
Wella Balsam – Shampoo, Wella AG, Darmstadt	82
White Flowers Duschgel, Margaret Astor AG, Mainz	70

n.n. = nicht nachweisbar
Quelle: Chemisches Untersuchungsamt Südhessen. Wiesbaden 1986

Und so reagiert das Bundesgesundheitsamt

In der Presseinformation «bga-p 18/1986» reagierte das Bundesgesundheitsamt auf die *Monitor*-Sendung in gewohnt beschwichtigender Art. Wir zitieren:
«Anläßlich der *Monitor*-Sendung vom 16. 9. 1986 zum Thema ‹Dioxan-haltige Shampoos› teilt das Bundesgesundheitsamt folgendes mit:
1. Die in der Sendung genannten Mengen des Stoffes 1,4-Dioxan (bis 390 parts per million/ppm) in bestimmten Haarshampoos stimmen mit Befunden der Überwachungsbehörden der Bundesländer überein. *Sie sind deutlich niedriger als noch vor einigen Jahren.*
2. Die in bestimmten Shampoos festgestellten Mengen des Stoffes 1,4-Dioxan sieht das Bundesgesundheitsamt *nach Beratung durch eine wissenschaftliche Sachverständigenkommission als gesundheitlich unbedenklich an.* Im Tierversuch hat die Verabreichung wesentlich größerer Mengen des Stoffes im Trinkwasser Krebs erzeugt; es ist anzunehmen, daß die Stoffwechsel- und Ausscheidungsmechanismen der Tiere bei diesen

568

hohen Dosierungen überlastet waren. Die Mengen an 1,4-Dioxan, die nach Anwendung kosmetischer Mittel vom Menschen aufgenommen werden können, liegen um mehrere Zehnerpotenzen unter der Dosis, die im Tierversuch keine biologischen Veränderungen mehr hervorriefen. Das in bestimmten Shampoos enthaltene 1,4-Dioxan *verdunstet im übrigen innerhalb von Minuten weitgehend.*

3. Auch geringe, unbedenkliche Mengen von Schadstoffen in kosmetischen Mitteln sind aus grundsätzlichen Erwägungen im Interesse der Gesundheitsvorsorge *unerwünscht*, soweit sie vermeidbar sind. Das Bundesgesundheitsamt begrüßt daher Bemühungen, den Gehalt des Stoffes 1,4-Dioxan in Kosmetika weiter zu senken oder das Auftreten des Stoffes in Kosmetika ganz zu vermeiden. Das ändert allerdings nichts an der unter 2. genannten gesundheitlichen Bewertung.»

Einmal erklärt das Bundesgesundheitsamt eine Wirkung für unbedenklich, dann spricht es dennoch von «unerwünscht», verweist dann wieder auf die Unbedenklichkeit, und wie immer in solchen Fällen, wenn es um Belange der Industrie geht, kann das Bundesgesundheitsamt unüblich schnell reagieren. Während es oft Jahre dauert, bis ein in anderen Ländern bereits verbotener Kosmetikbestandteil bei uns erst einmal gründlich untersucht wird, um ihn dann eines Tages vielleicht ebenfalls zu verbieten, ist ein industriefreundlicher Freispruch eines krebserzeugenden Stoffs in Hunderten von Kosmetika eine Sache von wenigen Tagen.

Diese offizielle Bekanntmachung ist ein typisches Beispiel für die Art des Bundesgesundheitsamtes, gesundheitlichen Verbraucherschutz so zu betreiben, daß die generell enge Zusammenarbeit mit der chemischen Industrie nicht belastet wird.

Der moderate Ton, in dem das Bundesgesundheitsamt der Kosmetikinstrie seit Jahren seine Wünsche kundtut, zeigt seinen Standort zwischen Verbrauchern und Herstellern. Selbst wenn man der Behörde eine Position der Mitte zubilligen würde, obwohl es offiziell gesundheitlichen Verbraucherschutz zu betreiben hat: die Mitte ist das nicht mehr! Die BGA-Wissenschaftler haben offenbar keine Scheu, eine blamable Unkenntnis (oder ist es Ignoranz?) der allgemein anerkannten wissenschaftlichen Risikobewertung bei krebserzeugenden Substanzen zu zeigen.

In der zitierten Bewertung des krebserzeugenden Potentials von Dioxan hat das BGA unter anderem folgende Erkenntnisse nicht berücksichtigt:

▷ Dioxan erzeugt im Tierversuch eindeutig Krebs. Die Senatskommission zur Prüfung gesundheitsschädlicher Arbeitsstoffe (MAK-Werte-Kommission) praktiziert die derzeit allgemein geltende Regel, daß für solche Stoffe «keine noch als unbedenklich anzusehende Konzentration angegeben werden kann», indem sie kategorisch für solche Chemikalien keine Grenzwerte festlegt.[8] Das BGA erlaubt sich etwas, was derzeit nicht einmal die stark mit Toxikologen der Chemiekonzerne besetzte MAK-Werte-Kommission wagt: zu sagen, daß bestimmte Mengen eines krebserzeugenden Stoffes gesundheitlich unbedenklich sind.

▷ Die MAK-Werte-Kommission hat außerdem festgestellt: «Bei langfristiger Einwirkung geringer Dosen dieser Stoffe (gemeint sind krebserzeugende Stoffe; Anm. d. Autors) summieren sich die gesetzten Veränderungen in hohem Maß; ob und in welchem Umfang Reparatur eintritt, kann zur Zeit nicht entschieden werden.[9]

Auch diese (im Kapitel *Krebsgifte – das wahre Gesicht der Chemie* eingehend beschriebene) Summationswirkung vernachlässigt das BGA in seiner Stellungnahme zum Krebsrisiko durch Dioxan in Körperpflegemitteln in unverantwortlicher Weise.

▷ Man möchte auch meinen, daß die Kosmetikindustrie Pate gestanden hat, als der Satz formuliert wurde: «Das in bestimmten Shampoos enthaltene 1,4-Dioxan verdunstet im übrigen innerhalb von Minuten weitgehend.»[10] Ist den BGA-Wissenschaftlern denn noch nicht der Gedanke gekommen, daß verdunstetes Dioxan eingeatmet werden kann? Die suggerierte Folgerung, daß verdunstetes Dioxan ungefährlich wird, ist doch wohl ein typisches Kind der Verdünnungstheorie, die von der chemischen Industrie so lange strapaziert wurde, bis nun jede angebliche Verdünnung von Schadstoffen mit Wasser oder Luft eher zur Schadstoffanreicherung führt.

Doch man würde den BGA-Wissenschaftlern Unrecht tun, wenn man vermutet, sie seien wissenschaftlich nicht auf der Höhe. Daß dem nicht so ist, beweisen zahlreiche hervorragende Fachpublikationen.

Man kann und muß aber aus dieser und anderen BGA-Stellungnahmen schließen, daß die dafür zuständige Sachverständigenkommission so besetzt ist, daß ihre offiziellen Verlautbarungen geeignet sind, die wirtschaftlichen Interessen der Kosmetikhersteller in ungebührlicher Weise auf Kosten der Gesundheit der Verbraucher unter Mißachtung allgemein anerkannter wissenschaftler Grundsätze zu fördern.

Muß eigentlich noch erwähnt werden, daß in der zuständigen Kosmetikkommission des BGA nicht nur große Kosmetikkonzerne wie Henkel und Merck vertreten sind, sondern auch der Industrieverband der Körperpflegemittelhersteller, aber kein Vertreter einer Verbraucherorganisation?

Der Wurm liegt, wie an diesem herausgegriffenen Beispiel des krebserzeugenden Dioxans zu sehen ist, im System. Darin, daß die chemische Industrie in der Kosmetikkommission gut vertreten ist, die Verbraucher, zu deren Schutz diese Kommission offiziell geschaffen wurde, hingegen nicht.

Die bestehenden Gesetze sind im Grunde gut, und sie könnten, wenn ihre Einhaltung streng und neutral überwacht werden würde, tatsächlich ausreichen, um vor gesundheitsschädlichen oder gar krebserzeugenden Kosmetikchemikalien zu schützen.

Doch dieses Gesetz ist in Wirklichkeit nicht viel mehr als ein schönes Aushängeschild, und so wird es vom Industrieverband der Körperpflegemittelhersteller ja offenbar auch benutzt. Denn wie dieses Gesetz auszulegen ist, was «geeignet ist, die Gesundheit zu schädigen», legt die schon kritisierte Kosmetikkommission des Bundesgesundheitsamtes fest. Sie hat auch maßgeblichen Einfluß darauf, welche Kosmetikchemikalien in welchen Konzentrationen zugelassen werden. Und was zugelassen ist, ist gesundheitlich unbedenklich – nicht umgekehrt!

Dioxan ist natürlich nur ein Beispiel für zahlreiche krebserzeugende Bestandteile oder chemische Verunreinigungen in Körperpflegemitteln. Die amtliche Liste der in Körperpflegemitteln zugelassenen Chemikalien enthält einige Stoffe, die seit langem im Verdacht stehen, Krebs zu erzeugen, oder deren krebserzeugendes Potential bereits erwiesen ist. So ist z. B. das im Tierversuch krebserzeugende Formaldehyd in Hunderten von Kosmetikprodukten zu finden. Es wird in Kosmetika zur Konservierung benutzt. Produkte müssen lagerfähig gehalten werden, bis sie beim Verbraucher ankommen. Und obwohl Formaldehyd als krebserzeugend erkannt worden ist, muß es auf der Packung erst dann deklariert werden, wenn mehr als 0,05 Prozent in einem Artikel enthalten sind. Andere keimtötende Stoffe sind in unseren Kosmetika ebenfalls verarbeitet, zudem sind sie und Formaldehyd Bestandteile von Rohstoffen für Kosmetika. Doch der wirkliche Grund scheint zu sein: Dies ist eine billige Art, die Dinge haltbar zu machen. Nur: Wir Verbraucher, die wir nebenbei ja auch noch Menschen sind, verlieren langsam an «Haltbarkeit», je länger Formaldehyd die Produkte für uns haltbar macht.

571

Was sonst noch außer Dioxan oder Formaldehyd?

In seiner Pressemitteilung «bga-p 4/1987» befaßt sich das BGA mit einem weiteren Bestandteil von Kosmetika, dem Methylenchlorid in Haarsprays: «Das Bundesgesundheitsamt strebt eine deutliche Verringerung des Anteils von Methylenchlorid in Haarsprays an. Damit soll das Risiko im Tierversuch beobachteter und nach dem gegenwärtigen Stand der Wissenschaft für den Menschen nicht mit Sicherheit auszuschließender toxischer Wirkungen vermindert werden. Die Hersteller von Haarsprays setzen den Stoff Methylenchlorid als Lösemittel bisher in einer Konzentration von bis zu 35 Prozent ein. Nachdem Tierversuche zur Kanzerogenität von Methylenchlorid positiv ausgegangen waren, war zunächst die Vermutung aufgetaucht, der Stoff könnte krebserzeugende Eigenschaften für den Menschen besitzen. Diese Vermutung hat sich durch neuere Untersuchungen, die Gegenstand von Beratungen eines Sachverständigengespräches am BGA waren, und nach Prüfung aller vorliegenden wissenschaftlichen Erkenntnisse im BGA nicht bestätigt.

Dennoch strebt das Bundesgesundheitsamt aus Vorsorgegründen eine deutliche Herabsetzung des Methylenchloridgehalts in Haarsprays an, da sich bei Ratten in höheren Dosen und bei langfristiger Einwirkung histopathologische Veränderungen der Leber gezeigt haben, deren Bedeutung für den Menschen noch unklar ist.

Vor einer ersatzlosen Herausnahme des Stoffes Methylenchlorid aus Haarsprays ist allerdings zu prüfen, mit welchen anderen Stoffen der durch Methylenchlorid in Haarsprays erwünschte Effekt erreicht werden kann und mit welchen anderen Risiken dann zu rechnen wäre. Als Ersatz für Methylenchlorid kämen insbesondere alkoholische Lösungsmittel in Frage, die allerdings brennbar sind und damit ein anderes Risiko mit sich bringen. Fluorchlorkohlenwasserstoffe beispielsweise sollten *nicht* vermehrt eingesetzt werden, da man durch derartige Stoffe eine negative Beeinflussung der Ozonschicht der Erde befürchten muß.»[10a]

Langer Rede des BGA kurzer Sinn: Am besten tun wir gar nichts und forschen und führen Sachverständigengespräche durch.

Was alles, diese Frage zieht sich durch dieses Buch, muß erst geschehen, bevor die Volksweisheit, daß eben Vorsicht die Mutter der Porzellankiste ist, von den beamteten Schützern unserer Gesundheit und ihren Beratern in der Industrie ernst genommen wird?

572

Wann reagiert das BGA in ähnlicher Weise wie die International Agency for Research on Cancer (IARC), die bereits 1978
forderte, daß ein Lebensmittel- und Kosmetikfarbstoff wie
Benzyl-Violett «behandelt werde, als sei es eine krebserzeugende
Substanz für Menschen». In den USA ist dieser Farbstoff seit 1973
verboten.[11] In der Bundesrepublik nicht. Müßten nicht Kosmetika
– ähnlich wie Medikamente – zumindest Kontraindikationshin-
weise enthalten?

Krebsgefährdung durch Haarfärbemittel

Seit Mitte der 70er Jahre weiß eine breitere Öffentlichkeit bereits,
daß Haarfärbemittel ein Krebsrisiko beinhalten können. Aber
erneut scheint es so zu sein, daß die «Inkubationszeit» für Verbote
durch das Bundesgesundheitsamt ähnlich lang ist wie die Inkubationszeit für Krebs – beide sind in Jahrzehnten und nicht nur
Jahren zu bemessen.

Eine Untersuchung bei Berliner Friseuren durch das Institut für
Sozialmedizin und Epidemiologie des BGA [12] kommt immerhin
1983 zu dem Schluß, daß «bei 150 von 169 untersuchten gebräuchlichen Haarfärbepräparaten ... in bakteriellen Testsyste-
men Genmutationswirkungen» nachgewiesen wurden. Derselbe
Nachweis gelang für etwa 50 Prozent der hier verwendeten wichtigen «farbgebenden Komponenten (Oxidationshaarfarbstoff-Vor-
produkte)». Ebenfalls gab es Hinweise auf chromosomenschädi-
gende Wirkungen. Nimmt man, wie die Berliner Forscher, Ergebnisse aus der Arbeitsmedizin hinzu, läßt sich die Vermutung, daß
durch diese Produkte Krebs ausgelöst wird, noch bekräftigen.
Hier wurde reagiert, aber wie: Die entsprechenden Oxidations-
haarfarben sind ab Juli 1982 bei uns nicht mehr zugelassen. Sie
wurden ersetzt durch Chemiefarben, deren Krebsrisiko vermutlich erst in einigen Jahren einigermaßen verläßlich eingeschätzt
werden kann. Wie groß das Defizit an gesicherten Erkenntnissen
über das krebserzeugende Potential von Kosmetikchemikalien ist,
läßt folgender Bericht über die angebliche «Notwendigkeit von
Tierversuchen zur gesundheitlichen Beurteilung von kosmetischen Mitteln», verfaßt von BGA-Wissenschaftlern, erkennen:
«Wie wichtig die Prüfung auf gesundheitliche Unbedenklichkeit
ist, wird aus der Tatsache deutlich, daß viele Stoffe, darunter auch
solche pflanzlichen Ursprungs, die sich im Tierversuch als besonders toxisch oder krebserregend erwiesen haben, wegen des zu
großen Risikos für die Anwendung in kosmetischen Mitteln aus-

drücklich verboten werden mußten (vgl. Anlage 1 der Kosmetik-Verordnung). So wurde man erst vor wenigen Jahren durch Untersuchungen an Ratten darauf aufmerksam, daß Aristolochiasäure, die in Pflanzen der Gattung Aristolochia, z. B. Aristolochia clematitis (Osterluzei), vorkommt, bei Versuchstieren Krebs erzeugt. Ähnlich verhält es sich mit dem Furocumarin 5-Methoxypsoralen, das im ätherischen Öl der zu den Zitrusfrüchten gehörenden Bergamotte enthalten ist. Erst durch den Tierversuch wurde erkannt, daß dieser Stoff photokarzinogen wirkt, das heißt, nach UV- oder Sonnenbestrahlung Hautkrebs auslösen kann. (...) Zu beachten ist, daß nicht nur neuentwickelte Bestandteile kosmetischer Mittel untersucht werden müssen, sondern auch viele der schon seit langem im Gebrauch befindlichen. Die meisten dieser Stoffe sind nämlich noch keineswegs endgültig auf ihre gesundheitliche Unbedenklichkeit geprüft worden.» [13]

Dementsprechend muß das BGA den Kosmetikherstellern laufend empfehlen, die Zusammensetzung bestimmter Kosmetika zu ändern: «Das Bundesgesundheitsamt hat den Herstellern kosmetischer Mittel empfohlen, sogenannte sekundäre Amine künftig nicht mehr in kosmetischen Mitteln zu verwenden.

Sekundäre Amine, wie z. B. Diethanolamin, sind in bestimmten Shampoos, Haarfarben, Kaltwellmitteln, Sonnenschutzpräparaten und Hautcremes enthalten. Die Stoffe werden den Präparaten zur Neutralisierung und Alkalisierung zugesetzt. Neuere Forschungen haben gezeigt, daß die Gefahr besteht, daß diese Stoffe mit den in der Luft enthaltenen Stickoxiden chemisch reagieren und N-Nitrosamine bilden. N-Nitrosamine können die Haut durchdringen und wirken im Tierversuch krebserzeugend.

Das Bundesgesundheitsamt hat mit dieser Bekanntmachung frühere Empfehlungen zur Vermeidung von N-Nitrosaminen in kosmetischen Mitteln ergänzt. Bereits vor einigen Jahren wurden die Hersteller dringend aufgefordert, nitrosierbare Amine nicht zusammen mit nitrosierenden Substanzen, z. B. den Konservierungsstoffen Bronipol und Bronidox, einzusetzen.» [14]

Diese Empfehlungen waren für die anfangs erwähnte Anfrage bei einem Großteil der Hersteller von Körperpflegemitteln der Anlaß. Wir wollten wissen, inwieweit und wie schnell Hinweise des BGA auf krebserzeugende, krebsfördernde oder krebsverdächtige Kosmetikchemikalien zu Änderungen der Rezepturen führen. Die Antwort des Industrieverbandes Körperpflege- und Waschmittel e. V. läßt die Befürchtung aufkommen, daß Körperpflegemittel nicht nur aufgrund unzureichender oder völlig fehlender Langzeituntersuchungen ein potentielles Krebsrisiko darstellen, sondern auch vorhandene offizielle Informationen über krebserzeugende Chemikalien nicht zu einem umgehenden Verzicht auf diese Stoffe führen. Verständlich ist deshalb der Schlußkommentar im Antwortschreiben des Kosmetikherstellerverbandes an den Verlag.

Wie läßt sich dieses Krebsrisiko verringern?

▷ Beachten Sie jeden noch so unscheinbaren Anwendungs- oder Warnhinweis auf der Verpackung von Körperpflegemitteln. Während bei anderen Produktarten (z.B. Putzmitteln oder Medikamenten) relativ klare Hinweise auf Gefahren bzw. Nebenwirkungen vorgeschrieben sind, dürfen sich die Kosmetikhersteller auf dezente Hinweise beschränken, die das Gefährdungspotential oft gar nicht erkennen lassen. So wird der Hinweis «Enthält Hexachlorophen» von vielen Menschen nicht als Warnung vor einem Stoff verstanden, der in der Vergangenheit in der Regel mit krebserzeugenden Dioxinen verunreinigt war (siehe *ABC der Krebsgifte*), sondern als Hinweis auf einen Wirkstoff. Die gesetzliche Verpflichtung, darauf hinzuweisen, daß ein Körperpflegemittel einen bestimmten Inhaltsstoff enthält, beschränkt sich ohnehin auf Chemikalien, vor denen dringend gewarnt werden muß. Jeder derartige Hinweis sollte Ihnen Anlaß geben, das Gefährdungspotential dieser Chemikalie zu hinterfragen. Das *ABC der Krebsgifte* kann Ihnen dabei helfen.

▷ Verwenden Sie keine Produkte mit dem Konservierungsstoff Hexachlorophen. Produkte die Hexachlorophen enthalten, müssen einen Hinweis auf diesen Inhaltsstoff tragen. Die Kosmetik-Verordnung verlangt zwar, daß das in Kosmetika verwendete Hexachlorophen frei sein soll von 2,3,7,8-Tetrachlordibenzo-p-dioxin, dem Seveso-Dioxin; angesichts kaum vorhandener Analysemöglichkeiten bei den Überwachungsbehörden und dem erfahrungsgemäß laxen Umgang mancher Kosmetikhersteller mit derartigen Anforderungen, ist nicht zu empfehlen, sich darauf zu verlassen, daß hexachlorophenhaltige Produkte tatsächlich dioxinfrei sind. Außerdem schützt die Auflage, daß Hexachlorophen frei vom Seveso-Dioxin sein soll, nicht davor, daß andere Dioxine enthalten sind, die hinsichtlich des Krebsrisikos nicht viel anders zu bewerten sind.

▷ Schränken Sie den Verbrauch aller Körperpflegemittel ein, bei denen lediglich die gesetzlich vorgeschriebenen oder gar keine Hinweise auf Inhaltsstoffe zu finden sind.

▷ Weichen Sie möglichst auf Produkte aus, deren Hersteller sich eine Volldeklaration der Inhaltsstoffe erlauben können. Eine Kamille auf dem Dosendeckel oder die Silbe «Bio» ist keine Garantie für gesundheitlich unbedenkliche Körperpflegemittel.

▷ Achten Sie auf die Warentests einiger Zeitschriften, z. B. in *Öko-Test, Natur, Test, DM*. Auch wenn in der Regel keine vollständige chemische Analyse durchgeführt wird, so geben diese Untersuchungen doch Hinweise auf das Vorhandensein bestimmter Chemikalien. Sofern diese eine Krebsgefährdung darstellen, sind sie mit großer Wahrscheinlichkeit im *ABC der Krebsgifte* aufgeführt, so daß Sie dort mehr über das Krebsrisiko durch die betreffende Chemikalie erfahren können.

▷ Immer mehr Frauen machen sich ihre Kosmetika selbst. In vielen Städten bieten spezielle Geschäfte natürliche Ausgangsstoffe an, die regelmäßig auf ihre Reinheit hin untersucht werden. Die Selbsterzeugung von Kosmetika kann ein reizvolles und nützliches Hobby sein, durch das man sehr viel für die eigene Gesundheit tun kann.

Krebsrisiko Baumaterial

Für einige wenige Verwendungsbereiche chemischer Produkte (z. B. für Arzneimittel und Lebensmittelzusatzstoffe) bestehen gesetzliche Regelungen, die unnötige Krebsrisiken ausschließen sollen. Werden die gleichen Chemikalien hingegen zu Materialien verarbeitet, mit denen wir unsere Häuser bauen und einrichten, unterliegen sie so gut wie keinen gesetzlichen Vorschriften. Zwangsläufig gelangt auf diese Weise der größte Teil des Risikopotentials der (ständig steigenden) Chemieproduktion in unsere vier Wände. Weil gesetzliche Regelungen für den Verkauf chemischer Bau- und Einrichtungsmaterialien fehlen, ist es so weit gekommen, daß viele Produkte zwar problemlos hergestellt, verkauft und verbaut werden dürfen – aber nur unter strengen Auflagen als Sondermüll vernichtet werden dürfen. Sind unsere Wohnungen demnach auch Sondermülldeponien?

In den Jahren 1985 und 1986 ließ das Bundesgesundheitsamt Luftbelastungsfaktoren messen und analysieren. Zum erstenmal in der Bundesrepublik wurde dabei im Rahmen einer größeren Studie nicht nur die Außen-, sondern auch die Innenluft von mehreren hundert Wohnungen untersucht.

Bei solchen Untersuchungen muß man sich allerdings aus technischen, zeitlichen und finanziellen Gründen darauf beschränken, nur einen Teil der möglichen Schadstoffe zu messen. In dieser Studie konzentrierte man sich auf die Suche nach flüchtigen organischen Verbindungen. Bereits diese begrenzte Analyse zeigte, daß zahlreiche toxische, krebserzeugende und krebsverdächtige chemische Verbindungen häufig in der Innenluft anzutreffen sind[1]:

2-Methylpentan;	Ethylbenzol;
3-Methylpentan;	m-+p-Xylol;
n-Hexan;	o-Xylol;
Ethylacetat;	n-Nonan;
1,1,1-Trichlorethan;	3-+4-Ethyltoluol;
Benzol;	1,3,5-Trimethylbenzol;
Cyclohexan;	2-Ethyltoluol;
n-Heptan;	1,2,4-Trimethylbenzol;
Methylcyclohexan;	n-Decan;
Toluol;	1,2,3-Trimethylbenzol;
Tetrachlorethen;	Limonen
n-Octan;	n-Undecan

Die gemessenen Schadstoffwerte lagen zum Teil weit über denen für die Außenluft an verkehrsbelasteten Meßstellen.[2] Angaben zum Krebsrisiko dieser Chemikalien finden Sie, soweit gesicherte amtliche Angaben vorliegen, im *ABC der Krebsgifte.* Ähnliche Studien in den USA, in Schweden, Dänemark und in der Sowjetunion hatten weitgehend ähnliche Ergebnisse gebracht.[3] Daß zahlreiche hochtoxische synthetische Chemikalien auch über die langfristige Schadstoffbelastung von Innenräumen auf den Menschen wirken, ist sehr lange völlig übersehen worden.

Wissenschaftler waren bis vor wenigen Jahren der Ansicht, die Luftqualität in Innenräumen sei weitgehend durch die Qualität der Außenluft bestimmt. Die sogenannte Energiekrise und die zunehmende Verarbeitung von Chemikalien und Kunststoffen in der Baustoff-, Möbel- und Wohnungseinrichtungsindustrie haben nach und nach in Innenräumen eine Variante der allgemeinen Umweltbelastung geschaffen.

Als wichtigste Energiesparmaßnahme versuchte man nach dem Energieschock Energieverluste zu verhindern. Dabei wurde fast völlig außer acht gelassen, daß sich beispielsweise durch die neuen «Sparfenster» der natürliche Luftaustausch in vielen Fällen auf ein Zehntel vermindert hatte. Das heißt, daß sich jeder Schadstoff, der von Baumaterialien, Möbeln und Bodenbelägen an die Raumluft abgegeben wird, leicht im Innenraum anreichern kann. Amerikanische Wissenschaftler, z.B. der Umweltmediziner J. Whittenberger, vermuten, daß in den USA die Belastung der Innenluft die Hälfte aller Krankheiten verursacht oder zumindest begünstigt.[4]

Die Meßergebnisse des Bundesgesundheitsamtes untermauern diese auf den ersten Blick übertrieben erscheinende Hypothese. Denn bereits geringe Mengen solcher Stoffe – über längere Zeit eingeatmet – können erhebliche krebserzeugende Schadstoffkonzentrationen im Organismus aufbauen. Mit zunehmendem Körpergewicht und Alter wird also auch das Risiko größer, an Krebs zu erkranken.

Das Bundesgesundheitsamt räumt Versäumnisse ein

Erst seit wenigen Jahren beschäftigt sich auch das Institut für Wasser-, Boden- und Lufthygiene des Bundesgesundheitsamtes intensiver mit der Frage nach der Qualität der Luft in Innenräumen. Die Gründe dafür sind: «Die Bevölkerung unseres Landes hält sich zum weitaus überwiegenden Teil der Zeit in Innenräumen auf, eine Tatsache, die bei den meisten epidemiologischen Studien über die Wirkung von Luftverunreinigungen bisher nicht genügend berücksichtigt wurde. Neuartige Baustoffe und Renovierungsmaterialien und die Verwendung einer großen Zahl von Haushalts- und Hobbyprodukten haben in Verbindung mit der Reduzierung des Luftwechsels zur Einsparung von Energie dazu geführt, daß in der Innenraumluft vor allem für flüchtige organische Verbindungen (FOV) Konzentrationen beobachtet werden, die weit über denen der Außenwelt liegen.»[5]

Das Bundesgesundheitsamt gibt jetzt nach Jahren des Beschwichtigens immerhin zu, daß die gesundheitlichen Risiken durch chemische Bau- und Einrichtungsmaterialien lange Zeit übersehen wurden. Wie wenig wir uns auf die für den Gesundheitsschutz zuständigen Behörden verlassen können, wird erkennbar, wenn man vom Leiter des Instituts für Wasser-, Boden- und Lufthygiene, Professor Dr. G. von Nieding, erfährt, daß «Berichte über Formaldehyd, Holzschutzmittel und Asbest den Fachleuten vor Augen geführt haben, daß im Bereich des Innenraums umwelthygienische Probleme ganz eigener Art liegen».[6]

Man mag es kaum glauben: Erst Berichte in den Medien über gesundheitliche Schäden durch Bau- und Einrichtungsmaterialien haben die Fachleute auf die chemischen Risiken im Wohnbereich aufmerksam gemacht! Inzwischen weiß man aus zahlreichen Untersuchungen, daß in ganz normalen Wohnungen Hunderte von chemischen Substanzen nachgewiesen werden können, die von Bau- und Einrichtungsmaterialien langfristig abgegeben werden.[7]

Die Anzahl der gefundenen Stoffe scheint lediglich von der Qualität der benutzten meßtechnischen Einrichtung abzuhängen. Scheinbar widersprüchliche Untersuchungsergebnisse lassen sich oft durch die unterschiedlichen Analysemöglichkeiten erklären. Wenn das Ergebnis einer Innenraumluftuntersuchung aussagt, daß nur zehn chemische Substanzen in einer bestimmten Konzentration festgestellt werden konnten, dann lassen sich daraus eher Vermutungen über die Qualität des Meßgeräts anstellen als über die gemessene Luftqualität.

Wen schützt das Bundesgesundheitsamt?

Wie der Schadstoffbelastung in Innenräumen aus der Sicht des Bundesgesundheitsamtes begegnet werden kann, erläuterte Professor von Nieding: «Eine staatliche Kontrolle der Luftqualität in privaten Räumen kommt hier aber nicht in Frage, so daß für den Innenraum nach anderen Regelungen zur Überwachung und Verbesserung der Innenraumqualität – im wesentlichen über die Produkte – gesucht werden muß.»[8]

Zarte Ansätze für gesetzliche Regelungen hinsichtlich der Schadstoffangabe von Bau- und Einrichtungsmaterialien gibt es bereits: Spanplatten dürfen nicht mehr ganz so viel krebserzeugendes Formaldehyd abgeben; Baustoffe, die krebserzeugende Asbestfasern freisetzen, werden nach und nach verboten; Holzschutzmittel für Innenräume dürfen nicht mehr PCP-Wirkstoffe an die Atemluft abgeben, da sie mit ebenfalls krebserzeugenden Dioxinen verunreinigt sind.

Beim erfolgsgewohnten Widerstand der chemischen Industrie gegen störende Auflagen durch Gesundheits- und Umweltschützer wird dem auf seine Gesundheit bedachten Käufer von Bau- und Einrichtungsmaterialien wohl vorerst nicht erspart bleiben, sich selbst über die mit vielen Produkten verbundenen Langzeitrisiken zu informieren. Dazu einige Beispiele.

Der (Bau-)Stoff, aus dem die Schäume sind – Krebsrisiko durch Dämmstoffe

Polystyrol
Jährlich werden in der Bundesrepublik etwa 60000 Tonnen Dämmstoffe aus Polystyrol-Hartschaum verwendet. Polystyrol ist ein Polymerisationsprodukt von Styrol. Seine aufgeschäumte Form (Hartschaum) wird häufig als Wärme-, Kälte- und Schallisolation eingesetzt. Damit es aufgeschäumt werden kann, fügt man bestimmte Treibmittel hinzu. Manche von ihnen sind beileibe nicht harmlos.

Die verwendeten Treibmittel (Fluorchlorkohlenwasserstoffe) können, so die immer häufiger geäußerte Hypothese, die Ozonschicht schädigen. Die Folge davon ist, daß sie uns dann weniger vor der ultravioletten Strahlung schützen kann. Wissenschaftler rechnen damit, daß dadurch weit mehr Personen an Hautkrebs erkranken werden. In den Vereinigten Staaten wurde deshalb bereits 1978 Treibgas für Spraydosen verboten. Trotzdem geraten wahrscheinlich etwa 700000 Tonnen solcher Treibmittel in die Atmosphäre. Sie stammen zu einem nicht geringen Teil aus Polystyrol-Hartschaum-Produkten.

Bei der Herstellung von Polystyrol und aus den Fertigprodukten verdunsten außer Fluorchlorkohlenwasserstoffen und bedenklichen Zusatzstoffen jährlich auch zigtausend Tonnen Styrol. Es sind immerhin Tausende von Tonnen einer Chemikalie, von der das Deutsche Krebsforschungszentrum in einem Prozeßgutachten festgestellt hat, daß in Tierversuchen mit einem Mäusestamm eine kleinere Dosis Styrol einen leichten Anstieg der Häufigkeit von Leberzelltumoren bei den männlichen Nachkommen bewirkte.[9] Offenbar überraschte dieses Ergebnis die Krebsforscher nicht, denn es heißt weiter: «Styrol ist mutagen. Die Verbindung ist demnach genotoxisch, das heißt, sie ist in der Lage, das Erbmaterial irreversibel zu schädigen. Die Mehrzahl der genotoxischen Verbindungen wirkt im Tierexperiment bei geeigneter Versuchsanlage kanzerogen.»[10]

Was sagen unabhängige Wissenschaftler dazu?

In einem staatlichen Moskauer Laboratorium wurde unter Wohnraumbedingungen gaschromatographisch gemessen, wie viele giftige Stoffe aus Polystyrolplatten an die Raumluft abgegeben werden. Das Ergebnis nach 48 Stunden[11]:

Stoffe	Milligram/m^3
Styrol	0,290
Benzol	0,077
Toluol	0,042
Ethylbenzol	0,038

Alle haben in zahlreichen Tierversuchen Krebs verursacht, zum Teil ist auch ihre für den Menschen krebserzeugende Wirkung erwiesen. Zu bedenken ist, daß sich bisher praktisch alle Ergebnisse von Tierversuchen auch auf den Menschen übertragen lassen. Von den gefundenen Stoffen sind Styrol und Benzol besonders giftig. *Styrol* steht im Verdacht, beim Menschen Krebs, bei Ungeborenen Mißbildungen zu verursachen. Es kann unser Erbgut schädigen. Wie die neuere Krebsforschung zeigt[12], gibt es für genotoxisch wirkende krebserregende Stoffe keine unbedenklichen Konzentrationen! *Benzol* gehört laut Angaben der MAK-Werte-Kommission zu den beim Menschen erfahrungsgemäß krebserregenden Stoffen[13], die durch Einatmen oder direkt über die Haut aufgenommen werden. Symptome können sein Müdigkeit, Kopfschmerzen, Schwindelgefühl, Übelkeit, Appetitlosigkeit, Schwäche, bei längerer Aufnahme Gesichtsblässe, Nasenbluten, Zahnfleischbluten.[14]

581

Die in Moskau festgestellten Konzentrationen erscheinen auf den ersten Blick minimal. Doch sie werden riesig, wenn man bedenkt, daß 0,290 Milligramm/m³ Styrol 1 700 000 000 000 Moleküle pro Kubikzentimeter bedeutet und 0,077 Milligramm/Kubikzentimeter Benzol = 590 000 000 000 Moleküle pro Kubikzentimeter.[15] Wir atmen ein Vielfaches von einem Kubikzentimeter pro Atemzug ein!

Toluol und Ethylbenzol müssen, weil sie Restmonomere des krebsverursachenden Benzols enthalten, auch als krebsverursachend eingestuft werden.

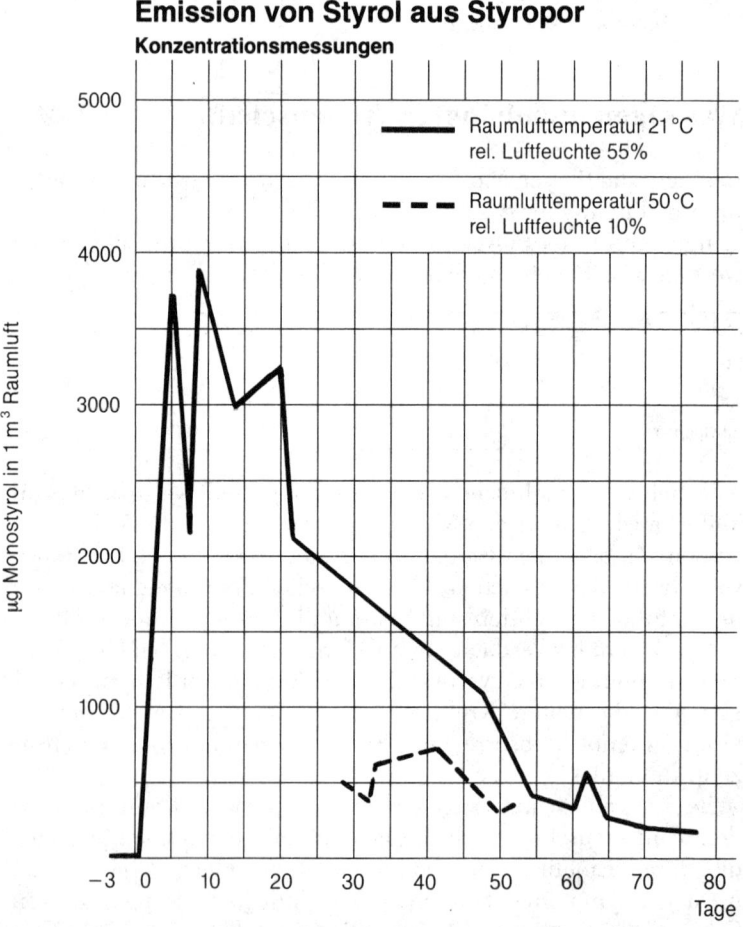

Emission von Styrol aus Styropor

Konzentrationsmessungen

Quelle: Fachhygienisches Gutachten zur Frage der Emission von Styrol aus Polystyrol-Hartschaum nach DIN 18164; Hygiene-Institut der Universität Heidelberg 1984

582

Man könnte natürlich einwenden, das russische Polystyrol sei chemisch anders zusammengesetzt als das bei uns hergestellte. Für das Ausbleiben dieser Argumentation spricht folgendes: Der Industrieverband Hartschaum e. V. wollte 1984 endlich einmal beweisen, daß die unangenehmen Behauptungen «unqualifizierter Baubiologen» über die Styrolabgabe ihrer Dämmstoffe falsch sind. Zu seinem Leidwesen ergaben aufwendige Untersuchungen im Hygiene-Institut der Universität Heidelberg, daß sich die deutschen Produkte kaum von den russischen unterscheiden.

Dies erklärt sich zum Teil aus der Tatsache, daß in der Sowjetunion schon seit vielen Jahren ein wesentlich niedrigerer Grenzwert für Styrolbelastungen gilt: 1977 waren es 5 ppm, in der Bundesrepublik sind dagegen heute noch 420 ppm erlaubt.[16] Der niedrige russische Grenzwert fußt unter anderem auf folgenden Beobachtungen dortiger Arbeitsmediziner: «Polystyrol hat, obwohl es meßtechnisch keinerlei Anhaltspunkte für irgendwelche Ausscheidungen von schädlichen Stoffen gegeben hat, im Tierexperiment biochemische und physiologische Schäden verursacht. Nach dreimonatiger Regenerationszeit trat noch keine Normalisierung ein.»[17]

Nach einem Langzeittest, in dem der krebserzeugende Effekt von Styrolepoxid an Mägen von Ratten erforscht wurde, äußerte sich z. B. der italienische Wissenschaftler Maltoni: «Es ist überraschend, daß kein internationales Gremium, keine Regierung, keine Industrie bisher irgendeine Studie unternommen oder gefördert hat, um das mögliche Krebserzeugungsrisiko von Styrol zu beurteilen – 15 Jahre nach Beginn seiner Produktion im großen Maßstab.»[18] Maltoni hatte mehrere Tumoren im gleichen Tier gefunden, eine eindeutige Wirkungsverstärkung durch erhöhte Dosis, und oft hatten sich Metastasen in der Leber angesiedelt.

Auch in drei amerikanischen Polystyrol verarbeitenden Betrieben traten zehn Leukämiefälle auf, und Arbeiter dieser Betriebe sollen ein erhöhtes Risiko haben, an Lungen-, Magen- oder Blasenkrebs zu sterben.[19]

Erst 1985, nachdem Millionen Menschen bereits in styrolverpackten Wohnungen leben, hat die Senatskommission zur Prüfung gesundheitsschädlicher Arbeitsstoffe beschlossen, Styrol im Hinblick auf krebserzeugende Wirkung zu überprüfen.

Wie lange verseuchen Styrol und Benzol aus Polystyrol-Hartschaumdämmstoffen die Atemluft?

Die spärlich vorhandenen wissenschaftlichen Arbeiten signalisieren, daß niemand so recht an einer Antwort auf diese Frage interessiert ist. Die Polystyrol-Hartschaumindustrie verkündet, daß die Styrolkonzentrationen in Räumen bald nach der Verarbeitung unter die Nachweisgrenze sinken. Wenn für derartige Untersuchungen Meßgeräte mit einer mittelalterlichen Nachweisgrenze verwendet werden, entspricht das sogar den Tatsachen.

Insider wissen, daß das Bundesgesundheitsamt hinsichtlich der Ausstattung mit hochempfindlichen Meßgeräten weit hinter dem Stand der Industrie hinkt – andernfalls hätte man schon frühzeitig bemerkt, daß Holzschutzmittel mit dem Wirkstoff Pentachlorphenol (PCP) Dioxine an die Raumluft abgeben.

Doch auch diese Institution hat anscheinend so ganz nebenbei festgestellt, daß Styrol heute in durchschnittlichen Wohnungen (also nicht nur in Neubauten!) Bestandteil unserer Atemluft ist; ganz abgesehen von Benzol, Toluol, Chloroform, Naphthalin und zig anderen Substanzen.[20]

Das sind chemische Stoffe, denen wir erst seit kurzem ausgesetzt sind – so kurzfristig kann sich kein Lebewesen an sie anpassen (wenn überhaupt), wie die chemische Industrie es uns zumutet. Bereits in den 70er Jahren haben Wissenschaftler des Umweltbundesamtes untersucht, wieviel Styrol aus Fertigprodukten frei wird; demnach kann der Reststyrolgehalt im Fertigteil, insbesondere bei schlechten Aushärtegraden, bis zu fünf Prozent der eingesetzten Styrolmenge betragen, das heißt, während des Gebrauchs wird auf Dauer noch Styrol emittiert.[21]

Auch die Bundesanstalt für Materialprüfung in Berlin hat sich mit der Emission von Styrol aus Polystyrol-Fertigprodukten befaßt. Unter 31 von ihr untersuchten Polystyroltypen von fünf unterschiedlichen Herstellern war eine Probe, die vor zwölf Jahren produziert worden war. Sie gab etwa das Zehnfache der Styrolmenge ab, die bei neuen Polystyrolproben gemessen wurde.[22] Dies kann nicht damit erklärt werden, daß das um 1975 hergestellte Polystyrol vielleicht die zehnfache Menge ungebundener Styrol-Restmonomere enthalten hat. Auszuschließen ist nicht, daß die Styrolabgabe im Lauf der Zeit wieder intensiver wird.

Aber selbst wenn man davon ausgeht, daß nur eine etwa gleichbleibende Styrolabgabe erfolgt, so würde es nach den Meßergebnissen von Professor Pastuska von der Bundesanstalt für Materialprüfung theoretisch fast 20 000 Jahre dauern, bis die ungebundenen Styrolmonomere ausgegast sind. Es hatte bei seinen Versuchen nämlich fast ein Jahr gedauert, bis 0,005 Prozent des in den Platten enthaltenen Styrols ausgegast waren.[23] Das sind natürlich nur theoretische Zahlenspiele, die hier lediglich als Gegengewicht zu den unbewiesenen Behauptungen der Hersteller von Polystyrol-Dämmstoffen wiedergegeben werden, wonach Styrol nur kurze Zeit ausgast. Die wenigen Fälle, in denen dies zutrifft, dürften die «Brandfälle» sein. Darüber spricht die Branche allerdings noch weniger.

Was passiert, wenn Polystyrol brennt?

Polystyrol-Hartschaum gilt nach der DIN 4102, Teil 1, Baustoffklasse B1, als schwerentflammbar. Um diese Einstufung zu erreichen, werden bei der Herstellung diverse Zusatzstoffe beigemischt. An diesen Zusatzstoffen verzweifelt mancher Chemiker. Man weiß nämlich über diese Anteile in der Rezeptur in der Regel sehr wenig. Beschränken wir uns also auf die chemischen Stoffe im Rauch verbrennenden Polystyrols. Sie sind inzwischen analysiert und auf krebserzeugendes Potential hin untersucht worden.

Laboruntersuchungen hatten gezeigt, daß auf mehr als 200 Grad Celsius erwärmtes Polystyrol – abhängig von der Temperatur – seine Umgebung mit folgenden Stoffen belastet: Styrol, Styroloxid, Benzol, Phenol.[24]

Benzol wurde von der MAK-Werte-Kommission als eindeutig krebserzeugend für den Menschen eingestuft[25]; Styrol, Styroloxid und Phenol stehen unter dem Verdacht, krebserregend zu wirken.[26]

Außer dem Hauptsorgenkind Polystyrol gibt es aber auch andere Dämmstoffe, die gefährlich werden können:

Polyurethan-(PUR-)Hartschaum

PUR-Hartschaum wird als Plattenware und auch als Ortschaum (das heißt an Ort und Stelle in Zwischenräume und ähnliches eingeschäumt) angeboten. Polyurethan entsteht durch Polyaddition von Isocyanaten und Alkoholen. Beim gebräuchlichen Polyurethan-Rohstoff, dem IDI, weisen Tierversuche auf ein Krebsrisiko für den Menschen hin.[27]

Phenolformaldehydharz-Schaumstoff

Phenolformaldehydharz-Schaumstoffe bestehen aus Phenol und

Formaldehyd, einem Treibmittel, Härter und gegebenenfalls einem Füllstoff. Sie werden meist zur Dachisolierung eingesetzt. Ob Phenole Krebs verursachen können, ist noch nicht geklärt. Weil sie Formaldehyd enthalten, sollte dieses mögliche Krebsrisiko bei der Kaufentscheidung mit einkalkuliert werden.

Harnstoff-Formaldehydharz-Schaumstoff (UF-Schaumstoff)
Er wird gelegentlich auch als Urea-Formaldehyd-Schaum, UF-Isolierschaum oder Aminoplastschaum bezeichnet.
Während der Schaum austrocknet, wird Formaldehyd an die Luft abgegeben. In manchen US-Staaten dürfen Schäume auf der Basis von Harnstoff-Formaldehydharz nicht mehr verwendet werden.

Mineralfaserdämmstoffe
In der Bundesrepublik wird etwa die Hälfte aller Dämmstoffe aus Mineralfasern hergestellt. Jährlich sind es etwa acht bis zehn Millionen Kubikmeter; an zweiter Stelle stehen Hartschaumdämmstoffe aus Polystyrol. Naturstoffe sind weit abgeschlagen. Fast alle mineralischen Faserdämmstoffe (z. B. Glasfaser, Glaswolle oder Steinwolle) haben 0,5 bis zehn Prozent Kunstharze als Bindemittel.[28] Bei der Arbeit mit Mineralfasern entsteht oft feuriger Staub. Sind die Staubpartikel größer, können sie Reizungen an den Augen, den oberen Atemwegen und der Haut verursachen. Sie klingen aber meist nach beendeter Arbeit wieder ab.

Auf die Größe kommt es an

Größere Auswirkungen auf die Gesundheit hat der *Feinstaub*: Fasern mit einem Durchmesser von weniger als 0,001 Millimeter haben im Tierversuch Krebs bewirkt.[29] Partikel solcher Größe sind bei Mineralfasern gang und gäbe!
Ergebnisse von Studien über die Auswirkungen von Glasfasern auf unsere Gesundheit aus den 60er Jahren hatten uns noch in Sicherheit wiegen können: Das Einatmen von künstlichen Mineralfaserteilchen sei nicht schädlich, hieß es. Erst spätere Untersuchungen zeigten eine hohe Inzidenz an Tumoren bei Ratten. Man stellte fest, daß *körnige* Stäube nicht oder nur selten Tumoren verursachten, während *faserige*, die von der Länge und dem Durchmesser Asbestpartikeln ähnlich waren, auch asbestähnliche Wirkungen zeitigten.[30]
Man sah, daß die Größe die wichtigste Rolle für das Krebsrisiko

spielte. Die Fasern hatten im Schnitt einen Durchmesser von weniger als 0,005 Millimeter. Diese Erkenntnisse waren wichtig für die Antwort auf die Frage, warum Asbest Krebs verursacht. Man beschuldigt jetzt die chemische Zusammensetzung[31]; von ihr hängt die Beständigkeit der Fasern ab. Wie weit lassen sich diese Erkenntnisse aus Tierversuchen auf den Menschen übertragen? Dazu Professor Dr. Friedrich Pott vom Medizinischen Institut für Umwelthygiene der Universität Düsseldorf: «Beim Menschen ist Krebs durch künstliche Mineralfasern bisher nicht nachgewiesen worden. Die wünschenswerte Erklärung und die positive Schlußfolgerung daraus würde lauten: Es hat diese Fälle nie gegeben und folglich wird es sie auch nie geben. Ein solches Fazit hat jedoch weder aufgrund der dargestellten tierexperimentellen Befunde noch im Hinblick auf die epidemiologischen Untersuchungsergebnisse seine Berechtigung: Die Methode der Epidemiologie ist zur Erkennung von geringfügig erhöhten Tumorhäufigkeiten unempfindlich. Wir halten es daher für wahrscheinlich, daß durch künstliche Mineralfasern induzierte Tumoren bei Arbeitnehmern zwar vorkommen, aber nicht häufig waren und daher bisher nicht als solche nachgewiesen werden konnten.»[32] Diesen Umstand nutzt die Mineralfaserindustrie bisher großzügig aus und behauptet in zahlreichen PR-Artikeln und auf vielen Veranstaltungen: «Etwa 60 000 Beschäftigte von Herstellerbetrieben der Mineralfaserindustrie wurden untersucht. Fabrikationsdaten und Faserqualität garantieren dabei eine ausreichend lange Belastung. Es ergaben sich bei der arbeitsmedizinischen Überwachung der Beschäftigten der Industrie, die mit künstlichen Mineralfasern arbeiten, keine gesundheitlichen Beeinträchtigungen. Kein Bauherr wird jemals in seinem Leben auch nur annähernd so lange mit künstlichen Mineralfasern umgehen, wie die meisten dieser Arbeiter. Deshalb ist der klare Schluß möglich: Mit Mineralfaserdämmstoffen, die das Überwachungszeichen tragen, den Normen entsprechen, sind Bauherren gut bedient.»[33]

Sicherlich, aufgrund der Schwierigkeiten der Erfassung von Krebserkrankungen durch Mineralfasern und der Tatsache, daß sich derartige Folgen zum Teil erst nach 30 bis 40 Jahren zeigen, kann man sich noch Hoffnungen hingeben. Hersteller machen sich gern diese Argumentation zu eigen. Für diejenigen, die noch vor der Kaufentscheidung stehen, dürfte die Einschätzung des Krebsrisikos von Mineralfaserdämmstoffen durch Professor Pott jedoch wertvoller sein: «Die Äußerungen sind sachlich begründet, die vorgeben, beim Ersatz von Asbest durch künstliche Mineralfasern werde der Teufel mit dem Belzebub ausgetrieben und man wechsle dabei vom unkontrollierten Umgang mit einem überschaubaren Asbestrisiko auf die Anwendung von Fasern, über deren biologische Wirkungen beim Menschen und mögliche Gefahren praktisch nichts bekannt sei.»[34]

Asbestfasern und -stäube

Asbest ist in letzter Zeit etwas aus der Schußlinie geraten. Von seiner Gefährlichkeit hat es aber noch nichts eingebüßt. Asbestzement ist das Ausgangsmaterial für zahlreiche Baustoffe, z. B. für Dachplatten, Feuerschutzwände und Fassadenelemente. Asbest ist auch Bestandteil von Fliesenklebern, Bodenbelägen, Spachtelmassen, Fensterkitten, Dichtungsmaterialien, Feuerschutztextilien und Blumenkästen. Asbestfasern gelangen in die Luft und damit in unseren Organismus. Wie geschieht das? Wer asbesthaltige Wellplatten verwendet, muß sie in der Regel zuschneiden. Dabei können Staubkonzentrationen entstehen, die bei über hundert Millionen Asbestfasern pro Kubikmeter Luft liegen.[35] Die Fasern sind zum größten Teil so klein, daß man sie nicht sehen kann. Als gefährlich gelten solche, die länger als 0,005 Millimeter und deren Durchmesser kleiner als 0,003 Millimeter ist. Sie gelangen in die Lunge und wandern von dort weiter in den Körper.[36]

Man geht davon aus, daß alle Arten von technisch benutztem Asbest Lungenkrebs erzeugen.[37] Erst in den 60er Jahren erkannte man, daß Asbeststaub eine besondere Art von Tumoren verursachen kann, die Mesotheliome.[38]

Das National Institute for Occupational Safety and Health in Washington zählt Asbest zu den zehn Stoffen mit dem höchsten krebserregenden Potential. In den Vereinigten Staaten, wo strengere Arbeitsschutzvorschriften gelten, haben das National Cancer Institute und das National Institute of Environmental Health Sciences errechnet, daß in den nächsten 30 Jahren mehr als zwei Millionen US-Bürger an «Krebserkrankungen im Zusammenhang mit Asbest» sterben werden – das sind über 70000 im Jahr.[39]

In der Bundesrepublik sterben, so schätzte 1983 der Bundestagsabgeordnete Verheygen, Bielefeld, jährlich etwa 10000 Personen an Krebs, der auf Verwendung von Asbest zurückzuführen ist.[40]

Arbeiter von asbestverarbeitenden Betrieben sind besonders gefährdet: Sie weisen höhere Raten an Krebs der Verdauungsorgane und des Kehlkopfes auf. Auch Heimwerker sind dem Risiko ausgesetzt – selbst wenn sie Asbeststaub nicht regelmäßig und nur in kleinen Mengen inhalieren. Bei Personen, die in der Nähe asbestverarbeitender Betriebe wohnen, sowie Familienangehörigen von Asbestarbeitern treten ebenfalls vermehrt Tumoren auf.[41] Vor allem Raucher sind gefährdet. Rauchende Asbestarbeiter haben ein etwa hundertfach höheres Risiko, an Krebs zu erkranken, als die Allgemeinbevölkerung.[42]

Asbest innen...
In der Bundesrepublik Deutschland wurden in den letzten Jahren einige – keineswegs baufällige – Turnhallen mit Asbestverkleidungen geschlossen. Sie wiesen Schäden an der asbesthaltigen Deckenisolierung auf, oder es wurden solche vermutet. Man hatte bis zu 7200 Asbestfasern pro Liter Luft gemessen.

...und außen
Verwitterte Platten aus Asbestzement geben ständig krebserzeugende Asbestfasern an die Außenluft ab. Mit zunehmendem Alter der Produkte werden auch mehr Fasern frei. Vor allem beim Reinigen von Asbestdächern und -fassaden werden extrem viel Fasern abgegeben, besonders, wenn trocken abgeschrubbt wird. Besser als Reinigen wäre aber das Ersetzen der gefährlichen Materialien! Das Umweltbundesamt hat ein Informationsblatt herausgegeben, das Warnhinweise und praktische Tips enthält.

Gesetzlich ist die Kennzeichnung von asbesthaltigen Stoffen und Zubereitungen, allerdings mit großzügigen Ausnahmen, seit dem 1. 1. 1983 zwingend vorgeschrieben. Sie sind mit den Worten «Asbesthaltig, bei unsachgemäßer Bearbeitung kann gesundheitsgefährdender Feinstaub entstehen» zu versehen. In der seit dem 1. 10. 1986 gültigen neuen Gefahrstoffverordnung ist eine generelle Kennzeichnungspflicht für asbesthaltige Produkte vorgeschrieben.

Darüber hinaus sieht diese Verordnung ein Verbot der Herstellung bestimmter asbesthaltiger Produkte vor. Weitere Hinweise hierzu enthält das *ABC der Krebsgifte.*

Wie sicher sind Asbest-Ersatzstoffe?

Die Asbestindustrie argumentiert oft, die in Ersatzstoffen enthaltenen künstlichen Fasern seien nicht weniger schädlich für die Gesundheit.

Als Ersatzstoffe kommen, abgesehen von faserfreien Alternativen, in vielen Fällen künstliche Mineralfasern in Betracht. Bedacht werden muß hier allerdings, daß sich ein Teil dieser Fasern (nichttextile künstliche Mineralfasern) im Tierversuch als krebserzeugend erwiesen hat. Dies gilt dann, wenn der Durchmesser der Fasern kleiner als 0,001 Millimeter war. Ein wesentlicher Vorteil künstlicher Mineralfasern besteht jedoch darin, daß sie sich nicht durch Längsspaltung teilen können und die auftretenden Feinstaubkonzentrationen relativ niedrig sind. Außerdem wird zunehmend auf neuentwickelte Kunststoffe ausgewichen. Sie haben zumindest für die Hersteller den Vorteil, daß es zwangsläufig viele Jahre dauern wird, bis man eine möglicherweise krebserzeugende Wirkung feststellen kann. Und damit beginnt das Spiel mit dem Verbraucher eben aufs neue. Schließlich ist er immer noch das billigste Versuchskaninchen!

Wie läßt sich dieses Krebsrisiko verringern?

Damit der Griff zu den alternativen Dämmstoffen nicht ein Fehlgriff wird, gibt das Bundesgesundheitsamt Tips. Sie könnten allerdings einem Werbefilm für Mineralfaserdämmstoffe entnommen sein: «Im Vergleich zu natürlichen organischen Dämmstoffen, wie Kork, Kokosfaser, weisen Dämmstoffe aus Mineralfasern sowohl niedrigere k-Werte als auch kleincrc Wasserdampf-Diffusionswiderstandszahlen auf und sind damit günstiger; auch im Brandverhalten sind sie organischen Materialien von Natur aus überlegen und bedürfen keiner besonderen bioziden Ausrüstung, um sie vor Pilz- oder Insektenbefall zu schützen. Die zu ihrer Herstellung nötigen Rohstoffe sind reichlich vorhanden.»[43]

Gewiß, es gibt angeblich Fälle, in denen die aus baubiologischer Sicht so beliebten Kokosfaserdämmstoffe schon im Ursprungsland mit giftigen Chemikalien besprüht wurden, um sie vor Pilz- oder Insektenbefall zu schützen. Aber dieses Problem läßt sich auch anders regeln. Man muß sich nicht sklavisch an die Empfehlungen des BGA halten und statt Kokosfasern zwielichtige Dämmstoffe verwenden, die zudem im Verdacht stehen, Krebs zu verursachen.

Ein bißchen mehr Weitsichtigkeit hätte man schon erwarten dürfen. Nicht jede Empfehlung muß auf die Interessen der heimischen Wirtschaft abgestimmt sein. Vielleicht wäre es nicht die schlechteste Form von Entwicklungshilfe, ausländischen Naturdämmstoffen durch Vorschläge zur «sanften» chemischen Ausrüstung den deutschen Baumarkt zu öffnen, statt sie zu diskriminieren!

Zu den bewährten Naturdämmstoffen zählen im wesentlichen:

Kork
Hier sollte man darauf achten, daß expandierte Korkplatten frei von polycyclischen Kohlenwasserstoffen, z. B. den bei Menschen krebserzeugenden Benzpyrenen, sind. 3,4-Benzpyrene verursachen Krebs.

Kokosfasern
Kokosmatten haben einen guten Dämmwert. Sie werden in imprägnierter und nichtimprägnierter Form angeboten. Weil nicht ganz klar ist, woraus die Imprägnierung besteht, sollten nichtimprägnierte vorgezogen werden.

Zellulosedämmstoffe
Zellulosedämmstoffe werden aus Altpapier hergestellt. Sie sind die kostengünstigste biologische Alternative bei den Dämmstoffen.

Speziell bei Asbest sollten Sie folgendes beachten:
▷ Kaufen Sie keine asbesthaltigen Baumaterialien, auch wenn erklärt wird, daß es sich um geprüfte, zugelassene Produkte handelt.
▷ Wenn Sie vorhandene Asbestprodukte reinigen oder bearbeiten wollen, sollten Sie einen Mund- und Nasenschutz tragen und den anfallenden Feinstaub möglichst direkt absaugen.
▷ Lassen Sie sich regelmäßig (etwa alle zwei Jahre) untersuchen, wenn Sie in der Nähe eines asbestverarbeitenden Betriebs wohnen.
▷ Halten Sie Abstand, wenn Gebäude abgerissen oder umgebaut werden. Meist wird dabei durch asbesthaltige Baustoffe die Umgebungsluft mit Milliarden Asbestfasern belastet.

Krebsrisiko Arbeitsplatz

Der größte Teil dieses Buches beschäftigt sich mit dem Krebsrisiko aus der Sicht der Verbraucher. Aber: krebserregende Stoffe müssen irgendwo produziert werden, bevor sie in die Waren kommen. Zudem gibt es verschiedenste Industrieverfahren, bei denen krebserregende Stoffe verwendet oder als «Nebenprodukte» erzeugt werden.

Dem wollen wir in diesem Kapitel nachgehen und zugleich die Frage stellen: Wie hoch ist das Krebsrisiko von Arbeitnehmern in der kunststoffverarbeitenden Industrie? Die ebenso einfache wie bestürzende Antwort lautet: Wir wissen es nicht, niemand weiß es, und wer vorgibt, es zu wissen, der verbreitet Sicherheit, wo keine ist. Denn sein «Wissen» beruht zumeist auf der Einhaltung gerade geltender Bestimmungen und diese gelten zu anderen Zeiten oder außerhalb der jeweiligen Landesgrenze oftmals nicht oder in anderer Weise.

So muß das folgende Fallbeispiel bereits als positive Ausnahme angesehen werden. Es stammt aus den USA, aus einem kunststoffverarbeitenden Betrieb, bei dem die Arbeitnehmer zumindest die Bezeichnungen der meisten chemischen Stoffe, mit denen sie umgingen, kannten (was weder bei uns noch dort die Regel ist). Der Betriebsarzt führte Bluttests durch und versetzte Arbeitnehmer häufig in andere Teile der Firma. Der Grund: In jenem Betrieb wurde mit Benzol gearbeitet, einem Lösemittel, das nachweislich Leukämie hervorrufen kann.[1] Innerbetrieblich versetzt wurden auch Arbeitnehmer, deren Anzahl von weißen Blutkörperchen (die «Gesundheitspolizei» des Körpers) zu gering war. Die Forderung der Arbeitnehmer, die Tests und ihre Auswertung von einem außerbetrieblichen Arzt durchführen zu lassen, wurde jedoch abgelehnt.

In der arbeitsmedizinischen Fachliteratur werden zahlreiche Fälle geschildert, in denen Menschen an solchen Arbeitsplätzen später an Leukämie erkrankten. Z.B. wurden für das Kleben von Regenmänteln, Gummischläuchen und Schuhen früher vorzugsweise benzolhaltige Klebstoffe verwendet. Manche der später Erkrankten waren den Benzoldämpfen nur kurze Zeit, zum Teil nur ein Jahr lang, ausgesetzt.[2]

Die Arbeitsmediziner lernen natürlich aus solchen Fällen, für Betriebsärzte jedoch wird das Suchen nach einem Kompromiß zwischen den Interessen ihres Arbeitgebers und ihrer ärztlichen Pflicht gegenüber der Belegschaft immer mehr zur gefährlichen Gratwanderung. Wie deutlich sie warnen dürfen, hängt letztlich von dem ab, was ihre Arbeitgeber zulassen. Nicht selten beschränkt sich deren Fürsorge darauf, daß sie ihre Arbeitnehmer z. B. nicht darüber aufklären wollen, daß bestimmte Substanzen sich bei Tierversuchen als krebserzeugend herausstellten, weil sie «befürchten, die Arbeitnehmer zu erschrecken».[3]

Hinzu kommt, daß die Wissenslücken und Unsicherheiten auf diesem Gebiet geradezu erschreckend sind. Auch offizielle Stellen, wie die Bundesregierung, die Deutsche Forschungsgemeinschaft (die die MAK-Werte-Liste – siehe unten – herausgibt), und andere halten das Thema Krebsgefahr am Arbeitsplatz für nicht ausreichend erforscht. Zu erforschen wäre dabei nicht nur die Gefährlichkeit der Endprodukte, sondern auch die von Zwischen- und Zersetzungsprodukten. Die MAK-Liste führt 1986 Stoffe/ Stoffgemische auf, von denen

▷ 16 beim Menschen bösartige Geschwülste verursachen können,

▷ 64 sich im Tierversuch als eindeutig krebserregend erwiesen haben,

▷ 61 im begründeten Verdacht auf eine karzinogene Wirkung stehen.

Alle offiziellen Stellen sind sich darin einig, daß diese Liste wesentlich erweitert werden muß, und sicher auch die folgende Liste der

▷ 30 000 Arbeiter in der chemischen Industrie,

▷ 115 000 Arbeiter in der Metallverarbeitung und

▷ 40 000 Menschen im Bereich Handel und Transport, die nach bisherigen Angaben mit krebserzeugenden Stoffen umgehen.

0,1 Prozent oder 38 Prozent?

Diese Zahlen beziehen sich jedoch lediglich auf den Umgang mit Substanzen, die derzeit nach offiziellen deutschen Angaben als krebserzeugend gelten. Wie hoch die Zahl der Arbeitnehmer ist, die an ihrem Arbeitsplatz tatsächlich mit krebserzeugenden Stoffen Kontakt haben, weiß niemand.

Die Bundesanstalt für Arbeitsschutz und Unfallforschung in Dortmund, in der Bundesrepublik unter anderem zuständig für

Krebsrisiken am Arbeitsplatz, gibt (mangels eigener Daten und eigenem Mut?) eine sehr lesenswerte Übersetzung einer US-Studie über *Krebs am Arbeitsplatz* heraus (zu beziehen über den Buchhandel). Dort heißt es einleitend: «Die Weltgesundheitsorganisation schätzt, daß zwischen 75 und 85 Prozent aller Krebsfälle durch Umwelteinflüsse hervorgerufen werden. Sicherlich finden einige (viele?) dieser Expositionen am Arbeitsplatz statt, andere ergeben sich aus der weiten Verbreitung der gleichen Substanzen innerhalb der Gesellschaft. Niemand kann mit Sicherheit sagen, wie viele Arbeitnehmer krebserzeugenden Stoffen, bekannt auch als Karzinogene, ausgesetzt sind, denn niemand weiß mit Sicherheit, wie viele verschiedene chemische Stoffe heute in Gebrauch sind oder wie viele davon Krebs verursachen.»[4]

Und dann der Vergleich mit den 141 Stoffen in der MAK-Werte-Liste: «Das Nationale Institut für Arbeitsschutz und Arbeitsmedizin (NIOSH) hat 1500 Stoffe aufgelistet, gegen die Verdacht aufgekommen ist, krebserzeugend zu sein. Weder die Wissenschaftler der NIOSH noch andere wissen, wie viele dieser Substanzen am Arbeitsplatz vorkommen oder welche Gefahren für den Arbeitnehmer von ihnen ausgehen. Wenn wir aber nur die Karzinogene in Betracht ziehen, von denen wir wissen, daß sie an verschiedenen Arbeitsplätzen vorkommen, dann sind ihnen zur Zeit über sechs Millionen Arbeitnehmer ausgesetzt. Wenn wir alle vergangenen sowie die stattfindenden Expositionen zusammenzählen, so ergeben sich erstaunliche Zahlen (über eine Million nur für Asbest). Wir vermuten, daß einige ziemlich heterogene Gemische wie Kokereiemissionen und einige Narkosemittel, die in Operationssälen von Krankenhäusern verwendet werden, Krebs erzeugen können. Wir wissen, daß Asbest, Arsen und Vinylchlorid – um einige der bekanntesten ‹Übeltäter› zu nennen – krebserzeugend sind. Wir haben auch Daten über viele gefährliche Stoffe, denen Arbeitnehmer ausgesetzt sind, aber wir wissen nicht, wie viele ‹Vinylchloridfälle› noch darunter sind. Über die Wirkung von Vinylchlorid hatten wir bis 1974 keine Ahnung.»[5]

Der mangelhafte Wissensstand über chemische Arbeitsstoffe zeigt sich auch in einem Vergleich der offiziellen Grenzwerte verschiedener Länder im Jahr 1985, siehe Tabelle Seite 593.

Tragisch ist nur, daß sich dieser Mangel an wissenschaftlichen Erkenntnissen in westlichen Industrieländern in hohen Grenzwerten niederschlägt, weil die Industrie sich gegen vorsorglich auferlegte niedrigere Grenzwerte, für die Beweise in Form von Kranken und Toten nicht vorliegen, bisher noch erfolgreich vor Gericht wehren konnte.

Beispiele für unterschiedliche Grenzwerte (in mg/m³)

Stoff	BRD	USA	UdSSR
Chlorbenzol	230	350	50
Chlormethan	105	105	5
Cyclohexanon	200	100	10
Ethanthiol	1	1	1
Malathion	15	10	0,5
4-Nitroanilin	6	3	0,1
Tetrachlorethen	345	335	10

Quelle: Wardenbach, P., Lehmann, E.: *MAK-Wert, Bedeutung und Anwendung in der Praxis.*
Dortmund 1987

Welche Grenzwerte Arbeitsmediziner vorschlagen, wenn sie vor
solchen juristischen Händeln bewahrt werden, zeigen die sowjet-
russischen Grenzwerte aus oben stehender Tabelle.

Es kann nicht bestritten werden: Die Arbeitsmedizin verhindert
heute das Schlimmste. Aber gerade dadurch ermöglicht sie auch
eine ständig zunehmende Produktion von Chemikalien, deren
langfristige Summations- und Kombinationswirkungen völlig unkalkulierbar sind. Das heißt im Klartext: Betriebsärzte und Arbeitsmediziner sorgen dafür, daß vor allem akute, kurzzeitige
gesundheitliche Schäden vermieden werden, die für das Unternehmen Kosten verursachen. Arbeitsbedingte Krebserkrankungen stellen in der Regel für ein Unternehmen keine Kostenbela-
stung dar. Der Grund dafür ist, daß die durchschnittliche Latenzzeit bis zur «Früherkennung» einer Krebserkrankung zwischen 20
und 30 Jahren liegt, in der Regel also, wenn Krebskranke aus dem
Berufsleben ausscheiden. Es besteht deshalb kein finanzieller
Anreiz für Arbeitgeber, das Krebsrisiko am Arbeitsplatz zu verringern.

Glaubt man z.B. den Behauptungen der Arbeitgeber in der
chemischen Industrie, so ist das berufsbedingte Krebsrisiko ohnehin sehr gering.[6]

Sie beziehen sich dabei auf eine sehr umstrittene, aber von
interessierter Seite gern publizierte US-Studie[7], nach der zwei
vom US-Kongreß beauftragte bekannte Epidemiologen, R. Peto
und R. Doll, herausgefunden haben, daß nur etwa vier Prozent
aller tödlich verlaufenden Krebserkrankungen in den USA auf
berufliche Einflüsse zurückzuführen sind.

Sehr viel bessere Daten aber gibt es seit zwei Jahrzehnten aus
der Bundesrepublik. Im Auftrag der Deutschen Forschungsgemeinschaft sind die Lebensdaten von 5100 Personen, die zwischen 1950 und 1968 an Krebs erkrankt und verstorben sind,
rekonstruiert worden. Ihr Weg über verschiedene Arbeitsplätze in
der chemischen Industrie konnte zum Teil lückenlos dokumen-

tiert werden, dennoch sind – auch bei solch hervorragenden Daten – Einzelaussagen schwierig, weil die Arbeitnehmer mit verschiedensten Stoffen und Stoffkombinationen in Berührung gekommen sind. Für die Gesamtgruppe läßt sich aber mit an Sicherheit grenzender Wahrscheinlichkeit sagen, daß «rund 25 Prozent der Krebstodesfälle aller Betriebsangehörigen beruflichen Einflüssen zuzuschreiben» sind.[8] Menschen, die ständig mit chemischen Verbindungen zu tun haben, laufen dabei natürlich ein noch viel größeres Risiko. Das zeigen Daten des Arbeitskreises Arbeitsmedizin[9]: So ist bei den Chemiearbeitern, die mit der Herstellung von aromatischen Kohlenwasserstoffen beschäftigt sind, die Zahl der Todesfälle durch Harnblasen- oder Nierenkrebs seit 1952 um 50 Prozent gestiegen.[10] Die auf gleiche Ursachen zurückzuführende Erwerbsunfähigkeit liegt bei Chemiewerkern um 74 Prozent höher als der Durchschnitt aller Berufsgruppen.[11] Doch solche Vergleiche mit Arbeitnehmern in anderen Berufen sind unzulässig, da das arbeitsbedingte Krebsrisiko vieler Berufsgruppen über dem Durchschnitt der Gesamtbevölkerung liegt, wie der schon zitierten US-Studie über *Krebs am Arbeitsplatz* zu entnehmen ist.

Dort findet sich auch eine – traurige – Bilanz darüber, wie fahrlässig langsam reagiert wird, wenn ein Stoff eindeutig als karzinogen erkannt ist:

1. Seit mehr als 200 Jahren weiß man, daß Schornsteinfeger eine bestimmte Art von Hodenkrebs bekommen, der auf Nebenprodukte, die bei der Verbrennung von Kohle entstehen, zurückzuführen ist. Immer noch atmen aber Tausende von Menschen in Kokereien der Stahlindustrie die gleichen Substanzen ein. Im Vergleich zu anderen Stahlarbeitern sterben Kokereiarbeiter zehnmal häufiger an Lungenkrebs.

2. Seit mehr als 100 Jahren weiß man über die größere Gefährdung von Arbeitnehmern im Bergbau durch Lungenkrebs, seit mehr als 50 Jahren kennt man die Ursache: Radioaktivität. In den 70er Jahren aber gingen Bergleute in amerikanischen Uranminen ein immer noch dreimal höheres Lungenkrebsrisiko ein als der Durchschnitt aller Bergleute.

3. Seit 130 Jahren ist bekannt, daß Kupferschmelzer Arsen ausgesetzt sind und dadurch eine bestimmte Form von Hodenkrebs bekommen. Nach Angaben amerikanischer Forscher sind in den USA immer noch 1,5 Millionen Arbeiter dieser Substanz ausgesetzt. Ihr Risiko, z. B. an Lungenkrebs zu sterben, ist zwei- bis achtmal höher als der Bevölkerungsdurchschnitt.

4. In einer amerikanischen Benzidinfabrik ist die Hälfte der Beschäftigten an Blasenkrebs erkrankt, obwohl deutsche Wissenschaftler bereits vor 80 Jahren herausgefunden haben, daß diese Arbeit Blasenkrebs verursacht, und Länder wie England, die Schweiz oder Japan Benzidin und andere Amine verboten haben. 5. Daß Asbest die Lunge schädigt, ist seit mehr als 150 Jahren bekannt. Seit einem Vierteljahrhundert wissen wir, daß Asbest Lungenkrebs hervorrufen kann. Aber erst in unserer Zeit sind Arbeitsplätze in den USA abgeschafft worden, in denen der Asbeststaub so dicht war, daß die Menschen im Halbdunkel arbeiteten. Mehr noch: Sie trugen den Staub auf Schuhen und in der Kleidung nach Hause und gefährdeten ihre Familien. Das sind amerikanische Zahlen. Dürfen wir uns in Deutschland sicherer fühlen? Wohl kaum, denn eine Studie amerikanischer Gesundheitsbehörden warnte bereits 1978, daß bis zu 38 Prozent aller Krebserkrankungen auf Schädigungen am Arbeitsplatz zurückzuführen sind.[12] Ein deutscher Experte, Professor Dr. Dietrich Schmähl vom Deutschen Krebszentrum Heidelberg, hingegen glaubt, daß nur 0,1 Prozent aller Krebserkrankungen am Arbeitsplatz «entstehen».

Die Wahrheit muß nicht unbedingt in der Mitte liegen. Krebs, das haben wir bereits betont, hat eine Latenzzeit von Jahrzehnten. Berufsstatistiken erfassen nicht die aus dem Betrieb ausgeschiedenen Arbeitnehmer. Welche Statistik erfaßt bei uns z.B. das gesundheitliche Schicksal von Gastarbeitern, die oft an den gefährlichsten und am höchsten belasteten Arbeitsplätzen eingesetzt werden, bevor sie irgendwann (und meist lange vor Ende einer Krebslatenzzeit) wieder in ihr Heimatland zurückkehren?

Kann das Gesetz vor berufsbedingten Krebserkrankungen schützen?

Es gibt Belastungsgrenzwerte, zusammengefaßt unter den Begriffen Maximale Arbeitsplatzkonzentration (MAK), Biologischer Arbeitsplatztoleranzwert (BAT) und Technische Richtkonzentration (TRK). Am 1. Oktober 1986 ist die Gefahrstoffverordnung in Kraft getreten. Sie regelt die generelle Überwachungspflicht für alle gesundheitsschädlichen Stoffe, *denen Grenzwerte zugeordnet worden sind.*[13]

Für etwa 370 Stoffe gibt es bisher MAK-Werte. Das heißt aber nicht, daß Stoffe ohne einen solchen Wert ungefährlich sind.[14] Das zeigt ein Blick in andere Listen, etwa die Krebsliste der

Bundesanstalt für Arbeitsschutz *(Krebserzeugende Stoffe, chemische Karzinogene im Laboratorium)*, in der mehr als 100 Stoffe aufgeführt werden, die in der MAK-Liste (bisher?) fehlen. Und ein Blick über die Landesgrenzen hinaus zeigt noch deutlicher die Dürftigkeit bisheriger gesetzlicher Bemühungen bei uns. So wird das Pflanzenschutzmittel Lindan in der Bundesrepublik ebenso wenig wie DDT als krebserregend geführt, sehr wohl aber von der Internationalen Krebsbehörde der Weltgesundheitsorganisation (IARC). Die bestehenden Arbeitsschutzvorschriften beschränken sich bei uns also auf die derzeitige Erfassung und Einstufung von gefährlichen Arbeitsstoffen durch bundesdeutsche amtliche Kommissionen. Werden Arbeitsstoffe, die in anderen Ländern bereits als krebserzeugend erkannt wurden, bei uns nicht erfaßt oder als nicht karzinogen eingestuft, unterliegen sie nicht den Arbeitsschutzvorschriften für krebserzeugende Stoffe.

Daß auch die besten Schutzmaßnahmen gegenüber krebserzeugenden Stoffen das Krebsrisiko nur verringern, aber nicht verhindern können, daran läßt selbst die MAK-Werte-Kommission keinen Zweifel: «Für eine Reihe krebserzeugender und erbgutändernder Arbeitsstoffe können MAK-Werte nicht ermittelt werden. Die Gründe dafür sind folgende: Krebs und Mutationen manifestieren sich erst nach Jahren und Jahrzehnten, unter Umständen erst in künftigen Generationen. Bei langfristiger Einwirkung geringer Dosen dieser Stoffe summieren sich die gesetzten Veränderungen in hohem Maße; ob und in welchem Umfang Reparatur eintritt, kann zur Zeit nicht entschieden werden. In Tierversuchen lassen sich absolute Wirkungsgrenzdosen bzw. -konzentrationen grundsätzlich nicht ermitteln; der Ausschluß auf der Basis geringer, mathematisch definierter Eintrittswahrscheinlichkeiten erfordert sehr große Tierzahlen; er ist bisher bei keinem Stoff erbracht worden. Auch sind Ergebnisse von Tierversuchen nicht ohne weiteres auf die Verhältnisse beim Menschen übertragbar. Aus epidemiologischen Erhebungen an Exponierten am Arbeitsplatz sind zur Zeit ebensowenig unbedenkliche Toleranzwerte ableitbar, da weder hinreichende analytische Bestimmungen der Stoffaufnahme über ausreichende Zeiträume vorliegen, noch genügend große Zahlen Exponierter und geeigneter Vergleichskollektive zur Verfügung stehen.» [15]

Doch selbst in den Fällen, in denen die MAK-Werte-Kommission Grenzwerte festlegt, sind sie im Grunde wertlos für die Einschätzung eines krebserzeugenden Potentials am Arbeitsplatz, denn MAK-Werte gelten nur bei Belastung durch einen Arbeitsstoff.

Dazu die MAK-Werte-Kommission: «Der MAK-Wert gilt in der Regel für die Exposition des reinen Stoffes, er ist nicht ohne weiteres für einen Bestandteil eines Gemisches in der Luft des Arbeitsplatzes oder für ein technisches Produkt, das Begleitstoffe von unter Umständen höherer Toxität enthält, anwendbar. Die gleichzeitig oder nacheinander erfolgende Exposition gegenüber verschiedenen Stoffen kann die gesundheitsschädliche Wirkung erheblich verstärken, gegebenenfalls auch vermindern. (...) Nur in Ausnahmefällen geht der Arbeitnehmer mit einer einzigen Substanz um. Meist werden mehrere Stoffe eingesetzt, das Produkt stellt ein Stoffgemisch dar, oder es werden verschiedene Arbeitsprozesse mit unterschiedlichen Stoffen durchgeführt. Dies bedeutet, daß gleichzeitig oder nacheinander eine Belastung durch verschiedene Stoffe stattfindet. In dieser Situation kann die gesundheitsschädliche Wirkung eines Stoffes erheblich verstärkt (Synergismus), gegebenenfalls aber auch vermindert werden (Antagonismus). Die Kenntnisse über derartige Wechselwirkungen sind zur Zeit noch recht mangelhaft, so daß MAK-Werte für Gemische mehrerer Arbeitsstoffe mit einfachen Rechenansätzen nicht befriedigend ermittelt werden können. Aus diesem Grunde kommen für die MAK-Werte-Kommission nur Einzelfallbetrachtungen in Frage, bei denen das gesundheitliche Risiko des jeweiligen Stoffgemisches nur durch spezielle, das heißt, auf die betreffenden Stoffe abgestellte toxikologische Erwägungen oder Untersuchungen abgeschätzt wird.» [16]

Wie läßt sich dieses Krebsrisiko verringern?

Seit Herbst 1986 ist die Gefahrstoffverordnung in Kraft. Sie beinhaltet trotz vieler Lücken und Schwächen immerhin einige Möglichkeiten zum Schutz des Arbeitnehmers vor Krebsrisiken am Arbeitsplatz. So heißt es z.B. im

§ 18 *Überwachungspflicht* [17]:
«(1) Ist das Auftreten eines oder verschiedener gefährlicher Stoffe in der Luft am Arbeitsplatz nicht sicher auszuschließen, so ist zu ermitteln, ob die Maximale Arbeitsplatzkonzentration, die Technische Richtkonzentration oder der Biologische Arbeitsplatztoleranzwert unterschritten oder die Auslöseschwelle überschritten sind. Die Gesamtwirkung verschiedener gefährlicher Stoffe in der Luft am Arbeitsplatz ist zu beurteilen.»
Ein Arbeitnehmer, der sich darauf beruft, stellt seinen Arbeitge-

ber bzw. die von ihm zur Erfüllung dieser gesetzlichen Überwachungspflicht zu beauftragenden Fachleute allerdings vor eine derzeit unlösbare Aufgabe: Die Gesamtwirkung verschiedener gefährlicher Stoffe in der Luft am Arbeitsplatz zu beurteilen, ist nämlich nicht möglich. Und es gibt auch keinen Hinweis darauf, daß dies in absehbarer Zeit möglich sein wird.[18]

Derartige Kombinationswirkungen stellen ein vorläufig unlösbares wissenschaftliches Problem dar (siehe Kapitel *Krebsgifte – das wahre Gesicht der Chemie*).

Dennoch bietet diese Vorschrift dem Arbeitnehmer wenigstens die Möglichkeit, zu verlangen, daß an seinem Arbeitsplatz nachweislich die bestehenden Grenzwerte nicht überschritten werden. Die Anforderung an die Qualität der Messungen ist vom Gesetzgeber so gestellt, daß bei ihrer Einhaltung mit einer erheblichen Erhöhung der Sicherheit vor krebserzeugenden Arbeitsstoffen gegenüber früher gerechnet werden kann. Allerdings nur, wenn der Arbeitnehmer selbst auf der Erfüllung dieser Verordnung besteht – Papier ist schließlich geduldig! Dazu einige Auszüge aus der Gefahrstoff-Verordnung[19]:

§ 18, Zf 2:

«Wer Messungen durchführt, muß über die notwendige Sachkunde und über die notwendigen Einrichtungen verfügen. Der Arbeitgeber, der eine außerbetriebliche Stelle mit den Messungen beauftragt, kann davon ausgehen, daß die von einer Meßstelle festgestellten Ergebnisse zutreffend sind, wenn die Meßstelle dem beim Ausschuß für Gefahrstoffe eingerichteten Erfahrungsaustauschkreis angehört und die Meßstelle in ein vom Bundesminister für Arbeit und Sozialordnung im Bundesarbeitsblatt bekanntgemachtes Verzeichnis aufgenommen worden ist.»

§ 21, Zf. 1:

«Der Arbeitgeber hat die betroffenen Arbeitnehmer oder, wenn ein Betriebs- oder Personalrat vorhanden ist, diesen, wenn er Messungen nach § 18 durchführt, über das Ergebnis der Messungen zur Überwachung der Maximalen Arbeitsplatzkonzentrationen, der Technischen Richtkonzentrationen oder über das nicht personenbezogene Ergebnis der Messungen zur Überwachung der Biologischen Arbeitsplatztoleranzwerte zu unterrichten, Einsicht in die Aufzeichnungen dieser Ergebnisse zu gewähren und Auskünfte über deren Bedeutung zu geben.»

§ 21, Zf. 6:
«Wird die Maximale Arbeitsplatzkonzentration oder die Technische Richtkonzentration oder der Biologische Arbeitsplatztoleranzwert nicht unterschritten und hilft der Arbeitgeber der dagegen erhobenen oder veranlaßten Beschwerde nicht unverzüglich ab, so kann sich der einzelne Arbeitnehmer nach Ausschöpfung der innerbetrieblichen Möglichkeiten unmittelbar an die für die Überwachung zuständigen Stellen wenden. Besteht durch die Überschreitungen nach Satz 1 eine unmittelbare Gefahr für Leben oder Gesundheit, hat der einzelne Arbeitnehmer das Recht, die Arbeit zu verweigern. Aus der Ausübung der in Satz 1 und 2 genannten Rechte dürfen dem Arbeitnehmer keine Nachteile entstehen.»

▷ Die Gefahrstoff-Verordnung mit ihren Rechten und Pflichten gilt keineswegs nur für Arbeitsplätze, an denen offensichtlich und bekanntermaßen gefährliche Arbeitsstoffe in größerem Umfang ver- oder bearbeitet werden.

Weit größer ist die Zahl der Arbeitsplätze, an denen bisher nicht die geringsten Schutzmaßnahmen gegen krebserzeugende Stoffe vorgenommen werden, weil weder den Arbeitgebern noch den Arbeitnehmern bewußt ist, daß sie mit krebserzeugenden Stoffen umgehen.

Hier mit den Möglichkeiten der neuen Gefahrstoff-Verordnung anzusetzen, würde das berufsbedingte Krebsrisiko wesentlich effektiver verringern, als es die zweifellos auch erforderlichen Verschärfungen schon vorhandener Arbeitsschutzmaßnahmen vermögen. Zumal die Gefahrstoff-Verordnung in vielen Fällen das Schlupfloch läßt: «Soweit dies technisch möglich ist.»

Zu denken ist dabei z.B. an Arbeitsplatzuntersuchungen im Friseurgeschäft. Krebserzeugende und krebsverdächtige Bestandteile von Haarfärbemitteln, Sprays und Kosmetika reichern sich dort häufig in der Atemluft an oder werden via Hautkontakt aufgenommen.[20]

▷ Wahrscheinlich gibt es heute keinen Arbeitsplatz mehr, an dem der Mensch nicht durch krebserzeugende Stoffe oder sonstige Einflüsse gefährdet ist. Die Höhe des nicht auszuschließenden Risikos ist nach allem, was man zur Zeit weiß, unter anderem wesentlich von der Anzahl, der Belastungsdauer und Konzentration der Krebsgifte abhängig. Benutzen Sie deshalb das *ABC der Krebsgifte*, um mehr über das krebserzeugende Potential auch der chemischen Stoffe an ihrem Arbeitsplatz zu erfahren, die nicht oder nicht so streng den derzeitigen bundesdeutschen Arbeitsschutzvorschriften unterliegen wie in anderen Ländern. Überlassen Sie also nicht nur Ihrem Arbeitgeber, dem Betriebsarzt oder den Aufsichtsbehörden Ihren Schutz vor Krebs am Arbeitsplatz. Bestehen Sie darauf, zu erfahren, welchen chemischen Stoffen Sie an Ihrem Arbeitsplatz ausgesetzt sein können.

▷ Verlassen Sie sich nicht allein auf betriebsärztliche Aussagen. Sie können wahr sein, ohne die ganze Wahrheit zu sagen! Lassen Sie für den Fall, daß Sie kanzerogenen Stoffen ausgesetzt sind, regelmäßig durch Ihren Arzt und ergänzende Blut- und Urin-Laboruntersuchungen feststellen, ob Sie in gefährlicher Weise mit krebserzeugenden oder krebsverdächtigen Chemikalien belastet sind.

▷ Wenn Sie mit krebserzeugenden Stoffen arbeiten müssen oder Kontakt haben, sollten Sie zumindest beachten, daß die Wirkung chemischer Stoffe durch Alkohol und/oder Rauchen drastisch verstärkt wird; vermeiden Sie unbedingt solche Kombinationswirkungen!

▷ Machen Sie sich Aufzeichnungen darüber, welchen Chemikalien Sie wie lange und in welcher Konzentration ausgesetzt waren. Sie könnten diese Angaben benötigen, falls Sie an Krebs erkranken und einen Antrag auf Anerkennung als berufsbedingte Erkrankung stellen wollen. Da zwischen dem Zeitpunkt der Krebsentstehung und der «Früherkennung» 20 oder 30 Jahre liegen können, bleiben viele solche Anträge mangels präziser Daten erfolglos.

▷ Denken Sie auch einmal an folgendes: Wenn Sie sich nicht an der Herstellung krebserzeugender Produkte beteiligen, verringert das nicht nur Ihr Krebsrisiko, sondern auch das Ihrer Mitmenschen!

Krebsrisiko
elektromagnetische Strahlung

In ähnlicher Weise wie die moderne Chemie durchdringt inzwischen auch die hochentwickelte Elektrotechnik fast alle unsere Lebensbereiche. In den letzten Jahren verliefen Entwicklung, Produktion und Nutzung neuer elektrotechnischer und elektronischer Technologien geradezu stürmisch. Man denke nur an die Ausstattung von Millionen von Arbeitsplätzen mit Computern und Bildschirmgeräten, den Einsatz von Mikrowellenherden in Küchen und Kantinen, die Nutzung völlig neuartiger medizintechnischer Geräte und Anlagen, globale nachrichtentechnische Systeme (Satelliten) und elektronische Waffen- und Überwachungssysteme.

Überall dort, wo elektrischer Strom produziert, transportiert oder genutzt wird, entstehen nichtionisierende elektromagnetische Felder. Sie gehören wie Licht, Wärme, Radio- und Mikrowellen, Radarstrahlung, Röntgenstrahlen und Radioaktivität zum gesamten Spektrum elektromagnetischer Strahlung. Alle diese Energieformen unterscheiden sich voneinander nur durch ihre Frequenz (die Schwingungszahl pro Sekunde).

Elektromagnetische Felder haben teils einen *natürlichen*, teils einen *technischen* Ursprung. Ihr Einfluß wird offenbar von ihrer Frequenz, ihrer Intensität und Einwirkungszeit bestimmt. In den Millionen Jahren unserer Entwicklung haben wir uns den *natürlichen* elektromagnetischen Umweltbedingungen angepaßt und befinden uns mit ihnen in einem biologischen Gleichgewicht.

Noch vor einigen Jahrzehnten lebten wir in dieser weitgehend natürlichen elektromagnetischen Umwelt. In ihr konnten die extrem feinen elektrischen und magnetischen Vorgänge in und zwischen den Zellen unseres Organismus relativ ungestört ablaufen. Heute erzeugen elektrische Freileitungen, Installationen im Haus, elektrische Geräte und Einrichtungen, Nachrichtenübertragungen, Rundfunk, Fernsehen, Radaranlagen und der Einsatz von Mikrowellen *technische* elektromagnetische Felder. Sie sind in den letzten Jahren so gestiegen, daß wir heute gewissermaßen in einem technischen Strahlungsklima leben. Es umgibt uns von allen Seiten und belastet die biologischen, elektrischen und magnetischen Vorgänge in unserem Körper.[1]

Der Aufwand, den unser Organismus treiben muß, um seine elektrobiologischen Funktionen trotzdem aufrechtzuerhalten, ist offenbar erheblich. Er versetzt, wie zahlreiche Untersuchungen zeigen, den Organismus nicht selten in typische Streßsituationen.[2] Elektrostreß ist hierfür der Fachbegriff. Er ist freilich nur eine der vergleichsweise harmlosen Begleiterscheinungen des Lebens im technisch erzeugten «Elektrosmog». Weit weniger harmlos ist dagegen das Krebs- bzw. Leukämierisiko im Nahbereich von Hochspannungsleitungen und anderen elektronischen Anlagen.[3] Auf dieses Krebsrisiko durch nichtionisierende elektromagnetische Strahlung, die auch aus Elektrogeräten frei wird, müssen wir uns hier beschränken; obwohl andere biologische Wirkungen sicher nicht weniger gravierend sind: z.B. die auffällige Zunahme von Mißbildungen bei Kindern, deren Mütter während der Schwangerschaft an Bildschirmgeräten gearbeitet haben.[4]

Berücksichtigt man, daß fast alle bisher erkannten krebserzeugenden Chemikalien und Strahlen auch das Erbgut schädigen können, sollten wir diese Mißbildungen, die viel schneller als Krebs auftreten, als Warnsignal dafür verstehen, daß derartige Einflüsse mit großer Wahrscheinlichkeit auch ein Krebsrisiko darstellen.

Erhöhtes Krebsrisiko
in der Nähe energietechnischer Anlagen

Die Ergebnisse statistischer Erhebungen an bestimmten Berufsgruppen oder an Personen, die im Nahbereich von energietechnischen Anlagen wohnen, z.B. in der Nähe von Hochspannungsleitungen, weisen darauf hin, daß technisch erzeugte elektromagnetische Strahlung Krebs erzeugen kann: So stellte der US-Forscher S. Milham fest, daß Arbeiter in der Aluminiumindustrie auffällig häufig an Lungenkrebs, lymphatischem Krebs und an Blutkrebs erkrankten, wenn ihr Arbeitsplatz von starken Magnetfeldern (mehr als 100 Gauß) umgeben war.[5] Ähnliches galt auch für Elektrotechniker.[6]

Und die amerikanischen Wissenschaftler Wertheimer und Leeper berichteten 1979, daß Kinder im Nahbereich von Hochspannungsleitungen überdurchschnittlich oft an Leukämie litten; 1982 stellten sie das auch bei Erwachsenen fest.[7]

Ferner hat man gesehen, daß Mikrowellen das Tumorwachstum beschleunigen und daß sich bei Mikrowellenstrahlung von

3,5 Milliwatt pro Quadratzentimeter die Zellteilung in Geweben verändert, die Leukozyten produzieren.[8] Der Grenzwert in den meisten westlichen Ländern für Mikrowellenstrahlung liegt freilich höher, in Deutschland gegenwärtig bei 10 Milliwatt pro Quadratzentimeter, in der UdSSR dagegen bei 0,01 Milliwatt pro Quadratzentimeter (= 1/1000). Diese Diskrepanz bei den offiziellen Grenzwerten hat schon manchen Wissenschaftler nachdenklich gestimmt.

Professor J. Bernhardt vom Institut für Strahlenhygiene des Bundesgesundheitsamtes sieht es so: «...In den östlichen Ländern liegen die höchstzulässigen Leistungsdichten von Mikrowellen teilweise um mehrere Größenordnungen unter den Werten, die z. B. in den USA und der Bundesrepublik Deutschland erlaubt sind. So beträgt der Grenzwert für die höchstzulässige Leistungsflußdichte bei Dauerexposition von Mikrowellen in der UdSSR nur 0,01 Milliwatt pro Quadratzentimeter. Grundlage für diesen Wert sind experimentelle Befunde, die darauf hinzuweisen scheinen, daß auch durch sehr geringe Leistungsdichten das Zentralnervensystem beeinflußt werden kann. Diese Befunde sind nicht unumstritten.»[9]

Zusammenfassend stellt er fest, «daß Mikro- und Radiowellen – nach dem heutigen Stand der Kenntnis und unter normalen Umständen – dem menschlichen Körper nicht schaden, wenn die bestehenden Grenzwerte eingehalten werden».[10]

Die bei Wissenschaftlern übliche Einschränkung: «Nach dem heutigen Stand der Kenntnis» schützt diese zwar davor, jemals ihren Ruf zu verlieren, aber nicht diejenigen vor gesundheitlichen Schäden, die sich an ihre Grenzwerte so halten, als seien diese so sicher wie das Amen in der Kirche. Immerhin sind in den USA die Zweifel an den offiziellen Grenzwerten so gestiegen, daß die Gesundheitsbehörde im Staat New York 1985 eine epidemiologische Studie über die Beziehung zwischen elektromagnetischen Feldern von 60 Hertz und Krebs veranlaßte.[11] Und Wissenschaftler in der Sowjetunion, in den USA, aber auch in Westeuropa versuchen aufgrund der sich häufenden Erkenntnisse über Krebserkrankungen durch elektromagnetische Strahlenbelastung die zugrundeliegenden Mechanismen zu klären. Einer von ihnen ist der deutsche Physiker F. A. Popp, den ich 1981 in seinem privaten Labor in Flörsheim bei Worms besuchte.

Krebs, eine Folge gestörter Strahlungsvorgänge?

Zusammen mit einigen Mitarbeitern hat Popp die elektromagnetischen Vorgänge in biologischen Systemen – so auch in menschlichen Zellen – untersucht. Seine Hypothese lautete: In und zwischen Zellen findet eine Art Kommunikation statt, die eigentlich nur durch Strahlungsvorgänge möglich ist.

Am Beginn seiner Untersuchung über elektromagnetische Vorgänge in und zwischen Zellen stand für den theoretischen Physiker Popp und seine engsten Mitarbeiter die Überlegung, daß lebende Zellen eine schwache Photonenstrahlung abgeben müßten. Photonen sind eine Art Licht-Atome. Diese Strahlung hielt Popp für einen Schlüssel zu weiteren Erkenntnissen über die Entstehung von Krebs.

In seinem Buch *So könnte Krebs entstehen* schildert er dazu ein Experiment aus den 30er Jahren und zieht seine Schlüsse: «Man trennt eine Zellkultur durch eine normale Glasscheibe und infiziert die eine Hälfte der Kultur mit einem Virus. Die Zellen jenseits des Glases bleiben – noch ganz wie erwartet – davon unbeeinträchtigt. Ersetzt man aber das Glas durch eine Quarzglasscheibe, geschieht das Phantastische: Die andere Hälfte wird auch angesteckt – durch das Quarzglas hindurch. Dabei ist doch Glas für jedwedes Material, eben auch für Viren, eine unüberwindbare Barriere.

Bleiben noch Strahlen. Ultraviolettstrahlung wird von normalem Glas absorbiert, vermag aber Quarzglas zu durchdringen. Die Strahlung, die bei diesem Experiment tätig ist, muß mithin aus der Zelle kommen. Denn wie sonst könnte sie wie hier interzelluläre Kommunikation vermitteln, die magisch zu einer Angleichung der Zellen führt, zu einer konsequenten Abänderung des genetischen Codes. Folglich scheint die Strahlung sogar die Möglichkeit oder Vollmacht zu haben, Zustände von Zellen zu ändern – in der Regel sicher zum Wohl des Zellverbandes.» [12]

Daß eine solche Strahlung aus lebenden Substanzen kein okkultes Phänomen ist, konnte Popps Mitarbeiter Dr. Bernd Ruth 50 Jahre später belegen. 1974 entwickelte er einen Apparat, mit dem man diese Photonenstrahlung nachweisen kann.

Das Meßgerät sei so empfindlich, daß es das Licht eines Glühwürmchens noch in zehn Kilometern Entfernung empfangen könne, veranschaulichte mir Popp. Inzwischen haben er und Ruth mehr als hundertmal nachgewiesen, daß lebende Zellen Photonen erzeugen und abstrahlen. Sie untersuchten auch, wie sich die Strahlenintensität verändert, wenn diese Zellen durch Gifte oder andere Umwelteinflüsse geschädigt bzw. getötet werden. Sie stellten fest, daß nur lebende Zellen die Strahlung abgeben, und nannten sie deshalb «Biophotonen». Für Popp sind sie «die elementaren Informationsträger zwischen den Bausteinen der Natur». Ja, er geht in seinem Buch noch weiter: «Die Strahlung wird zur Kommunikation zwischen den Zellen verwendet, reguliert das Wachstum und überträgt möglicherweise sogar genetische Informationen.»[13]

Anders ließe sich nach Popps Meinung die Wachstumsregulation im Zellverband kaum lösen. «Im Menschen sterben im Durchschnitt etwa zehn Millionen Zellen in der Sekunde ab, sie werden stets exakt nachgeliefert. Also müssen extrem schnelle Signale verwendet werden, um den Zelltod zu melden, bevor die nächste Zelle abstirbt.»[14] Er weist nach, daß Biophotonen diese Kommunikationsaufgabe in und zwischen den Zellen erfüllen.

Wird diese Kommunikation durch Absorption verfälscht, z. B. durch kanzerogene polycyclische Kohlenwasserstoffe oder durch andere krebsverursachende Einflüsse, wie Strahlen von außen, oder durch Viren, ist unkontrolliertes Wachstum die Folge.

Doch wenn jeder krebserzeugende Einfluß Krebs auslösen würde, wäre die Menschheit schon längst ausgestorben. Popp schränkt ein: Zu Krebs komme es, wenn das Repairsystem der Zellen, also ihre Fähigkeit, Schäden zu reparieren, überfordert ist.

Im Hinblick auf die in den letzten Jahrzehnten gewaltig angestiegene technische Erzeugung elektromagnetischer Strahlung stellt sich die Frage: Kann diese Strahlenbelastung dazu führen, daß die hochempfindliche Biophotonenstrahlung in und zwischen den Zellen so verfälscht wird, daß sie nicht mehr das Zellwachstum reguliert, sondern eventuell sogar Krebs produziert?

Man könnte diese Frage als Spekulation abtun, wenn nicht statistische Erhebungen gezeigt hätten, daß Menschen, die im Nahbereich relativ starker, technisch erzeugter elektromagnetischer Felder arbeiten oder wohnen, auffällig häufig an Krebs erkranken. Dabei ist keineswegs auszuschließen, daß auch die langfristige Strahlenbelastung mit weit schwächeren elektromagnetischen Feldern als an bestimmten Arbeitsplätzen oder unter Hochspannungsleitungen ein erhöhtes Krebsrisiko birgt.

Zur Beantwortung dieser Frage läßt sich aus den Ergebnissen von Popp und Ruth folgendes ableiten. Sie stellten fest, daß Biophotonen nicht durch jede zufällige Störung beeinflußt werden können. Allerdings beobachteten sie auch, daß die vorhandenen Schutzmechanismen spontan verschwinden, wenn ein starkes Magnetfeld in die Zelle eindringt.

Nun muß man bedenken, daß überall dort, wo elektrischer Strom verbraucht wird, ein Magnetfeld entsteht. Es durchdringt praktisch ungehindert Mauern und Wände, aber auch den menschlichen Körper.[15] Kombiniert man die Erkenntnisse der Arbeitsgruppe Popp mit diesem Sachverhalt, dann ergibt sich ein Verdacht, der so schwerwiegend ist, daß er in Fachkreisen bisher nur sehr vorsichtig diskutiert wird. Daß nämlich technisch erzeugte elektromagnetische Strahlung – wie sie praktisch aus allen elektrischen Geräten, Leitungen und Anlagen austritt – derart störend in biologische Strahlungsvorgänge eingreift, daß Krebs entstehen kann.

Auch der Biophysiker András Varga hat Zusammenhänge zwischen Krebs und elektromagnetischen Umweltfaktoren untersucht. Er meint, daß es «rein theoretisch gesehen» Anhaltspunkte für die krebserzeugende Wirkung von elektromagnetischen Umwelteinflüssen gibt. Er nennt unter anderem folgenden Aspekt, der hier vereinfacht wiedergegeben wird: Durch elektromagnetische Strahlen können nicht nur die sauerstofftransportierenden roten Blutkörperchen beeinflußt werden, sondern auch ihre strahlenempfindliche Bildungsstätte – das Knochenmark. Es ist ein wichtiges Organ der Immunabwehr, in dem ein Teil der strahlenempfindlichen Lymphozyten gebildet wird. Strahlen vermögen im Knochenmark einen Reiz auszulösen, der zur Zellwucherung (z. B. Leukämie) führen kann.[16] Womit Varga wohl eine der bisher einleuchtendsten Erklärungen für das hohe Leukämierisiko im Bereich starker energietechnischer Anlagen anbietet.

Weltweit ist zwar eine verstärkte Erforschung von elektromagnetischer Strahlung und ihrer potentiellen biologischen Wirkung zu beobachten. Aber es scheint, als liefe das «Frage- und Antwortspiel» zwischen Verbrauchern, Politikern, Wissenschaftlern, Beamten, der Industrie und den großen Betreibern energietechnischer Anlagen nach ähnlichen Spielregeln ab, wie das Spiel damals, als wir nach anfänglich unkritischer Einstellung zu chemischen Produkten allmählich aufwachten und die gesundheitlichen und ökologischen Risiken zu hinterfragen begannen.

Obwohl die Elektroindustrie, die Stromproduzenten und die Betreiber von energietechnischen Großanlagen, wie Bahn und Post, über die biologischen Risiken der Nutzung elektromagnetischer Strahlung weit besser informiert sind als ihre Kunden, stellen sie gesundheitliche Bedenken gegenüber elektrotechnischen Geräten und Anlagen oft als einen Ausdruck völligen Unverständnisses für technische und physikalische Vorgänge dar und reagieren entsprechend arrogant. Bei Diskussionen und Rechtsstreitigkeiten über offensichtliche gesundheitliche Beeinträchtigungen, die die Betroffenen auf Hochspannungsleitungen zurückführen, sind diese in der Regel schnell mit ihrem Latein am Ende.

Den Stromproduzenten und Herstellern elektrotechnischer Produkte fällt es bisher auch nicht schwer, in derartigen Auseinandersetzungen hochkarätige Wissenschaftler zu zitieren und als Sachverständige aussagen zu lassen, die jeden Verdacht einer gesundheitsschädigenden Wirkung durch elektrotechnische Geräte und Anlagen zerstreuen.

Es wird zwar nicht bestritten, daß z.B. Herzschrittmacher und Computer zunehmend durch Elektrogeräte in ihrer Funktion gestört werden und die bestehenden Grenzwerte im Nahbereich von Rundfunk- und Fernsehsendern unbedingt eingehalten werden sollten, doch für den Normalfall hält man die Wirkungen elektrotechnischer Geräte und Anlagen für gesundheitlich unbedenklich.[17]

Dieser Standpunkt läßt sich – wie wir gesehen haben – inzwischen nicht mehr so ohne weiteres halten. Dennoch ist zur Zeit kaum jemand bereit, angesichts der eher spärlichen, aber alarmierenden Fakten auf die Nutzung von Strom und elektrischen Heinzelmännchen zu verzichten.

Da ist die Frage sinnvoll, ob diese Geräte nicht so gebaut und benutzt werden können, daß von ihnen kein Krebsrisiko ausgeht? Es scheint den von mir befragten Fachleuten keineswegs unmöglich, zumindest einen sehr großen Teil der freiwerdenden elektromagnetischen Strahlung abzuschirmen oder zu vermeiden.

Die Reduzierung des Krebsrisikos dürfte somit weniger ein technisches denn ein ökonomisches Problem sein.

Es ist also anzunehmen, daß vielmehr erst ein gewisser Druck der Öffentlichkeit, gepaart mit der Nachfrage nach gesundheitlich unbedenklichen Elektrogeräten, erforderlich ist, um das notwendige Umdenken und die erforderlichen Entwicklungsarbeiten in Gang zu setzen.

In den USA sind Bürgerinitiativen gegen neue elektronische Überwachungssysteme der Militärs und Hochspannungsleitungen nicht selten, und sie haben manches derartige Projekt scheitern lassen.

Auch hierzulande entstehen Bürgerinitiativen, z.B. gegen den Bau oder die Verstärkung von Hochspannungsleitungen mitten durch Wohngebiete. Bisher waren sie jedoch wenig erfolgreich. Überforderten Richtern bleibt anscheinend nicht viel anderes übrig, als nach Titeln und Stellung der Sachverständigen zu entscheiden, wer Recht hat. Und derzeit können sich Stromproduzenten, Betreiber energietechnischer Großanlagen und die übrige Elektroindustrie Sachverständige mit klangvolleren Titeln leisten.

Wie läßt sich dieses Krebsrisiko verringern?

Es gibt freilich schon jetzt einige Möglichkeiten, um die elektromagnetische Strahlenbelastung wenigstens im eigenen Wohn- und Arbeitsbereich zu senken. Dadurch lassen sich zumindest die körpereigenen Abwehr- und Reparaturkräfte entlasten.

Eine gebräuchliche und relativ preiswerte Methode, das elektrische Leitungsnetz im häuslichen Bereich weitgehend abzuschirmen, sind sogenannte «Biokabel». Sie sind nicht nur mit einem Metallmantel oder einem Drahtgeflecht umhüllt, sondern enthalten verdrillte Adern. Allerdings kommen sie in erster Linie für Neubauten in Frage, da die nachträgliche Verlegung aufwendig und kostspielig ist. Beschränkt man sich jedoch auf abgeschirmte Kabel in Schlaf- oder Kinderzimmer und legt die bisherige nicht abgeschirmte Leitung tot, ist diese Art der elektrobiologischen Sanierung ein weitgehender Schutz.

Abgeschirmte Kabel haben zwar keine allgemeine VDE-Zulassung, man kann sie aber trotzdem verwenden, sollte sie aber in jedem Fall von Fachleuten verlegen lassen. Auch als Anschlußkabel für Elektrogeräte sollten flexible «Biokabel» benutzt werden.

Außerdem sollte man einen größtmöglichen Abstand zu allen Elektrogeräten halten, denn damit sinkt die elektromagnetische Belastung. Als Mindestabstände empfehlen Baubiologen folgende Entfernung:

Elektrische Leitungen, Anlagen und Geräte	Mindestabstand
nicht abgeschirmte Leitungen	1 Meter
nicht abgeschirmte Elektrogeräte	2 Meter
Schwarz-Weiß-Fernsehgeräte	3 Meter
Farbfernsehgeräte	4 Meter
Leuchtstofflampen	2 Meter

▷ Im Umkreis von circa zwei Metern sollten an Stellen, an denen Kinder schlafen oder viel Zeit verbringen, keine Elektrogeräte betrieben werden oder angeschlossen sein. Zudem sollte mindestens ein Abstand von einem Meter zu elektrischen Leitungen vorhanden sein.

▷ Doch in Mietwohnungen wird es nicht immer möglich sein, Biokabel einzubauen. Hier kann ein Netzfreischalter die elektro-

610

magnetische Strahlung verringern. Er unterbricht die spannungs-
führende Phase, solange kein Elektrogerät eingeschaltet ist. Ein
Netzfreischalter kostet zur Zeit zwischen 200 und 300 Mark; für
den Einbau braucht ein Fachmann zehn Minuten.

▷ Und es gibt noch andere Möglichkeiten, die allgegenwärtige
elektromagnetische Strahlenbelastung zu verringern: Eine
Wärmflasche z. B. ist eine wirksame, einfache und billige Alternative zu elektrischen Heizdecken. In meinem Buch *Elektrostreß*
gebe ich weitere Tips, unter anderem folgende [18]:

▷ Ziehen Sie die Stecker von außer Betrieb stehenden Elektrogeräten heraus. So wird das Wirkungsfeld der Netzspannungsstrah-
lung begrenzt.

▷ Auch ohne automatischen Netzfreischalter lassen sich einzelne
Stromkreise nachts oder auch tagsüber stromfrei und damit stö-
rungsfrei machen: durch Herausdrehen der Sicherungen bzw.
durch Abschalten der entsprechenden Leitungsschutzschalter.

▷ Beim Fernsehen sollten Sie auf hinreichenden Abstand achten
und möglichst seitlich von der Mittelachse des Apparats sitzen.

▷ Ziehen Sie den Stecker heraus, wenn Sie ein Fernsehgerät
nicht benutzen. Auch ein nur unter Spannung stehender Apparat
kann mit Strahlen belasten, wenn die Phase auf dem ganzen Gerät
liegt. Auch bei ausgeschaltetem Gerät kann sich die hohe Spannung der Röhre viele Stunden lang halten.

▷ Wenn Sie auf Radio, Radiowecker oder Digitaluhr im Schlafzimmer nicht verzichten wollen, versuchen Sie es mit Batteriege-
räten ohne Netzanschluß, oder halten Sie zumindest einen Abstand von zwei bis drei Metern ein.

▷ Verwenden Sie keine Dimmer zur Regulierung der Beleuch-
tung. Durch ihre Thyristor-Steuerung erzeugen sie meist Störfel-
der von hoher Intensität.

▷ Benutzen Sie keine Leuchtstoffröhrenlampen im Schlafzimmer und an den Wänden der angrenzenden Räume. Sie erzeugen
hohe Magnetfeldstörungen.

Halten Sie folgende Mindestabstände zu Hochspannungsleitungen ein, wenn Sie sich in deren Nähe längere Zeit aufhalten:

Betriebsspannung	Abstand
380 Kilovolt	180–250 Meter
220 Kilovolt	140–180 Meter
100 Kilovolt	80–120 Meter
50 Kilovolt	50– 70 Meter

Vor allem Krebskranke sollten diese Empfehlung dringend beachten.

Krebsrisiko Erdstrahlen

Es war Ende der 20er Jahre, als ein Freiherr von Pohl in der ihm völlig unbekannten Stadt Vilsbiburg unter ständiger polizeilicher Aufsicht durch das Stadtgebiet ging und mit einer Wünschelrute die Wasserführungen suchte, die seiner Meinung nach so stark waren, daß sie Krebs erzeugen konnten. Die von ihm festgestellten Zonen wurden dann in den Stadtplan 1:1000 von Vilsbiburg eingetragen.[1]

Was war der Grund für diese ungewöhnliche Polizeiaktion? Freiherr von Pohl hatte die Behauptung aufgestellt, alle im Sterberegister von Vilsbiburg verzeichneten Krebstoten müßten auf den von ihm festgestellten Strahlungszonen gelegen haben. Der Obermedizinalrat von Vilsbiburg, Dr. med. Bernhuber, vermerkte nach Einzeichnung dieser Zonen in den Stadtplan sämtliche Krebstodesfälle – soweit die Statistik reichte – in der Karte. Die Auswertung ergab, daß die Behauptung des Freiherrn von Pohl stimmte. Alle Krebstoten hatten auf den eingezeichneten Streifen gelegen.[2]

Dabei wurde genauestens überprüft, ob in den Häusern, die nur teilweise von Streifen «betroffen waren», die Betten der an Krebs Verstorbenen tatsächlich auf den Streifen gestanden hatten. Auch dies wurde bestätigt.

Über die Begehung der Stadt Vilsbiburg und das Ergebnis fertigte man am 29. Januar 1929 ein amtliches Protokoll an, das von den beiden Bürgermeistern, dem Gemeinderat und den Personen, die an der Begehung teilgenommen hatten, unterzeichnet wurde.

Damit war der erste Beweis dieser unwahrscheinlichen, ja manchem geradezu verrückt erscheinenden Krebstheorie erbracht.

Nun behaupteten Gegner dieser Theorie, daß es bei so vielen Reizstreifen in einer kleinen Stadt ganz normal sei, wenn alle Krebstoten auf den Reizstreifen träfen.

Daraufhin ließ sich Freiherr von Pohl vom Statistischen Landesamt in Bayern die krebsärmste Ortschaft nennen, um dort erneut den Beweis zu erbringen. Es war Grafenau im Bayerischen Wald. Hier erfolgte die Begehung am 4. und 5. Mai 1930. Das Ergebnis war das gleiche: Alle Krebstodesfälle der vorausgegangenen 17 Jahre (soweit reichte die Statistik zurück) lagen auf den vorher von Freiherr von Pohl eingezeichneten Reizstreifen![3]

Diese Untersuchungsergebnisse wurden Anfang der 30er Jahre in der medizinischen Fachliteratur veröffentlicht und sorgten für beträchtliches Aufsehen und Interesse unter den Ärzten. Freiherr von Pohl arbeitete in den folgenden Jahren mit mehreren Ärzten zusammen, von denen ein Teil «rutenfähig» war. Diese bestätigten seine Beobachtungen und lieferten weitere Beweise.[4]

Man sollte meinen, daß derart eindeutige und aufschlußreiche Untersuchungen auch die etablierte Krebsforschung dazu veranlaßt hätten, die offensichtlichen Zusammenhänge genau zu untersuchen und daraus krebsverhütende Maßnahmen zu entwikkeln. Tatsächlich geschah jedoch bisher praktisch nichts in dieser Richtung. Im Gegenteil: Bis vor wenigen Jahren wurde das Thema «Erdstrahlen» – so wie alles, was mit Wünschelrute oder Pendel zu tun hat – von den Medizinern in den Bereich des Okkulten verwiesen und ziemlich einhellig und entschieden abgelehnt. Erst in den letzten fünf Jahren haben sich Wissenschaftler verschiedener Disziplinen wesentlich intensiver mit den immer wieder behaupteten Zusammenhängen zwischen Erdstrahlen und bestimmten Erkrankungen, vor allem Krebs, beschäftigt.

Moderne Meßtechnik und erweiterte Kenntnisse auf diesem Gebiet ermöglichen es heute, Beweise für ein uraltes Wissen zu erbringen, das zu Unrecht oft als Scharlatanerie abgetan und deshalb auch wenig genutzt wurde.[5]

Was ist diese geheimnisvolle Erdstrahlung für eine Strahlung?

Der Begriff «Erdstrahlen» hat mehrfache Bedeutung. Wenn er im Zusammenhang mit Standortkrankheiten benutzt wird, versteht man darunter im Volksmund begrenzte Strahlungsbereiche an bestimmten Stellen der Erde, die sich in Art und Stärke von der Strahlung ihres Umfeldes erheblich unterscheiden. Diese Strahlungsbereiche werden als «geopathische Zonen», «geologische Störzonen», «Reizstreifen», «Wasseradern» und ähnliches bezeichnet. Der Ursprung dieser Störzonen wird sowohl in der Erde als auch im Kosmos vermutet. Im allgemeinen werden die unterschiedlichen Erdstrahlen drei Gegebenheiten zugeordnet:.
1. unterirdischen Wasserläufen
2. geologischen Anomalitäten
3. Gitternetzen

Nach Dr. med. Paul Schweitzer, Sindelfingen, bestehen die Reizzonen terrestrischen und atmosphärischen Ursprungs physikalisch gesehen aus hochfrequenten Wechselfeldern, die sich weitgehend wie elektromagnetische Wellen verhalten. Ihre Wellenlänge liegt im Zentimeter- oder Dezimeterbereich. Die Strahlung der Reizzonen verhält sich ähnlich wie Mikrowellen, die in der Medizin und im Haushalt in Mikrowellenherden verwendet werden.[6]

Professor K.E. Lotz, Biberach, nimmt aufgrund von Szintillationszählermessungen an, daß es sich unter anderem um Neutronenstrahlung handelt, mißt aber an Krebs- und Krankenbetten auch noch Gammastrahlen, Infrarotstrahlen (mit Infrarotstrahlungsbilanz-Meßgerät) und Mikrowellenstrahlung (mit Mikrowellendetektor). Neutronenstrahlung ist der Auslöser für Mikrowellenstrahlung, die biologisch besonders wirksam ist und gesundheitlich schädlich werden kann.[7]

Geht man von der überall vorhandenen radioaktiven Strahlung des Erdbodens aus, so leuchtet es ein, daß diese mit dem Gehalt an radioaktiven Bestandteilen in den Bodenmineralien variieren muß. Daß die radioaktive Strahlung über verschiedenen Gesteinen unterschiedlich stark ist, wurde oft gemessen. Nachgewiesen ist auch, daß sie über Spalten und Verwerfungen im Gestein stärker ist, da sich dort radioaktive Gase und Wasser mit gelösten radioaktiven Stoffen ansammeln. Auch ist gemessen worden, daß Gesteinsarten und Wasser unterschiedlich stark bremsend auf Neutronenstrahlung wirken und daher die Ionisierung durch solche Strahlung unterschiedlich stark ist.[8]

Die Intensität der radioaktiven Strahlung ist also an Ortsgegebenheiten gebunden. Und offensichtlich spielt bei den Zusammenhängen zwischen Erdstrahlung und Krebs sowie manchen anderen Erkrankungen die örtliche Abhängigkeit der Gammastrahlung eine wichtige Rolle. Immerhin ergaben Untersuchungen, daß hochenergetische radioaktive Strahlung, wie Gammastrahlung, in ihrer Stärke lokal mehr oder weniger eng begrenzt Anomalien gegenüber ihrer nächsten Umgebung zeigen kann: Die amerikanischen Forscher W.J. Williams und Ph.L. Lorenz berichten über Messungen der Gammastrahlung mit einem hochempfindlichen Instrument zum Nachweis geologischer Brüche (mit dem es gelang, geologische Brüche bis zu 1700 Meter Tiefe zu lokalisieren). Die Zunahme der Strahlung bei einem Bruch rührt offenbar von radioaktiven Mineralien in Quellen oder Grundwasser her – aber auch von radioaktiven Gasen, die in geologischen Klüften zur Erdoberfläche aufsteigen. Die Hauptquelle der Strahlung wurde jedenfalls in den obersten zwei Metern der Erde festgestellt.[9] Welche Bedeutung der Gammastrahlung beim Phänomen des «Krebspunktes» zukommt, erkannte Dr. med. Ernst Hartmann, der Vorsitzende des Forschungskreises Geobiologie e. V. in Eberbach am Neckar, als er mit Sonden die Strahlung an einer «geopathogenen Stelle» mit der in der nächsten Umgebung verglich: Dabei wies die kritische Stelle praktisch immer eine andere – meist höhere – Strahlungsimpulszahl auf. Die Messungen liefen über mehrere Monate und ermöglichten auch die wertvolle Feststellung, daß über Stunden hinweg im Mittel eine höhere Gammastrahlung über den von Rutengängern als Krebspunkt bezeichneten kritischen Stellen meßbar ist.[10]

Um die Möglichkeit einer eventuell im Fußboden des Experimentierraums vorhandenen radioaktiven Quelle als Ursache des Effekts auszuschließen, wurden die Experimente mit Hilfe eines Holzgestells in 1,75 Meter Höhe wiederholt; sie hatten dort das gleiche Ergebnis. Diese erhöhte Radioaktivität ist nach Meinung von Professor Dr. H. König in einem schlauchartigen, senkrecht im Raum stehenden Gebilde zu suchen. Professor König ist Ordinarius für technische Elektrophysik an der Technischen Hochschule in München und gilt in Deutschland als der wissenschaftlich anerkannteste Vertreter der Meinung, daß es über derart belasteten Plätzen Zusammenhänge zwischen sogenannten Erdstrahlen und Erkrankungen gibt. In seinem sehr empfehlenswerten Buch *Unsichtbare Umwelt* begründet er diese Erkenntnis und berichtet von Experimenten, die der weiteren Klärung des Charakters der geheimnisvollen Erdstrahlung dienen, die offensichtlich anderer Natur ist als die bisher bekannten physikalisch meßbaren Strahlungen: «Bei weiteren Experimenten zur Erforschung der Wirkung einer Bleiabschirmung wurde unter drei Meßsonden eine gleiche Menge Blei gelegt. Die Wirkung des Bleis war bei der kritischen Stelle überraschenderweise anders als bei den anderen Meßplätzen, was auf eine anders geartete Strahlung bei der kritischen Stelle als bei den Vergleichsstellen schließen läßt.»[11]

Ein seltenes Ereignis gab es 1985 im bundesdeutschen Parlament: Zur Debatte stand das «parawissenschaftliche» Problem, ob Erdstrahlen Krebs erzeugen können. Dabei wurde mitgeteilt, daß sich eine Arbeitsgruppe für «Unkonventionelle Methoden der Krebsbekämpfung» dieser Streitfrage annehmen würde.

Inzwischen liegen dieser Arbeitsgruppe Untersuchungsergebnisse vor, die beweisen, daß Rutengänger in vielen Fällen eine meßtechnisch feststellbare Anomalie des Erdmagnetfeldes auf-

615

spüren, die oberhalb von unterirdischen Wasserläufen vorkommen kann. Und diese Magnetfeldanomalien sollen, US-Wissenschaftlern zufolge, auffällig häufig mit Krebserkrankungen in Zusammenhang stehen.[12]
Und nicht nur das. Neben der Häufung von Krebsfällen war auch eine Zunahme von Todesfällen bei Neugeborenen festzustellen bzw. traten Mißbildungen auf. Und immer hatte sich an diesen «Standorten» – sowohl in den USA als auch in Kanada und England – eine gegenüber der direkten Umgebung erhöhte radioaktive Einstrahlung aus dem Kosmos bzw. hatten sich Störungen des Erdmagnetfeldes messen lassen.

Ist dies eine wissenschaftliche Bestätigung für die von vielen Menschen wie auch von der «Erfahrungsmedizin» vertretene Meinung, daß z. B. die Betten von Menschen, die an Krebs erkranken, an «kritischen» Stellen stehen?

Dieser Frage sind mehrere Ärzte und Physiker des Internationalen Arbeitskreises für Geobiologie e. V. nachgegangen.

Ihre deutsche Sektion hat im April 1985 eine Arbeitstagung abgehalten, bei der die Fähigkeiten von Rutengängern einer strengen Prüfung unterzogen wurden. Sie hatten in einem Raum festzustellen, wo das sogenannte Diagonalgitter und das sogenannte Nord-Süd-Gitter liegen. Darunter versteht man elektrisch und magnetisch besonders leitfähige Streifen, die sich anscheinend um den ganzen Erdball ziehen.

Das gelang und wurde später von anderen Rutengängern ebenso bestätigt wie eine «als Nebenprodukt» aufgefundene Wasserader. Die von den Rutengängern angegebene dreidimensionale «Lageskizze» stimmte mit naturwissenschaftlichen Messungen, durchgeführt mit dem von dem deutschen Biophysiker Ludger Mersmann entwickelten Magnetometer überein.[13]

Auf diese Weise konnte auch bestätigt werden, daß die Rutengänger nicht nur einige, sondern alle im Raum vorhandenen «Störzonen» entdeckt hatten.

Inzwischen wird diese Meßmethode zur Feststellung von Anomalien des Erdmagnetfelds zunehmend angewandt, um nicht nur auf die subjektiven Untersuchungen von Rutengängern angewiesen zu sein, die unter bestimmten Bedingungen fehlerhaft sein können; z. B. wenn zusätzlich technische elektromagnetische Felder vorhanden sind. Zunehmend werden solche Magnetfeldanalysen auch von Krebsfachärzten veranlaßt, wie z. B. im folgenden Fall, den Mersmann in einem Untersuchungsbericht[14] mitteilt.

Anhand der Krankengeschichte eines an Prostatakrebs erkrankten Patienten kann exemplarisch dargestellt werden, wie eine solche Bettplatz-Untersuchung abläuft. Zum Vorverständnis kurz die Krankengeschichte: Der Patient war in ärztlicher Therapie, die Behandlungen schlugen aber nicht an, der Prostatakrebs erwies sich als therapieresistent.

Das Krankheitsbild vervollständigte sich durch bereits Jahre vor der Krebsdiagnose auftretende morgendliche Kopfschmerzen und Schlafstörungen, durch Konzentrationsmängel und allgemein reduzierte Energie, die in der Medizin oft als «vegetative Dystonie» diagnostiziert wird.

Diese Zusatzbefunde veranlaßten den behandelnden Arzt, den Bettplatz des Patienten näher zu untersuchen. Es hatte sich ihm der Verdacht aufgedrängt, daß der Kranke möglicherweise an einer «geopathologischen» Stelle schlafen könnte.

Mit einem grafikfähigen Computer (3 D-Grafic-Computer BPM 3003) wurden am Bettplatz gemessene Magnetfeldvariationen in ein dreidimensionales Bild umgesetzt, das den Abmessungen des Bettplatzes entsprach. Was haben die Messungen ergeben?

Auf dem Meßgerät für das Erdmagnetfeld wurde der «Meßbereich 50000 nT» eingestellt, «nT» ist die Abkürzung für Nano-Tesla, eine Maßeinheit für die Intensität von Magnetfeldern. In diesem Empfindlichkeitsbereich lassen sich Abweichungen in der Intensität des tatsächlich vorliegenden Magnetfelds gut messen und grafisch darstellen. Aus Erfahrungen weiß man inzwischen, daß die gesundheitliche Belastung durch geopathogene Störzonen um so größer ist, je größer die Änderung der Meßwerte zwischen ungestörter und gestörter Stelle ist.[15]

In diesem Fall ergab die Messung der Magnetfeldanomalien, daß die Körperstelle, an der die Krebserkrankung auftrat, im Bett genau über der Stelle lag, die von den Normalwerten am stärksten abwich.

Als Alternative wurde ein neuer Bettplatz gesucht, der keine Störungen aufwies. Durch diese Bettplatzverlagerung auf einen ungestörten Platz konnte dem Patienten in der Krebstherapie wesentlich geholfen werden, die zuvor bestandene Therapieresistenz zu beseitigen. Auch gelang es, die Schlafstörungen und die vegetative Dystonie zum Verschwinden zu bringen.

Um keine falschen Hoffnungen zu wecken: Krebs ist, nach allem, was man bis heute weiß, ein multifaktorielles Krankheitsgeschehen. Die tausendfachen Beweise dafür, daß Krebserkrankungen vorzugsweise an den Körperstellen ausbrechen, die sich längere Zeit im Strahlungsbereich einer Erdmagnetfeldanomalie befanden, können deshalb nur so verstanden werden:

1. Die über sogenannten Wasseradern oder anderen geologischen Besonderheiten festzustellenden Anomalien des Erdmagnetfeldes sind offenbar eine Mitursache bei vielen Krebserkrankungen.
2. Ihr Anteil im Verhältnis zu weiteren krebserzeugenden und krebsfördernden Einflüssen (z. B. chemischen) dürfte im Einzelfall sehr unterschiedlich sein. Es gibt allerdings
3. zahlreiche Hinweise dafür, daß der langfristige Einfluß einer gestörten oder extremen Erdstrahlung ein wesentlicher Faktor bei der Entstehung von Krebs ist.[16]

Andererseits ist es sehr fraglich, ob man die Ergebnisse der Untersuchungen des Freiherrn von Pohl und seiner Zeitgenossen ohne weiteres auf die heutige Situation übertragen kann. Die damalige Erkenntnis, daß sämtliche Krebstodesfälle nur an Plätzen vorkamen, an denen eine bestimmte Art starker Erdstrahlung feststellbar war, wurde zweifellos besser bewiesen als irgendeine andere Krebstheorie bisher. Trotzdem ist damit zu rechnen, daß eine Nachprüfung jetzt nicht mehr das gleiche Ergebnis bringen würde.

Seit 1929, dem Jahr der Pohlschen Untersuchungen, hat sich das gesamte Strahlenklima, in dem wir leben, stärker verändert als in Jahrmillionen vorher. Das zu beachten ist wichtig, weil es bei den von Pohl bewiesenen Krebsursachen in erster Linie um Strahlung geht! Die wesentlichsten Veränderungen im uns umgebenden und durchdringenden Strahlungsklima werden hauptsächlich durch technisch erzeugte elektromagnetische Strahlen und Felder verursacht, die im Kapitel *Krebsrisiko elektromagnetische Strahlung* angesprochen sind.

Die Beobachtungen zahlreicher Rutengänger, Ärzte und Wissenschaftler bestätigen, daß technisch erzeugte Strahlung nicht nur direkt, sondern auch indirekt über die Erdstrahlung auf alle Lebewesen wirkt. Wie kommt es dazu?

Es ist bekannt, daß Wasser eine sehr gute Leitfähigkeit für elektromagnetische Strahlung besitzt. Diese Eigenschaft trägt dazu bei, daß z. B. durch die in jedem Haus vorgenommene Erdung der Elektroinstallationen elektromagnetische Ströme in die Erde abgeleitet werden, die durch unterirdische Wasserführungen gebündelt bzw. zusammengezogen werden und oberhalb der Erde als verstärkte, konzentrierte elektromagnetische Strahlung feststellbar sind.[17]

Eine weitere mögliche Erklärung dafür, weshalb in den letzten Jahren immer mehr dieser unterirdischen Wasserführungen, Netzgitter und deren Kreuzungen krankmachende und nicht vitalisierende Wirkung zeigten, bietet folgende Beobachtung, die ich 1984 im Rahmen meiner Tätigkeit im Institut für Baubiologie in Rosenheim machte.

Es ging darum, für eine Fernsehsendung abzuklären, ob die auf einem bestimmten Bauernhof auffällig häufig vorkommenden Erkrankungen, ob Unfruchtbarkeit und unerklärlich schlechte Milchleistung der Kühe an bestimmten Plätzen im Stall auf das Vorhandensein von Wasseradern zurückzuführen seien. Interessant war dabei die Feststellung, daß offenbar ein und dieselbe Wasserader auf Tiere anderer Bauern in dieser Gegend keine so auffällige Wirkung zeigte, obwohl auch diese ihren Standplatz oberhalb der Wasserader hatten.

Wir suchten also nach dem Einfluß, der bei dem Bauernhof mit dem unerklärlich kranken Viehbestand zusätzlich zur Wasserader hinzukam, der aber bei den übrigen Bauernhöfen im Verlauf dieser Wasseradern nicht gegeben war. Es war nicht schwierig: In etwa 100 Metern Entfernung vom Bauernhof verlief eine starke Hochspannungsleitung, und zwar quer zur dazu unterirdisch fließenden Wasserader. Messungen mit verschiedenen technischen Geräten deckten sich mit den Aussagen mehrerer Rutengänger, die fast übereinstimmend festgestellt hatten, daß diese Wasserader im Bereich der Hochspannungsleitung relativ stark strahlte und daß diese Strahlung, die sie der Wasserader und nicht der Hochspannungsleitung zuordneten, mit zunehmender Entfernung von der Hochspannungsleitung langsam abnahm. Erst in etwa 350 Metern Entfernung verschwand der verstärkende Einfluß. Daß technische elektromagnetische Strahlung die natürliche Erdstrahlung durchmischt, verzerrt, denaturiert und verstärkt, sie aber auch in ihrer vitalisierenden Wirkung mindert, davon ist eine große Zahl von Rutengängern, Ärzten und Wissenschaftlern überzeugt.[18]

Wie läßt sich dieses Krebsrisiko verringern?

An sich ist die Antwort leicht zu geben, und zwar dadurch, daß man ihr ausweicht! Doch dann tauchen gleich die nächsten Fragen auf:
▷ Wie stellt man fest, wo die Erde gesundheitsbelastend oder gar krebsfördernd strahlt?
▷ Was kann man tun, wenn sich gerade an der Stelle das Bett oder ein Sitzplatz befinden und ein Verschieben aufgrund der Raumaufteilung problematisch oder nicht möglich ist?

Auf diese Fragen haben Rutengänger und die sich ebenfalls damit beschäftigenden Baubiologen Antworten entwickelt, die sich zwar im Detail häufig unterscheiden, aber im wesentlichen übereinstimmen. Aufbauend auf den Erfahrungen, die man am Institut für Baubiologie in Rosenheim in vielen hundert Fällen gewonnen hat, ergeben sich folgende Erkenntnisse und Ratschläge: Anomale Erdstrahlung wirkt wahrscheinlich nicht selbst krankmachend oder gar krebserzeugend. Eine längerfristige anomale Strahlenbelastung aus der Erde setzt jedoch bei vielen Menschen die Widerstandsfähigkeit herab; dadurch kann es zu gesundheitlichen Störungen kommen, die sonst vermeidbar oder zumindest leichter zu verkraften wären. Auch liegen zahlreiche Hinweise dafür vor, daß ein Organismus nur dann an Krebs erkrankt, wenn seine Abwehr- und Aufbaukräfte chronisch überfordert werden. Es gilt deshalb, Plätze mit einer Streß verursachenden, krebsfördernden, anomalen Erdstrahlung frühzeitig zu erkennen und zu meiden.

Wie stellt man anomale Erdstrahlung im Schlaf-, Wohn- und Arbeitsbereich fest?
Der einfachste und kostengünstigste Weg, zu erfahren, ob und wo anomale Erdstrahlung vorliegt bzw. wo Störzonen verlaufen, ist der, einen Rutengänger um eine sogenannte radiästhetische Untersuchung zu bitten. Allerdings stellen Rutengänger im Gesamtkomplex «Standortkrankheiten» den heikelsten Punkt dar.

Nach Ansicht von Professor Dr. König kam es aus folgendem Grund dazu[19]: «Das Problem der Wünschelrute provozierte die Wissenschaft durch das Verhalten vieler Wünschelrutengänger, die glaubten, ihre vielleicht unbestreitbaren Fähigkeiten auf pseudowissenschaftliche Art erklären und begründen zu müssen, meist zu einer oppositionellen Haltung. Man entlieh sich aus der klassischen Wissenschaft, und hier aus der Physik, hochtrabende Begriffe, ohne sich über deren Bedeutung im klaren zu sein, und verwendete sie zur Erklärung des Wünschelrutenphänomens. Die Reaktion der exakten Wissenschaft auf eine solche Vergewaltigung ihrer Thesen und Begriffe und auch des gesamten physikalischen Weltbildes ist daher wohl nicht verwunderlich. Das Wünschelrutengehen wurde in das Reich des Okkulten verwiesen, wenn nicht gar als Verdummungsaktion der Mitmenschen angesehen, was durch das Problem der sogenannten Entstörgeräte nicht besser wurde.»

Über die verschiedenen Ansichten der Rutengänger untereinander herrscht in Fachkreisen Dauerstreit. Wenn drei Rutengänger miteinander diskutieren, gibt es eher fünf Meinungen als zwei. Trotzdem – es gibt derzeit keinen vergleichbar kostengünstigen und aussagekräftigeren Weg, um die immer subjektive und persönlichkeitsbezogene Tätigkeit der Rutengänger durch objektive, technische oder andere Methoden zu ersetzen. Lediglich die Ergänzung und Kontrolle der radiästhetischen Arbeit durch physikalische Meßgeräte ist, wie geschildert, derzeit möglich und auch sinnvoll. Allerdings gibt es bisher erst wenige Fachleute auf diesem Gebiet, die über radiästhetische Fähigkeiten verfügen und ergänzende physikalische Messungen vornehmen können.

Die österreichische Rutengängerin Käthe Bachler stellte anhand von mehreren tausend radiästhetischen Untersuchungen fest: «20 Prozent der Menschen haben einen sehr guten Schlafplatz; 20 Prozent haben einen guten Schlafplatz; 20 Prozent haben einen mittelmäßigen Schlafplatz; 20 Prozent haben einen schlechten Schlafplatz.» [20]

Sie nennt in ihrem Buch *Erfahrungen einer Rutengängerin* zehn fast sichere Anzeichen für das Vorhandensein pathogener Störzonen am Schlafplatz.

Das besagt natürlich nicht, daß nicht auch noch andere Einflüsse mitwirken:

1. Abneigung gegen das Bett und das Zu-Bett-Gehen
2. stundenlanges Nicht-einschlafen-Können
3. unruhiger Schlaf, zerknülltes Leintuch, Angstträume, Aufschreien
4. Ausweichen im Bett, aus dem Bett fallen, Hocken und Wippen im Bett
5. Flucht aus dem Bett, Nachtwandeln
6. Frieren im Bett, Knirschen und Klappern mit den Zähnen, aber auch Nachtschweiß
7. Müdigkeit und Abgeschlagenheit am Morgen, oft auch den ganzen Tag hindurch
8. Appetitlosigkeit, oft sogar Erbrechen am Morgen
9. Mißmut, Nervosität, Unbehagen und Depressionen, Weinen nach dem Erwachen
10. Krämpfe, Herzklopfen

Ein einziges dieser Kennzeichen genügt ihrer Meinung nach als Hinweis, doch sind meist mehrere gleichzeitig vorhanden. [21]

Für diejenigen, die es genau wissen wollen, gibt es noch zahlreiche andere Möglichkeiten, Rückschlüsse auf die biologische Wirksamkeit von anomaler Erdstrahlung zu ziehen.

Folgende physikalisch meßbaren Parameter (nicht alle und

621

nicht immer) weisen häufig über Störzonen Unterschiede gegenüber der Umgebung auf[22]:
▷ elektrische Bodenleitfähigkeit
▷ elektrische Leitfähigkeit der Luft
▷ Bodenfeuchtigkeit
▷ UKW-Feldstärke
▷ radioaktive Bodenstrahlung
▷ Infrarotstrahlung des Bodens
▷ Infrarotstrahlung des Menschen
▷ Intensität des erdmagnetischen Feldes
▷ EKG-Befunde
▷ Hautleitfähigkeit
▷ Reaktionszeit

Hat man, durch welche Untersuchungsmethode auch immer, festgestellt, daß an einem Platz, an dem man sich längere Zeit aufhält, eine anomale Erdstrahlung wirksam ist, dann sollte man diese Stelle meiden. Oftmals genügt schon ein halber Meter, um außerhalb des gestörten Bereichs zu sein. Die gelegentlich propagierten Geräte oder Matten zur angeblichen Entstörung bzw. Abschirmung anomaler Erdstrahlung werden sehr unterschiedlich bewertet. Offenbar fehlt auf diesem Gebiet noch in großem Maß Grundlagenforschung; eine überzeugende Aussage ist noch nicht möglich.

Leider werden Entstörgeräte von Rutengängern oftmals auch dann eingesetzt, wenn man den Reizzonenwirkungen lediglich durch Verlegung des Schlafplatzes hätte ausweichen können. Angesichts der möglichen Nachteile von Entstörgeräten, häufig nicht gegebener Kompetenz der Aufsteller und zum Teil ungerechtfertigt hoher Kosten erscheint es nur in Ausnahmefällen angebracht, Entstörgeräte einzusetzen. Bei allen Abschirm- und Entstörmaßnahmen ist grundsätzlich zu bedenken:
▷ daß das Strahlenklima, in dem wir leben, sehr komplex ist und wir noch weit davon entfernt sind, zu wissen, was derartige Eingriffe langfristig bewirken;
▷ daß sich Erdstrahlen nicht nur nachteilig auf die Gesundheit auswirken können, sondern auch (wahrscheinlich in viel größerem Maß) lebenswichtig sind. Das heißt, daß Vorteile auf der einen Seite unter Umständen mit Nachteilen in anderen gesundheitlichen Zusammenhängen teuer bezahlt werden müssen.

Ein paar Tips für die Neubauplanung

▷ Der Baugrund sollte auf geopathische Zonen hin untersucht werden, damit ihnen bei Standort und Grundriß des Hauses (und der Schlafzimmer) möglichst ausgewichen werden kann.

▷ Es sollten große Schlafzimmer geplant werden, um einen Schlafplatzwechsel zu ermöglichen.

▷ Ferromagnetische, strahlungsinduktive oder -brechende Baumaterialien, wie Stahl und Stahlbeton, sollten zurückhaltend eingesetzt werden.

Krebsrisiko Radioaktivität

Radioaktive Strahlung erzeugt Krebs. Das ist erwiesen. Und lassen Sie sich nicht beeindrucken vom Gerede über natürliche Strahlen, über Grenzwerte, Niedrigststrahlung und daß wir eine Atomwirtschaft brauchen.

1. Ohne die Atomwirtschaft wäre unser Krebsrisiko (und das unserer Kinder und aller zukünftigen Generationen auf der Erde) geringer.

2. Grenzwerte, die so wissenschaftlich lauter klingen, sind Manipulationsmasse par excellence – zum Beweis dafür die folgende Tabelle:

Im Jahr	wurden so viel rem/millirem für ungefährlich gehalten
1902	2500 rem/a
1920	100 rem/a (1/25 von 1902)
1931	50 rem/a
1936	25 rem/a
1948	15 rem/a
1956	5 rem/a (1/500 von 1902)
1959	170 mrem/a (1/14705 von 1902)
1973	150 mrem/a
2000	?

Die meisten Wissenschaftler sind sich einig darüber, daß es hinsichtlich der Belastung keine Minimaldosis gibt, die sicher als unschädlich angesehen werden kann. Die vermuteten Schadgrenzen wurden laufend herabgesetzt.

3. Und auch das ist ein Faktum: Natürliche Strahlung erhöht das Krebsrisiko.

Behauptungen 1. und 3. sollen in diesem Kapitel ausführlicher behandelt werden. Vorher aber eine Verständigungshilfe, damit Sie wissen – und von diesem Wissen Gebrauch machen können –, warum radioaktive Strahlung so gefährlich ist.

Konrad Lorenz, Nobelpreisträger für Medizin, hat das Problem auf einen klaren Nenner gebracht. Er hat einmal (die Radioaktivität meinend) gesagt, er würde nicht freiwillig ins «Gewehrfeuer» gehen – selbst wenn nur ein bißchen geschossen würde.

Und genau das ist das Problem, über das alle Befürworter der Atomwirtschaft, der sogenannten friedlichen und der angeblich friedenserhaltenden (der militärischen nämlich) möglichst wenig aufklären möchten: Wir haben es hier zu tun mit Wahrscheinlichkeiten. Selbst die geringste Strahlendosis kann Krebs auslösen und Erbschäden zur Folge haben. Je stärker die Strahlung, desto höher die Wahrscheinlichkeit, daß eine «der Gewehrkugeln», um im Bild von Konrad Lorenz zu bleiben, «trifft». Anders ausgedrückt: Es gibt keine sichere, keine unschädliche Strahlung. Und die Tatsache, daß wir seit Jahrzehnten und nicht erst seit Tschernobyl neben den natürlichen auch weiteren, von Menschen erzeugten Strahlungsquellen ausgesetzt sind und dennoch nicht an Krebs erkrankt sind – was beweist das? Es beweist einmal, daß es hier eben um Wahrscheinlichkeiten geht. Man hat Glück gehabt. Auch das russische Roulett führt nicht immer zum Tod. Zum anderen muß die momentane Gesundheit aber auch nicht der Beweis dafür sein, daß jemand nicht an Krebs erkrankt ist. Diese Krankheit hat eine sich manchmal über Jahrzehnte hinziehende Inkubationszeit.

Wir alle haben eine Vorstellung von Krankheiten und ihrer Entstehung, die leider irreführend ist. Sie kreist um unsere Vorstellung von «Gift»: Dem Körper werden irgendwelche Substanzen zugeführt – und wenn eine bestimmte Menge erreicht ist, kann sich der Körper ihrer nicht mehr erwehren – und wird krank.

Radioaktive Strahlung ist aber in diesem Sinn kein «Gift». Die Frage der Dosis trifft hier nämlich nicht zu. Eine höhere Strahlendosis erhöht zwar die Wahrscheinlichkeit, zu erkranken. Aber auch eine Dosis unterhalb der momentan als unschädlich festgelegten Grenzwerte kann zu Krebs führen. Das macht die radioaktive Strahlung eben so unberechenbar. Sie sprengt unser Vorstellungsvermögen.

Wissenschaftler warnen – endlich werden sie gehört

Es hat alles seine zwei Seiten: Einerseits ist es tragisch, daß sich die lange gehegten Befürchtungen zahlreicher Wissenschaftler bewahrheiten, denen zufolge die zunehmende Produktion und Nutzung künstlicher Radioaktivität zu einem Anstieg der strahlenbedingten Krebserkrankungen führen. Andererseits kann man erleichtert darüber sein, daß die Zeiten vorbei sind, in denen diese Warnungen nicht beweisbar waren.

Trotz Geheimhaltung und Datenfälschung über die tatsächliche Bedrohung der Bevölkerung durch radioaktive Strahlung aus

Kernkraftwerken, militärischen Anlagen, medizinischer Anwendung und industrieller Nutzung kann kein Zweifel mehr darüber bestehen, daß die zunehmende Belastung durch künstliche Radioaktivität mit einer Zunahme an Krebserkrankungen und Krebstoten einhergeht. Strahlenbedingter Krebs ist jedoch immer nur ein Symptom für eine den ganzen Organismus betreffende Schädigung. Die übrigen Folgen können von Erbgutschäden über Schizophrenie bis zu Allergien und Abwehrschwäche alle nur denkbaren Erscheinungsformen annehmen. Das sollte nicht vergessen werden, wenn es im folgenden nur um Krebs geht.

«Von allen Krebsarten hat die Leukämie mit etwa fünf bis zehn Jahren die kürzeste Latenzzeit. Sie wurde in der Anfangszeit der Röntgen- und Isotopenforschung neben akuten Strahlenschäden am häufigsten beobachtet und deshalb lange Zeit als die einzige Strahlenspätfolge angesehen. Auch an den von der Atomic Bomb Casuality Commission untersuchten Überlebenden von Hiroshima und Nagasaki trat zunächst nur Leukämie in Erscheinung; erst später folgten – mit längerer Latenzzeit – die übrigen Krebsarten.» [1]

Dementsprechend war es nicht anders zu erwarten, daß im Umkreis von Atomkraftwerken und anderen atomaren Anlagen nach Ablauf der Latenzzeit eine erhöhte Leukämiehäufigkeit vor allem bei Kindern festzustellen ist.

In der Zeitschrift des englischen Ärzte-Verbandes, dem angesehenen *British Medical Journal*, Ausgabe vom 7. März 1987, ist eine Sammlung von Beiträgen unter dem Leitthema «Neue Beweise für (den Zusammenhang von) Leukämie bei Kindern und Nuklear-Einrichtungen» enthalten.

Danach hat man in den drei englischen Gesundheitsdistrikten West Berkshire, Basingstoke und North Hampshire in den Jahren von 1972 bis 1985 feststellen müssen, daß 89 Kinder im Alter bis zu 14 Jahren an Leukämie erkrankten. Im Landesdurchschnitt hätte man in dieser Region nur knapp 29 Fälle erwarten dürfen (genau 28,6). In diesem Gebiet aber liegen Anlagen, in denen Atombomben produziert werden.

Ähnliche Zahlen liegen aus der Umgebung von Windscale vor, einer Wiederaufbereitungsanlage an der Irischen See, die eigentlich wegen der vielen Pannenmeldungen «Windscandal» hätte genannt werden müssen (und die vor einiger Zeit – wohl auch um die «Windskandal-Berichte» vergessen zu machen – in «Sellafield» umbenannt worden ist): Zwischen 1968 und 1978 sind hier statt der zu erwartenden 1,4 Leukämiefälle sechs aufgetreten.

Und in der Umgebung der anderen Wiederaufbereitungsanlage, Dounreay – im zweiten englischen Wackersdorf also –, sind zwischen 1979 und 1984 statt zu erwartender 0,5 insgesamt zehnmal soviel, also fünf Leukämiefälle registriert worden.

«Es gibt Hinweise auf einen kleinen, aber eindeutigen Anstieg von kindlichen Leukämien in der Nähe von Plätzen, an denen mit größeren Mengen radioaktiven Materials hantiert wird», schreibt dazu Professor Douglas Birk, einer der führenden Mediziner Großbritanniens – und, was wichtiger ist, ein ehemaliger Befürworter der Atomindustrie.

Selbst «nicht-alternative» Wissenschaftler beginnen, die Schrift an der Wand zu entziffern. Wie lange wird es noch dauern, bis sie sie auch für alle anderen Befürworter der Atomindustrie, der friedlichen wie der militärischen, in verständliche Sprache übersetzt haben.

Plutonium – wäre es doch nie entdeckt worden

Auch im wissenschaftlichen Establishment verbreitet sich die Warnung vor der Plutoniumwirtschaft. Ein offener Brief, den der Kieler Toxikologe Professor Wassermann im Frühjahr 1987 an den damaligen Umweltminister Wallmann schrieb, offenbart das Ausmaß dieses bisher kaum bewußten Krebsrisikos.

«Sehr geehrter Herr Minister,
Ihr leichtfertiger Umgang mit Plutonium gibt Anlaß zu größter Sorge.

Plutonium ist kein einfaches Wirtschaftsgut wie Butter oder Kohle, sondern ein äußerst gefährliches Material. Es ist nach Pluto benannt, dem Gott des Reichtums und dem Herrscher über das Reich der Toten. Plutonium mehrt das Totenreich wirkungsvoll, natürlich nicht innerhalb einer Wahlperiode, aber in Jahrzehnten, Generationen, unaufhaltsam, seitdem Menschen es in die Biosphäre gebracht haben. Es bleibt dort viele Jahrtausende. Die Natur hatte gute Gründe, Plutonium nur in äußerst geringen Spuren vorkommen zu lassen. Bei den Plutoniummengen, die Sie und andere der Atomwirtschaft glauben genehmigen zu können, hätte eine Evolution der Arten nicht stattgefunden oder ein sehr rasches Ende genommen.

Plutonium reichert sich im Körper des Menschen an, es wirkt nicht nur krebserregend, sondern schädigt ihn vielfältig, unter anderem auch sein Erbgut. Können Politiker dies überhaupt verstehen, wenn sie sich nur auf die nächste Wahlurne konzentrieren? Sogar die US-amerikanische Atomenenergiekommission ACE gibt zu, daß die Menge Plutonium, die Lungenkrebs verursacht, so gering ist, daß sie nicht ermittelt werden kann. Sie liegt für den gesunden Erwachsenen weit unter einem Mikrogramm. Das heißt, ein Gramm Plutonium reicht rechnerisch aus, um mehr als eine Million Menschen an Lungenkrebs qualvoll sterben zu lassen. Diese Zusammenhänge sind weltweit bekannt. Wie sich eine Plutonium-Kontamination auf die übrige belebte Natur auswirkt, wissen wir noch nicht.

Im Stadtgebiet von Hanau werden, laut offiziellen Angaben durch die Firma Alkem, zur Zeit fast 500 Kilogramm Plutonium pro Jahr verarbeitet. Wissen Sie nicht, daß die dort arbeitenden Mitmenschen und deren Familien bereits im Normalbetrieb durch Plutonium-Kontamination extrem gefährdet sind? Erst nach und nach werden Zwischenfälle bekannt, die Dunkelziffer dürfte erheblich sein. Sie wollen der Firma Alkem die Umgangsgenehmigung für Plutonium auf 2,5 oder sogar auf sechs Tonnen pro Jahr erhöhen? Und Sie steigern diese nur noch als infernalisch zu bezeichnende Menge weiter, um ein Vielfaches, durch den Bau der Wiederaufbereitungsanlage Wackersdorf? Sie garantieren, daß die Firma Alkem nicht geschlossen wird? Dürfen Sie das überhaupt?

Sogar die Nuklearindustrie gesteht einen ständigen technologiebedingten ‹Schwund› von ein bis zwei Prozent bei der Plutoniumverarbeitung. Der wahre Schwund dürfte jedoch viel größer sein. Allein bei Alkem wären dies zur Zeit noch etwa neun Kilogramm pro Jahr, später vielleicht sogar 120 Kilogramm. Und künftig in Wackersdorf? Der Öffentlichkeit bleibt verborgen, wohin diese ungeheuerlichen Mengen verschwinden. Aber jeder weiß, daß Plutonium sich nicht in Nichts auflöst, sondern auch in 24 000 Jahren noch immer die Hälfte davon irgendwo vorhanden ist. Und ein millionstel Gramm tötet einen Menschen. Niemand kann Störfälle oder gar Brandkatastrophen in den Hanauer Plutoniumfabriken ausschließen, auch Sie nicht. Aber angesichts der außergewöhnlichen Gefährlichkeit von Plutonium können solche der Gesellschaft nicht als ‹Restrisiko› zugemutet werden. Eine massive Plutoniumfreisetzung in Hanau würde weite Teile Europas unbewohnbar machen und deren Bevölkerung innerhalb weniger Jahre an Lungenkrebs sterben lassen. Meinen Sie denn, die fehlende Sicherheitstechnologie wird uns schon zuwachsen?

Plutonium läßt sich vom Menschen nicht beherrschen. Es muß 250 000 Jahre – in Worten zweihundertfünfzigtausend, das heißt

10000 Generationen lang – mit größtem Aufwand absolut sicher bewacht werden. Kann das eine Demokratie überhaupt leisten? Überwachung, Geheimhaltung und Polizeigewalt für die Durchsetzung nuklearer Interessen haben jetzt schon ein unerträgliches Ausmaß angenommen. In wessen Interesse geschieht dieses alles? Als Jurist, Herr Minister, können Sie sich die extreme Gefährlichkeit des Plutoniums wohl nicht recht vorstellen. Und Sie werden immer versichern, daß für die Bevölkerung keine Gefahr besteht. Hilfreiche ‹Vorsorgegesetze› werden zwar die politischen Verantwortlichen vor Strafe schützen, den Geschädigten helfen sie nicht mehr. Ihr Gewissen, Herr Minister, sollte diese mögliche schwere Schuld nicht ertragen können.

Sie können nicht mehr behaupten, Sie hätten von der extremen Gefährdung durch Plutonium nichts gewußt. Daher setzen Sie sich mit der Förderung der Plutoniumproduktion dem Vorwurf vorsätzlichen Handelns aus. Kein Mensch, keine Regierung kann hierfür die Verantwortung tragen. Ich fordere Sie, Herr Minister, mit dem gebotenen Ernst auf, die Hochriskant-Betriebe Alkem und Nukem sofort zu schließen sowie die Wiederaufbereitungsanlage Wackersdorf nicht zu bauen und die derzeitigen in der Bundesrepublik vorhandenen Plutoniumbestände unter größtmöglichen Sicherheitsbestimmungen an geeignetem Ort endzulagern. Wenn Sie sich zu diesen Maßnahmen nicht entschließen können, so sollten Sie aus der Politik ausscheiden, da Sie Ihren Amtseid gebrochen haben, der Sie verpflichtet, Schaden vom Volke abzuwenden, und der dringende Verdacht besteht, daß Sie nicht wissen, was Sie tun.

Professor Dr. O. Wassermann,
Direktor der Abteilung Toxikologie, Klinikum der Christian-Albrechts-Universität zu Kiel»

Bereits vor 30 Jahren, im Jahr 1957, hat eine Wissenschaftlergruppe in der angesehenen Zeitschrift *Science* gewarnt, daß es keine unschädliche Strahlenmenge gäbe – und sei sie auch noch so klein. Eine weitere warnende Stimme unter heute unzähligen kam vor mehr als 20 Jahren von dem Yale-Professor Walter R. Guild: «Es scheint, als ob es keinen Toleranzwert für den das Leben verkürzenden Effekt der Strahlung gäbe.»[2]

Wie hoch muß da unser Toleranzwert sein, wenn wir weitere Erklärungen hinnehmen wollen wie die des aus Bundesmitteln geförderten Informationskreises Kernenergie aus dem Jahr 1976: «Kernkraftwerke geben praktisch keine chemischen Schadstoffe ab. Ihre radioaktiven Ableitungen werden so begrenzt, daß die damit verbundene Strahlenbelastung neben der natürlichen Strahlenbelastung nicht ins Gewicht fällt.»[3]

Da ist sie wieder, die natürliche Strahlung. Was «natürlich» ist, ist auch gut. Das wissen wir spätestens, seit der Philosoph Sokrates den Schierlingsbecher getrunken hat. Rein pflanzlich!

Lesen Sie dagegen, was Ärzte (und eben nicht PR-Leute) im «Ärztlichen Memorandum zur industriellen Nutzung der Atomenergie» aufgeführt haben[4]: «Von den Befürwortern von Atomkraftwerken wird immer wieder die Strahlenbelastung durch Atomkraftwerke mit der natürlichen Grundstrahlung verglichen, um die Gefahren zu bagatellisieren. Dieser Vergleich ist vom wissenschaftlichen Standpunkt aus unhaltbar und irreführend, denn bei der kosmischen Strahlung handelt es sich vorwiegend um Strahlung, bei der keine radioaktiven Substanzen inkorporiert werden. Bei der Grundstrahlung sind zwar auch radioaktive Stoffe, z. B. C-14, beteiligt; der wesentliche Unterschied gegenüber den Emissionen aus Kernreaktoren besteht aber darin, daß es sich bei letzteren um radioaktive Substanzen handelt, die völlig neuartig sind.»

Und zur «Ungefährlichkeit» der natürlichen Strahlung führen die Ärzte aus: «Ihre generelle Wirkung, die in der Erzeugung von somatischen und genetischen Schädigungen besteht, ist zwar bekannt, die spezifischen Wirkungen der zahlreichen Isotopen sind aber noch längst nicht ausreichend erforscht. Vor allem über die Langzeit- und Spätwirkungen können noch keine Erfahrungen vorliegen, da die Verseuchung mit den Substanzen aus der künstlichen Kernspaltung erst seit relativ kurzer Zeit erfolgt. Man bedenke, daß die Latenzzeit für die Krebsentstehung, die etwa 30 Jahre beträgt, noch nicht abgelaufen ist, ganz zu schweigen von den genetischen Spätschäden, die in vollem Maße erst von der dritten Generation ab zu erwarten sind.

Es ist auch nicht erlaubt zu sagen, daß die Menschheit sich an die natürliche Grundstrahlung gewöhnt habe, wie es die Betreiber der Atomreaktoren auszudrücken pflegen. Denn ein Teil der spontanen Mutationen und der spontanen Krebsentstehung kommt auf das Konto der Grundstrahlung. Dieser Tatbestand wird daher besser formuliert, wenn man sagt: Die Menschheit befindet sich in einem biologischen Gleichgewicht mit der natürlichen Grundstrahlung.»

Es ist hier Holger Strohm, stellvertretend für viele andere für das frühzeitige Engagement gegen die unabsehbaren Gefahren der Atomwirtschaft zu danken; seine Bücher und Dokumentationen sind ausdrücklich zu empfehlen.

Niedrigst-Radioaktivität –
nur Null wäre «niedrigst» genug

Die Befürworter der Atomenergie sind (oder beschäftigen) gute Wortschöpfer. Bei Strahlung unterhalb der natürlichen Strahlung, die als ungefährlich angesehen wird, sprechen sie von «Niedrigst-Radioaktivität». Das ist jene Strahlung, von der Nobelpreisträger Konrad Lorenz gesagt hat, daß da «nur ganz wenig geschossen» würde. Wie verhält es sich damit aus der Sicht einer aufgerüttelten Strahlenforschung?

Niedrigst-Radioaktivität ist, wenn eine werdende Mutter während der Schwangerschaft mehrfach geröntgt wird. Dr. Alice Stewart und ihre Mitarbeiter an der University of Oxford haben (übrigens bereits zwischen 1956 und 1970) den mehrfachen Nachweis geführt, daß die Kinder dieser Mütter häufiger an Krebs, unter anderem an Leukämie, erkrankten, als nach der Statistik zu erwarten gewesen wäre.[5]

Niedrigst-Radioaktivität schädigt auch Erwachsene. Wer häufiger geröntgt wird, trägt ein erhöhtes Krebsrisiko. Ein Beweis hierfür stammt von dem kanadischen Mediziner Dr. J. A. Murden, der Krankenstatistiken von Frauen gesammelt hat, die in den 40er Jahren wegen Lungentuberkulose öfters geröntgt werden mußten. Etwa acht Prozent von ihnen erkrankten durchschnittlich nach 17 Jahren an Brustkrebs. Von einer nicht geröntgten Vergleichsgruppe hingegen erkrankte nicht einmal ein Prozent.[6]

Fazit: Niedrigst ist noch nicht niedrig genug. Null wäre richtig. Besonders, weil sich kaum ein Mensch gegen Radioaktivität schützen kann. Wie schwierig das Problem ist, zeigt eine lang übersehene Ursache der Entstehung von Krebs durch Strahlung: die Belastung durch Baustoffe.

Achtung Hausbauer:
Auch hier droht Krebs durch radioaktive Strahlung

Neben der natürlichen Strahlenbelastung aus dem Weltraum, dem Wasser, der Erde und der Luft und außer den bereits erwähnten künstlichen Strahlenquellen gibt es eine zusätzliche zivilisatorisch bedingte Strahlenbelastung aus natürlichen Quellen: den Baustoffen unserer Häuser. Wände sind kein Schutz. Im Gegenteil. In Wohnungen ist, gegenüber der Radioaktivität im Freien, eine erhöhte Strahlenbelastung meßbar.[7]

Die Radioaktivität bei Gebäuden schwankt sehr stark. So wurde

631

z. B. in einem Meter Abstand von einer zehn Zentimeter dicken Wand eine Erhöhung der natürlichen Strahlenbelastung um etwa 70 Millirem pro Jahr gemessen. Direkt an der Wand waren es etwa 130 Millirem pro Jahr. Die Intensität der Strahlung nimmt mit der Entfernung also ab.

Wie entsteht diese radioaktive Strahlenbelastung in unseren Wohnungen? Jedes Baumaterial enthält Spuren radioaktiver Stoffe, insbesondere Radium-226, Thorium-232 und Kalium-40 sowie deren Zerfallsprodukte. Zu einer Strahlenbelastung durch Baumaterialien in Innenräumen kommt es auf zwei Arten: einmal durch die von den radioaktiven Substanzen direkt ausgehende Strahlung, zum anderen durch Einatmen von radioaktivem Radon, das als Zerfallsprodukt entsteht.

Wie hoch die zusätzliche Strahlenbelastung durch Baustoffe ist, geht aus einer Untersuchung hervor, die der Bundesminister des Inneren durchführen ließ.[8] Im Rahmen dieser Untersuchung haben acht wissenschaftliche Institutionen umfangreiche Meßdaten und Fakten zur Bestimmung der Strahlenexposition im Freien und in Wohnungen ermittelt. Insgesamt wurden 30 000 Messungen in Wohnungen und rund 25 000 Messungen im Freien durchgeführt. Die dabei gewonnenen Daten und Fakten ermöglichen eine quantitative Bewertung der Strahlenexposition der Bevölkerung von außen durch natürliche radioaktive Stoffe und eine Beurteilung des Einflusses von Baustoffen. Als Ergebnis der Auswertung aller Meßergebnisse in Abhängigkeit vom verwendeten Baustoff sind in der Tabelle unten die mittleren Unterschiede der Strahlenexposition im Haus in Prozent der entsprechenden Werte im Freien zusammengestellt. Hierbei bedeutet eine positive Angabe eine Erhöhung der Strahlenexposition im Haus gegenüber der im Freien, eine negative Angabe eine Senkung.

Änderung der Strahlenexposition in Wohnungen zu der im Freien in Abhängigkeit vom verwendeten Baustoff

Baustoff	Unterschied
Bimsstein	+ 50%
Schlackenstein	+ 47%
Klinker	+ 36%
Ziegel und Naturstein	+ 35%
Lehm	+ 35%
Kalksandstein	+ 24%
Beton	+ 24%
Blähton	+ 18%
Holz	− 4%

Nur in Holzhäusern also wurden niedrigere Werte als im Freien gemessen: Holz schirmt uns gegen radioaktive Umgebungsstrahlung ab. Die Werte in der Tabelle zeigen, daß auf ausreichende Kontrollen der Baustoffe und Bauweisen besonders geachtet werden müßte. Solche Kontrollen sind derzeit vom Gesetzgeber nicht vorgesehen. In einem Informationsblatt des Bundesministers des Inneren werden allerdings Maßnahmen angekündigt, die hoffen lassen: «Die spezifische Aktivität von Baumaterialien, die von Art, Herkunft und Mischungsverhältnis der verwendeten Ausgangsmaterialien abhängig ist, weist außerordentlich große Unterschiede auf. Veröffentlichte Daten lassen im allgemeinen keinen Rückschluß auf die einzelnen auf dem Markt befindlichen Baumaterialien zu, da die Ausgangsstoffe und Mischungsverhältnisse große Unterschiede aufweisen und sich zeitlich ändern können. Auch die höchsten bei handelsüblichen Baustoffen festgestellten spezifischen Aktivitäten können bei ihrer Verwendung zum Hausbau jedoch für die einzelnen Bewohner keine Beiträge zu deren Strahlenexposition liefern, die für sie als gesundheitsschädigend angesehen werden müßten.

Die bisher vorliegenden Erhebungsergebnisse haben gezeigt, daß unter den zivilisatorisch bedingten Strahlenexpositionen die zusätzlichen, auf die natürliche Radioaktivität von Baustoffen zurückzuführenden Strahlenexpositionen nach dem Beitrag der medizinischen Röntgendiagnostik (etwa 50 Millirem pro Jahr) den zweitgrößten Beitrag (etwa zehn Millirem pro Jahr) zur gesamten mittleren Strahlenexposition der Bevölkerung liefern. Dagegen sind die Beiträge, die gegenwärtig und künftig durch Ableitungen radioaktiver Stoffe zur mittleren Strahlenexposition der Bevölkerung zu erwarten sind (kleiner als ein Millirem pro Jahr), nahezu vernachlässigbar gering.

Obwohl auch in den Fällen, in denen infolge der natürlichen Radioaktivität der Baustoffe die Strahlenexposition in einem Haus gegenüber der Strahlenexposition im Freien erhöht ist, für dessen Bewohner keine gesundheitlichen Schäden zu befürchten sind, wird die weitere Entwicklung verfolgt, um unnötige Strahlenexposition zu vermeiden. Dazu gehört auch die Abschätzung der Folgen, die Veränderungen in der Baumaterialherstellung für die Strahlenexposition der Bevölkerung haben. Hierzu sind entsprechende Forschungs- und Entwicklungsaufträge erteilt. [9]

Ein wenig schizophren scheint diese Einstellung schon zu sein. Weshalb werden Steuergelder für Forschungs- und Entwicklungsaufträge zur Abschätzung der Folgen erhöht radioaktiver

Baustoffe ausgegeben, obwohl keine gesundheitlichen Schäden zu befürchten sind? Des Rätsels Lösung: Daß durch die Erhöhung der radioaktiven Strahlenbelastung in Innenräumen durch Baustoffe und Bauweisen keine gesundheitlichen Schäden zu befürchten sind, ist keinesfalls sicher.

Wie läßt sich dieses Krebsrisiko verringern?

Um eine wesentliche Verringerung des derzeitigen und voraussehbaren Krebsrisikos durch radioaktive Strahlenbelastung zu erreichen, wären Veränderungen im gegenwärtigen Verhalten fast aller Menschen erforderlich, die aller Erfahrung nach nicht freiwillig zustande kommen werden. Insofern wird auch hinsichtlich dieses Krebsrisikos erst ein schmerzvoller Lernprozeß zur Einsicht führen – wenn es nicht schon zu spät ist.

Zwar bestehen für den einzelnen einige Möglichkeiten, im eigenen Bereich und in bestimmten Lebenssituationen zusätzliche Belastungen durch radioaktive Strahlung zu vermeiden, der dadurch mögliche Beitrag zur Verringerung dieses Krebsrisikos wird jedoch zwangsläufig durch die globale Zunahme an krebserzeugender künstlicher Radioaktivität immer fragwürdiger. Dabei muß man durchaus nicht einmal die Gefahr von Reaktorkatastrophen einbeziehen. Selbst wenn alle menschlichen und technischen Risiken außer acht gelassen werden, muß man davon ausgehen, daß die derzeitige behördlich zugelassene Normalbelastung durch die Produktion, Nutzung und «Entsorgung» künstlicher Radioaktivität das Risiko, an Krebs zu erkranken, für Millionen Menschen erheblich erhöht.

Wer also an einer wesentlichen Reduzierung seines strahlungsbedingten Krebsrisikos interessiert ist, wird nicht nur im eigenen Bereich unter anderem folgende Schutzmaßnahmen beachten müssen, sondern sich auch in irgendeiner Form am kurzfristigen Abbau des weltweit schnell wachsenden atomaren Gefährdungspotentials beteiligen müssen.

▷ Sparen Sie Strom. Damit nehmen Sie den Energieversorgungsunternehmen die Grundlagen (auch die finanziellen!) zum Bau von Kernkraftwerken.

▷ Fördern Sie Organisationen, die für das sofortige Abschalten von Kernkraftwerken eintreten.

▷ Vermeiden Sie nicht unbedingt erforderliche medizintechnische Nutzung radioaktiver Strahlung, z.B. bei Röntgenaufnahmen oder therapeutischer Bestrahlung. Auch einmalige Bestrahlung erhöht das Krebsrisiko. Gehen Sie jedoch besser nicht davon aus, daß neue Untersuchungsmethoden, die zum Teil statt Röntgenaufnahmen eingesetzt werden, harmlos sind; dafür sind die Erfahrungszeiten mit diesen Geräten zu kurz.

▷ Wenn Röntgenaufnahmen oder sonstige Bestrahlungen als unvermeidbar bezeichnet werden, sollten Sie zumindest die Ansicht eines weiteren Facharztes dazu hören.

▷ Verlangen Sie bei unvermeidbaren Röntgenaufnahmen, daß der übrige Körper soweit wie möglich durch eine Bleischürze geschützt wird.

▷ Vermeiden oder verringern Sie auch die radioaktive Strahlenbelastung vor Bildschirmgeräten; z.B. durch möglichst großen Abstand.

▷ Lassen Sie die vor allem von Baumaterial abhängige radioaktive Strahlenbelastung und den Radongehalt der Atemluft in ihrer Wohnung messen und tun Sie gegebenenfalls etwas zur Verringerung dieser «hausgemachten» unnötigen Strahlenbelastung.

Krebsgifte – wo noch?

Wohl niemand wird annehmen, daß eine vollständige Erfassung der Krebsgifte in allen Lebensbereichen möglich ist. Sicherlich konnten in diesem Buch die wichtigsten Produktgruppen, in denen ein erhebliches Krebsgefährdungspotential steckt, erfaßt und analysiert werden. Doch vieles konnte aus Platzmangel nicht im Detail angesprochen werden. Die krebserzeugenden chemischen Verunreinigungen im Toner des Fotokopierers ebensowenig wie die mit Krebsgiften gesättigte Kunststoffluft im neuen Auto – das Krebsrisiko durch einige neue medizintechnische Diagnosegeräte noch weniger als die im Kaugummi erlaubten Anteile krebserzeugender Kunststoffe.[1]

Doch auch wenn noch weitere 5000 oder 10000 krebserzeugende Produkte bzw. Chemikalien beim Namen genannt werden würden und es uns gelänge, noch einigen Krebsgiften mehr aus dem Weg zu gehen – nur so läßt sich die ständig steigende Produktion aus krebserzeugenden Stoffen und der Einfallsreichtum der chemischen Industrie nicht stoppen.

Sicherlich wird es einer auf technischen Fortschritt angewiesenen Gesellschaft auf lange Sicht gar nicht möglich sein, völlig auf Produkte zu verzichten, die aus erwiesenermaßen krebserzeugenden Substanzen bestehen. Eine solche Wunschvorstellung wäre zweifellos unrealistisch. Darum geht es also nicht.

Viel wäre schon gewonnen, wenn es gelänge, zuerst einmal jene Produkte zu erkennen und zu vermeiden, die unnötigerweise ein krebserzeugendes Potential besitzen, z. B. Lacke und Farben. Auch könnte auf viele Produkte verzichtet werden, die allem Anschein nach ein technisch unvermeidbares Krebsrisiko darstellen, die aber grundsätzlich nicht lebensnotwendig sind, wie z. B. die meisten Kunststoffe.

Wir werden das Krebsgiftproblem nicht lösen können, wenn wir es, wie im Fall Formaldehyd, den amtlichen Gesundheitsschützern überlassen, eine Chemikalie nach der anderen freizusprechen und durch Pseudoschutzmaßnahmen konsequente Schritte zu verhindern.

In einer Informationsschrift, die der niedersächsische Sozialminister Schnipkoweit herausgegeben hat, beantwortete Professor

Dr. Dr. Hans Müller, Leiter eines Staatlichen Medizinaluntersuchungsamtes, die Frage: «Wie gefährlich ist Formaldehyd?» zusammenfassend so: «Die böse Industrie mit ihren schlimmen Emissionen, die am besten gleich ganz verboten werden sollte, wenn es nach einer kleinen technikfeindlichen Minderheit in unserem Land gehen würde, erzeugt nur einen geringen Bruchteil der Konzentrationen, die jeder Raucher, ohne mit der Wimper zu zucken, sich und seiner Umgebung zumutet. Selbst die verschrienen Schulneubauten kommen da nur unter ungünstigsten Witterungsbedingungen mit. Die Zahlen zeigen sehr deutlich, wieviel Heuchelei gerade in der Formaldehyd-Diskussion mitspielt. Dennoch sollten die tatsächlichen Nebenwirkungen von Formaldehyd nicht verniedlicht werden. Tränende Augen und Hautreizungen sind schon genug, es muß nicht gleich Krebs sein. Deshalb hat man in allen Industrieländern Regelungen zur Begrenzung der Formaldehyd-Belastung am Arbeitsplatz oder für Innenräume getroffen. Die Bundesrepublik nimmt hier einen recht soliden Mittelplatz ein. Unsere Grenzwerte liegen niedriger als in manchen anderen Industrieländern, doch sie sind auch nicht so unglaubwürdig wie in der UdSSR. Hier dürfte wieder einmal Potemkin Pate gestanden haben, denn ein Wert von 0,03 Milligramm pro Kubikmeter für Innenräume käme einem absoluten Rauchverbot gleich.

Aber es wäre eine Illusion, Formaldehyd irgendwie ersetzen zu wollen und dabei auch noch zu glauben, die Ersatzstoffe könnten ein geringeres Risiko beinhalten. Der gemeinsame Bericht der drei Bundesämter, sonst durchaus realitätsbezogen, hebt in diesem Punkt von der Wirklichkeit ab. Es gehört zum kleinen Einmaleins der Chemie, daß eine Substanz mit dem Eigenschaftsspektrum des Formaldehyds niemals ersetzbar ist. Man kann sie höchstens verbieten, wenn man sich unbedingt einen neuen Morgenthauplan wünscht.

Doch eine auf technischen Fortschritt angewiesene Gesellschaft kann Formaldehyd so wenig entbehren wie Menschen das Sonnenlicht. Und bekanntlich stehen Sonnenstrahlen nicht nur ‹unter dem Verdacht, ein krebserzeugendes Potential zu besitzen›, wie es neuerdings im Amtsdeutsch für Formaldehyd heißt. Bei der Sonne ist es so sicher nachgewiesen wie bei der Zigarette, daß sie Krebs erzeugt. Hier lassen sich die Krebstoten tatsächlich zählen.» [2]

Wir sollten das Krebsrisiko durch Formaldehyd nicht vergessen, auch weil es sehr wahrscheinlich ist, daß uns in den nächsten Jahren noch viele «Formaldehyd-Skandale» nach diesem Muster, aber mit weiteren Chemikalien bevorstehen. Deshalb wollen wir den «Fall Formaldehyd» im folgenden einmal exemplarisch aufrollen. Wenn es der chemischen Industrie und den amtlichen Gesundheitsschützern gelingt, das Thema Formaldehyd so lässig wie bisher abzuhaken, wird man geneigt sein, diese Zeremonie zu wiederholen – der Bürger wird sich schon daran gewöhnen!

Formaldehyd – ein Beispiel

Die derzeitige offizielle Einstufung von Formaldehyd als «krebsverdächtig» ist sehr umstritten. Sie entspricht auch nicht der gängigen Praxis, derzufolge andere chemische Stoffe bei einem vergleichbaren Erkenntnisstand über ihr krebserzeugendes Potential als krebsgefährdend für den Menschen eingestuft werden. Dieses sonst übliche Vorgehen wird einer Auswertung der International Agency for Research on Cancer (WHO-Krebsforschungsinstitut) in Lyon gerecht, wonach 86 Prozent der als für den Menschen wahrscheinlich krebserzeugend eingestuften Substanzen zuerst tierexperimentell entdeckt wurden.[5]

Die Bundesregierung vertritt immerhin auch grundsätzlich den Standpunkt, daß Substanzen, die sich in Tierversuchen als eindeutig krebserzeugend erwiesen haben, im Interesse des Gesundheitsschutzes auch für den Menschen als krebserregend anzusehen seien.[4] Daß Formaldehyd bei Tieren Krebs erzeugt, ist spätestens seit 1980 erwiesen.[5] Ausgerechnet eine Studie des Toxikologischen Instituts der amerikanischen Chemieindustrie erbrachte 1980 den inzwischen bestätigten Nachweis, daß Formaldehyd Krebs auslösen kann – zumindest bei Mäusen.

Die untersuchenden Wissenschaftler vertreten jedoch die Ansicht, daß sich aus solcherlei Befunden noch kein Krebsrisiko für den Menschen herleiten lassen könne. Doch bereits 1981 waren auch gesicherte Daten über im Nasenbereich auftretende Tumoren bei Ratten zu finden, und im selben Jahr wurden erstmals vorläufige Ergebnisse aus drei Studien an Menschen, unter anderem an Chemiearbeitern, veröffentlicht, die eigentlich alle die hätten wachrütteln müssen, die sich von Amts wegen mit gefährlichen Arbeitsstoffen zu befassen haben. Denn es hieß, daß man bei diesen Untersuchungen eine deutliche Übersterblichkeit an mehreren Krebsarten festgestellt habe: Vier festgestellte Prostatatumoren gegenüber 0,93 zu erwartenden Fälle, acht beobachtete Fälle von Hautkrebs bei 3,2 zu erwartenden Fällen, acht Nierentumoren bei 4,7 zu erwartenden Fällen und acht bösartige

638

Neubildungen im Gehirn, obwohl im Bevölkerungsdurchschnitt nur 5,1 derartige Krebserkrankungen auftreten.[6] Diese Erkenntnisse und viele weitere Untersuchungsergebnisse zur Krebsgefährdung durch Formaldehyd veranlaßten auch die bundesdeutschen Behörden, sich über Formaldehyd Gedanken zu machen.

Im Jahr 1983 erarbeiteten die Bundesanstalt für Arbeits- und Unfallforschung (BAU), das Bundesgesundheitsamt (BGA) und das Umweltbundesamt (UBA) interne Stellungnahmen zur Frage, ob Formaldehyd als «krebsverdächtig» oder als «krebserzeugend» einzustufen ist. Am 20. Oktober 1983 fand ein Abstimmungsgespräch zwischen diesen drei Fachbehörden statt. Übereinstimmend wurde festgestellt, daß die experimentellen Befunde die Voraussetzung nach dem Chemiekaliengesetz erfüllen, wonach Formaldehyd als «krebserzeugend» einzustufen ist. Der Gesundheitsminister wurde mit Schreiben vom 4. November 1983 (Aktenzeichen: C V-2806-365/83) über dieses Resultat informiert.[7]

In der Folge ergab sich ein bisher beispielloses Gerangel zwischen Wissenschaftlern, Behörden, Politikern und der Formaldehyd-herstellenden und -verarbeitenden Industrie, das sich nur durch die enorme ökonomische Bedeutung von Formaldehyd erklären läßt. Als Ergebnis legte der Bundesminister für Jugend, Familie und Gesundheit im Oktober 1984 einen gemeinsamen Bericht des Bundesgesundheitsamtes, der Bundesanstalt für Arbeitsschutz und des Umweltbundesamtes vor, aus dem die derzeitige offizielle Krebsrisikobewertung hervorgeht: «Formaldehyd steht unter dem Verdacht, ein krebserzeugendes Potential zu besitzen.»[8]

Diese industriefreundliche Einschätzung des Krebsrisikos hat bewiesen, welche Möglichkeiten gegeben sind, wenn Bundesbehörden nach außen hin als selbständige Institutionen für den Gesundheits- und Umweltschutz auftreten, tatsächlich aber Dienststellen im Machtbereich politisch denkender und handelnder Minister sind.

Doch Formaldehyd ist auch in anderen Ländern ein Paradebeispiel. Der Chef des renommierten New Yorker Instituts für Umweltmedizin, Professor Upton, beschrieb die Konsequenzen, die sich aus der Weigerung ergeben, Formaldehyd generell als krebserzeugend einzustufen: «Wenn die krebserzeugende Wirkung von Formaldehyd nicht beachtet wird, würde das bedeuten, daß kein Stoff mehr als krebserzeugend eingestuft werden kann, solange keine schlüssigen Beweise beim Menschen vorliegen.»[9]

Die bisherige offizielle Einstufung des krebserzeugenden Potentials von Formaldehyd, wonach die Chemikalie lediglich «unter dem Verdacht steht, ein krebserzeugendes Potential zu besitzen»[10], entspricht auch aus der Sicht zahlreicher anderer bedeutender Wissenschaftler weniger dem wissenschaftlichen gesicherten Erkenntnisstand und notwendigen Verbraucherschutz als wirtschaftspolitischen Interessen.[11]

Bei einer offiziellen Einstufung von Formaldehyd als für den Menschen krebserregend wären einschneidende Verbote und Verwendungsbeschränkungen unvermeidbar. Formaldehyd ist die weltweit am meisten produzierte Chemikalie und findet in praktisch allen Lebensbereichen Verwendung. In der Bundesrepublik Deutschland liegt die jährliche Produktion bei rund 500 000 Tonnen. Diese Menge entspricht in etwa auch dem inländischen Verbrauch.

Die Palette von Produkten, die auf der Grundlage von Formaldehyd hergestellt werden, ist sehr vielfältig. In der Regel werden bis zu den Endprodukten mehrere Stufen durchlaufen, in denen Formaldehyd zu anderen Verbindungen umgesetzt bzw. mit anderen Chemikalien kombiniert wird.

Verwendung formaldehydhaltiger Produkte

Verwendungsgebiet	Verwendungsbeispiel
chemische und pharmazeutische Industrie	Zwischenprodukt bei der Herstellung von Farbstoffen, Medikamenten, Vitaminen, Emulgatoren, Lack- und Klebstoffvorprodukten, Pflanzenschutzmitteln, Düngemitteln etc.
Nahrungsmittelindustrie	Aromastoffe, Emulgatoren, Konservierung getrockneter Nahrungsmittel, Desinfektion von Behältern für Fisch und Fleisch, Fischkonserven, Konservierung bestimmter Öle und Fette, Modifikation von Stärke, Härten und antiseptische Behandlung von Naturdärmen für Wurstwaren
Holzindustrie	Klebstoffe und Konservierungsmittelzusatz zur Herstellung von Spanplatten, Sperrholz und ähnlichen Produkten. Oberflächenbeschichtung von Spanplatten
Kosmetikindustrie	Konservierungszusatz in Seifen, Deodorants, Shampoos etc.; Zusatz zu Nagelhärtern und Mundpflegemitteln, Farbstoffe
Zuckerindustrie	Infektionsverhinderer bei Saftgewinnung
Medizin, Hygiene	Desinfektion von Räumen, Apparaten etc.; Konservierung von Präparaten; Desinfektionsmittel gegen Fußpilz
Kunststoffindustrie	Herstellung von Aminoplast- und Phenoplast-Formmassen, die mit Füllstoffen wie Gesteinsmehl, Fasern, Holzmehl oder Zellstoff versetzt sind. Sie werden in der Elektrotechnik (Lichtschalter, Steckdosen, Teile von Elektromotoren), im Maschinenbau, in der Kraftfahrzeugindustrie und für Haushaltsgeräte (Campinggeschirr, Teile von elektrischen Haushaltsgeräten, Lampen, Teile für den Sanitätsbereich) verwendet. Herstellung von Polyoxymethylen (Polyacetal); aus Polyoxymethylen werden mechanisch oder thermisch besonders belastete Teile für den Kraftfahrzeug- und Maschinenbau, für die Feinwerk- und Nachrichtentechnik, für

640

Verwendungsgebiet	Verwendungsbeispiel
	Haushaltsgeräte und Sanitärarmaturen hergestellt; als Copolymere und Zusatzstoffe bei der Herstellung zahlreicher Kunststoffe
Fotoindustrie	Entwicklungsbeschleuniger, Härtung der Gelatineschicht, Fixierbadzusatz
Papierindustrie	Vernetzer zur Verbesserung der Dimensionsstabilität; Zusatz zur Erhöhung der Naßfestigkeit bestimmter Papiersorten
Textil- und Färbereiindustrie	Textilhilfsmittel zur Knitterfrei- und Pflegeleichtausrüstung von Baumwolle und Mischtextilien mit Kunstfasern; Stabilisierung von Grundierungsbädern, Waschechtigkeitsverbesserung von Direktfarbstoffen, Reduktionsmittel in der Küpenfärberei, zur Synthese von Fuchsin, Acridin und Pyrolinfarbstoffen
Landwirtschaft	Getreidekonservierung, Saatgutbeize, Bodenentseuchung, Fäulnisschutz von Tiernahrung, Aminoplastschäume zur Verbesserung der Bodenstruktur und der Erhöhung der Wasserkapazität
Erdölindustrie	Trennmittel für Erdölemulsionen, Entsäuerungsmittel bei Erdölraffination und synthetischen Schmiermitteln
Gummiindustrie	Konservierungsmittel für Naturkautschuk, Klebrigmacher, Zusatz zu Antioxidantien auch in synthetischem Gummi, Vulkanisationsbeschleuniger
Metallindustrie	Korrosionsverhinderer, Hilfsmittel bei Verspiegelung und Elektroplattierung
Lederindustrie	Zusatz zu Gerbflüssigkeiten und synthetischen Gerbstoffen
Lackindustrie	Bestandteil der Lackbindemittel spezieller Lacke (z.B. Automobillackierung), Farbstoffe, Zusatzstoffe

Quellen: Bundesgesundheitsamt, Bundesanstalt für Arbeitsschutz, Umweltbundesamt: *Formaldehyd, ein gemeinsamer Bericht.* Berlin 1984
Müller, H. E.: *Wie gefährlich ist Formaldehyd?* In: *Umweltschäden! Gesundheitsschäden? Was ist wirklich dran?* Hameln 1985
Lahl, U., Zeschmar, B.: *Formaldehyd – Kniefall der Wissenschaft vor der Industrie?* Freiburg i. Br. 1984

Weitere Anwendungszwecke von Formaldehyd sind:

Schuhcreme, Filzstifte, Haushaltsreinigungsmittel, Geschirrspülmittel, Teppichreiniger, Weichspüler, Schaumstoffe, Spachtelmassen, Klebstoffe, Lösemittel, Kohleanzünder, Ort- oder Montageschäume, Bodenbeläge, Bindemittel für Mineralfaserdämmstoffe, Autopflegemittel, Holzschutzmittel, Parkettversiegelungslacke, Dispersionsfarben, Fußbodenklebstoffe, Tapeten, Heißfilterpapiere, sonstige Papiere, Karton, Pappen etc.

Für einige Produkte bzw. Anwendungsbereiche bestehen seit Inkrafttreten der Gefahrstoffverordnung im Herbst 1986 folgende Beschränkungen:

§ 9 Verbot des Inverkehrbringens bestimmter Stoffe, Zubereitungen und Erzeugnisse:
«*Holzwerkstoffe* (Spanplatten, beschichtete Spanplatten, Tischler-

platten, Furnierplatten und Faserplatten) dürfen nicht in den Verkehr gebracht werden, wenn die durch den Holzwerkstoff verursachte Ausgleichskonzentration des Formaldehyds in der Luft eines Prüfraums $0,1\,ml/m^3$ (ppm) überschreitet. Die Ausgleichskonzentration ist nach einem Prüfverfahren zu messen, das dem Stand von Wissenschaft und Technik entspricht. Das Bundesgesundheitsamt veröffentlicht im Einvernehmen mit der Bundesanstalt für Materialprüfung nach Anhörung von sachverständigen Prüfverfahren, die diesen Anforderungen entsprechen.

Möbel dürfen nicht in den Verkehr gebracht werden, wenn sie Holzwerkstoffe enthalten, die nicht den oben genannten Anforderungen entsprechen.

Wasch-, Reinigungs- und Pflegemittel mit einem Massengehalt von mehr als 0,2 vom Hundert Formaldehyd dürfen nicht in den Verkehr gebracht werden. Dies gilt nicht für Industriereiniger.»[12]

Formaldehyd entsteht im übrigen auch bei Verbrennungsprozessen. Es ist z. B. in Autoabgasen und Zigarettenqualm nachweisbar. Der vom Bundesgesundheitsamt empfohlene Grenzwert für die maximale Innenraumluftbelastung beträgt zur Zeit 0,1 ppm. Dieser Wert kann je nach Lüftung und Raumgröße bereits durch das Rauchen einiger Zigaretten überschritten werden.

Am Beispiel von Formaldehyd sollte uns bewußt werden, daß das Problem der Krebsgifte nicht nur durch Forderungen an Politiker, Hersteller, Beamte und Wissenschaftler zu lösen ist, sondern auch konsequentes Handeln im Entscheidungsbereich jedes einzelnen erfordert.

Anhang

ABC der Krebsgifte

Acetaldehyd Die Senatskommission zur Prüfung gesundheitsschädlicher Arbeitsstoffe bewertet Acetaldehyd als einen Stoff mit begründetem Verdacht auf krebserzeugendes Potential. Acetaldehyd ist unter anderem Ausgangsstoff für die Herstellung von Kunstharzen.

Acetamid Die Senatskommission zur Prüfung gesundheitsschädlicher Arbeitsstoffe bewertet Acetamid als einen Stoff mit begründetem Verdacht auf krebserzeugendes Potential. Acetamid wird vor allem als Lösemittelzusatz, Weichmacherstabilisator und Vulkanisationsbeschleuniger eingesetzt.

2-Acetamidofluoren 2-Acetamidofluoren wird in der von der Bundesanstalt für Arbeitsschutz und Unfallforschung (BAU) in Dortmund herausgegebenen BAU-Liste über «Krebserregende Arbeitsstoffe» geführt. Auch das Bundesamt für Gesundheitswesen in Bern registriert 2-Acetamidofluoren in der Schweizer Giftliste als krebserregenden Arbeitsstoff.

2-Acetamido-7-fluor-fluoren Die Bundesanstalt für Arbeitsschutz und Unfallforschung (BAU) in Dortmund führt 2-Acetamido-7-fluor-fluoren in der Liste «Krebserregende Arbeitsstoffe».

4-Acetaminostilben Die Bundesanstalt für Arbeitsschutz und Unfallforschung (BAU) in Dortmund führt 4-Acetaminostilben in der Liste «Krebserregende Arbeitsstoffe».

3-Acetoxyxanthin Die Bundesanstalt für Arbeitsschutz und Unfallforschung (BAU) in Dortmund führt 3-Acetoxyxanthin in der Liste «Krebserregende Arbeitsstoffe».

N-Acetyl-2-aminofluoren In der Schweizer Giftliste, herausgegeben vom Bundesamt für Gesundheitswesen in Bern, wird N-Acetyl-2-aminofluoren als krebserzeugender Arbeitsstoff eingestuft.

N-Acetylimidazol Die Bundesanstalt für Arbeitsschutz und Unfallforschung (BAU) in Dortmund führt N-Acetylimidazol in der Liste «Krebserregende Arbeitsstoffe».

Acridinorange In der Schweizer Giftliste, herausgegeben vom Bundesamt für Gesundheitswesen in Bern, wird Acridinorange als krebserzeugender Arbeitsstoff eingestuft.

Acrylamid In der MAK-Werte-Liste wird Acrylamid den eindeutig als krebserzeugend ausgewiesenen Arbeitsstoffen zugeordnet. Laut MAK-

Werte-Kommission hat sich Acrylamid zwar bislang nur im Tierversuch eindeutig als karzinogen erwiesen, allerdings unter Bedingungen, die mit den möglichen Belastungen des Menschen am Arbeitsplatz zu vergleichen sind. Die MAK-Werte-Kommission vertritt die Ansicht, daß für Acrylamid keine noch als unbedenklich anzusehende Konzentration angegeben werden kann.

Acrylnitril　In der MAK-Werte-Liste wird Acrylnitril den eindeutig als krebserzeugend ausgewiesenen Arbeitsstoffen zugeordnet. Laut MAK-Werte-Kommission hat sich Acrylnitril zwar bislang nur im Tierversuch eindeutig als karzinogen erwiesen, allerdings unter Bedingungen, die der möglichen Belastung des Menschen am Arbeitsplatz vergleichbar sind. Die MAK-Werte-Kommission vertritt die Ansicht, daß für Acrylnitril keine noch als unbedenklich anzusehende Konzentration angegeben werden kann. Der größte Teil der Acrylnitril-Produktion wird zur Erzeugung von Acrylfasern verwendet, die unter anderem zu Textilien, Teppichböden, Decken, Vorhängen und Polsterungen weiterverarbeitet werden.

In der Kunstharz- und Nitrilkautschuk-Herstellung wird Acrylnitril weiterverarbeitet zu:
▷ ABS-Harzen in Rohren, Fahrzeugbestandteilen, Großgeräten
▷ Styrol-Acrylnitril-Harzen in Haushaltswaren, wie Trinkbecher, Schüsseln, Fahrzeugbestandteilen (Armaturenbrett)
▷ Adiponitril als Zwischenprodukt bei der Herstellung von Hexamethylendiamin zur Herstellung von Nylon
▷ Nitrilelastomere in öl- und lösungsmittelbeständigen Kunststoffen, wie Bohrrohre für die Ölindustrie, in Schläuchen, Riemen und Dichtungen für die Auto- und Nahrungsmittelindustrie
▷ Nitrillatex als Papieranstrich, als Pigmentbinder in der Lederverarbeitung
▷ Acrylamid zur Polyacrylamidherstellung für die Abwasser-, Abfall- und Altpapierbehandlung
Weitere Verwendungszwecke von Acrylnitril:
▷ als chemisches Zwischenprodukt zur Herstellung von Pharmazeutika, Farben, Tensiden, Antioxidantien
▷ in der Textilindustrie zur Verbesserung der Baumwollqualität
▷ zur Synthese von Glutaminsäure
▷ in Räuchermitteln zur Desinfektion von gelagertem Tabak, von Mühlen- und Bäckereibetrieben (z. B. in Mischung mit Tetrachlorkohlenstoff gegen Kornkäfer)
▷ zur Herstellung von Bodenverbesserern
In Kunstfasern und Kunststoffen aus Acrylnitril können folgende Restmengen von Acrylnitril enthalten sein [1]:
▷ in Acrylfaser weniger als · 1 ppm
▷ in Acrylnitril-Butadien-Styrol-Kunststoff · · · · · · · · · · · · 30–50 ppm
▷ in Styrol-Acrylnitrilharzen · 15 ppm
▷ in Nitrilgummi und -latex · bis zu 750 ppm
Acrylnitril kann durch Hautkontakt in den menschlichen Organismus gelangen.[2]

Actinomycin　Nach Einschätzung der International Agency for Research on Cancer (dem WHO-Krebsforschungsinstitut) in Lyon liegen genügend Beweise dafür vor, daß Actinomycin bei Tieren Krebs verursacht. Actinomycin wurde lange Zeit als Wirkstoff in Arzneimitteln eingesetzt. Eine an das Bundesgesundheitsamt gerichtete schriftliche Anfrage, ob bzw. inwieweit dies

644

auch jetzt noch geschieht, konnte oder wollte das Bundesgesundheitsamt innerhalb von vier Monaten nicht beantworten.

Aflatoxin   Die Bundesanstalt für Arbeitsschutz und Unfallforschung (BAU) in Dortmund führt Aflatoxin in der Liste «Krebserregende Arbeitsstoffe». Aflatoxine sind natürlich vorkommende Kanzerogene. Schon kleinste Mengen haben bei Versuchstieren Leberkrebs erzeugt.

Aflatoxine können in Brot, Fleisch, geräuchertem Schinken, Kastanien, Kokosraspeln, Nußprodukten, Gewürzen, Getreide und Milchprodukten entstehen, wenn diese verschimmelt sind.

Aldrin   Laut Angaben der MAK-Werte-Kommission wird Aldrin zur Zeit auf krebserzeugende Wirksamkeit überprüft.

Alkali-Chromate   Die Senatskommission zur Prüfung gesundheitsschädlicher Arbeitsstoffe bewertet Alkali-Chromate als einen Stoff mit begründetem Verdacht auf krebserzeugendes Potential.

Allylchlorid   Die Bundesanstalt für Arbeitsschutz und Unfallforschung (BAU) in Dortmund führt Allylchlorid in der Liste «Krebserregende Arbeitsstoffe». Allylchlorid wird unter anderem zur Herstellung von Glycerin, Farbstoffen, Pharmazeutika, Insektiziden und zur Synthese von Allylestern (Grundstoff in der Kunststoffindustrie) verwendet.

Allylhydrazin   Die Bundesanstalt für Arbeitsschutz und Unfallforschung (BAU) in Dortmund führt Allylhydrazin in der Liste «Krebserregende Arbeitsstoffe».

4-Allyl-1,2-methylendioxy-benzol (Safrol)   In der Schweizer Giftliste, herausgegeben vom Bundesamt für Gesundheitswesen in Bern, wird 4-Allyl-1,2-methylendioxy-benzol (Safrol) als krebserzeugender Arbeitsstoff eingestuft.

1-Allyloxy-2,3-epoxypropan   Laut Angaben der MAK-Werte-Kommission wird 1-Allyloxy-2,3-epoxypropan zur Zeit auf krebserzeugende Wirksamkeit überprüft.

Allylmethylnitrosamin   In der Schweizer Giftliste, herausgegeben vom Bundesamt für Gesundheitswesen in Bern, wird Allylmethylnitrosamin als krebserzeugender Arbeitsstoff eingestuft.

Ameisensäure   In der Schweizer Giftliste, herausgegeben vom Bundesamt für Gesundheitswesen in Bern, wird Ameisensäure als krebserzeugender Arbeitsstoff eingestuft. Ameisensäure wird unter anderem bei der Lederzubereitung eingesetzt und als Konservierungsstoff für Lebensmittel, vor allem aus Obst. Ameisensäure wird auch als alkoholische Lösung zur Anregung der Hautdurchblutung verwendet.

o-Aminoanisol   In der Schweizer Giftliste, herausgegeben vom Bundesamt für Gesundheitswesen in Bern, wird o-Aminoanisol als krebserzeugender Arbeitsstoff eingestuft.

p-Aminoanisol   In der Schweizer Giftliste, herausgegeben vom Bundesamt für Gesundheitswesen in Bern, wird p-Aminoanisol als krebserzeugender Arbeitsstoff eingestuft.

4-Aminoazobenzol In der Schweizer Giftliste, herausgegeben vom Bundesamt für Gesundheitswesen in Bern, wird 4-Aminoazobenzol als krebserzeugender Arbeitsstoff eingestuft. 4-Aminoazobenzol wird vor allem als Ausgangsstoff für die Herstellung von Diazofarbstoffen eingesetzt.

4-Amino-2',3-azotoluol In der MAK-Werte-Liste wird 4-Amino-2',3-azotoluol den eindeutig als krebserzeugend ausgewiesenen Arbeitsstoffen zugeordnet. Laut MAK-Werte-Kommission hat sich 4-Amino-2',3-azotoluol zwar bislang nur im Tierversuch eindeutig als karzinogen erwiesen, allerdings unter Bedingungen, die der möglichen Belastung des Menschen am Arbeitsplatz vergleichbar sind. Die MAK-Werte-Kommission vertritt die Ansicht, daß für 4-Amino-2',3-azotoluol keine noch als unbedenklich anzusehende Konzentration angegeben werden kann.

Aminobenzol siehe Anilin

3-Aminobiphenyl Die Bundesanstalt für Arbeitsschutz und Unfallforschung (BAU) in Dortmund führt 3-Aminobiphenyl in der Liste «Krebserregende Arbeitsstoffe».

4-Aminodiphenyl Die Senatskommission zur Prüfung gesundheitsschädlicher Arbeitsstoffe und andere staatliche Institutionen haben 4-Aminodiphenyl als für den Menschen eindeutig krebserzeugend eingestuft. 4-Aminodiphenyl wird vorwiegend als Antioxidant in der Gummiindustrie und als Zwischenprodukt zur Farbherstellung verwendet. Die seit Herbst 1986 in Kraft befindliche Gefahrstoff-Verordnung verbietet die Verwendung chemischer Produkte mit einem Massengehalt von mehr als 0,1 Prozent 4-Aminodiphenyl
1. zur Herstellung von Kautschukchemikalien
2. als Zwischenprodukt für Fotochemikalien
3. als Zwischenprodukt zur Herstellung von Farbstoffen

4-Amino-2',3-dimethyl-azobenzol In der Schweizer Giftliste, herausgegeben vom Bundesamt für Gesundheitswesen in Bern, wird 4-Amino-2',3-dimethyl-azobenzol als krebserzeugender Arbeitsstoff eingestuft.

3-Amino-9-ethylcarbazol Die Senatskommission zur Prüfung gesundheitsschädlicher Arbeitsstoffe bewertet 3-Amino-9-ethylcarbazol als einen Stoff mit begründetem Verdacht auf krebserzeugendes Potential.

2-Aminofluoren 2-Aminofluoren wird in der von der Bundesanstalt für Arbeitsschutz und Unfallforschung (BAU) in Dortmund herausgegebenen BAU-Liste über »krebserregende Arbeitsstoffe« geführt. Auch das Bundesamt für Gesundheitswesen in Bern registriert 2-Aminofluoren in der Schweizer Giftliste als krebserregenden Arbeitsstoff.

Aminoaphthalin siehe 1-Naphthylamin

2-Amino-1-naphthalinsulfonsäure (Tobiassäure) In der Schweizer Giftliste, herausgegeben vom Bundesamt für Gesundheitswesen in Bern, wird

2-Amino-1-naphthalinsulfonsäure als krebserzeugender Arbeitsstoff eingestuft.

4-Amino-2-nitrophenol Die Senatskommission zur Prüfung gesundheitsschädlicher Arbeitsstoffe bewertet 4-Amino-2-nitrophenol als einen
Stoff mit begründetem Verdacht auf krebserzeugendes Potential.

1-Aminophenanthren Die Bundesanstalt für Arbeitsschutz und Unfallforschung (BAU) in Dortmund führt 1-Aminophenanthren in der Liste
«Krebserregende Arbeitsstoffe».

2-Aminophenanthren Die Bundesanstalt für Arbeitsschutz und Unfallforschung (BAU) in Dortmund führt 2-Aminophenanthren in der Liste
«Krebserregende Arbeitsstoffe».

3-Aminophenanthren Die Bundesanstalt für Arbeitsschutz und Unfallforschung (BAU) in Dortmund führt 3-Aminophenanthren in der Liste
«Krebserregende Arbeitsstoffe».

9-Aminophenanthren Die Bundesanstalt für Arbeitsschutz und Unfallforschung (BAU) in Dortmund führt 9-Aminophenanthren in der Liste
«Krebserregende Arbeitsstoffe».

4-Aminostilben Die Bundesanstalt für Arbeitsschutz und Unfallforschung
(BAU) in Dortmund führt 4-Aminostilben in der Liste «Krebserregende
Arbeitsstoffe».

o-Aminotoluol In der Schweizer Giftliste, herausgegeben vom Bundesamt
für Gesundheitswesen in Bern, wird o-Aminotoluol als krebserzeugender
Arbeitsstoff eingestuft.

3-Amino-1,2,4-triazol 3-Amino-1,2,4-triazol wird in der von der Bundesanstalt für Arbeitsschutz und Unfallforschung (BAU) in Dortmund herausgegebenen BAU-Liste über «Krebserregende Arbeitsstoffe» geführt. Auch das
Bundesamt für Gesundheitswesen in Bern registriert 3-Amino-1,2,4-triazol in
der Schweizer Giftliste als krebserregenden Arbeitsstoff. International zusammengetragene Untersuchungsergebnisse zeigen, entsprechend einer Einschätzung durch die IARC in Lyon, daß genügend Beweise dafür vorliegen,
wonach 3-Amino-1,2,4-triazol bei Tieren Krebs verursacht. 3-Amino-1,2,4-
triazol wird unter anderem als Wirkstoff in Kombination mit anderen Pflanzenschutzmitteln eingesetzt.

p-Aminotoluol In der Schweizer Giftliste, herausgegeben vom Bundesamt
für Gesundheitswesen in Bern, wird p-Aminotoluol als krebserzeugender
Arbeitsstoff eingestuft.

Anilin Die Senatskommission zur Prüfung gesundheitsschädlicher Arbeitsstoffe bewertet Anilin als einen Stoff mit begründetem Verdacht auf
krebserzeugendes Potential.
Anilin ist ein wichtiges Ausgangsmaterial bei der Herstellung von Teerfarb-
stoffen (Anilinfarbstoffe), Pharmazeutika (Sulfonamide, synthetische Süßstoffe), Isocyanat-Kunststoffen, Kautschukchemikalien, Alterungsschutzmit-
teln, Vulkanisationsbeschleunigern und Fotochemikalien.

Anilinbenzol In der Schweizer Giftliste, herausgegeben vom Bundesamt für Gesundheitswesen in Bern, wird Anilinbenzol als krebserzeugender Arbeitsstoff eingestuft.

o-Anisidin In der Schweizer Giftliste, herausgegeben vom Bundesamt für Gesundheitswesen in Bern, wird o-Anisidin als krebserzeugender Arbeitsstoff eingestuft.

p-Anisidin In der Schweizer Giftliste, herausgegeben vom Bundesamt für Gesundheitswesen in Bern, wird p-Anisidin als krebserzeugender Arbeitsstoff eingestuft.

Anthanthren In der Schweizer Giftliste, herausgegeben vom Bundesamt für Gesundheitswesen in Bern, wird Anthanthren als krebserzeugender Arbeitsstoff eingestuft.

Anthracen In der Schweizer Giftliste, herausgegeben vom Bundesamt für Gesundheitswesen in Bern, wird Anthracen als krebserzeugender Arbeitsstoff eingestuft.

Antimontrioxid In der MAK-Werte-Liste wird Antimontrioxid den eindeutig als krebserzeugend ausgewiesenen Arbeitsstoffen zugeordnet. Laut MAK-Werte-Kommission hat sich Antimontrioxid zwar bislang nur im Tierversuch eindeutig als karzinogen erwiesen, allerdings unter Bedingungen, die der möglichen Belastung des Menschen am Arbeitsplatz vergleichbar sind. Die MAK-Werte-Kommission vertritt die Ansicht, daß für Antimontrioxid keine noch als unbedenklich anzusehende Konzentration angegeben werden kann. Diese Bewertung des Krebsrisikos gilt für Belastungen, bei denen Antimontrioxid in Form atembarer Stäube auftritt. Antimontrioxid wird vor allem als Flammschutzmittel für Kunststoffe und Gewebe sowie in der Keramik- und Farbindustrie eingesetzt.

1,8,9-Anthratriol Die Bundesanstalt für Arbeitsschutz und Unfallforschung (BAU) in Dortmund führt 1,8,9-Anthratriol in der Liste «Krebserregende Arbeitsstoffe».

Aramit In der Schweizer Giftliste, herausgegeben vom Bundesamt für Gesundheitswesen in Bern, wird Aramit als krebserzeugender Arbeitsstoff eingestuft. Nach Einschätzung der International Agency for Research on Cancer (dem WHO-Krebsforschungsinstitut) in Lyon liegen genügend Beweise dafür vor, daß Aramit bei Tieren Krebs verursacht.

Aristolochiasäure Aristolochiasäure wirkt nach Einschätzung des Bundesgesundheitsamtes krebserzeugend.

Arsen, Arsentrioxid und Arsenpentoxid, arsenige Säure und ihre Salze

Die Senatskommission zur Prüfung gesundheitsschädlicher Arbeitsstoffe hat die oben genannten Stoffe der Gruppe der eindeutig als krebserzeugend ausgewiesenen Stoffe zugeordnet, die beim Menschen erfahrungsgemäß bösartige Geschwülste zu verursachen vermögen. Die Senatskommission vermag für diese Stoffe keinen untersten Grenzwert anzugeben, der aufgrund des derzeitigen Wissensstandes als unbedenklich gelten kann. Arsen wird vorwiegend in Form arsenhaltiger Legierungen verwendet:

648

▷ Blei-Antimon-Arsen-Legierungen zur Herstellung der Gitter für Blei-akkumulatoren in Autobatterien
▷ Arsenzusatz zu bleireichen Loten zum Glätten von Karosserieblechen
▷ Arsen-Blei-Legierungen zur Schrott- und zur Kabelmantelherstellung
▷ arsenhaltige Kupferlegierungen für die chemische Industrie
▷ Arsen-Kupfer-Legierungen zur Herstellung von Autokühlern, Schweiß-elektroden, Lötkolben und kleinen Motoren, die hohen Temperaturen ausgesetzt sind
▷ Arsenzusatz zu Messing als Korrosionsschutz für Kondensatoren, Wärme-austauscher usw.

Der Hauptteil des Arsentrioxids dient als Ausgangsmaterial zur Herstellung von Arsenverbindungen (Arsenite, Arsenate, Arsensäure sowie organische Arsenverbindungen), die in der Land- und Forstwirtschaft eingesetzt werden als
▷ Pflanzenvernichtungsmittel zur Unkrautbekämpfung und zur Busch- und Baumrodung
▷ Entlaubungsmittel
▷ chemische Entrindungsmittel
▷ Holzschutzmittel gegen Insekten- und Pilzbefall
▷ Insektenbekämpfungsmittel
▷ Futtermittelzusätze zum Infektionsschutz für Federvieh- und Schweine-futter
▷ Herstellung arsenhaltiger Textilfarben, Pigmente, Seifen
▷ als Entfärbungs- und Läuterungsmittel in der Glasindustrie
▷ in Erdsterilisierungsmitteln
▷ zur Herstellung von Pigmenten
Die seit Herbst 1986 in Kraft befindliche Gefahrstoff-Verordnung enthält für Arsen ein Verwendungsverbot für folgende Zwecke:
1. zum Reinigen in befahrbaren Behältern und anderen engen Räumen
2. in Farbmitteln und Anstrichstoffen
3. in Schädlingsbekämpfungsmitteln
4. beim Herstellen von Flachglas (z. B. Fensterglas) und Verpackungsglas für Lebensmittel
5. bei der Lederherstellung, der Aufbereitung von Rauchwaren, der Textil-veredlung und der Tierpräparation
6. bei der Herstellung von Emaille
7. in Beiz- und Reinigungsmitteln, ausgenommen davon sind Phosphorsäu-rebeizen
8. bei der chemischen (reduktiven) Metallabscheidung zur Oberflächenbe-handlung
9. bei der Herstellung von pyrotechnischen Gegenständen
10. in Metallklebern
11. als Konservierungsmittel, mit Ausnahme von Holzschutzmitteln zur Ver-wendung im Freien (z. B. Eisenbahnmasten)

Asbest (Chrysotil, Krokydolith, Amosit, Anthophyllit, Aktinolith, Tremolit) als Feinstaub und asbesthaltiger Feinstaub Die Senats-kommission zur Prüfung gesundheitsschädlicher Arbeitsstoffe hat die oben genannten Stoffe der Gruppe der eindeutig als krebserzeugend ausgewiese-nen Stoffe zugeordnet, die beim Menschen erfahrungsgemäß bösartige Ge-schwülste zu verursachen vermögen, Für diese Stoffe vermag die Senatskom-mission keine untersten Grenzwerte anzugeben, die aufgrund des derzeitigen Wissensstandes als unbedenklich gelten können. Krebserzeugende Asbestfasern können aus folgenden, früher uneingeschränkt produzierten und eingesetzten Produkten bzw. Anwendungen freigesetzt werden [3]:

Asbesttextilien
Fäden, Garne, Bänder, Schnüre, Seile, Schläuche, Geflechte, Isoliermatten, Feuerlöschtücher, Vorhänge, Feuer- und Hitzeschutzbekleidung, feuerfeste Textilien für Bühneneinrichtungen, Kulissen etc., Packungen für Dichtungen und Lager, Treibriemen, Förderbänder.

Reibbeläge
Brems- und Kupplungsbeläge

Asbestzement
Witterungsbeständige Platten und Baumaterialien inklusive vorgefertigter Formelemente wie Schindeln, Dachabdeckungen, Verblendungen, Trennwände, Schornsteinelemente, Fensterbänke, Pflanzenkübel, Gartenmöbel mit und ohne veredelter Oberfläche, Schiffbauplatten, Rohre für Gas- und Flüssigkeitsleitungen.

Asbestpapiere und -filztücher
Asbestpapiere und -pappen, Hochdruckdichtungsplatten, Filterpapiere, Filtermatten, Form- und Gasmaskenfilter, Filtermaterialien für die chemische und Getränkeindustrie (Wein, Bier, Erfrischungsgetränke), Filztücher.

Schiffbau
Isoliermaterial für Motoren, Dampf- und Kraftleitungen, Hitzeschutz für tragende Metallkonstruktionen (Spritzverfahren), feuerfeste Trennwände, Antidröhnmittel.

Fahrzeugbau
Isolierungen und Unterbodenschutz, Antidröhnbeläge für Schienenfahrzeuge und Kfz, Hitzeschilde für Raumfahrzeuge, Militärfahrzeuge.

Chemische Industrie
Isolierungen, Asbest als Füll-, Haft- oder Bindesubstanz in Farben und Lacken, Fußbodenbelägen, Straßendecken, Kunststoffen, Phenoplast-, Amino- und Phenolharz-Preßmassen, Säureschutzmassen, Kleber.

Hochbau
Hitzeabweisende Isolierungen für tragende Metallkonstruktionen zum Schutz gegen Verformung bei Bränden (meist im Spritzverfahren), Rohrleitungsbau, Fußbodenbeläge, Verkleidungen, Asbestzementprodukte, Asbestfüllungen für feuerbeständiges Holz, Straßendeckschichten, Mörtelzusatz.

Tiefbau
Rohrleitungsbau, Wasserbautechnik, Verwendung von Asbestzementprodukten.

Maschinenbauindustrie
Isolierungen, Lagerstellen, Dichtungen.

Gas-, Wasser- und Kraftwerke, Elektro- und keramische Industrie
Auskleidungen von Heiz-, Brenn- und Schmelzöfen sowie Bremsgehäusen und besonders deren Entfernung, Schutzbekleidungen, Kittsubstanzen, Kunstharze für Schalter, Steckdosen, Gleit- und Schleifkontakte, Isolierungen, Kabelschutzrohre.

Kautschuk- und Gummiindustrie
Dichtungsmaterial für Ringe, Platten, Formstücke, Flanschdichtungen etc., Füllstoffe für Autoreifen (Massivreifen), Autobatteriegehäuse und Gummibekleidung.

Die im Herbst 1986 in Kraft getretene Gefahrstoff-Verordnung legt fest, daß folgende asbesthaltige Stoffe, Zubereitungen und Erzeugnisse nicht in den Verkehr gebracht werden dürfen:
▷ Spielzeug

▷ Fertigerzeugnisse in Pulverform, die im Einzelhandel öffentlich verkauft
werden
▷ Raucherartikel wie Tabakpfeifen, Zigaretten- oder Zigarrenspitzen
▷ katalytische Siebe und Isoliervorrichtungen, die für mit Flüssiggas betrie-
bene Heizgeräte bestimmt oder in diese eingebaut sind
▷ Anstrichstoffe
▷ Stoffe oder Zubereitungen zum Aufsprühen oder Aufspritzen
▷ Krokydolith und krokydolithhaltige Zubereitungen und Erzeugnisse mit
Ausnahme von
  a) Asbestzementrohren
  b) säure- und temperaturbeständigen Dichtungen, Stopfbuchspackungen
     und Weichstoffkompensatoren
  c) Drehmomentwandler
einschließlich der für deren Herstellung benötigten Asbestfasern und Vorprodukte.

Die zuständige Behörde kann Ausnahmen für Unterbodenschutzmittel für
Fahrzeuge zulassen, wenn im Einzelfall dargelegt wird, daß geeignete Ersatzstoffe nicht angeboten werden (siehe auch Kapitel *Krebsrisiko Baumaterial*).

Auramin, technisch In der MAK-Werte-Liste wird Auramin, technisch
den eindeutig als krebserzeugend ausgewiesenen Arbeitsstoffen zugeordnet.
Laut MAK-Werte-Kommission hat sich Auramin, technisch zwar bislang nur
im Tierversuch eindeutig als karzinogen erwiesen, allerdings unter Bedingungen, die der möglichen Belastung des Menschen am Arbeitsplatz vergleichbar
sind.
Die MAK-Werte-Kommission vertritt die Ansicht, daß für Auramin keine
noch als unbedenklich anzusehende Konzentration angegeben werden kann.
Auramin wird unter anderem verwendet zur Färbung von Papier, Karton,
Baumwolle und Leder und wirkt bakterientötend.

1'-Aza-3,4-benzpyren Die Bundesanstalt für Arbeitsschutz und Unfallforschung (BAU) in Dortmund führt 1'-Aza-3,4-benzpyren in der Liste «Krebserregende Arbeitsstoffe».

Azaserin Die Bundesanstalt für Arbeitsschutz und Unfallforschung (BAU)
in Dortmund führt Azaserin in der Liste «Krebserregende Arbeitsstoffe».
Nach Einschätzung der International Agency for Research on Cancer (dem
WHO-Krebsforschungsinstitut) in Lyon liegen genügend Beweise dafür vor,
daß Azaserin bei Tieren Krebs verursacht.

Azoethan Azoethan wird in der von der Bundesanstalt für Arbeitsschutz
und Unfallforschung (BAU) in Dortmund herausgegebenen BAU-Liste über
«Krebserregende Arbeitsstoffe» geführt. Auch das Bundesamt für Gesundheitswesen in Bern registriert Azoethan in der Schweizer Giftliste als krebserregenden Arbeitsstoff.

**Azo-Farbstoffe aus doppelt diazotiertem Benzidin, 3,3'-Dimethyl-
benzidin, 3,3'-Dimethoxybenzidin und 3,3'-Dichlorbenzidin** Die Senatskommission zur Prüfung gesundheitsschädlicher Arbeitsstoffe äußert für
die oben genannten Stoffe begründeten Verdacht auf krebserzeugendes Potential. Azo-Farbstoffe bilden die größte Gruppe künstlicher organischer
Farbstoffe. Die meisten gelben, orangen oder roten Farbtöne sind Azo-
Farbstoffe. In der Bundesrepublik Deutschland werden Azo-Farbstoffe auf

651

Benzidinbasis nicht mehr hergestellt. Sie werden aber aus dem Ausland eingeführt.

2,2'-Azonaphthalin   Die Bundesanstalt für Arbeitsschutz und Unfallforschung (BAU) in Dortmund führt 2,2'-Azonaphthalin in der Liste «Krebserregende Arbeitsstoffe».

Azoxyethan   wird in der von der Bundesanstalt für Arbeitsschutz und Unfallforschung (BAU) in Dortmund herausgegebenen BAU-Liste über «Krebserregende Arbeitsstoffe» geführt. Auch das Bundesamt für Gesundheitswesen in Bern registriert Azoxyethan in der Schweizer Giftliste als krebserregenden Arbeitsstoff.

Azoxymethan   Die Bundesanstalt für Arbeitsschutz und Unfallforschung (BAU) in Dortmund führt Azoxymethan in der Liste «Krebserregende Arbeitsstoffe».

Benz(e)aceanthren   In der Schweizer Giftliste, herausgegeben vom Bundesamt für Gesundheitswesen in Bern, wird Benz(e)aceanthren als krebserzeugender Arbeitsstoff eingestuft.

Benz(l)aceanthren   In der Schweizer Giftliste, herausgegeben vom Bundesamt für Gesundheitswesen in Bern, wird Benz(l)aceanthren als krebserzeugender Arbeitsstoff eingestuft.

Benz(k)acephenanthren   In der Schweizer Giftliste, herausgegeben vom Bundesamt für Gesundheitswesen in Bern, wird Benz(k)acephenanthren als krebserzeugender Arbeitsstoff eingestuft.

Benz(a)anthracen   Benz(a)anthracen wird in der von der Bundesanstalt für Arbeitsschutz und Unfallforschung (BAU) in Dortmund herausgegebenen BAU-Liste über «Krebserregende Arbeitsstoffe» geführt. Auch das Bundesamt für Gesundheitswesen in Bern registriert Benz(a)anthracen in der Schweizer Giftliste als krebserregenden Arbeitsstoff. Nach Einschätzung der International Agency for Research on Cancer (dem WHO-Krebsforschungsinstitut) in Lyon liegen genügend Beweise dafür vor, daß Benz(a)anthracen bei Tieren Krebs verursacht.

Benzidin und seine Salze   Die Senatskommission zur Prüfung gesundheitsschädlicher Arbeitsstoffe hat Benzidin und seine Salze der Gruppe der eindeutig als krebserzeugend ausgewiesenen Stoffe zugeordnet, die beim Menschen erfahrungsgemäß bösartige Geschwülste zu verursachen vermögen. Für Benzidin und seine Salze vermag die Senatskommission keinen untersten Grenzwert anzugeben, der aufgrund des derzeitigen Wissensstandes als unbedenklich gelten kann. Benzidin und seine Salze werden unter anderem als Ausgangssubstanzen zur Herstellung von Azofarbstoffen verwendet. Farbstoffe auf Benzidinbasis werden zwar in der Bundesrepublik Deutschland nicht mehr hergestellt, man führt sie aber aus dem Ausland ein. Weitere Verwendungsmöglichkeiten sind:
▷ Zusatz als Härter in der Gummiindustrie
▷ organisch-chemische Synthesen
▷ Zwischenprodukt zur Herstellung von Plastikfolien

Benzin Die MAK-Werte-Kommission konnte sich bisher nicht entschließen, einen MAK-Wert für Benzin anzugeben. Sie begründet dies so: «Es befinden sich Benzine stark differierender Zusammensetzung im Handel und im Gebrauch (Vergaserkraftstoffe, Spezialbenzine, Testbenzine, Pyrolysebenzin). Die Toxität dieser Benzine hängt hauptsächlich von dem, je nach Herstellungsverfahren, sehr unterschiedlichen Gehalt an Aromaten ab (Benzol, Toluol, Xylole, Ethylbenzol, iso-Propylbenzol). Der Gehalt an Zusätzen wie Bleitetraethyl und Bleitetramethyl als Antiklopfmittel bedarf ebenso wie der von 1,2-Dibromethan und 1,2-Dichlorethan einer besonderen Bewertung. Bei diesen Benzinen liegen keine reinen Stoffe, sondern verschiedenartige Gemische vor. Da zur Festlegung von MAK-Werten vorgeschlagene Verfahren, die lediglich auf einer rechnerischen Bewertung der Zusammensetzung von Lösemittelgemischen als Flüssigkeiten beruhen, aus grundsätzlichen ärztlich-wissenschaftlichen Erwägungen abgelehnt werden müssen, fühlt sich die Kommission erst dann zu konkreten Äußerungen berechtigt, wenn ihr die Ergebnisse der Untersuchungen definierter Benzin-Dampfgemische vorliegen.» [4]

lH-Benzo(a)cyclopenta(h)anthracen In der Schweizer Giftliste, herausgegeben vom Bundesamt für Gesundheitswesen in Bern, wird lH-Benzo-(as)cyclopenta(h)anthracen als krebserzeugender Arbeitsstoff eingestuft.

Benzol Die MAK-Werte-Liste registriert Benzol in der Gruppe der eindeutig als krebserzeugend ausgewiesenen Arbeitsstoffe. Auch bei der Bundesanstalt für Arbeitsschutz und Unfallforschung (BAU) in Dortmund sowie in der Schweizer Giftliste wird Benzol als krebserregender Arbeitsstoff geführt.
Benzol ist ein wichtiger Ausgangsstoff in der chemischen Industrie:
▷ zur Ethylbenzolherstellung für die Styrolproduktion
▷ zur Phenolherstellung für die Phenolharzproduktion (Bauindustrie, Harzplatten, Klebstoffe)
▷ als Zwischenprodukt zur Herstellung unter anderem von Maleinsäureanhydrid, Dichlorbenzol, Anilin, Nitrobenzol, Kunststoffen und Insektiziden
▷ zur Cyclohexanherstellung, einem Ausgangsstoff für die Nylonproduktion
Benzol wird direkt unter anderem verwendet als:
▷ Lösemittel für Druckfarben, Farbstoffe, Gummi, Fette, Wachse und ähnliches
▷ Reinigungsmittel
▷ Verdünner
▷ Extraktionsmittel
▷ Zusatz zu Motorkraftstoffen
Weitere mögliche Anwendungszwecke sind:
▷ Asbestproduktimprägnierung
▷ Trockenbatterieherstellung
▷ Möbelherstellung
▷ Kunstlederherstellung
▷ Kunst- und Handwerksgüterherstellung
▷ Linoleumherstellung
▷ Kitt- und Spachtelmasseherstellung
Durch Benzolbelastungen kann es vor allem zu Blutkrebs (Leukämie) kommen. [5]
Die seit Herbst 1986 in Kraft befindliche Gefahrstoff-Verordnung enthält für die Verwendung chemischer Produkte mit einem Massengehalt von mehr als einem Prozent Benzol folgendes Verwendungsverbot:

653

1. als Reinigungs- und Entfettungsmittel (z. B. für Oberflächen, Apparate, Arbeitsgeräte, sonstige Gegenstände)
2. als Löse- und Verdünnungsmittel für Anstrichstoffe, Polituren, Beizen, Imprägniermittel, Dichtungsstoffe, Isoliermittel, Kitte, Vergußmassen, Fußboden- und Schuhpflegemittel, Klebstoffe, Gummilösungen, Bautenschutzmittel, Überzugsmassen, Spachtelmassen, Abbeizmittel

10,11-Benzofluoranthen Die Bundesanstalt für Arbeitsschutz und Unfallforschung (BAU) in Dortmund führt 10,11-Benzofluoranthen in der Liste «Krebserregende Arbeitsstoffe». Nach Einschätzung der International Agency for Research on Cancer (dem WHO-Krebsforschungsinstitut) in Lyon liegen genügend Beweise dafür vor, daß 10,11-Benzofluoranthen bei Tieren Krebs verursacht.

Benzo(rst)pentaphen In der Schweizer Giftliste, herausgegeben vom Bundesamt für Gesundheitswesen in Bern, wird Benzo(rst)pentaphen als krebserzeugender Arbeitsstoff eingestuft.

Benzo(ghi)perylen In der Schweizer Giftliste, herausgegeben vom Bundesamt für Gesundheitswesen in Bern, wird Benzo(ghi)perylen als krebserzeugender Arbeitsstoff eingestuft.

Benzo(a)phenanthren Benzo(a)phenanthren wird in der von der Bundesanstalt für Arbeitsschutz und Unfallforschung (BAU) in Dortmund herausgegebenen BAU-Liste über «Krebserregende Arbeitsstoffe» geführt. Auch das Bundesamt für Gesundheitswesen in Bern registriert Benzo(a)phenanthren in der Schweizer Giftliste als krebserregenden Arbeitsstoff.

Benzo(a)pyren (BaP) [Benz(a)pyren, 3,4-Benzpyren] Benzo(a)pyren (BaP) wird in der von der Bundesanstalt für Arbeitsschutz und Unfallforschung (BAU) in Dortmund herausgegebenen BAU-Liste über «Krebserregende Arbeitsstoffe» geführt. Auch das Bundesamt für Gesundheitswesen in Bern registriert Benzo(a)pyren (BaP) in der Schweizer Giftliste als krebserregenden Arbeitsstoff. Nach Einschätzung der International Agency for Research on Cancer (dem WHO-Krebsforschungsinstitut) in Lyon liegen genügend Beweise dafür vor, daß Benzo(a)pyren (BaP) bei Tieren Krebs verursacht. Benzo(a)pyren gehört zur großen Gruppe der polycyclischen aromatischen Kohlenwasserstoffe (PAH). Es entsteht insbesondere beim Erhitzen oder unvollständigen Verbrennen von organischem Material unter Sauerstoffmangel. Die Kanzerogenität von BaP wurde an mehreren Geweben und Tierarten nachgewiesen.[6] Darüber hinaus wird BaP nicht nur als Indikator für das Vorliegen anderer krebserzeugender PAH in Emissionen und Luftproben angesehen, sondern eine Konzentration wird auch – unter einigen Vorbehalten – als praktikabler Maßstab für die kanzerogene Belastung durch die gesamte PAH-Gruppe benutzt.[7] Benzo(a)pyren stellt vor allem in Berufsgruppen, die mit Steinkohlenteer, wie Ruß, Pech, Rohparaffin und Asphalt, arbeiten, ein Krebsrisiko dar. Es wird in besonders hohen Mengen in den Abgasen schlecht gewarteter Dieselmotoren nachgewiesen; aber auch in Benzin- und Industrieabgasen und Zigarettenrauch.
Benzo(a)pyren entsteht auch beim Räuchern, z. B. von Schinken, und beim Grillen.

Benzylchlorid Die Bundesanstalt für Arbeitsschutz und Unfallforschung

(BAU) in Dortmund führt Benzylchlorid in der Liste «Krebserregende Arbeitsstoffe».

Benzyl-methyl-nitrosamin In der Schweizer Giftliste, herausgegeben vom Bundesamt für Gesundheitswesen in Bern, wird Benzyl-methyl-nitrosamin als krebserzeugender Arbeitsstoff eingestuft.

Beryllium und seine Verbindungen In der MAK-Werte-Liste werden Beryllium und seine Verbindungen den eindeutig als krebserzeugend ausgewiesenen Arbeitsstoffen zugeordnet. Laut MAK-Werte-Kommission haben sich Beryllium und seine Verbindungen zwar bislang nur im Tierversuch eindeutig als karzinogen erwiesen, allerdings unter Bedingungen, die der möglichen Belastung des Menschen am Arbeitsplatz vergleichbar sind. Die MAK-Werte-Kommission vertritt die Ansicht, daß für Beryllium und seine Verbindungen keine noch als unbedenklich anzusehende Konzentrationen angegeben werden können. Diese Bewertung des Krebsrisikos gilt für Belastungen, bei denen Beryllium und seine Verbindungen in atembarer Form auftreten, was praktisch nur an bestimmten Arbeitsplätzen möglich ist. Die einzelnen *Beryllium-Verbindungen* finden im wesentlichen folgende Verwendung:
▷ in Legierungen für leichte, aber sehr widerstandsfähige Bauteile zur Herstellung von Bremssystemen in Flugzeugen, Waffensystemen, physikalischen und elektrischen Geräten, funkenfreien Werkzeugen, Ventilfedern
▷ in Legierungen zur Herstellung von Verbundwerkstoffen, z. B. Kompressorschaufeln in Gasturbinen
▷ in Röntgenfenstern
▷ auf dem Atomenergiesektor als Reaktionsbremse bei Spaltungsreaktionen, als Reflektor zur Reduzierung von Neutronenschwund, als Neutronenquelle im Gemisch mit Uran
Berylliumoxid als Wärmeleiter und Isolator in
▷ Keramik
▷ Schmelztiegel
▷ Thermalbeschichtungen
▷ Flugzeugbauteilen
▷ Elektronenröhren
▷ Transistoren
▷ Berylliumhydrid:
als Hochenergietreibstoff
▷ Berylliumfluorid:
als Zusatz zu Schweiß- und Lötpulvern
▷ Berylliumchlorid und -bromid:
für organisch-chemische Synthesen
▷ Berylliumperchlorat:
als Lösungsmittel für Cellulose
▷ Beryllide von Übergangsmetallen:
als Konstruktionswerkstoffe und Schutzschichtmaterialien für Hochtemperaturanwendungen
Berylliumnitrat
▷ in Glasglühstrümpfen zum Härten der Glühkörper
▷ Berylliumphosphide und Zinkberylliumsilikate:
als Leuchtstoffe in Neon- und Leuchtstoffröhren (diese Verwendung ist zum größten Teil eingestellt worden)

N,N'-Bianilin In der Schweizer Giftliste, herausgegeben vom Bundesamt für Gesundheitswesen in Bern, wird N,N'-Bianilin als krebserzeugender Arbeitsstoff eingestuft.

2,2'-Bioxiran In der Schweizer Giftliste, herausgegeben vom Bundesamt für Gesundheitswesen in Bern, wird 2,2'-Bioxiran als krebserzeugender Arbeitsstoff eingestuft.

4-Biphenylamin In der Schweizer Giftliste, herausgegeben vom Bundesamt für Gesundheitswesen in Bern, wird 4-Biphenylamin als krebserzeugender Arbeitsstoff eingestuft.

2,7-Bis-(acetylamino)-fluoren In der Schweizer Giftliste, herausgegeben vom Bundesamt für Gesundheitswesen in Bern, wird 2,7-Bis-(acetylamino)-fluoren als krebserzeugender Arbeitsstoff eingestuft.

Bis-(4-amino-3-chlor-phenyl)-methan In der Schweizer Giftliste, herausgegeben vom Bundesamt für Gesundheitswesen in Bern, wird Bis-(4-amino-3-chlor-phenyl)-methan als krebserzeugender Arbeitsstoff eingestuft.

5-N,N-Bis(2-chlorethyl)-amino-uracil Die Bundesanstalt für Arbeitsschutz und Unfallforschung (BAU) in Dortmund führt 5-N,N-Bis(2-chlorethyl)-amino-uracil in der Liste «Krebserregende Arbeitsstoffe».

Bis(2-chlorethyl)-ether Die Bundesanstalt für Arbeitsschutz und Unfallforschung (BAU) in Dortmund führt Bis(2-chlorethyl)-ether in der Liste «Krebserregende Arbeitsstoffe».

Bis(2,2-Dichlorethyl)-methylamin Die Bundesanstalt für Arbeitsschutz und Unfallforschung (BAU) in Dortmund führt Bis(2,2-Dichlorethyl)-methylamin in der Liste «Krebserregende Arbeitsstoffe».

2-[N,N-Bis(2-chlorethyl)-2-naphthylamin Die Bundesanstalt für Arbeitsschutz und Unfallforschung (BAU) in Dortmund führt 2-[N,N-Bis(2-chlorethyl)-2-naphthylamin in der Liste «Krebserregende Arbeitsstoffe». Der International Agency for Research on Cancer (WHO-Krebsforschungsinstitut) in Lyon zufolge enthalten die bisherigen Untersuchungen über diesen Stoff genügend allgemein anerkannte Hinweise darauf, daß 2-[N,N-Bis(2-chlorethyl)-2-napthylamin beim Menschen Krebs erzeugt.

Bis(2-chlorethyl)-sulfid Die Bundesanstalt für Arbeitsschutz und Unfallforschung (BAU) in Dortmund führt Bis(2-chlorethyl)-sulfid in der Liste «Krebserregende Arbeitsstoffe».

1,2-Bis(chlormethoxy)-ethan Die Bundesanstalt für Arbeitsschutz und Unfallforschung (BAU) in Dortmund führt 1,2-Bis(chlormethoxy)-ethan in der Liste «Krebserregende Arbeitsstoffe».

Bis(chlormethyl)ether (Dichlordimethylether) Die MAK-Werte-Liste registriert Bis(chlormethyl)ether in der Gruppe der eindeutig als krebserzeugend ausgewiesenen Arbeitsstoffe. Auch bei der Bundesanstalt für Arbeitsschutz und Unfallforschung (BAU) in Dortmund sowie in der Schweizer Giftliste wird Bis(chlormethyl)ether als krebserregender Arbeitsstoff geführt. In folgenden Industriebereichen wird Bis(chlormethyl)ether eingesetzt:

▷ zur Herstellung wasserabweisender Zusätze für die Textilveredlung
▷ als Farbstoff
▷ als Lösemittel in der Kunststoffherstellung
▷ als Insektizid
Bis(chlormethyl)ether kann bei der Herstellung von formaldehydhaltigen Kunststoffen auftreten.[8]
Bis(chlormethyl)ether kann auch in fertigen Produkten, wie z. B. in Textilien, gebildet werden, wenn diese Formaldehyd-Restmengen enthalten und wenn Chlorwasserstoffspuren zugegen sind.[9]

3,6-Bis-(dimethylamino)-acridin   In der Schweizer Giftliste, herausgegeben vom Bundesamt für Gesundheitswesen in Bern, wird 3,6-Bis-(dimethylamino)-acridin als krebserzeugender Arbeitsstoff eingestuft.

Bis-(2-Hydroxyaethyl)-nitrosamin   Die Bundesanstalt für Arbeitsschutz und Unfallforschung (BAU) in Dortmund führt Bis-(2-Hydroxyaethyl)-nitrosamin in der Liste «Krebserregende Arbeitsstoffe».

Bitumen   Die Senatskommission zur Prüfung gesundheitsschädlicher Arbeitsstoffe bewertet Bitumen als einen Stoff mit begründetem Verdacht auf krebserzeugendes Potential. Bitumen findet vor allem Verwendung als Asphalt im Straßenbau sowie für die Herstellung von Dachpappen, Isolierungen, Lacken, Dichtungsbahnen, Klebern und Fugendichtungsmitteln.

Bleiacetat   Nach Einschätzung der International Agency for Research on Cancer (dem WHO-Krebsforschungsinstitut) in Lyon liegen genügend Beweise dafür vor, daß Bleiacetat bei Tieren Krebs verursacht.

Bleiarsenat   Die Senatskommission zur Prüfung gesundheitsschädlicher Arbeitsstoffe hat Bleiarsenat der Gruppe der eindeutig als krebserzeugend ausgewiesenen Stoffe zugeordnet, die beim Menschen erfahrungsgemäß bösartige Geschwülste zu verursachen vermögen. Für Bleiarsenat vermag die Senatskommission keinen untersten Grenzwert anzugeben, der aufgrund des derzeitigen Wissensstandes als unbedenklich gelten kann. Der International Agency for Research on Cancer (WHO-Krebsforschungsinstitut) in Lyon zufolge enthalten die bisherigen Untersuchungen über Bleiarsenat genügend allgemein anerkannte Hinweise darauf, daß Bleiarsenat beim Menschen Krebs erzeugt.

Bleicarbonat   Nach Einschätzung der International Agency for Research on Cancer (dem WHO-Krebsforschungsinstitut) in Lyon liegen genügend Beweise dafür vor, daß Bleicarbonat bei Tieren Krebs verursacht.

Bleichromat   Die Senatskommission zur Prüfung gesundheitlicher Arbeitsstoffe bewertet Bleichromat als einen Stoff mit begründetem Verdacht auf krebserzeugendes Potential. Der International Agency for Research on Cancer (WHO-Krebsforschungsinstitut) in Lyon zufolge enthalten die bisherigen Untersuchungen über Bleichromat genügend allgemein anerkannte Hinweise darauf, daß Bleichromat beim Menschen Krebs erzeugt.

Bleiphosphat   Nach Einschätzung der International Agency for Research on Cancer (dem WHO-Krebsforschungsinstitut) in Lyon liegen genügend Beweise dafür vor, daß Bleiphosphat bei Tieren Krebs verursacht.

Bleisubacetat Nach Einschätzung der International Agency for Research on Cancer (dem WHO-Krebsforschungsinstitut) in Lyon, liegen genügend Beweise dafür vor, daß Bleisubacetat bei Tieren Krebs verursacht.

Braunkohlenteer Die Senatskommission zur Prüfung gesundheitsschädlicher Arbeitsstoffe hat Braunkohlenteer der Gruppe der eindeutig als krebserzeugend ausgewiesenen Stoffe zugeordnet, die beim Menschen erfahrungsgemäß bösartige Geschwülste zu verursachen vermögen. Für Braunkohlenteer vermag die Senatskommission keinen untersten Grenzwert anzugeben, der aufgrund des derzeitigen Wissensstandes als unbedenklich gelten kann.

Brillant Blau FCF Die Bundesanstalt für Arbeitsschutz und Unfallforschung (BAU) in Dortmund führt Brillant Blau FCF in der Liste «Krebserregende Arbeitsstoffe».

Brommethan Die Senatskommission zur Prüfung gesundheitsschädlicher Arbeitsstoffe bewertet Brommethan als einen Stoff mit begründetem Verdacht auf krebserzeugendes Potential. Brommethan wird unter anderem als Desinfektions- und Schädlingsbekämpfungsmittel eingesetzt.

Buchenholzstaub Die Senatskommission zur Prüfung gesundheitsschädlicher Arbeitsstoffe hat Buchenholzstaub der Gruppe der eindeutig als krebserzeugend ausgewiesenen Stoffe zugeordnet, die beim Menschen erfahrungsgemäß bösartige Geschwülste zu verursachen vermögen. Für Buchenholzstaub vermag die Senatskommission keinen untersten Grenzwert anzugeben, der aufgrund des derzeitigen Wissensstandes als unbedenklich gelten kann.

1,2:3,4-Butadiendiepoxid In der Schweizer Giftliste, herausgegeben vom Bundesamt für Gesundheitswesen in Bern, wird 1,2:3,4-Butadiendiepoxid als krebserzeugender Arbeitsstoff eingestuft.

1,3-Butadien In der MAK-Werte-Liste wird 1,3-Butadien den eindeutig als krebserzeugend ausgewiesenen Arbeitsstoffen zugeordnet. Laut MAK-Werte-Kommission hat sich 1,3-Butadien zwar bislang nur im Tierversuch eindeutig als karzinogen erwiesen, allerdings unter Bedingungen, die der möglichen Belastung des Menschen am Arbeitsplatz vergleichbar sind. Die MAK-Werte-Kommission vertritt die Ansicht, daß für 1,3-Butadien keine noch als unbedenklich anzusehende Konzentration angegeben werden kann. 1,3-Butadien wird in großer Menge eingesetzt bei der Herstellung von Synthesekautschuk (z.B. für Autoreifen), Klebstoffen, Appreturen, Kunststoffen und als Bindemittel für Dispersionsfarben, vor allem Latexfarben.

1,4-Butandiol-dimethansulfonat (Busulfan, Myleran) Die Bundesanstalt für Arbeitsschutz und Unfallforschung (BAU) in Dortmund führt 1,4-Butandiol-dimethansulfonat (Busulfan,Myleran) in der Liste «Krebserregende Arbeitsstoffe».

2,4-Butansulton In der MAK-Werte-Liste wird 2,4-Butansulton den eindeutig als krebserzeugend ausgewiesenen Arbeitsstoffen zugeordnet. Laut MAK-Werte-Kommission hat sich 2,4-Butansulton zwar bislang nur im Tierversuch eindeutig als karzinogen erwiesen, allerdings unter Bedingungen, die der möglichen Belastung des Menschen am Arbeitsplatz vergleichbar sind. Die MAK-Werte-Kommission vertritt die Ansicht, daß für 2,4-Butansulton keine noch als unbedenklich anzusehende Konzentration angegeben werden kann.

2-Butenal Die Senatskommission zur Prüfung gesundheitsschädlicher Arbeitsstoffe bewertet 2-Butenal als einen Stoff mit begründetem Verdacht auf krebserzeugendes Potential.

1-n-Butoxy-2,3-epoxypropan Laut Angaben der MAK-Werte-Kommission wird 1-n-Butoxy-2,3-epoxypropan zur Zeit auf krebserzeugende Wirksamkeit überprüft.

1-tert-Butoxy-2,3-epoxypropan Laut Angaben dr MAK-Werte-Komission wird 1-tert-Butoxy-2,3-epoxypropan zur Zeit auf krebserzeugende Wirksamkeit überprüft.

tert-Butyl-4-hydroxyanisol Laut Angaben der MAK-Werte-Kommission wird tert-Butyl-4-hydroxyanisol zur Zeit auf krebserzeugende Wirksamkeit überprüft.

Butyl-(4-hydroxybutyl)-nitrosamin Butyl-(4-hydroxybutyl)-nitrosamin wird in der von der Bundesanstalt für Arbeitsschutz und Unfallforschung (BAU) in Dortmund herausgegebenen BAU-Liste über «Krebserregende Arbeitsstoffe» geführt. Auch das Bundesamt für Gesundheitswesen in Bern registriert Butyl-(4-hydroxybutyl)-nitrosamin in der Schweizer Giftliste als krebserregenden Arbeitsstoff.

Butyl-methyl-nitrosamin In der Schweizer Giftliste, herausgegeben vom Bundesamt für Gesundheitswesen in Bern, wird Butyl-methyl-nitrosamin als krebserzeugender Arbeitsstoff eingestuft.

N-Butyl-n-nitroso-harnstoff Die Bundesanstalt für Arbeitsschutz und Unfallforschung (BAU) in Dortmund führt N-Butyl-n-nitroso-harnstoff in der Liste «Krebserregende Arbeitsstoffe».

ß-Butyrolacton Die Bundesanstalt für Arbeitsschutz und Unfallforschung (BAU) in Dortmund führt ß-Butyrolacton in der Liste «Krebserregende Arbeitsstoffe». Nach Einschätzung der International Agency for Research on Cancer (dem WHO-Krebsforschungsinstitut) in Lyon liegen genügend Beweise dafür vor, daß ß-Butyrolacton bei Tieren Krebs verursacht.

Cadmium und seine Verbindungen (Cadmiumoxid, Cadmiumsulfat; ferner Cadmiumsulfid als Ausgangsstoff bei technischen Prozessen) Die Senatskommission zur Prüfung gesundheitsschädlicher Arbeitsstoffe äußert für die oben genannten Stoffe begründeten Verdacht auf krebserzeugendes Potential. Cadmium wird vor allem eingesetzt als Stabilisator für Kunststoffe, für galvanische Metallüberzüge und für die Herstellung hochtemperaturbeständiger Farbpigmente. Cadmium wird auch in einigen Batterietypen sowie als Bestandteil verschiedener Metallegierungen verarbeitet.

Cadmiumchlorid In der MAK-Werte-Liste wird Cadmiumchlorid den eindeutig als krebserzeugend ausgewiesenen Arbeitsstoffen zugeordnet. Laut MAK-Werte-Kommission hat sich Cadmiumchlorid zwar bislang nur im Tierversuch eindeutig als karzinogen erwiesen, allerdings unter Bedingungen, die der möglichen Belastung des Menschen am Arbeitsplatz vergleichbar sind. Die MAK-Werte-Kommission vertritt die Ansicht, daß für Cadmiumchlorid keine noch als unbedenklich anzusehende Konzentration angegeben werden kann. Die Bewertung des Krebsrisikos gilt für Belastungen, bei denen Cadmiumchlorid in atembarer Form bzw. als Aerosol auftreten kann.

Carbaminsäure-ethylester (Urethan) In der Schweizer Giftliste, herausgegeben vom Bundesamt für Gesundheitswesen in Bern, wird Carbaminsäure-ethylester (Urethan) als krebserzeugender Arbeitsstoff eingestuft.

Chlorambucil Nach Einschätzung der International Agency for Research on Cancer (dem WHO-Krebsforschungsinstitut) in Lyon liegen genügend Beweise dafür vor, daß Chlorambucil bei Tieren Krebs verursacht. Chlorambucil wurde lange Zeit als Wirkstoff in Arzneimitteln eingesetzt. Eine an das Bundesgesundheitsamt gerichtete schriftliche Anfrage, ob bzw. inwieweit dies auch jetzt noch geschieht, konnte oder wollte das Bundesgesundheitsamt innerhalb von vier Monaten nicht beantworten.

Chlorbenzole und Chlortoluole Bei der Herstellung dieser Stoffe können Dioxine entstehen, allerdings sind nähere Angaben über die Dioxinbildung und alternative Prozesse nicht bekannt. Chlorierte Benzole und Toluole sind überwiegend Vorprodukte für die Herstellung von Pflanzenschutzmitteln, Farbstoffen, Lösemitteln und Pharmazeutika.[10]

Chlordan Die Senatskommission zur Prüfung gesundheitsschädlicher Arbeitsstoffe bewertet Chlordan als einen Stoff mit begründetem Verdacht auf krebserzeugendes Potential. Die Bundesanstalt für Arbeitsschutz und Unfallforschung (BAU) in Dortmund führt Chlordan in der Liste «Krebserregende Arbeitsstoffe». Chlordan wurde als Insektizid in Pflanzenschutzmitteln eingesetzt. Die Anwendung von Chlordan ist in der Bundesrepublik Deutschland seit 1977 verboten.

1-Chlor-2,3-dibrom-propan In der Schweizer Giftliste, herausgegeben vom Bundesamt für Gesundheitswesen in Bern, wird 1-Chlor-2,3-dibrompropan als krebserzeugender Arbeitsstoff eingestuft.

Chlordimethylether In der Schweizer Giftliste, herausgegeben vom Bundesamt für Gesundheitswesen in Bern, wird Chlordimethylether als krebserzeugender Arbeitsstoff eingestuft.

1-Chlor-2,3-epoxypropan (Epichlorhydrin) In der MAK-Werte-Liste wird 1-Chlor-2,3-epoxypropan den eindeutig als krebserzeugend ausgewiesenen Arbeitsstoffen zugeordnet. Laut MAK-Werte-Kommission hat sich 1-Chlor-2,3-epoxypropan zwar bislang nur im Tierversuch eindeutig als karzinogen erwiesen, allerdings unter Bedingungen, die der möglichen Belastung des Menschen am Arbeitsplatz vergleichbar sind. Die MAK-Werte-Kommission vertritt die Ansicht, daß für 1-Chlor-2,3-epoxypropan keine noch als unbedenklich anzusehende Konzentration angegeben werden kann. Epichlorhydrin wird überwiegend zur Epoxidharzproduktion eingesetzt. Außerdem zur Herstellung von

▷ Lösemitteln für Gummi, Farben, Lacke, Celluloseester und -ether
▷ Bodendesinfektionsmitteln
▷ Reinigungsmitteln

▷ Celluloid und Gummi
▷ Elastomeren für ozon-, öl- und lösungsmittelbeständige und gasundurchlässige Stoffe
▷ plastifizierenden Materialien
▷ naßfesten Harzen für die Papierveredlung
▷ Ionenaustauscherharzen (z. B. für die Wasseraufbereitung)
▷ oberflächenaktiven Substanzen
▷ Pharmazeutika
▷ Textiladditiven
▷ Beschichtungen, Anstrichen, Farbstoffen und Tinten
▷ Klebstoffen, Papierleim
▷ Korrosionsinhibitoren
▷ Agrarchemikalien
▷ Stabilisierungsmitteln
▷ Schädlingsbekämpfungs- und Desinfektionsmitteln

Chlorethan Laut Angaben der MAK-Werte-Kommission wird Chlorethan zur Zeit auf krebserzeugende Wirksamkeit überprüft.

Chlorierte Kohlenwasserstoffe (Chlorkohlenwasserstoffe) ist die Sammelbezeichnung für verschiedene chemische Verbindungen, unter denen sich zahlreiche weltweit verbreitete gefährliche Umweltgifte befinden. Typische Anwendungsgebiete sind Schädlingsbekämpfungsmittel (z. B. DDT und Lindan), Holzschutz- und Imprägniermittel (z. B. PCP), Weichmacher und Stabilisatoren (z. B. PCB), Kunststoffe (z. B. Vinylchlorid, Allylchlorid) und Lösemittel. Zahlreiche chemische Verbindungen in der Gruppe der chlorierten Kohlenwasserstoffe haben sich als stark krebserzeugend erwiesen. Bei weiteren liegt begründeter Verdacht auf krebserzeugendes Potential vor. Chlorierte Kohlenwasserstoffe können über die Luft oder über die Nahrungskette, zum Teil auch durch Hautkontakt aufgenommen werden.

Chloriertes Camphen Laut Angaben der MAK-Werte-Kommission wird chloriertes Camphen zur Zeit auf krebserzeugende Wirksamkeit überprüft.

Chlormethan Die Senatskommission zur Prüfung gesundheitsschädlicher Arbeitsstoffe bewertet Chlormethan als einen Stoff mit begründetem Verdacht auf krebserzeugendes Potential.

Chlormethyl-methyl-ether Chlormethyl-methyl-ether wird in der von der Bundesanstalt für Arbeitsschutz und Unfallforschung (BAU) in Dortmund herausgegebenen BAU-Liste über «Krebserregende Arbeitsstoffe» geführt. Auch das Bundesamt für Gesundheitswesen in Bern registriert Chlormethyl-methyl-ether in der Schweizer Giftliste als krebserregenden Arbeitsstoff.

7-Chlor-4-nitro-chinolin-N-oxid 7-Chlor-4-nitro-chinolin-N-oxid wird in der von der Bundesanstalt für Arbeitsschutz und Unfallforschung (BAU) in Dortmund herausgegebenen BAU-Liste über «Krebserregende Arbeitsstoffe» geführt. Auch das Bundesamt für Gesundheitswesen in Bern registriert 7-Chlor-4-nitro-chinolin-N-oxid in der Schweizer Giftliste als krebserregenden Arbeitsstoff.

Chloroform siehe Trichlormethan

661

N-Chloroformyl-morpholin In der MAK-Werte-Liste wird N-Chloroformyl-morpholin den eindeutig als krebserzeugend ausgewiesenen Arbeitsstoffen zugeordnet. Laut MAK-Werte-Kommission hat sich N-Chloroformylmorpholin zwar bislang nur im Tierversuch eindeutig als karzinogen erwiesen, allerdings unter Bedingungen, die der möglichen Belastung des Menschen am Arbeitsplatz vergleichbar sind. Die MAK-Werte-Kommission vertritt die Ansicht, daß für N-Chloroformyl-morpholin keine noch als unbedenklich anzusehende Konzentration angegeben werden kann. N-Chloroformyl-morpholin wird überwiegend verwendet

▷ als Zusatzmittel bei der Herstellung von Polyurethanschaum

▷ als Zwischenprodukt zur Herstellung von Atmungsstimulantien, Carbamaten, Harnstoffderivaten und Insektiziden sowie fotografischen Hilfsmitteln

3-Chlorpropen siehe Allylchlorid

4-Chlor-o-toluidin In der MAK-Werte-Liste wird 4-Chlor-o-toluidin den eindeutig als krebserzeugend ausgewiesenen Arbeitsstoffen zugeordnet. Laut MAK-Werte-Kommission hat sich 4-Chlor-o-toluidin zwar bislang nur im Tierversuch eindeutig als karzinogen erwiesen, allerdings unter Bedingungen, die der möglichen Belastung des Menschen am Arbeitsplatz vergleichbar sind. Die MAK-Werte-Kommission vertritt die Ansicht, daß für 4-Chlor-o-toluidin keine noch als unbedenklich anzusehende Konzentration angegeben werden kann.

5-Chlor-o-toluidin Die Senatskommission zur Prüfung gesundheitsschädlicher Arbeitsstoffe bewertet 5-Chlor-o-toluidin als einen Stoff mit begründetem Verdacht auf krebserzeugendes Potential.

α-Chlortoluol (Benzylchlorid) Die Senatskommission zur Prüfung gesundheitsschädlicher Arbeitsstoffe bewertet α-Chlortoluol (Benzylchlorid) als einen Stoff mit begründetem Verdacht auf krebserzeugendes Potential.

Chromcarbonyl Die Senatskommission zur Prüfung gesundheitsschädlicher Arbeitsstoffe bewertet Chromcarbonyl als einen Stoff mit begründetem Verdacht auf krebserzeugendes Potential.

Chrom-III-chromate («Chromic-chromate») In der MAK-Werte-Liste wird Chrom-III-chromate den eindeutig als krebserzeugend ausgewiesenen Arbeitsstoffen zugeordnet. Laut MAK-Werte-Kommission hat sich Chrom-III-chromate zwar bislang nur im Tierversuch eindeutig als karzinogen erwiesen, allerdings unter Bedingungen, die der möglichen Belastung des Menschen am Arbeitsplatz vergleichbar sind. Die MAK-Werte-Kommission vertritt die Ansicht, daß für Chrom-III-chromate keine noch als unbedenklich anzusehende Konzentration angegeben werden kann. Die Bewertung des Krebsrisikos gilt für Belastungen, bei denen Chrom-III-chromate in atembarer Form auftreten kann.

Chromoxychlorid Die Senatskommission zur Prüfung gesundheitsschädlicher Arbeitsstoffe bewertet Chromoxychlorid als einen Stoff mit begründetem Verdacht auf krebserzeugendes Potential.

Chromotrioxid (Chrom[VI]-oxid) Die Senatskommission zur Prüfung gesundheitsschädlicher Arbeitsstoffe bewertet Chromotrioxid als einen Stoff mit begründetem Verdacht auf krebserzeugendes Potential.

Chrysen In der MAK-Werte-Liste wird Chrysen den eindeutig als krebserzeugend ausgewiesenen Arbeitsstoffen zugeordnet. Laut MAK-Werte-Kommission hat sich Chrysen zwar bislang nur im Tierversuch eindeutig als karzinogen erwiesen, allerdings unter Bedingungen, die der möglichen Belastung des Menschen am Arbeitsplatz vergleichbar sind. Die MAK-Werte-Kommission vertritt die Ansicht, daß für Chrysen keine noch als unbedenklich anzusehende Konzentration angegeben werden kann.

Citrus Rot Nr. 2 Die Bundesanstalt für Arbeitsschutz und Unfallforschung (BAU) in Dortmund führt Citrus Rot Nr. 2 in der Liste «Krebserregende Arbeitsstoffe». Nach Einschätzung der International Agency for Research on Cancer (dem WHO-Krebsforschungsinstitut) in Lyon liegen genügend Beweise dafür vor, daß Citrus Rot Nr. 2 bei Tieren Krebs verursacht.

Cobalt in Form atembarer Stäube/Aerosole von Cobaltmetall und schwerlöslichen Cobaltsalzen In der MAK-Werte-Liste werden die oben genannten Stoffe den eindeutig als krebserzeugend ausgewiesenen Arbeitsstoffen zugeordnet. Laut MAK-Werte-Kommission haben sich die oben genannten Stoffe zwar bislang nur im Tierversuch eindeutig als karzinogen erwiesen, allerdings unter Bedingungen, die der möglichen Belastung des Menschen am Arbeitsplatz vergleichbar sind. Die MAK-Werte-Kommission vertritt die Ansicht, daß für die oben genannten Stoffe keine noch als unbedenklich anzusehende Konzentration angegeben werden kann. Cobalt und Cobaltverbindungen werden fast ausschließlich in folgenden Berufszweigen verwendet:
▷ Legierungshersteller für Elektro-, Automobil-, Luftfahrt-, Werkzeugindustrie
▷ Katalysatorhersteller
▷ Arzneimittelhersteller
▷ Galvanotechniker
▷ Keramikhersteller
▷ Glasfärber
▷ Nickelarbeiter
▷ Hersteller von Farbtrocknern und synthetischer Tinte
▷ Färber von Porzellan und Gummi
▷ Fotoproduktehersteller
Die wichtigsten Cobaltlegierungen sind
▷ hochtemperaturbeständige Legierungen
▷ dauermagnetische Legierungen
▷ abriebfeste Legierungen
▷ Legierungen für Federn, Heizstäbe, Kathoden, Zahnprothesen und Knochenersatz
▷ Bindemetall für Hartmetall und Wolframcarbid
▷ Legierungen für Halbleiter
▷ Schneidmetalle
▷ Cobaltüberzüge auf Druckplatten in elektronischen Anlagen
Radioaktives Cobalt (Co-60)
▷ zur zerstörungsfreien Werkstoffprüfung
▷ in der Medizin
▷ in der Strahlenchemie

Cobaltoxid kann folgendermaßen eingesetzt sein:
▷ in Pigmenten für Keramik
▷ in der Glasfärberei
▷ als Oxidationskatalysator zur Trocknung von Ölen, Anstrichen, Lacken
▷ zur Herstellung von Cobalt-Katalysatoren und Cobaltpulver
▷ in der Elektronik zur Herstellung von Ferriten und Thermistoren
▷ als Katalysator zur vollständigen Verbrennung von Autogasen
Cobaltsulfid wird hauptsächlich als Katalysator eingesetzt.

Coronen In der Schweizer Giftliste, herausgegeben vom Bundesamt für Gesundheitswesen in Bern, wird Coronen als krebserzeugender Arbeitsstoff eingestuft.

Crotonöl Die Bundesanstalt für Arbeitsschutz und Unfallforschung (BAU) in Dortmund führt Crotonöl in der Liste «Krebserregende Arbeitsstoffe».

Cyanoethylen In der Schweizer Giftliste, herausgegeben vom Bundesamt für Gesundheitswesen in Bern, wird Cyanoethylen als krebserzeugender Arbeitsstoff eingestuft.

Cycasin Cycasin wird in der von der Bundesanstalt für Arbeitsschutz und Unfallforschung (BAU) in Dortmund herausgegebenen BAU-Liste über «Krebserregende Arbeitsstoffe» geführt. Auch das Bundesamt für Gesundheitswesen in Bern registriert Cycasin in der Schweizer Giftliste als krebserregenden Arbeitsstoff.

Cyclophosphamid Die Bundesanstalt für Arbeitsschutz und Unfallforschung (BAU) in Dortmund führt Cyclophosphamid in der Liste «Krebserregende Arbeitsstoffe». Es wurde lange Zeit als Wirkstoff in Arzneimitteln eingesetzt. Eine an das Bundesgesundheitsamt gerichtete schriftliche Anfrage, ob bzw. inwieweit dies auch jetzt noch geschieht, konnte oder wollte das Bundesgesundheitsamt innerhalb von vier Monaten nicht beantworten.

2,4-D siehe 2,4-Dichlorphenoxyessigsäure

Daunomycin Die Bundesanstalt für Arbeitsschutz und Unfallforschung (BAU) in Dortmund führt Daunomycin in der Liste «Krebserregende Arbeitsstoffe». Nach Einschätzung der International Agency for Research on Cancer (dem WHO-Krebsforschungsinstitut) in Lyon liegen genügend Beweise dafür vor, daß Daunomycin bei Tieren Krebs verursacht. Daunomycin wurde lange Zeit als Wirkstoff in Arzneimitteln eingesetzt. Eine an das Bundesgesundheitsamt gerichtete schriftliche Anfrage, ob bzw. inwieweit dies auch jetzt noch geschieht, konnte oder wollte das Bundesgesundheitsamt innerhalb von vier Monaten nicht beantworten.

DDT siehe Dichlor-Diphenyl-Trichlorethan

N,N'-Diacetyl-4,4'-diaminobiphenyl Die Bundesanstalt für Arbeitsschutz und Unfallforschung (BAU) in Dortmund führt N,N'-Diacetyl-4,4'-diamonobiphenyl in der Liste «Krebserregende Arbeitsstoffe». Nach Einschätzung der International Agency for Research on Cancer (dem WHO-Krebsforschungsinstitut) in Lyon liegen genügend Beweise dafür vor, daß N,N'-Diacetyl-4,4'-diaminobiphenyl bei Tieren Krebs verursacht.

Diaminoacridin Die Bundesanstalt für Arbeitsschutz und Unfallforschung (BAU) in Dortmund führt Diaminoacridin in der Liste «Krebserregende Arbeitsstoffe».

2,4-Diaminoanisol In der MAK-Werte-Liste wird 2,4-Diaminoanisol den eindeutig als krebserzeugend ausgewiesenen Arbeitsstoffen zugeordnet. Laut MAK-Werte-Kommission hat sich 2,4-Diaminoanisol zwar bislang nur im Tierversuch eindeutig als karzinogen erwiesen, allerdings unter Bedingungen, die der möglichen Belastung des Menschen am Arbeitsplatz vergleichbar sind. Die MAK-Werte-Komission vertritt die Ansicht, daß für 2,4-Diaminoanisol keine noch als unbedenklich anzusehende Konzentration angegeben werden kann.

2,4-Diaminoazobenzol (Chrysoidin) Die Bundesanstalt für Arbeitsschutz und Unfallforschung (BAU) in Dortmund führt 2,4-Diaminoazobenzol in der Liste «Krebserregende Arbeitsstoffe».

4,4'-Diaminobiphenyl 4,4'-Diaminobiphenyl wird in der von der Bundesanstalt für Arbeitsschutz und Unfallforschung (BAU) in Dortmund herausgegebenen BAU-Liste über «Krebserregende Arbeitsstoffe» geführt. Auch das Bundesamt für Gesundheitswesen in Bern registriert 4,4'-Diaminobiphenyl in der Schweizer Giftliste als krebserregenden Arbeitsstoff.

4,4'-Diamino-3,3'-dimethoxy-biphenyl (o-Dianisidin) In der Schweizer Giftliste, herausgegeben vom Bundesamt für Gesundheitswesen in Bern, wird 4,4'-Diamino-3,3'-dimethoxy-biphenyl als krebserzeugender Arbeitsstoff eingestuft.

4,4'-Diamino-3,3'-dimethoxy-biphenyl.2HCl In der Schweizer Giftliste, herausgegeben vom Bundesamt für Gesundheitswesen in Bern, wird 4,4'-Diamino-3,3'-dimethoxy-biphenyl.2HCl als krebserzeugender Arbeitsstoff eingestuft.

4,4'-Diaminodiphenylether Die Bundesanstalt für Arbeitsschutz und Unfallforschung (BAU) in Dortmund führt 4,4'-Diaminodiphenylether in der Liste «Krebserregende Arbeitsstoffe». Nach Einschätzung der International Agency for Research on Cancer (dem WHO-Krebsforschungsinstitut) in Lyon liegen genügend Beweise dafür vor, daß 4,4'-Diaminodiphenylether bei Tieren Krebs verursacht.

4,4'-Diaminodiphenylmethan Die Senatskommission zur Prüfung gesundheitsschädlicher Arbeitsstoffe bewertet 4,4'-Diaminodiphenylmethan als einen Stoff mit begründetem Verdacht auf krebserzeugendes Potential. Die Bundesanstalt für Arbeitsschutz und Unfallforschung (BAU) in Dortmund führt 4,4'-Diaminodiphenylmethan in der Liste «Krebserregende Arbeitsstoffe».

2,4'-Diaminotoluol Die Bundesanstalt für Arbeitsschutz und Unfallforschung (BAU) in Dortmund führt 2,4'-Diaminotoluol in der Liste «Krebserregende Arbeitsstoffe». Nach Einschätzung der International Agency for Research on Cancer (dem WHO-Krebsforschungsinstitut) in Lyon, liegen genügend Beweise dafür vor, daß 2,4'-Diaminotoluol bei Tieren Krebs verursacht.

Diamylnitrosamin In der Schweizer Giftliste, herausgegeben vom Bundesamt für Gesundheitswesen in Bern, wird Diamylnitrosamin als krebserzeugender Arbeitsstoff eingestuft.

o-Dianisidin o-Dianisidin wird in der von der Bundesanstalt für Arbeitsschutz und Unfallforschung (BAU) in Dortmund herausgegebenen BAU-Liste über «Krebserregende Arbeitsstoffe» geführt. Auch das Bundesamt für Gesundheitswesen in Bern registriert o-Dianisidin in der Schweizer Giftliste als krebserregenden Arbeitsstoff.

o-Dianisidin.2HCl In der Schweizer Giftliste, herausgegeben vom Bundesamt für Gesundheitswesen in Bern, wird o-Dianisidin.2HCl als krebserzeugender Arbeitsstoff eingestuft.

Diazoessigsäureethylester Diazoessigsäureethylester wird in der von der Bundesanstalt für Arbeitsschutz und Unfallforschung (BAU) in Dortmund herausgegebenen BAU-Liste über «Krebserregende Arbeitsstoffe» geführt. Auch das Bundesamt für Gesundheitswesen in Bern registriert Diazoessigsäureethylester in der Schweizer Giftliste als krebserregenden Arbeitsstoff.

Diazomethan In der MAK-Werte-Liste wird Diazomethan den eindeutig als krebserzeugend ausgewiesenen Arbeitsstoffen zugeordnet. Laut MAK-Werte-Kommission hat sich Diazomethan zwar bislang nur im Tierversuch eindeutig als karzinogen erwiesen, allerdings unter Bedingungen, die der möglichen Belastung des Menschen am Arbeitsplatz vergleichbar sind. Die MAK-Werte-Kommission vertritt die Ansicht, daß für Diazomethan keine noch als unbedenklich anzusehende Konzentration angegeben werden kann. Diazomethan findet hauptsächlich Anwendung als Methylierungsmittel für Phenole und Carbonsäuren. Weiterhin kann Diazomethan in Reinigungs- und Konservierungsmitteln eingesetzt sein.

1,2,7,8-Dibenzacridin 1,2,7,8-Dibenzacridin wird in der von der Bundesanstalt für Arbeitsschutz und Unfallforschung (BAU) in Dortmund herausgegebenen BAU-Liste über «Krebserregende Arbeitsstoffe» geführt. Auch das Bundesamt für Gesundheitswesen in Bern registriert 1,2,7,8-Dibenzacridin in der Schweizer Giftliste als krebserregenden Arbeitsstoff. Nach Einschätzung der International Agency for Research on Cancer (dem WHO-Krebsforschungsinstitut) in Lyon liegen genügend Beweise dafür vor, daß 1,2,7,8-Dibenzacridin bei Tieren Krebs verursacht.

Dibenzo(a,h)anthracen Dibenzo(a,h)anthracen wird in der von der Bundesanstalt für Arbeitsschutz und Unfallforschung (BAU) in Dortmund herausgegebenen BAU-Liste über «Krebserregende Arbeitsstoffe» geführt. Auch das Bundesamt für Gesundheitswesen in Bern registriert Dibenzo(a,h)anthracen in der Schweizer Giftliste als krebserregenden Arbeitsstoff.

Dibenzo(a,j)acridin Dibenzo(a,j)acridin wird in der von der Bundesanstalt für Arbeitsschutz und Unfallforschung (BAU) in Dortmund herausgegebenen BAU-Liste über «Krebserregende Arbeitsstoffe» geführt. Auch das Bundesamt für Gesundheitswesen in Bern registriert Dibenzo(a,j)acridin in der Schweizer Giftliste als krebserregenden Arbeitsstoff.

7H-Dibenzo(c,g)carbazol 7H-Dibenzo(c,g)carbazol wird in der von der

Bundesanstalt für Arbeitsschutz und Unfallforschung (BAU) in Dortmund herausgegebenen BAU-Liste über «Krebserregende Arbeitsstoffe» geführt. Auch das Bundesamt für Gesundheitswesen in Bern registriert 7H-Dibenzo(c,g)carbazol in der Schweizer Giftliste als krebserregenden Arbeitsstoff. Nach Einschätzung der International Agency for Research on Cancer (dem WHO-Krebsforschungsinstitut) in Lyon liegen genügend Beweise dafür vor, daß 7H-Dibenzo(c,g)carbazol bei Tieren Krebs verursacht.

Dibenzo(def,p)chrysen In der Schweizer Giftliste, herausgegeben vom Bundesamt für Gesundheitswesen in Bern, wird Dibenzo(def,p)chrysen als krebserzeugender Arbeitsstoff eingestuft.

Dibenzo(b,def)chrysen In der Schweizer Giftliste, herausgegeben vom Bundesamt für Gesundheitswesen in Bern, wird Dibenzo(b,def)chrysen als krebserzeugender Arbeitsstoff eingestuft.

Dibenzo(def,mno)chrysen In der Schweizer Giftliste, herausgegeben vom Bundesamt für Gesundheitswesen in Bern, wird Dibenzo(def,mno)chrysen als krebserzeugender Arbeitsstoff eingestuft.

1,2:5,6-Dibenzofluoren Die Bundesanstalt für Arbeitsschutz und Unfallforschung (BAU) in Dortmund führt 1,2:5,6-Dibenzofluoren in der Liste «Krebserregende Arbeitsstoffe».

Dibenzo(h,rst)pentaphen In der Schweizer Giftliste, herausgegeben vom Bundesamt für Gesundheitswesen in Bern, wird Dibenzo(h,rst)pentaphen als krebserzeugender Arbeitsstoff eingestuft.

Dibenzo(a,e)pyren Dibenzo(a,e)pyren wird in der von der Bundesanstalt für Arbeitsschutz und Unfallforschung (BAU) in Dortmund herausgegebenen BAU-Liste über «Krebserregende Arbeitsstoffe» geführt. Auch das Bundesamt für Gesundheitswesen in Bern registriert Dibenzo(a,e)pyren in der Schweizer Giftliste als krebserregenden Arbeitsstoff. Nach Einschätzung der International Agency for Research on Cancer (dem WHO-Krebsforschungsinstitut) in Lyon liegen genügend Beweise dafür vor, daß Dibenzo(a,e)pyren bei Tieren Krebs verursacht.

1,2-Dibrom-3-chlorpropan In der MAK-Werte-Liste wird 1,2-Dibrom-3-chlorpropan den eindeutig als krebserzeugend ausgewiesenen Arbeitsstoffen zugeordnet. Laut MAK-Werte-Kommission hat sich 1,2-Dibrom-3-chlorpropan zwar bislang nur im Tierversuch eindeutig als karzinogen erwiesen, allerdings unter Bedingungen, die der möglichen Belastung des Menschen am Arbeitsplatz vergleichbar sind. Die MAK-Werte-Kommission vertritt die Ansicht, daß für 1,2-Dibrom-3-chlorpropan keine noch als unbedenklich anzusehende Konzentration angegeben werden kann.
Für 1,2-Dibrom-3-chlorpropan sind folgende Verwendungsmöglichkeiten bekannt:
▷ als Bodendesinfektionsmittel
▷ als Zwischensubstanz für organisch-chemische Synthesen
▷ in Pflanzenschutzmitteln für Obst, Gemüse, Nüsse, Ziersträucher, Gartengebrauch
Die Verwendung von 1,2-Dibrom-3-chlorpropan ist in der Bundesrepublik Deutschland nicht zugelassen.

1,2-Dibrom-ethan In der MAK-Werte-Liste wird 1,2-Dibrom-ethan den eindeutig als krebserzeugend ausgewiesenen Arbeitsstoffen zugeordnet. Laut MAK-Werte-Kommission hat sich 1,2-Dibrom-ethan zwar bislang nur im Tierversuch eindeutig als karzinogen erwiesen, allerdings unter Bedingungen, die der möglichen Belastung des Menschen am Arbeitsplatz vergleichbar sind. Die MAK-Werte-Kommission vertritt die Ansicht, daß für 1,2-Dibrom-ethan keine noch als unbedenklich anzusehende Konzentration angegeben werden kann. 1,2-Dibrom-ethan wird überwiegend verwendet
▷ als Zusatz zu Antiklopfmitteln und Kraftstoffen zur Verhinderung von Bleiablagerungen im Motor
▷ als Lösemittel
▷ als Einsatz in Feuerlöschern
▷ als Zwischenprodukt zur Herstellung von Farbstoffen und Pharmazeutika
Als Bestandteil von Pflanzenbehandlungsmitteln und im Vorratsschutz ist 1,2-Dibrom-ethan in der Bundesrepublik Deutschland verboten.

Dibutylnitrosamin Dibutylnitrosamin wird in der von der Bundesanstalt für Arbeitsschutz und Unfallforschung (BAU) in Dortmund herausgegebenen BAU-Liste über «Krebserregende Arbeitsstoffe» geführt. Auch das Bundesamt für Gesundheitswesen in Bern registriert Dibutylnitrosamin in der Schweizer Giftliste als krebserregenden Arbeitsstoff.

Dichloracetylen In der MAK-Werte-Liste wird Dichloracetylen den eindeutig als krebserzeugend ausgewiesenen Arbeitsstoffen zugeordnet. Laut MAK-Werte-Kommission hat sich Dichloracetylen zwar bislang nur im Tierversuch eindeutig als karzinogen erwiesen, allerdings unter Bedingungen, die der möglichen Belastung des Menschen am Arbeitsplatz vergleichbar sind. Die MAK-Werte-Kommission vertritt die Ansicht, daß für Dichloracetylen keine noch als unbedenklich anzusehende Konzentration angegeben werden kann.

3,3'-Dichlorbenzidin In der MAK-Werte-Liste wird 3,3'-Dichlorbenzidin den eindeutig als krebserzeugend ausgewiesenen Arbeitsstoffen zugeordnet. Laut MAK-Werte-Kommission hat sich 3,3'-Dichlorbenzidin zwar bislang nur im Tierversuch eindeutig als karzinogen erwiesen, allerdings unter Bedingungen, die der möglichen Belastung des Menschen am Arbeitsplatz vergleichbar sind. Die MAK-Werte-Kommission vertritt die Ansicht, daß für 3,3'-Dichlorbenzidin keine noch als unbedenklich anzusehende Konzentration angegeben werden kann. Es wird unter anderem verwendet
▷ als Zwischenprodukt zur Herstellung von Pigmeten und Farbstoffen (zum Färben von Kunstharzen, Gummi, Druckfarbe, Metalle, Textil- und Tapendruck)
▷ als Zusatz für flüssige, gießbare Polyurethanelastomere

o-Dichlorbenzol Der International Agency for Research on Cancer (WHO-Krebsforschungsinstitut) in Lyon zufolge enthalten die bisherigen Untersuchungen über o-Dichlorbenzol genügend allgemein anerkannte Hinweise darauf, daß o-Dichlorbenzol beim Menschen Krebs erzeugt.

p-Dichlorbenzol Der International Agency for Research on Cancer (WHO-Kebsforschungsinstitut) in Lyon zufolge enthalten die bisherigen Untersuchungen über p-Dichlorbenzol genügend allgemein anerkannte Hinweise darauf, daß p-Dichlorbenzol beim Menschen Krebs erzeugt.

1,4-Dichlorbuten-2 In der MAK-Werte-Liste wird 1,4-Dichlorbuten-2 den eindeutig als krebserzeugend ausgewiesenen Arbeitsstoffen zugeordnet.

Laut MAK-Werte-Kommission hat sich 1,4-Dichlorbuten-2 zwar bislang nur im Tierversuch eindeutig als karzinogen erwiesen, allerdings unter Bedingungen, die der möglichen Belastung des Menschen am Arbeitsplatz vergleichbar sind. Die MAK-Werte-Kommission vertritt die Ansicht, daß für 1,4-Dichlorbuten-2 keine noch als unbedenklich anzusehende Konzentration angegeben werden kann.

Dichlor-Diphenyl-Trichlorethan (DDT) Die Bundesanstalt für Arbeitsschutz und Unfallforschung (BAU) in Dortmund führt Dichlor-Diphenyl-Trichlorethan in der Liste «Krebserregende Arbeitsstoffe». International zusammengetragene Untersuchungsergebnisse zeigen, entsprechend einer Einschätzung durch die IARC in Lyon, daß «begrenzte Beweise» dafür vorliegen, wonach Dichlor-Diphenyl-Trichlorethan bei Tieren Krebs verursacht. Dichlor-Diphenyl-Trichlorethan, bekannt unter der Bezeichnung DDT, wurde jahrzehntelang eingesetzt. DDT ist eine äußerst stabile Substanz, die sich in der Natur nur sehr langsam abbaut und über die Nahrungskette auch in unser Essen gelangt. In der Bundesrepublik Deutschland darf DDT seit 1974 nicht mehr verwendet werden. Es wird jedoch produziert und in Länder exportiert, aus denen damit behandelte Lebensmittel in die Bundesrepublik Deutschland gelangen.

1,1-Dichlorethan Laut Angaben der MAK-Werte-Kommission wird 1,1-Dichlorethan zur Zeit auf krebserzeugende Wirksamkeit überprüft. 1,1-Dichlorethan wird unter anderem eingesetzt bei der Herstellung von PVC, Fleckenwasser, Abbeizmitteln, Lösemitteln für Harze, Asphalt und Kautschuk.

1,2-Dichlorethan Die Senatskommission zur Prüfung gesundheitsschädlicher Arbeitsstoffe bewertet 1,2-Dichlorethan als einen Stoff mit begründetem Verdacht auf krebserzeugendes Potential. 1,2-Dichlorethan wird in der von der Bundesanstalt für Arbeitsschutz und Unfallforschung (BAU) in Dortmund herausgegebenen BAU-Liste über «Krebserregende Arbeitsstoffe» geführt. Auch das Bundesamt für Gesundheitswesen in Bern registriert 1,2-Dichlorethan in der Schweizer Giftliste als krebserregenden Arbeitsstoff. 1,2-Dichlorethan wird hauptsächlich verwendet bei der Herstellung von PVC sowie als Lösemittel für Fleckenwasser, Abbeizmittel, Harze sowie in der Kautschukindustrie. Außerdem als Bestandteil von Antiklopfmitteln für Vergaserkraftstoffe.

1,1-Dichlorethen (Vinylidenchlorid) Die Senatskommisson zur Prüfung gesundheitsschädlicher Arbeitsstoffe bewertet 1,1-Dichlorethen als einen Stoff mit begründetem Verdacht auf krebserzeugendes Potential. Die Bundesanstalt für Arbeitsschutz und Unfallforschung (BAU) in Dortmund führt 1,1-Dichlorethen in der Liste «Krebserregende Arbeitsstoffe». Der International Agency for Research on Cancer (WHO-Krebsforschungsinstitut) in Lyon zufolge enthalten die bisherigen Untersuchungen über 1,1-Dichlorethen genügend allgemein anerkannte Hinweise darauf, daß 1,1-Dichlorethen beim Menschen Krebs erzeugt.

1,2-Dichlorethen Laut Angaben der MAK-Werte-Kommission wird 1,2-Dichlorethen zur Zeit auf krebserzeugende Wirksamkeit überprüft.[11]

669

Dichlormethan Die Senatskommission zur Prüfung gesundheitsschädlicher Arbeitsstoffe bewertet Dichlormethan als einen Stoff mit begründetem Verdacht auf krebserzeugendes Potential. Dichlormethan findet hauptsächlich Verwendung in Abbeizmitteln, als Lösemittel für Fette, Harze, Kunststoffe und Bitumen sowie in Bautenschutz- und Holzimprägniermitteln.

N,N-Di(2-chlorethyl)-anilin Die Bundesanstalt für Arbeitsschutz und Unfallforschung (BAU) in Dortmund führt N,N-Di(2-chlorethyl)-anilin in der Liste «Krebserregende Arbeitsstoffe».

1,2-Dichlor-3-nitro-naphthalin 1,2-Dichlor-3-nitro-naphthalin wird in der von der Bundesanstalt für Arbeitsschutz und Unfallforschung (BAU) in Dortmund herausgegebenen BAU-Liste über «Krebserregende Arbeitsstoffe» geführt. Auch das Bundesamt für Gesundheitswesen in Bern registriert 1,2-Dichlor-3-nitro-naphthalin in der Schweizer Giftliste als krebserregenden Arbeitsstoff.

3,3'-Dichloro-4,4'-diaminodiphenylether Die Bundesanstalt für Arbeitsschutz und Unfallforschung (BAU) in Dortmund führt 3,3'-Dichloro-4,4'-diaminodiphenylether in der Liste «Krebserregende Arbeitsstoffe». Nach Einschätzung der International Agency for Research on Cancer (dem WHO-Krebsforschungsinstitut)in Lyon liegen genügend Beweise dafür vor, daß 3,3'-Dichloro-4,4'-diaminodiphenylether bei Tieren Krebs verursacht.

3,3'-Dichloro-4,4'-diaminodiphenylmethan Die Bundesanstalt für Arbeitsschutz und Unfallforschung (BAU) in Dortmund führt 3,3'-Dichloro-4,4'-diaminodiphenylmethan in der Liste «Krebserregende Arbeitsstoffe».

2,4-Dichlorphenoxyessigsäure (2,4-D) 2,4-Dichlorphenoxyessigsäure ist ein Herbizid zur Herstellung von zahlreichen Unkrautvernichtungsmitteln (siehe Kapitel *Krebsrisiko Pflanzenschutz- und Schädlingsbekämpfungsmittel*). Bei der Herstellung aus dem entsprechenden Chlorphenol entstehen Dioxine, die in Spuren auch im Wirkstoff enthalten sind und ein erhebliches Krebsrisiko schaffen.[12] Beim chlorphenolfreien Verfahren reduziert sich die mögliche Menge an Dioxinen.

1,2-Dichlorpropen (cis- und trans-) In der MAK-Werte-Liste wird 1,2-Dichlorpropen (cis- und trans-) den eindeutig als krebserzeugend ausgewiesenen Arbeitsstoffen zugeordnet. Laut MAK-Werte-Kommission hat sich 1,2-Dichlorpropen (cis- und trans-) zwar bislang nur im Tierversuch eindeutig als karzinogen erwiesen, allerdings unter Bedingungen, die der möglichen Belastung des Menschen am Arbeitsplatz vergleichbar sind. Die MAK-Werte-Kommission vertritt die Ansicht, daß für 1,2-Dichlorpropen (cis- und trans-) keine noch als unbedenklich anzusehende Konzentration angegeben werden kann.

α,α-Dichlortoluol (Benzalchlorid) Die Senatskommission zur Prüfung gesundheitsschädlicher Arbeitsstoffe bewertet α,α-Dichlortoluol als einen Stoff mit begründetem Verdacht auf krebserzeugendes Potential.

Dieldrin Die Bundesanstalt für Arbeitsschutz und Unfallforschung (BAU) in Dortmund führt Dieldrin in der Liste «Krebserregende Arbeitsstoffe». International zusammengetragene Untersuchungsergebnisse zeigen, entsprechend einer Einschätzung durch die IARC in Lyon, daß «begrenzte Beweise» dafür vorliegen, wonach Dieldrin bei Tieren Krebs verursacht. Laut Angaben der MAK-Werte-Kommission wird Dieldrin zur Zeit auf krebserzeugende Wirksamkeit überprüft.

1,2:3,4-Diepoxybutan 1,2:3,4-Diepoxybutan wird in der von der Bundesanstalt für Arbeitsschutz und Unfallforschung (BAU) in Dortmund herausgegebenen BAU-Liste über «Krebserregende Arbeitsstoffe» geführt. Auch das Bundesamt für Gesundheitswesen in Bern registriert 1,2:3,4-Diepoxybutan in der Schweizer Giftliste als krebserregenden Arbeitsstoff. Nach Einschätzung der International Agency for Research on Cancer (dem WHO-Krebsforschungsinstitut) in Lyon liegen genügend Beweise dafür vor, daß 1,2:3,4-Diepoxybutan bei Tieren Krebs verursacht.

1,2:5,6-Diepoxyhexan Die Bundesanstalt für Arbeitsschutz und Unfallforschung (BAU) in Dortmund führt 1,2:5,6-Diepoxyhexan in der Liste «Krebserregende Arbeitsstoffe».

1,2:7,8-Diepoxyoctan 1,2:7,8-Diepoxyoctan wird in der von der Bundesanstalt für Arbeitsschutz und Unfallforschung (BAU) in Dortmund herausgegebenen BAU-Liste über «Krebserregende Arbeitsstoffe» geführt. Auch das Bundesamt für Gesundheitswesen in Bern registriert 1,2:7,8-Diepoxyoctan in der Schweizer Giftliste als krebserregenden Arbeitsstoff.

N,N-Diethyl-4-amino-4'-ethyl-azobenzol Die Bundesanstalt für Arbeitsschutz und Unfallforschung (BAU) in Dortmund führt N,N-Diethyl-4-amino-4'-ethyl-azobenzol in der Liste «Krebserregende Arbeitsstoffe».

Diethylcarbamidsäurechlorid Die Senatskommission zur Prüfung gesundheitsschädlicher Arbeitsstoffe bewertet Diethylcarbamidsäurechlorid als einen Stoff mit begründetem Verdacht auf krebserzeugendes Potential. Die Bundesanstalt für Arbeitsschutz und Unfallforschung (BAU) in Dortmund führt Diethylcarbamidsäurechlorid in der Liste «Krebserregende Arbeitsstoffe».

N,N'-Diethyl-N,N'-dinitroso-ethylendiamin In der Schweizer Giftliste, herausgegeben vom Bundesamt für Gesundheitswesen in Bern, wird N,N'-Diethyl-N,N'-dinitroso-ethylendiamin als krebserzeugender Arbeitsstoff eingestuft.

1,2-Diethylhydrazin 1,2-Diethylhydrazin wird in der von der Bundesanstalt für Arbeitsschutz und Unfallforschung (BAU) in Dortmund herausgegebenen BAU-Liste über «Krebserregende Arbeitsstoffe» geführt. Auch das Bundesamt für Gesundheitswesen in Bern registriert 1,2-Diethylhydrazin in der Schweizer Giftliste als krebszerzeugenden Arbeitsstoff. Nach Einschätzung der Internationl Agency for Research on Cancer (dem WHO-Krebsforschungsinstitut) in Loyn liegen genügend Beweise dafür vor, daß 1,2-Diethylhydrazin bei Tieren Krebs verursacht.

3,3-Diethyl-1-(3-pyridyl)-triazen In der Schweizer Giftliste, herausgegeben vom Bundesamt für Gesundheitswesen in Bern, wird 3,3-Diethyl-1-(3-pyridyl)-triazen als krebserzeugender Arbeitsstoff eingestuft.

Diethylstilböstrol Die Bundesanstalt für Arbeitsschutz und Unfallforschung (BAU) in Dortmund führt Diethylstilböstrol in der Liste «Krebserregende Arbeitsstoffe». Der Internationl Agency for Research on Cancer (dem WHO-Krebsforschungsinstitut) in Lyon zufolge enthalten die bisherigen Untersuchungen über Diethylstilböstrol genügend allgemein anerkannte Hinweise darauf, daß Diethylstilböstrol beim Menschen Krebs erzeugt. Diethylstilböstrol wurde lange Zeit als Wirkstoff in Arzneimitteln eingesetzt. Eine an das Bundesgesundheitsamt gerichtete schriftliche Anfrage, ob bzw. inwieweit dies auch jetzt noch geschieht, konnte oder wollte das Bundesgesundheitsamt innerhalb von vier Monaten nicht beantworten.

Diethylsulfat In der MAK-Werte-Liste wird Diethylsulfat den eindeutig als krebserzeugend ausgewiesenen Arbeitsstoffen zugeordnet. Laut MAK-Werte-Kommission hat sich Diethylsulfat zwar bislang nur im Tierversuch eindeutig als karzinogen erwiesen, allerdings unter Bedingungen, die der möglichen Belastung des Menschen am Arbeitsplatz vergleichbar sind. Die MAK-Werte-Kommission vertritt die Ansicht, daß für Diethylsulfat keine noch als unbedenklich anzusehende Konzentration angegeben werden kann. Diethylsulfat dient hauptsächlich als Alkylierungsmittel zur Herstellung von kationischen Tensiden.
Weitere Verwendungen
▷ zur Aufarbeitung von Cellulosegarnen
▷ zur Veretherung von Stärke
▷ als Stabilisator in Insektiziden und in anderen Chemikalien
▷ als Säurebildner in wärmehärtenden Harzen
▷ als Lösemittel
▷ als Katalysator bei der Kunststoffherstellung

1,1-Difluorethen Die Senatskommission zur Prüfung gesundheitsschädlicher Arbeitsstoffe bewertet 1,1-Difluorethen als einen Stoff mit begründetem Verdacht auf krebserzeugendes Potential.

Diglycidylether Die Senatskommission zur Prüfung gesundheitsschädlicher Arbeitsstoffe bewertet Diglycidylether als einen Stoff mit begründetem Verdacht auf krebserzeugendes Potential.

1,2-Dihydrobenz(l)aceanthrylen (Cholanthren) In der Schweizer Giftliste, herausgegeben vom Bundesamt für Gesundheitswesen in Bern, wird 1,2-Dihydrobenz(l)aceanthrylen (Cholanthren) als krebserzeugender Arbeitsstoff eingestuft.

4,5-Dihydrobenz(k)acephenanthrylen In der Schweizer Giftliste, herausgegeben vom Bundesamt für Gesundheitswesen in Bern, wird 4,5-Dihydrobenz(k)acephenanthrylen als krebserzeugender Arbeitsstoff eingestuft.

Dihydrosafrol Dihydrosafrol wird in der von der Bundesanstalt für Arbeitsschutz und Unfallforschung (BAU) in Dortmund herausgegebenen BAU-Liste über «Krebserregende Arbeitsstoffe» geführt. Auch das Bundesamt für Gesundheitswesen in Bern registriert Dihydrosafrol in der Schweizer Giftliste als krebserregenden Arbeitsstoff. Nach Einschätzung der International Agency for Research on Cancer (dem WHO-Krebsforschungsinstitut) in Lyon liegen genügend Beweise dafür vor, daß Dihydrosafrol bei Tieren Krebs verursacht.

2,3-Dihydro-2-thioxo-4(lH)-pyrimidinon In der Schweizer Giftliste, herausgegeben vom Bundesamt für Gesundheitswesen in Bern, wird 2,3-Dihydro-2-thioxo-4(lH)-pyrimidinon als krebserzeugender Arbeitsstoff eingestuft.

1,4-Dihydroxybenzol Laut Angaben der MAK-Werte-Kommission wird 1,4-Dihydroxybenzol zur Zeit auf krebserzeugende Wirksamkeit überprüft.

2,4-Diisocyanattoluol Laut Angaben der MAK-Werte-Kommission wird 2,4-Diisocyanattoluol zur Zeit auf krebserzeugende Wirksamkeit überprüft.

2,6-Diisocyanattoluol Laut Angaben der MAK-Werte-Kommission wird 2,6-Diisocyanattoluol zur Zeit auf krebserzeugende Wirksamkeit überprüft.

3,3'-Dimethoxybenzidin (o-Dianisidin) In der MAK-Werte-Liste wird 3,3'-Dimethoxybenzidin den eindeutig als krebserzeugend ausgewiesenen Arbeitsstoffen zugeordnet. Laut MAK-Werte-Kommission hat sich 3,3'-Dimethoxybenzidin zwar bislang nur im Tierversuch eindeutig als karzinogen erwiesen, allerdings unter Bedingungen, die der möglichen Belastung des Menschen am Arbeitsplatz vergleichbar sind. Die MAK-Werte-Kommission vertritt die Ansicht, daß für 3,3'-Dimethoxybenzidin keine noch als unbedenklich anzusehende Konzentration angegeben werden kann.

Dimethylamin Laut Angaben der MAK-Werte-Kommission wird Dimethylamin zur Zeit auf krebserzeugende Wirksamkeit überprüft.

3,3'-Dimethoxybenzidin.2HCI In der Schweizer Giftliste, herausgegeben vom Bundesamt für Gesundheitswesen in Bern, wird 3,3'-Dimethoxybenzidin.2HCI als krebserzeugender Arbeitsstoff eingestuft.

4-(Dimethylamino)-azobenzol In der Schweizer Giftliste, herausgegeben vom Bundesamt für Gesundheitswesen in Bern, wird 4-(Dimethylamino)-azobenzol als krebserzeugender Arbeitsstoff eingestuft.

N,N-Dimethyl-4-aminoazobenzol (Buttergelb) Die Bundesanstalt für Arbeitsschutz und Unfallforschung (BAU) in Dortmund führt N,N-Dimethyl-4-aminoazobenzol in der Liste «Krebserregende Arbeitsstoffe».

N,N-Dimethyl-4-aminobiphenyl Die Bundesanstalt für Arbeitsschutz und Unfallforschung (BAU) in Dortmund führt N,N-Dimethyl-4-aminobiphenyl in der Liste «Krebserregende Arbeitsstoffe».

4-Dimethylamino-3'-methyl-azobenzol In der Schweizer Giftliste, herausgegeben vom Bundesamt für Gesundheitswesen in Bern, wird 4-Dimethylamino-3'-methyl-azobenzol als krebserzeugender Arbeitsstoff eingestuft. Nach Einschätzung der International Agency for Research on Cancer (dem WHO-Krebsforschungsinstitut) in Lyon liegen genügend Beweise dafür vor, daß 4-Dimethylamino-3'-methyl-azobenzol bei Tieren Krebs verursacht.

trans-4-(Dimethylamino)-stilben In der Schweizer Giftliste, herausgegeben vom Bundesamt für Gesundheitswesen in Bern, wird trans-4-(Dimethylamino)-stilben als krebserzeugender Arbeitsstoff eingestuft.

9,10-Dimethylanthracen Die Bundesanstalt für Arbeitsschutz und Un-fallforschung (BAU) in Dortmund führt 9,10-Dimethylanthracen in der Liste «Krebserregende Arbeitsstoffe».

7,12-Dimethylbenz(a)anthracen In der Schweizer Giftliste, herausge-geben vom Bundesamt für Gesundheitswesen in Bern, wird 7,12-Dimethyl-benz(a)anthracen als krebserzeugender Arbeitsstoff eingestuft.

9,10-Dimethyl-1,2-benzanthracen 9,10-Dimethyl-1,2-benzanthracen wird in der von der Bundesanstalt für Arbeitsschutz und Unfallforschung (BAU) in Dortmund herausgegebenen BAU-Liste über «Krebserregende Arbeitsstoffe» geführt. Auch das Bundesamt für Gesundheitswesen in Bern registriert 9,10-Dimethyl-1,2-benzanthracen in der Schweizer Giftliste als krebserregenden Arbeitsstoff.

3,3'-Dimethylbenzidin (o-Tolidin) In der MAK-Werte-Liste wird 3,3'-Dimethylbenzidin den eindeutig als krebserzeugend ausgewiesenen Arbeits-stoffen zugeordnet. Laut MAK-Werte-Kommission hat sich 3,3'-Dimethyl-benzidin zwar bislang nur im Tierversuch eindeutig als karzinogen erwiesen, allerdings unter Bedingungen, die der möglichen Belastung des Menschen am Arbeitsplatz vergleichbar sind. Die MAK-Werte-Kommission vertritt die Ansicht, daß für 3,3'-Dimethylbenzidin (o-Tolidin) keine noch als unbedenk-lich anzusehende Konzentration angegeben werden kann.

Dimethylcarbamidsäurechlorid In der MAK-Werte-Liste wird Dime-thylcarbamidsäurechlorid den eindeutig als krebserzeugend ausgewiesenen Arbeitsstoffen zugeordnet. Laut MAK-Werte-Kommission hat sich Dimethyl-carbamidsäurechlorid zwar bislang nur im Tierversuch eindeutig als karzino-gen erwiesen, allerdings unter Bedingungen, die der möglichen Belastung des Menschen am Arbeitsplatz vergleichbar sind. Die MAK-Werte-Kommission vertritt die Ansicht, daß für Dimethylcarbamidsäurechlorid keine noch als unbedenklich anzusehende Konzentration angegeben werden kann. Durch Umsetzung von Dimethylcarbamidsäurechlorid mit
▷ Alkoholen zu Carbamidsäureestern
▷ Thiolen zu Thiocarbamaten
▷ Aminen zu Harnstoffderivaten werden Grundstoffe
erzeugt, die unter anderem zur Herstellung von Pestiziden, Arzneimitteln und Farbstoffen führen.

3,3'-Dimethyl-4,4'-diaminodiphenylmethan In der MAK-Werte-Liste wird 3,3'-Dimethyl-4,4'-diaminodiphenylmethan den eindeutig als krebs-erzeugend ausgewiesenen Arbeitsstoffen zugeordnet. Laut MAK-Werte-Kommission hat sich 3,3'-Dimethyl-4,4'-diaminodiphenylmethan zwar bis-lang nur im Tierversuch eindeutig als karzinogen erwiesen, allerdings unter Bedingungen, die der möglichen Belastung des Menschen am Arbeitsplatz vergleichbar sind. Die MAK-Werte-Kommission vertritt die Ansicht, daß für 3,3'-Dimethyl-4,4'-diaminodiphenylmethan keine noch als unbedenklich anzusehende Konzentration angegeben werden kann.

2,6-Dimethyl-1,3-dioxan-4-ol-acetat (Dimethoxan) Die Bundesanstalt für Arbeitsschutz und Unfallforschung (BAU) in Dortmund führt 2,6-Dime-thyl-1,3-dioxan-4-ol-acetat in der Liste «Krebserregende Arbeitsstoffe».

Dimethylformamid Laut Angaben der MAK-Werte-Kommission wird Dimethylformamid zur Zeit noch auf krebserzeugende Wirksamkeit überprüft.

1,1-Dimethylhydrazin In der MAK-Werte-Liste wird 1,1-Dimethylhydrazin den eindeutig als krebserzeugend ausgewiesenen Arbeitsstoffen zugeordnet. Laut MAK-Werte-Kommission hat sich 1,1-Dimethylhydrazin zwar bislang nur im Tierversuch eindeutig als karzinogen erwiesen, allerdings unter Bedingungen, die der möglichen Belastung des Menschen am Arbeitsplatz vergleichbar sind. Die MAK-Werte-Kommission vertritt die Ansicht, daß für 1,1-Dimethylhydrazin keine noch als unbedenklich anzusehende Konzentration angegeben werden kann. 1,1-Dimethylhydrazin kann verwendet werden als
▷ Stabilisator für Treibstoffadditive
▷ Zusatz zu Polymethacrylat-Klebstoffen
▷ lagerbarer flüssiger Raketentreibstoff
▷ Fotochemikalie
Als Zwischenprodukt dient 1,1-Dimethylhydrazin zur Herstellung von:
▷ Korrosionsinhibitoren
▷ Pflanzenwachstumsregulatoren und Pestiziden
▷ Extraktions- oder Lösemitteln
▷ Heterocyclen für Arzneimittel (Pyrazolone)
▷ Lötmitteln
▷ Gummiprodukten
▷ Reinigungs- und Konservierungsmitteln
▷ Extraktions- oder Lösemitteln
▷ Farbstoffen
▷ Chemiefasern

1,2-Dimethylhydrazin In der MAK-Werte-Liste wird 1,2-Dimethylhydrazin den eindeutig als krebserzeugend ausgewiesenen Arbeitsstoffen zugeordnet. Laut MAK-Werte-Kommission hat sich 1,2-Dimethylhydrazin zwar bislang nur im Tierversuch eindeutig als karzinogen erwiesen, allerdings unter Bedingungen, die der möglichen Belastung des Menschen am Arbeitsplatz vergleichbar sind. Die MAK-Werte-Kommission vertritt die Ansicht, daß für 1,2-Dimethylhydrazin keine noch als unbedenklich anzusehende Konzentration angegeben werden kann.

N,N-Dimethylnitrosamin siehe N-Nitrosodimethylamin

1-(2,4-Dimethylphenyl)-azo-2-naphthol (Sudan II) 1-(2,4-Dimethylphenyl)-azo-2-naphthol wird in der von der Bundesanstalt für Arbeitsschutz und Unfallforschung (BAU) in Dortmund herausgegebenen BAU-Liste über «Krebserregende Arbeitsstoffe» geführt. Auch das Bundesamt für Gesundheitswesen in Bern registriert 1-(2,4-Dimethylphenyl)-azo-2-naphthol in der Schweizer Giftliste als krebserregenden Arbeitsstoff.

Dimethylsulfamoylchlorid In der MAK-Werte-Liste wird Dimethylsulfamoylchlorid den eindeutig als krebserzeugend ausgewiesenen Arbeitsstoffen zugeordnet. Laut MAK-Werte-Kommission hat sich Dimethylsulfamoylchlorid zwar bislang nur im Tierversuch eindeutig als karzinogen erwiesen, allerdings unter Bedingungen, die der möglichen Belastung des Menschen am Arbeitsplatz vergleichbar sind. Die MAK-Werte-Kommission vertritt die Ansicht, daß für Dimethylsulfamoylchlorid keine noch als unbedenklich anzusehende Konzentration angegeben werden kann.

Dimethylsulfat (Methylsulfat) In der MAK-Werte-Liste wird Dimethylsulfat den eindeutig als krebserzeugend ausgewiesenen Arbeitsstoffen zugeordnet. Laut MAK-Werte-Kommission hat sich Dimethylsulfat zwar bislang nur im Tierversuch eindeutig als karzinogen erwiesen, allerdings unter Bedingungen, die der möglichen Belastung des Menschen am Arbeitsplatz vergleichbar sind. Die MAK-Werte-Kommission vertritt die Ansicht, daß für Dimethylsulfat keine noch als unbedenklich anzusehende Konzentration angegeben werden kann. Die Verwendung von Dimethylsulfat erfolgt vor allem zur Herstellung von
▷ Cellulose oder Stärke
▷ Furylalkoholharzen
▷ Farbstoffen
▷ Arzneimitteln
▷ Parfümen
▷ als Bleialkylverbindungen
▷ als Kampfgas und als Katalysator in der Kunststoffindustrie, z. B. für Olefin-Kunststoffe.

N,N-Dimethyl-4-(M-tolylazo)-anilin In der Schweizer Giftliste, herausgegeben vom Bundesamt für Gesundheitswesen in Bern, wird N,N-Dimethyl-4-(M-tolylazo)-anilin als krebserzeugender Arbeitsstoff eingestuft.

Dinitrobenzol Laut Angaben der MAK-Werte-Kommission wird Dinitrobenzol zur Zeit auf krebserzeugende Wirksamkeit überprüft.

4,4'-Dinitrobiphenyl 4,4'-Dinitrobiphenyl wird in der von der Bundesanstalt für Arbeitsschutz und Unfallforschung (BAU) in Dortmund herausgegebenen BAU-Liste über «Krebserregende Arbeitsstoffe» geführt. Auch das Bundesamt für Gesundheitswesen in Bern registriert 4,4'-Dinitrobiphenyl in der Schweizer Giftliste als krebserregenden Arbeitsstoff.

Dinitronaphthaline (alle Isomeren) Die Senatskommission zur Prüfung gesundheitsschädlicher Arbeitsstoffe äußert für die oben genannten Stoffe begründeten Verdacht auf krebserzeugendes Potential.

4,6-Dinitro-o-kresol Laut Angaben der MAK-Werte-Kommission wird 4,6-Dinitro-o-kresol zur Zeit auf krebserzeugende Wirksamkeit überprüft.

N,N'-Dinitroso-N,N'-dimethylendiamin N,N'-Dinitroso-N,N'dimethylendiamin wird in der von der Bundesanstalt für Arbeitsschutz und Unfallforschung (BAU) in Dortmund herausgegebenen BAU-Liste über «Krebserregende Arbeitsstoffe» geführt. Auch das Bundesamt für Gesundheitswesen in Bern registriert N,N'-Dinitroso-N,N'-dimethylendiamin in der Schweizer Giftliste als krebserregenden Arbeitsstoff.

4,N-Dinitroso-N-methyl-anilin In der Schweizer Giftliste, herausgegeben vom Bundesamt für Gesundheitswesen in Bern, wird 4,N-Dinitroso-N-methyl-anilin als krebserzeugender Arbeitsstoff eingestuft.

1,4-Dinitrosopiperazin In der Schweizer Giftliste, herausgegeben vom

676

Bundesamt für Gesundheitswesen in Bern, wird 1,4-Dinitrosopiperazin als krebserzeugender Arbeitsstoff eingestuft.

Dinitrotoluole (techn. Gemische)   In der MAK-Werte-Liste werden Dinitrotoluole den eindeutig als krebserzeugend ausgewiesenen Arbeitsstoffen zugeordnet. Laut MAK-Werte-Kommission haben sich Dinitrotoluole zwar bislang nur im Tierversuch eindeutig als karzinogen erwiesen, allerdings unter Bedingungen, die der möglichen Belastung des Menschen am Arbeitsplatz vergleichbar sind. Die MAK-Werte-Kommission vertritt die Ansicht, daß für Dinitrotoluole keine noch als unbedenklich anzusehende Konzentration angegeben werden kann.

1,4-Dioxan   Die Senatskommission zur Prüfung gesundheitsschädlicher Arbeitsstoffe bewertet 1,4-Dioxan als einen Stoff mit begründetem Verdacht auf krebserzeugendes Potential. Die Bundesanstalt für Arbeitsschutz und Unfallforschung (BAU) in Dortmund führt 1,4-Dioxan in der Liste «Krebserregende Arbeitsstoffe». Nach Einschätzung der Internationl Agency for Research on Cancer (dem WHO-Krebsforschungsinstitut) in Lyon liegen bereits genügend Beweise dafür vor, daß 1,4-Dioxan bei Tieren Krebs verursacht.

Dioxin   Dioxin ist der populäre Name für das Ultra-Gift 2,3,7,8-TCDD (Seveso-Gift). 2,3,7,8-TCDD ist die giftigste je synthetisierte chemische Substanz.[13] In der MAK-Werte-Liste wird 2,3,7,8-TCDD den eindeutig als krebserzeugend ausgewiesenen Arbeitsstoffen zugeordnet (siehe 2,3,7,8-Tetrachlordibenzo-p-dioxin). Dieses gefährliche Dioxin ist nur ein Vertreter einer größeren Gruppe, nämlich der polychlorierten Dibenzodioxine (PCDD) und der chemisch eng verwandten polychlorierten Dibenzofurane (PCDF), im allgemeinen bekannt als Dioxine und Dibenzofurane. Insgesamt existieren 75 verschiedene PCDD und 135 PCDF. Chemisch gehören sie zu den halogenierten aromatischen Kohlenwasserstoffen und zählen zu den stabilsten Verbindungen unter den chlorierten Kohlenwasserstoffen. Die Eigenschaften der meisten PCDD und PCDF sind nur sehr mangelhaft erforscht. Der Kieler Toxikologe Professor Wassermann, einer der wenigen Dioxin-Spezialisten in der Bundesrepublik Deutschland, zum Krebsrisiko durch Dioxine: «Mangelhafte Epidemiologie, Verschleierung und Geheimhaltung von Fakten haben bisher die krebserzeugende Wirkung der Dioxine beim Menschen nicht eindeutig aufklären lassen. Dennoch besteht hierfür der dringende Verdacht.»[14] Seine Einschätzung deckt sich mit der der amerikanischen Umweltbehörde EPA, die 1981 Dioxin aufgrund krebsauslösender und -fördernder Eigenschaften im Tierexperiment und angesichts epidemiologischer Studien als sehr wahrscheinlich krebserregend für den Menschen bezeichnete.[15] PCDD und PCDF können bei der Produktion, Weiterverarbeitung und Verbrennung chlorierter Kohlenwasserstoffe als Verunreinigungen entstehen. Hauptquellen sind:
1. die Produktion von Trichlorphenol und seiner Derivate 2,4,5-T (ein Unkrautvernichtungsmittel) und Hexachlorophen (ein Desinfektionsmittel)
2. die Herstellung des Holzschutzmittels Pentachlorphenol (PCP)
3. die Produktion von polychlorierten Biphenylen (PCB) und polychlorierten Naphthalinen.
4. die Synthese von chlorierten Benzolen und Phenolen
In der folgenden Liste werden von den organischen Chemikalien, die während der letzten zehn Jahre pro Jahr weltweit entweder in größerer Menge als

500 Kilo oder im Wert von über 1000 Dollar hergestellt wurden, diejenigen aufgeführt, bei deren Herstellung Dibenzodioxine gebildet werden[16]:

4-Brom-2,5-dichlorphenol	2-Chlor-1,4-diethoxy-5-nitrobenzol
2-Chlor-4-flurophenol	5-Chlor-2,4-dimethoxyanilin
Decabromphenoxybenzol	Chlorhydrochinon
2,4-Dibromphenol	o-Chlorphenol
2,3-Dichlorphenol	2-Chlor-4-phenylphenol
2,4-Dichlorphenol	4-Chlorresorcin
2,5-Dichlorphenol	2,6-Dibrom-4-nitrophenol
2,6-Dichlorphenol	3,5-Dichlorsalicylsäure
3,4-Dichlorphenol	2,6-Dijod-4-nitrophenol
Pentabromphenol	3,5-Dijodsalicylsäure
2,4,6-Tribromphenol	o-Fluoranisol
2,4,5-Trichlorphenol	o-Flurophenol
Bromphenetol	Tetrabrombisphenol A
o-Bromphenol	Tetrachlorbisphenol A

Bei der Herstellung folgender organischer Chemikalien können Dioxine gebildet werden:

3-Amino-5-chlor-2-hydroxybenzolsulfonsäure	Fumarsäure
2-Amino-4-chlor-6-nitrophenol	Hexabrombenzol
o-Anisidin	Hexachlorbenzol
Benzoldehyd	Hexafluorbenzol
Brombenzol	Maleinsäure
o-Bromfluorbenzol	Maleinsäurehydrid
o-Chlorfluorbenzol	o-Nitroanisol
3-Chlor-4-fluornitrobenzol	2-Nitro-p-kresol
3-Chlor-4-fluorphenol	o-Nitrophenol
4-Chlor-2-nitrophenol	Pentabromchlorcyclohexan
Chlorpentafluorbenzol	Pentabrommethylbenzol
2,4-Dibromfluorbenzol	Pentabromtoluol
3,4-Dichloranilin	Pentchloranilin
o-Dichlorbenzol	Pentafluoranilin
3,4-Dichlorbenzoldehyd	o-Phenotidin
3,4-Dichlorbenzotrichlorid	Phenol aus Chlorbenzol
3,4-Dichlorbenzotrifluorid	1-Phenol-2-sulfonsäure, Kondensat mit Formaldehyd
1,2-Dichlor-4-nitrobenzol	Phthalsäureanhydrid
3,4-Dichlorphenylisocyanat	Pikrinsäure
3,4-Difluoranilin	Natriumpikrat
o-Difluorbenzol	Tetrabromphthalsäureanhydrid
1,2-Dihydroxybenzol-3,5-dinatriumdisulfonat	1,2,4,5-Tetrachlorbenzol
2,5-Dihydroxybenzolsulfonsäure	Tetrachlorphthalsäureanhydrid
2,5-Dihydroxybenzolkaliumsulfonat	Tetrafluor-m-phenylendiamin
2,4-Dinitrophenol	Tribrombenzol
2,4-Dinitrophenoxyethanol	1,2,4-Trichlorbenzol
3,5-Dinitrosalicylsäure	2,4,6-Trinitroresorcin
Diphenylether	

Quelle: EPA: *Dioxins.* Cincinnati/Ohio, USA, 1980; und Umweltbundesamt: *Sachstand Dioxine.* Berlin 1983

Diphenylamin, technisch In der Schweizer Giftliste, herausgegeben vom Bundesamt für Gesundheitswesen in Bern, wird Diphenylamin als krebserzeugender Arbeitsstoff eingestuft.

1,2-Diphenylhydrazin In der Schweizer Giftliste, herausgegeben vom Bundesamt für Gesundheitswesen in Bern, wird 1,2-Diphenylhydrazin als krebserzeugender Arbeitsstoff eingestuft.

Dipropylnitrosamin In der Schweizer Giftliste, herausgegeben vom Bundesamt für Gesundheitswesen in Bern, wird Dipropylnitrosamin als krebserzeugender Arbeitsstoff eingestuft.

Direct Black 38 In der Schweizer Giftliste, herausgegeben vom Bundesamt für Gesundheitswesen in Bern, wird Direct Black 38 als krebserzeugender Arbeitsstoff eingestuft.

Direct Black 4 In der Schweizer Giftliste, herausgegeben vom Bundesamt für Gesundheitswesen in Bern, wird Direct Black 4 als krebserzeugender Arbeitsstoff eingestuft.

Direct Blue 2 In der Schweizer Giftliste, herausgegeben vom Bundesamt für Gesundheitswesen in Bern, wird Direct Blue 2 als krebserzeugender Arbeitsstoff eingestuft.

Direct Brown 2 In der Schweizer Giftliste, herausgegeben vom Bundesamt für Gesundheitswesen in Bern, wird Direct Brown 2 als krebserzeugender Arbeitsstoff eingestuft.

Direct Brown 95 In der Schweizer Giftliste, herausgegeben vom Bundesamt für Gesundheitswesen in Bern, wird Direct Brown 95 als krebserzeugender Arbeitsstoff eingestuft.

Direct Green 1 In der Schweizer Giftliste, herausgegeben vom Bundesamt für Gesundheitswesen in Bern, wird Direct Green 1 als krebserzeugender Arbeitsstoff eingestuft.

Direct Green 6 In der Schweizer Giftliste, herausgegeben vom Bundesamt für Gesundheitswesen in Bern, wird Direct Green 6 als krebserzeugender Arbeitsstoff eingestuft.

Direct Orange 1 In der Schweizer Giftliste, herausgegeben vom Bundesamt für Gesundheitswesen in Bern, wird Direct Orange 1 als krebserzeugender Arbeitsstoff eingestuft.

Di-sec-octylphthalat Laut Angaben der MAK-Werte-Kommission wird Di-sec-octylphthalat zur Zeit auf krebserzeugende Wirksamkeit überprüft.

3,5-Di-tert-butyl-4-hydroxytoluol Laut Angaben der MAK-Werte-Kommission wird 3,5-Di-tert-butyl-4-hydroxytoluol zur Zeit auf krebserzeugende Wirksamkeit überprüft.

Echtgrün FCF In der Schweizer Giftliste, herausgegeben vom Bundesamt für Gesundheitswesen in Bern, wird Echtgrün FCF als krebserzeugender Arbeitsstoff eingestuft.

Eichenholzstaub Die Senatskommission zur Prüfung gesundheitsschädlicher Arbeitsstoffe hat Eichenholzstaub der Gruppe der eindeutig als krebserzeugend ausgewiesenen Stoffe zugeordnet, die beim Menschen erfahrungsgemäß bösartige Geschwülste zu verursachen vermögen. Für Eichenholzstaub vermag die Senatskommission keinen untersten Grenzwert anzugeben, der aufgrund des derzeitigen Wissensstandes als unbedenklich gelten kann.

Eisendextran Nach Einschätzung der Internationl Agency for Research on Cancer (dem WHO-Krebsforschungsinstitut) in Lyon liegen genügend Beweise dafür vor, daß Eisendextran bei Tieren Krebs verursacht.

Eisenoxid Die Bundesanstalt für Arbeitsschutz und Unfallforschung (BAU) in Dortmund führt Eisenoxid in der Liste «Krebserregende Arbeitsstoffe».

Eisenpentacarbonyl In der Schweizer Giftliste, herausgegeben vom Bundesamt für Gesundheitswesen in Bern, wird Eisenpentacarbonyl als krebserzeugender Arbeitsstoff eingestuft.

Epichlorphydrin siehe 1-Chlor-2,3-epoxypropan

1,2-Epoxybuten-3 Die Bundesanstalt für Arbeitsschutz und Unfallforschung (BAU) in Dortmund führt 1,2-Epoxybuten-3 in der Liste «Krebserregende Arbeitsstoffe».

1,2-Epoxy-3-(epoxy-ethyl)-cyclohexan In der Schweizer Giftliste, herausgegeben vom Bundesamt für Gesundheitswesen in Bern, wird 1,2-Epoxy-3-(epoxy-ethyl)-cyclohexan als krebserzeugender Arbeitsstoff eingestuft.

3-(Epoxy-ethyl)-7-oxa-bicyclo[4.1.0]heptan In der Schweizer Giftliste, herausgegeben vom Bundesamt für Gesundheitswesen in Bern, wird 3-(Epoxy-ethyl)-7-oxa-bicyclo[4.1.0]heptan als krebserzeugender Arbeitsstoff eingestuft.

1,2-Epoxyhexadecan Die Bundesanstalt für Arbeitsschutz und Unfallforschung (BAU) in Dortmund führt 1,2-Epoxyhexadecan in der Liste «Krebserregende Arbeitsstoffe».

1,2-Epoxypropan (Propylenoxid) In der MAK-Werte-Liste wird 1,2-Epoxypropan den eindeutig als krebserzeugend ausgewiesenen Arbeitsstoffen zugeordnet. Laut MAK-Werte-Kommission hat sich 1,2-Epoxypropan zwar bislang nur im Tierversuch eindeutig als karzinogen erwiesen, allerdings unter Bedingungen, die der möglichen Belastung des Menschen am Arbeitsplatz vergleichbar sind. Die MAK-Werte-Kommission vertritt die Ansicht, daß für 1,2-Epoxypropan keine noch als unbedenkich anzusehende Konzentration angegeben werden kann.

Essigsäure-N-(2-Fluorenyl)-amid In der Schweizer Giftliste, herausgegeben vom Bundesamt für Gesundheitswesen in Bern, wird Essigsäure-N-(2-Fluorenyl)-amid als krebserzeugender Arbeitsstoff eingestuft.

Essigsäure-(4-[5-nitro-2-furyl]-2-thiazolyl)-amid In der Schweizer Giftliste, herausgegeben vom Bundesamt für Gesundheitswesen in Bern, wird

Essigsäure-(4-[5-nitro-2-furyl]-2-thiazolyl)-amid als krebserzeugender Arbeitsstoff eingestuft.

Ehtionin Die Bundesanstalt für Arbeitsschutz und Unfallforschung (BAU) in Dortmund führt Ethionin in der Liste «Krebserregende Arbeitsstoffe».

Ethylacrylat Laut Angaben der MAK-Werte-Kommission wird Ethylacrylat zur Zeit auf krebserzeugende Wirksamkeit überprüft.

Ethyl-butyl-nitrosamin In der Schweizer Giftliste, herausgegeben vom Bundesamt für Gesundheitswesen in Bern, wird Ethyl-butyl-nitrosamin als krebserzeugender Arbeitsstoff eingestuft.

Ethyl-tert-butyl-nitrosamin In der Schweizer Giftliste, herausgegeben vom Bundesamt für Gesundheitswesen in Bern, wird Ethyl-tert-butyl-nitrosamin als krebserzeugender Arbeitsstoff eingestuft.

α-Ethyl-ß-sec.-butylstilben Die Bundesanstalt für Arbeitsschutz und Unfallforschung (BAU) in Dortmund führt α-Ethyl-ß-sec.-butylstilben in der Liste «Krebserregende Arbeitsstoffe».

Ethylcarbamat In der MAK-Werte-Liste wird Ethylcarbamat den eindeutig als krebserzeugend ausgewiesenen Arbeitsstoffen zugeordnet. Laut MAK-Werte-Kommission hat sich Ethylcarbamat zwar bislang nur im Tierversuch eindeutig als karzinogen erwiesen, allerdings unter Bedingungen, die der möglichen Belastung des Menschen am Arbeitsplatz vergleichbar sind. Die MAK-Werte-Kommission vertritt die Ansicht, daß für Ethylcarbamat keine noch als unbedenklich anzusehende Konzentration angegeben werden kann.

Ethylendibromid In der Schweizer Giftliste, herausgegeben vom Bundesamt für Gesundheitswesen in Bern, wird Ethylendibromid als krebserzeugender Arbeitsstoff eingestuft.

Ethylenimin In der MAK-Werte-Liste wird Ethylenimin den eindeutig als krebserzeugend ausgewiesenen Arbeitsstoffen zugeordnet. Laut MAK-Werte-Kommission hat sich Ethylenimin zwar bislang nur im Tierversuch eindeutig als karzinogen erwiesen, allerdings unter Bedingungen, die der möglichen Belastung des Menschen am Arbeitsplatz vergleichbar sind. Die MAK-Werte-Kommission vertritt die Ansicht, daß für Ehtylenimin keine noch als unbedenklich anzusehende Konzentration angegeben werden kann. Ethylenimin wird überwiegend eingesetzt zur Polymerisation zu Polyethylenimin.
Polyethylenimin dient als:
▷ Flockungsmittel zur Abwasserklärung
▷ Textilhilfsmittel (waschpermanente Verankerung für ölabweisende Eigenschaften, Flammfestigkeit, Schrumpf- und Filzfreiheit usw.)
▷ Zusatz zur Verbesserung der Naßfestigkeit in der Textil- und Papierindustrie, z. B. für Filterpapier
▷ Adhäsionsverbesserer für Anstriche
Ethylenimin wird weiterhin verwendet als Zwischenprodukt
▷ zur Herstellung von Arzneien, Kosmetika, Farben und Insektiziden
▷ in Öladditiven
▷ in Ionenaustauscherharzen

681

▷ in Schichtharzen als Schutzschicht über Anstrichen
▷ in Klebstoffen
▷ als Polymerisationsstabilisator
▷ in oberflächenaktiven Stoffen
▷ in Additiven zur Verleihung antistatischer Eigenschaften

Ethylenoxid In der MAK-Werte-Liste wird Ethylenoxid den eindeutig als krebserzeugend ausgewiesenen Arbeitsstoffen zugeordnet. Laut MAK-Werte-Kommission hat sich Ethylenoxid zwar bislang nur im Tierversuch eindeutig als karzinogen erwiesen, allerdings unter Bedingungen, die der möglichen Belastung des Menschen am Arbeitsplatz vergleichbar sind. Die MAK-Werte-Kommission vertritt die Ansicht, daß für Ethylenoxid keine noch als unbedenklich anzusehende Konzentration angegeben werden kann. Ethylenoxid-Behandlungen zum Zweck der Keimzahlverminderung werden unter anderem angewandt bei
▷ Drogen (z. B. Tee)
▷ pharmazeutischen Ausgangsstoffen
▷ Behältnismaterialien, steril verpackten Arzneimitteln in Einmalapplikatoren, chirurgischem Nahtmaterial, Implantaten, Knochenzementen, industriell hergestellten Krankenhausgebrauchsmitteln, medizinischen Hilfsmitteln und Geräten
▷ pharmazeutischen Hilfsstoffen, die ganz oder teilweise aus Ethylenoxid hergestellt werden
▷ Maßnahmen zur Sterilisation mit Ethylenoxid im Krankenhaus und vergleichbaren Einrichtungen
Ethylenoxid wird unter anderem verwendet zur Herstellung von Kunststoffen, Waschrohstoffen, Pharmazeutika und zur Sterilisation medizinischer Geräte.

Ethylensulfat Die Bundesanstalt für Arbeitsschutz und Unfallforschung (BAU) in Dortmund führt Ethylensulfat in der Liste «Krebserregende Arbeitsstoffe».

N-N'-Ethylenthioharnstoff N,N'-Ethylenthioharnstoff wird in der von der Bundesanstalt für Arbeitsschutz und Unfallforschung (BAU) in Dortmund herausgegebenen BAU-Liste über «Krebserregende Arbeitsstoffe» geführt. Auch das Bundesamt für Gesundheitswesen in Bern registriert N,N'-Ethylenthioharnstoff in der Schweizer Giftliste als krebserregenden Arbeitsstoff. Nach Einschätzung der International Agency for Research on Cancer (dem WHO-Krebsforschungsinstitut) in Lyon liegen genügend Beweise dafür vor, daß N,N'-Ethylenthioharnstoff bei Tieren Krebs verursacht.

Ethylhydrazin Die Bundesanstalt für Arbeitsschutz und Unfallforschung (BAU) in Dortmund führt Ethylhydrazin in der Liste «Krebserregende Arbeitsstoffe».

Ethyl-methansulfonat In der Schweizer Giftliste, herausgegeben vom Bundesamt für Gesundheitswesen in Bern, wird Ethyl-methansulfonat als krebserzeugender Arbeitsstoff eingestuft. Nach Einschätzung der Internationl Agency for Research on Cancer (dem WHO-Krebsforschungsinstitut) in Lyon liegen genügend Beweise dafür vor, daß Ethyl-methansulfonat bei Tieren Krebs verursacht.

N-Ethyl-N-nitroso-harnstoff In der Schweizer Giftliste, herausgegeben vom Bundesamt für Gesundheitswesen in Bern, wird N-Ethyl-N-nitroso-harnstoff als krebserzeugender Arbeitsstoff eingestuft.

4-Ethylsulfonyl-1-naphthalinsulfonsäureamid   4-Ethylsulfonyl-1-naphthalinsulfonsäureamid wird in der von der Bundesanstalt für Arbeits-schutz und Unfallforschung (BAU) in Dortmund herausgegebenen BAU-Liste über «Krebserregende Arbeitsstoffe» geführt. Auch das Bundesamt für Gesundheitswesen in Bern registriert 4-Ethylsulfonyl-1-naphthalinsulfon-säureamid in der Schweizer Giftliste als krebserregenden Arbeitsstoff.

Ethylurethan   In der Schweizer Giftliste, herausgegeben vom Bundesamt für Gesundheitswesen in Bern, wird Ethylurethan als krebserzeugender Arbeitsstoff eingestuft.

Ethyl-vinyl-nitrosamin   In der Schweizer Giftliste, herausgegeben vom Bundesamt für Gesundheitswesen in Bern, wird Ethyl-vinyl-nitrosamin als krebserzeugender Arbeitsstoff eingestuft.

Evansblau   In der Schweizer Giftliste, herausgegeben vom Bundesamt für Gesundheitswesen in Bern, wird Evansblau als krebserzeugender Arbeitsstoff eingestuft.

Ethinyloestradiol   Nach Einschätzung der International Agency for Research on Cancer (dem WHO-Krebsforschungsinstitut) in Lyon liegen genügend Beweise dafür vor, daß Ethinyloestradiol bei Tieren Krebs verursacht.

α-Fluoracetamid   In der Schweizer Giftliste, herausgegeben vom Bundesamt für Gesundheitswesen in Bern, wird α-Fluoracetamid als krebserzeugender Arbeitsstoff eingestuft.

Fluoranthen   In der Schweizer Giftliste, herausgegeben vom Bundesamt für Gesundheitswesen in Bern, wird Fluoranthen als krebserzeugender Arbeitsstoff eingestuft.

N-(2-Fluorenyl)-acetamid   In der Schweizer Giftliste, herausgegeben vom Bundesamt für Gesundheitswesen in Bern, wird N-(2-Fluorenyl)-acetamid als krebserzeugender Arbeitsstoff eingestuft.

Fluoressigsäureamid   In der Schweizer Giftliste, herausgegeben vom Bundesamt für Gesundheitswesen in Bern, wird Fluoressigsäureamid als krebserzeugender Arbeitsstoff eingestuft.

4'-Fluor-10-methyl-1,2-benzanthracen   4'-Fluor-10-methyl-1,2-benz-anthracen wird in der von der Bundesanstalt für Arbeitsschutz und Unfallfor-schung (BAU) in Dortmund herausgegebenen BAU-Liste über «Krebserre-gende Stoffe» geführt. Auch das Bundesamt für Gesundheitswesen in Bern registriert 4'-Fluor-10-methyl-1,2-benzanthracen in der Schweizer Giftliste als krebserzeugenden Arbeitsstoff.

Formaldehyd (Formalin)   Die Senatskommisson zur Prüfung gesund-heitsschädlicher Arbeitsstoffe bewertet Formaldehyd (Formalin) als einen Stoff mit begründetem Verdacht auf krebserzeugendes Potential (siehe auch S. 636 f.).

2-(2-Formylhydrazino)-4-(5-nitro-2-furyl)-thiazol Die Bundesanstalt für Arbeitsschutz und Unfallforschung (BAU) in Dortmund führt 2-(2-Formylhydrazino)-4-(5-nitro-2-furyl)-thiazol in der Liste «Krebserregende Arbeitsstoffe». Nach Einschätzung der International Agency for Research on Cancer (dem WHO-Krebsforschungsinstitut) in Lyon liegen genügend Beweise dafür vor, daß 2-(2-Formylhydrazino)-4-(5-nitro-2-furyl)-thiazol bei Tieren Krebs verursacht.

Furylfuramid In der Schweizer Giftliste, herausgegeben vom Bundesamt für Gesundheitswesen in Bern, wird Furylfuramid als krebserzeugender Arbeitsstoff eingestuft.

2-Furylmethanal Laut Angaben der MAK-Werte-Kommission wird 2-Furylmethanal zur Zeit auf krebserzeugende Wirksamkeit überprüft.[17]

Gamma-Hexachlorcyclohexan siehe Lindan

Glutaraldehyd Laut Angaben der MAK-Werte-Kommission wird Glutaraldehyd zur Zeit auf krebserzeugende Wirksamkeit überprüft.

Glycidaldehyd Die Bundesanstalt für Arbeitsschutz und Unfallforschung (BAU) in Dortmund führt Glycidaldehyd in der Liste «Krebserregende Arbeitsstoffe». Nach Einschätzung der International Agency for Research on Cancer (dem WHO-Krebsforschungsinstitut) in Lyon liegen genügend Beweise dafür vor, daß Glycidaldehyd bei Tieren Krebs verursacht.

Glycidol Laut Angaben der MAK-Werte-Kommission wird Glycidol zur Zeit auf krebserzeugende Wirksamkeit überprüft.

Griseofulvin Die Bundesanstalt für Arbeitsschutz und Unfallforschung (BAU) in Dortmund führt Griseofulvin in der Liste «Krebserregende Arbeitsstoffe».

Guanin-3-oxid Die Bundesanstalt für Arbeitsschutz und Unfallforschung (BAU) in Dortmund führt Guanin-3-oxid in der Liste «Krebserregende Arbeitsstoffe».

Halogenierte Kohlenwasserstoffe (Halogenkohlenwasserstoffe) ist die Sammelbezeichnung für Kohlenwasserstoffverbindungen, die Halogene, wie z. B. Fluor, Chlor, Brom, Jod, enthalten. Sie werden unter anderem als Lösemittel, Löschmittel, Treibgas (Chlorfluorkohlenstoffe) und Pflanzenschutzmittel eingesetzt. Die halogenierten Kohlenwasserstoffe bauen sich nur sehr langsam ab und sind inzwischen überall in der Umwelt vorhanden. Sie reichern sich vor allem im Fettgewebe und in der Muttermilch an. Bei vielen halogenierten Kohlenwasserstoffen besteht der begründete Verdacht, daß sie krebsauslösend wirken.[18] Von einigen ist bekannt, daß bei ihrer Herstellung bzw. Verbrennung Dioxine entstehen, z. B. PVC, PCP, PCB.[19]

Hämatit In der Schweizer Giftliste, herausgegeben vom Bundesamt für Gesundheitswesen in Bern, wird Hämatit als krebserzeugender Arbeitsstoff eingestuft.

HCB siehe Hexachlorbenzol

HCH   siehe Hexachlorcyclohexan

Hellgrün SF   In der Schweizer Giftliste, herausgegeben vom Bundesamt für Gesundheitswesen in Bern, wird Hellgrün SF als krebserzeugender Arbeitsstoff eingestuft.

Heptachlor   Die Senatskommission zur Prüfung gesundheitsschädlicher Arbeitsstoffe bewertet Heptachlor als einen Stoff mit begründetem Verdacht auf krebserzeugendes Potential. Die Bundesanstalt für Arbeitsschutz und Unfallforschung (BAU) in Dortmund führt Heptachlor in der Liste «Krebserregende Arbeitsstoffe».

Heptachlor-epoxid   Die Bundesanstalt für Arbeitsschutz und Unfallforschung (BAU) in Dortmund führt Heptachlor-epoxid in der Liste «Krebserregende Arbeitsstoffe».

Hexachlorbenzol (HCB)   Die Bundesanstalt für Arbeitsschutz und Unfallforschung (BAU) in Dortmund führt Hexachlorbenzol in der Liste «Krebserregende Arbeitsstoffe». Nach Einschätzung der International Agency for Research on Cancer (dem WHO-Krebsforschungsinstitut) in Lyon liegen genügend Beweise dafür vor, daß Hexachlorbenzol bei Tieren Krebs verursacht. Hexachlorbenzol kommt unter anderem als Weichmacher für PVC und als Flammschutzmittel zum Einsatz. Die jahrelange Anwendung als Pflanzenschutzmittel wurde 1981 in der Bundesrepublik Deutschland verboten.

1,1,2,3,4,4-Hexachlor-1,3-butadien   (Hexachlorbutadien) Die Senatskommission zur Prüfung gesundheitsschädlicher Arbeitsstoffe bewertet 1,1,2,3,4,4-Hexachlor-1,3-butadien als einen Stoff mit begründetem Verdacht auf krebserzeugendes Potential.

1,2,3,4,5,6-Hexachlorcyclohexan   Die Bundesanstalt für Arbeitsschutz und Unfallforschung (BAU) in Dortmund führt 1,2,3,4,5,6-Hexachlorcyclohexan in der Liste «Krebserregende Arbeitsstoffe». 1,2,3,4,5,6-Hexachlorcyclohexan wurde lange Zeit als Wirkstoff in Arzneimitteln eingesetzt. Eine an das Bundesgesundheitsamt gerichtete schriftliche Anfrage, ob bzw. inwieweit dies auch jetzt noch geschieht, konnte oder wollte das Bundesgesundheitsamt innerhalb von vier Monaten nicht beantworten. 1,2,3,4,5,6-Hexachlorcyclohexan entsteht bei der Produktion von Lindan. Die im Herbst 1986 in Kraft getretene Gefahrstoff-Verordnung legt fest, daß Antifouling-Farben, die 1,2,3,4,5,6-Hexachlorcyclohexan enthalten, nicht verwendet werden dürfen. Antifouling-Farben mit 1,2,3,4,5,6-Hexachlorcyclohexan dürfen jedoch mit Zustimmung der zuständigen Behörden verwendet werden, wenn nachgewiesen wird, daß sie nicht ersetzt werden können. Dies gilt auch, wenn über die Inhaltsstoffe keine Informationen vorliegen.

Hexachlorethan   Laut Angaben der MAK-Werte-Kommission wird Hexachlorethan zur Zeit auf krebserzeugende Wirksamkeit überprüft.

Hexachlorophen (HCP)   Hexachlorophen kann bis zu 16 Mikrogramm/ Kilo 2,3,7,8-TCDD (Seveso-Dioxin) als Verunreinigung enthalten.[20] Es wird unter anderem als Desinfizierungsmittel in Seifen, Deodorants, Intimspray und Mundwässern eingesetzt. In Mitteln zur Kinderpflege und Intimsprays ist

Hexachlorophen verboten und für den Gebrauch in Kosmetika nur mit Einschränkungen zulässig. Weitere Hinweise zur Krebsgefährdung durch Hexachlorophen im Kapitel *Krebsrisiko Körperpflegemittel.*

Hexamethylphosphorsäuretriamid In der MAK-Werte-Liste wird Hexamethylphosphorsäuretriamid den eindeutig als krebserzeugend ausgewiesenen Arbeitsstoffen zugeordnet. Laut MAK-Werte-Kommission hat sich Hexamethylphosphorsäuretriamid zwar bislang nur im Tierversuch eindeutig als karzinogen erwiesen, allerdings unter Bedingungen, die der möglichen Belastung des Menschen am Arbeitsplatz vergleichbar sind. Die MAK-Werte-Kommission vertritt die Ansicht, daß für Hexamethylphosphorsäuretriamid keine noch als unbedenklich anzusehende Konzentration angegeben werden kann. Hexamethylphosphorsäuretriamid wird hauptsächlich als Lösemittel eingesetzt, z. B. für

▷ Polymere
▷ organisch-chemische Reaktion
▷ metallorganische Verbindungen
▷ aromatische Polyamidfasern

Hexamethylphosphorsäuretriamid dient als

▷ Polymerisationskatalysator in der Kunststoffindustrie
▷ Stabilisator in Polystyrol gegen thermische Zersetzung
▷ Additiv in Polyvinyl- und Polyolefinharzen gegen Zersetzung durch UV-Licht
▷ Dehydratationsmittel für die Kunststoffherstellung und möglicherweise auch als
▷ antistatisches Mittel
▷ Imprägnierungsmittel zur Schwerentflammbarkeit von Stoffen
▷ Enteisungsadditiv in Flugzeugtreibstoffen

In aromatischen Polyamidfasern wurden Hexamethylphosphorsäuretriamid-Restmengen von 1 ppm gemessen.[21]

Holzstaub (außer Buchen- und Eichenholzstaub) Die Senatskommission zur Prüfung gesundheitsschädlicher Arbeitsstoffe bewertet Holzstaub als einen Stoff mit begründetem Verdacht auf krebserzeugendes Potential.

Hydracrylsäurelacton In der Schweizer Giftliste, herausgegeben vom Bundesamt für Gesundheitswesen in Bern, wird Hydracrylsäurelacton als krebserzeugender Arbeitsstoff eingestuft.

Hydrazin In der MAK-Werte-Liste wird Hydrazin den eindeutig als krebserzeugend ausgewiesenen Arbeitsstoffen zugeordnet. Laut MAK-Werte-Kommission hat sich Hydrazin zwar bislang nur im Tierversuch eindeutig als karzinogen erwiesen, allerdings unter Bedingungen, die der möglichen Belastung des Menschen am Arbeitsplatz vergleichbar sind. Die MAK-Werte-Kommission vertritt die Ansicht, daß für Hydrazin keine noch als unbedenklich anzusehende Konzentration angegeben werden kann. Hydrazin ist ein Ausgangs- bzw. Zwischenprodukt zur Herstellung von

▷ Pflanzenwachstumsregulatoren, Pflanzenschutzmitteln
▷ Herbiziden
▷ Arzneimitteln
▷ Lötflußmitteln (Hydrazinsalze)
▷ Polymerisationskatalysatoren
▷ Fasern mit hohem E-Modul und Hitzebeständigkeit

▷ Urethanharzen und -fasern
▷ Kleb-, Farb- und Gummistoffen

Hydrazinhydrat In der Schweizer Giftliste, herausgegeben vom Bundesamt für Gesundheitswesen in Bern, wird Hydrazinhydrat als krebserzeugender Arbeitsstoff eingestuft. Ein großer Anwendungsbereich ist der Einsatz von Hydrazinhydrat als Korrosionsschutzmittel in Kesselwasser.

Hydraziniumsulfat In der Schweizer Giftliste, herausgegeben vom Bundesamt für Gesundheitswesen in Bern, wird Hydraziniumsulfat als krebserzeugender Arbeitsstoff eingestuft.

Hydrazinodicarbonsäure-bis-(methyl-nitrosamid) Die Bundesanstalt für Arbeitsschutz und Unfallforschung (BAU) in Dortmund führt Hydrazinodicarbonsäure-bis-(methyl-nitrosamid) in der Liste «Krebserregende Arbeitsstoffe».

Hydrazobenzol In der Schweizer Giftliste, herausgegeben vom Bundesamt für Gesundheitswesen in Bern, wird Hydrazobenzol als krebserzeugender Arbeitsstoff eingestuft.

4-N-Hydroxy-acetamidobiphenyl Die Bundesanstalt für Arbeitsschutz und Unfallforschung (BAU) in Dortmund führt 4-N-Hydroxy-acetamidobiphenyl in der Liste «Krebserregende Arbeitsstoffe».

2-N-Hydroxy-acetamidophenanthren Die Bundesanstalt für Arbeitsschutz und Unfallforschung (BAU) in Dortmund führt 2-N-Hydroxy-acetamidophenanthren in der Liste «Krebserregende Arbeitsstoffe».

2-(N-Hydroxy-acetylamino)-fluoren In der Schweizer Giftliste, herausgegeben vom Bundesamt für Gesundheitswesen in Bern, wird 2-(N-Hydroxy-acetylamino)-fluoren als krebserzeugender Arbeitsstoff eingestuft.

trans-4-(N-Hydroxy-acetylamino)-stilben In der Schweizer Giftliste, herausgegeben vom Bundesamt für Gesundheitswesen in Bern, wird trans-4-(N-Hydroxy-acetylamino)-stilben als krebserzeugender Arbeitsstoff eingestuft.

4-Hydroxyamino-6-nitro-chinolin In der Schweizer Giftliste, herausgegeben vom Bundesamt für Gesundheitswesen in Bern, wird 4-Hydroxyamino-6-nitro-chinolin als krebserzeugender Arbeitsstoff eingestuft.

3-Hydroxyanthranilsäure Die Bundesanstalt für Arbeitsschutz und Unfallforschung (BAU) in Dortmund führt 3-Hydroxyanthranilsäure in der Liste «Krebserregende Arbeitsstoffe».

8-Hydroxychinaldinsäure Die Bundesanstalt für Arbeitsschutz und Unfallforschung (BAU) in Dortmund führt 8-Hydroxychinaldinsäure in der Liste «Krebserregende Arbeitsstoffe».

3-Hydroxykynurenin Die Bundesanstalt für Arbeitsschutz und Unfallforschung (BAU) in Dortmund führt 3-Hydroxykynurenin in der Liste «Krebserregende Arbeitsstoffe».

4-Hydroxy-2-mercapto-pyrimidin In der Schweizer Giftliste, herausgegeben vom Bundesamt für Gesundheitswesen in Bern, wird 4-Hydroxy-2-mercapto-pyrimidin als krebserzeugender Arbeitsstoff eingestuft.

1-Hydroxy-2-naphthylarnin Die Bundesanstalt für Arbeitsschutz und Unfallforschung (BAU) in Dortmund führt 1-Hydroxy-2-naphthylarnin in der Liste «Krebserregende Arbeitsstoffe».

Hydroxyurethan Die Bundesanstalt für Arbeitsschutz und Unfallforschung (BAU) in Dortmund führt Hydroxyurethan in der Liste «Krebserregende Arbeitsstoffe».

Hydroxyxanthin Die Bundesanstalt für Arbeitsschutz und Unfallforschung (BAU) in Dortmund führt Hydroxyxanthin in der Liste «Krebserregende Arbeitsstoffe».

Imidazolidin-2-thion In der Schweizer Giftliste, herausgegeben vom Bundesamt für Gesundheitswesen in Bern, wird Imidazolidin-2-thion als krebserzeugender Arbeitsstoff eingestuft.

Indeno (1,2,3-cd)-pyren Die Bundesanstalt für Arbeitsschutz und Unfallforschung (BAU) in Dortmund führt Indeno (1,2,3-cd)-pyren in der Liste «Krebserregende Arbeitsstoffe». Nach Einschätzung der International Agency for Research on Cancer (dem WHO-Krebsforschungsinstitut) in Lyon liegen genügend Beweise dafür vor, daß Indeno (1,2,3-cd)-pyren bei Tieren Krebs verursacht.

Isopropylöl Die Senatskommission zur Prüfung gesundheitsschädlicher Arbeitsstoffe bewertet Isopropylöl als einen Stoff mit begründetem Verdacht auf krebserzeugendes Potential. Der International Agency for Research on Cancer (WHO-Krebsforschungsinstitut) in Lyon zufolge enthalten die bisherigen Untersuchungen über Isopropylöl genügend allgemein anerkannte Hinweise darauf, daß Isopropylöl beim Menschen Krebs erzeugt.

Isonicotinsäurehydrazid (Isoniacid) International zusammengetragene Untersuchungsergebnisse zeigen, entsprechend einer Einschätzung durch die IARC in Lyon, daß «begrenzte Beweise» dafür vorliegen, wonach Isonicotinsäurehydrazid bei Tieren Krebs verursacht.

Isosafrol Isosafrol wird in der von der Bundesanstalt für Arbeitsschutz und Unfallforschung (BAU) in Dortmund herausgegebenen BAU-Liste über «Krebserregende Arbeitsstoffe» geführt. Auch das Bundesamt für Gesundheitswesen in Bern registriert Isosafrol in der Schweizer Giftliste als krebserregenden Arbeitsstoff. Nach Einschätzung der International Agency for Research on Cancer (dem WHO-Krebsforschungsinstitut) in Lyon liegen genügend Beweise dafür vor, daß Isosafrol bei Tieren Krebs verursacht.

Jodmethan (Methyljodid) In der MAK-Werte-Liste wird Jodmethan den eindeutig als krebserzeugend ausgewiesenen Arbeitsstoffen zugeordnet. Laut MAK-Werte-Kommission hat sich Jodmethan zwar bislang nur im Tierversuch eindeutig als karzinogen erwiesen, allerdings unter Bedingungen, die der möglichen Belastung des Menschen am Arbeitsplatz vergleichbar sind. Die MAK-Werte-Kommission vertritt die Ansicht, daß für Jodmethan keine noch als unbedenklich anzusehende Konzentration angegeben werden kann.

Jodmethan wird verwendet als
▷ Methylierungsmittel für organische Synthesen und pharmazeutische Produkte
▷ als Pflanzenschutzmittel gegen Pilze von Getreidegräsern und
▷ als Bodendesinfektionsmittel im Tabakbau

Chlordecon (Kepone) Die Senatskommission zur Prüfung gesundheitsschädlicher Arbeitsstoffe bewertet Chlordecon als einen Stoff mit begründetem Verdacht auf krebserzeugendes Potential.

Kohlenstoff-oxid-selenid In der Schweizer Giftliste, herausgegeben vom Bundesamt für Gesundheitswesen in Bern, wird Kohlenstoff-oxid-selenid als krebserzeugender Arbeitsstoff eingestuft.

Kresol Die Bundesanstalt für Arbeitsschutz und Unfallforschung (BAU) in Dortmund führt Kresol in der Liste «Krebserregende Arbeitsstoffe». Kresole werden unter anderem als Desinfektionsmittel in Kasein- und Leimfarben verwendet. Rohkresol ist in wäßriger Seifenlösung im Handel.

Kühlschmierstoffe, die Nitrit oder nitritliefernde Verbindungen und Reaktionspartner für Nitrosaminbildung enthalten Die Senatskommission zur Prüfung gesundheitsschädlicher Arbeitsstoffe äußert für Kühlschmierstoffe, die Nitrit oder nitritliefernde Verbindungen und Reaktionspartner für Nitrosaminbildung enthalten den begründeten Verdacht auf krebserzeugendes Potential.
Kühlschmierstoffe werden bei der Metallzerspanung und der Metallumformung zum Kühlen oder Schmieren der Werkstücke verwendet. Bei der Verwendung von Kühlschmierstoffen können Dämpfe und Aerosole in die Luft am Arbeitsplatz gelangen. Über die Langzeitwirkung nach Aufnahme in die Lunge liegen bisher kaum Erfahrungen vor. Die Bewertung des krebserzeugenden Potentials von Kühlschmierstoffen ist abhängig von deren Zusammensetzung und der Art der Zusatzstoffe, die je nach Verwendungszweck stark differieren. Feste Rezepturen existieren nicht. Auch bringt der technische Fortschritt ständig neue Komponenten und Zusammensetzungen. Die toxische Wirkung der Nebel und Dämpfe auf den Gesamtorganismus, wie aber auch der Flüssigkeiten selbst, wird, so die MAK-Werte-Kommission, überwiegend von den Zusatzstoffen getragen.[22] Diese Kommission verfügt über eine Liste, die nach bestem Kenntnisstand zusammengestellt worden ist.[23] Sie enthält unter anderem Stoffe mit krebserzeugendem Potential (z. B. Reaktionsprodukte von Nitril und aliphatischen Aminen). Bei der technischen Anwendung der Schmierstoffe ist die Möglichkeit der sekundären Bildung krebserzeugender oder anderweitig toxischer Stoffe gegeben, besonders beim Erhitzen.[24]

Künstliche Mineralfasern Die Senatskommission zur Prüfung gesundheitsschädlicher Arbeitsstoffe äußert für künstliche Mineralfasern mit einem Durchmesser von weniger als 0,001 Millimeter den begründeten Verdacht auf krebserzeugendes Potential (siehe Kapitel *Krebsrisiko Baumaterial*).

Lasiocarpin Nach Einschätzung der International Agency for Research on Cancer (dem WHO-Krebsforschungsinstitut) in Lyon, liegen genügend Beweise dafür vor, daß Lasiocarpin bei Tieren Krebs verursacht.

Lauroylperoxid   Die Bundesanstalt für Arbeitsschutz und Unfallforschung (BAU) in Dortmund führt Lauroylperoxid in der Liste «Krebserregende Arbeitsstoffe».

Lindan   Nach Einschätzung der International Agency for Research on Cancer (dem WHO-Krebsforschungsinstitut) in Lyon liegen genügend Beweise dafür vor, daß Lindan bei Tieren Krebs verursacht. Lindan ist der Handelsname des weitverbreiteten Pestizids Gamma-Hexachlorcyclohexan.

Lindan wird unter anderem eingesetzt
▷ in Holzschutzmitteln
▷ gegen Bodeninsekten, beim Rübenanbau, zur Saatgutbehandlung, zur Bekämpfung von Milben, Flöhen und Läusen bei Rindern, Schafen und Schweinen, gegen Wanzen in Kakaobohnen und Käfern in Kaffeebohnen
▷ als Schädlingsbekämpfungsmittel im Garten und im Haus, z. B. gegen Ameisen, Blattläuse, Milben, Fliegen, Mücken und Motten
▷ in Mitteln gegen Kopfläuse beim Menschen und in Zeckenhalsbändern für Hunde und Katzen (siehe Kapitel *Krebsrisiko Pflanzenschutz- und Schädlingsbekämpfungsmittel*).

Maleinsäureanhydrid   Laut Angaben der MAK-Werte-Kommission wird Maleinsäureanhydrid zur Zeit auf krebserzeugende Wirksamkeit überprüft.

Malphalan   Der International Agency for Research on Cancer (dem WHO-Krebsforschungsinstitut) in Lyon zufolge enthalten die bisherigen Untersuchungen über Malphalan genügend allgemein anerkannte Hinweise darauf, daß Malphalan beim Menschen Krebs erzeugt.

2-Mercapto-2-imidazolin   In der Schweizer Giftliste, herausgegeben vom Bundesamt für Gesundheitswesen in Bern, wird 2-Mercapto-2-imidazolin als krebserzeugender Arbeitsstoff eingestuft.

Merphalan   Nach Einschätzung der International Agency for Research on Cancer (dem WHO-Krebsforschungsinstitut) in Lyon liegen genügend Beweise dafür vor, daß Merphalan bei Tieren Krebs verursacht.

Mestranol   Nach Einschätzung der International Agency for Research on Cancer (dem WHO-Krebsforschungsinstitut) in Lyon liegen genügend Beweise dafür vor, daß Mestranol bei Tieren Krebs verursacht. Mestranol wurde lange Zeit als Wirkstoff in Arzneimitteln eingesetzt. Eine an das Bundesgesundheitsamt gerichtete schriftliche Anfrage, ob bzw. inwieweit dies auch jetzt noch geschieht, konnte oder wollte das Bundesgesundheitsamt innerhalb von vier Monaten nicht beantworten.

Methansulfonsäureallylester   Die Bundesanstalt für Arbeitsschutz und Unfallforschung (BAU) in Dortmund führt Methansulfonsäureallylester in der Liste «Krebserregende Arbeitsstoffe».

Methansulfonsäure-ethylester   Methansulfonsäure-ethylester wird in der von der Bundesanstalt für Arbeitsschutz und Unfallforschung (BAU) in Dortmund herausgegebenen BAU-Liste über «Krebserregende Arbeitsstoffe» geführt. Auch das Bundesamt für Gesundheitswesen in Bern registriert Methansulfonsäure-ethylester in der Schweizer Giftliste als krebserregenden Arbeitsstoff.

Methansulfonsäuremethylester Die Bundesanstalt für Arbeitsschutz und Unfallforschung (BAU) in Dortmund führt Methansulfonsäuremethylester in der Liste «Krebserregende Arbeitsstoffe».

o-Methoxyanilin In der Schweizer Giftliste, herausgegeben vom Bundesamt für Gesundheitswesen in Bern, wird o-Methoxyanilin als krebserzeugender Arbeitsstoff eingestuft.

p-Methoxyanilin In der Schweizer Giftliste, herausgegeben vom Bundesamt für Gesundheitswesen in Bern, wird p-Methoxyanilin als krebserzeugender Arbeitsstoff eingestuft. Nach Einschätzung der International Agency for Research on Cancer (dem WHO-Krebsforschungsinstitut) in Lyon liegen genügend Beweise dafür vor, daß p-Methoxyanilin bei Tieren Krebs verursacht.

8-Methoxy-3,4-benzpyren Die Bundesanstalt für Arbeitsschutz und Unfallforschung (BAU) in Dortmund führt 8-Methoxy-3,4-benzpyren in der Liste «Krebserregende Arbeitsstoffe».

2-Methoxy-3-dibenzofuranamin In der Schweizer Giftliste, herausgegeben vom Bundesamt für Gesundheitswesen in Bern, wird 2-Methoxy-3-dibenzofuranamin als krebserzeugender Arbeitsstoff eingestuft.

3-Methyl-4-aminobiphenyl Die Bundesanstalt für Arbeitsschutz und Unfallforschung (BAU) in Dortmund führt 3-Methyl-4-aminobiphenyl in der Liste «Krebserregende Arbeitsstoffe».

4'-Methyl-4-aminobiphenyl Die Bundesanstalt für Arbeitsschutz und Unfallforschung (BAU) in Dortmund führt 4'-Methyl-4-aminobiphenyl in der Liste «Krebserregende Arbeitsstoffe».

o-Methylanilin In der Schweizer Giftliste, herausgegeben vom Bundesamt für Gesundheitswesen in Bern, wird o-Methylanilin als krebserzeugender Arbeitsstoff eingestuft.

p-Methylanilin In der Schweizer Giftliste, herausgegeben vom Bundesamt für Gesundheitswesen in Bern, wird p-Methylanilin als krebserzeugender Arbeitsstoff eingestuft.

2-Methyl-aziridin 2-Methyl-aziridin wird in der von der Bundesanstalt für Arbeitsschutz und Unfallforschung (BAU) in Dortmund herausgegebenen BAU-Liste über «Krebserregende Arbeitsstoffe» geführt. Auch das Bundesamt für Gesundheitswesen in Bern registriert 2-Methyl-aziridin in der Schweizer Giftliste als krebserregenden Arbeitsstoff. Nach Einschätzung der International Agency for Research on Cancer (dem WHO-Krebsforschungsinstitut) in Lyon liegen genügend Beweise dafür vor, daß 2-Methyl-aziridin bei Tieren Krebs verursacht.

Methylazoxymethanol und -acetat Methylazoxymethanol und -acetat wird in der von der Bundesanstalt für Arbeitsschutz und Unfallforschung (BAU) in Dortmund herausgegebenen BAU-Liste über «Krebserregende Arbeitsstoffe» geführt. Auch das Bundesamt für Gesundheitswesen in Bern registriert Methylazoxymethanol und -acetat in der Schweizer Giftliste als krebserregenden Arbeitsstoff. Nach Einschätzung der International Agency for Research on Cancer (dem WHO-Krebsforschungsinstitut) in Lyon liegen genügend Beweise dafür vor, daß Methylazoxymethanol und -acetat bei Tieren Krebs verursachen.

2-Methyl-benz(a)anthracen In der Schweizer Giftliste, herausgegeben vom Bundesamt für Gesundheitswesen in Bern, wird 2-Methyl-benz(a)anthracen als krebserzeugender Arbeitsstoff eingestuft.

Methylbenzol siehe Toluol

2-Methyl-benz(b)phenanthren In der Schweizer Giftliste, herausgegeben vom Bundesamt für Gesundheitswesen in Bern, wird 2-Methyl-benz(b)-phenanthren als krebserzeugender Arbeitsstoff eingestuft.

1-Methyl-2-benzylhydrazin Die Bundesanstalt für Arbeitsschutz und Unfallforschung (BAU) in Dortmund führt 1-Methyl-2-benzylhydrazin in der Liste «Krebserregende Arbeitsstoffe».

1-Methyl-2-n-butylhydrazin Die Bundesanstalt für Arbeitsschutz und Unfallforschung (BAU) in Dortmund führt 1-Methyl-2-n-butylhydrazin in der Liste «Krebserregende Arbeitsstoffe».

3-Methylcholanthren 3-Methylcholanthren wird in der von der Bundesanstalt für Arbeitsschutz und Unfallforschung (BAU) in Dortmund herausgegebenen BAU-Liste über «Krebserregende Arbeitsstoffe» geführt. Auch das Bundesamt für Gesundheitswesen in Bern registriert 3-Methylcholanthren in der Schweizer Giftliste als krebserregenden Arbeitsstoff.

3'-Methyl-1,2-cyclopentenophenanthren Die Bundesanstalt für Arbeitsschutz und Unfallforschung (BAU) in Dortmund führt 3'-Methyl-1,2-cyclopentenophenanthren in der Liste «Krebserregende Arbeitsstoffe».

4,4'-Methylen-bis(2-chloranilin) In der MAK-Werte-Liste wird 4,4'-Methylen-bis(2-chloranilin) den eindeutig als krebserzeugend ausgewiesenen Arbeitsstoffen zugeordnet. Laut MAK-Werte-Kommission hat sich 4,4'-Methylen-bis(2-chloranilin) zwar bislang nur im Tierversuch eindeutig als karzinogen erwiesen, allerdings unter Bedingungen, die der möglichen Belastung des Menschen am Arbeitsplatz vergleichbar sind. Die MAK-Werte-Kommission vertritt die Ansicht, daß für 4,4'-Methylen-bis(2-chloranilin) keine noch als unbedenklich anzusehende Konzentration angegeben werden kann. 4,4'-Methylen-bis(2-chloranilin) wird unter anderem verwendet als
▷ Zusatz für flüssige, gießbare Polyurethanelastomere für mechanische Formteile und Verpackungen
▷ Zusatz für isocyanathaltige Polymere
▷ Zusatz für Epoxid- und Epoxidurethanharze
▷ Zusatz im Gemisch mit anderen aromatischen Aminen

4,4'-Methylen-bis(N,N'-dimethylanilin) Die Senatskommission zur Prüfung gesundheitsschädlicher Arbeitsstoffe bewertet 4,4'-Methylen-bis(N,N'-dimethylanilin) als einen Stoff mit begründetem Verdacht auf krebserzeugendes Potential.

4,4'-Methylen-bis(2-Methylanilin) Nach Einschätzung der International Agency for Research on Cancer (dem WHO-Krebsforschungsinstitut) in Lyon liegen genügend Beweise dafür vor, daß 4,4'-Methylen-bis(2-Methylanilin) bei Tieren Krebs verursacht.

Methylenchlorid siehe Dichlormethan

1,2-Methylendioxy-4-propenyl-benzol In der Schweizer Giftliste, herausgegeben vom Bundesamt für Gesundheitswesen in Bern, wird 1,2-Methylendioxy-4-propenyl-benzol als krebserzeugender Arbeitsstoff eingestuft.

1,2-(Methylendioxy)-4-propyl-benzol In der Schweizer Giftliste, herausgegeben vom Bundesamt für Gesundheitswesen in Bern, wird 1,2-(Methylendioxy)-4-propyl-benzol als krebserzeugender Arbeitsstoff eingestuft.

p-(N'-Methylhydrazinomethyl)-N-isopropylbenzamid (Procarbazin, Natulan) Die Bundesanstalt für Arbeitsschutz und Unfallforschung (BAU) in Dortmund führt p-(N'-Methylhydrazinomethyl)-N-Isopropylbenzamid in der Liste «Krebserregende Arbeitsstoffe».

Methylmethacrylat Laut Angaben der MAK-Werte-Kommission wird Methylmethacrylat auf krebserzeugende Wirksamkeit überprüft.

Methylmethansulfonat Die Bundesanstalt für Arbeitsschutz und Unfallforschung (BAU) in Dortmund führt Methylmethansulfonat in der Liste «Krebserregende Arbeitsstoffe». Nach Einschätzung der International Agency for Research on Cancer (dem WHO-Krebsforschungsinstitut) in Lyon liegen genügend Beweise dafür vor, daß Methylmethansulfonat bei Tieren Krebs verursacht.

2-Methyl-4-(2-methylphenylazo)-anilin In der Schweizer Giftliste, herausgegeben vom Bundesamt für Gesundheitswesen in Bern, wird 2-Methyl-4-(2-methylphenylazo)-anilin als krebserzeugender Arbeitsstoff eingestuft.

3'-Methyl-4-monomethylaminoazobenzol Die Bundesanstalt für Arbeitsschutz und Unfallforschung (BAU) in Dortmund führt 3'-Methyl-4-monomethylaminoazobenzol in der Liste «Krebserregende Arbeitsstoffe».

3-Methyl-2-naphthylamin 3-Methyl-2-naphthylamin wird in der von der Bundesanstalt für Arbeitsschutz und Unfallforschung (BAU) in Dortmund herausgegebenen BAU-Liste über «Krebserregende Arbeitsstoffe» geführt. Auch das Bundesamt für Gesundheitswesen in Bern registriert 3-Methyl-2-naphthylamin in der Schweizer Giftliste als krebserregenden Arbeitsstoff.

8-Methyl-4-nitro-chinolin-1-oxid In der Schweizer Giftliste, herausgegeben vom Bundesamt für Gesundheitswesen in Bern, wird 8-Methyl-4-nitro-chinolin-1-oxid als krebserzeugender Arbeitsstoff eingestuft.

2-Methyl-4-nitro-chinolin-1-oxid In der Schweizer Giftliste, herausgegeben vom Bundesamt für Gesundheitswesen in Bern, wird 2-Methyl-4-nitro-chinolin-1-oxid als krebserzeugender Arbeitsstoff eingestuft.

6-Methyl-4-nitro-chinolin-1-oxid In der Schweizer Giftliste, herausgegeben vom Bundesamt für Gesundheitswesen in Bern, wird 6-Methyl-4-nitro-chinolin-1-oxid als krebserzeugender Arbeitsstoff eingestuft.

7-Methyl-4-nitro-chinolin-1-oxid In der Schweizer Giftliste, herausgegeben vom Bundesamt für Gesundheitswesen in Bern, wird 7-Methyl-4-nitro-chinolin-1-oxid als krebserzeugender Arbeitsstoff eingestuft.

1-Methyl-3-nitroso-1-guanidin In der Schweizer Giftliste, herausgegeben vom Bundesamt für Gesundheitswesen in Bern, wird 1-Methyl-3-nitroso-1-guanidin als krebserzeugender Arbeitsstoff eingestuft. Nach Einschätzung der International Agency for Research on Cancer (dem WHO-Krebsforschungsinstitut) in Lyon liegen genügend Beweise dafür vor, daß 1-Methyl-3-nitroso-1-guanidin bei Tieren Krebs verursacht.

N-Methyl-N-nitroso-aminoessigsäure In der Schweizer Giftliste, herausgegeben vom Bundesamt für Gesundheitswesen in Bern, wird N-Methyl-N-nitroso-aminoessigsäure als krebserzeugender Arbeitsstoff eingestuft.

N-Methyl-N-nitroso-aminoessigsäureethylester In der Schweizer Giftliste, herausgegeben vom Bundesamt für Gesundheitswesen in Bern, wird N-Methyl-N-nitroso-aminoessigsäureethylester als krebserzeugender Arbeitsstoff eingestuft.

N-Methyl-N-nitroso-anilin In der Schweizer Giftliste, herausgegeben vom Bundesamt für Gesundheitswesen in Bern, wird N-Methyl-N-nitroso-anilin als krebserzeugender Arbeitsstoff eingestuft.

1-Methyl-1-nitroso-biuret In der Schweizer Giftliste, herausgegeben vom Bundesamt für Gesundheitswesen in Bern, wird 1-Methyl-1-nitroso-biuret als krebserzeugender Arbeitsstoff eingestuft.

N-Methyl-N-nitroso-butylamin In der Schweizer Giftliste, herausgegeben vom Bundesamt für Gesundheitswesen in Bern, wird N-Methyl-N-nitroso-butylamin als krebserzeugender Arbeitsstoff eingestuft.

N-Methyl-N-nitroso-carbaminsäure-ethylester In der Schweizer Giftliste, herausgegeben vom Bundesamt für Gesundheitswesen in Bern, wird N-Methyl-N-nitroso-carbaminsäure-ethylester als krebserzeugender Arbeitsstoff eingestuft.

N-Methyl-N-nitroso-N'-nitroguanidin Die Bundesanstalt für Arbeitsschutz und Unfallforschung (BAU) in Dortmund führt N-Methyl-N-nitroso-N'-nitroguanidin in der Liste «Krebserregende Arbeitsstoffe».

N-Methyl-N-nitroso-Harnstoff In der Schweizer Giftliste, herausgegeben vom Bundesamt für Gesundheitswesen in Bern, wird N-Methyl-N-nitroso-Harnstoff als krebserzeugender Arbeitsstoff eingestuft.

N-Methyl-N-nitroso-phenylamin In der Schweizer Giftliste, herausgegeben vom Bundesamt für Gesundheitswesen in Bern, wird N-Methyl-N-nitroso-phenylamin als krebserzeugender Arbeitsstoff eingestuft.

2-Methyl-N-nitroso-piperidin In der Schweizer Giftliste, herausgegeben vom Bundesamt für Gesundheitswesen in Bern, wird 2-Methyl-N-nitroso-piperidin als krebserzeugender Arbeitsstoff eingestuft.

N-Methyl-N-nitroso-toluolsulfonamid In der Schweizer Giftliste, herausgegeben vom Bundesamt für Gesundheitswesen in Bern, wird N-Methyl-N-nitroso-toluolsulfonamid als krebserzeugender Arbeitsstoff eingestuft.

N-Methyl-N-nitroso-urethan In der Schweizer Giftliste, herausgegeben vom Bundesamt für Gesundheitswesen in Bern, wird N-Methyl-N-nitroso-urethan als krebserzeugender Arbeitsstoff eingestuft.

N-Methyl-N-nitroso-vinylamin In der Schweizer Giftliste, herausgegeben vom Bundesamt für Gesundheitswesen in Bern, wird N-Methyl-N-nitroso-vinylamin als krebserzeugender Arbeitsstoff eingestuft.

1-(2-Methylphenyl)-azo-2-naphthol (Oil Orange SS) Die Bundesanstalt für Arbeitsschutz und Unfallforschung (BAU) in Dortmund führt 1-(2-Methylphenyl)-azo-2-naphthol in der Liste «Krebserregende Arbeitsstoffe».

Methyl-phenyl-nitrosamin Methyl-phenyl-nitrosamin wird in der von der Bundesanstalt für Arbeitsschutz und Unfallforschung (BAU) in Dortmund herausgegebenen BAU-Liste über «Krebserregende Arbeitsstoffe» geführt. Auch das Bundesamt für Gesundheitswesen in Bern registriert Methyl-phenyl-nitrosamin in der Schweizer Giftliste als krebserregenden Arbeitsstoff.

N-Methyl-2-pyrrolidon Laut Angaben der MAK-Werte-Kommission wird N-Methyl-2-pyrrolidon zur Zeit auf krebserzeugende Wirksamkeit überprüft.

Methyl-Quecksilber-acetat In der Schweizer Giftliste, herausgegeben vom Bundesamt für Gesundheitswesen in Bern, wird Methyl-Quecksilber-acetat als krebserzeugender Arbeitsstoff eingestuft.

Methyl-Quecksilber-jodid In der Schweizer Giftliste, herausgegeben vom Bundesamt für Gesundheitswesen in Bern, wird Methyl-Quecksilber-jodid als krebserzeugender Arbeitsstoff eingestuft.

Methylstyrol Laut Angaben der MAK-Werte-Kommission wird Methylstyrol zur Zeit auf krebserzeugende Wirksamkeit überprüft.

Methylthiouracil Die Bundesanstalt für Arbeitsschutz und Unfallforschung (BAU) in Dortmund führt Methylthiouracil in der Liste «Krebserregende Arbeitsstoffe». Nach Einschätzung der International Agency for Research on Cancer (dem WHO-Krebsforschungsinstitut) in Lyon liegen genügend Beweise dafür vor, daß Methylthiouracil bei Tieren Krebs verursacht. Methylthiouracil wurde lange Zeit als Wirkstoff in Arzneimitteln eingesetzt. Eine an das Bundesgesundheitsamt gerichtete schriftliche Anfrage, ob bzw. inwieweit dies auch jetzt noch geschieht, konnte oder wollte das Bundesgesundheitsamt innerhalb von vier Monaten nicht beantworten.

Methyl-vinyl-nitrosamin Methyl-vinyl-nitrosamin wird in der von der Bundesanstalt für Arbeitsschutz und Unfallforschung (BAU) in Dortmund herausgegebenen BAU-Liste über «Krebserregende Arbeitsstoffe» geführt. Auch das Bundesamt für Gesundheitswesen in Bern registriert Methyl-vinyl-nitrosamin in der Schweizer Giftliste als krebserregenden Arbeitsstoff.

Mezerein   Die Bundesanstalt für Arbeitsschutz und Unfallforschung (BAU) in Dortmund führt Mezerein in der Liste «Krebserregende Arbeitsstoffe».

Mineralfasern   siehe Künstliche Mineralfasern

Michlers Keton   Die Senatskommission zur Prüfung gesundheitsschädlicher Arbeitsstoffe bewertet Michlers Keton als einen Stoff mit begründetem Verdacht auf krebserzeugendes Potential. Die Bundesanstalt für Arbeitsschutz und Unfallforschung (BAU) in Dortmund führt Michlers Keton in der Liste «Krebserregende Arbeitsstoffe».

Mirex (Dechloran)   Die Bundesanstalt für Arbeitsschutz und Unfallforschung (BAU) in Dortmund führt Mirex in der Liste «Krebserregende Arbeitsstoffe». Nach Einschätzung der International Agency for Research on Cancer (dem WHO-Krebsforschungsinstitut) in Lyon liegen genügend Beweise dafür vor, daß Mirex bei Tieren Krebs verursacht.

Mitomycin C   Nach Einschätzung der International Agency for Research on Cancer (dem WHO-Krebsforschungsinstitut) in Lyon liegen genügend Beweise dafür vor, daß Mitomycin C bei Tieren Krebs verursacht.

Monochlordifluormethan   Die Senatskommission zur Prüfung gesundheitsschädlicher Arbeitsstoffe bewertet Monochloridfluormethan als einen Stoff mit begründetem Verdacht auf krebserzeugendes Potential.

Monochlordimethylether   Die Senatskommission zur Prüfung gesundheitsschädlicher Arbeitsstoffe hat Monochlordimethylether der Gruppe der eindeutig als krebserzeugend ausgewiesenen Stoffe zugeordnet, die beim Menschen erfahrungsgemäß bösartige Geschwülste zu verursachen vermögen. Für Monochlordimethylether vermag die Senatskommission keinen untersten Grenzwert anzugeben, der aufgrund des derzeitigen Wissensstandes als unbedenklich gelten kann. Diese Bewertung des Krebsrisikos bezieht sich auf technischen Monochlordimethylether, der nach den der MAK-Werte-Kommission vorliegenden Erfahrungen bis zu sieben Prozent Dichlordimethylether als Verunreinigung enthalten kann. Monochlordimethylether wird unter anderem bei der Herstellung von
▷ Textilien
▷ Farbstoffen
▷ Polymeren (Polystyrol)
▷ Insektiziden und
▷ Ionenaustauschern eingesetzt

Monocrotalin   Nach Einschätzung der International Agency for Research on Cancer (dem WHO-Krebsforschungsinstitut) in Lyon, liegen genügend Beweise dafür vor, daß Monocrotalin bei Tieren Krebs verursacht.

Morpholin   Laut Angaben der MAK-Werte-Kommission wird Morpholin zur Zeit auf krebserzeugende Wirksamkeit überprüft.

696

5-Morpholinomethyl-3-[5-nitrofurfuryliden)-amino]-2-oxazolidinon

Die Bundesanstalt für Arbeitsschutz und Unfallforschung (BAU) in Dortmund führt 5-Morpholinomethyl-3-[5-nitrofurfuryliden)-amino]-2-oxazolidinon in der Liste «Krebserregende Arbeitsstoffe». Nach Einschätzung der International Agency for Research on Cancer (dem WHO-Krebsforschungsinstitut) in Lyon liegen genügend Beweise dafür vor, daß 5-Morpholinomethyl-3-[5-nitrofurfuryliden)-amino]-2-oxazolidinon bei Tieren Krebs verursacht.

Naled Laut Angaben der MAK-Werte-Kommission wird Naled zur Zeit auf krebserzeugende Wirksamkeit überprüft.

2-Naphthylamin Die MAK-Werte-Liste registriert 2-Naphthylamin in der Gruppe der eindeutig als krebserzeugend ausgewiesenen Arbeitsstoffe. Auch bei der Bundesanstalt für Arbeitsschutz und Unfallforschung (BAU) in Dortmund sowie in der Schweizer Giftliste wird 2-Naphthylamin als krebserregender Arbeitsstoff geführt. 2-Naphthylamin ist Zwischenprodukt für Azo-, Triphenylmethan- und Küpenfarbstoffe, Arzneimittel, Pflanzenschutzmittel, Kautschukhilfsstoffe und Fotochemikalien. 2-Naphthylamin wird auch als Flotationsmittel, Färberei- und Druckhilfsmittel und als Ausgangsprodukt für organische Synthesen eingesetzt. Die seit Herbst 1986 in Kraft befindliche Gefahrstoff-Verordnung verbietet die Verwendung chemischer Produkte mit einem Massengehalt von mehr als einem Prozent zur Herstellung von Farbstoffen. Produkte mit einem Massengehalt von mehr als 0,1 Prozent 2-Naphthylamin dürfen nicht verwendet werden
1. als Färberei- und Druckereihilfsmittel
2. als Flotationsmittel
3. als Alterungsschutzmittel für Kautschukchemikalien
4. als Zwischenprodukt für Fotochemikalien

2-Naphthylhydroxylamin Die Bundesanstalt für Arbeitsschutz und Unfallforschung (BAU) in Dortmund führt 2-Naphthylhydroxylamin in der Liste «Krebserregende Arbeitsstoffe».

Natriumazid Laut Angaben der MAK-Werte-Kommission wird Natriumazid zur Zeit auf krebserzeugende Wirksamkeit überprüft.

Nickel (in Form atembarer Stäube/Aerosole von Nickelmetall, Nickelsulfid und sulfidischen Erzen, Nickeloxid und Nickelcarbonat, wie sie bei der Herstellung und Weiterverarbeitung auftreten können), Nickelverbindungen, Raney-Nickel Die Senatskommission zur Prüfung gesundheitsschädlicher Arbeitsstoffe hat die oben genannten Stoffe der Gruppe der eindeutig als krebserzeugend ausgewiesenen Stoffe zugeordnet, die beim Menschen erfahrungsgemäß bösartige Geschwülste zu verursachen vermögen. Für derartige Stoffe vermag die Senatskommission keinen untersten Grenzwert anzugeben, der aufgrund des derzeitigen Wissenstandes als unbedenklich gelten kann.
Nickelmetall wird für folgende Anwendungsbereiche eingesetzt:
▷ Herstellung von Legierungen wie Münzmetalle, Neusilberlegierungen, säurebeständige und magnetische Legierungen, nichtrostende Stähle, Legierung für Elektronik
▷ in der Galvanotechnik
▷ Herstellung von Batterien

▷ Herstellung von Maschinenteilen für die Schiffs-, Apparate-, Auto- und Rüstungsindustrie
▷ Herstellung von elektrischen Bauteilen für Blitzableiter, elektrische Kontakte und Elektroden, Zündkerzen, Radar-, Telefon-, Rundfunk- und Fernsehindustrie
▷ Herstellung von Keramik, Glas und Emaille für den Hausgebrauch, medizinischen Bereich und das Kunstgewerbe
▷ Herstellung von Amalgamen für Zahnfüllungen

Nickelpulver bzw. Raney-Nickel wird eingesetzt
▷ als Katalysator in der Kunststoffindustrie
▷ in der chemischen Industrie
▷ in der lebensmittelchemischen Industrie zur Öl- und Fetthärtung
▷ in Petroleumraffinerien

Nickeloxid wird hauptsächlich zur Herstellung rostfreier und legierter Stähle verwendet. Es wird weiterhin in Färbemitteln für Glas, Glasuren, Emaille und Keramik eingesetzt.

Nickelcarbonat wird in erster Linie zur Herstellung von Nickeloxid, Nickelpulver und Nickelkatalysatoren verwendet. Hochreines basisches Nickelcarbonat wird in elektronischen Bauteilen verarbeitet.

Nickelsulfat wird hauptsächlich in der Nickelelektrolyse und in Galvanisierungsbädern eingesetzt zur Herstellung von Nickelüberzügen als Korrosionsschutz von Stahl, Messing, Zink, Aluminium, Magnesium usw. und zur Herstellung von Druckplatten, Schneid- und Prägewerkzeugen, Ni-Folien, Ni-Bändern, Ni-Röhren und Siebplatten. Nickelsulfat dient als Zwischenprodukt zur Herstellung vieler anderer anorganischer und organischer Nickelverbindungen und wird verwendet in Beizen für Farbwerke und Druckereien.

Nickel (Stäube von Nickellegierungen)   Laut Angaben der MAK-Werte-Kommission wird Nickel zur Zeit auf krebserzeugende Wirksamkeit überprüft.

Nickeltetracarbonyl   In der MAK-Werte-Liste wird Nickeltetracarbonyl den eindeutig als krebserzeugend ausgewiesenen Arbeitsstoffen zugeordnet. Laut MAK-Werte-Kommission hat sich Nickeltetracarbonyl zwar bislang nur im Tierversuch eindeutig als karzinogen erwiesen, allerdings unter Bedingungen, die der möglichen Belastung des Menschen am Arbeitsplatz vergleichbar sind. Die MAK-Werte-Kommission vertritt die Ansicht, daß für Nickeltetracarbonyl keine noch als unbedenklich anzusehende Konzentration angegeben werden kann.

Niridazol   Nach Einschätzung der International Agency for Research on Cancer (dem WHO-Krebsforschungsinstitut) in Lyon, liegen genügend Beweise dafür vor, daß Niridazol bei Tieren Krebs verursacht.

5-Nitro-acenaphthalin   Die Bundesanstalt für Arbeitsschutz und Unfallforschung (BAU) in Dortmund führt 5-Nitro-acenaphthalin in der Liste «Krebserregende Arbeitsstoffe».

5-Nitroacenaphthen   In der MAK-Werte-Liste wird 5-Nitroacenaphthen den eindeutig als krebserzeugend ausgewiesenen Arbeitsstoffen zugeordnet. Laut MAK-Werte-Kommission hat sich 5-Nitroacenaphthen zwar bislang nur im Tierversuch eindeutig als karzinogen erwiesen, allerdings unter Bedingungen, die der möglichen Belastung des Menschen am Arbeitsplatz vergleichbar sind. Die MAK-Werte-Kommission vertritt die Ansicht, daß für 5-Nitroacenaphthen keine noch als unbedenklich anzusehende Konzentration angegeben werden kann. 5-Nitroacenaphthen wird fast ausschließlich verwendet als Zwischenprodukt zur Herstellung von Naphthalimidfarbstoffen für Schlämmkreide und Papierfarben.

5-Nitroacetonaphthol Nach Einschätzung der International Agency for Research on Cancer (dem WHO-Krebsforschungsinstitut) in Lyon, liegen genügend Beweise dafür vor, daß 5-Nitroacetonoaphthol bei Tieren Krebs verursacht.

4-Nitrobiphenyl (4-Nitrodiphenyl) In der MAK-Werte-Liste wird 4-Nitrobiphenyl den eindeutig als krebserzeugend ausgewiesenen Arbeitsstoffen zugeordnet. Laut MAK-Werte-Kommission hat sich 4-Nitrobiphenyl zwar bislang nur im Tierversuch eindeutig als karzinogen erwiesen, allerdings unter Bedingungen, die der möglichen Belastung des Menschen am Arbeitsplatz vergleichbar sind. Die MAK-Werte-Kommission vertritt die Ansicht, daß für 4-Nitrobiphenyl keine noch als unbedenklich anzusehende Konzentration angegeben werden kann. Die seit Herbst 1986 in Kraft befindliche Gefahrstoffverordnung verbietet die Verwendung chemischer Produkte mit einem Massengehalt von mehr als einem Prozent 4-Nitrobiphenyl zur Herstellung von Farbstoffen.

4-Nitroanilin Laut Angaben der MAK-Werte-Kommission wird 4-Nitroanilin zur Zeit auf krebserzeugende Wirksamkeit überprüft.

4-Nitrochinaldin-n-oxid In der Schweizer Giftliste, herausgegeben vom Bundesamt für Gesundheitswesen in Bern, wird 4-Nitrochinaldin-n-oxid als krebserzeugender Arbeitsstoff eingestuft.

4-Nitrochinolin-1-oxid 4-Nitrochinolin-1-oxid wird in der von der Bundesanstalt für Arbeitsschutz und Unfallforschung (BAU) in Dortmund herausgegebenen BAU-Liste über «Krebserregende Arbeitsstoffe» geführt. Auch das Bundesamt für Gesundheitswesen in Bern registriert 4-Nitrochinolin-1-oxid in der Schweizer Giftliste als krebserregenden Arbeitsstoff.

3'-Nitro-4-dimethylaminoazobenzol Die Bundesanstalt für Arbeitsschutz und Unfallforschung (BAU) in Dortmund führt 3'-Nitro-4-dimethylaminoazobenzol in der Liste «Krebserregende Arbeitsstoffe».

2-Nitrofluoren Die Bundesanstalt für Arbeitsschutz und Unfallforschung (BAU) in Dortmund führt 2-Nitrofluoren in der Liste «Krebserregende Arbeitsstoffe».

2-Nitrofluorenon Die Bundesanstalt für Arbeitsschutz und Unfallforschung (BAU) in Dortmund führt 2-Nitrofluorenon in der Liste «Krebserregende Arbeitsstoffe».

1-[5-Nitrofurfuryliden)-amino-]-2-imidazolinon Die Bundesanstalt für Arbeitsschutz und Unfallforschung (BAU) in Dortmund führt 1-[5-Nitrofurfuryliden)-amino-]-2-imidazolinon in der Liste «Krebserregende Arbeitsstoffe». Nach Einschätzung der International Agency for Research on Cancer (dem WHO-Krebsforschungsinstitut) in Lyon, liegen genügend Beweise dafür vor, daß 1-[5-Nitrofurfuryliden)-amino-]-2-imidazolinon bei Tieren Krebs verursacht. 1-[5-Nitrofurfuryliden)-amino-]-2-imidazolinon wurde lange Zeit als Wirkstoff in Arzneimitteln eingesetzt. Eine an das Bundesgesundheitsamt gerichtete schriftliche Anfrage, ob bzw. inwieweit dies auch jetzt noch geschieht, konnte oder wollte das Bundesgesundheitsamt innerhalb von vier Monaten nicht beantworten.

N-(4-(5-Nitro-2-furyl)-2-thiazolyl)-acetamid N-(4-(5-Nitro-2-furyl)-2-thiazolyl)-acetamid wird in der von der Bundesanstalt für Arbeitsschutz und Unfallforschung (BAU) in Dortmund herausgegebenen BAU-Liste über «Krebserregende Arbeitsstoffe» geführt. Auch das Bundesamt für Gesundheitswesen in Bern registriert N-(4-(5-Nitro-2-furyl)-2-thiazolyl)-acetamid in der Schweizer Giftliste als krebserregenden Arbeitsstoff. Nach Einschätzung der International Agency for Research on Cancer (dem WHO-Krebsforschungsinstitut) in Lyon, liegen genügend Beweise dafür vor, daß N-(4-(5-Nitro-2-furyl)-2-thiazolyl)-acetamid bei Tieren Krebs verursacht.

N-(4-[5-Nitro-2-furyl]-2-thiazolyl)-formamid In der Schweizer Giftliste, herausgegeben vom Bundesamt für Gesundheitswesen in Bern, wird N-(4-(5-Nitro-2-furyl)-2-thiazolyl)-formamid als krebserzeugender Arbeitsstoff eingestuft.

1-Nitronaphthalin Die Bundesanstalt für Arbeitsschutz und Unfallforschung (BAU) in Dortmund führt 1-Nitronaphthalin in der Liste «Krebserregende Arbeitsstoffe».

2-Nitronaphthalin In der MAK-Werte-Liste wird 2-Nitronaphthalin den eindeutig als krebserzeugend ausgewiesenen Arbeitsstoffen zugeordnet. Laut MAK-Werte-Kommission hat sich 2-Nitronaphthalin zwar bislang nur im Tierversuch eindeutig als karzinogen erwiesen, allerdings unter Bedingungen, die der möglichen Belastung des Menschen am Arbeitsplatz vergleichbar sind. Die MAK-Werte-Kommission vertritt die Ansicht, daß für 2-Nitronaphthalin keine noch als unbedenklich anzusehende Konzentration angegeben werden kann. 2-Nitronaphthalin wird zur Herstellung von Naphthylaminen verwendet, die vor allem als Alterungsschutzmittel für Kunststoffe und zur Farbstoffherstellung eingesetzt werden.

3-Nitro-2-naphthylamin In der Schweizer Giftliste, herausgegeben vom Bundesamt für Gesundheitswesen in Bern, wird 3-Nitro-2-naphthylamin als krebserzeugender Arbeitsstoff eingestuft.

2-Nitro-p-phenylendiamin Die Senatskommission zur Prüfung gesundheitsschädlicher Arbeitsstoffe bewertet 2-Nitro-p-phenylendiamin als einen Stoff mit begründetem Verdacht auf krebserzeugendes Potential.

2-Nitropropan In der MAK-Werte-Liste wird 2-Nitropropan den eindeutig als krebserzeugend ausgewiesenen Arbeitsstoffen zugeordnet. Laut MAK-Werte-Kommission hat sich 2-Nitropropan zwar bislang nur im Tierversuch eindeutig als karzinogen erwiesen, allerdings unter Bedingungen, die der möglichen Belastung des Menschen am Arbeitsplatz vergleichbar sind. Die MAK-Werte-Kommission vertritt die Ansicht, daß für 2-Nitropropan keine noch als unbedenklich anzusehende Konzentration angegeben werden kann. 2-Nitropropan wird im wesentlichen eingesetzt

▷ in Lösemitteln für Beschichtungen, Anstriche, Vinylharze, Lacke, Klebstoffe, Wachse, synthetisches Gummi, Fette, Öle, Farben, Tinten, Druckfarben und Celluloseacetat
▷ als Zusatz zu Dieseltreibstoffen zur Verbesserung der Antriebskraft
▷ als Zwischenprodukt zur Herstellung von Nitroalkoholen und Polynitroverbindungen
▷ als Stabilisator von Chlorkohlenwasserstoffen
▷ in Korrosionsinhibitoren

Nitropyrene (Mono-, Di-, Tri-, Tetra-) (Isomere) Die Senatskommission zur Prüfung gesundheitsschädlicher Arbeitsstoffe bewertet Nitropyrene als einen Stoff mit begründetem Verdacht auf krebserzeugendes Potential.

Nitrosamine Zur Gruppe der Nitrosamine gehören zahlreiche N-Nitrosoverbindungen. Derzeit sind etwa 300 N-Nitrosoverbindungen auf kanzerogene Wirkungen an Versuchstieren untersucht worden. Die Arbeitsgruppe «Krebserzeugende Umwelteinflüsse» des «Gesamtprogramms zur Krebsbekämpfung» der Bundesregierung bewertet die vorliegenden Untersuchungsergebnisse folgendermaßen: «Etwa 80 Prozent der Substanzen sind als Kanzerogene zu bezeichnen, wenn auch unterschiedlicher Potenz. Folglich ist der Schluß gerechtfertigt, daß jedes unbekannte, noch nicht untersuchte Nitrosamin bis zum Beweis des Gegenteils als potentielles Kanzerogen anzusehen ist. Nitrosamine, insbesondere die als Umweltkanzerogene besonders wichtigen Vertreter Dimethyl- und Diethylnitrosamin, sind bisher an mehr als 20 verschiedenen Tierspezies auf ihre kanzerogene Wirkung geprüft worden. In allen diesen Tierarten, einschließlich Affen, sind Nitrosamine kanzerogen.»[25] Praktisch alle Nitrosamine weisen in verschiedenen Kurzzeittestsystemen ausgeprägte genotoxische und mutagene Wirkungen auf.[26] Daraus ergibt sich die Problematik, daß derzeit kein Grenzwert genannt werden kann, der aufgrund des derzeitigen Wissenstandes als unbedenklich gelten kann.[27] Nitrosamine kommen in relativ hohen Konzentrationen in Tabak und Tabakrauch vor. Nitrosamine konnten auch in zahlreichen Lebensmitteln (unter anderem Fleisch, Wurstwaren, Käse), Getränken (Bier, Whisky), Genußmitteln (Zigaretten, Tabak), Kosmetika, Lotionen und Shampoos sowie in aminophenazonhaltigen Arzneimitteln nachgewiesen werden.[28] In mehreren Industriezweigen wurden Nitrosamine in der Arbeitsraumluft (unter anderem in der Gummi- und Reifenindustrie, in Ledergerbereien) sowie in Arbeitsstoffen (als Verunreinigung in Schneideölen und Hydraulikflüssigkeiten) nachgewiesen. Außerdem können sich Nitrosamine aus Nitril und Aminen im Magen-Darm-Trakt bilden, siehe Kapitel *Krebsrisiko Ernährung* und *Krebsrisko Körperpflegemittel*.

N-Nitroso-anabasin In der Schweizer Giftliste, herausgegeben vom Bundesamt für Gesundheitswesen in Bern, wird N-Nitroso-anabasin als krebserzeugender Arbeitsstoff eingestuft.

N-Nitrosoazetidin In der Schweizer Giftliste, herausgegeben vom Bundesamt für Gesundheitswesen in Bern, wird N-Nitrosoazetidin als krebserzeugender Arbeitsstoff eingestuft.

N-Nitroso-N-butyl-Harnstoff In der Schweizer Giftliste, herausgegeben vom Bundesamt für Gesundheitswesen in Bern, wird N-Nitroso-N-butyl-Harnstoff als krebserzeugender Arbeitsstoff eingestuft.

N-Nitrosodiamylamin In der Schweizer Giftliste, herausgegeben vom Bundesamt für Gesundheitswesen in Bern, wird N-Nitrosodiamylamin als krebserzeugender Arbeitsstoff eingestuft.

N-Nitrosodi-n-butylamin In der MAK-Werte-Liste wird N-Nitrosodi-n-butylamin den eindeutig als krebserzeugend ausgewiesenen Arbeitsstoffen zugeordnet. Laut MAK-Werte-Kommission hat sich N-Nitrosodi-n-butylamin zwar bislang nur im Tierversuch eindeutig als karzinogen erwiesen, allerdings unter Bedingungen, die der möglichen Belastung des Menschen am Arbeitsplatz vergleichbar sind. Die MAK-Werte-Kommission vertritt die Ansicht, daß für N-Nitrosodi-n-butylamin keine noch als unbedenklich anzusehende Konzentration angegeben werden kann.

N-Nitrosodiethanolamin In der MAK-Werte-Liste wird N-Nitrosodiethanolamin den eindeutig als krebserzeugend ausgewiesenen Arbeitsstoffen zugeordnet. Laut MAK-Werte-Kommission hat sich N-Nitrosodiethanolamin zwar bislang nur im Tierversuch eindeutig als karzinogen erwiesen, allerdings unter Bedingungen, die der möglichen Belastung des Menschen am Arbeitsplatz vergleichbar sind. Die MAK-Werte-Kommission vertritt die Ansicht, daß für N-Nitrosodiethanolamin keine noch als unbedenklich anzusehende Konzentration angegeben werden kann.

N-Nitroso-di(2-hydroxyethyl)amin (Diethanolnitrosamin) Die Bundesanstalt für Arbeitsschutz und Unfallforschung (BAU) in Dortmund führt N-Nitroso-di(2-hydroxyethyl)amin in der Liste «Krebserregende Arbeitsstoffe».

N-Nitrosodimethylamin In der MAK-Werte-Liste wird N-Nitrosodimethylamin den eindeutig als krebserzeugend ausgewiesenen Arbeitsstoffen zugeordnet. Laut MAK-Werte-Kommission hat sich N-Nitrosodimethylamin zwar bislang nur im Tierversuch eindeutig als karzinogen erwiesen, allerdings unter Bedingungen, die der möglichen Belastung des Menschen am Arbeitsplatz vergleichbar sind. Die MAK-Werte-Kommission vertritt die Ansicht, daß für N-Nitrosodimethylamin keine noch als unbedenklich anzusehende Konzentration angegeben werden kann.

N-Nitrosodiethylamin In der MAK-Werte-Liste wird N-Nitrosodiethylamin den eindeutig als krebserzeugend ausgewiesenen Arbeitsstoffen zugeordnet. Laut MAK-Werte-Kommission hat sich N-Nitrosodiethylamin zwar bislang nur im Tierversuch eindeutig als karzinogen erwiesen, allerdings unter Bedingungen, die der möglichen Belastung des Menschen am Arbeitsplatz vergleichbar sind. Die MAK-Werte-Kommission vertritt die Ansicht, daß für N-Nitrosodiethylamin keine noch als unbedenklich anzusehende Konzentration angegeben werden kann. Früher war N-Nitrosodiethylamin ein Zwischenprodukt zur Herstellung von 1,1-Dimethylhydrazin, einem lagerbaren Raketentreibstoff. Anwendungsmöglichkeiten bestehen als Antioxidant und Weichmacher für Co-Polymere. Restmengen bzw. Verunreinigungen von N-Nitrosodiethylamin können vorkommen in Herbiziden, die auf Dimethylaminbasis hergestellt wurden, und in Kühlschmiermitteln.

N-Nitrosodi-i-propylamin In der MAK-Werte-Liste wird N-Nitrosodi-i-propylamin den eindeutig als krebserzeugend ausgewiesenen Arbeitsstoffen zugeordnet. Laut MAK-Werte-Kommission hat sich N-Nitrosodi-i-propylamin zwar bislang nur im Tierversuch eindeutig als karzinogen erwiesen, allerdings unter Bedingungen, die der möglichen Belastung des Menschen am Arbeitsplatz vergleichbar sind. Die MAK-Werte-Kommission vertritt die Ansicht, daß für N-Nitrosodi-i-propylamin keine noch als unbedenklich anzusehende Konzentration angegeben werden kann.

N-Nitrosodi-n-propylamin In der MAK-Werte-Liste wird N-Nitrosodi-n-propylamin den eindeutig als krebserzeugend ausgewiesenen Arbeitsstoffen zugeordnet. Laut MAK-Werte-Kommission hat sich N-Nitrosodi-n-propylamin zwar bislang nur im Tierversuch eindeutig als karzinogen erwiesen, allerdings unter Bedingungen, die der möglichen Belastung des Menschen am Arbeitsplatz vergleichbar sind. Die MAK-Werte-Kommission vertritt die Ansicht, daß für N-Nitrosodi-n-propylamin keine noch als unbedenklich anzusehende Konzentration angegeben werden kann.

N-Nitroso-ethyl-butyl-amin In der Schweizer Giftliste, herausgegeben vom Bundesamt für Gesundheitswesen in Bern, wird N-Nitroso-ethyl-butyl als krebserzeugender Arbeitsstoff eingestuft.

N-Nitrosoethylphenylamin In der MAK-Werte-Liste wird N-Nitrosoethylphenylamin den eindeutig als krebserzeugend ausgewiesenen Arbeitsstoffen zugeordnet. Laut MAK-Werte-Kommission hat sich N-Nitrosoethylphenylamin zwar bislang nur im Tierversuch eindeutig als karzinogen erwiesen, allerdings unter Bedingungen, die der möglichen Belastung des Menschen am Arbeitsplatz vergleichbar sind. Die MAK-Werte-Kommission vertritt die Ansicht, daß für N-Nitrosoethylphenylamin keine noch als unbedenklich anzusehende Konzentration angegeben werden kann.

N-Nitroso-N-ethylharnstoff Die Bundesanstalt für Arbeitsschutz und Unfallforschung (BAU) in Dortmund führt N-Nitroso-N-ethylharnstoff in der Liste «Krebserregende Arbeitsstoffe». Nach Einschätzung der International Agency for Research on Cancer (dem WHO-Krebsforschungsinstitut) in Lyon liegen genügend Beweise dafür vor, daß N-Nitroso-N-ethylharnstoff bei Tieren Krebs verursacht.

N-Nitroso-ethyl-vinyl-amin In der Schweizer Giftliste, herausgegeben vom Bundesamt für Gesundheitswesen in Bern, wird N-Nitroso-ethyl-vinyl-amin als krebserzeugender Arbeitsstoff eingestuft.

N-Nitrosoheptamethylenimin In der Schweizer Giftliste, herausgegeben vom Bundesamt für Gesundheitswesen in Bern, wird N-Nitrosoheptamethylenimin als krebserzeugender Arbeitsstoff eingestuft.

N-Nitrosohexamethylenimin In der Schweizer Giftliste, herausgegeben vom Bundesamt für Gesundheitswesen in Bern, wird N-Nitrosohexamethylenimin als krebserzeugender Arbeitsstoff eingestuft.

N-Nitroso-methylbenzylamin Die Bundesanstalt für Arbeitsschutz und Unfallforschung (BAU) in Dortmund führt N-Nitroso-methylbenzylamin in der Liste «Krebserregende Arbeitsstoffe».

N-Nitrosomethylethylamin In der MAK-Werte-Liste wird N-Nitrosomethylethylamin den eindeutig als krebserzeugend ausgewiesenen Arbeitsstoffen zugeordnet. Laut MAK-Werte-Kommission hat sich N-Nitroso-methylethylamin zwar bislang nur im Tierversuch eindeutig als karzinogen erwiesen, allerdings unter Bedingungen, die der möglichen Belastung des Menschen am Arbeitsplatz vergleichbar sind. Die MAK-Werte-Kommission vertritt die Ansicht, daß für N-Nitrosomethylethylamin keine noch als unbedenklich anzusehende Konzentration angegeben werden kann.

N-Nitroso-N-methyl-N'-nitrogunanidin   Die Bundesanstalt für Arbeitsschutz und Unfallforschung (BAU) in Dortmund führt N-Nitroso-N-methyl-N'-nitrogunanidin in der Liste «Krebserregende Arbeitsstoffe».

N-Nitroso-N-methyl-harnstoff   Die Bundesanstalt für Arbeitsschutz und Unfallforschung (BAU) in Dortmund führt N-Nitroso-N-methyl-harnstoff in der Liste «Krebserregende Arbeitsstoffe». Nach Einschätzung der International Agency for Research on Cancer (dem WHO-Krebsforschungsinstitut) in Lyon liegen genügend Beweise dafür vor, daß N-Nitroso-N-methyl-harnstoff bei Tieren Krebs verursacht.

N-Nitroso-N-methylurethan   Die Bundesanstalt für Arbeitsschutz und Unfallforschung (BAU) in Dortmund führt N-Nitroso-N-methylurethan in der Liste «Krebserregende Arbeitsstoffe». Nach Einschätzung der International Agency for Research on Cancer (dem WHO-Krebsforschungsinstitut) in Lyon liegen genügend Beweise dafür vor, daß N-Nitroso-N-methylurethan bei Tieren Krebs verursacht.

N-Nitrosomethylphenylamin   In der MAK-Werte-Liste wird N-Nitroso-methylphenylamin den eindeutig als krebserzeugend ausgewiesenen Arbeitsstoffen zugeordnet. Laut MAK-Werte-Kommission hat sich N-Nitrosomethylphenylamin zwar bislang nur im Tierversuch eindeutig als karzinogen erwiesen, allerdings unter Bedingungen, die der möglichen Belastung des Menschen am Arbeitsplatz vergleichbar sind. Die MAK-Werte-Kommission vertritt die Ansicht, daß für N-Nitrosomethylphenylamin keine noch als unbedenklich anzusehende Konzentration angegeben werden kann.

N-Nitrosomorpholin   In der MAK-Werte-Liste wird N-Nitrosomorpholin den eindeutig als krebserzeugend ausgewiesenen Arbeitsstoffen zugeordnet. Laut MAK-Werte-Kommission hat sich N-Nitrosomorpholin zwar bislang nur im Tierversuch eindeutig als karzinogen erwiesen, allerdings unter Bedingungen, die der möglichen Belastung des Menschen am Arbeitsplatz vergleichbar sind. Die MAK-Werte-Kommission vertritt die Ansicht, daß für N-Nitrosomorpholin keine noch als unbedenklich anzusehende Konzentration angegeben werden kann.

N'-Nitroso-nornicotin   Die Bundesanstalt für Arbeitsschutz und Unfallforschung (BAU) in Dortmund führt N'-Nitroso-nornicotin in der Liste «Krebserregende Arbeitsstoffe». Nach Einschätzung der International Agency for Research on Cancer (dem WHO-Krebsforschungsinstitut) in Lyon liegen genügend Beweise dafür vor, daß N'-Nitroso-nornicotin bei Tieren Krebs verursacht.

N-Nitroso-N-phenylharnstoff   Die Bundesanstalt für Arbeitsschutz und Unfallforschung (BAU) in Dortmund führt N-Nitroso-N-phenylharnstoff in der Liste «Krebserregende Arbeitsstoffe».

N-Nitrosopiperazon In der Schweizer Giftliste, herausgegeben vom Bundesamt für Gesundheitswesen in Bern, wird N-Nitrosopiperazon als krebserzeugender Arbeitsstoff eingestuft.

N-Nitrosopiperidin In der MAK-Werte-Liste wird N-Nitrosopiperidin den eindeutig als krebserzeugend ausgewiesenen Arbeitsstoffen zugeordnet. Laut MAK-Werte-Kommission hat sich N-Nitrosopiperidin zwar bislang nur im Tierversuch eindeutig als karzinogen erwiesen, allerdings unter Bedingungen, die der möglichen Belastung des Menschen am Arbeitsplatz vergleichbar sind. Die MAK-Werte-Kommission vertritt die Ansicht, daß für N-Nitrosopiperidin keine noch als unbedenklich anzusehende Konzentration angegeben werden kann.

N-Nitrosopyrrolidin In der MAK-Werte-Liste wird N-Nitrosopyrrolidin den eindeutig als krebserzeugend ausgewiesenen Arbeitsstoffen zugeordnet. Laut MAK-Werte-Kommission hat sich N-Nitrosopyrrolidin zwar bislang nur im Tierversuch eindeutig als karzinogen erwiesen, allerdings unter Bedingungen, die der möglichen Belastung des Menschen am Arbeitsplatz vergleichbar sind. Die MAK-Werte-Kommission vertritt die Ansicht, daß für N-Nitrosopyrrolidin keine noch als unbedenklich anzusehende Konzentration angegeben werden kann.

N-Nitroso-N,N',N''-trimethyl-harnstoff N-Nitroso-N,N',N''-trimethyl-harnstoff wird in der von der Bundesanstalt für Arbeitsschutz und Unfallforschung (BAU) in Dortmund herausgegebenen BAU-Liste über «Krebserregende Arbeitsstoffe» geführt. Auch das Bundesamt für Gesundheitswesen in Bern registriert N-Nitroso-N,N',N''-trimethyl-harnstoff in der Schweizer Giftliste als krebserregenden Arbeitsstoff.

4-Nitrostilben 4-Nitrostilben wird in der von der Bundesanstalt für Arbeitsschutz und Unfallforschung (BAU) in Dortmund herausgegebenen BAU-Liste über «Krebserregende Arbeitsstoffe» geführt. Auch das Bundesamt für Gesundheitswesen in Bern registriert 4-Nitrostilben in der Schweizer Giftliste als krebserregenden Arbeitsstoff.

p-Nitrotoluol Laut Angaben der MAK-Werte-Kommission wird p-Nitrotoluol zur Zeit auf krebserzeugende Wirksamkeit überprüft.

Öl Orange SS Nach Einschätzung der International Agency for Research on Cancer (dem WHO-Krebsforschungsinstitut) in Lyon liegen genügend Beweise dafür vor, daß Öl Orange SS bei Tieren Krebs verursacht.

Östradiol-17ß Nach Einschätzung der International Agency for Research on Cancer (dem WHO-Krebsforschungsinstitut) in Lyon liegen genügend Beweise dafür vor, daß Östradiol-17ß bei Tieren Krebs verursacht. Östradiol-17ß wurde lange Zeit als Wirkstoff in Arzneimitteln eingesetzt. Eine an das Bundesgesundheitsamt gerichtete schriftliche Anfrage, ob bzw. inwieweit dies auch jetzt noch geschieht, konnte oder wollte das Bundesgesundheitsamt innerhalb von vier Monaten nicht beantworten.

Östron Nach Einschätzung der International Agency for Research on Cancer (dem WHO-Krebsforschungsinstitut) in Lyon liegen genügend Beweise dafür vor, daß Östron bei Tieren Krebs verursacht.

2-Oxetanon In der Schweizer Giftliste, herausgegeben vom Bundesamt für Gesundheitswesen in Bern, wird 2-Oxetanon als krebserzeugender Arbeitsstoff eingestuft.

4,4'-Oxydianilin Die Senatskommission zur Prüfung gesundheitsschädlicher Arbeitsstoffe bewertet 4,4'-Oxydianilin als einen Stoff mit begründetem Verdacht auf krebserzeugendes Potential.

Oxymetholon Nach Auffassung der IARC in Lyon liegen «begrenzte Beweise» dafür vor, daß Oxymetholon beim Menschen Krebs verursacht. Es wurde lange Zeit als Wirkstoff in Arzneimitteln eingesetzt. Eine an das Bundesgesundheitsamt gerichtete schriftliche Anfrage, ob bzw. inwieweit dies auch jetzt noch geschieht, konnte oder wollte das Bundesgesundheitsamt innerhalb von vier Monaten nicht beantworten.

Parafuchsin Die Bundesanstalt für Arbeitsschutz und Unfallforschung (BAU) in Dortmund führt Parafuchsin in der Liste «Krebserregende Arbeitsstoffe».

PCB siehe Polychlorierte Biphenyle

PCDD siehe Dioxin

PCDF siehe Dioxin

PCP siehe Pentachlorphenol

PCT siehe Polychlorierte Terphenyle

Peche Die Bundesanstalt für Arbeitsschutz und Unfallforschung (BAU) in Dortmund führt Peche in der Liste «Krebserregende Arbeitsstoffe». Peche werden unter anderem zur Abdichtung von Fugen und zur Glyceringewinnung verwendet.

Pentachlorethan Laut Angaben der MAK-Werte-Kommission wird Pentachlorethan zur Zeit auf krebserzeugende Wirksamkeit überprüft. Die seit Herbst 1986 in Kraft getretene Gefahrstoff-Verordnung legt fest, daß Chemikalien mit einem Massengehalt von mehr als einem Prozent Pentachlorethan nicht verwendet werden dürfen. Dies gilt nicht, wenn diese Gefahrstoffe verwendet werden müssen, weil sie aus technischen Gründen durch andere, weniger gefährliche Stoffe, Zubereitungen oder Erzeugnisse nicht ersetzt werden können.

Pentachlorphenol Produktionsbedingt enthält das handelsübliche Pentachlorphenol Verunreinigungen mit Dioxinen und Dibenzofuranen, von denen ein bedeutendes Krebsrisiko ausgeht.[29] Siehe hierzu Kapitel *Krebsrisiko Holzschutzmittel*. Durch die neue Gefahrstoff-Verordnung erfolgte im Herbst 1986 folgendes Verwendungsverbot: «Pentachlorphenol (PCP) darf als biozider Wirkstoff nicht in Aufenthaltsräumen verwendet werden. Dies gilt auch für Verwendungsarten, die in sonstiger Weise zu einer Belastung der Luft von Aufenthaltsräumen mit PCP führen können.» Bis dahin durfte und wurde Pentachlorphenol vor allem in lösungsmittelhaltigen Holzschutz- und Anstrichmitteln als Wirkstoff zur Pilzbekämpfung verarbeitet. Außerdem z. B. in

Textilien, Tapeten, Klebstoffen, Lacken, Farben, Imprägniermitteln, Leder sowie in Putz- und Reinigungsmitteln.

Perchlormethylmercaptan Laut Angaben der MAK-Werte-Kommission wird Perchlormethylmercaptan zur Zeit auf krebserzeugende Wirksamkeit überprüft.

Peroxide, organische (2-Butanonperoxid, Dibenzoyl-peroxid) Laut Angaben der MAK-Werte-Kommission werden die oben genannten Stoffe zur Zeit auf krebserzeugende Wirksamkeit überprüft.

Perylen In der Schweizer Giftliste, herausgegeben vom Bundesamt für Gesundheitswesen in Bern, wird Perylen als krebserzeugender Arbeitsstoff eingestuft.

Phenacetin Nach Auffassung der IARC in Lyon liegen «begrenzte Beweise» dafür vor, daß Phenacetin beim Menschen Krebs verursacht. Phenacetin wurde lange Zeit als Wirkstoff in Arzneimitteln eingesetzt. Eine an das Bundesgesundheitsamt gerichtete schriftliche Anfrage, ob bzw. inwieweit dies auch jetzt noch geschieht, konnte oder wollte das Bundesgesundheitsamt innerhalb von vier Monaten nicht beantworten.

Phenobarbiton Nach Auffassung der IARC in Lyon liegen «begrenzte Beweise» dafür vor, daß Phenobarbiton beim Menschen Krebs verursacht.

Phenol Die Bundesanstalt für Arbeitsschutz und Unfallforschung (BAU) in Dortmund führt Phenol in der Liste «Krebserregende Arbeitsstoffe». Phenol wird unter anderem zur Herstellung von Kunstharzen, Farbstoffen, Schaumstoffen, Leimen, Imprägnier- und Desinfektionsmitteln, Teer und Teerpappen sowie Schädlingsbekämpfungsmitteln eingesetzt.

Phenylamin siehe Anilin

N-Phenylanilin In der Schweizer Giftliste, herausgegeben vom Bundesamt für Gesundheitswesen in Bern, wird N-phenylanilin als krebserzeugender Arbeitsstoff eingestuft.

p-Phenylazoanilin In der Schweizer Giftliste, herausgegeben vom Bundesamt für Gesundheitswesen in Bern, wird p-Phenylazoanilin als krebserzeugender Arbeitsstoff eingestuft.

1-(Phenylazo)-2-naphthol Die Bundesanstalt für Arbeitsschutz und Unfallforschung (BAU) in Dortmund führt 1-(Phenylazo)-2-naphthol in der Liste «Krebserregende Arbeitsstoffe».

1-Phenyl-3,3-dimethyltriazan Die Bundesanstalt für Arbeitsschutz und Unfallforschung (BAU) in Dortmund führt 1-Phenyl-3,3-dimethyltriazan in der Liste «Krebserregende Arbeitsstoffe».

p-Phenylendiamin Laut Angaben der MAK-Werte-Kommission wird p-Phenylendiamin zur Zeit auf krebserzeugende Wirksamkeit überprüft.

Phenylglycidylether Die Senatskommission zur Prüfung gesundheitsschädlicher Arbeitsstoffe bewertet Phenylglycidylether als einen Stoff mit begründetem Verdacht auf krebserzeugendes Potential.

Phenylhydrazin Die Senatskommission zur Prüfung gesundheitsschädlicher Arbeitsstoffe bewertet Phenylhydrazin als einen Stoff mit begründetem Verdacht auf krebserzeugendes Potential.

Phenylhydrazin-carboxamid Die Bundesanstalt für Arbeitsschutz und Unfallforschung (BAU) in Dortmund führt Phenylhydrazin-carboxamid in der Liste «Krebserregende Arbeitsstoffe».

N-Phenyl-2-naphthylamin Die Senatskommission zur Prüfung gesundheitsschädlicher Arbeitsstoffe bewertet N-Phenyl-2-naphthylamin als einen Stoff mit begründetem Verdacht auf krebserzeugendes Potential. Die Bundesanstalt für Arbeitsschutz und Unfallforschung (BAU) in Dortmund führt N-Phenyl-2-naphthylamin in der Liste «Krebserregende Arbeitsstoffe».

Phenytoin Nach Auffassung der IARC in Lyon liegen «begrenzte Beweise» dafür vor, daß Phenytoin beim Menschen Krebs verursacht. Phenytoin wurde lange Zeit als Wirkstoff in Arzneimitteln eingesetzt. Eine an das Bundesgesundheitsamt gerichtete schriftliche Anfrage, ob bzw. inwieweit dies auch jetzt noch geschieht, konnte oder wollte das Bundesgesundheitsamt innerhalb von vier Monaten nicht beantworten.

Phorbol-12,13-diester Die Bundesanstalt für Arbeitsschutz und Unfallforschung (BAU) in Dortmund führt Phorbol-12,13-diester in der Liste «Krebserregende Arbeitsstoffe».

Phorbol-12-tetradecanoat-13-acetat Nach Einschätzung der International Agency for Research on Cancer (dem WHO-Krebsforschungsinstitut) in Lyon liegen genügend Beweise dafür vor, daß Phorbol-12-tetradecanoat-13-acetat bei Tieren Krebs verursacht.

Phorbol-12-tiglat-13-decanoat Nach Einschätzung der International Agency for Research on Cancer (dem WHO-Krebsforschungsinstitut) in Lyon liegen genügend Beweise dafür, daß Phorbol-12-tiglat-13-decanoat bei Tieren Krebs verursacht.

Phosphorsäure-tris-(2,3-dibrompropyl)-ester In der Schweizer Giftliste, herausgegeben vom Bundesamt für Gesundheitswesen in Bern, wird Phosphorsäure-tris-(2,3-dibrompropyl)-ester als krebserzeugender Arbeitsstoff eingestuft.

Phthalate (Phthalsäureester) Der International Agency for Research on Cancer (dem WHO-Krebsforschungsinstitut) in Lyon zufolge wirkt Phthalsäureester vermutlich krebserzeugend.[30] Zur Gruppe der Phthalate gehören die am meisten in Kunststoffen eingesetzten Weichmacher. Ihr Anteil kann bis zu 60 Prozent betragen. Sie dienen als Weichmacher für PVC, Nitrocellulose, Chlorkautschuk, Vinylharze und andere Kunststoffe. Außerdem als Zusatzharze in Lacken und Klebstoffen.

Polychlorierte Biphenyle (PCB) Die Senatskommission zur Prüfung gesundheitsschädlicher Arbeitsstoffe bewertet Polychlorierte Biphenyle als

Stoffe mit begründetem Verdacht auf krebserzeugendes Potential. Die Bundesanstalt für Arbeitsschutz und Unfallforschung (BAU) in Dortmund führt Polychlorierte Biphenyle in der Liste «Krebserregende Arbeitsstoffe». Der International Agency for Research on Cancer (dem WHO-Krebsforschungsinstitut) in Lyon zufolge enthalten die bisherigen Untersuchungen über Polychlorierte Biphenyle genügend allgemein anerkannte Hinweise darauf, daß sie beim Menschen Krebs erzeugen. PCB gehören zur Gruppe der chlorierten Kohlenwasserstoffe, die insgesamt aus 290 Chlorbiphenylen besteht. PCB enthalten als Verunreinigungen unter anderem polychlorierte Dibenzofurane und Dioxine, auf die das krebserzeugende Potential zurückzuführen sein dürfte.[31] PCB wurden zuerst in der Elektroindustrie in Kondensatoren und Hochspannungstransformatoren wegen ihrer guten Isoliereigenschaften eingesetzt. In der Bundesrepublik Deutschland dürfen PCB nur noch in geschlossenen Systemen (z. B. Transformatoren) verwendet werden. PCB wurden bis Mitte der 70er Jahre unter anderem als Imprägniermittel für Holz und Papier, als Weichmacher in Kunststoffen und als Flammschutzmittel sowie Stabilisator für Farben und Lacken verwendet (siehe Kapitel *Krebsrisiko Kunststoffe*).

Polychlorierte Terphenyle (PCT) Die seit Herbst 1986 in Kraft getretene Gefahrstoff-Verordnung legt fest, daß Antifouling-Farben, die Polychlorierte Terphenyle enthalten, nicht verwendet werden dürfen. Antifouling-Farben mit Polychlorierten Terphenylen dürfen jedoch mit Zustimmung der zuständigen Behörde verwendet werden, wenn nachgewiesen wird, daß sie nicht ersetzt werden können. Dies gilt auch, wenn über die Inhaltsstoffe keine Informationen vorliegen.

Polyvinylchlorid (PVC) Chemisches Ausgangsprodukt für Polyvinylchlorid ist das eindeutig krebserzeugende Vinylchlorid.[32] Weitere Hinweise zum krebserzeugenden Potential dieses Massenkunststoffes enthält das Kapitel *Krebsrisiko Kunststoffe*.

Ponceau MX Nach Einschätzung der International Agency for Research on Cancer (dem WHO-Krebsforschungsinstitut) in Lyon liegen genügend Beweise dafür vor, daß Ponceau MX bei Tieren Krebs verursacht.

Ponceau 3R Nach Einschätzung der International Agency for Research on Cancer (dem WHO-Krebsforschungsinstitut) in Lyon liegen genügend Beweise dafür vor, daß Ponceau 3R bei Tieren Krebs verursacht.

Pronethalol (Alderin) Die Bundesanstalt für Arbeitsschutz und Unfallforschung (BAU) in Dortmund führt Pronethalol in der Liste «Krebserregende Arbeitsstoffe».

1,3-Propansulton In der MAK-Werte-Liste wird 1,3-Propansulton den eindeutig als krebserzeugend ausgewiesenen Arbeitsstoffen zugeordnet. Laut MAK-Werte-Kommission hat sich 1,3-Propansulton zwar bislang nur im Tierversuch eindeutig als karzinogen erwiesen, allerdings unter Bedingungen, die der möglichen Belastung des Menschen am Arbeitsplatz vergleichbar sind. Die MAK-Werte-Kommission vertritt die Ansicht, daß für 1,3-Propansulton keine noch als unbedenklich anzusehende Konzentration angegeben werden kann. 1,3-Propansulton wird als chemisches Zwischenprodukt eingesetzt, unter anderem für Detergentien, Benetzungsmittel, schaumbildende

Zusätze, bakteriostatische Mittel, kalkseifendispergierende Verbindungen sowie als
▷ lösliche Stärke für die Textilindustrie
▷ lösliche Zellulose mit schmutzabweisenden Eigenschaften
▷ antistatische Additive für Polyamidfasern
▷ Kationenaustauschharze, hergestellt aus Phenol, Formaldehyd und Propansulton
▷ Additive für galvanische Bäder
▷ phosphorhaltige Sulfonsäuren in Insektiziden, Fungiziden, oberflächenaktiven Stoffen und Vulkanisierungsbeschleunigern

2-Propenal Laut Angaben der MAK-Werte-Kommission wird 2-Propenal zur Zeit auf krebserzeugende Wirksamkeit überprüft.

2-Propen-1-ol Laut Angaben der MAK-Werte-Kommission wird 2-Propen-1-ol zur Zeit auf krebserzeugende Wirksamkeit überprüft.

Propennitril In der Schweizer Giftliste, herausgegeben vom Bundesamt für Gesundheitswesen in Bern, wird Propennitril als krebserzeugender Arbeitsstoff eingestuft.

5-(2-Propenyl)-1,3-benzodioxol In der Schweizer Giftliste, herausgegeben vom Bundesamt für Gesundheitswesen in Bern, wird 5-(2-Propenyl)-1,3-benzodioxol als krebserzeugender Arbeitsstoff eingestuft.

ß-Propiolacton In der MAK-Werte-Liste wird ß-Propiolacton den eindeutig als krebserzeugend ausgewiesenen Arbeitsstoffen zugeordnet. Laut MAK-Werte-Kommission hat sich ß-Propiolacton zwar bislang nur im Tierversuch eindeutig als karzinogen erwiesen, allerdings unter Bedingungen, die der möglichen Belastung des Menschen am Arbeitsplatz vergleichbar sind. Die MAK-Werte-Kommission vertritt die Ansicht, daß für ß-Propiolacton keine noch als unbedenklich anzusehende Konzentration angegeben werden kann. ß-Propiolacton findet unter anderem Verwendung als
▷ Desinfektionsmittel zur Sterilisierung von Blutplasma, Impfstoffen, Operationsbesteck, Verbandmaterial, Enzymen
▷ Zwischenprodukt für die Produktion von Acrylsäure und Acrylsäureester
▷ Beschleuniger bei der Polymerisation von Kunststoffen
▷ Desinfektionsmittel in der Milchwirtschaft

n-Propylcarbamat Die Bundesanstalt für Arbeitsschutz und Unfallforschung (BAU) in Dortmund führt n-Propylcarbamat in der Liste «Krebserregende Arbeitsstoffe»

Propylenimin In der MAK-Werte-Liste wird Propylenimin den eindeutig als krebserzeugend ausgewiesenen Arbeitsstoffen zugeordnet. Laut MAK-Werte-Kommission hat sich Propylenimin zwar bislang nur im Tierversuch eindeutig als karzinogen erwiesen, allerdings unter Bedingungen, die der möglichen Belastung des Menschen am Arbeitsplatz vergleichbar sind. Die MAK-Werte-Kommission vertritt die Ansicht, daß für Propylenimin keine noch als unbedenklich anzusehende Konzentration angegeben werden kann. Propylenimin und seine Derivate werden vor allem zur Herstellung von folgenden Artikeln bzw. für folgende Verwendungen eingesetzt:
▷ als Adhäsionsverbesserer für Belagharze auf Latexoberflächen

▷ zur Modifizierung von Farbstoffen
▷ in der Fotografie
▷ zur Gelatineproduktion
▷ zur Herstellung von synthethischen Harzen
▷ als Öladditive (als Viskositäts- und Hochdruckzusatz und als Oxidationshemmer)
▷ als Flockungsmittel in Ölraffinerien
▷ in der Faserbearbeitung
▷ in der Humanmedizin und in Agrarchemikalien
▷ in Japan hauptsächlich zur Papierbehandlung

Propylthiouracil Die Bundesanstalt für Arbeitsschutz und Unfallforschung (BAU) in Dortmund führt Propylthiouracil in der Liste «Krebserregende Arbeitsstoffe». Nach Einschätzung der International Agency for Research on Cancer (dem WHO-Krebsforschungsinstitut) in Lyon liegen genügend Beweise dafür vor, daß Propylthiouracil bei Tieren Krebs verursacht. Propylthiouracil wurde lange Zeit als Wirkstoff in Arzneimitteln eingesetzt. Eine an das Bundesgesundheitsamt gerichtete schriftliche Anfrage, ob bzw. inwieweit dies auch jetzt noch geschieht, konnte oder wollte das Bundesgesundheitsamt innerhalb von vier Monaten nicht beantworten.

PVC siehe Polyvinylchlorid

Pyrolyseprodukte aus organischem Material Die Senatskommission zur Prüfung gesundheitsschädlicher Arbeitsstoffe bewertet Pyrolseprodukte aus organischem Material als Stoffe mit begründetem Verdacht auf krebserzeugendes Potential. Zu diesem generellen und weitreichenden Verdacht gibt die MAK-Werte-Kommission folgenden Hinweis: «Wenn organisches Material unter Sauerstoffmangel erhitzt wird oder verbrennt, entstehen in Abhängigkeit vom Ausgangsmaterial und von den Reaktionsbedingungen unterschiedlich zusammengesetzte Gemische, die polycyclische aromatische Kohlenwasserstoffe und aromatische Heterocyclen enthalten. Wichtige Beispiele für die Exposition am Arbeitsplatz sind: Ruße, Teere, Teerdämpfe, Kokereirohgase, Auspuffgase, gebrauchte Motorenöle, Räucherrauch, Schneidöle. Die äußerst komplexen Gemische (z. B. mehrere tausend Verbindungen im Kohleabbrand) enthalten, soweit bisher überprüft, nebeneinander und in sehr unterschiedlichen Anteilen krebserzeugende Komponenten, die Krebsentstehung fördernde Verbindungen sowie bei gleichzeitigem Einwirken die Krebsentstehung hemmende Anteile. Von den regelmäßig in Pyrolyseprodukten auftretenden polycyclischen aromatischen Kohlenwasserstoffen ist Benzo(a)-pyren bisher am besten untersucht worden. Es ist jedoch zu erwarten, daß auch andere Bestandteile wesentlich zu dem krebserzeugenden Potential solcher Gemische beitragen. Typische, im Tierversuch krebserzeugende Vertreter sind außer Benzo(a)pyren z. B. Dibenz(a,h)anthrazen, Benzo(b)fluoranthen und Indeno(1,2,3-cd)pyren. Die Entstehung von Tumoren beim Menschen aufgrund eines gewerblichen Umgangs mit diesen Aromatengemischen ist bei einigen der genannten Expositionen (vor allem Teer, Kokereirohgase) mit statistischen Methoden wahrscheinlich gemacht. Die genauere Kenntnis der Zusammensetzung bestimmter Gemische und ihrer krebserzeugenden Wirkung wird es ermöglichen, den Zusammenhang zwischen Exposition und einer möglichen Erhöhung des Krebsrisikos auf eine aussagekräftigere, quantitative Grundlage zu stellen. Auf die Dringlichkeit solcher Untersuchungen möchte die Kommission aufmerksam machen.[33]

Quecksilber-methyl-acetat In der Schweizer Giftliste, herausgegeben vom Bundesamt für Gesundheitswesen in Bern, wird Quecksilber-methylacetat als krebserzeugender Arbeitsstoff eingestuft. Die im Herbst 1986 in Kraft getretene Gefahrstoff-Verordnung legt fest, daß Antifouling-Farben, die Quecksilberverbindungen enthalten, nicht verwendet werden dürfen. Antifouling-Farben mit Quecksilberverbindungen dürfen jedoch mit Zustimmung der zuständigen Behörde verwendet werden, wenn nachgewiesen wird, daß sie nicht ersetzt werden können. Dies gilt auch, wenn über die Inhaltsstoffe keine Informationen vorliegen.

Quecksilber-methyl-jodid In der Schweizer Giftliste, herausgegeben vom Bundesamt für Gesundheitswesen in Bern, wird Quecksilber-methyljodid als krebserzeugender Arbeitsstoff eingestuft. Die im Herbst 1986 in Kraft getretene Gefahrstoff-Verordnung legt fest, daß Antifouling-Farben, die Quecksilberverbindungen enthalten, nicht verwendet werden dürfen. Antifouling-Farben mit Quecksilberverbindungen dürfen jedoch mit Zustimmung der zuständigen Behörde verwendet werden, wenn nachgewiesen wird, daß sie nicht ersetzt werden können. Dies gilt auch, wenn über die Inhaltsstoffe keine Informationen vorliegen.

Rhodamin 6 G Die Bundesanstalt für Arbeitsschutz und Unfallforschung (BAU) in Dortmund führt Rhodamin 6 G in der Liste «Krebserregende Arbeitsstoffe».

Ruß Der International Agency for Research on Cancer (dem WHO-Krebsforschungsinstitut) in Lyon zufolge enthalten die bisherigen Untersuchungen über Ruß genügend allgemein anerkannte Hinweise darauf, daß Ruß beim Menschen Krebs erzeugt.

Shikomol (Safrol) In der Schweizer Giftliste, herausgegeben vom Bundesamt für Gesundheitswesen in Bern, wird Shikimol als krebserzeugender Arbeitsstoff eingestuft.

Steinkohlenteer, Steinkohlenteerpech und Steinkohlenteeröle mit karzinogenem Potential sowie Gemische Die Senatskommission zur Prüfung gesundheitsschädlicher Arbeitsstoffe hat die oben genannten Stoffe der Gruppe der eindeutig als krebserzeugend ausgewiesenen Stoffe zugeordnet, die beim Menschen erfahrungsgemäß bösartige Geschwülste zu verursachen vermögen. Für die oben genannten Stoffe vermag die Senatskommission keinen untersten Grenzwert anzugeben, der aufgrund des derzeitigen Wissenstandes als unbedenklich gelten kann. Bestandteile von Teeren sind: Benzol, Toluol, Naphthalin, Anthracen, Xylol und andere polycyclische aromatische Kohlenwasserstoffe; Phenol, Kresol und andere Phenolbausteine; Ammoniak, Pyridin und andere organische Basen; Thiophen, Wasser und Verkokungsrückstände.

Teere und Peche werden in folgenden Bereichen eingesetzt:
▷ bei der Herstellung von Straßenbelägen
▷ zum Schutz von Hausfundamenten und Dächern
▷ zum Eisenbahn- und Schiffsbau
▷ in der Teerindustrie
▷ zur Elektroinstallation und Batterieherstellung
▷ zur Rohr- und Kabelisolierung
▷ in der organisch-chemischen und pharmazeutischen Industrie

▷ für Emulsionen mit Wasser als Korrosionsschutz
Teeröle werden außer bei einigen der oben genannten Verwendungszwecke auch eingesetzt zur
▷ Holzkonservierung, z. B. für Eisenbahnschwellen, Telegrafenmasten, Hafenbohlen, -pfählen, Holzzäunen usw.
▷ Herstellung von Produkten, die wetterbeständig, wasserbeständig, chemisch beständig sind
▷ Erzeugung von Desinfektionsbädern für Tiere
Teeröle, vermischt mit Bitumen und Bitumenlacken werden unter anderem für folgende Zwecke verwendet:
▷ Straßenbau
▷ Dachdeckung und Abdichtung
▷ Linoleumindustrie
▷ Papierindustrie
▷ Elektroindustrie
▷ Röhren- und Kabelindustrie
▷ Tankisolierung
▷ Gummiindustrie
▷ Asphaltestrich- und Asphaltplattenherstellung
▷ Fugenvergußmasse- und Kittherstellung
▷ Lack- und Anstrichherstellung zur Isolierung von Brückenlagern, Futtermittelsilos, Kraftfahrzeuge (Unterbodenschutz), Güterwagen, Schiffsböden

Steranthren Die Bundesanstalt für Arbeitsschutz und Unfallforschung (BAU) in Dortmund führt Steranthren in der Liste «Krebserregende Arbeitsstoffe».

Sterigmatocystin Die Bundesanstalt für Arbeitsschutz und Unfallforschung (BAU) in Dortmund führt Sterigmatocystin in der Liste «Krebserregende Arbeitsstoffe». Nach Einschätzung der International Agency for Research on Cancer (dem WHO-Krebsforschungsinstitut) in Lyon liegen genügend Beweise dafür vor, daß Sterigmatocystin bei Tieren Krebs verursacht.

Streptozotocin Die Bundesanstalt für Arbeitsschutz und Unfallforschung (BAU) in Dortmund führt Streptozotocin in der Liste «Krebserregende Arbeitsstoffe». Nach Einschätzung der International Agency for Research on Cancer (dem WHO-Krebsforschungsinstitut) in Lyon liegen genügend Beweise dafür vor, daß Streptozotocin bei Tieren Krebs verursacht.

Strontiumchromat In der MAK-Werte-Liste wird Strontiumchromat den eindeutig als krebserzeugend ausgewiesenen Arbeitsstoffen zugeordnet. Laut MAK-Werte-Kommission hat sich Strontiumchromat zwar bislang nur im Tierversuch eindeutig als karzinogen erwiesen, allerdings unter Bedingungen, die der möglichen Belastung des Menschen am Arbeitsplatz vergleichbar sind. Die MAK-Werte-Kommission vertritt die Ansicht, daß für Strontiumchromat keine noch als unbedenklich anzusehende Konzentration angegeben werden kann.

Stickstofflost und seine Hydrochloride Nach Einschätzung der International Agency for Research on Cancer (dem WHO-Krebsforschungsinstitut) in Lyon liegen genügend Beweise dafür vor, daß Stickstofflost und seine Hydrochloride bei Tieren Krebs verursachen.

Stickstofflost-N-oxid und seine Hydrochloride Nach Einschätzung der International Agency for Research on Cancer (dem WHO-Krebsforschungsinstitut) in Lyon liegen genügend Beweise dafür vor, daß Stickstofflost-N-oxid und seine Hydrochloride bei Tieren Krebs verursachen.

Styrol International zusammengetragene Untersuchungsergebnisse zeigen, entsprechend einer Einschätzung durch die IARC in Lyon, daß «begrenzte Beweise» dafür vorliegen, wonach Styrol bei Tieren Krebs verursacht. Laut Angaben der MAK-Werte-Kommission wird Styrol zur Zeit auf krebserzeugende Wirksamkeit überprüft. Styrol wird vor allem zur Herstellung von Kunststoffen (Polystyrol) verwendet. Ausführlich wird das krebserzeugende Potential von Styrol im Kapitel *Krebsrisiko Baumaterial* behandelt.

Teere und Teeröle Die Bundesanstalt für Arbeitsschutz und Unfallforschung (BAU) in Dortmund führt Teere und Teeröle in der Liste «Krebserregende Arbeitsstoffe».

Testosteron Nach Einschätzung der International Agency for Research on Cancer (dem WHO-Krebsforschungsinstitut) in Lyon liegen genügend Beweise dafür vor, daß Testosteron bei Tieren Krebs verursacht. Testosteron wurde lange Zeit als Wirkstoff in Arzneimitteln eingesetzt. Eine an das Bundesgesundheitsamt gerichtete schriftliche Anfrage, ob bzw. inwieweit dies auch jetzt noch geschieht, konnte oder wollte das Bundesgesundheitsamt innerhalb von vier Monaten nicht beantworten.

1,1,2,2-Tetrabromethan Laut Angaben der MAK-Werte-Kommission wird 1,1,2,2-Tetrabromethan zur Zeit auf krebserzeugende Wirksamkeit überprüft.

2,3,7,8-Tetrachlordibenzo-p-dioxin (TCDD, Dioxin) «Seveso-Gift» In der MAK-Werte-Liste wird 2,3,7,8-Tetrachlordibenzo-p-dioxin den eindeutig als krebserzeugend ausgewiesenen Arbeitsstoffen zugeordnet. Laut MAK-Werte-Kommission hat sich 2,3,7,8-Tetrachlordibenzo-p-dioxin zwar bislang nur im Tierversuch eindeutig als karzinogen erwiesen, allerdings unter Bedingungen, die der möglichen Belastung des Menschen am Arbeitsplatz vergleichbar sind. Die MAK-Werte-Kommission vertritt die Ansicht, daß für 2,3,7,8-Tetrachlordibenzo-p-dioxin keine noch als unbedenklich anzusehende Konzentration angegeben werden kann (siehe Dioxin).

1,1,2,2,-Tetrachlorethan Die Senatskommission zur Prüfung gesundheitsschädlicher Arbeitsstoffe bewertet 1,1,2,2-Tetrachlorethan als einen Stoff mit begründetem Verdacht auf krebserzeugendes Potential. In der Schweizer Giftliste, herausgegeben vom Bundesamt für Gesundheitswesen in Bern, wird 1,1,2,2-Tetrachlorethan als krebserzeugender Arbeitsstoff eingestuft. Die im Herbst 1986 in Kraft getretene Gefahrstoff-Verordnung legt fest, daß Chemikalien mit einem Massengehalt von mehr als einem Prozent 1,1,2,2-Tetrachlorethan nicht verwendet werden dürfen. Dies gilt nicht, wenn diese Gefahrstoffe verwendet werden müssen, weil sie aus technischen Gründen durch andere, weniger gefährliche Stoffe, Zubereitungen oder Erzeugnisse nicht ersetzt werden können.

Tetrachlorethen Laut Angaben der MAK-Werte-Kommission wird Tetrachlorethen zur Zeit auf krebserzeugende Wirksamkeit überprüft.

Tetrachlorkohlenstoff (Tetrachlormethan) Die Senatskommission zur Prüfung gesundheitsschädlicher Arbeitsstoffe bewertet Tetrachlorkohlenstoff als einen Stoff mit begründetem Verdacht auf krebserzeugendes Potential. Er wird in der von der Bundesanstalt für Arbeitsschutz und Unfallforschung (BAU) in Dortmund herausgegebenen BAU-Liste über «Krebserregende Arbeitsstoffe» geführt. Auch das Bundesamt für Gesundheitswesen in Bern registriert Tetrachlorkohlenstoff in der Schweizer Giftliste als krebserregenden Arbeitsstoff. Nach Einschätzung der International Agency for Research on Cancer (dem WHO-Krebsforschungsinstitut) in Lyon liegen genügend Beweise dafür vor, daß Tetrachlorkohlenstoff bei Tieren Krebs verursacht. Er wird unter anderem zur Herstellung von Fluorkohlenwasserstoff eingesetzt. Außerdem fand er bis 1986 Verwendung als Lösemittel für Öle, Fette, Harze, Pech, Bitumen, Teer, Schädlingsbekämpfungsmittel, Asphalt, Firnis sowie als Reinigungsmittel, Fleckentferner, Imprägniermittel für Textilien und Fußbodenpflegemittel. Die im Herbst 1986 in Kraft getretene Gefahrstoff-Verordnung legt fest, daß Chemikalien mit einem Massengehalt von mehr als einem Prozent Tetrachlorkohlenstoff nicht verwendet werden dürfen. Dies gilt nicht, wenn diese Gefahrstoffe verwendet werden müssen, weil sie aus technischen Gründen durch andere weniger gefährliche Stoffe, Zubereitungen oder Erzeugnisse nicht ersetzt werden können.

Tetranitromethan Laut Angaben der MAK-Werte-Kommission wird Tetranitromethan zur Zeit auf krebserzeugende Wirksamkeit überprüft.

Thioacetamid Thioacetamid wird in der von der Bundesanstalt für Arbeitsschutz und Unfallforschung (BAU) in Dortmund herausgebenen BAU-Liste über «Krebserregende Arbeitsstoffe» geführt. Auch das Bundesamt für Gesundheitswesen in Bern registriert Thioacetamid in der Schweizer Giftliste als krebserregenden Arbeitsstoff. Der International Agency for Research on Cancer (dem WHO-Krebsforschungsinstitut) in Lyon zufolge enthalten die bisherigen Untersuchungen über Thioacetamid genügend allgemein anerkannte Hinweise darauf, daß Thioacetamid beim Menschen Krebs erzeugt.

4,4'-Thiodianilin Die Senatskommission zur Prüfung gesundheitsschädlicher Arbeitsstoffe bewertet 4,4'-Thiodianilin als einen Stoff mit begründetem Verdacht auf krebserzeugendes Potential. Die Bundesanstalt für Arbeitsschutz und Unfallforschung (BAU) in Dortmund führt 4,4'-Thiodianilin in der Liste «Krebserregende Arbeitsstoffe».

Thioharnstoff Die Bundesanstalt für Arbeitsschutz und Unfallforschung (BAU) in Dortmund führt Thioharnstoff in der Liste «Krebserregende Arbeitsstoffe».

2-Thiouracil In der Schweizer Giftliste, herausgegeben vom Bundesamt für Gesundheitswesen in Bern, wird 2-Thiouracil als krebserzeugender Arbeitsstoff eingestuft.

Thiram Laut Angaben der MAK-Werte-Kommission wird Thiram zur Zeit auf krebserzeugende Wirksamkeit überprüft.

Tobias-Säure In der Schweizer Giftliste, herausgegeben vom Bundesamt für Gesundheitswesen in Bern, wird Tobias-Säure als krebserzeugender Arbeitsstoff eingestuft.

o-Toluidin In der MAK-Werte-Liste wird o-Toluidin den als krebserzeugend ausgewiesenen Arbeitsstoffen zugeordnet. Laut MAK-Werte-Kommission hat sich o-Toluidin zwar bislang nur im Tierversuch eindeutig als karzinogen erwiesen, allerdings unter Bedingungen, die der möglichen Belastung des Menschen am Arbeitsplatz vergleichbar sind. Die MAK-Werte-Kommission vertritt die Ansicht, daß für o-Toluidin keine noch als unbedenklich anzusehende Konzentration angegeben werden kann. Der International Agency for Research on Cancer (dem WHO-Krebsforschungsinstitut) in Lyon zufolge enthalten die bisherigen Untersuchungen über o-Toluidin genügend allgemein anerkannte Hinweise darauf, daß o-Toluidin beim Menschen Krebs erzeugt.

p-Toluidin p-Toluidin wird in der von der Bundesanstalt für Arbeitsschutz und Unfallforschung (BAU) in Dortmund herausgegebenen BAU-Liste über «Krebserregende Arbeitsstoffe» geführt. Auch das Bundesamt für Gesundheitswesen in Bern registriert p-Toluidin in der Schweizer Giftliste als krebserregenden Arbeitsstoff.

Toluol Laut Angaben der MAK-Werte-Kommission wird Toluol zur Zeit auf krebserzeugende Wirksamkeit überprüft. Toluol wird als Ersatz für das stark krebserzeugende Benzol eingesetzt, obwohl die Hinweise auf ein krebserzeugendes Potential bei Toluol zunehmen.[34] Toluol ist ein wichtiger Ausgangsstoff in der chemischen Industrie, unter anderem für die Herstellung von Farbstoffen und Kunstleder, aber auch als Lösemittel für Farben, Lacke, Reinigungsmittel, Farbentferner und Polituren. Toluol findet auch Verwendung als Verschnittmittel in Nitrocelluloselacken und für die Lösung von Harnstoff-, Melamin- und Phenolformaldehydharzen.

2,4-Toluylendiamin In der MAK-Werte-Liste wird 2,4-Toluylendiamin den eindeutig als krebserzeugend ausgewiesenen Arbeitsstoffen zugeordnet. Laut MAK-Werte-Kommission hat sich 2,4-Toluylendiamin zwar bislang nur im Tierversuch eindeutig als karzinogen erwiesen, allerdings unter Bedingungen, die der möglichen Belastung des Menschen am Arbeitsplatz vergleichbar sind. Die MAK-Werte-Kommission vertritt dieAnsicht, daß für 2,4-Toluylendiamin keine noch als unbedenklich anzusehende Konzentration angegeben werden kann.

4-(o-Tolylazo)-o-toluidin In der Schweizer Giftliste, herausgegeben vom Bundesamt für Gesundheitswesen in Bern, wird 4-(o-Tolylazo)-o-toluidin als krebserzeugender Arbeitsstoff eingestuft.

1-[(4-(o-Tolylazo)-o-tolyl)-azo]-2-naphthol (Scharlachrot, Sudan IV) Die Bundesanstalt für Arbeitsschutz und Unfallforschung (BAU) in Dortmund führt 1-[(4-(o-Tolylazo)-o-tolyl)-azo]-2-naphthol in der Liste «Krebserregende Arbeitsstoffe».

4,4',4''-Triamino-Triphenylmethan In der Schweizer Giftliste, herausgegeben vom Bundesamt für Gesundheitswesen in Bern, wird 4,4',4''-Triamino-Triphenylmethan als krebserzeugender Arbeitsstoff eingestuft.

1,2:4,5:8,9-Tribenzopyren Die Bundesanstalt für Arbeitsschutz und Unfallforschung (BAU) in Dortmund führt 1,2:4,5:8,9-Tribenzopyren in der Liste «Krebserregende Arbeitsstoffe».

Trichloracetonitril In der Schweizer Giftliste, herausgegeben vom Bundesamt für Gesundheitswesen in Bern, wird Trichloracetonitril als krebserzeugender Arbeitsstoff eingestuft.

2,3,4-Trichlorbuten-1 In der MAK-Werte-Liste wird 2,3,4-Trichlorbuten-1 den eindeutig als krebserzeugend ausgewiesenen Arbeitsstoffen zugeordnet. Laut MAK-Werte-Kommission hat sich 2,3,4-Trichlorbuten-1 zwar bislang nur im Tierversuch eindeutig als karzinogen erwiesen, allerdings unter Bedingungen, die der möglichen Belastung des Menschen am Arbeitsplatz vergleichbar sind. Die MAK-Werte-Kommission vertritt die Ansicht, daß für 2,3,4-Trichlorbuten-1 keine noch als unbedenklich anzusehende Konzentration angegeben werden kann.

1,1,2-Trichlorethan Die Senatskommission zur Prüfung gesundheitsschäflicher Arbeitsstoffe bewertet 1,1,2-Trichlorethan als einen Stoff mit begründetem Verdacht auf krebserzeugendes Potential. 1,1,2-Trichlorethan wird unter anderem verwendet als Reinigungsmittel, Lösemittel für Lacke und Abbeizmittel.

Trichlorethen (Trichlorethylen) Die Senatskommission zur Prüfung gesundheitsschädlicher Arbeitsstoffe bewertet Trichlorethen als einen Stoff mit begründetem Verdacht auf krebserzeugendes Potential. Die Bundesanstalt für Arbeitsschutz und Unfallforschung (BAU) in Dortmund führt Trichlorethen in der Liste «Krebserregende Arbeitsstoffe». International zusammengetragene Untersuchungsergebnisse zeigen, entsprechend einer Einschätzung durch die IARC in Lyon, daß «begrenzte Beweise» dafür vorliegen, wonach Trichlorethen bei Tieren Krebs verursacht. Trichlorethen wird hauptsächlich als industrielles Reinigungsmittel verwendet. Auch als Lösemittel für gummihaltige Klebemittel und Korrekturflüssigkeit kann Trichlorethen vorkommen. Trichlorethen wird außerdem häufig als Bestandteil von Lacken und Abbeizpasten eingesetzt.

Trichlormethan (Chloroform) Die Senatskommission zur Prüfung gesundheitsschädlicher Arbeitsstoffe bewertet Trichlormethan als einen Stoff mit begründetem Verdacht auf krebserzeugenes Potential. Trichlormethan wird in der von der Bundesanstalt für Arbeitsschutz und Unfallforschung (BAU) in Dortmund herausgegebenen BAU-Liste über «Krebserregende Arbeitsstoffe» geführt. Auch das Bundesamt für Gesundheitswesen in Bern registriert Trichlormethan in der Schweizer Giftliste als krebserregenden Arbeitsstoff. Nach Einschätzung der International Agency for Research on Cancer (dem WHO-Krebsforschungsinstitut) in Lyon liegen genügend Beweise dafür vor, daß Trichlormethan bei Tieren Krebs verursacht. Trichlormethan wird als Lösemittel bei der Herstellung von Kautschuk, Harzen und Kunststoffen eingesetzt. Trichlormethan ist Ausgangsmaterial für die Herstellung von Teflon.

2,4,5-Trichlorphenoxyessigsäure (2,4,5-T) 2,4,5-Trichlorphenoxyessigsäure ist ein Wirkstoff zur Herstellung von zahlreichen Unkrautvernichtungsmitteln (siehe Kapitel *Krebsrisiko Pflanzenschutz- und Schädlingsbekämpfungsmittel*). Durch Dioxin-Verunreinigungen in diesem Wirkstoff geht von derartigen Mitteln ein erhebliches Krebsrisiko aus.[35] Die Produktion von 2,4,5-T ist in der Bundesrepublik Deutschland derzeit eingestellt, aber nicht verboten.

717

1,2,3-Trichlorpropan Laut Angaben der MAK-Werte-Kommission wird 1,2,3-Trichlorpropan zur Zeit auf krebserzeugende Wirksamkeit überprüft.

α,α,α-Trichlortoluol (Benzotrichlorid) Die Senatskommission zur Prüfung gesundheitsschädlicher Arbeitsstoffe bewertet α,α,α-Trichlortoluol als einen Stoff mit begründetem Verdacht auf krebserzeugendes Potential.

Tricyclochinazolin Die Bundesanstalt für Arbeitsschutz und Unfallforschung (BAU) in Dortmund führt Tricyclochinazolin in der Liste «Krebserregende Arbeitsstoffe».

Triethylenglykoldiglycidether Die Bundesanstalt für Arbeitsschutz und Unfallforschung (BAU) in Dortmund führt Triethylenglykoldiglycidether in der Liste «Krebserregende Arbeitsstoffe».

2,4,5-Trimethylanilin Die Senatskommission zur Prüfung gesundheitsschädlicher Arbeitsstoffe bewertet 2,4,5-Trimethylanilin als einen Stoff mit begründetem Verdacht auf krebserzeugendes Potential.

1,4,9-Trimethyl-5,6-benzacridin Die Bundesanstalt für Arbeitsschutz und Unfallforschung (BAU) in Dortmund führt 1,4,9-Trimethyl-5,6-benzacridin in der Liste «Krebserregende Arbeitsstoffe».

3,5,5-Trimethyl-2-cyclohexen-1-on Laut Angaben der MAK-Werte-Kommission wird 3,5,5-Trimethyl-2-cyclohexen-1-on zur Zeit auf krebserzeugende Wirksamkeit überprüft.

Trimethylphosphat Die Senatskommission zur Prüfung gesundheitsschädlicher Arbeitsstoffe bewertet Trimethylphosphat als einen Stoff mit begründetem Verdacht auf krebserzeugendes Potential.

Trimethylphosphit Laut Angaben der MAK-Werte-Kommission wird Trimethylphosphit zur Zeit auf krebserzeugende Wirksamkeit überprüft.

N-(Trimethylsilyl)-imidazol Die Bundesanstalt für Arbeitsschutz und Unfallforschung (BAU) in Dortmund führt N-(Trimethylsilyl)-imidazol in der Liste «Krebserregende Arbeitsstoffe».

2,4,7-Trinitrofluorenon Die Senatskommission zur Prüfung gesundheitsschädlicher Arbeitsstoffe bewertet 2,4,7-Trinitrofluorenon als einen Stoff mit begründetem Verdacht auf krebserzeugendes Potential. In der Schweizer Giftliste, herausgegeben vom Bundesamt für Gesundheitswesen in Bern, wird 2,4,7-Trinitrofluorenon als krebserzeugender Arbeitsstoff eingestuft.

Trinitrotoluole Laut Angaben der MAK-Werte-Kommission wird Trinitrotoluole zur Zeit auf krebserzeugende Wirksamkeit überprüft.

2,3,5-Tris(1-aziridinyl)-1,4-benzochinon Die Bundesanstalt für Arbeitsschutz und Unfallforschung (BAU) in Dortmund führt 2,3,5-Tris(1-aziridinyl)-1,4-benzochinon in der Liste «Krebserregende Arbeitsstoffe». International zusammengetragene Untersuchungsergebnisse zeigen, entsprechend einer Einschätzung durch die IARC in Lyon, daß «begrenzte Beweise» dafür vorliegen, wonach dieser Stoff bei Tieren Krebs verursacht.

Tris-(1-aziridinyl)-phosphinsulfid (Thio-TEPA) Die Bundesanstalt für Arbeitsschutz und Unfallforschung (BAU) in Dortmund führt Tris-(1-aziridinyl)-phosphinsulfid in der Liste «Krebserregende Arbeitsstoffe». Nach Einschätzung der International Agency for Research on Cancer (dem WHO-Krebsforschungsinstitut) in Lyon liegen genügend Beweise dafür vor, daß Tris-(1-aziridinyl)-phosphinsulfid bei Tieren Krebs verursacht.

1,2,3-Tris-(chlormethoxy)-propan Die Bundesanstalt für Arbeitsschutz und Unfallforschung (BAU) in Dortmund führt 1,2,3-Tris-(chlormethoxy)-propan in der Liste «Krebserregende Arbeitsstoffe».

Tris-(2,3-Dibrompropyl)-phosphat Tris-(2,3-Dibrompropyl)-phosphat wird in der von der Bundesanstalt für Arbeitsschutz und Unfallforschung (BAU) in Dortmund herausgegebenen BAU-Liste über «Krebserregende Arbeitsstoffe» geführt. Auch das Bundesamt für Gesundheitswesen in Bern registriert Tris-(2,3-Dibrompropyl)-phosphat in der Schweizer Giftliste als krebserregenden Arbeitsstoff. Nach Einschätzung der International Agency for Research on Cancer (dem WHO-Krebsforschungsinstitut) in Lyon liegen genügend Beweise dafür vor, daß Tris-(2,3-Dibrompropyl)-phosphat bei Tieren Krebs verursacht.

Tris-(1,3-Dichlor-2-propyl)-phosphat In der Schweizer Giftliste, herausgegeben vom Bundesamt für Gesundheitswesen in Bern, wird Tris-(1,3-Dichlor-2-propyl)-phosphat als krebserzeugender Arbeitsstoff eingestuft.

Trypanblau Die Bundesanstalt für Arbeitsschutz und Unfallforschung (BAU) in Dortmund führt Trypanblau in der Liste «Krebserregende Arbeitsstoffe». Nach Einschätzung der International Agency for Research on Cancer (dem WHO-Krebsforschungsinstitut) in Lyon liegen genügend Beweise dafür vor, daß Trypanblau bei Tieren Krebs verursacht.

Uracylyperit Nach Einschätzung der International Agency for Research on Cancer (dem WHO-Krebsforschungsinstitut) in Lyon liegen genügend Beweise dafür vor, daß Uracylyperit bei Tieren Krebs verursacht.

Urethan (Carbaminsäure-ethylester) Urethan wird in der von der Bundesanstalt für Arbeitsschutz und Unfallforschung (BAU) in Dortmund herausgegebenen BAU-Liste über «Krebserregende Arbeitsstoffe» geführt. Auch das Bundesamt für Gesundheitswesen in Bern registriert Urethan in der Schweizer Giftliste als krebserregenden Arbeitsstoff. Nach Einschätzug der International Agency for Research on Cancer (dem WHO-Krebsforschungsinstitut) in Lyon liegen genügend Beweise dafür vor, daß Urethan bei Tieren Krebs verursacht.

Vinylacetat Laut Angaben der MAK-Werte-Kommission wird Vinylacetat zur Zeit auf krebserzeugende Wirksamkeit überprüft.

Vinylchlorid Die MAK-Werte-Liste registriert Vinylchlorid in der Gruppe der eindeutig als krebserzeugend ausgewiesenen Arbeitsstoffe. Auch bei der Bundesanstalt für Arbeitsschutz und Unfallforschung (BAU) in Dortmund sowie in der Schweizer Giftliste wird Vinylchlorid als krebserregender Arbeitsstoff geführt. Vinylchlorid wird fast ausschließlich als Ausgangsstoff zur Produktion von Polyvinylchlorid (PVC) eingesetzt. PVC ist der in der Bundes-

republik Deutschland und Westeuropa meistproduzierte Kunststoff. Verwendungsbereich für PVC-Produkte sind unter anderem:
▷ Haushaltswaren
▷ Kfz-Innenausstattung
▷ Fußbodenbeläge
▷ Elektroindustrie
▷ Bauindustrie
▷ Verpackungsmaterialien
▷ Transportmaterialien
▷ Plastikklebstoffe
▷ Schuhsohlen
▷ Regenmäntel
▷ Textilappreturen
▷ Additive für Anstrichfarben

Vinylchlorid ist als Treibgas für Spraydosen durch das Bundesimmissionsschutzgesetz von 1978 verboten. Die Verordnung zur Begrenzung des Gehalts an monomerem Vinylchlorid in Bedarfsgegenständen (Vinylchlorid-Bedarfsgegenstände-Verordnung) schreibt vor, daß Bedarfsgegenstände, die unter Verwendung von Vinylchloridpolymerisaten oder -kopolymerisaten hergestellt sind und die bei bestimmungsgemäßem oder vorauszusehendem Gebrauch mit den Schleimhäuten des Mundes in Berührung kommen, gewerbsmäßig nicht in den Verkehr gebracht werden, wenn ihr Gehalt an monomerem Vinylchlorid ein Milligramm je Kilogramm übersteigt. Auch der zulässige Grenzwert für den Übergang von monomerem Vinylchlorid aus PVC auf Lebensmittel wird in dieser Verordnung genannt: «Anteile an monomerem Vinylchlorid, die von Bedarfsgegenständen im Sinne des § 1 Abs. 1 auf Lebensmittel übergehen, sind als unbedenklich und unvermeidbar im Sinne des § 31 Abs. 1 des Lebensmittel- und Bedarfsgegenständegesetzes anzusehen, wenn bei Anwendung des in § 4 bezeichneten Verfahrens monomeres Vinylchlorid nicht nachgewiesen ist.»[36] In § 4 dieser Verordnung heißt es dazu: «Als nicht nachgewiesen gelten übergehende Anteile an monomeren Vinylchlorid, die 0,01 Milligramm in einem Kilogramm Lebensmittel nicht überschreiten.»[37] Vinylchlorid gehört zu den Chemikalien, für die laut MAK-Werte-Kommission «keine noch als unbedenklich anzusehende Konzentration angegeben werden kann».[38] In den USA ist seit 1973 das Abfüllen alkoholischer Getränke in PVC-Flaschen verboten. Seit 1974 ist in den USA der Gebrauch von Vinylchlorid
▷ als Treibgas
▷ in Druckbehältern im Haushalt
▷ als Bestandteil von Arznei-, Kosmetikerzeugnissen und Pestiziden verboten

Vinylcyanid   In der Schweizer Giftliste, herausgegeben vom Bundesamt für Gesundheitswesen in Bern, wird Vinylcyanid als krebserzeugender Arbeitsstoff eingestuft.

Vinylidenchlorid   siehe 1,1-Dichlorethen

Xanthurensäure-8-methylether   Die Bundesanstalt für Arbeitsschutz und Unfallforschung (BAU) in Dortmund führt Xanthurensäure-8-methylether in der Liste «Krebserregende Arbeitsstoffe».

Xenylamin   In der Schweizer Giftliste, herausgegeben vom Bundesamt für

720

Gesundheitswesen in Bern, wird Xenylamin als krebserzeugender Arbeitsstoff eingestuft.

2,4-Xylidin Die Senatskommission zur Prüfung gesundheitsschädlicher Arbeitsstoffe bewertet 2,4-Xylidin als einen Stoff mit begründetem Verdacht auf krebserzeugendes Potential.

Xylol Laut Angaben der MAK-Werte-Kommission wird Xylol zur Zeit auf krebserzeugende Wirksamkeit überprüft. Xylol ist ein wichtiger Ausgangsstoff in der chemischen Industrie, unter anderem für die Herstellung von Farbstoffen und Klebern, aber auch als Lösemittel für Farben, Lacke, Reinigungsmittel, Farbentferner und Polituren.

Yperit Der International Agency for Research on Cancer (dem WHO-Krebsforschungsinstitut) in Lyon zufolge enthalten die bisherigen Untersuchungen über Yperit genügend allgemein anerkannte Hinweise darauf, daß Yperit beim Menschen Krebs erzeugt.

Zinkchromat Die Senatskommission zur Prüfung gesundheitsschädlicher Arbeitsstoffe hat Zinkchromat der Gruppe der eindeutig als krebserzeugend ausgewiesenen Stoffe zugeordnet, die beim Menschen erfahrungsgemäß bösartige Geschwülste zu verursachen vermögen. Für Zinkchromat vermag die Senatskommission keinen untersten Grenzwert anzugeben, der aufgrund des derzeitigen Wissenstandes als unbedenklich gelten kann. Die Bewertung des Krebsrisikos gilt für Belastungen, bei denen Zinkchromat in atembarer Form auftreten kann.

Glossar

Abbau Ein Vorgang, durch den innerhalb eines Ökosystems natürliche oder künstliche Stoffe durch Selbstreinigungskraft verändert oder zersetzt werden können.

Absorption Lösung von Gasen in Flüssigkeiten oder Intensitätsabschwächung von Strahlung beim Durchdringen von Materie.

Adaption Anpassungsvermögen von Lebewesen oder Organen an Umweltfaktoren.

ADI-Wert Abkürzung für Acceptable Daily Intake. Dieser Wert gibt an, welche Schadstoffmenge nach den gegenwärtigen wissenschaftlichen Erkenntnissen täglich ein Leben lang aufgenommen werden kann, ohne daß damit ein gesundheitliches Risiko erkennbar wäre.

Akkumulation Fähigkeit von Stoffen, sich in der Umwelt oder über die Nahrung in Lebewesen anzureichern.

Alpha-Strahlung Eine ionisierende, das heißt im Körpergewebe Ionen erzeugende, elektromagnetische Strahlung. Sie entsteht, wenn ein Atomkern radioaktiv zerfällt und dabei Alphateilchen ausstößt. Alphastrahlung hat zwar nur eine sehr geringe Reichweite, aber im Körper können Alphateilchen schwere Schäden an der Erbsubstanz auslösen.

Ames-Test Untersuchungen zur Feststellung karzinogener Wirkungen sind langwierig und teuer. Eine zeitsparende und einfachere Untersuchungsmöglichkeit bietet der Ames-Test. Dabei wird die mutagene Wirkung einer Substanz auf Bakterien erfaßt. Da zwischen Mutagenität und krebserzeugenden Eigenschaften enge Zusammenhänge bestehen, erhält man mit diesem Test Aussagen über potentielle karzinogene Wirkungen.

anorganische Verbindungen Anorganische Verbindungen sind diejenigen chemischen Verbindungen, aus denen die unbelebte Natur aufgebaut ist.

aromatische Kohlenwasserstoffe Sammelbezeichnung für bestimmte organische Kohlenwasserstoffe wie Benzol, Xylol, Toluol, Phenol, Anilin und andere.

BAT-Wert Abkürzung für «Biologischer Arbeitsstoff-Toleranz-Wert». Diese Werte geben die Konzentration eines schädlichen Arbeitsstoffes im Blut oder Harn an, die nach dem gegenwärtigen Stand des Wissens auch dann die Gesundheit des Beschäftigten nicht in Mitleidenschaft ziehen, wenn dieser dem Stoff regelmäßig 40 Stunden in der Woche ausgesetzt ist. BAT-Werte werden von der MAK-Werte-Kommission festgesetzt.

Berufskrebs Krebskrankheit, die durch Karzinogene erzeugt wird, die am Arbeitsplatz vorkommen oder während des Arbeitsprozesses gebildet werden.

Beta-Strahlung Eine ionisierende Strahlung, die beim radioaktiven Betazerfall frei wird; Betateilchen können Elektronen oder Positronen

sein. Betastrahlung durchdringt menschliches Gewebe ein bis zwei Zentimeter.

Biophotonen Elektromagnetische Energiequanten (Photonen), die aus
biologischen Systemen abgestrahlt werden und im System selbst als elektromagnetische Wellen die Bioprozesse steuern. Sie sind der empfindlichste
Indikator für Krankheiten, einschließlich «Krebs». Siehe *Krebsrisiko elektromagnetische Strahlung.*

Biophysik Physikalische Betrachtungsweise der Eigenschaften und Funktionen lebender Systeme.

Biozide Verschiedene Gruppen von Schädlingsbekämpfungs- und Pflan-
zenschutzmitteln mit vielen Nebenwirkungen auf Pflanzen, Tiere, Menschen:
Bakterizide gegen Bakterien
Fungizide gegen Pilze
Herbizide gegen Unkraut
Insektizide gegen Insekten
Akarizide gegen Milben
Aphizide gegen Blattläuse
Ovizide gegen Insekten- und Milbeneier
Molluskizide gegen Schnecken
Nematodizide gegen Fadenwürmer
Rodontizide gegen Nagetiere
Virizide gegen Viren
Siehe *Krebsrisiko Pflanzenschutz- und Schädlingsbekämpfungsmittel.*

Cd – Cadmium siehe *ABC der Krebsgifte*

Chemotherapie Behandlung mit chemisch-synthetisch erzeugten Substanzen.

Chinone Bestimmte organisch-chemische Verbindungen.

chlorierte Kohlenwasserstoffe Sammelbezeichnung für bestimmte organisch-chemische Verbindungen, die vor allem als Lösemittel in Lacken,
Klebstoffen und Reinigern (z.B. Tetrachlorkohlenstoff, Trichlorethylen,
1,1,1-Trichlorethan, Methylenchlorid), als Wirkstoff in Pestiziden (z.B. DDT,
Chlordan, Aldrin, Lindan, Hexachlorbenzol) oder Holzschutzmittel-Wirkstoffe (z.B. Pentachlorphenol) eingesetzt werden. Die Verbindungen sind
chemisch sehr stabil und haben eine lange Lebensdauer; sie reichern sich im
menschlichen Fettgewebe an und können chronische Leber-, Nieren- und
Gehirnschäden verursachen. Viele chlorierte Kohlenwasserstoffe können
Krebs erzeugen.

CO Kohlenmonoxid

CO_2 Kohlendioxid

chronisch Von langer, unbestimmter Dauer; ohne direkte akute Gefahr.

Depot Ansammlung der Rückstände eines bestimmten Umweltgiftes im
Organismus (z.B. gespeichertes DDT im menschlichen Fettgewebe).

Diagnose Erkennen einer Krankheit

diffundieren durchwandern

DNS (Desoxyribonucleinsäure) Träger aller Erbinformationen im Zellkern; doppelsträngiges Riesenmolekül, das z.B. durch Chemikalien bzw. radioaktive oder elektromagnetische Strahlung geschädigt werden kann. Schäden an der DNS (Mutationen) können in Körperzellen Krebs auslösen. Die DNS besitzt bis zu einem gewissen Maß die Fähigkeit, Schäden zu reparieren.

Dosis Aufgenommene Menge eines Schadstoffes oder einer Strahlung.

Dosis-Wirkungs-Beziehung Zusammenhang zwischen der Menge eines aufgenommenen Stoffes oder einer Strahlung und der Wirkung, die diese im Körper auslösen. Bei der aufgenommenen Menge sind Konzentration und Dauer der Aufnahme ausschlaggebend. Dosis-Wirkungs-Beziehungen sind die Grundlage für die Abschätzung der toxischen Wirkung einer Substanz und werden deshalb unter anderem bei der Festlegung von Grenzwerten berücksichtigt.

elektrisches Feld Ein Zustand, der im Raum durch elektrische Ladungen oder durch zeitlich veränderliche Magnetfelder erzeugt wird. Die elektrische Feldstärke wird in Volt pro Meter (V/m) gemessen.

elektrische Spannung Die Differenz der an zwei Punkten vorliegenden Werte des elektrischen Potentials; sie wird in Volt (V) gemessen.

elektromagnetische Felder Wechselfelder elektrischer und magnetischer Art, die in Wechselwirkung miteinander stehen.

elektromagnetische Wellen Durch jeden fließenden Strom wird gleichzeitig ein Magnetfeld erzeugt. So entsteht aus einem sich zeitlich ändernden elektrischen ein magnetisches und aus diesem wiederum ein elektrisches Feld. Diese Wechselwirkung pflanzt sich räumlich fort; man nennt dies elektromagnetische Wellen. Bei diesen Wellen handelt es sich um elektrische und magnetische Felder, die die Fähigkeit haben, sich im Raum auszubreiten. Die Ausbreitungsgeschwindigkeit elektromagnetischer Wellen im freien Raum und die des Lichts, das ebenfalls aus solchen Wellen besteht, beträgt rund 300000 Kilometer pro Sekunde.

Elektronen Leichteste der elektrisch geladenen Elementarteilchen. Sie sind Bestandteil jedes Atomverbands.

Elektrosmog Darunter versteht man jede Art und Intensität von elektromagnetischer Strahlung, die bei der Erzeugung, dem Transport und dem Verbrauch technisch erzeugter Energie in das Umfeld gelangt.

Emission Emission ist die Abgabe z.B. von Chemikalien und Strahlen an die Umwelt.

endogen Von innen heraus entstanden; im Körper selbst gebildet.

724

Enzyme Von lebendigen Zellen erzeugte Katalysatoren, die chemische Reaktionen zu beschleunigen und zu lenken vermögen.

epidemiologisch Statistische Auswertung von Krankheitsdaten einer größeren Bevölkerungsgruppe.

Erdmagnetfeld Durch Stromsysteme im Erdinnern kommt es zur Bildung des Magnetfelds. Die Pole stimmen nicht genau mit den geographischen Polen überein und verändern im Laufe der Zeit auch ihre Lage. Die Stärke des Feldes ist an den Polen am größten, am Äquator am geringsten und beträgt in mittleren Breiten der Erde etwa 0,5 Gauß.

Erythrozyten rote Blutkörperchen

essentiell Für den Organismus unbedingt notwendig, weil er die als essentiell bezeichnete Verbindung nicht selbst aufbauen kann.

Evolution Entwicklung

exogen von außen

Exposition Ausgesetztsein des Organismus gegenüber äußeren Einflüssen und Umweltfaktoren.

Fettlöslichkeit Die Eigenschaft von Stoffen, sich in Fetten oder Ölen zu lösen. Sie ist besonders wichtig im Hinblick auf die Aufnahme von Umweltgiften, weil fettlösliche Substanzen den Fettschutz der Haut und das Unterhautfettgewebe gut durchdringen können und so leicht vom Körper aufgenommen werden. Fettlösliche Chemikalien reichern sich besonders in fettreichen Lebensmitteln an und gelangen auch auf diese Art in den Organismus. Siehe Kapitel *Krebsrisiko Ernährung*.

Fremdstoffe Stoffe, die z.B. Lebensmitteln von Natur aus nicht eigen sind, als Bestandteile der Lebensmittel jedoch zwangsläufig mitgegessen werden.

Fungizide Bezeichnung für Chemikalien, die Pilze und deren Sporen abtöten oder deren Wachstum hemmen.

Gammastrahlung Extrem kurzwellige, ionisierende elektromagnetische Strahlung, härter als Röntgenstrahlung. Gammastrahlung durchdringt den menschlichen Körper vollständig.

Gen Erbfaktor, Erbanlage

Gifte Stoffe, die im Körper schädliche Wirkungen, unter Umständen sogar den Tod herbeiführen, indem sie lebenswichtige natürliche, biologische Prozesse stören. Bestimmte Stoffe werden ab einer bestimmten Dosis (Menge oder Konzentration) zu Giften. Diesen Grenzwert bezeichnet man als toxische Schwelle einer Substanz. Für krebserzeugende Stoffe können in der Regel keine Grenzwerte festgestellt werden, unterhalb denen kein Krebsrisiko besteht.

Gray (Gy) Neue internationale Einheit der Energiedosis für ionisierende

725

Strahlung. 1 Gray entspricht 100 rad oder der Energiemenge von 1 Joule pro Kilogramm bestrahlten Materials.

Halbwertzeit Die Zeit, in der die Hälfte eines Schadstoffs abgebaut ist.

Hämoglobin roter Blutfarbstoff

Hautresorption Aufnahme von chemischen Stoffen durch die Haut in die Blutbahn.

HB-Gehalt Hämoglobingehalt; Anteil des roten Blutfarbstoffs am Blutvolumen.

HCB Hexachlorbenzol (Beizmittel, Weichmacher für PVC); siehe *ABC der Krebsgifte*.

HCE Heptachlorepoxid (Insektenvertilgungsmittel); siehe *ABC der Krebsgifte*.

HCH Hexachlorcyclohexan (Insektenvertilgungsmittel; gamma-HCH = Lindan); siehe *ABC der Krebsgifte*.

Hg Quecksilber; siehe *ABC der Krebsgifte*

Immissionen Luftverunreinigungen, Geräusche, Erschütterungen, Licht, Wärme, Strahlen und ähnliche Einwirkungen, die zu Störungen des menschlichen Wohlbefindens führen können.

Immunsystem Schutzsystem des Körpers gegen Krankheitserreger; körpereigenes Abwehrsystem. Die Hinweise nehmen zu, daß Krebs nur bei geschwächter Abwehrkraft entstehen kann.

Initialphase Anfangsphase

Interferenzwirkung Wenn zwei (oder mehr) Stoffe zusammentreffen, können sich ihre Wirkungen überlagern, dabei auch stören oder sogar aufheben.

Intoxikation Vergiftung

in vitro außerhalb des Lebens, experimentell

in vivo innerhalb des Lebens; unter natürlichen Bedingungen

Inzidenz Zahl der (Krebs-)Neuerkrankungen pro Jahr auf 100 000 Einwohner.

ionisierende Strahlung Ionisierende Strahlung ist elektromagnetische Teilchenstrahlung, die genügend Energie besitzt, Atome und Moleküle zu ionisieren, das heißt, aus elektrisch neutralen Atomen und Molekülen positiv und negativ geladene Teilchen zu binden. Beim Durchgang durch Materie verliert die ionisierende Strahlung durch Ionisation Energie und wird zuletzt vollkommen absorbiert. Ionisierende Strahlung kann zu Schäden im Organismus führen, sie läßt sich mit unseren Sinnesorganen nicht wahrnehmen, wohl aber mit Meßgeräten; ihre Stärke wird in den Einheiten Röntgen, rad und rem bzw. Gray (Gy) und Sievert (Sv) gemessen.

irreversibel nicht rückwandelbar

kanzerogen Alles was Krebs erzeugt, wenn es in den Menschen durch irgendeinen Aufnahmeweg (wie Lunge, Haut oder Magen-Darm-Trakt) gelangt.

Kanzerogene Krebserzeugende Stoffe und andere Einflußfaktoren, z.B. physikalische Einflüsse wie radioaktive Strahlung und Röntgenstrahlen; möglicherweise aber auch technisch erzeugte elektromagnetische Strahlung von geringerer Energie. Außerdem zahlreiche chemische Stoffe und Viren.

Kanzerogenese Krebsentstehung

Kanzerogenität krebsauslösende Wirkung

karzinogen siehe kanzerogen

Karzinogene siehe Kanzerogene

Karzinogenese siehe Kanzerogenese

Karzinogenität siehe Kanzerogenität

Karzinom Tumor bzw. bösartige Geschwulst; Karzinomtypen werden nach der Zellart, von der sie ausgehen, unterschieden.

kausal die Ursache betreffend

«Killer»-Zellen Zellen des Immunabwehrsystems, die als körperfremd erkannte Zellen «killen».

kokanzerogen Eigenschaft einer Substanz, die in Verbindung mit einem krebserzeugenden Stoff das Tumorwachstum fördert.

kokarzinogen siehe kokanzerogen

Kokarzinogenese Krebserzeugung durch Stoffe, die allein nicht krebserregend zu sein brauchen. Sie verkürzen die Latenzzeit der eigentlichen karzinogenen Wirkung, die von anderen Einflüssen herrührt.

Kombinationswirkungen Das Zusammenwirken zweier oder mehrerer Chemikalien oder Strahlungsarten auf einen Organismus. Durch die Vielzahl der chemisch-synthetischen Schadstoffe und technisch erzeugten Strahlungen in der heutigen Umwelt gewinnen mögliche schädliche Kombinationswirkungen immer mehr an Bedeutung. Bei Kombinationswirkungen unterscheidet man eine sich gegenseitig verstärkende (additive Wirkung, potenzierende Wirkung) und eine sich gegenseitig abschwächende Wirkung. Siehe Kapitel *Krebsgifte – das wahre Gesicht der Chemie.*

727

Kontamination Belastung («Verschmutzung») mit einem Fremdstoff.

kontaminiert belastet, verunreinigt

konventionell herkömmlich

Krebs Allgemeine Bezeichnung für eine große Gruppe von Krankheiten, die durch unkontrolliertes Wachstum und Ausbreitung entarteter Zellen gekennzeichnet ist.

latent Verborgen; wegen mangelnder Ausbildung von Krankheitszeichen nicht als Krankheit erkennbar.

Latenzzeit Zeit, die zwischen Einwirkung des Karzinogens und der nachweisbaren Tumorbildung liegt.

LD$_{50}$ Diejenige «mittlere tödliche Dosis» eines Stoffs, die bei direkter Verabreichung 50 Prozent der Versuchstiere sterben läßt.

Leukämie Eine Krankheit, bei der sich entartete Leukozyten (weiße Blutkörperchen) in Blut und Knochenmark vermehren.

Leukose Blutkrankheit mit (meist) enormer Steigerung der Leukozyten.

Leukozytose Vermehrung der Leukozytenzahl (weiße Blutkörperchen).

Lokalisation Beschränkung eines Krankheitsprozesses auf einen engeren Bereich.

Lösemittel Flüssigkeiten, die andere Stoffe lösen können, ohne sie chemisch zu verändern. Sie werden vor allem als Hilfsmittel der Gummi-, Klebstoff-, Textilien-, Lack-, Kunstleder- und Haushaltspflegemittelindustrie sowie als Bestandteil von Entfettungs-, Reinigungs- und Abbeizmitteln eingesetzt. Siehe *Krebsrisiko Lacke und Farben.*

Lymphe Flüssigkeit der Lymphgefäße, die dem Blutserum ähnelt, aber viel Eiweiß und weiße Blutkörperchen (Lymphozyten) enthält und den Stoffaustausch zwischen den Geweben vermittelt.

Lymphom Eine Krankheit, bei der erhöhte Zahlen von Lymphozyten (eine Art weißer Blutkörperchen) von Galle und Lymphknoten erzeugt werden.

Lymphome Tumoren des Lymphsystems

Lymphozyten Immunabwehrzellen, die im Lymphsystem gebildet werden. Sie werden als Hauptabwehrkräfte in der Immunreaktion auf Krebszellen betrachtet.

magnetisches Feld Zwischen Magnetismus und Elektrizität besteht eine enge Beziehung. Jeder stromdurchflossene elektrische Leiter übt magnetische Kraft aus; und zwar entsprechend der Stärke des fließenden Stroms. Wo immer sich gerade Ladungsträger verschieben, herrscht ein Magnetfeld. Für die Beschreibung der magnetischen Felder sind in der Literatur mehrere

Maßeinheiten gebräuchlich: magnetische Induktion B: 1 T (Tesla) = 10^4 G (Gauß) – magnetische Feldstärke H: 1 A/m (Ampere pro Meter) = 0,01257 Oe (Oersted).

MAK-Werte Die Senatskommission zur Prüfung gesundheitsschädlicher Arbeitsstoffe (MAK-Werte-Kommission) definiert den Begriff der von ihr festgesetzten MAK-Werte folgendermaßen: «Der MAK-Wert (maximale Arbeitsplatz-Konzentration) ist die höchstzulässige Konzentration eines Arbeitsstoffs als Gas, Dampf oder Schwebstoff in der Luft am Arbeitsplatz, die nach dem gegenwärtigen Stand der Kenntnis auch bei wiederholter und langfristiger, in der Regel täglich achtstündiger Exposition, jedoch bei Einhaltung einer durchschnittlichen Wochenarbeitszeit von 40 Stunden (in Vierschichtbetrieben 42 Stunden je Woche im Durchschnitt von vier aufeinanderfolgenden Wochen) im allgemeinen die Gesundheit der Beschäftigten nicht beeinträchtigt und diese nicht unangemessen belästigt. In der Regel wird der MAK-Wert als Durchschnittswert über Zeiträume bis zu einem Arbeitstag oder einer Arbeitsschicht integriert. Bei der Aufstellung von MAK-Werten sind in erster Linie die Wirkungscharakteristika der Stoffe berücksichtigt, daneben aber auch – soweit möglich – praktische Gegebenheiten der Arbeitsprozesse bzw. der durch diese bestimmten Expositionsmuster. Maßgebend sind dabei wissenschaftlich fundierte Kriterien des Gesundheitsschutzes, nicht die technischen und wirtschaftlichen Möglichkeiten der Realisation in der Praxis.»
Die Festsetzung solcher Grenzwerte ist problematisch, da wesentliche Sachverhalte schwierig oder gar nicht zu berücksichtigen sind.
MAK-Werte gelten nur für reine Stoffe! In der Regel ist aber jeder ständig einer Vielzahl von Stoffen ausgesetzt, so daß Kombinationswirkungen vorliegen.
Über das Zusammenwirken mehrerer Stoffe sind nur wenig wissenschaftliche Ergebnisse bekannt. Hier besteht eine große Forschungslücke. Neue Erkenntnisse auf diesem Gebiet könnten zu einschneidenden Änderungen von MAK-Werten führen!
MAK-Werte entsprechen dem jeweiligen Stand des Wissens über die Eigenschaften der Stoffe. Jedes Jahr werden MAK-Werte zum Teil erheblich herabgesetzt, weil sich gezeigt hat, daß trotz Einhaltung der geltenden Werte Gesundheitsschäden aufgetreten sind. Bei vielen schon lange im Gebrauch befindlichen Arbeitsstoffen wird erst jetzt entdeckt, daß sie Krebs erzeugen können.
MAK-Werte sind auf einen «Durchschnittsarbeiter», eine durchschnittliche Arbeitszeit und eine durchschnittliche körperliche Belastung berechnet. Ein Arbeiter, der aber nur 60 statt 75 Kilogramm wiegt, durch Überstunden auf elf Stunden Arbeitszeit kommt und außerdem noch schwer körperlich arbeitet, ist durch die Einhaltung der MAK-Werte nicht ausreichend geschützt. Nicht ausreichend sind diese Werte auch für Jugendliche und Schwangere.
Für Stoffe, deren Einwirkung nach dem gegenwärtigen Stand der Kenntnis eine eindeutige Krebsgefährdung für den Menschen bedeutet, enthält die MAK-Werte-Liste keine Konzentrationswerte, da laut MAK-Werte-Kommission keine noch als unbedenklich anzusehende Konzentration angegeben werden kann.

maligne bösartig; Krankheitsverlauf in Richtung zunehmendes Wachstum von Körpergewebe mit wahrscheinlich tödlichem Ausgang. Im allgemeinen befällt der Tumor benachbarte Gewebe und breitet sich auf andere Körperteile aus.

maligne Tumoren bösartige Geschwülste

Malignom bösartige Geschwulst

Manifestation Erscheinung, Sichtbarwerden

Maßeinheiten

kg = 1000 g (Kilogramm)
mg = 0,001 g (Milligramm)
μg = 0,000001 g (Mikrogramm)
ng = 0,000000001 g (Nanogramm)

1 ppm (part per Million)
1 Teil von 1 Million Teilen = 1 Milligramm pro Kilogramm = 0,001 g/kg 10^{-6}
1 ppb (part per billion)
1 Teil von 1 Milliarde Teilen = 1 Mikrogramm pro Kilogramm = 0,000001 g/kg 10^{-9}
1 ppt (part per trillion)
1 Teil von 1 Billion Teilen = 1 Nanogramm pro Kilogramm = 0,000000001 g/kg 10^{-12}
1 ppq (part per quadrillion)
1 Teil von 1 Billiarde Teilen = 1 Picogramm pro Kilogramm = 0,000000000001 g/kg 10^{-15}
*1 ppqt * (part per quintillion)*
1 Teil von 1 Trillion Teilen = 1 Femtogramm pro Kilogramm = 0,000000000000001 g/kg 10^{-18}
* Behelfsabkürzung

Zehner-Potenzen

10^{33}	=	1 000 000 000 000 000 000 000 000 000 000 000	= Quinquilliarde
10^{30}	=	1 000 000 000 000 000 000 000 000 000 000	= Quintillion
10^{27}	=	1 000 000 000 000 000 000 000 000 000	= Quadrilliarde
10^{24}	=	1 000 000 000 000 000 000 000 000	= Quadrillion
10^{21}	=	1 000 000 000 000 000 000 000	= Trilliarde
10^{18}	=	1 000 000 000 000 000 000	= Trillion
10^{15}	=	1 000 000 000 000 000	= Billiarde
10^{12}	=	1 000 000 000 000	= Billion (Tera...)
10^{9}	=	1 000 000 000	= Milliarde (Giga...)
10^{6}	=	1 000 000	= Million (Mega...)
10^{5}	=	100 000	= Hunderttausend
10^{4}	=	10 000	= Zehntausend (Myria...)
10^{3}	=	1000	= Tausend (Kilo...)
10^{2}	=	100	= Hundert (Hekto...)
10^{1}	=	10	= Zehn (Deka...)
10^{-1}	=	0,1 (Dezi...)	
10^{-2}	=	0,01 (Zenti...)	
10^{-3}	=	0,001 (Milli...)	
10^{-6}	=	0,000001 (Mikro...)	
10^{-9}	=	0,000000001 (Nano...)	
10^{-12}	=	0,000000000001 (Pico...)	

Membranen Umhüllung von Zellen; Zellwand

metabolisieren Ein Wirkstoff wandelt sich im Organismus um.

Metabolismus chemische Prozesse des Stoffwechsels

Metabolite Umwandlungsprodukte eines Wirkstoffs

Metaboliten Stoffwechselprodukte

Metastasen   Tochtergeschwülste eines Organkrebses an anderen Stellen des Körpers.

Metatoxität   Nicht sofort deutliche, sich erst später bemerkbar machende Giftwirkung.

Migration   Wanderung von Bestandteilen eines Kunststoffs an die Oberfläche oder in einen anderen Feststoff, der mit dieser Oberfläche in Kontakt steht. Vor allem Zusatzstoffe wie Weichmacher, Stabilisatoren, Farbstoffe oder Restmonomere wandern aus dem Kunststoff aus.
Die im Kunststoff eingesetzten Chemikalien können auf diese Weise mit dem menschlichen Körper in Kontakt kommen. Dies ist z.B. bei Lebensmittelverpackungen, Textilien und Kinderspielzeug ein bisher wenig beachtetes Gesundheitsrisiko.
Das Migrationsverhalten von Kunststoffen ist unter anderem von der Temperatur und Kontaktdauer abhängig. Siehe *Krebsrisiko Kunststoffe.*

Milieu   Umwelt, Umgebung. Gesamtheit der die Lebensentwicklung der Menschen beeinflussenden natürlichen Verhältnisse.

Millirem   ein tausendstel rem

Mitose   Zellteilung; in der Mitose-(M-)phase läuft die Teilung einer Zelle in zwei gleiche Tochterzellen ab.

Molekül   Verbindung mehrerer gleichartiger oder ungleichartiger Atome.

Monomere   Einfache, meist sehr reaktionsfähige Moleküle, die sich untereinander durch Polymerisation chemisch verknüpfen lassen. Bei diesem Vorgang entstehen große Molekülketten, die Polymere, aus denen z.B. die Kunststoffe aufgebaut sind.
Bei der Verbindung von gleichartigen Monomeren entstehen polymere Kunststoffe (z.B. aus Vinylchlorid Polyvinylchlorid). Werden zwei oder mehrere verschiedenartige Monomere miteinander verbunden, entstehen sogenannte copolymere Kunststoffe (z.B. aus Acrylnitril, Butadien und Styrol wird ABS-Kunststoff).

mutagen   Erbgutverändernd; alles was eine Mutation (Erbgutveränderung) verursacht. Die meisten Karzinogene sind auch mutagen. Die Prüfung einer Substanz auf mutagene Wirkung kann weitgehend sichere Voraussagen über die krebserzeugende Wirkung ermöglichen.

Mutagene   Einflüsse oder Stoffe, die Mutationen hervorrufen.

Mutagenität   Fähigkeit von Stoffen (Mutagenen), am Erbmaterial Veränderungen hervorzurufen. Mutationen an Körperzellen können die Ursache für Krebs sein. Mutationen an Keimzellen (Eizellen und Spermien) vererben sich auf die Nachkommen.

Nahrungskette   Dieser Begriff soll veranschaulichen, daß viele Lebewesen über die Art ihrer Ernährung in Beziehung stehen. Ein Beispiel: grüne Pflanzen dienen Vegetariern als Nahrung, diese werden von fleisch- oder allesfressenden Tieren erbeutet, so daß die Nahrungskette von Pflanzen- über

731

Tierarten fortgesetzt wird. Am Ende vieler Nahrungsketten steht der Mensch. Siehe *Krebsrisiko Ernährung.*

Neutron elektrisch neutrales Teilchen des Atomkerns

Nitrosamine Krebserzeugende Substanzen, die Nitro- und Aminogruppen enthalten.

NO_2 Stickstoffdioxid entsteht durch Oxidation von Stickstoffoxid an der Luft. Stickstoffoxide entstehen bei allen Verbrennungsvorgängen, z.B. in Verbrennungsmotoren und industriellen Anlagen.

Noxe Krankheitserregende Ursache; Umweltschadstoff, der die Auftrittswahrscheinlichkeit von Krebs erhöht.

Onkologie Die Lehre von den Geschwülsten; auch die Zusammenarbeit aller medizinischen Disziplinen im Rahmen der Krebsbekämpfung wird darunter verstanden.

organische Verbindungen Chemische Verbindungen mit einem Kohlenstoffgrundgerüst. Sie stellen die überwiegende Zahl aller chemischen Verbindungen dar.

Organohalogene organische Verbindungen des Chlors, Fluors, Broms

pathogen krankmachend, krankheitserregend

pathologisch krankhaft, abnorm, ungesund

Pb Blei; siehe *ABC der Krebsgifte*

PCB Polychlorierte Biphenyle; siehe *ABC der Krebsgifte*

PCP Pentachlorphenol; siehe *ABC der Krebsgifte* und *Krebsrisiko Holzschutzmittel*

permanent dauernd, ununterbrochen

persistent Persistente Stoffe sind schwer abbaubar und können sich dadurch in der Umwelt anreichern (z.B. PCB).

Pestizide Mittel zur Bekämpfung von Schadorganismen, siehe *Krebsrisiko Pflanzenschutz- und Schädlingsbekämpfungsmittel.*

Physiologie Lehre von den normalen Lebensvorgängen.

physiologisch gesund, normal, nicht krankhaft, Gegensatz: pathologisch

Plasmazellen Kleine plasmareiche Zellen, die bei der körpereigenen Abwehr eine Rolle spielen und zahlreiche Antikörper enthalten.

polycyclische aromatische Kohlenwasserstoffe Eine Gruppe chemischer Verbindungen, die vor allem bei unvollständigen Verbrennungsprozes-

732

sen entstehen, z. B. im Zigarettenrauch, beim Grillen und beim Verheizen von Kohle und Öl. Sie wirken zum Teil stark krebserzeugend.

Polymere Riesenmoleküle (z. B. Kunststoffe), wie z. B. Polystyrol oder Polyvinylchlorid. Die kleinste Moleküleinheit, aus der sich ein Riesenmolekül gebildet hat, wird Monomer genannt; siehe Polymerisation.

Polymerisation Ein Verfahren zur Herstellung von Kunststoffen. Es ist die chemische Verknüpfung von einzelnen Molekülen (Monomeren, wie z. B. Styrol) zu Riesenmolekülen (Polymeren, wie z. B. Polystyrol). Es ist bisher technisch nicht möglich, Kunststoffe zu erzeugen, bei denen die eingesetzten Chemikalien vollständig in polymere Verbindungen umgesetzt werden. Sie enthalten deshalb immer ungebundene Anteile der verarbeiteten chemischen Stoffe, die jahrelang austreten und auf alles übergehen, was mit ihnen Kontakt hat. Die chronische Aufnahme auch kleinster Mengen krebserzeugender Kunststoffchemikalien kann durch Summationswirkung Krebs verursachen; siehe *Krebsrisiko Kunststoffe* und *Krebsgifte – das wahre Gesicht der Chemie.*

Polystyrol siehe *Krebsrisiko Kunststoffe*

potentiell möglich

potenzierende Wirkung Bei einer potenzierenden Wirkung ist der Gesamteffekt einer Schadstoffkombination größer, als es bei einer Addition der Wirkungen der Einzelstoffe zu erwarten wäre.

Potenzierung Wenn beim Zusammenwirken zweier Giftstoffe die gesamte toxische Wirkung beträchtlich größer ist als nur die Summe der jeweiligen Einzelwirkungen.

ppb Teilchenanteil per Milliarde

ppm Teilchenanteil per Million

ppt Teilchenanteil per Billion

PVC Polyvinylchlorid; siehe *Krebsrisiko Kunststoffe*

präventiv vorbeugend, verhütend

Proliferation Wucherung

Promotor Substanz, die das Krebswachstum beschleunigt, ohne selbst krebserregend zu sein.

Prophylaxe Vorbeugung, Krankheitsverhütung

rad Ältere Einheit der Energiedosis (englisch: radiation absorbed dose); siehe Gray.

Radioaktivität Eigenschaft bestimmter Isotope, die spontan Alpha- oder Betateilchen oder Gammastrahlung sowie Photonen und Röntgenstrahlung aussenden.

733

Radiologie Lehre von den energiereichen Strahlen und ihrer therapeutischen und diagnostischen Anwendung.

Radon Radon ist ein radioaktives Edelgas. Radon wirkt dadurch, daß es in den Körper aufgenommen wird und seine Wirkung im Körperinnern entfaltet. Radongase zerfallen in der Luft in ihre Folgeprodukte, die sich an Schwebstoffteilchen (Aerosole) anlagern. Mit der Atmung werden diese an Aerosole gebundenen Zerfallsprodukte unter anderem in die Lunge aufgenommen. Sie können dann von der Lunge in den Blutkreislauf übergehen und mit dem Blut in andere Körpergewebe gelangen. Dort kommt es wieder zu einer Anreicherung, wobei die Niere besonders stark betroffen ist. Lokal können also unter Umständen sehr hohe Radioaktivitätskonzentrationen entstehen, deren Strahlung zu einer starken Belastung des Gewebes führt. Die Radonkonzentration in Innenräumen ist immer größer als die in der Außenluft. Sie ist um so höher, je seltener und je kürzer ein Raum gelüftet wird.

Regeneration Wiedererzeugung, Wiedergewinnung

Regulation Fähigkeit von Organismen, auf Störungen in der Umwelt und auf Veränderungen im Körperinnern so zu reagieren, daß die Lebensprozesse weiterhin optimal ablaufen können.

rem Ältere Einheit der Äquivalenzdosis (siehe Sievert); sie berücksichtigt die unterschiedliche biologische Wirksamkeit der verschiedenen Strahlenarten (englisch: rad equivalent man).

Resonanz Mitschwingen eines schwingungsfähigen Körpers.

Resorption Aufnahme von Stoffen durch den Organismus über die Haut (Hautresorption) oder Schleimhäute. Die Resorption wird z.B. durch die gute Fettlöslichkeit vieler krebserzeugender Chemikalien begünstigt.

Restmonomere In Kunststoffen ist immer ein Anteil von monomeren, also ungebundenen Ausgangsstoffen enthalten; siehe *Krebsrisiko Kunststoffe.*

reversibel rückwandelbar

Röntgen Einheit der sogenannten Ionisationsdosis.

Röntgenstrahlung Eine ionisierende elektromagnetische Strahlung, weniger energiereich als Gammastrahlung.

Sarkom Eine aus Bindegewebszellen entstehende bösartige Geschwulst.

Schadstoffkonzentration Anteil von Schadstoffen in der Luft.

Sensibilisierung Empfindlichmachen des Körpers oder bestimmter Gewebe gegen fremdartige Stoffe, so daß bei späterer Wiederberührung mit dem sensibilisierenden Stoff Überempfindlichkeitserscheinungen entstehen.

Sievert (Sv) Seit 1986 international gültige Einheit der Äquivalenzdosis (ältere Einheit: rem). 100 rem entsprechen 1 Sievert. Nach dem neuesten System ist demnach die biologische Wirksamkeit einer Beta- oder Gammastrahlung mit einer Energie von 1 Gray genau 1 Sievert; die biologische Wirksamkeit von 1 Gray Alphastrahlung entspricht dagegen 10 Sievert.

Struktur   Aufbau, Gliederung

Substanz   Stoff, Masse

Summationsgift   Bezeichnung von Schadstoffen, die sich aufgrund besonders schlechter Abbaubarkeit bzw. ungenügender Ausscheidung in Organismen einlagern und anreichern können. Geringe Mengen solcher Stoffe – über lange Zeit aufgenommen – können so erhebliche Schadstoffkonzentrationen im Organismus aufbauen, so daß mit steigendem Körpergewicht und Alter auch das Schädigungsrisiko zunimmt. Auch Chemikalien, die sich nicht im Organismus anreichern, können Summationswirkungen verursachen; siehe *Krebsgifte – das wahre Gesicht der Chemie.*

Syndrom   Krankheitsbild, das sich aus dem Zusammentreffen verschiedener charakteristischer Symptome ergibt.

Synergismus   Unerwartete Veränderungen oder Schäden im Organismus lassen sich (wie auch in Ökosystemen) nicht immer durch einfaches Zusammenzählen von Schadstoffen erklären. Durch eine Kombination verschiedener Kausalketten kann im Endeffekt eine nicht vorhersehbare Gesamtwirkung für eine Krankheitsauslösung zustande kommen. In diesem Sinn spricht man beispielsweise auch von Synkarzinogenese.

Synergisten   Stoffe, die in Gegenwart bestimmter Wirkstoffe deren spezifische, z. B. krebserzeugende, Wirkung erhöhen, ohne selbst einen solchen Effekt zu haben.

synergistische Wirkungen   Zusammenwirken von Stoffen oder Faktoren, bei denen sich die Einzelkomponenten gegenseitig fördern, so daß die Gesamtwirkung größer ist als die Summe der Einzelwirkungen.

Technics   Von Menschen erzeugte Felder magnetischer, elektrischer und elektromagnetischer Art, die unseren umbauten und nicht umbauten Raum durchdringen.

teratogen   Mißbildungen auslösend

Teratogenität   Eigenschaft vieler Chemikalien, beim entstehenden Leben, beim Embryo, Mißbildungen zu verursachen.

Testbenzin   Gemisch verschiedener aliphatischer Kohlenwasserstoffe; siehe *Krebsrisiko Lacke und Farben.*

Therapie   Behandlung, Heilverfahren

Thymusdrüse   Eine hormonbildende Drüse, die bei der Reifung von Immunzellen von Bedeutung ist.

Thyristor   Steuerbares Halbleiterbauelement, bei dem der Stromdurchgang durch einen Steuerimpuls freigegeben wird.

Toleranzgrenze Jene Konzentration eines Schadstoffs, die zu einer Schädigung des Organismus führt, wenn sie überschritten wird. Die Festlegung von Toleranzgrenzen ist sehr schwierig, weil die Kenntnisse über die schädigende Wirkung (vor allem Langzeitwirkung) vieler Substanzen nicht ausreicht.

Toxikologie Die Lehre von den giftigen Eigenschaften chemischer Substanzen.

toxisch giftig

toxische Schwelle Als toxische Schwelle bezeichnet man einen Wert, bei dem die Abwehrkräfte des Organismus nicht mehr ausreichen, um eine Schadstoffwirkung abzuwehren, und es zu einer Schädigung des Organismus kommt.

Toxität Die Wirkung eines giftigen Stoffs kann akut (sofort oder innerhalb einiger Tage), subchronisch (nach Tagen oder Wochen) und chronisch (nach Jahren oder Jahrzehnten) sein.

Tumor Geschwulst bzw. Neubildung, die schneller als normales Gewebe wächst und auch weiterwachsen kann, wenn die eigentliche Ursache entfernt ist.

ubiquitär allgegenwärtig

Umweltchemikalien Chemische Substanzen, die durch menschliche Tätigkeit (beabsichtigt oder unbeabsichtigt) in die Umwelt gelangen oder als Folge menschlicher Tätigkeit in der Umwelt entstehen.

vagabundierende Ströme Elektrische Ströme, die abseits von Leitungen fließen, z.B. in der Erde, in Hauswänden, in Rohrleitungen.

Wachstumsregulation Das bisher unbekannte Regelsystem, das das Zellwachstum steuert. Nach der Theorie des Biophysikers F.A. Popp ist es das photochemische Potential der Photonenspeicher; siehe *Was Sie über Krebsgifte wissen sollten.*

Wechselstrom Elektrischer Strom, dessen Stärke und Richtung sich periodisch ändert.

Weichmacher Substanzen, die in Kunststoffen deren Härte oder Sprödigkeit herabsetzen; siehe *Krebsrisiko Kunststoffe.*

WHO World Health Organization; Weltgesundheitsorganisation.

Zelldifferenzierung Spezialisierung der Zelle auf bestimmte, vom Verband vorgeschriebene Aufgaben.

Zelle Kleinste Einheit lebender Systeme, die sich selbst reproduzieren kann. Ihr Durchmesser liegt in der Größenordnung von 10^{-3} Zentimetern, ihre Membrandicken bei etwa 10^{-6} Zentimetern.

Zellteilung Die Abschnürung einer Zelle in der Mitosephase in zwei gleichartige Tochterzellen, die selbständig weiterwachsen können.

Zellwachstum Anwachsen der Zellzahl durch fortgesetzte Zellteilung.

Zielorganismen Die Körperorgane, die von bestimmten Chemikalien besonders angegriffen werden.

Literatur- und Quellenhinweise

Hauptsächlich verwendete Literatur

Alabaster, O.: *What you can do to prevent cancer.* New York 1985

Alsen, C., Wassermann, O.: *Die gesellschaftliche Relevanz der Umwelttoxikologie;* Veröffentlichung des Internationalen Instituts für Umwelt und Gesellschaft. Berlin 1986

Arbeitsgruppe «Krebserzeugende Umwelteinflüsse» des «Gesamtprogramms zur Krebsbekämpfung» der Bundesregierung: *Stoffe und Stoffgemische, für die wegen ihres kanzerogenen Potentials oder ihrer Umweltrelevanz ein vordringlicher Handlungsbedarf besteht.* Januar 1986

Aurand, K., Hässelbarth, U., Müller, G., Niemitz, W., Lahmann, E.: *Organische Verunreinigungen in der Umwelt.* Berlin 1978

Aurand, K., Seifert, B., Wegner, J.: *Luftqualität in Innenräumen.* Stuttgart–New York 1982

Bundesanstalt für Arbeitsschutz und Unfallforschung (Hrsg.): *Krebs am Arbeitsplatz.* Dortmund 1982

Bundesanstalt für Arbeitsschutz und Unfallforschung (Hrsg.): *Krebserregende Stoffe; Chemische Kanzerogene im Laboratorium.* Dortmund 1985

Bundesanstalt für Arbeitsschutz und Unfallforschung (Hrsg.): *Krebserzeugende Arbeitsstoffe.* Dortmund 1981

Bundesamt für Gesundheitswesen: *Schweizer Giftliste, Ausgabe 1987.* Bern 1987

International Agency for Research on Cancer: *IARC Monographs on the Evaluation of the Carcinogenic Risk of Chemicals to Humans. Chemicals, Industrial Processes and Industries Associated with Cancer in Humans.* IARC Monographs, Bd. 1–29. Lyon 1982

Kunststoff-Kommission des Bundesgesundheitsamtes: *Kunststoffe im Lebensmittelverkehr; Empfehlungen des Bundesgesundheitsamtes.* Köln 1986

Rat von Sachverständigen für Umweltfragen beim Bundesminister des Innern: *Umweltgutachten 1978* (letztes veröffentlichtes Umweltgutachten). Bonn 1978

Senatskommission zur Prüfung gesundheitsschädlicher Arbeitsstoffe: *Maximale Arbeitsplatzkonzentrationen und Biologische Arbeitsstofftoleranzwerte 1986.* Weinheim 1986

Senatskommission zur Prüfung gesundheitsschädlicher Arbeitsstoffe: *Gesundheitsschädliche Arbeitsstoffe; Toxikologisch-arbeitsmedizinische Begründung von MAK-Werten 1986.* Weinheim 1986

Krebsgifte – das wahre Gesicht der Chemie

[1] Schuster, G.: *Versaut bis in den Grund.* In: Natur 6/1987

[2] Rüdiger, H.W.: *Krebsentstehung – Erbfaktoren und Umwelteinflüsse.* In: Umweltschäden! Gesundheitsschäden? Was ist wirklich dran? Hameln 1985

[3] Rat von Sachverständigen für Umweltfragen beim Bundesminister des Innern: *Umweltgutachten 1978* (letztes veröffentlichtes Umweltgutachten). Bonn 1978

International Agency for Research on Cancer: *IARC Monographs on the Evaluation of the Carcinogenic Risk of Chemicals to Humans. Chemicals, Industrial Processes and Industries Associated with Cancer in Humans.* IARC Monographs, Bd. 1–29. Lyon 1982

[4] Alabaster, O.: *What you can do to prevent cancer.* New York 1985

[5] Bundesanstalt für Arbeitsschutz und Unfallforschung (Hrsg.): *Krebs am Arbeitsplatz.* Dortmund 1982

[6] Vavruch, I.: *Krebserregende chemische Verbindungen.* In: Chemie für Labor und Betrieb 3/1981

[7] Alsen, C., Wassermann, O.: *Die gesellschaftliche Relevanz der Umwelttoxikologie;* Veröffentlichung des Internationalen Instituts für Umwelt und Gesellschaft. Berlin 1986
Koch, E. R.: *Krebswelt; Krankheit als Industrieprodukt.* Köln 1981

[8] Umweltbundesamt (Hrsg.): *Beurteilung des Risikos kleiner Dosen von krebserzeugenden Stoffen für den Menschen.* Berlin 1983

[9] Die Grace P. Kelly Vereinigung zur Unterstützung der Krebsforschung für Kinder e. V.: *Das Ziel: Der Kinderplanet.* Bonn 1986

[10] Rüdiger, H. W.: *Krebsentstehung – Erbfaktoren und Umwelteinflüsse.* In: Umweltschäden! Gesundheitsschäden? Was ist wirklich dran? Hameln 1985

[11] Bundesanstalt für Arbeitsschutz und Unfallforschung (Hrsg.): *Krebs am Arbeitsplatz.* Dortmund 1982

[12] Rat von Sachverständigen für Umweltfragen beim Bundesminister des Innern: *Umweltgutachten 1978* (letztes veröffentlichtes Umweltgutachten). Bonn 1978

[13] Druckrey, H.: *Arzneimittel-Forschung 1/1951*

[14] Kapfelsberger, E., Pollmer, U.: *Iß und stirb.* Köln 1983

[15] Ebd.

[16] Ebd.

[17] Rat von Sachverständigen für Umweltfragen beim Bundesminister des Innern: *Umweltgutachten 1978* (letztes veröffentlichtes Umweltgutachten). Bonn 1978

[18] Alsen, C., Wassermann, O.: *Die gesellschaftliche Relevanz der Umwelttoxikologie;* Veröffentlichung des Internationalen Instituts für Umwelt und Gesellschaft. Berlin 1986

[19] Kunststoff-Kommission des Bundesgesundheitsamtes: *Kunststoffe im Lebensmittelverkehr; Empfehlungen des Bundesgesundheitsamtes.* Köln 1986

[20] Kommission der Europäischen Gemeinschaften: *Programm «Europa gegen den Krebs»; Vorschlag für ein Aktionsprogramm 1987–1989.* Brüssel 1986

[21] Ebd.

[22] Antwort der Bundesregierung auf die kleine Anfrage des Abgeordneten Dr. Ehmke und der Fraktion Die Grünen: «*Formaldehyd – krebserzeugend oder krebsverdächtig*». Drucksache 10/1718 vom 4. 7. 1984

[23] Bundesanstalt für Arbeitsschutz und Unfallforschung (Hrsg.): *Krebs am Arbeitsplatz.* Dortmund 1982

Die unheimliche Macht der chemischen Industrie

[1] Der Bundesminister für Forschung und Technologie: *Krebsforschung. Zwischenbilanz der Forschungsförderung.* 2. überarbeitete Aufl. Bonn 1986

[2] Kommission der Europäischen Gemeinschaften: *Programm «Europa gegen den Krebs»; Vorschlag für ein Aktionsprogramm 1987–1989.* Brüssel 1986
Deutsche Krebshilfe (Hrsg.): *Wie kann man sich vor Krebs schützen?* Bonn 1986

[3] Siehe Anmerkung 1

[4] Deutsches Krebsforschungszentrum (Hrsg.): *Krebsforschung heute; Berichte aus dem Deutschen Krebsforschungszentrum, 1986.* Darmstadt 1986

[5] Schuh, L.: *Alles über den blauen Dunst.* Haldenwang 1985

[6] Stickl, H.: *Einfluß der Umwelt auf das Immunsystem des Menschen.* In: Tagungsbericht Ökologie und Umwelthygiene. München 1980

[7] Senatskommission zur Prüfung gesundheitsschädlicher Arbeitsstoffe: *Gesundheitsschädliche Arbeitsstoffe; Toxikologisch-arbeitsmedizinische Begründung von MAK-Werten 1986.* Weinheim 1986

[8] Aurand, K., Seifert, B., Wegner, J.: *Luftqualität in Innenräumen.* Stuttgart–New York 1982

[9] International Agency for Research on Cancer: *IARC Monographs on the Evaluation of the Carcinogenic Risk of Chemicals to Humans. Chemicals, Industrial Processes and Industries Associated with Cancer in Humans.* ARC Monographs, Bd. 1–29. Lyon 1982
Rat von Sachverständigen für Umweltfragen beim Bundesminister des Innern: *Umweltgutachten 1978* (letztes veröffentlichtes Umweltgutachten). Bonn 1978

[10] Becker, N., Frentzel-Beyme R., Wagner, G.: *Krebsatlas der Bundesrepublik Deutschland.* Berlin–Heidelberg–New York 1979

[11] Wunder, M.: Krebsregister: *Vom Kampf gegen die Krankheit zum Kampf gegen die Kranken.* Referat auf der Fraktionssitzung der Grünen am 24.9. 1985

[12] Koch, E.R.: *Krebswelt; Krankheit als Industrieprodukt.* Köln 1981

[13] Alsen, C., Wassermann, O.: *Die gesellschaftliche Relevanz der Umwelttoxikologie;* Veröffentlichung des Internationalen Instituts für Umwelt und Gesellschaft. Berlin 1986

[14] Ebd.

[15] Ebd.

[16] Bachmann, Ch.: *Die Krebsmafia.* Monte Carlo 1981

[17] Ebd.

[18] Siehe Anmerkung 13

[19] Siehe Anmerkung 13

[20] Antwort der deutschen Bundesregierung auf die große Anfrage der Abgeordneten Kelly und der Fraktion Die Grünen. Drucksache 10/3675 vom 24.7. 1985

[21] Ebd.

[22] Bundesanstalt für Arbeitsschutz und Unfallforschung (Hrsg.): *Krebs am Arbeitsplatz.* Dortmund 1982

[23] Siehe Anmerkung 20

[24] Siehe Anmerkung 13

[25] Siehe Anmerkung 12

[26] Presseerklärung des Bundesministeriums für Inneres vom 18.12. 1985

Was Sie über Krebs wissen sollten

[1] Reitz, M., Gutjahr, P.: *Krebs. Was ist das? Entstehung und Behandlung.* Frankfurt a.M.–Berlin–Wien 1983

[2] Ebd.

[3] Vester, F., Henschel, G.: *Krebs ist anders. Ein verständlicher Einblick in die faszinierenden Probleme von Krebs und Zelle.* München 1973

[4] Siehe Anmerkung 1

[5] Vavruch, I.: *Krebserregende chemische Verbindungen.* In: Chemie für Labor und Betrieb 3/1981

[6] Siehe Anmerkung 5

[7] Bundesanstalt für Arbeitsschutz und Unfallforschung (Hrsg.): *Krebserregende Stoffe; Chemische Kanzerogene im Laboratorium.* Dortmund 1985

[8] Siehe Anmerkung 5

[9] Siehe Anmerkung 1

[10] Siehe Anmerkung 1

[11] Siehe Anmerkung 1
[12] Siehe Anmerkung 1
[13] Siehe Anmerkung 1
[14] Siehe Anmerkung 1
[15] Siehe Anmerkung 1
[16] Siehe Anmerkung 1
[17] Koch, E.R.: *Krebswelt; Krankheit als Industrieprodukt*. Köln 1981
[18] Süss, R., Malter, M.: *Leber: ein Filtersystem für zirkulierende Tumorzellen*. In: Krebsforschung heute. Berichte aus dem Deutschen Krebsforschungszentrum. Darmstadt 1986
[19] Ebd.
[20] Ebd.
[21] Deutscher Bundestag; Wissenschaftliche Dienste, Fachbereich VIb; Jugend, Familie und Gesundheit. Reg.-Nr. WV VIb-76/86: *Biologische Krebstherapien; Materialzusammenstellung*
[22] Persönlicher Schriftwechsel des Autors mit Dr. Malter und Dr. Süss vom Deutschen Krebsforschungszentrum
[23] Ebd.
[24] Senatskommission zur Prüfung gesundheitsschädlicher Arbeitsstoffe: *Gesundheitsschädliche Arbeitsstoffe; Toxikologisch-arbeitsmedizinische Begründung von MAK Werten 1986*. Weinheim 1986
Christ, H., Josef, G.: *Umweltschutz durch den Arzt*. Wien 1985
Hemminger, H.-J.: *Vorsicht Gift*. München 1985

Krebsrisiko Reinigungs-, Pflege- und Waschmittel

[1] *Globus*, 1. Fernseh-Programm des WDR am 2.12. 1984 und *Heute Mittag*, SWF-Sendung am 3.12. 1984, zitiert in Wohnung + Gesundheit 4/1985
[2] Senatskommission zur Prüfung gesundheitsschädlicher Arbeitsstoffe: *Maximale Arbeitsplatzkonzentrationen und Biologische Arbeitsstofftoleranzwerte 1986*. Weinheim 1986
[3] Ebd.
[4] Senatskommission zur Prüfung gesundheitsschädlicher Arbeitsstoffe: *Gesundheitsschädliche Arbeitsstoffe; Toxikologisch-arbeitsmedizinische Begründung von MAK-Werten 1986*. Weinheim 1986
[5] Siehe Anmerkung 2
[6] *Optische Aufhellung – eine chemische Epidemie*. In: Der informierte Apotheker 12/1974
[7] Brief von Prof. Dr. Dr. Baron vom 3.9. 1975

Krebsrisiko Kunststoffe

[1] Saechtling, H.J.: *Kunststoff-Taschenbuch*, 23. Aufl. München/Wien 1986
[2] Kemper, F.H., Lüpke, N.-P.: *Zum Thema Weichmacher*. Hrsg.: Verband der Kunststofferzeugenden Industrie e.V. Frankfurt a. M. 1983
[3] Mackwitz, H., Köszegi, B.: *Zeitbombe Chemie*. Wien 1983
[4] Siehe Anmerkung 2
[5] Woggon, H., Koehler, U.: *Zur Prüfung von Bedarfsgegenständen aus Kunststoffen. Polarographische Bestimmung von Di-(2-ethylhexyl)phthalate und Untersuchung der Migrationstendenz*. In: Kunststoffe 57
[6] Bowes, G.W., u.a.: *Identification of chlorinated dibenzofurans in American polychlorinated biphenyls*. In: Nature 256/1975
[7] Knöfler, L., Wüstefeld, M.: *Aufbereitung der Ergebnisse aus Forschungsvorhaben der interministeriellen Projektgruppe «Umweltchemikalien», For-*

schungsgruppe Polychlorierte Biphenyle. Schlußbericht an den Bundesminister für Jugend, Familie und Gesundheit. 1980

[8] Katalyse-Umweltgruppe (Hrsg.): *Umweltlexikon.* Köln 1985

[9] Senatskommission zur Prüfung gesundheitsschädlicher Arbeitsstoffe: *Maximale Arbeitsplatzkonzentration und Biologische Arbeitsstofftoleranzwerte 1986.* Weinheim 1986

[10] *Bekanntmachungen des Bundesgesundheitsamtes.* Bundesgesundheitsblatt 25/1982

[11] Kunststoff-Kommission des Bundesgesundheitsamtes: *Kunststoffe im Lebensmittelverkehr; Empfehlungen des Bundesgesundheitsamtes.* Köln 1986

[12] Ebd.

[13] Siehe Anmerkung 9

[14] Koch, E.R.: *Krebswelt; Krankheit als Industrieprodukt.* Köln 1981

[15] Dokumentation des PVC-Hearing: *Gefährden PVC-Produkte die Umwelt?* Stellungnahme verschiedener Sachverständiger anläßlich der Anhörung am 22.10.1986 in Bielefeld

[16] Ebd.

[17] Ebd.

[18] Kunststoff-Kommission des Bundesgesundheitsamtes: *Kunststoffe im Lebensmittelverkehr; Empfehlungen des Bundesgesundheitsamtes.* Köln 1986

[19] *Gutachten des deutschen Krebsforschungszentrums für das Landgericht München II.* Aktenzeichen 1203887/80 vom 24.2.1982 und 8.7.1982

[20] Siehe Anmerkung 9

[21] Siehe Anmerkung 9

[22] Gächter, R., Müller, H. (Hrsg.): *Taschenbuch der Kunststoff-Additive.* München 1983

[23] Siehe Anmerkung 18

[24] *Lebensmittelrecht; Textsammlung Stand 1. Januar 1987.* München 1987

[25] Siehe Anmerkung 18

[26] Siehe Anmerkung 18

[27] Bild der Wissenschaft 10/1985

Krebsrisiko Lacke und Farben

[1] Der Spiegel 35/1985 Senatskommission zur Prüfung gesundheitsschädlicher Arbeitsstoffe: *Maximale Arbeitsplatzkonzentrationen und Biologische Arbeitsstofftoleranzwerte 1986.* Weinheim 1986

[2] Statistisches Jahrbuch 1986

[3] Schaaf, R.: *Umweltschutz als öffentliche Aufgabe – Lösemittelemissionen aus Lacken und Anstrichstoffen.* Vortrag auf dem Symposium «Arbeitsschutz und Umweltschutz bei der Verarbeitung von Farben und Lacken». Berlin 1983

[4] Zöllner, W.: *Perspektiven bei der Formulierung umweltfreundlicher Lacke und Farben.* Vortrag auf dem Symposium «Arbeitsschutz und Umweltschutz bei der Verarbeitung von Farben und Lacken». Berlin 1983

[5] Umweltbundesamt (Hrsg.): *Was Sie schon immer über Umweltchemikalien wissen wollten.* Berlin 1982

[6] Senatskommission zur Prüfung gesundheitsschädlicher Arbeitsstoffe: *Maximale Arbeitsplatzkonzentrationen und Biologische Arbeitsstofftoleranzwerte 1986.* Weinheim 1986

[7] Ebd.

[8] Umweltbundesamt (Hrsg.): *Handbuch gefährliche Stoffe in Sonderabfällen.* Berlin 1978

[9] Scheene, H.: *Die Umsetzung der Arbeits- und Umweltschutzgesetzgebung in die Praxis der Lackverarbeitung.* Vortrag auf dem Symposium «Arbeitsschutz und Umweltschutz bei der Verarbeitung von Farben und Lacken». Berlin 1983
[10] Siehe Anmerkung 6
[11] Siehe Anmerkung 6
[12] Kursawa-Stucke, H.J., Schröder, H.P.: *Bio kontra Chemie?* Stiftung Verbraucherinstitut. Berlin 1986
[13] Süss, R., Malter, M.: *Leber: ein Filtersystem für zirkulierende Tumorzellen.* In: Krebsforschung heute. Berichte aus dem Deutschen Krebsforschungszentrum. Darmstadt 1986
[14] Senatskommission zur Prüfung gesundheitsschädlicher Arbeitsstoffe: *Gesundheitsschädliche Arbeitsstoffe; Toxikologisch-arbeitsmedizinische Begründung von MAK-Werten 1986.* Weinheim 1986
[15] Siehe Anmerkung 6
[16] Siehe Anmerkung 12
[17] Siehe Anmerkung 12
[18] Siehe Anmerkung 6
[19] Siehe Anmerkung 12
[20] *Ullmanns Encyklopädie der technischen Chemie.* Weinheim 1983
[21] Aurand, K., Seifert, B., Wegner, J.: *Luftqualität in Innenräumen.* Stuttgart–New York 1982
Umweltbundesamt (Hrsg.): *Was Sie schon immer über Umweltchemikalien wissen wollten.* Berlin 1982
[22] Gebefügi, I.: *Stand unserer Kenntnisse über das Vorkommen von Pentachlorphenol in der Umwelt.* In: GSF-Bericht über das Kolloquium 1980 des Instituts für ökologische Chemie. Hrsg.: Gesellschaft für Strahlen- und Umweltforschung mbH. München 1981
[23] Siehe Anmerkung 6
[24] Anderson: *Chromosomal aberrations and sister chromatid exchange in lymphocytes of men occupationally exposed to styrene in a plastic-boat factory.* Mutat. Res 73/1981
Gutachten des Deutschen Krebsforschungszentrums für das Landgericht München II. Aktenzeichen 1203887/80 vom 24. 2. 1982 und 8. 7. 1982
Senatskommission zur Prüfung gesundheitsschädlicher Arbeitsstoffe: *Maximale Arbeitsplatzkonzentrationen und Biologische Arbeitsstofftoleranzwerte 1986.* Weinheim 1986
[25] Siehe Anmerkung 12
[26] Umweltbundesamt (Hrsg.): *Das Umweltzeichen.* Berlin 1984

PCP-haltige Holzschutzmittel

[1] Institut für Wasser-, Boden- und Lufthygiene des Bundesgesundheitsamtes: *Holzschutzmittel in Wohnräumen und ihre Auswirkungen auf die Gesundheit der Bewohner.* Berlin 1981
[2] Stern 11/1984
[3] Krause, C.: *Wirkstoffe von Holzschutzmitteln im häuslichen Bereich.* In: Luftqualität in Innenräumen. Stuttgart–New York 1982
[4] Alsen, C.: *Zur Toxikologie von Holzschutzmitteln.* In: Protokoll des zweiten Treffens der Holzschutzmittel-Geschädigten am 24. 6. 1984 in Bonn. Veranstalter: Interessen-Gemeinschaft der Holzschutzmittel-Geschädigten e.V.
[5] Gebefügi, I.: *Hygienische Bedeutung der Innenraumbelastung mit Xenobiotika.* Vortrag am 13. 12. 1985 in Bonn-Bad Godesberg anläßlich einer AGF-Tagung

Seifert, B., Ullrich, D., Mailahn, W., Nagel, R.: *Flüchtige organische Verbindungen in der Innenraumluft!* In: Bundesgesundheitsblatt 12/1986
[6] Zeschmar, B., Lahl, U.: *Gefährlich Wohnen.* Bonn 1984
[7] Siehe Anmerkung 3
[8] Siehe Anmerkung 6
[9] Gebefügi, I.: *Stand unserer Kenntnisse über das Vorkommen von Pentachlorphenol in der Umwelt.* In: GSF-Bericht über das Kolloquium 1980 des Instituts für ökologische Chemie. Hrsg.: Gesellschaft für Strahlen- und Umweltforschung mbH. München 1981
[10] Parlar, H., Gebefügi, I.: *Vorkommen und Verhalten von Pentachlorphenol in geschlossenen Räumen.* In: Organische Verunreinigungen in der Umwelt. Berlin 1978
Leiße, B.: *Über die Belastung von Mensch und Umwelt durch Holzschutzmittel-Wirkstoffe aus imprägniertem Holz.* AURO-Mitteilungen Nr. 10. Braunschweig 1984
[11] Parlar, H., Gebefügi, I.: *Vorkommen und Verhalten von Pentachlorphenol in geschlossenen Räumen.* In: Organische Verunreinigungen in der Umwelt. Berlin 1978
[12] Die Grünen, Landesverband Hessen (Hrsg.): *Ökologie im Haushalt.* Frankfurt a.M. 1985
Internationales Symposium Deponie Georgswerder vom 13.–15. 6. 1984 in Hamburg
[13] Kettner, H.: *Verunreinigung von Innenräumen durch chemische Stoffe des täglichen Gebrauchs und ihre hygienische Bedeutung.* In: Organische Verunreinigungen in der Umwelt. Berlin 1978
[14] Alsen, C., Wassermann, O.: *Die gesellschaftliche Relevanz der Umwelttoxikologie;* Veröffentlichung des Internationalen Instituts für Umwelt und Gesellschaft. Berlin 1986
[15] Sill, H.: *Gefährliche Schadstoffkonzentrationen in Innenräumen.* In: Gesundes Wohnen; Ein Expertengespräch; Heft 5 der Schriftenreihe der Hessischen Akademie für politische Bildung e.V. Wiesbaden 1985
[16] Rose, W.-D.: *Wohngifte.* Oldenburg 1984
[17] Süss, R., Malter, M.: *Leber: ein Filtersystem für zirkulierende Tumorzellen.* In: Krebsforschung heute. Berichte aus dem Deutschen Krebsforschungszentrum. Darmstadt 1986
[18] Abel, U., Misfeld, J.: *Ergebnisse der Epidemiologie des Lungenkrebses.* UBA-Bericht 3/86. Berlin 1986
[19] Seifert, B., Ullrich, D., Mailahn, W., Nagel, R.: *Flüchtige organische Verbindungen in der Innenraumluft.* In: Bundesgesundheitsblatt 12/1986
Aurand, K., Seifert, B., Wegner, J.: *Luftqualität in Innenräumen.* Stuttgart–New York 1982
[20] Siehe Anmerkung 18
[21] Bundesgesundheitsamt: *Vom Umgang mit Holzschutzmitteln.* Berlin 1983
[22] Siehe Anmerkung 10

Krebsrisiko Klebstoffe

[1] *Römpps Chemie-Lexikon,* 8. Aufl. Stuttgart 1983
[2] Lahmann, E., Jander, K.: *Lufthygiene 1984.* Stuttgart–New York 1984
[3] Ebd.
[4] Kursawa-Stucke, H.J., Schröder, H.P.: *Bio kontra Chemie?* Stiftung Verbraucherinstitut. Berlin 1986
[5] Senatskommission zur Prüfung gesundheitsschädlicher Arbeitsstoffe: *Ma-*

ximale Arbeitsplatzkonzentrationen und Biologische Arbeitsstofftoleranzwerte 1986. Weinheim 1986

[6] *Gutachten des Deutschen Krebsforschungszentrums für das Landgericht München II.* Aktenzeichen 1203887/80 vom 24. 2. 1982 und 8. 7. 1982

[7] Siehe Anmerkung 5

[8] Siehe Anmerkung 5

[9] Siehe Anmerkung 4 und 5

[10] Bundesamt für Gesundheitswesen: *Schweizer Giftliste, Ausgabe 1987.* Bern 1987
Senatskommission zur Prüfung gesundheitsschädlicher Arbeitsstoffe: *Maximale Arbeitsplatzkonzentrationen und Biologische Arbeitsstofftoleranzwerte 1986.* Weinheim 1986
Stoeckhert, K.: *Kunststoff-Lexikon, 7.* neu bearbeitete Aufl. München–Wien 1981

[11] *Ullmanns Encyklopädie der technischen Chemie.* Weinheim 1977

[12] Siehe Anmerkung 4

[13] Siehe Anmerkung 4

[14] Siehe Anmerkung 4

[15] Rose, W.-D.: *Wohngifte.* Oldenburg 1984

[16] Ebd.

[17] Zeschmar, B., Lahl, U.: *Gefährlich Wohnen.* Bonn 1984

Krebsrisiko Textilfasern

[1] Blum, A., Ames, B. N.: *Flame Retardant Additives as Possible Cancer Hazards. The main flame retardant in childrens pyjamas is a mutagen and should not be used.* In: Science 195/1977

[2] Ebd.

[3] Bundesminister für Jugend, Familie und Gesundheit: *Verordnung über Verwendungsverbote für bestimmte Flammschutzmittel in Bedarfsgegenständen (Flammschutzmittel-Bedarfsgegenstände-Verordnung) vom 15. 7. 1980*
Nösler, H. G.: *Gesetzliche Neuregelung für Bedarfsgegenstände.* In: Melliand Textilberichte 5/1982

[4] *Lebensmittelrecht; Textsammlung Stand 1. Januar 1987.* München 1987

[5] Friege, H., Claus, F., D'Haese, M.: *Chemie im Kinderzimmer.* Reinbek 1986

[6] Senatskommission zur Prüfung gesundheitsschädlicher Arbeitsstoffe: *Maximale Arbeitsplatzkonzentrationen und Biologische Arbeitsstofftoleranzwerte 1986.* Weinheim 1986

[7] Ebd.

[8] Ebd.

[9] Ebd.

[10] Ebd.

[11] Ebd.

[12] Ebd.

[13] Ebd.

[14] Bauer, R., Koslowski, J.: *Chemiefaser-Lexikon.* Frankfurt a. M. 1983

[15] Bundesanstalt für Arbeitsschutz und Unfallforschung (Hrsg.): *Krebserzeugende Arbeitsstoffe.* Dortmund 1981
Umweltbundesamt (Hrsg.): *Handbuch gefährliche Stoffe in Sonderabfällen.* Berlin 1978

[16] Peter, M.: *Grundlagen der Textilveredelung.* Frankfurt a. M. 1985

[17] U.S. Department of Health and Human Services; Public Health Service: *Second Annual Report on Carcinogens.* Washington 1981

[18] BBU, BUND: *Informationsdienst Chemie und Umwelt.* 1/1987

[19] Ebd.
[20] Ebd.
[21] Siehe Anmerkung 5
[22] Siehe Anmerkung 15
[23] Bauer, R., Koslowski, J.: *Chemiefaser-Lexikon*. Frankfurt a.M. 1983
    Bundesanstalt für Arbeitsschutz und Unfallforschung (Hrsg.): *Krebserzeugende Arbeitsstoffe*. Dortmund 1981
[24] Bundesanstalt für Arbeitsschutz und Unfallforschung (Hrsg.): *Krebserregende Stoffe; Chemische Kanzerogene im Laboratorium*. Dortmund 1985
[25] Siehe Anmerkung 6
[26] Ebd.
[27] Ebd.
[28] Siehe Anmerkung 5
[29] Siehe Anmerkung 5
[30] Siehe Anmerkung 6
[31] Peter, M.: *Grundlagen der Textilveredelung*. Frankfurt a.M. 1985
    Matthes, M.: *Textil-Fachwörterbuch*. Berlin 1985
    Bundesanstalt für Arbeitsschutz und Unfallforschung (Hrsg.): *Krebserzeugende Arbeitsstoffe*. Dortmund 1981
[32] Öko-Test 9/1986
[33] Ebd.
[34] Hemminger, H.-J.: *Vorsicht Gift*. München 1985
[35] Koch, E.R.: *Krebswelt; Krankheit als Industrieprodukt*. Köln 1981
[36] Hatch, K.L.: *Chemicals and Textiles, Part I: Dermatological Problems Retated to Fiber Content and Dyes. Part II: Dermatological Problems Related to Finishes*. In: Textile Research Journal 54/1984

Krebsrisiko Pflanzenschutz- und Schädlingsbekämpfungsmittel

[1] Arbeitskreis Chemische Industrie u.a.: *Dioxin, Tatsachen und Hintergründe*. Köln 1984
[2] Ebd.
[3] Katalyse-Umweltgruppe (Hrsg.): *Umweltlexikon*. Köln 1985
[4] Ebd.
[5] Biologische Bundesanstalt für Land- und Forstwirtschaft: *Pflanzenschutzmittel-Verzeichnis 1985*. Braunschweig 1985
[6] Weidenbach, T., Kerner, I., Radek, D.: *Dioxin – die chemische Zeitbombe*. Köln 1984
[7] Ebd.
[8] Environmental Protection Agency: *Dioxins*. Cincinnati/Ohio, USA, 1980
[9] Langbein u.a.: *Tägliches Gift*. Wien 1985
[10] BBU, BUND: *Informationsdienst Chemie und Umwelt*. 7/1986
[11] Ebd.
[12] Roth, L.: *Sicherheitsdaten; MAK-Werte*. Landsberg 1987
[13] Stiftung Verbraucherinstitut: *Stillen trotzdem*. Berlin 1984
[14] Schuster, G.: *Versaut bis in den Grund*. In: Natur 6/1987
[15] Friesel, P.: *Grundwasserqualitätsbeeinträchtigungen durch die Anwendung von Pflanzenschutz- und Schädlingsbekämpfungsmitteln*. In: Bundesgesundheitsblatt 12/1986
[16] Ebd.
[17] Siehe Anmerkung 14

Krebsrisiko Ernährung

[1] Eichler, W.: *Gift in unserer Nahrung*. Greven 1982

746

[2] Kapfelsperger, E., Pollmer, U.: *Iß und stirb.* Köln 1983
Katalyse-Umweltgruppe: *Chemie in Lebensmitteln.* Frankfurt a.M. 1985
[3] Reitz, M., Gutjahr, P.: *Krebs – Was ist das?* Frankfurt a.M. 1983
[4] Arbeitsgemeinschaft der Verbraucher e.V.: *Rückstände in unserer Nahrung.* Bonn 1980
[5] Siehe Anmerkung 1
[6] Siehe Anmerkung 1
[7] Preußmann, R.: *Krebs und Ernährung.* In: Krebsforschung heute, Bericht aus dem Deutschen Krebsforschungszentrum 1986. Darmstadt 1986
[8] Fischer, C. und R.: *Der Bio-Pakt.* Hamburg 1986
[9] Ebd.
[10] Ebd.
[11] Siehe Anmerkung 3
[12] Siehe Anmerkung 8
[13] Stürmer, H.-D.: *Chemikalien in der Umwelt.* Freiburg i.Br. 1984
[14] Der Spiegel 1/1987
[15] Ebd.
[16] Deutsche Krebshilfe: *Wie kann man sich vor Krebs schützen?* Bonn 1986
[17] Katalyse-Umweltgruppe: *Chemie in Lebensmitteln.* Frankfurt a.M. 1982
Siehe Anmerkung 1

Krebsrisiko Arzneimittel

[1] Projektgruppe «Nationale Strategie Gesundheit 2000»: *Gesund sein 2000.* Berlin 1984
[2] Langbein, K., Martin, H.P., Sichrovsky, P., Weiss, H.: *Bittere Pillen.* Köln 1983
[3] Koch, E.R.: *Krebswelt; Krankheit als Industrieprodukt.* Köln 1981
[4] Schnieders, B., Grosdanoff, P.: *Zur Problematik von chemischen Toxizitätsprüfungen;* Institut für Arzneimittel des Bundesgesundheitsamtes. Berlin 1980
[5] Siehe Anmerkung 2 und 3
[6] Bundesgesundheitsblatt 7/1986
[7] Ebd.
[8] Henschler, D.: *Transplazentare Karzinogenese,* Referat auf der 44. Tagung der Deutschen Gesellschaft für Gynäkologie und Geburtshilfe. München 1982
[9] Bittner, U., Jäckle, R., Scholz, C.: *Unter Umständen.* Köln 1984
[10] Senatskommission zur Prüfung gesundheitsschädlicher Arbeitsstoffe: *Gesundheitsschädliche Arbeitsstoffe; Toxikologisch-arbeitsmedizinische Begründung von MAK-Werten 1986.* Weinheim 1986
[11] Seeger, P.G.: *Leitfaden für Krebsleidende.* Düsseldorf 1983
[12] Siehe Anmerkung 3
[13] Siehe Anmerkung 11
[14] Siehe Anmerkung 3
[15] Siehe Anmerkung 3
[16] Siehe Anmerkung 4
[17] Siehe Anmerkung 1, 2, 3
[18] Bundesgesundheitsblatt 3/1987

Krebsrisiko Rauchen

[1] Zeller, W.J., Schmähl, D.: *Ätiologie des Bronchialkarzinoms.* In: Handbuch der inneren Medizin, Bd. IV. Berlin 1985
[2] Kommission der Europäischen Gemeinschaften: *Programm «Europa gegen den Krebs»; Vorschlag für ein Aktionsprogramm 1987–1989.* Brüssel 1986

[3] Doll, R., Peto, R.: *Mortality in relation to smoking. 20 years observations on male British doctors.* In: British Medical Journal 2/1976

[4] Remmer, H.: *Ist Krebs vermeidbar?* In: Medizinische Praxis 18/1984

[5] Deutsche Krebshilfe (Hrsg.): *Wie kann man sich vor Krebs schützen?* Bonn 1986

[6] Siehe Anmerkung 2

[7] *Römpps Chemie-Lexikon.* Stuttgart 1977

[8] Siehe Anmerkung 1

[9] Federal Panel on Formeldehyde (US-Bundesausschuß für Formaldehyd): *Federal response to health risks of formaldehyde in home insulation, mobile homes, and other consumer products;* Hearings before subcommittee of the committee on Government Operations, House of Representatives, May 1982, US Government Printing Office. Washington 1982

[10] Siehe Anmerkung 9

[11] Bundesgesundheitsamt, Bundesanstalt für Arbeitsschutz, Umweltbundesamt: *Formaldehyd, ein gemeinsamer Bericht.* Bonn 1984

[12] Schuh, L.: *Ratgeber Rauchen. Alles über den «Blauen Dunst». Gifte im Tabak.* Haldenwang 1985

[13] Ebd.

[14] Siehe Anmerkung 12 und
Senatskommission zur Prüfung gesundheitsschädlicher Arbeitsstoffe: *Maximale Arbeitsplatzkonzentrationen und Biologische Arbeitsstofftoleranzwerte 1986.* Weinheim 1986

[15] Siehe Anmerkung 12

[16] *Ullmanns Encyklopädie der technischen Chemie.* Weinheim 1979

[17] Senatskommission zur Prüfung gesundheitsschädlicher Arbeitsstoffe: *Maximale Arbeitsplatzkonzentrationen und Biologische Arbeitsstofftoleranzwerte 1986.* Weinheim 1986

[18] Siehe Anmerkung 1

[19] Siehe Anmerkung 12 und
Senatskommission zur Prüfung gesundheitsschädlicher Arbeitsstoffe: *Gesundheitsschädliche Arbeitsstoffe; Toxikologisch-arbeitsmedizinische Begründung von MAK-Werten 1986.* Weinheim 1986

[20] Siehe Anmerkung 1

[21] Siehe Anmerkung 12

[22] Siehe Anmerkung 19

[23] Müller, G.: *Schwermetallgehalte (Cd, Zn, Pb, Cu, Cr) im Tabak häufig in der BRD gerauchter Zigaretten.* In: Chemiker Zeitung 4/1979

[23a] Senatskommission zur Prüfung gesundheitsschädlicher Arbeitsstoffe: *Gesundheitsschädliche Arbeitsstoffe; Toxikologisch-arbeitsmedizinische Begründung von MAK-Werten 1986.* Weinheim 1986

[24] Siehe Anmerkung 17

[25] Siehe Anmerkung 23

[26] Siehe Anmerkung 23

[27] Siehe Anmerkung 12 und 17

[28] Abel, U., Misfeld, J.: *Ergebnisse der Epidemiologie des Lungenkrebses.* UBA-Bericht 3/86. Berlin 1986

[29] Hirayama, T.: *Non-Smoking wives of heavy smokers have a higher risk of long cancer: a study from Japan.* In: British Medical Journal 282/1981

[30] Siehe Anmerkung 23 a

[31] Ebd.

[32] Deutscher Bundestag, Drucksache 7/2070, 9. Mai 1974

[33] Statistisches Jahrbuch 1986

748

[34] Stern 48/1986
[35] Ebd.
[36] Siehe Anmerkung 2

Krebsrisiko Körperpflegemittel
[1] Bundesgesundheitsblatt 8/1987
[2] Koch, E. R.: *Krebswelt; Krankheit als Industrieprodukt.* Köln 1981
[3] Lebensmittel- und Bedarfsgegenstände-Gesetz, Kosmetik-Verordnung, Textsammlung. München 1987
[4] Schreiben des Industrieverbandes Körperpflege- und Waschmittel e. V. vom 9. 7. 1987
[5] Öko-Test 4/1987
[6] Ebd.
[7] Chemisches Untersuchungsamt Südhessen. Wiesbaden 1986
[8] Senatskommission zur Prüfung gesundheitsschädlicher Arbeitsstoffe: *Maximale Arbeitsplatzkonzentrationen und Biologische Arbeitsstofftoleranzwerte 1986.* Weinheim 1986
[9] Ebd.
[10] Bundesgesundheitsblatt 10/1986
[10a] Ebd.
[11] Koch, E. R.: *Krebswelt; Krankheit als Industrieprodukt.* Köln 1981
[12] Garbe, C.: *Krebsgefährdung durch Haarfärbemittel: Epidemiologischer Forschungsstand und Ergebnisse einer Untersuchung bei Berliner Friseuren.* Institut für Sozialmedizin und Epidemiologie des Bundesgesundheitsamtes. Berlin 1983
[13] Bundesgesundheitsblatt 1/1986
[14] Bundesgesundheitsblatt 3/1987

Krebsrisiko Baumaterial
[1] Seifert, B., Ullrich, D., Mailahn, W., Nagel, R.: *Flüchtige organische Verbindungen in der Innenraumluft.* In: Bundesgesundheitsblatt 12/1986
[2] Ebd.
[3] Mølhave, L.: *Indoor air pollution due to building materials.* In: Fanger, P. O., Valbjøorn, O. (Hrsg.): Indoor Climate. Proc. of the 1st International Indoor Climate Symposium. Kopenhagen 1978
Aurand, K., Seifert, B., Wegner, J.: *Luftqualität in Innenräumen.* Stuttgart−New York 1982
[4] Der Spiegel 4/1985
[5] Nieding, G. von: *Umwelthygiene/Umweltmedizin. Neue Anforderungen an Ärzte.* In: Bundesgesundheitsblatt 10/1986
[6] Ebd.
[7] Siehe Anmerkung 1 und 3
[8] Siehe Anmerkung 5
[9] *Gutachten des deutschen Krebsforschungszentrums für das Landgericht München II.* Aktenzeichen 1203887/80 vom 24. 2. 1982 und 8. 7. 1982
[10] Ebd.
[11] Werner, A.: *Gefahren durch Polystyrol und PVC.* In: Wohnung + Gesundheit 2/1985
[12] Umweltbundesamt (Hrsg.): *Beurteilung des Risikos kleiner Dosen von krebserzeugenden Stoffen für Menschen.* Berlin 1983

749

[13] Senatskommission zur Prüfung gesundheitsschädlicher Arbeitsstoffe: *Maximale Arbeitsplatzkonzentrationen und Biologische Arbeitsstofftoleranzwerte 1986.* Weinheim 1986

[14] Senatskommission zur Prüfung gesundheitsschädlicher Arbeitsstoffe: *Gesundheitsschädliche Arbeitsstoffe; Toxikologisch-arbeitsmedizinische Begründung von MAK-Werten 1986.* Weinheim 1986

[15] Siehe Anmerkung 11

[16] Kalberlah, F.: *Acht Stunden täglich.* Freiburg i. Br. 1983

[17] Gnoeva, Bokov, Druzinina, Krylova, Rapoport, Rubleva, Staskin: *Ergebnisse und Perspektiven hygienischer Untersuchungen polymerer Stoffe im Bauwesen, in Nahrungsmitteln und im täglichen Leben.* In: Hygiene und Sanitätswesen (Moskau) 2/1976

[18] Maltoni, C., u. a.: *First experimental demonstration of the carcinogenic effects of styrene oxide.* In: Med. Lavoro 5/1979

[19] Koch, E.: *Seveso ist überall.* Köln 1978
Rose, W.-D.: *Wohngifte.* Oldenburg 1984

[20] Siehe Anmerkung 1

[21] Brocke, W., Semrau, H.J., Vahrenholt, F.: *Toxische Inhaltsstoffe in Kunststoffen und anderen organischen Produkten.* In: Organische Verunreinigungen in der Umwelt. Berlin 1978

[22] Pastuska, G.: *Emission von Styrol aus Polystyrol und seinen Copolymeren.* Forschungsbericht 10403554/01 Bundesanstalt für Materialprüfung. Berlin 1981

[23] Ebd.

[24] Werner, A.: *Vergiftungen durch Brand- und Schwelgase von Polystyrol-Baustoffen.* In: Wohnung + Gesundheit 2/1984

[25] Siehe Anmerkung 13

[26] Bundesanstalt für Arbeitsschutz und Unfallforschung (Hrsg.): *Krebserregende Stoffe; Chemische Kanzerogene im Laboratorium.* Dortmund 1985

[27] Werner, A.: *Gesundheitsgefährdung durch Isocyanate.* In: Wohnung + Gesundheit 4/1987

[28] Katalyse Umweltgruppe, Gruppe für ökologische Bau- und Umweltplanung: *Das ökologische Heimwerkerbuch.* Reinbek 1985

[29] Pott, F.: *Gesundheitsschädigende Wirkung von Asbestersatzstoffen.* In: Ersatzstoffe für Asbest. Vorträge der Informationstagung am 8./9. November 1982 in Dortmund. Schriftenreihe Arbeitsschutz der Bundesanstalt für Arbeitsschutz und Unfallforschung. Dortmund 1983
Senatskommission zur Prüfung gesundheitsschädlicher Arbeitsstoffe: *Gesundheitsschädliche Arbeitsstoffe; Toxikologisch-arbeitsmedizinische Begründung von MAK-Werten 1986.* Weinheim 1986

[30] Ebd.

[31] Ebd.

[32] Pott, F.: *Gesundheitsschädigende Wirkung von Asbestersatzstoffen.* In: Ersatzstoffe für Asbest. Vorträge der Informationstagung am 8./9. November 1982 in Dortmund. Schriftenreihe Arbeitsschutz der Bundesanstalt für Arbeitsschutz und Unfallforschung. Dortmund 1983

[33] Anonym: *Bedenken gegen Mineralfaserdämmstoffe sind unbegründet.* In: Althaus-Modernisierung 5/6/1985

[34] Siehe Anmerkung 33

[35] Auskunft von R. König, Battelle-Institut, Frankfurt a. M.

[36] Feuchtner, J.: *Asbest – ein gefährlicher Arbeitsstoff.* In: Sicherheitsingenieur 7/1983

[37] Polissar, L., u. a.: *Cancer Risk of Asbest in Drinking Water.* In: Summary of

Casecontroll Study in Western Washington Environmental Health Perspectives. 53, 57/1983
[38] *Ullmanns Encyklopädie der technischen Chemie.* Weinheim 1974
[39] Koch, E.R.: *Krebswelt; Krankheit als Industrieprodukt.* Köln 1981
[40] Deutscher Bundestag, Drucksache 10/94 vom 20.5.1983
[41] Dost, B.: *Ein Land erstickt.* Kösel 1985
[42] Siehe Anmerkung 39
[43] Stellungnahme des Bundesgesundheitsamtes: *Zur chronischen Gesundheitsbelastung durch Baustoffe.* Bundesgesundheitsblatt 6/1984

Krebsrisiko Arbeitsplatz

[1] Bundesanstalt für Arbeitsschutz und Unfallforschung (Hrsg.): *Krebs am Arbeitsplatz.* Dortmund 1982
[2] Senatskommission zur Prüfung gesundheitsschädlicher Arbeitsstoffe: *Gesundheitsschädliche Arbeitsstoffe; Toxikologisch-arbeitsmedizinische Begründung von MAK-Werten 1986.* Weinheim 1986
[3] Siehe Anmerkung 1
[4] Siehe Anmerkung 1
[5] Siehe Anmerkung 1
[6] Arbeitskreis Arbeitsmedizin: *Blasenkrebs durch Arbeit in der Chemie.* Frankfurt a.M. 1985
[7] Doll, R., Peto, R.: *The Causes of Cancer.* Oxford–New York 1981
[8] Horbach, L., Loskant, H.: *Berufskrebsstudie.* Deutsche Forschungsgemeinschaft. Boppard 1981
[9] Siehe Anmerkung 6
[10] Siehe Anmerkung 6
[11] Siehe Anmerkung 6
[12] Siehe Anmerkung 6
[13] *Verordnung über gefährliche Stoffe (Gefahrstoffverordnung);* Textausgabe. Köln 1986
[14] Kalberlah, F.: *Im Dschungel der Desinformation verirrt.* In: Öko-Mitteilungen April 1987
[15] Senatskommission zur Prüfung gesundheitsschädlicher Arbeitsstoffe: *Maximale Arbeitsplatzkonzentrationen und Biologische Arbeitsstofftoleranzwerte 1986.* Weinheim 1986
[16] Ebd.
[17] Siehe Anmerkung 13
[18] Alsen, C., Wassermann, O.: *Die gesellschaftliche Relevanz der Umwelttoxikologie;* Veröffentlichung des Internationalen Instituts für Umwelt und Gesellschaft. Berlin 1986
[19] Siehe Anmerkung 13
[20] Garbe, C.: *Krebsgefährdung durch Haarfärbemittel: Epidemiologischer Forschungsstand und Ergebnisse einer Untersuchung bei Berliner Friseuren.* Institut für Sozialmedizin und Epidemiologie des Bundesgesundheitsamtes. Berlin 1983
Stern 17/1986

Krebsrisiko Elektromagnetische Strahlung

[1] König, H.L.: *Unsichtbare Umwelt. Der Mensch im Spielfeld elektromagnetischer Kräfte.* München 1986
[2] Rose, W.D.: *Elektrostreß.* München 1987
[3] Wertheimer, N., Leeper, E.: *Electrical wiring configurations and childhood cancer.* In: American Journal of Epidemiology 3/1979

751

–: *Adult cancer related to electrical wires near the home.* In: Int. Journal of Epidemiology 11/1982

[4] De Matteo, B.: *The Hazards of VDTs.* In: Broschüre zur Bildschirmarbeit der Ontario Public Service Emplyees Union, Department of Special Operations. 1981

[5] Milham, S. Jr.: *Mortality from leukemia in workers exposed to electrical and magnetic fields.* In: New England Journal of Medicine 4/1982

[6] Ebd.

[7] Siehe Anmerkung 3

[8] Cleary, S.F.: *Biological effects and health implications of microwave radiation.* Symposium proceedings, Richmond, 17.–19. September 1969, Washington DC, Environmental Health Service, 1980. In: The Lancet 20. 11. 1982

[9] Bernhardt, J.H., Dahme, M., Rothe, F.K.: *Gefährdung von Personen durch elektromagnetische Felder.* STH-Berichte 2/1983. Schriftenreihe des Instituts für Strahlenhygiene des Bundesgesundheitsamtes. Berlin 1983

[10] Ebd.

[11] Trautwein-Kalms, G.: *Strahlengefährdung bei Bildschirmarbeit.* Wirtschafts- und Sozialwissenschaftliches Institut des DGB. Düsseldorf 1984

[12] Popp, F.H., Strauß, V.E.: *So könnte Krebs entstehen.* Frankfurt a.M. 1979

[13] Ebd.

[14] Persönliche Mitteilung

[15] Siehe Anmerkung 1 und
Winters, W.D., Philips, J.L.: *Enhancement of human tumor cell growth by electromagnetic and magnetic fields.* In: The Bioelectromagnetics Society, 6. Annual Meeting. Atlanta 7/1984

[16] Varga, A.: *Krebs und elektromagnetische Umweltfaktoren.* In: Krebsgeschehen 2/1984

[17] DIN 57848/VDE 0848 zum Schutz vor elektromagnetischen Feldern. Köln 1983
Frucht, A.-H., Krause, N., Nimtz, G., Schaefer, H.: *Die Wirkung hochfrequenter elektromagnetischer Felder (1 kHz–1000 GHz).* Medizinisch-technischer Bericht 1984. Institut zur Erforschung elektrischer Unfälle der Berufsgenossenschaft Feinmechanik und Elektrotechnik. Köln 1984

[18] Siehe Anmerkung 2

Krebsrisiko Erdstrahlung

[1] Freiherr von Pohl, G.: *Erdstrahlen als Krankheits- und Krebserreger.* Feucht 1978

[2] Ebd.

[3] Ebd.

[4] Ebd.

[5] Bird, C.: *Wünschelrute.* München 1981

[6] Schweitzer, P.: *Einführung in die Geobiologie und ihre radiästhetischen Methoden;* Schriftenreihe Biologisch wohnen und leben des Instituts für Baubiologie. Rosenheim 1986

[7] König, H.-L.: *Unsichtbare Umwelt.* München 1986

[8] Schulte-Uebbing, C. und E.E.: *Geobiologie.* München 1983

[9] Siehe Anmerkung 7

[10] Siehe Anmerkung 7

[11] Siehe Anmerkung 7

[12] Mersmann, L.: *Geopathologie. Klinischer Nachweis ortsabhängiger Erkrankungen und die objektive Ortung geopathogener Störzonen durch ein physikalisches Meßgerät.* In: Raum & Zeit 7/1983

[13] Aschoff, D., Mersmann, L., Müller, H.R.: *Überprüfung von Rutengänger-Angaben durch physikalische Messungen.* In: Erfahrungsheilkunde 12/1985
[14] Mersmann, L.: *Messung biologisch wirksamer Einflußfaktoren im Schlafplatzbereich und im Arbeitsplatzbereich*, Manuskript. Wassenach 1987
[15] Siehe Anmerkung 12
[16] Hartmann, E.: *Krankheit als Standortproblem.* Heidelberg 1986
[17] Arbeitsgruppe Geobiologie des Instituts für Baubiologie, Rosenheim. Manuskript 1987
[18] Mayer, H., Winklbaur, G.: *Biostrahlen.* Wien 1983
Wagner, W.: *Reizende Erde. Elektromagnetische Felder in unserer Umwelt und ihre Wirkung auf den Menschen.* Stuttgart 1980
[19] Siehe Anmerkung 7
[20] Bachler, K.: *Erfahrungen einer Rutengängerin.* Linz–Wien 1984
[21] Ebd.
[22] Institut für Baubiologie: *Biologisch Bauen, Nachschlagewerk für baubiologische und ökologische Planungen.* Rosenheim 1987

Krebsrisiko radioaktive Strahlung
[1] Weish, P., Gruber, E.: *Radioaktivität und Umwelt.* Stuttgart–New York 1986
[2] Strohm, H.: *Friedlich in die Katastrophe.* Frankfurt a.M. 1986
[3] Ebd.
[4] Ebd.
[5] Ebd.
[6] Ebd.
[7] Schmier, H., Pensko, J., Wieke, Wa.: *Fragen zur natürlichen Radioaktivität in Baustoffen und zur Strahlenexposition in Häusern in der Bundesrepublik Deutschland und in Polen.* Institut für Strahlenhygiene des Bundesgesundheitsamtes. Neuherberg 1981
[8] Bundesinnenministerium: *Die Strahlenexposition von außen in der Bundesrepublik Deutschland durch natürliche radioaktive Stoffe im Freien und in Wohnungen unter Berücksichtigung des Einflusses von Baustoffen.* Bonn 1978
[9] Informationsblatt des Bundesministers des Innern; Geschäftszeichen RS II 3-414 214/2

Krebsgifte – wo noch?
[1] Öko-Test-Redaktion: *Der Öko-Test.* Reinbek 1986
TÜV-Norddeutschland: *Bericht über Untersuchungen von Pkw-Innenräumen auf flüchtige organische Verbindungen*, erstellt im Auftrag des Stern. Hamburg 1985
Rose, W.-D.: *Elektrostreß.* München 1987
Lebensmittelrecht; Textsammlung Stand 1. Januar 1987. München 1987
[2] Müller, H.E.: *Wie gefährlich ist Formaldehyd?* In: Umweltschäden! Gesundheitsschäden? Was ist wirklich dran? Hameln 1985
[3] Kleine Anfrage der Fraktion Die Grünen vom 30. 7. 1984 an die Bundesregierung
[4] Antwort der Bundesregierung auf die kleine Anfrage des Abgeordneten Dr. Ehmke und der Fraktion Die Grünen: *Formaldehyd – krebserzeugend oder krebsverdächtig.* Drucksache 10/1718 vom 4. 7. 1984
[5] Federal Panel on Formaldehyde (US-Bundesausschuß für Formaldehyd): *Federal response to health risks of formaldehyde in home insulation, mobile homes, and other consumer products*; Hearings before subcommittee of the

committee on Government Operations, House of Representatives, May 1982, US Government Printing Office. Washington 1982
[6] Ärzte-Zeitung vom 27. August 1984
[7] Siehe Anmerkung 3
[8] Bundesgesundheitsamt, Bundesanstalt für Arbeitsschutz, Umweltbundesamt: *Formaldehyd, ein gemeinsamer Bericht.* Bonn 1984
[9] Wohnung + Gesundheit 10/1984
[10] Siehe Anmerkung 8
[11] Siehe Anmerkung 5
[12] *Verordnung über gefährliche Stoffe (Gefahrstoffverordnung);* Textausgabe. Köln 1986

ABC der Krebsgifte

[1] Bundesanstalt für Arbeitsschutz und Unfallforschung (Hrsg.): *Krebserzeugende Arbeitsstoffe.* Dortmund 1981
[2] Senatskommission zur Prüfung gesundheitsschädlicher Arbeitsstoffe: *Gesundheitsschädliche Arbeitsstoffe; Toxikologisch-arbeitsmedizinische Begründung von MAK-Werten 1986.* Weinheim 1986
[3] Katalyse-Umweltgruppe (Hrsg.): *Umweltlexikon.* Köln 1985
Rose, W.-D.: *Wohngifte.* Oldenburg 1984
Siehe Anmerkung 1
[4] Senatskommission zur Prüfung gesundheitsschädlicher Arbeitsstoffe: *Maximale Arbeitsplatzkonzentrationen und Biologische Arbeitsstofftoleranzwerte 1986.* Weinheim 1986
[5] Siehe Anmerkung 2
[6] Arbeitsgruppe «Krebserzeugende Umwelteinflüsse» des «Gesamtprogramms zur Krebsbekämpfung» der Bundesregierung: Stoffe und Stoffgemische, für die wegen ihres kanzerogenen Potentials oder ihrer Umweltrelevanz ein vordringlicher Handlungsbedarf besteht. Bonn 1986
[7] Deutsches Krebsforschungszentrum (Hrsg.): *Krebsforschung heute; Berichte aus dem Deutschen Krebsforschungszentrum, 1986.* Darmstadt 1986
[8] Siehe Anmerkung 1
[9] Lahl, U., Zeschmar, B.: *Formaldehyd, Kniefall der Wissenschaft vor der Industrie?* Freiburg i. Br. 1984
[10] Bundesanstalt für Arbeitsschutz und Unfallforschung (Hrsg.): *Krebserregende Stoffe; Chemische Kanzerogene im Laboratorium.* Dortmund 1985
[11] Siehe Anmerkung 4
[12] Weidenbach, T., Kerner, I., Radek, D.: *Dioxin – die chemische Zeitbombe.* Köln 1984
[13] Arbeitskreis Chemische Industrie u.a.: *Dioxin, Tatsachen und Hintergründe.* Köln 1984
[14] Siehe Anmerkung 12
[15] Siehe Anmerkung 12
[16] EPA: *Dioxins,* Cincinnati/Ohio (USA) 1980
Umweltbundesamt: *Sachstand Dioxine.* Berlin 1983
[17] Siehe Anmerkung 4
[18] Rat von Sachverständigen für Umweltfragen beim Bundesminister des Innern: *Umweltgutachten 1978* (letztes veröffentlichtes Umweltgutachten). Bonn 1978
[19] Siehe Anmerkung 12
[20] Freundt, K., Römer, K.G.: *Hexachlorophen – Wirkungsspektrum, toxisches Potential, Gesundheitsgefährdung, Anwendung.* In: Deutsche Apotheker Zeitung 2/1983

Alabaster, O.: *What you can do to prevent cancer.* New York 1985

[21] Siehe Anmerkung 1

[22] Siehe Anmerkung 2

[23] Siehe Anmerkung 2

[24] Siehe Anmerkung 2

[25] Siehe Anmerkung 6

[26] Siehe Anmerkung 2

[27] Siehe Anmerkung 4

[28] Deutsches Krebsforschungszentrum (Hrsg.): *Krebsforschung heute; Berichte aus dem Deutschen Krebsforschungszentrum, 1986.* Darmstadt 1986

[29] Rose, W.-D.: *Wohngifte.* Oldenburg 1984

[30] International Agency for Research on Cancer: *IARC Monographs on the Evaluation of the Carcinogenic Risk of Chemicals to Humans. Chemicals, Industrial Processes and Industries Associated with Cancer in Humans.* ARC Monographs, Bd. 1–29. Lyon 1982

[31] Alsen, C., Wassermann, O.: *Die gesellschaftliche Relevanz der Umwelttoxikologie.* Veröffentlichung des Internationalen Instituts für Umwelt und Gesellschaft. Berlin 1986

[32] Siehe Anmerkung 4

[33] Siehe Anmerkung 4

[34] Kursawa-Stucke, H.J., Schröder, H.P.: *Bio kontra Chemie?* Stiftung Verbraucherinstitut. Berlin 1986
Öko-Test 1/1986

[35] Siehe Anmerkung 12

[36] Kunststoff-Kommission des Bundesgesundheitsamtes: *Kunststoffe im Lebensmittelverkehr; Empfehlungen des Bundesgesundheitsamtes.* Köln 1986

[37] Ebd.

[38] Siehe Anmerkung 4

Wichtige Adressen

Wenn Sie wissen wollen, ob Sie oder Ihre Angehörigen durch krebserzeugende, krebsverdächtige oder krebsfördernde Chemikalien gefährdet bzw. belastet sind, kann dies in der Regel durch chemische Analysen festgestellt werden. Untersucht werden kann fast alles, z. B. Lebensmittel, Trinkwasser, Muttermilch, Bedarfsgegenstände aus Kunststoff, Körperpflegemittel, Putzmittel, Klebstoffe, Lacke, Farben, Holzschutzmittel, Bau- und Einrichtungsmaterialien, Textilien, Pflanzenschutz- und Schädlingsbekämpfungsmittel, Urin, Blut, Haare, Staub, Erde, Außen- und Innenluft.

Da der Verbraucherschutz vor krebserzeugenden Chemikalien grundsätzlich als eine Aufgabe des öffentlichen Gesundheitswesens anzusehen ist, sind für die Durchführung entsprechender Analysen in erster Linie die vorhandenen Untersuchungsämter des Staates, der Länder und der Kommunen zuständig. Hinsichtlich der technischen Möglichkeiten, chemische Untersuchungen durchführen zu können bzw. der Bereitschaft dazu und der Berechnung von Kosten, bestehen bei den einzelnen Ämtern erhebliche Unterschiede. Erkundigen Sie sich deshalb vorher nach Art und Umfang der chemischen Untersuchungen und nach eventuell entstehenden Kosten.

In vielen Fällen ist es zu empfehlen, eine zusätzliche chemische Analyse durch ein unabhängiges privates Labor oder Umwelt-Institut vornehmen zu lassen. Untersuchungen, die auf die Messung von nur ein oder zwei krebserzeugenden Substanzen beschränkt sind, können in vielen Fällen bereits wichtige Erkenntnisse bieten. In der Regel ist es jedoch empfehlenswert, die Festlegung eines sinnvollen Analyseumfangs den durchführenden Fachleuten zu überlassen. Vereinbaren Sie jedoch vorher den Kostenrahmen, in dem Sie bleiben wollen.

Die folgenden Adressen sind nach Postleitzahlen geordnet. Weitere Adressen sind auch über die Verbraucherberatungsstellen zu erfahren, die es in fast jeder größeren Stadt gibt.

Postleitzahlenbereich 1

Bundesanstalt für Materialprüfung
Unter den Eichen 87
1000 Berlin 45
Tel. 030/81041

Bundesgesundheitsamt
Thielallee 88–92
Postfach 330013
1000 Berlin 33
Tel. 030/8308-0

IFU Berlin Institut für Umweltanalytik
Gentnerstraße 74
1000 Berlin 65

Institut für Wasser-, Boden- und
Lufthygiene
Corrensplatz 1
1000 Berlin 33
Tel. 030/83081

Landesanstalt für Lebensmittel-,
Arzneimittel- und gerichtliche
Chemie
Invalidenstraße 60
1000 Berlin 21
Tel. 030/39085-1

Stiftung Verbraucherinstitut
Reichpietschufer 72–76
1000 Berlin 30
Tel. 30/2611765

Umweltbundesamt
Bismarckplatz 1
1000 Berlin 33
Tel. 030/890 31

Postleitzahlenbereich 2

Fachlaboratorien Dr. Fintelmann,
Dr. Meyer, Dr. Gilbert
Normannenweg 17–21
2000 Hamburg 26

Institut für Arbeitsmedizin
der Universität Hamburg
Adolph-Schönfelder-Straße 5
2000 Hamburg 76
Tel. 040/29188

Labor Dr. Dr. Döllefeld
Krummholzberg 5–7
2000 Hamburg 90
Tel. 040/774047

NATEC
Behringstraße 154
2000 Hamburg 50
Tel. 040/883001-0

Technischer Überwachungsverein
Norddeutschland e. V.
Große Bahnstraße 31
2000 Hamburg 54

Staatl. Chemisches Untersuchungsamt Lüneburg
Stresemannstraße 10
2120 Lüneburg
Tel. 04131/43483

Postleitzahlenbereich 3

Institut für Arbeitsmedizin,
Immissions- und Strahlenschutz
Postfach 107
3000 Hannover 1

Staatl. Chemisches Untersuchungsamt Hannover
Gr. Kolonnenweg 5 a
3000 Hannover
Tel. 05 11/67 10 44

Technischer Überwachungs-Verein
Hannover e. V.
Zentralabteilung
Technische Chemie
Am TÜV 1
3000 Hannover 81
Tel. 05 11/83390

INHAK GmbH
Institut für Umweltschutz
Im Kirchfelde 6
3062 Bückeburg

Staatl. Chemisches Untersuchungsamt
Dresdenstraße 2
3300 Braunschweig
Tel. 05 31/68012-0

Staatl. Chemisches Untersuchungsamt Kassel
Bodelschwinghstraße 2
3500 Kassel
Tel. 05 61/12781 oder 83

Wissenschaftsladen Marburg e. V.
Verein für Beratung und Forschung
an der Universität Marburg
Am Richtsberg 88/106
3550 Marburg

Wartig Chemieberatung GmbH
Ketzerbach 27
3551 Lahntal-Sterzhausen
Tel. 06420/550

Institut für Toxikologie
der Universität Kiel
Prof. Otmar Wassermann
Hospitalstraße 4–6
2300 Kiel
Tel. 0431/5972902

Institut für Hygiene der
Medizinischen Universität Lübeck
Ratzeburger Allee 160
2400 Lübek 1
Tel. 0451/5002795

Städtisches Untersuchungsamt
Katharinenstraße 35
2300 Lübek 1
Tel. 0451/1223319

Ärzte für Laboratoriumsmedizin
Schiwara, v. Winterfeld, Pfanzelt
Straßburger Straße 19
Postfach 103531
2800 Bremen 1
Tel. 0421/349565

Bremer Umweltinstitut
Wielandstraße 25
2800 Bremen 1
Tel. 0421/76078

Meßstelle für Arbeits- und Umweltschutz e. V. (MAUS)
Universität Bremen
2800 Bremen 33
Tel. 0421/218–2213/2433

Staatliche Chemische Untersuchungsanstalt
St.-Juergen-Straße
2800 Bremen
Tel. 0421/44921

Staatl. Chemisches Untersuchungsamt Oldenburg
Philosophenweg 36
2900 Oldenburg
Tel. 0441/74091

Universität Oldenburg
Fachbereich Chemie
Dr. Werner Butte
2900 Oldenburg
Tel. 0441/7989

Chemisches Untersuchungsamt der
Stadt Emden
Nordertorstraße 41
2970 Emden
Tel. 04921/27470

Postleitzahlenbereich 4

Med. Institut für Umwelthygiene an
der Universität Düsseldorf
Auf'm Hennekamp 50
4000 Düsseldorf 1

Chem. und Lebensmittel-
untersuchungsamt
Düsseldorfer Straße 26
4020 Mettmann
Tel. 02104/790432

Chem. und Lebensmittel-
untersuchungsamt Neuss
Königstraße 34
4040 Neuss
Tel. 02101/528266-68

Chem. Untersuchungsamt
Kreis Viersen
Königspfad 7
4054 Nettetal 2 – Kaldenkirchen

Chem. und Lebensmittelunter-
suchungsamt der Stadt Duisburg
Pulverweg 39
4100 Duisburg
Tel. 0203/2832487

Wissenschaftsladen Duisburg e. V. an
der Gesamthochschule beim ASTA
Lotharstraße 65
4100 Duisburg
Tel. 0203/3792913

Chem. Untersuchungsamt für die
Kreise Wesel und Kleve
Goethestraße 1
4130 Moers 1
Tel. 02841/202792

Chem. Untersuchungsamt der Stadt
Krefeld
Bismarckstraße 51
4150 Krefeld 1
Tel. 02151/862815/16

Chem. Untersuchungsamt
Oberhausen
Schwartzstraße 72, Rathaus
4200 Oberhausen
Tel. 0208/2268

Chem. Untersuchungsamt der Stadt
Essen
Lichtstraße 3
4300 Essen 1
Tel. 0201/181-3345

Landesanstalt für Immissionsschutz
des Landes Nordrhein-Westfalen
Wallneyerstraße 6
4300 Essen-Bredeney

Rheinisch-Westfälischer Technischer
Überwachungsverein e. V.
Langemarckstraße 20
4300 Essen

Wissenschaftsladen Essen im Hoch-
schuldidaktischen Zentrum der Universität Essen – GHS
Universitätsstraße 12
4300 Essen 1
Tel. 0201/183-3254

Chem. und Lebensmittel-
untersuchungsamt
Kurt-Schumacher-Allee 1
4350 Recklinghausen
Tel. 02361/531

Chemisches Untersuchungsamt
Sperlichstraße 19
4400 Münster
Tel. 0251/79058

Bundesanstalt für Arbeitsschutz
Vogelpothsweg 50–52
4600 Dortmund 1
Tel. 0231/17631

Chem. und Lebensmittelunter-
suchungsamt der Stadt Dortmund
Hövelstraße 8
4600 Dortmund 1
Tel. 0231/54223646

Wissenschaftsladen Dortmund e. V.
Lindemannstraße 84
4600 Dortmund 1
Tel. 0231/104002

Chem. Untersuchungsamt der Stadt
Bochum
Carolinenglückstraße 27
4630 Bochum 1
Tel. 0234/621-8712

Labor Dr. Rothe
Schattenbenestraße 8
4630 Bochum

Chem. Untersuchungsamt der
Stadt Hamm
Nordenwall 25
4700 Hamm 1
Tel. 02381/171

Chem. Untersuchungsamt des
Kreises Paderborn
Aldegreverstraße 10–14
4790 Paderborn
Tel. 05251/308-1

Chem. Untersuchungsamt der Stadt
Bielefeld
Oststraße 55
4800 Bielefeld 1
Tel. 0521/51-2656

Institut für Umweltanalyse e. V.
(IFUA)
Eckerndorfer Straße 10
4800 Bielefeld 1
Tel. 0521/321241

Wissenschaftsladen Bielefeld
Universität Bielefeld
Universitätsstraße
Raum V 10–111
4800 Bielefeld 1
Tel. 0521/1064914

Postleitzahlenbereich 5

Institut für Lebensmittel- und Was-
seruntersuchungen der Stadt Köln
Eifelwall 7
5000 Köln 1
Tel. 0221/2217612

Katalyse-Institut für angewandte
Umweltforschung
Engelbertstraße 41
5000 Köln 1
Tel. 0221/232923

Technischer Überwachungsverein
Rheinland e. V.
Postfach 101750
5000 Köln 1

Wissenschaftsladen Köln
Engelbertstraße 41
5000 Köln 1
Tel. 0221/232923

Chem. Untersuchungsamt der Stadt
Leverkusen
Düsseldorfer Straße 153
5090 Leverkusen 3
Tel. 02171/402455

Analytisches Labor Aachen
Lothringer Straße 105
5100 Aachen
Tel. 0241/509575

Chem. und Lebensmittelamt der
Stadt Aachen
Blücherplatz 43
5100 Aachen
Tel. 0241/514045

Deutsches Teppich-Forschungs-
institut e. V.
Germanusstraße 5
5100 Aachen
Tel. 0241/16907

Institut für Arbeitshygiene an der
RWTH
Plauwelstraße
5100 Aachen

Chem. und Lebensmittel-
untersuchungsamt
Steinstraße 87
5180 Eschweiler
Tel. 02403/25035-36

Interessengemeinschaft der Holz-
schutzgeschädigten e. V. (IHG)
Unterstaat 14
5250 Engelskirchen
Tel. 02263/3768

Chem. und Lebensmittel-
untersuchungsamt
Engeltalstraße 4
5300 Bonn 1
Tel. 0228/773941

Hygiene-Institut der Universität Bonn
Sigmund-Freud-Straße 25
5300 Bonn 1
Tel. 0228/280-3862

Wissenschaftsladen Bonn e. V.
Nassestraße 11
5300 Bonn 1
Tel. 0228/737042

Chem. Untersuchungsamt Koblenz
Neversstraße 4–6
5400 Koblenz
Tel. 0261/391264/65

Chem. Untersuchungsamt Trier
Maximineracht 11a
5500 Trier
Tel. 0651/22005/06

Büro für Umweltanalytik
Monika Wessler
Rostocker Straße 18
5600 Wuppertal 1

Chem. Untersuchungsamt der Stadt
Remscheid
Hastener Straße 15
5630 Remscheid 1
Tel. 02191/447917

Chem. Untersuchungsamt der Stadt
Hagen
Pappelstraße 1
5800 Hagen 1a
Tel. 02331/207471 5/16

Chem. und Lebensmittel-
untersuchungsamt
Kreis Siegen-Wittgenstein
Koblenzer Straße 73
5900 Siegen
Tel. 0271/3377-453

Postleitzahlenbereich 6

Batelle-Institut e. V.
Am Römerhof 35
6000 Frankfurt am Main 90
Tel. 069/79080

760

Ingenieur-Sozietät für
Umwelttechnik und Bauwesen
Dorfelder Straße 7
6000 Frankfurt am Main 60
Tel. 069/455962

Staatliche Chemische
Untersuchungsanstalt
Hügelstraße 26
6100 Darmstadt
Tel. 06151/125769

Institut für Arbeits- und Sozialmedizin der Universität Gießen
Prof. Dr. med. H.-J. Woitowitz
Aulweg 129/III
6300 Gießen

Staatl. Medizinal-, Lebensmittel- und
Veterinäruntersuchungsamt
Marburger Straße 54
6300 Gießen
Tel. 0641/33018

Wissenschaftsladen Gießen
Kirchenplatz 8
6300 Gießen
Tel. 0641/35180

Staatl. Medizinal-, Lebensmittel und
Veterinäruntersuchungsamt Mittel-
hessen
Wolframstraße 33
6340 Dillenburg
Tel. 02771/34016-19

Chem. Untersuchungsamt
Am Zollhafen 12
6500 Mainz
Tel. 06131/632076/77

Landesgewerbeaufsichtsamt für
Rheinland-Pfalz
Meßinstitut für Immissions-,
Arbeits- und Strahlenschutz
Rheinallee 97–101
6500 Mainz

Chem. Untersuchungsamt für das
Saarland
Charlottenstraße 7
6600 Saarbrücken
Tel. 0681/53041-2

Ing.-Büro für Umwelttechnik
Dipl.-Ing. R. Schmitt
Karl-Kreuter-Straße 32
6700 Ludwigshafen 25

Institut Kuhlmann
Labor für Umweltanalytik
Luitpoldstraße 190
6700 Ludwigshafen

Chem. Untersuchungsamt
Nikolaus-von-Weis-Straße 1
6720 Speyer
Tel. 06232/24188

Technischer Überwachungsverein
Pfalz e. V.
Merkurstraße 45
6750 Kaiserslautern

Technischer Überwachungsverein
Baden e. V.
Dudenstraße 28
6800 Mannheim

Hygiene-Institut der Universität
Abt. Hygiene und Umwelthygiene
Im Neuenheimer Feld 324
6900 Heidelberg 1
Tel. 06221/562080

IFEU Institut für Energie- und
Umweltforschung e. V.
Im Sand 5
6900 Heidelberg

Postleitzahlenbereich 7

Chem. Untersuchungsamt der
Landeshauptstadt Stuttgart
Stafflenbergstraße 81
7000 Stuttgart 1
Tel. 0711/216-3473

Chem. Landesuntersuchungsanstalt
Breitscheidstraße 4
7000 Stuttgart 1
Tel. 0711/2050-4711

DEKRA Meßstelle für Umweltschutz
Schulze-Delitzsch-Straße 49
7000 Stuttgart 81

Forschungs- und Materialprüfungs-
anstalt Baden-Württemberg
Chemisch-Technisches Prüfungsamt
Kienestraße 18
7000 Stuttgart

Wissenschaftsladen Stuttgart
Forum 3
Gymnasiumstraße 21
7000 Stuttgart 1

Technischer Überwachungsverein
Stuttgart e. V.
Gottlieb-Daimler-Straße 7
7024 Filderstadt 1

Chemisches Institut für
Umweltanalytik Dr. W. Jäger
Eugenstraße 6
7400 Tübingen

Chem. Landesuntersuchungsanstalt
Hedingerstraße 2/I
7480 Sigmaringen 1
Tel. 0 75 71/10 14 31

Chem. Landesuntersuchungsanstalt
Hoffstraße 3
7500 Karlsruhe 1
Tel. 07 21/135 36 11

Landesanstalt für Umweltschutz
Baden-Württemberg
Institut für Immissions-, Arbeits- und
Strahlenschutz
Hertzstraße 173
7500 Karlsruhe

Institut für angewandte Ökologie,
ÖKO-Institut
Hindenburgstraße 20
7800 Freiburg i. Br.
Tel. 07 61/3 64 39

Postleitzahlenbereich 8

Bayer. Landesamt für Umweltschutz
Rosenkavalierplatz 3
8000 München 81
Tel. 0 89/9 21 41

Ingenieurbüro Baubiologie u.
Bioklimatik München
Giselastraße 29
8000 München 40
Tel. 0 89/39 43 22

Technischer Überwachungsverein
Bayern e. V.
Westendstraße 199
8000 München 21

Institut für Ökologische Chemie GSF
GmbH München
Ingolstädter Landstraße 1
8042 Neuherberg
Tel. 0 89/3187-1

Institut für Strahlenhygiene des
Bundesgesundheitsamtes
Ingolstädter Landstraße 1
8042 Neuherberg
Tel. 0 89/3187-0

Landesuntersuchungsanstalt für das
Gesundheitswesen Südbayern
Veterinärstraße 2
8042 Oberschleißheim
Tel. 0 89/3 10 09-1

Deutsche Forschungsanstalt für
Lebensmittelchemie
Lichtenbergstraße 4
8046 Garching
Tel. 0 89/32 09 51 70

Int. Institut für Baubiologie
Heilig-Geist-Straße 54
8200 Rosenheim
Tel. 0 80 31/1 70 91

Interessengemeinschaft Giftfreie
Schule und Kindergarten
Heilig-Geist-Straße 54
8200 Rosenheim
Tel. 0 80 31/1 70 91

Landesuntersuchungsamt für das
Gesundheitswesen Nordbayern
Keplerstraße 16
8400 Regensburg
Tel. 09 41/5 18 22/44

Institut für ökologische Chemie e. V.
Hilbringer Straße 2
8500 Nürnberg 50
Tel. 0911/745051

Landesgewerbeanstalt Bayern
Gewerbemuseumsplatz 2
8500 Nürnberg 1
Tel. 0911/20171

Landesuntersuchungsamt für das
Gesundheitswesen Nordbayern
Flurstraße 20
8500 Nürnberg

Institut für Arbeits- u. Sozialmedizin
Universität Erlangen
Schillerstraße 25
8520 Erlangen
Tel. 09131/852312

Adressen überregional tätiger Institutionen, Organisationen u. ä.

Bundesgesundheitsamt
Thielallee 88–92
1000 Berlin 33
Tel. 030/83081

Umweltbundesamt
Bismarckplatz 1
1000 Berlin 33
Tel. 030/8901-1

KATALYSE Umweltgruppe e. V.
Engelbertstraße 41
5000 Köln 1
Tel. 0221/232923

IHG Interessen-Gemeinschaft der
Holzschutzmittel-Geschädigten e. V.
Unterstaat 14
5250 Engelskirchen

Arbeitsgemeinschaft der Verbraucher
e. V. (AgV)
Heilsbachstraße 20
5300 Bonn 1
Tel. 0228/641011

Arbeitsgemeinschaft für
Umweltfragen e. V.
Matthias-Grünewald-Straße 1–3
5300 Bonn 2
Tel. 0228/375005

Arbeitsgemeinschaft Wohnberatung
(AGW)
Heilsbachstraße 20
5300 Bonn 1
Tel. 0228/8000

Bundesministerium für Ernährung,
Landwirtschaft und Forsten
Rochusstraße 1
5300 Bonn 1
Tel. 0228/529-1

Bundesverband Bürgerinitiativen
Umweltschutz e. V. (BBU)
Friedrich-Ebert-Allee 120
5300 Bonn 1
Tel. 0228/233099

Bund für Umwelt und Naturschutz
Deutschland e. V. (BUND)
In der Raste 2
Postfach 120536
5300 Bonn 1
Tel. 0228/230001

Deutscher Verbraucherschutzbund
(DVS) e. V.
Leberberg 4
6200 Wiesbaden
Tel. 06121/528616

Öko-Institut
Hindenburgstraße 20
7800 Freiburg i. Br.
Tel. 0761/36439

Gesellschaft für Strahlen- und
Umweltforschung mbH
Ingolstädter Landstraße 1
8042 Neuherberg
Tel. 089/3187-1

Int. Institut für Baubiologie
Heilig-Geist-Straße 54
8200 Rosenheim
Tel. 08031/17091

Österreich

Österreichisches Bundesinstitut für
Gesundheitswesen
Stubenring 6
A-1010 Wien

Österreichischer Verbraucherverband
Postfach 185
A-1020 Wien

Österreichisches Institut für
Baubiologie
Landstraßer Hauptstraße 67
A-1030 Wien

Arbeitsgruppe Kritische Chemie
Postfach 42
A-1043 Wien

Wissenschaftskollektiv
Hofmühlgasse 20
A-1050 Wien

Institut für Umweltwissenschaften
und Naturschutz
Österreichische Akademie der
Wissenschaften
Messeplatz, Stiege 14
A-1070 Wien

Österreichisches Ökologie-Institut
Neubaugasse 64–66
Stiege 3, Tür 7
A-1070 Wien

Verein für Konsumenteninformation
Mariahilferstraße 81
Münchener Hof
A-1070 Wien

Interdisziplinäres Forschungszen-
trum Technik, Naturwissenschaft,
Gesellschaft (ifz)
Garnisongasse 7/21
A-1090 Wien

Institut für Chemie und Umwelt
A-2123 Kronberg 124

Institut für Ökologie
Arensbergstraße 10
A-5020 Salzburg

Informationszentrale für
Umweltschutz
Universitätsplatz 4
A-8010 Graz

Institut für Umweltforschung im
Forschungszentrum Graz
Elisabethstraße 11
A-8010 Graz

Schweiz

Zentrum für angepaßte Technologie
und Sozialökologie
Schwendistraße 12
CH-4438 Langenbruck

Oekos-Beratungsgemeinschaft für
angewandte Ökologie
Mainaustraße 32
CH-8008 Zürich

Dr. Hans-Rudolf Buser
Eidgenössische Forschungsanstalt
für Obst-, Wein- und Gartenbau
CH-8820 Wädensvil
Tel. 01/7 80 13 33

Schweizerisches Institut für Bau-
biologie
Sekretariat Rösslistraße 23
CH-9230 Flawil

Niederlande

Prof. Kees Olie
Labor für Umwelt- und
Toxikologische Chemie
Universität Amsterdam
Niewe Achtergracht 166
NL-Amsterdam
Tel. 0 20/5 22 35 04

Schweden

Prof. Christoffer Rappe
Department of Organic Chemistry
University of Umen
S-90187 Umen/Schweden
Tel. 0 90/16 50 00

766

Ariel
flüssig 75
phosphatfrei 75
Vollwaschmittel 75
Arika 94
Arinex
Putzmittel 94
Reinigungsmittel 94
Armourvin 139
Arnel 411
Arpylene 139
Arylef 139
AS
Backofenspray 94
Expreß-Waschmittel 75
Feinwaschmittel 75
Gardinenwaschmittel 75
Vollwaschmittel mit Phosphat 75
Vollwaschmittel ohne Phosphat 75
Waschpaste 76
Asahi Kasi Ester 411
Kasei Nylon 411
ASB-Ameisenvernichter 453
Asef
Rasendünger mit Moosvernichter 476
Rasendünger mit Unkrautvernichter 476
Asota 411
Asperg
84.700 369
84.710 369
84.720 370
84.730 370
84.750 370
84.760 370
84.770 370
84.780 370
84.790 370
84.930 370
84.940 370
84.950 370
84.960 370
84.980 370
ASRI 76
Astraglas 139
Astralon 139

Astrel 139
Astro Turf 139
Asulox 476
Ata
Scheuermilch 94
Scheuerpulver 94
Atom 411
Atrazin
50 FL 476
50 Rustica 476
50 S 477
50 SCHERING 477
50 Spieß-
Urania 477
50 WP 477
500 F flüssig 477
500 flüssig 477
500 flüssig
MED 477
500 flüssig Spieß-
Urania 477
500 ICI 477
500 R flüssig 477
500 Schering 477
500 S flüssig 477
Biochemicals
FL 477
Feinchemie FL 477
-FL-Stefes 477
flüssig 477
flüssig (B) FBC 478
flüssig DU
PONT 478
flüssig Rustica 478
Flüssig Shell 478
flüssig Spieß-
Urania 478
ICI flüssig 478
Spieß-Urania 478
Spritzpulver 478
Atred 50 WP 478
Attraco 7-E-Wakker 453
7-E DU PONT 453
Augusta-Edelhartwachs 58
Aulan 76
Aula-Weisser 76
Auro
Arven-Schellack seidenglänzend 265
Bienenwachs-Pflege-
Emulsion 58

Bienenwachs-
Streichbalsam 315
Borsalz-Holzimprägnierung 316
Kräuter-Firnis 316
Lärchenholz-Balsam 316
Natur-Bastellkleber 354
Naturdispersions-
Abtönfarben 265
Naturharzöl-Abtönfarben 265
Naturharzöl-Buntlack 265
Naturharzöl-Klarlack
innen 266
Naturharzöl-
Lasur 316
Naturharz-Vorstreichfarbe 266
Naturharzwandfarbe 266
Naturharz-Weißlack 266
Naturharz-Heizkörperlack 266
Naturholzleim 354
Naturkorkkleber 354
Naturlinoleumkleber 369
Naturparkettkleber 369
Naturteppichkleber 369
Schellack-Klarlack 266
Schellack-Klarlack
samtmatt 266
Tapetenkleister 354
Wandlasur Pflanzenfarbe 267
Austriebs-Spritzmittel
Nexion Öl 453
Austriebs- und Sitka-
Fichtenhaus-Spritzmittel 453
Auxuran 478
Avadex BW 478
Avenarius
Acolan D 267
Acolan Lasur 267

767

Acolan Universal 267
Avenarin DS-THIX 267
Avenarin Lasur LM Plus 267
Brillantweiß 267
Fassadenfarbe 267
Fungizidfarbe 267
Imprägniergrundierung 316
Innenmatt GS 267
Latexfarbe 268
Raumweiß 268
Avenarol
BK farblos 316
braun 316
Color 316
8203 farblos 316
8209 farblos 316
HP 317
J 317
J hell 317
SR 317
V 317
VA 317
Avenge 478
Avitron 411
Avlin 411
Avril 411
Aztecron 411
Azurin CMU 478

B 2000 94
Bac 94
Bacillocid 94
Bacillol 94
Bagie
Bitu-Kleber K 370
Parkettkleber P 371
Bakelite 140
Baktol 95
Baktolan 95
Baktonium 95
Baktosept 95
Balatros 140
Bale Lok 411
Banvel
CMPP 478
M 478
MCPA 478
P 479
Barnon 479

Basagran
DP 479
Pulver 479
-Top 479
Ultra 479
Basev Kleber
Nr. 52 354
Basfapon 479
Basilit
B 317
BF 317
BS 317
CCB 317
CFK 317
PN 317
SF 317
TS 317
UA 318
UB 318
UHL 318
UK 318
UU 318
Basiment Dickschichtlasur 268
450-Extra N 453
Holzschutzlasur 318
Basinex
P 479
P Granulat 479
Basotect 140
BASTA 479
Basudin
10 Granulat 453
25 Emulsion 453
40 Spritzpulver 453
Bauder
Bakit D 371
Bakit DR 371
Bakit E 600 371
Bakit E 600 D 371
Bakit EP 710 371
Bakit ES 640 D 371
Bakit F 33 L 371
Bakit F 44 L 371
Bakit L 371
Bakit LS 371
Bakit T 50 L 371
Bakit T 51 LL 371
Bakit T 57 D 372
Bakit TF 372
Bakit TL 61 D 372

Burkolit AF 15 372
Baupur 140
Bayblend 140
Bayfol 140
Baylon 140
BAYMAT-Rosenspray 453
-Spray 454
Baypreg 140
Baythion 500 EC 454
Baythroid 454
50 454
Bealin 76
Beamette 411
Beck'sche Mineralfarbe 268
Beiersdorf
Agomer 354
technicoll hobby 354
technicoll mix 355
technicoll model 355
technicoll power 355
technicoll quick 355
technicoll spray 355
technicoll uni 355
technicoll universal 355
technicoll V-Universal 355
Bekarit
HB 318
SF 318
U 318
UA 318
UU 318
Bekarol
Extra-FG 318
FG 318
TIP 318
TP 318
Beku 76
Belgran 479
Bellex 411
Benazolinester 479
Benecor 141
Benefol 141
Benelit 141
Benova 141
Benvic 141
Beosit
35 flüssig 454
35 Spritzpulver 454

Bergacell 141
Bergadur 141
Bergamid 141
Bergaprop 142
Berghoff
  DP 479
  2,4-D 479
  2,4-D Combi 480
  MCPA 480
  MCPP 480
  MP-Combi 480
Bergolin
  Brawatop 268
  Ehalit Parkettlack
  2D 268
  Ehalit 268
  Ehalit Überzugs-
  lack 268
  Holzschutzlasur 319
  Transparent-Lack-
  Beize 319
  Überzugslack 268
Berinex 95
Berlene 142
Besion 411
Betamat 480
Betanal
  AM 21 480
  Tandem 480
Betosip 480
Bicor 142
Bifenal 480
BIFF 95
Bi-Hedonal 480
Bi-loft 412
Bims 95
Bindulin
  Alleskleber 355
  Bindan-Cin 355
  Flüssigzwirn 355
  Hartkleber 356
  Holzleim 356
  Kontaktkleber 356
  Leim Express 356
  Plastic-Kleber 356
  Sofortkleber 356
  Sofortkleber H 356
  Styropor-Kleber 356
  2-Komponenten-
  kleber 356
Bio-Comet
  Vollwaschmittel
  Konzentrat 76

Waschcreme 76
Woll- und Fein-
waschmittel 76
Bio DOM Universal-
  Schutzspray für
  Rosen und Zierpflan-
  zen 454
Biofa
  Antikwachs 319
  Bienenwachs-Bal-
  sam-Universal 319
  Borax-Holzschutz-
  imprägnierung 319
  Decklack 268
  Flamm- und Holz-
  schutzgrundie-
  rung 319
  Fußbodenhart-
  wachs 319
  Fußbodenlack 269
  Heizkörperlack 269
  Holzbeizen mit
  Pflanzenfarben
  319
  Holzessiggrundie-
  rung 319
  Holzlasur 320
  Holzlasur farb-
  los 269
  Holzlasur weiß 269
  Holzschutzgrundie-
  rung 320
  Kräuter-Holzschutz-
  grundierung 320
  Leinölfirnis 320
  Naturasphalt-Kon-
  zentrat 269
  Pflegepolitur für
  Holz, Stein, Kera-
  mik 58
  Universallack 269
  Universallack
  innen 269
  Vollton- und Abtön-
  farbe 269
  Wandfarbe, innen
  weiß 270
Bio fein 76
Bio-Feinwaschmit-
  tel 76
Bio-fix
  Flüssiges Waschmit-
  tel 77

Waschcreme 77
Wollwaschmittel 77
Bioforte 77
Bio-Insektenfrei 454
Biolac 77
Bio Myctan Pflanzen-
  spray 454
Bio-natura 77
BIO Pflanzenspray
  Höfer 454
Bio-Pflegepolitur-Uni-
  versal 95
Bio-Pin
  Holzlasur 320
  Naturharzimprä-
  gnieröl 320
Biouniversal 77
Bio-weiss
  Flüssiges Vollwasch-
  mittel 77
  Vollwaschmittel 77
Biox Z1T1 320
Bladazin flüssig 480
4-Blatt-bio-Konzen-
  trat 454
4-Blatt-bio-Spray 454
Blattlaus Spray 454
Blattlaus-Spray W 455
Blattlaus-Spritzmit-
  tel 455
Blattlaus- und Spinn-
  milben-Spray 455
Blattlaus-Vernichter
  Nexion 455
Blattol 455
Blaues Wunder 95
Blevigor flüssig 480
Blinker 95
blitol
  Ameisen-Spray 455
  Insektenfrei 455
  Insektenfrei Neu 455
  Rosen-Kombi-
  Spray 455
blitol
  Rasendünger mit
  Unkrautvernich-
  ter 480
  Rasendünger plus
  Moosvernichter
  480
  -Unkrautfrei für
  Rasen Neu 481

Degalan S 151
Degro
  Ameisenmittel 457
  Rasendünger mit
  Unkrautvernich-
  ter 484
Dehner
  Ameisenmittel 457
  Bio-Zimmerpflan-
  zenspray 457
  -Gartenspray 457
  Rasendünger mit
  Moosvernichter 485
  Rasendünger mit
  Unkrautvernich-
  ter 485
Dehoplast 151
Dekaprop 151
Delcron 414
Delebion 414
Delifol 151 f.
Delignit 152
delio-pak 152
Delrin 152
Delta Carpet 414
Delta Holzgrund
  0251 323
Deltaplan 152
Demmilene 414
Demilon 414
Densite 152
Depron 152
Derby 152
Der General 97
Der grüne Chlor 97
Derrothan Neu 457
Des-I-cate 485
Desmopan 152
Detia
  Ameisenpuder 457
  Ameisenpuder
  Neu 457
  Bio-Universal-
  Staub 457
  Dimecron 457
  Malathion-Emul-
  sion 458
  Pflanzen-Schutz-
  öl 458
  Pflanzol-Spray 458
  -Rasenrein 485
  Rosen- und Zier-
  pflanzenspray 458

Stäubol-Kombi
  Puder 458
  -Total 485
  Universal-
  Lösung 458
  Zierpflanzen-
  spray 458
Detmol-mal 458
Dextra
  DX-Kleber 357
  KK 357
  KR 357
  PH 357
  TB 357
  US 357
  UT 357
  VL 358
D. F. Imprägniermittel
  für Holz 323
Diamar 152
Diarex 152 f.
Diawrap 153
Diazinon 10 Granu-
  lat 458
Diazinon 25 Emulsion
  Spieß-Urania 458
Dicamba
  M 485
  P 485
Dicarzol 458
Dicel 415
Dicrolene 415
Dicuran 485
  500 flüssig 485
  75 WDG 485
Die Weißen 79
Diffundin
  Holzfarbe 323
  Holzlasur 323
Diffusit Holzschutz-
  salz 323
Digatox 485
Dikofag
  DP 485
  Kombi 485
  MP Kombi flüs-
  sig 485
  P 485
Dimafil 415
Dimecron 20 458
Dimethoat 458
DU PONT 458
ICI 458

Dimilin 25 WP 459
Dinitrol 459
Diolen 415
  Ultra 415
Dipel 459
Dipterex
  MR 459
  SL 459
Disbocret Antirost 277
Disbofein 330 277
Disbolack 480 277
Disbon
  Betonfinish 277
  Haftgrund 277
  Schutzanstrich 277
  Siegelgrund 277
  Hartschaumkleber
  240 357
  Hartschaumkleber
  UVS 243 357
Disboxin
  Elastik 277
  EP-Schicht 277
Disyston-Granulat 459
Diuron Bayer 486
  WP BASF 486
Diverrit 153
Dixan 79
dixi 79
Dizan 486
Dolan 415
Domatol 486
  Spezial 486
Domestos 97
Dompfaff
  Bodenreiniger 59
  Edelhartwachs 59
  Reinigungsmittel 97
Dor 97
Dorinol 59
Dorix 415
Dorlastan 415
Dornil 79
Dosamix 486
Dosanex 486
Dowlex 153
Downspun 415
Dowpon 486
  Granulat 486
DP-Fluid Berg-
  hoff 486
  «Schering» 486
Drakafoam 153

774

Fablene 164
Fablon 164
Fablonex 164
Fabtex 164
Fabulat Hochglanz-
Latexfarbe 279
Fakolith Fk 15 279
Fakt 80
Falalyt 60
Fala-Selbstglanz A 60
Falatop A und G 60
FALI
-Atrazin 500 flüs-
sig 488
-Atrazin 500 SC 488
Chlortoluron 500
flüssig 488
-Curan 500 flüs-
sig 488
-Simazin 2 G 488
-Simazin 50 WP 488
-Simazin 500 flüs-
sig 488
Terbutryn 5000 488
Falitox
-CMPP flüssig 488
-D flüssig 488
-DP flüssig 488
-Kombi flüssig 488
-MP-Kombi 488
Fanal 60
-Eiche Möbelpflege-
mittel 99
Fleckenwasser 99
WC-Reiniger 99
Faneron 489
flüssig 489
plus 489
Spezial 489
Fanoprim 489
Farusan 80
Fastac 461
Fatal 99
Fauch
2 99
F-210 99
F-400 99
-Ruß-Spray 100
Fazit 100
FBS Natrium-Chlorat-
Gemisch 489
Fefax 60
Fein 3 80

Fein + Bunt 81
Feinwasch-Nixe 81
Felor 164
Femso 164 f.
Ferlosa 165
Ferroflex 165 f.
Ferroplast 166
Ferrozell 166 f.
Fertighaus
Avenarol 8214 324
Avenarol 8220 324
Fervin 461
Fervinal 489
plus 489
Fewa 81
FF
-Kabuflex 167
-pordrän 167
-therm 167
Fiberglas 167
Fibrafinn 417
Fibredux 167
Fibrelam 167
Fibresinol 168
Fibresipol 168
Fibrilene 417
Fidion 417
Filmon CS, BX 168
Filtrona Fibre 417
Filwell 417
Finathene 168
Finax 168
Finnamid 168
Fio Banylsa
Nylon 417
Polyester 417
Fisia 417
Fisons
Ameisen-Spray 461
Ameisen-Staub 461
Brennessel-Vernich-
ter 489
Rasendünger mit
Unkrautvernich-
ter 489
Rasenunkraut-
Spray 489
Rasenunkraut-Ver-
nichter 489
Total-Unkraut-
Spray 489
Total-Unkraut-Ver-
nichter 489

Fix
Allzweckreiniger 100
Eiche Neu 100
WC-Reiniger 100
Fixocor 168
Fixtral 60
Fleckentferner 60
Fixweiss 70
Flamil 81
Flamolin 168
Flamuco Holzschutz-
grund 325
Flauschi 81
Flawal 81
Fleckentferner-
spray 70
Fleckol 100
Fleckpur 100
Fleckrein 81
Fleckwasser 100
Fleck-Weg 100
Flesawin 70
Fleur (fleur)
-Ameisen-Gieß 461
-Insekten-Spritz 461
-Insekten-Streu 461
-Moos-Frei 489
-Unkraut-Gieß 490
-Unkraut-Streu 490
Flexadux 168
Flexathen 168
Flexhide 168
Flexil 60
Flexipack 169
Flexiphane 169
Flex-L 100
Flexvin 169
Fliesenblank 100
Fliesenreiniger
SAR 100
Flixor 417
Floterope 417
flo-pak 169
Florabella
Rasendünger mit
Moosvernichter 490
Rasendünger mit
Unkrautvernich-
ter 490
Florit 169
Flotox Netzschwe-
fel 461
Fluat 60

Fluatel 60
Fluatil 61
Fluon 169
Fluorex 169
Fluorocomp 169
Fluoroflex 169
Fluorosint 169
Flüssig-Herbogil 490
Foamcell 169
Foamex 170
Foamular 170
Folan 170
Folidol-Öl 461
Folimat 461
-Rosen-Spray 461
Folioplast 170
Foraflon 170
Forco 170
Forex 170
Forlion 417
Formalin 101
Fortilene 170
Fortrel 417
Fortrol 490
flüssig 490
G 490
Fostalite 170
Fosta
-Nylon 170
Tuf-Flex 171
Foxpro 490
Foxtar 490
FOXTRIL 490
Frankilene 417
Frankilon 417
Frankol
-Combi Neu 490
-forte 490
-i-Granulat 490
-i-Granulat Neu 491
-Paranol 461
-prompt 491
-spezial 491
-spezial-Granu-
lat 491
-vollaktiv 491
frelen 171
Fresh-Pak 171
friatherm 171
Fric 171
Friedola 171
Frigolit 171
Frillo 101

Fromoclear 171
Fromotan 171
FR-PET 171
Frischer Wind 81
Fulcon 172
Fujibo Spandex 417
Fumicid 491
Fungol
Außenholzlasur dek-
kend 325
Außenholzlasur
Transparent 325
Holzschutz-
grund 325
Holzschutzlasur 325
Holzwachs 325
Imprägniergrund
55 325
Imprägniergrund
N 325
Imprägniergrund
P 325
Innenholzlasur 325
Für Fein 81
Furnidur 172
furnit 172
Fürs Rohr 101
Fusilade 491
Fußboden Gold
Nr. 7050 61
Fußbodenreiniger FR
3 61
Futschikato Radikal
Unkrautvertil-
ger 491
Fydumas G 491
Fydusit G 491

Gabi
-Antimoos S 491
Pflanzenspray 461
-Rasendünger mit
UV 491
-Rasenunkraut-Ver-
nichter 491
-Unkrautvernich-
ter 491
Gabo 82
Gabrite 172
Gärtner Pötschkes
Rasendünger spezial
mit Unkrautvernich-
ter 492

Gaflon 172
Gafply 172
Galtak 492
Gamaterr 461
Gamma-Streunex 461
Gardena perfect 492
Gardol
Ameisentod 462
Pflanzenspray 462
Spezial-Rasendünger
mit Moosvernich-
ter 492
Gardoprim
F 492
plus 492
Garlon 4 492
Gartenkrone
Rasendünger mit
Moosvernichter 492
Rasendünger mit Un-
krautvernichter 492
Gartenland
Rasendünger mit
Moosvernichter 492
Rasendünger mit
Unkrautvernich-
ter 492
Garten-Perle
Unkraut-frei Gieß-
und Spritzmittel 492
Rosen-Spray 462
Garten-Pflanzenspray
N 462
Gartenpracht
Rasendünger mit
Moosvernichter 492
-Rasendünger mit
Unkrautvernich-
ter 493
Gartenspray Par-
exan 462
Garvoxin 20 WP 462
Garware 418
Gealan 172
Geberit 172
Geco 101
Gedex 172
Gehölze-Unkraut-
frei 493
Gela
-Rasenlangzeitdün-
ger mit Moosvernich-
ter 493

Gusathion
  K-forte 462
  MS 462
  Spritzpulver 462
Gutenburg Gummier-
  stift 358
Guttagena 175
Guttasyn 175
Gymlene 418

Habifix PI 327
Hagulen 175
Hailon 418
Haka 82
Hakadrett 82
Hakalan 82
Hakapon 82
Hakasino 82
Hakasoft 82
Haku 83
Halar 418
Hanover 418
Harex 175f.
Hartex 102
Hausblock Gisalit 327
Hautmild 83
Haveg 176
H & B-Natriumchlorat-
  Gemisch 494
Hedit Neu 494
Hedonal
  DP 494
  flüssig 495
  M 495
  MCPP 495
  MP-D 495
Heiothen 176
Heliflex 176
Helioflex 176
Helioplast 176
Helion 418
Heliovir 176
Heliozell 176
Helmitin
  Helmikitt 2603/
  8 473
  Helmikitt PK
  hell 474
  Helmikitt Spe-
  zial 474
  Helmikitt SR 474
  Helmikitt Stan-
  dard 474

Helmipren 1307/8
  474
Helmipren 1307/8
  474
Helmipren
  13015 474
Helmipren LR 374
Helmipur G 76 374
Helmisan 316 374
Helmisan 318/8 374
Helmisan 528 S 374
Helmisan 2002 374
Helmisan GU 374
Helmisan RK 374
Helmitin-Klebe-
  vlies 375
Helmitin WA 375
Henkel
Pattex 358
Pattex compact 358
Pattex NoMix 358
Pattex Patronen 358
Pattex Patronen
  weiß 358
Pattex Spezial 359
Pattex Super
  Gel 359
Ponal 359
Ponal express 359
Ponal Lackleim 359
Ponal Super 3 359
Pritt Alleskleber 359
Pritt Bastelkleber 359
Profix-Hart-Pla-
  stik 359
Profix-Modell-
  bau 359
Profix-Por-
  zellan 359
Profix-Textil 360
Provix Weich
PVC 360
Stabilit Ultra 360
Thomsit everspray
  Spraykleber 375
Thomsit K 115 375
Thomsit K 148 375
Thomsit K 158 375
Thomsit K 172 375
Thomsit K 182 375
Thomsit K 188 375
Thomsit K 188 E 375
Thomsit K 192 375

Thomsit K 198 375
Thomsit L 240 375
Thomsit L 260 375
Thomsit P 600 375
Thomsit P 618 376
Thomsit R 700 376
Thomsit R 710 376
Thomsit T 400 376
Thomsit T 415 376
Thomsit T 470 376
Thomsit T 480 376
Thomsit T 550 376
Thomsit T 560 376
Thomsit T 570 376
T 410 Tuno 376
Tuno-tex 376
WA Thomsit T
  415 376
Henko 83
Hepta
  Glasreiniger 102
  -Haushaltsreini-
  ger 102
  Wannenreiniger-
  Spray 102
Herbamix
  -DM 500 495
  -MPD 500 495
Herbatox 495
  S 495
Herba-Vetyl
  neu flüssig 463
  -Staub neu 463
Herbazid
  S 495
  UG 495
Herberts
  Acryl-Color 282
  Acryl-Holzschutz-
  lasur 328
  Acryl-Seiden-
  glanz 282
  Beton- und Kunst-
  stofflack 282
  Beton- und Kunst-
  stofflatex 282
  Bläueschutz 328
  Buntlack 282
  Dispersionslack 282
  Einkomponenten-
  Zinkstaubfarbe 282
  Epoxi-Bodenbe-
  schichtung 282

Prim 498
-Simazin 2 G 498
-Simazin 50 WP 498
-Simazin 500 flüs-
sig 498
Terbutryn 80 499
-Terbutryn 500 499
Trazin 50 499
Trazin 500 flüs-
sig 499
-Tryn 50 499
Tryn 500 flüssig 499
-Turon 50 499
-Turon 500 flüs-
sig 499
Hornoska-Golf mit
Unkrautvernich-
ter 499
Hortex
-Ölspritzmittel 463
Streuer 463
Hostadur 177
Hostaflon 177
Hostaform 177
Hostalen 178
PP 178
Hostalit 178
Hostaphan 178
Hostapren 178
Hostaquick 463
Hostatec 178
Hostathion 463
Howelon 178
Hsieh-Chin 419
Hualon 419
Hübner's Bio-Fein 83
hui
Abflußreiniger 102
Edelstahl blank 102
Stahlbank 102
Wannenwichtel 102
WC-Reiniger 102
Hunvira 419
Hutex 178
HV
1 B 328
2-US Holzschutz-
salz 328
3-Holzschutz-
salz 328
4-Holzblocksalz 328
8-Holzbockmit-
tel 328

13-Holzschutzöl 328
15-Holzschutzöl 328
Hydrasil
Doppel 329
K 63 329
616 329
TS 329
Hydrophen
BT 329
KL 329
Hyten 419
Hytropol 329
HyvarX 499
IGEPA-Unkrautjä-
ger 499
Igran
50 499
80 499
500 flüssig 499
IHS 419
Illmid 179
Illoxan 499
N 499
Illtec 179
Ilves 179
Imi 102
Impolene 179
Impolex 179
Impra
B 329
Bauholz S 329
D dunkelbraun 329
D hellbraun 329
Dg dunkelbraun 329
Dg hellbraun 329
Fertigbau 330
Fertigbau 120 330
Grund 330
H 330
HG 330
HG Spezial 330
Holzschutz-
grund 330
Konzentrat W 13
330
Konzentrat W 46
330
N 330
Naturgrund 330
NG-Fertigbau 330
Imprägniermittel
SMS 70

Impralit
BF 331
Holzschutzmit-
tel 331
MS 331
SF 331
TS 331
U 331
U extra 331
UA 331
UA extra 331
UA/BT 331
UA/DV 331
UAP 331
UG 331
Impranol HB 331
Inpetmex 419
Inseal Klebeband, ein-
seitig 360
Insekten-Spritzpulver
Hortex 463
Insekten-Stäubemittel
Hortex 463
Insekten-Stäubemittel
Hortex neu 463
Insekten-Stäubemittel
Nexion 463
Insekten-Streumittel
Nexion 463
Interdur 179
Intertherm 179
Into-Fensterklar 102
Intolan 179
Intrasol 179
IPU-500-Stefes 500
Iro Tapetenklei-
ster 360
Irracure 179
Islon 419
Isoderm 180
Iso-Genopak 180
Isolama 180
Isolant 180
Isolit 180
Isonamid 180
Isoplast 180
Isopor 180
Isopoton EP-
Grund 284
Isoschaum 180
Isothane 180
ISR Foam ABS 180
Istrakin 419

781

Lonza Rasendünger
mit Unkrautvernich-
ter 501
Lord (LORD)
-Rasendünger mit
Moosvernich-
ter 501
-Spezialrasendünger
mit Unkrautver-
nichter 501
Loxiran-Ameisen-
Streu- und Gießmit-
tel 464
Lucalen 188
Lucite 188
Luhns 84
Lupolen 189
Luran 189
Luranyl 189
Lustran 189
Lustrex 189
Lutin Neu Winter-
spritzmittel 464
Lutrabond 189
Lutrasil 189
Luvican 189
Luvitherm 189
Luxan 104
Luxator DP-flüs-
sig 501
Luxel 421
Luxlen 421
Luxus Fußbodenpfle-
gemittel 62
Luxuscreme 71
Lycra 190, 421
Lyso 104
Lysol-L 63 104
Lysosept 104

M 52 flüssig 501
M 52 Kombi flüs-
sig 501
Mahle's Rasendünger
Sanguano + UV
501
maiblü
Ameisen-Spray 464
Ameistenstaub 464
Blattlaus- und Pflan-
zenspray 464
Rasendünger mit
Moosvernichter 501

Rasendünger mit
Unkrautvernich-
ter 502
Total-Unkrautfrei
gegen Unkräuter auf
Wegen und Plät-
zen 502
Unkrautfrei für den
Rasen 502
Mais
-Bentrol 502
-Bentrol GL 502
-Certrol 502
-Certrol flüssig 502
Majesta 71
Makolin 105
Makroblend 190
Makrofol 190
Makrolon 190
Malathion Konzen-
trat 464
Mannadur
Rasendünger mit
Moosvernichter 502
Super Rasendünger
mit Unkrautvernich-
ter 502
Mannit 105
Maranon 105
Maranyl 190
Marix 421
Marleyflex 190
Marshal 25 EC 464
Marvese 421
Marvinol 190
Matterhorn 71
Matticks-Versal-
Paste 105
Mavil 190
Mavileks 190
maxima Pflanzen-
schutz 464
MCPA-Berghoff 502
MCPP-Berghoff 502
ME 605 Spritzpul-
ver 464
Mecanyl-Rohr 191
MEGA
-DP 502
-M 502
-MD 502
-PD 502
MegaRad 191

Meikonol-Paste 105
Meisterpreis
Holzschutzgrund
F 335
Holzschutzgrund
P 336
Meister Proper 105
Melbrite 191
Melinex 191
Melopas 191
Melsprea 192
Meraklon 421
Merlon 192
Merpelan AZ 503
Mestro 465
Mesurol 465
Metallblank-Paste 105
Metasystox (i) 465
R 465
R spezial 465
Methoxychlor-Emul-
sion 465
Mewlon 421
371 M Granulat 503
Milrol 192
Miltite 192
Minicel 192
Minlon 192
Mipa
Extra 290
Innenfarbe 290
Innensilikat 291
Mikulan 291
Raumfarbe 291
Mipofolie 192
Mipolam 192
Miravithen 192
Mirrex 193
Mitrelle 421
Mitsubishi Pylen 422
MMC 193
Mobbiflot 105
Mobilon 422
Modipon 422
Möbel-Neu-Eiche 105
Möbelpolish 105
Moldesite 193
Moldex A 193
Molkamat 84
Molto
Decor 291
Moltoflott-Fassaden-
farbe 291

Novadur 196
Novamid 196
Novamura 196
Novanox Plus 504
Novarex 197
Novatec 197
Novatron 422
Novodur 197
Novolen 197
Nox-Moos 100 504
Noxon 62
Nucrel 197
Null-Null 106
Nurel 422
Nycel 422
Nycdur 197
Nylaflow 197
Nylane 197
Nylasint 198
Nylatrack 198
Nylatron 198
Nylfil 422
Nylfrance 422
Nylon Ducilo 422
Nylsuisse 422
Nymplex 422
Nypel 423
Nyref 198

OC-Plan 2000 198
Öl mit Wachs 62
Oilamid 198
Okamul Bitumen-Kleber 363
Oktagam Neu 466
Okultin
  -CMPP 504
  Combi 504
  -Combi-Salz 504
  -DP 504
  DP-M-Ester 504
  -D-Salz 505
  M 505
  MP 505
Olapol 198
Oleo
  Gesaprim 200 505
  Gesaprim 400 505
Omni Nylon 423
Omniplast 198
Omni Saran 423
Omo 85
  phosphatfrei 85

Onol Holzlasur Rustikal 336
Opcell 198
Opelon 423
Oppalyte 198
Optalin
  Spezialkleister 363
  Tapetenkleister 363
  Textiltapeten-Kleber 363
Optimal 85
Orel 198
Orgalan 199
Orgamide 199
Organat 199
Orgater 199
Orgavyl 199
Orlit 85
Orlon 423
Ornamenta 199
Orpil 85
Ortalion 423
Orthen 466
Oscorna Insektenschutz 466
Osmol
  BFA 336
  M 336
  RS 336
  UA 336
  ULL 366
  US 336
  WB 4 spezial 336
Osmoleum
  Fertigbau 336
  HG 337
  HG extra 337
Osmolit UA 337
OSMOpane 199
OSMOplast 199
Osna aktiv 106
Oxytril M 505
Oxytuf 199

Pacific 423
Pajalen 199
Pallaflon 200
Pallmann
  BV 63 Betonsiegel 292
  BV 77 Betonsiegel 292

Dispersionskleber
D 302 384
Einseitkleber
D 401 363
Einseitkleber
D 412 384
DD 59 Spezial 292
DD 72 Einkomponentensiegel 292
DD 85 Acryl 292
DD 88 Acryl 292
Heizkörperlack PH
540 292
Klarwachs für
Holz 337
Kunstharz-Lösemittelkleber L 301 384
P 2002 Kombi 292
PC 17 292
Profilkleber L
501 363
PUR-Siegel
4000 293
Q 16 PU-Imprägniersiegel 293
Rostschutzfarbe
293
Tinto Holzveredelung 337
Urethan-Seidenglanzlack 293
Vorlack 293
Weißlack 293
Pallmann
  Edel-Hartwachs
  fest 62
  Edel-Hartwachs
  flüssig 62
  -Parkett-Polish 63
  SC 2000 63
  Wischpflege Spezial 63
Pamflon 200
PAMA-IN 293
Pamoren
  Biowollwaschmittel 85
  Waschmittel 85
Panaflex 200
Panlite 200
Pantarin 200
Papertex 200
Para-Sommer 466

789

Prontex
Gasbeton-Bitumen-
kleber 364
Klefu 154 364
Static-Kleber 364
Pronto 109
Propafilm 208
Propafoil 208
Propaply 208
Propathene 209
Propophane 209
Propylux 209
Protel 425
Protim
90 338
100 338
Pryphane 209
Pulse 209
Puronil 109
Pyramin 506
Pyramin FL 506
Pyreth 469
Pyroguard 209
Pyrotex 209

Qiana 425
Queen 425
Quick-Spray 71
Quintess 425
Quintesse 425

R 7 109
Rabbit 425
Raco Paste 338
Ra-C9-Unkrautvertil-
ger 506
Radex
A DU PONT 506
DU PONT 507
Radiant Twine 425
Radital 425
Rafistal 425
Raflo mit UV 507
Raiffeisen
Rasendünger mit
Moosvernichter
507
-Spezial-Rasendün-
ger mit Unkrautver-
nichter 507
RAK 1 Pheromon Ein-
bindiger Trauben-
wickler 469

Ramge-Chemie
CV-Haftfix 384
PERA-AB 384
PERA-B64 384
PERA-D12 385
PERA-D12-L 385
PERA-D22 385
PERA-D200 385
PERA-D1001 385
Perafix 385
PERA-FT-71 385
Peralit-MPK 385
Peralit MPK Spe-
zial 385
PERA-PU 2000 385
Perasan 385
PERA-Striptep 385
Peratex 385
Peratex-L 385
PERA-Z33 385
PERA-Z33-RS 386
PERA-Z33-RS-L
386
Perazin-WFP 386
RADU-TEX 386
Teppich-Haftfix
386
Ramrod 507
Rapid-Ex 507
Rapid-Reiniger 63
Rasana
plus M 507
plus U 507
Rasen-Banvel 507
Rasen-Certrol 507
Rasendünger + Moos-
vernichter 507
Rasendünger Hoechst
mit UV 507
Rasendünger mit
Moosvernichter
NEU 507
Rasendünger mit
Moosvernichter
Spieß 507
Rasendünger mit
Unkrautvernich-
ter 507
Rasendünger plus
Moosvernichter 508
Rasendünger plus
Unkrautvernich-
ter 508

Rasendünger Rasokur
mit Unkrautvernich-
ter 508
Rasendünger spezial
mit Unkrautvernich-
ter 508
Rasendünger Spieß mit
Unkrautvernich-
ter 508
Rasen-Floranid mit
Unkrautvernich-
ter 508
Rasen-Floranid Rasen-
dünger mit Moosver-
nichter 508
Rasen-Hedomat 508
Rasen Kap-Horn mit
Moosvernichter 508
Rasen Kap-Horn mit
Unkrautvernich-
ter 508
Rasenkorn Rasendün-
ger mit Moosvernich-
ter 508
Rasen Neudotox S 508
Rasen-RA-5 508
Rasenstolz 508
Rasen-Unkraut-frei
Spritz- und Gießmit-
tel 508
Rasen-Utox 509
Rasen-Utox flüs-
sig 509
RA
-15-Neu 509
-17-Neu 509
-2000-Granulat 509
Rau-Polyamid 209
Rau
-Polycarbonat 209
-Polyolefin 210
-Polyoxid 210
-Polystyrol 210
-Polyurethan 210
-Polyvinylchlo-
rid 210
Ravikral 210
Ravinil 210
Reaktol-Fußboden-
pflege 63
RECOZIT Pflanzen-
spray 469
Reemay 210

Weichwasserwasch-
mittel 89
Sonit 221
Sonja-Wachs 64
Sonnenglanz 111
Sonnengold 111
Sonoglas 222
Sonwood 222
Soreflon 222
SOS
FLüssiges Fein-
waschmittel 90
Vollwaschmittel 90
Spectran 427
Spezial
-Fußbodenreini-
ger 65
-Kiepenkerl-Rasen-
dünger mit Unkraut-
vernichter 512
-Parkettreiniger 65
-Rasendünger mit
Moosvernichter 512
-Rasendünger mit
Unkrautvernich-
ter 512
-Rasendünger mit
Unkrautvernichter
VGC 512
-Unkrautvernichter
Weedex 512
Spiral-bauku 222
Spiralok 427
Sportlederspray 73
Spray Weiß 73
Spruzit
flüssig 471
-Gartenspray 471
Staub 471
Zierpflanzen-
spray 471
Stabar 222
Stahl-fix 111
Stamylan 222
P 222
Stamylex 222
Stanyl 222
STARANE 180
512
Starbrite 427
Stat-Kon 222f.
statt-jäten-Granu-
lat 512

Stauf
Bitumenkleber 390
Epoxidharzkle-
ber 390
Floorcoll 390
Floorcoll 2000 390
Kaltleim F 390
Kunststoff-Spachtel-
masse 390
Linoleumkleber 390
Rapid 391
Rapid A 391
Rapid M2A 391
Sofortkleber TF 391
Sofortkleber univer-
sal 391
Stauf 2311 391
Teppichkleber
202 391
Teppichkleber leit-
fähig 391
Teppich- und PVC-
Filzkleber 391
WFR 391
Wiederaufnahme-
kleber 391
WRF-F 391
Staufen 223
Steomid 223
Steomideen 223
Steonef 223
Stereon 223
Sternglanz 111
Sternite 223
Sterns Bio
Buntwaschmittelpul-
ver 90
Fein- und Woll-
waschmittel 90
Vollwaschmittelkon-
zentrat 90
Sto-Color
Mattlatex 296
Seidenglanz 296
Super 297
WB 297
Sto-Crylan Deck-
farbe 297
Stodil 90
Stodiek
Rasendünger mit
Moosvernichter
512

-Spezial-Rasendün-
ger mit Unkrautver-
nichter 512
Stoko Unkrautvernich-
ter 512
Stokozet 297
Stomp 512
B 512
Stox 223
Strapan 224
Stren 224
Streunex Granulat 471
Strofil 427
Structual 224
Stuwide 227
Styrex 224
Styriso 224
Styritherm 224
Styrodur 224
Styrofil 224
Styroflex 224
Styrofoam 224
Styrolux 224
Styromull 224
Styron 225
Styropol 225
Styropor 225
Substral (SUBSTRAL)
Blattlausfrei 471
Garten-Kalkstick-
stoff mit Unkraut-
stop 513
Rasendünger mit
Moosvernichter 513
Rasendünger mit Un-
krautvernichter 513
Rosenspray 471
Unkraut-weg 513
Südwest
Alulack R 61 297
Antischimmel-
Hygiene-Farbe 297
aristol. Fassaden-
farbe W 42 297
Dickschutz R 19 297
flüssig Kunststoff C
02 297
Holzgrund 340
Jotu Demi Denk 340
Jotun Benhar 340
Jotun IMP Holz-
Imprägnier-
grund 340

Jotun Oxan 341
Jotun Panellack
matt 341
Metallic-Lack 297
Pala-Plast 297
Sauna Schutz-
farbe 341
super ehnora 297
Suffix Super Herbo-
gil 513
Sufran Z 471
Sumicidin 30 471
Sunil 90
Sun Line 427
Sunylon 427
Sunshine 427
Super Carnu 111
Superex 225
Superflex 427
Super Greenkee-
per 513
Supergro
-Extra 513
-Extra 305 513
-Extra 308 513
Super Luzil 91
Super Mosskil-A 513
Supernylon Cydsa 427
Super Pol blau 111
Super-Rasendünger
mit Moosvernich-
ter 513
Super-Rasendünger
mit Moosvernichter
neu 513
Super Texfoam 225
Super Versal 111
Supraflex 225
Supralan 427
Suprane 225
Supraplast 225f.
Suprathen 226
Supratherm 226
Supronyl 226
Susokal N-Unkrautver-
nichter 513
Sustamid 226
Sustarin 226
Sustodur 226
Sustonat 226
Sustylen 227
Svelan 427
Sylphane 227

Symadur 227
Symalen 227
Symkanal 227
Syncomat 227
Synlon 428
Systemschutz D (Dra-
win 75-5) 472
Ta-adin 227
Tacon 227
Tactel 428
Taff-a-flex 227
Tairilin 428
Tairylan 428
Takiron-clad 228
Talcord 472
5 472
Talpan Unkrautver-
nichtungsmittel 513
Tamaron 472
Ta Ming 428
Tandil 91
Tanikalon 428
Ta-or 228
Tapic 65
Tapilon 428
Taradal 228
Taraflex 228
Taralay 228
Tarax 111
Targa 514
Tarkett 228
Tarsiyon 428
Tasinlon 428
Tauride 228
TCA AAtrichon 514
Technoduct 228
Technoflex 228
Tecnoflon 228
Tecoflex 229
Tecolite 229
Teflon 229, 428
Tefzel 229
Tegit 229
Tego-Tex 229
Tehadur 229
Teijin
Conex 428
Neoron 428
Nylon 428
Tetoron 428
Teklan 428
Telstrene 229

Temik 5 G 472
TempRite 230
Tenax 230
tenn 112
Tenoran 514
Teppich-Rein 65
Teppich-Reiniger 65
Teppich- und Polster-
reiniger 65
Teral N 112
Terblend 230
Terbutryn 50 DU
PONT 514
Tereton 112
Tergal 428
Teriber 429
Teridox 514
Terinda 429
Terital 429
Terlenka 429
Terluran 230
Terocor 230
Teroson
Mo 112
Terokal 60 391
Terokal 100 391
Terokal 694 392
Terokal 723 392
Terokal 3425 392
Terpentinolin 65
Terphane 230
Terraklene B 514
terrasan
Ameisentod 472
-Moosentferner 514
Pflanzen-Spray 472
Rasendünger mit
Moosvernichter 514
Rasendünger +
Moosvernichter 514
Rasendünger mit
Unkrautvernich-
ter 514
Rasen-Unkrautver-
nichter flüssig 514
Tersuisse 429
Pontella 429
Terylene 429
Tesamoll 230
Testor wasserlös-
lich 514
Tetoron 429
Tetrafil 230

D 961 CV-Kle-
ber 396
D 966 396
D 980 396
D 984 396
D 990 K 396
D 1630 936
Deckenplatten-Kle-
ber D 436 367
Dekotapeten-Kleber
D 988 367
EP 157 396
Flex-Fliesen-Kle-
ber 367
K 418 396
K 433 Dkl 396
K 433 hell 396
K 440 397
Keramik Fliesen-
Kleber D 100 367
KHK 466 397
KHK 484 397
KHK 486 397
KK 870 367
Kork-Kleber D
951 367
NE 40 SL 397
NE 413 397
NE 413 L 397
PU 270 397
PU 460 397
Universal-Fliesen-
Kleber D 490 367
Wandbelags-Kleber
D 953 367
Walomid 245
Waloplast 245
– Combi 245
– matt 245
Walothen 246
Walotherm 246
Wascol EWR 341
Waxa 65
Wedox Fenster-Holz-
schutz 341
Weedazol 521
Weedoprol DP 521
Ween 113
Wefapress 246
Wege-Unkraut-
frei 521
Wegit Unkrautvertil-
gungsmittel 521

Weguran 521
Weiss
Flüssige Seife 113
Pflanzen-Kern-
seife 113
Schmierseife 113
Weißer Riese 92
Weiß & Hermle 92
Wellene 432
Wellon 432
Wellstrand 432
Wenol 113
Werzalit 246
Westflex 432
Weyssofix 113
Weyssola
Politur 113
Reinigungsöl 65
Universalreinigungs-
mittel AW 113
Weyssolin
Badewannenputz-
mittel 113
Badrein 113
Universalreiniger
ERL 114
Wiegan 246
Wilckens Karboli-
neum 341
Wilkoplast 246
Windhövel Super
Rasendünger mit Un-
krautvernichter 521
Winter-Weißöl Proma-
nal 473
Wipp-Express plus 92
Wirutex 246
Wistel 433
Wogon 92
Wolfin 246
Wolf Unkrautvernich-
ter mit Rasendün-
ger 521
Wolmanit
2 B 341
BF 342
M 342
TS 342
U 342
U hochlöslich 342
U-Reform 6 342
U-Reform I 342
UA 342

UA hochlöslich 342
UA Reform 342
UA Reform 67 342
Wolmanol
BX Holzwurm-
frei 342
Fertigbau 342
Fertigbau 55 343
Fertigbau P 343
goldgelb 343
Hausbock gfs 343
Hausbock gfs
mild 343
Holzbau 343
Holzbau TOP 343
Holzbau TOP
hell 343
Wolpryla 433
Wolvac
P 343
PWR 343
Wonderthread 433
Wopadur 246
Wopal 247
WTA
GG 292 343
GG 294 344
GH 314 344
Wulff
A 15 397
A 15 R 397
A 17 397
A 30 398
AC 7 398
DF 10 398
DPM 398
EP 398
EP-EL 398
ES 12 398
ES 14 398
Es 18 398
H 398
HL 398
KHM 398
L 4 398
L 33 398
PU 399
Tex-Spezial 399
W 20 399
Wunderbar 114
W.W.-Rasendünger
mit Moosvernich-
ter 521

Xylabrillant Lack-
lasur 299
Xylamatt Dispersions-
lacklasur 299
Xyladecor
200 344
300 344
Holzschutzan-
strich 344
Xylamon
Braun 344
BV 350 344
BV-Spezial 344
Combi 344
Combi B 344
Combi N 344
Combi S 344
Echtbraun 344
Hell 345
Hell-N 345
Hochbau 345
Holzbau 100 345
Holzbau 120 345
Holzbau 150 345
Holzbau S 345
Holzschutz-
grund 345
Holzwurmtod 345
Imprägnier-
grund 345
Imprägniergrund
S 345
KM 346
KT 346
Naturbraun 346

Xylatect
100 346
Holzschutzan-
strich 346
I 346
Fensterholz-
schutz 346
Xylogen Salz U 346

Yery-or 247
Ylopan 247
Yuan Pao 247
Yukalon 247

Zauberstift 114
Zefran 433
Zeftron 433
Zelex-Neutralreini-
ger 114
Zetabon 247
Zet-Ge
Aktivreiniger 114
Allzweckreini-
ger 114
Bohnerwachs 66
Hartglanzbohner-
wachs 66
«L» 66
WC-Reiniger 114
Zika
930 und 931 399
950 399
960 399
961 399
965 399

Zimmer-Pflanzenspray
N 473
Zimmerpflanzenspray
Parexan 473
Zweihorn
Einschichthartlack
PUR 299
Einschicht-Lack-
farbe 299
Eurodur Hart-
lack 299
Flächenlack glän-
zend 299
Hochglanzpoli-
tur 114
Lichtschutz-Matt-
lack 299
Mattlack 299
Plastik Feinschliff-
lack 299
Plastik Glanz-
lack 299
Polier- und Schwab-
bellack 300
Seidenglanzlack 300
Spritzmattie-
rung 300
Stuhllack glän-
zend 300
Universal-Matt-
lack 300
Universal-Seiden-
glanzlack 300
Universal-Spritzmat-
tierung 300